ABC
A. Lange: Physikalische Medizin

Springer-Verlag Berlin Heidelberg GmbH

A. Lange

Physikalische Medizin

Mit 208 Abbildungen und 28 Tabellen

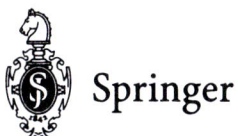 Springer

Doz. Dr. med. ARMIN LANGE
Universitätsklinikum
Carl Gustav Carus
Fetscherstr. 74
01307 Dresden

ISBN 978-3-642-62528-2

Die Deutsche Bibliothek – CIP-Einheitsaufnahme
Lange, A.:
Physikalische Medizin/A. Lange. – Berlin; Heidelberg; New York; Hongkong; London; Mailand; Paris; Tokio:
Springer, 2003
   ISBN 978-3-642-62528-2   ISBN 978-3-642-55837-5 (eBook)
   DOI 10.1007/978-3-642-55837-5

Dieses Werk ist urheberrechtlich geschützt. Die dadurch begründeten Rechte, insbesondere die der Übersetzung, des Nachdrucks, des Vortrags, der Entnahme von Abbildungen und Tabellen, der Funksendung, der Mikroverfilmung oder der Vervielfältigung auf anderen Wegen und der Speicherung in Datenverarbeitungsanlagen, bleiben, auch bei nur auszugsweiser Verwertung, vorbehalten. Eine Vervielfältigung dieses Werkes oder von Teilen dieses Werkes ist auch im Einzelfall nur in den Grenzen der gesetzlichen Bestimmungen des Urheberrechtsgesetzes der Bundesrepublik Deutschland vom 9. September 1965 in der jeweils geltenden Fassung zulässig. Sie ist grundsätzlich vergütungspflichtig. Zuwiderhandlungen unterliegen den Strafbestimmungen des Urheberrechtsgesetzes.

http://www.springer.de/medic-de/buecher/index.html

© Springer-Verlag Berlin Heidelberg 2003
Ursprünglich erschienen bei Springer-Verlag Berlin Heidelberg 2003
Softcover reprint of the hardcover 1st edition 2003

Die Wiedergabe von Gebrauchsnamen, Handelsnamen, Warenbezeichnungen usw. in diesem Werk berechtigt auch ohne besondere Kennzeichnung nicht zu der Annahme, dass solche Namen im Sinne der Warenzeichen- und Markenschutz-Gesetzgebung als frei zu betrachten wären und daher von jedermann benutzt werden dürften.

Produkthaftung: Für Angaben über Dosierungsanweisungen und Applikationsformen kann vom Verlag keine Gewähr übernommen werden. Derartige Angaben müssen vom jeweiligen Anwender im Einzelfall anhand anderer Literaturstellen auf ihre Richtigkeit überprüft werden.

Umschlaggestaltung: deblik Berlin
Layout: deblik Berlin
Satz: K + V Fotosatz, Beerfelden

Gedruckt auf säurefreiem Papier   SPIN 10554221   22/3160/is – 5 4 3 2 1 0

Vorwort

„Nur das Umfassende lohnt sich wirklich."
Thomas Mann

Dieses Buch ist das Ergebnis einer 30jährigen Berufserfahrung. Es umfasst aus klinischer Sicht die wesentlichen methodischen Säulen, die die Physikalische Medizin bzw. Physiotherapie ausmachen.

Das Buch wendet sich an Ärzte in der Facharzt-Weiterbildung, an diejenigen, die die Zusatzbezeichnung „Physikalische Therapie" anstreben oder bereits erworben haben, und an alle, die sich über Wirkmechanismen und Anwendungsgebiete der Therapiemittel der Physikalischen Medizin fundiert und praxisbezogen informieren wollen.

Obwohl sich das Fach in Deutschland unter ungleichen Bezeichnungen entwickelt hat (im Osten „Physiotherapie", im Westen „Physikalische Medizin"), ergibt sich doch der gleiche Anspruch auf Eigenständigkeit:

- Die Physikalische Medizin/Physiotherapie hat ihre eigene Philosophie:
    - Für Funktionsstörungen und akute Läsionen gilt das Prinzip, durch wiederholte physiotherapeutische Reize den Organismus zur Reizbeantwortung zu veranlassen, um nützliche Adaptationen auszulösen, analog dem Training beim Sport.
    - Für chronische Schädigungen gilt die allgemeine Definition der Rehabilitation, nämlich die möglichst umfassende Wiedereingliederung des Behinderten – entsprechend seinen Möglichkeiten – in allen Bereichen des Lebens und der Gesellschaft.
- Das Fach verfügt über eine eigene Methodik: Mindestens drei Viertel der in der Rehabilitation angewandten Techniken sind physiotherapeutischen Ursprungs, wie auch die Inhaltsübersicht dieses Buchs zeigt: Elektrotherapie, Massage, Krankengymnastik usw. Methodik und Anwender-Wissen in den einzelnen Bereichen haben sich inzwischen so stark ausdifferenziert, dass eine erfahrene Physiotherapeutin grundsätzlich über bessere spezifische Kenntnisse der jeweiligen Konzepte und Techniken verfügt als der allgemein ausgebildete Arzt.
- Das Fach versorgt sein eigenes „pathologisches Hinterland": Krankheitsbilder, bei denen im chronischen Ablauf zumindest zeitweilig physiotherapeutische Methoden ganz im Vordergrund stehen, benötigen den physiotherapeutisch ausgebildeten Arzt. Im heutigen Sprachgebrauch „Rehabilitations-Team" genannt, dokumentiert diese Form der Zusammenarbeit eine vom üblichen Stationsmuster abweichende Zusammensetzung – eben der speziellen physiotherapeutischen Aufgabe angepasst.

Ist der Beitrag der Physikalischen Medizin/Physiotherapie bei der Gestaltung der zukünftigen medizinischen Landschaft wünschenswert, oder ist jeder Fachvertreter für „seine" Rehabilitation selbst zuständig?

Woher können andere Fachärzte ihr physiotherapeutisch-methodisches Rüstzeug beziehen, wenn nicht vom zuständigen Fachvertreter?

Für die Rehabilitation nach komplizierten operativen Verfahren gelten besondere Regeln; denn hier kann nur der Operateur selbst die therapeutische Situation beurteilen. Ansonsten sollte jedoch der Fachvertreter für Physikalische Medizin/Physiotherapie eine zentrale Vermittlerrolle einnehmen. Er vertritt die allgemeine Physiotherapie und kann die physiotherapeutischen Möglichkeiten kompetent in das interdisziplinäre Gespräch einbringen.

In der Medizin ist ganz besonders der Sachverstand aller Disziplinen gefragt, und der lebendige Zusammenhalt aller Fächer – auch der kleinen – ist von existentieller Bedeutung für die Erhaltung der Universitas litterarum.

Auch die wissenschaftliche Fortentwicklung der Physikalischen Medizin muss beim Fachvertreter selbst liegen, er ist verantwortlich für die Qualität seiner Methoden, er muss die Spreu vom Weizen trennen! Es geht um die Abgrenzung gegenüber unwissenschaftlichen Methoden, die sich oft in der Nachbarschaft der Physiotherapie bzw. Rehabilitation etablieren und sich gern mit deren Attributen schmücken. Die Verwechslungsgefahr wird groß, wenn nicht ständig kritisch über die Wissenschaftlichkeit sog. Außenseitermethoden gewacht wird.

Das Buch hat einen namhaften Vorläufer im Springer-Verlag, die „Physikalische Medizin" der österreichischen Kollegen R. Günther und H. Jantsch. Der Autor lernte H. Jantsch vor mehr als 20 Jahren als menschlich und fachlich herausragenden väterlichen Freund kennen. Als Hommage an die Leistungen der beiden Vorgänger wird in diesem Lehrbuch und Nachschlagewerk der Buchtitel „Physikalische Medizin" weiter geführt.

Zuletzt möchte ich daran erinnern, dass das Buch in erster Linie zum Wohle der Kranken entstanden ist, dem Rehabilitationsziel des badischen Staatsrechtlers Ritter v. Bus (1841) entsprechend: „Der Kranke soll sich wieder zu einer Stellung erheben, von welcher er herabgestiegen ist. Er soll das Gefühl seiner persönlichen Würde wiedergewinnen und mit ihr ein neues Leben" – die älteste Definition von Rehabilitation, und auch die Schönste!

Dresden, im Juli 2002   ARMIN LANGE

Danksagung

Abschließend möchte ich all denen danken, die beim Zustandekommen des Werkes beteiligt waren: Zunächst den Mitarbeitern meiner Abteilung, mit denen ich den Praxisgehalt der Darstellung diskutieren konnte, dann meiner langjährigen Sekretärin, Frau Cornelia Epding, die ohne Murren die umfangreichen Texte bewältigt hat; danach Herrn Gregor Lorenz (Foto-Lorenz, Eibenstock und Zschorlau/Erzgebirge), für die Computerbearbeitung der Abbildungen im Massage-Kapitel; schließlich dem Springer-Verlag für die Herausgabe des Buches, besonders Frau Marga Botsch für ihre Geduld und ständiges Interesse bei der Entstehung und Frau Dr. Gaby Seelmann-Eggebert für ihr engagiertes Mitwirken bei der klaren Darstellung und einheitlichen Gestaltung des Textes.

Inhalt

1 **Allgemeine Wirkungsweise der Physiotherapie** 1

1.1 Möglichkeiten des therapeutischen Eingreifens 3

1.2 Reiz-Reaktions-Therapie 4
1.2.1 Begriffsbestimmung 5
1.2.2 Begleitphänomene 6
1.2.3 Reizdosis bzw. Reizparameter 7

1.3 Resultat: Adaptation 9
1.3.1 Allgemeine Bedeutung der Adaptation 9
1.3.2 Entlastung und Schonung 9
1.3.3 Habituation oder Gewöhnung 10
1.3.4 Funktionelle Adaptation oder Übungsbehandlung 11
1.3.5 Kräftigung (Training) oder trophisch-plastische Adaptation 11

1.4 Stellung der Physikalischen Therapie/Physiotherapie im Gesamtsystem der Heilkunde 12

1.5 Reaktionslehre kurz gefasst 12

1.6 Literatur 14

2 **Elektrodiagnostik** 15

2.1 Neurophysiologische Grundlagen 17
2.1.1 Erregungsleitung im Nerv 17
2.1.2 Ruhepotential 17
2.1.3 Aktionspotential 18
2.1.4 Natrium-Kalium-Pumpe 19
2.1.5 Refraktärzeit 20
2.1.6 Kritisches Membranpotential 20
2.1.7 Fortleitung des Aktionspotentials 21
Fortleitung in Nervenfasern ohne Myelinscheide 21
Fortleitung in Nervenfasern mit Myelinscheide 21
2.1.8 Elektrotonus 21
Anelektrotonus 21
Katelektrotonus 22
2.1.9 Erregungsauslösung am Nerv in situ 22
2.1.10 Gesetz der polaren Erregung 22

2.2 Klassischer galvanisch-faradischer Test 24
2.2.1 Kriterien des geschädigten Muskels 24
2.2.2 Praktische Durchführung 25
Galvanische Erregbarkeitsprüfung 25
Faradische Erregbarkeitsprüfung 25
Indirekte Erregbarkeitsprüfung 25
2.2.3 Diagnostische Bewertung 26

2.3 I/-t-Kurven-Diagnostik 27
2.3.1 Voraussetzungen zur Erregungsauslösung 27
2.3.2 Parameter des Kurvenverlaufs 28
2.3.3 Akkommodation 29
2.3.4 Charakteristik der I/t-Kurve 30

2.3.5 Praktische Durchführung 30
2.3.6 Diagnostische Bewertung 33

2.4 Mittelfrequenz-Diagnostiktest 35
Parameter 35
2.4.1 Elektrophysiologische Grundlagen 35
2.4.2 Praktische Durchführung 36
2.4.3 Diagnostische Bewertung 37

2.5 Klinische Anwendungsmöglichkeiten 38
2.5.1 N. axillaris 38
2.5.2 N. musculocutaneus 40
2.5.3 N. radialis 40
2.5.4 N. medianus 44
2.5.5 N. ulnaris 46
2.5.6 N. femoralis 49
2.5.7 N. peronaeus (N. fibularis communis) 50

2.6 Literatur 52

3 Elektrotherapie 53

3.1 Gleichstromtherapie 55
3.1.1 Galvanisation 55
Parameter 55
Elektrophysiologische Grundlagen 55
Praktische Durchführung 56
Allgemeine Vorsichtsmaßnahmen 60
Indikationen 61
Kontraindikationen 61
3.1.2 Iontophorese 64
Parameter 64
Elektrophysiologische Grundlagen 64
Praktische Durchführung 65
Indikationen 66
Kontraindikationen 67
Kritische Anmerkungen 67

3.2 Niederfrequente Impulsstromtherapie (Stimulation von Nerv und Muskel) 68
3.2.1 Reizstromtherapie nach Träbert 70
Parameter 70
Elektrophysiologische Grundlagen 70
Praktische Durchführung 70
Indikationen 72
Kontraindikationen 72
3.2.2 Diadynamische Ströme nach Bernard 73
Parameter 73
Elektrophysiologische Grundlagen 74
Praktische Durchführung 74
Indikationen 76
Kontraindikationen 79
3.2.3 Transkutane elektrische Nervenstimulation (TENS) 80
Parameter 80
Elektrophysiologische Grundlagen 80
Praktische Durchführung 81
Indikationen 82
Kontraindikationen und Vorsichtsmaßnahmen 83
TENS-Versager 83
3.2.4 Schwellstrombehandlung (elektrische Muskelstimulation) 83
Parameter 83
Elektrophysiologische Grundlagen 83
Praktische Durchführung 85
Indikationen 85
3.2.5 Reizstromtherapie des gelähmten Skelettmuskels (Exponentialstromtherapie) 88
Parameter 88
Elektrophysiologische Grundlagen 88
Praktische Durchführung 90

3.3 Mittelfrequenzströme 92
3.3.1 Physiologische Untersuchungen zur Wirkungsweise 92
Gildemeister-Effekt 92
Beeinflussung der Nervenmembran 93
Sensible Reizwirkung mittelfrequenter Ströme 94
Motorische Reizwirkung mittelfrequenter Ströme 95
Praxisrelevanz der Ergebnisse 98
3.3.2 Gerätetechnische Nutzung von Mittelfrequenzströmen 99
Interferenzstromverfahren 99
Amplitudenmodulationsverfahren 100
Unterschiede zwischen Interferenz und Amplitudenmodulation 101

3.3.3 Vorteile der Mittelfrequenzreizung gegenüber der Niederfrequenzreizung 101
3.3.4 Therapeutische Anwendung von Mittelfrequenzströmen 102
    Allgemeine Hinweise 102
    Praktische Durchführung 104
    Klinische Anwendungsgebiete und Indikationen 105
    Vorsichtsmaßnahmen 106
    Kontraindikationen 106
3.3.5 Synopsis klinisch wichtiger Elektrodenanlagen 107
    Amplitudenmodulation: zweipolig 107
    Interferenzstrom: tetrapolar, Saugelektroden 112

3.4 Hochfrequenzthermotherapie 116
3.4.1 Allgemeine Charakteristik der Hochfrequenzströme 116
    Begriffsbestimmung 116
    Wellenlängen und Frequenzen 116
    Physiologische Besonderheiten von Hochfrequenzströmen 118
3.4.2 Physikalische Grundlagen der Hochfrequenzströme 119
    Kondensator 119
    Elektromagnetische Induktion 120
    Elektrischer Schwingkreis 120
    Aufbau eines Kurzwellentherapiegeräts 121
3.4.3 Biophysikalische Grundlagen der Hochfrequenzströme 122
    Auswirkungen des elektrischen Wechselfelds 123
    Polarisationsvorgänge im Dielektrikum 123
    Wärmewirkung der Hochfrequenzströme im Gewebe 125
3.4.4 Wärmeverteilungsspektrum der Hochfrequenzströme 126
    Feldlinienverlauf im Kondensatorfeld 126
    Vorteile der Kondensatorfeldmethode 128
    Feldlinienverteilung im Spulenfeld 129
    Anwendungsmöglichkeiten der Spulenfeldmethode 131
3.4.5 Dezimeter- und Mikrowellentherapie 133
    Erzeugung von Dezimeter- und Mikrowellen 134
    Strahlertypen der Dezimeter- und Mikrowelle 134
    Wärmeverteilungsspektrum im Gewebe 134
3.4.6 Vergleich der verschiedenen Strahlertypen 136
    Kurzwellen Kondensatorfeldmethoden 136
    Kurzwellen Wirbelstromelektrode 136
    Dezimeterwellen Hohlleiterstrahler 136
    Mikrowellen Rundfeld- und Langfeldstrahler 136
    Bevorzugte Anwendungsgebiete 137
3.4.7 Therapeutische Anwendung der Hochfrequenzthermotherapie 137
    Elektrodenauswahl und -anordnung 137
    Praktische Durchführung 141
    Dosierung der Hochfrequenzthermotherapie 144
    Indikationen 145
    Kontraindikationen 148

3.5 Ultraschalltherapie 151
3.5.1 Physikalische Grundlagen 151
3.5.2 Biophysikalische Wirkungen 154
    Thermische Effekte 154
    Nichtthermische Effekte 154
3.5.3 Biologische Reaktionen 155
3.5.4 Therapeutische Konsequenzen 156
    Indikationen 156
    Kontraindikationen 157
3.5.5 Anwendung der Ultraschalltherapie 159
    Praktische Durchführung 159
    Dosierung 162

3.6 Kombinationsbehandlung Ultraschall/Reizstrom 164
3.6.1 Beschreibung der Einzelkomponenten 164
3.6.2 Begründung der Kombinationsbehandlung 164
3.6.3 Besonderheiten bei der Vorgehensweise 165
    Praktische Durchführung 165
    Indikationen 166
    Kontraindikationen 166

3.7 Literatur 167

4 Massage 168

4.1 Neurophysiologische Grundlagen 171
4.1.1 Sensible Afferenzen 171
   Spezifität der sensiblen Afferenzen 172
   Nozizeptive sensible Afferenzen 172
4.1.2 Einflüsse des vegetativen Nervensystems 172
4.1.3 Einteilung der Schmerzen 172
4.1.4 Segmentale Zusammenhänge 173
   Dermatom 174
   Myotom 174
   Enterotom 175
   Vegetative Innervation 175
4.1.5 Reflexschema der segmentalen Innervation 177

4.2 Grundlagen der spinalen Motorik 179
4.2.1 Bau und Funktion der Muskelspindeln 179
   Afferente Fasern 179
   Motorische Innervation der Muskelspindeln 179
   Einfacher monosynaptischer Reflexbogen (phasischer Dehnungsreflex) 179
   Kontraktion der Muskelspindeln 181
   Regelkreis der Muskelspannung (tonischer Dehnungsreflex) 181
4.2.2 Bau und Funktion der Sehnenspindeln 183
   Afferente Fasern und Entladungsmuster 183
   Reflektorische Verschaltung der Ib-Fasern 183
   Kompletter Regelkreis (Einfluss von Muskel- und Sehnenspindel) 184
4.2.3 Bau und Funktion der Muskelfasern 185
4.2.4 Bau und Funktion der Gelenkrezeptoren 185
4.2.5 Neuroreflektorische Kopplung zwischen Rumpfmuskulatur und Achsenskelett 187
   Pathogenetische Mechanismen bei Veränderungen des Achsenorgans 188
   Folgeerscheinungen in der Körperdecke 189

4.3 Reflektorische Veränderungen in der Muskulatur und im Bindegewebe 191
4.3.1 Muskuläre Veränderungen 191
   Klinisches Erscheinungsbild 191
   Befundaufnahme 192
   Parallelen zum Tastbefund: Myofasziale Trigger Points 192

4.3.2 Bindegewebige Veränderungen 194
   Bindegewebszone: Was ist das? 194
   Klinisches Erscheinungsbild 195
   Bedeutung der Bindegewebszonen 195
   Befundaufnahme 196
   Parallelen zum Tastbefund: Pannikulose 198

4.4 Grundlegende Massagehandgriffe 199
4.4.1 Streichung („effleurage") 199
4.4.2 Knetung („petrissage") 201
4.4.3 Reibung (Friktion bzw. Zirkelung) 203
4.4.4 Klopfen (Tapotement, Perkussion) 206
4.4.5 Vibrationen (Erschütterungen) 207
4.4.6 Dehnende Handgriffe 209
   Hautverschiebungen 209
   Tiefe dehnende Streichung 210
   Fasziendehngriff 210
   Unterhautfaszienstrich nach Hoffa 211

4.5 Abgeleitete Spezialmassagen 212
4.5.1 Bindegewebsmassage 212
4.5.2 Segmentmassage 214
4.5.3 Periostbehandlung 221
4.5.4 Manuelle Lymphdrainage 223

4.6 Therapeutische Wirkungen der Massage 228
4.6.1 Einflüsse auf die Haut 228
4.6.2 Einflüsse auf die Muskulatur 229
4.6.3 Einflüsse auf den Kreislauf 229
   Lokale Blutzirkulation 229
   Allgemeine Kreislaufwirkungen 230
4.6.4 Einflüsse auf die Lymphgefäße 231
4.6.5 Einflüsse auf die Baucheingeweide 231

4.7 Dosierung, Verordnung und Anwendung 232
4.7.1 Reiz-Reaktions-Problematik 232
   Reizdosis der Massage 233
   Reaktionsvermögen des Organismus 234
   Zusammenhänge zwischen Reizdosis und Reaktionslage 235
4.7.2 Praktische Durchführung 237
   Empfindlichkeiten und Schmerzen während der Behandlung 237
   Vegetative Reaktionen 238
   Häufigkeit und Dauer der Behandlung 238
   Kombinationsmöglichkeiten 239

Lagerung des Patienten 239
Verordnung von Gleitmitteln 240
Vibrationsgeräte 240
Zusammenwirken zwischen Arzt
und Masseur 240

4.8 Indikationen und Kontraindikationen 241
4.8.1 Massagepflichtige Befunde 241
4.8.2 Indikationen, nach Krankheitsgruppen
geordnet 242
4.8.3 Kontraindikationen 248

4.9 Literatur 248

5 Bewegungstherapie 250

5.1 Allgemeine Grundlagen 253
5.1.1 Begriffsbestimmung 253
5.1.2 Mechanik der Bewegung 253
5.1.3 Motorik und Koordination 258
5.1.4 Muskelkraft und Muskelarbeit 260
Formen der Muskelkontraktion 260
Komplexe Bewegungsmuster 261
Funktionelle Organisation der Muskeltätigkeit 262

5.2 Therapeutische Beeinflussung des Bewegungsablaufs 263
5.2.1 Bedeutung, Voraussetzungen und Ziele der Übungstherapie 263
5.2.2 Funktionsbehinderungen am Bewegungsapparat 264
5.2.3 Techniken der Bewegungstherapie 265
Aktiv ausgeführte Bewegungen 265
Passiv ausgeführte Bewegungen 266
Aktiv-passiv ausgeführte Bewegungen 266
Übungen gegen Widerstand 267

5.3 Allgemeine Bewegungsmerkmale 269
5.3.1 Erfassen des Bewegungsablaufs
(Bewegungsbeschreibung) 269
5.3.2 Anwendung der Bewegungsmerkmale in der physiotherapeutischen Bewegungsschulung 271

5.4 Kleine Gangschule nach Klein-Vogelbach 273
5.4.1 Schrittauslösung 274
5.4.2 Spurbreite 274
5.4.3 Abrollen des Fußes über seine funktionelle Längsachse 274
5.4.4 Längsachse des Beins 274
5.4.5 Kraftübertragung vom Standbein auf das Becken 275
5.4.6 Armpendel 275
5.4.7 Schrittlänge und Gangtempo 276

5.5 Muskuläre Fazilitationstechniken 277
5.5.1 Propriozeptive neuromuskuläre Fazilitation (PNF) 277
Behandlungsprinzipien 278
Weitere Möglichkeiten der PNF 280
Behandlungstechniken 280
5.5.2 Komplexbewegungen nach Kabat 283
Funktionelle Bewegungsabläufe 283
Aufbau der Kombinationsmuster 286
Praktische Durchführung 295
Spezielle Indikationen und Kontraindikationen 296

5.6 Stemmführung nach Brunkow 296
5.6.1 Neurophysiologische Grundlagen 297
5.6.2 Prinzipien des reflektorisch gesteuerten Haltungsaufbaus 297
5.6.3 Behandlungstechniken 298
Handhaltung beim Stemmen 298
Fußstellung beim Stemmen 298
Zusätzliche manuelle Hilfen 299
5.6.4 Praktische Durchführung 299

5.7 Behandlung nach Bobath 301
5.7.1 Neurophysiologische Grundlagen 301
Allgemeines zur Funktion und Plastizität des ZNS 301
Hierarchische Ordnung im ZNS 301
5.7.2 Einfluss der Haltungsreflexe 301
Normale Haltungsreflexmechanismen 301
Abnorme Haltungsreflexmechanismen 302
Konsequenzen aus dem Wegfall höherer Hirnzentren 303
Bedeutung der Sensorik 303
5.7.3 Charakterisierung der Spastik 304

5.7.4 Ausgewählte Behandlungstechniken 305
Reflexhemmende Ausgangsstellungen 305
Stimulation der Haltungsreaktionen 306
Reflexhemmende Bewegungsmuster 306
Kontrolle der Extremitäten gegen die Schwere (sog. Technik Halten bzw. Stabilisieren) 307
5.7.5 Praktische Durchführung 307
Beurteilung und Einschätzung des Patienten 307
Behandlungsaufbau 309
5.7.6 Indikationen und Kontraindikationen 310

5.8 Literatur 310

6 Kryotherapie 311

6.1 Definition und methodische Abgrenzung 313

6.2 Physiologische Wirkungen der Kryotherapie 313
6.2.1 Einflüsse der Kälte auf Muskelspindeln 313
Muskeltonussenkung oder neuromuskuläre Fazilitation? 314
Worauf beruht der unterschiedliche Einfluss der Kälte auf die Spindelaktivität bzw. den Muskeltonus? 314
Therapeutische Konsequenzen 315
6.2.2 Einflüsse der Kälte auf periphere Nerven und die neuromuskuläre Übertragung 316
Blockierung der Impulsfortleitung 316
Beeinflussung durch Schmerzmediatoren und Schmerzrezeptoren 316
Therapeutische Konsequenzen 317
6.2.3 Einflüsse der Kälte auf den Skelettmuskel (Muskelkraft, Ausdauer, Koordination) 317
Abnahme der Kontraktionskraft 317
Therapeutische Konsequenzen 318
6.2.4 Einflüsse der Kälte auf die Blutgefäße 318
Zustandekommen der Vasokonstriktion 318
Reaktive Hyperämie nach Unterkühlung 319
Therapeutische Konsequenzen 319
Lewis-Reaktion („hunting response") 320
6.2.5 Einflüsse der Kälte auf Entzündung und Gewebsstoffwechsel 321
Antiphlogistische Wirkung der Kälte 321
Kälteeffekte am Entzündungsmodell 322
Therapeutische Konsequenzen 322
Anwendung von Kälte oder Wärme? 322

6.3 Kältemedien und Applikationsmethoden 324
6.3.1 Eiswürfelmassage/Eisabtupfung 324
6.3.2 Eischips (Eisplättchen, Eisbröckchen, Brucheis) 324
6.3.3 Kühlkompressen/Kryopacks 325
6.3.4 Eisteilbad 325
6.3.5 Kühlspray 326
6.3.6 Kaltluft/flüssiger Stickstoff 326
6.3.7 Kaltmoorpackung 327
6.3.8 Frottiertuchmethoden 328

6.4 Indikationen 329
6.4.1 Allgemeine Einsatzmöglichkeiten 329
6.4.2 Klinische Anwendungsbereiche 329
Reflexfazilitation der Muskulatur (muskeltonisierende Wirkung) 329
Muskeltonussenkung (muskeldetonisierende Wirkung) 329
Ödemabschwellung (antiexsudative Wirkung) 330
Schmerzbekämpfung (analgetische Wirkung) bei kombinierten weichteilrheumatischen Läsionen 330
Entzündungshemmung (antiphlogistische Wirkung) 331

6.5 Kontraindikationen 332

6.6 Literatur 332

7 Hydrotherapie 333

7.1 Physiologische Grundlagen 335
7.1.1 Körpertemperatur und ihre Regelung 335
Homöotherme Temperaturregelung 335
Wärmeaustausch zwischen Körper und Umgebung 336
Therapeutische Konsequenzen 336
7.1.2 Verteilung und Eigenschaften der Warm-Kalt-Rezeptoren 337

Entladungsfrequenzen der Warm-Kalt-
Rezeptoren 337
Thermische Indifferenzzone 338
Bedingungen für Warm-Kalt-Empfinden 339
Therapeutische Konsequenzen 339
7.1.3 Isothermie im Körperkern 340
Hautdurchblutung und Wärmeaustausch 341
Wärmeübergangsbedingungen zwischen
Körperoberfläche und umgebendem
Medium 342
Therapeutische Konsequenzen 342
7.1.4 Periodische Schwankungen der Körper-
temperatur 343
Tagesrhythmik der Körpertemperatur 343
Therapeutische Konsequenzen 343

7.2 Wirkungsweise der Hydrotherapie 345
7.2.1 Konstitutionelle Einflüsse (Reaktions-
typologie) 345
Reaktionstypen nach Lampert 345
Einfluss der Hautschichtdicke 346
Therapeutische Konsequenzen 347
7.2.2 Vegetative Regulationsmechanismen 347
Autonome Allgemeinreaktionen 347
Antagonismus zwischen Haut-
und Muskeldurchblutung 348
Dastre-Morat-Regel 348
Lewis-Reaktion („hunting response") 348
7.2.3 Wirkung thermischer Reize auf die periphere
Gefäßregulation 349
Lokale Gefäßreaktionen 349
Konsensuelle (kollaterale, kontralaterale)
Reaktion 351
Therapeutische Konsequenzen 351
7.2.4 Allgemeine Kreislaufwirkungen der Hydro-
therapie 353
Kreislaufreaktionen im Dienst der Wärme-
regulation 353
Durchblutungsänderungen infolge ortho-
statischer Kreislaufreaktionen 353

7.3 Besonderheiten der Kaltreize nach Kneipp 356
Einfluss der Kneipp-Hydrotherapie 357

7.4 Klinische Anwendung der Hydrotherapie 358
7.4.1 Dosierung 358

Intensität des Reizes 359
Reaktionsverhalten des Patienten 360
7.4.2 Grundregeln für die praktische Durch-
führung 361
7.4.3 Hydrotherapeutische Techniken 362
Teil- und Vollbäder 362
Wickel und Packungen 363
Flachgüsse nach Kneipp 368
Waschungen 372
Abreibung 374

7.5 Literatur 375

8 Sachverzeichnis 377

Allgemeine Wirkungsweise der Physiotherapie

1.1 Möglichkeiten des therapeutischen Eingreifens 3

1.2 Reiz-Reaktions-Therapie 4

1.3 Resultat: Adaptation 9

1.4 Stellung der Physikalischen Therapie/ Physiotherapie im Gesamtsystem der Heilkunde 12

1.5 Reaktionslehre kurz gefasst 12

1.6 Literatur 14

1

1   Allgemeine Wirkungsweise der Physiotherapie

1.1   Möglichkeiten des therapeutischen Eingreifens

1.2   Reiz-Reaktions-Therapie
1.2.1 Begriffsbestimmung   5
1.2.2 Begleitphänomene   6
1.2.3 Reizdosis bzw. Reizparameter   7

1.3   Resultat: Adaptation
1.3.1 Allgemeine Bedeutung der Adaptation   9
1.3.2 Entlastung und Schonung   9
1.3.3 Habituation oder Gewöhnung   10
1.3.4 Funktionelle Adaptation oder Übungsbehandlung   11
1.3.5 Kräftigung (Training) oder trophisch-plastische Adaptation   11

1.4   Stellung der Physikalischen Therapie/Physiotherapie im Gesamtsystem der Heilkunde

1.5   Reaktionslehre kurz gefasst

1.6   Literatur

1.1 Möglichkeiten des therapeutischen Eingreifens

Die Vorstellungen darüber, was der Arzt zur Heilung eines kranken Menschen beitragen kann, hat sich im Verlauf der Jahrtausende erstaunlich wenig geändert. Man unterscheidet seit Hippokrates:
- *Exclusio*:
  - Ausschluss des Krankheitsherds durch Entfernen bzw. Operation,
  - andere Formen der Ausschaltung schädlicher Noxen: Krankheitskeime durch Antibiotika, Krebszellen durch Bestrahlung, Allergene durch Höhenklima.
- *Substitutio*:
  Krankheitsbedingte Funktionsausfälle werden entweder ersetzt oder unterstützt:
  - Zufuhr fehlender körpereigener Wirkstoffe (Insulin),
  - Gelenkersatz,
  - Organtransplantation oder
  - Prothesenversorgung.
- *Directio*:
  Beinhaltet ganz überwiegend (jedoch nicht ausschließlich) pharmakologische Lenkung gestörter Funktionsabläufe:
  - Beeinflussung der Blutdruckregulation,
  - Digitalisierung des Herzens und vieles andere mehr. Beim rein pharmakologischen Vorgehen muss der Patient in vielen Fällen mit oft unvermeidbaren Nebenwirkungen rechnen.
- *Stimulatio*:
  Nach Grote erfolgt die Heilung in den entscheidenden Phasen durch regulative Vorgänge innerhalb des Organismus selbst (Grote u. Brauchle 1935). Das beruht auf dem Prinzip der Übung normaler, physiologischer Funktionen. Der physiologische Reiz hat therapeutische Potenzen, seine Anwendung zielt auf die Anregung und Förderung von Eigenleistungen des Organismus. Nicht nur der Reiz gilt als physiologisch, sondern auch der Prozess der Selbstheilung, z. B. Erholungsvorgänge, Regulationsverbesserung durch Adaptation, Kapazitätssteigerung durch Training.

Virchow hat im 19. Jh. und Hoff erneut in den 30er Jahren des 20. Jh. eine *künstliche* von einer *natürlichen Heilung* unterschieden.

Kunstheilung

Einsatzgebiet ist der akute Notfall. Bei entsprechender Indikation hat die Verwendung möglichst sicherer und möglichst rasch wirkender Mittel absoluten Vorrang. Diese Form der Therapie ist oft unmittelbar symptombezogen und ihre therapeutischen Wirkungen sind in der Regel zeitlich begrenzt, d. h. nur so lange nachweisbar, wie die pharmakologischen Effekte andauern, und nicht darüber hinaus.

Genau genommen ist es „unbiologisch", Gegenreaktionen des Organismus gegen künstliche und pharmakologische Eingriffe als Nebenwirkungen oder Komplikationen abzutun.

Den hippokratischen Ärzten war bereits bekannt, dass alle heiltechnischen Eingriffe immer wieder unterbrochen werden müssen, um der Natur zu den eigenen Möglichkeiten der Spontanheilung Zeit zu lassen. Allerdings werden Selbstheilungsprozesse oft stillschweigend vorausgesetzt, z. B. bei der Wundheilung.

Selbstheilung

Begrifflich werden entweder das natürliche bzw. naturgemäße therapeutische Mittel betont oder das physiologisch wirksame Prinzip des Reiz-Reaktions-Verhaltens. Als Fachgebietsbezeichnung leiten sich daraus zwei Begriffe ab:
- *Physikalische Therapie*. Physikalisch definierte äußere Naturkräfte (Licht, Wärme, Elektrizität, mechanische Kräfte) wirken heilend.
- *Physiotherapie*. Die dem Körper innewohnenden natürlichen Selbstheilungspotenzen wirken heilend, Aspekte der Reiz-Reaktions-Therapie werden betont.

Inhaltlich gehören beide Teilaspekte zusammen: Äußere Reize, physikalisch klar definiert (mitunter etwas verschwommen auch als Lebensreize bezeichnet) dienen als therapeutischer Anstoß einer reaktiv-funktionellen Reizbeantwortung, damit der Übung physiologischer Funktionen und insgesamt der Heilung bzw. Gesunderhaltung. Weil diese Therapie auf der Mitbeteiligung des Organismus beruht, besonders auf dessen natürlichen Fähigkeiten zur Erholung, Gegenregulation und Anpassung, wirken diese äußeren Reize bzw. Störeinflüsse *nicht unmittelbar*, sondern stets *indirekt*. Die hervorgerufenen Reaktionen bzw. Anpassungserscheinungen benötigen stets eine gewisse Zeit, wirken dadurch aber auch länger anhaltend.

Strenggenommen ist Physikalische Therapie/Physiotherapie keine Form der Selbstheilung, sondern Heilung durch körpereigene Gegenregulationen als Antwortreaktion auf natürliche Reize und Belastungen aus der Umwelt.

Nun sind zweieen Wege der Heilung da: Defensiva und Curativa. Beide zusammen bilden die Heilkunst (Paracelsus).

Heilung erfordert Integration

Es gibt weder ein alleiniges, betont künstliches Therapieprinzip auf der einen, noch ein allein natürliches (physiotherapeutisches) Therapieprinzip auf der anderen Seite; gleichgültig, ob vorwiegend pathogenetisch orientiert oder mehr symptombezogen. So wie der Mensch, ist auch die Heilkunst unteilbar.

Beide Therapieformen greifen ineinander und ergänzen sich, obwohl gegebenenfalls zeitweilig entweder künstliche oder auch natürliche Maßnahmen im Vordergrund stehen; je nach Krankheitssituation oder Ausmaß der Störung, d. h. ob morphologisch bzw. funktionell ausgeprägt. Ferner wäre hinzuzufügen: Beide Formen der Heilung – sowohl künstliche als auch natürliche – sollten *soweit wie möglich kausal* angelegt sein, und *so wenig wie möglich rein symptombezogen*. Aber auch dies hängt ganz von der momentanen Krankheitssituation und den daraus folgenden Möglichkeiten des therapeutischen Zugriffs ab.

Jeglicher Dualismus in der Betrachtung der therapeutischen Möglichkeiten ist fehl am Platze und widerspricht den ganzheitlichen Ansprüchen des Fachgebiets als Querschnittsfach.

Folgende Aspekte können als klinisch-empirische Belege für eine integrative Betrachtungsmöglichkeit angesehen werden:

- Bei übermäßiger Belastung des Körpers, erkennbar an Erschöpfung, Schlaflosigkeit und anderen Zeichen des Überforderungssyndroms ist *Entlastung und Erholung* angezeigt; unabhängig davon, ob der Zustand durch künstliche oder natürliche Reize ausgelöst wurde.
- Die *natürlichen Heilkräfte des Organismus* können auch auf andere Weise überfordert werden: bei allzu foudroyanter Entzündung, bei Sepsis oder beim Tumorwachstum.
  Hier liegt das Einsatzgebiet der sog. künstlichen Therapie.
- Nach operativen Eingriffen, der Extremfall einer künstlichen Therapie, gilt es als selbstverständlich, die *natürliche Wundheilung* abzuwarten. Aber auch alle anderen natürlichen Heilungspotenzen des Körpers sollten vom Arzt gefördert werden.
- Die *Physiotherapie* arbeitet ebenfalls mit den Möglichkeiten der „substitutio" (beispielsweise bei Prothesenversorgung), und das allmähliche Auftrainieren beeinträchtigter Funktionen beim krankhaft geschwächten Organismus kann auch als „directio" verstanden werden.

> **Fazit für die Praxis**
>
> Das Fachgebiet „Physikalische Therapie/Physiotherapie" ist charakterisiert durch:
> - die *Anwendung physikalischer Mittel* (bzw. Energieformen):
>   - thermische,
>   - mechanische,
>   - elektrische;
> - die *Besonderheit seiner Wirkprinzipien*: Reiz-Reaktions-Regulations-Therapie.

1.2 Reiz-Reaktions-Therapie

Leben ist ein äußerst verwickeltes, durch Regelungsvorgänge sehr genau ausgewogenes Gleichgewicht von Stoffwechsel und Energieumwandlung mit dem systemimmanenten Bestreben, die Konstanz des inneren Milieus aufrechtzuerhalten (Homöostase nach Cannon 1939).

1.2.1 Begriffsbestimmung

> **Definition**
>
> *Reiz* im weitesten Sinne ist jeder Eingriff in das innere Gleichgewicht, jede äußere oder innere Einwirkung, die dieses System verändert.

Eine Grundeigenschaft lebender Systeme ist ihre Erregbarkeit oder Irritabilität (Störbarkeit), die darin besteht, auf Reize mit einer spezifischen Reaktion, auch als Erregung bezeichnet, zu reagieren.

Dem Informationswechsel im lebenden System dient das Nervensystem mit seiner Fähigkeit zur Nachrichten- bzw. Signalübermittlung über die Fortsätze der Nervenzellen, zusammen mit den Rezeptoren (Reizempfänger oder Sinnesorgan) und reaktionsfähigen Effektoren (Erfolgsorgan). Insgesamt handelt es sich um die Aufnahme, Übertragung und Verarbeitung von Nachrichtensignalen.

Physiotherapie greift mit einem differenten physikalischen Reiz quasi als physiologische Therapie in dieses möglichst konstant gehaltene äußere bzw. innere Milieu des Organismus ein, und zwar durch Zufuhr physikalischer Energie auf zellulärer bzw. molekularer Ebene. Je nach Reizqualität werden dabei unterschiedliche *Rezeptoren* gereizt:
- Thermorezeptoren (Warm-Kalt-Empfinden) bei Hydrotherapie,
- Mechanorezeptoren (Druck, Vibration, Reibung) bei Massage,
- Chemo- bzw. polymodale Rezeptoren (Schmerz) bei Elektrotherapie, aber auch bei Gewebsschäden,
- Propriozeptoren (Spannungs- bzw. Dehnungsfühler der Muskulatur) bei krankengymnastischen Übungen und Massagen,
- Enterorezeptoren (Eingeweideinformationen) möglicherweise bei segmentaler, d. h. indirekter Reizung.

Durch Ansprechen des Nachrichtenübermittlungssystems (Auslösung oder Hemmung von Nervenaktionspotentialen) kommt es zur Entstehung oder Hemmung reflektorischer Funktionsabläufe.

> **Definition**
>
> *Reaktion* ist die Antwort eines Lebewesens auf einen inneren oder äußeren Störimpuls (Reiz). Diese Reaktion wird physiologischerweise bei Überschreitung einer Mindestreizschwelle ausgelöst, wobei das Reaktionsausmaß abstufbar ist und von der Zahl der erregten Rezeptoren und der sonstigen Intensität des Reizes abhängt (s. Abschn. 1.2.3).

Es resultieren beispielsweise in der Hydrotherapie entweder lokale Durchblutungsänderungen oder konsensuelle Gesamtreaktionen. Die Regelungen haben einen unterschiedlichen Zeitbedarf und erfolgen entweder kurzfristig auf neural-reflektorischem Wege bzw. langfristig humoral-hormonell.

> **Wichtig !**
>
> Aufgabe des *physiotherapeutischen Reizes* ist es, durch geeignete, wiederholte und sich in der Regel verstärkende Reize ein besseres Ansprechen der biologischen Regelungsvorgänge mit dem Ziel zu erreichen, Störgrößen besser zu tolerieren.

Regulation ist das Ergebnis der zentral einlaufenden Rezeptorinformationen, sie werden gegeneinander „verrechnet", und aus dieser Bilanzierung ergibt sich der *Regulationsaufwand*:
- Er ist *lokal begrenzt* bei umschriebener und kürzerer Reizung (z. B. lokale Durchblutungsänderung).
- Er kann *auf größere Gebiete des Organismus ausgeweitet* werden bzw. *zu Allgemeinreaktionen des Organismus führen* (gesteigerte Schwitzbereitschaft, ausgiebige Kreislaufreaktionen, allgemeine Entspannung).
- Er kann *überschießend* sein (infolge der dynamischen Empfindlichkeit der Thermo- und Mechanorezeptoren), besonders bei Warmreizen von der Körperoberfläche und erhöhte Flucht- und Abwehrbereitschaft auslösen (infolge der sog. Störgrößenaufschaltung).

Nur eine regelmäßig wiederkehrende Beanspruchung der Regulationen bewirkt eine Verbesserung der Regulationsleistung bzw. Selbstordnungsleistung. Optimierung von Funktionsabläufen bedeutet verbesserte Regulationsqualität.

Funktionsabweichungen erfordern einen erhöhten Regulationsbedarf, damit sie in Richtung Normalisierung zurückgeregelt werden können.

Anliegen jeder Therapie ist die Kenntnis der körpereigenen Heilkräfte, d. h. der natürlichen Potenzen des Organismus:
- Regenerations-, Abwehr- oder Anpassungsmechanismen,
- Aktivierung und Förderung von Eigenleistungen der Organsysteme durch geeignete Maßnahmen, d. h. physiologische Reize mit therapeutischer Wirksamkeit setzen.

Ziel ist die Homöostase, ein gleichbleibender Zustand infolge von Regulation und Gegenregulation, mit dem ständigen Bestreben maximaler Anpassungsfähigkeit innerhalb der Regelgrenzen.

1.2.2 Begleitphänomene

Bei der Reiz-Reaktions-Therapie lassen sich folgende Wirkungen unterscheiden:
- Sofort- und Langzeiteffekte,
- spezifische und unspezifische Effekte.

Sofort- und Langzeiteffekte

Akut- oder Immediateffekte (Sofortwirkung, Primärreaktionen). Dies sind die unmittelbaren, durch den therapeutischen Reiz ausgelösten physiologischen Gegenregulationen (ein lokaler Kaltreiz führt zur Vasokonstriktion, örtliche Wärmezufuhr dagegen zur Gefäßerweiterung). Sie sind im Allgemeinen nicht mit dem therapeutischen Ziel identisch (Abhärtung bzw. Kreislaufentlastung).

Langzeiteffekte (Sekundärreaktionen). Sie treten erst nach wiederholten Anwendungen, d. h. nach Serienbehandlungen und längeren Zeiträumen nach Art eines Übungseffekts ein, u. U. mit krisenhaften Erscheinungen und vorübergehenden Verschlechterungen. Die erzielten therapeutischen Effekte (Regulationsverbesserung durch Übung, Kapazitätssteigerung infolge Adaptatbildung) sind dafür lang anhaltend und überdauern die Phase der Akuteffekte um ein Vielfaches.

Spezifische und unspezifische Effekte

Erkenntnisse über das allgemeine Adaptationssyndrom bei Stress jeglicher Art (Selye 1953) mit stressorspezifischen und stressorunspezifischen Adaptaten geben Aufschluss darüber, ob die Wirkungen der Physiotherapie eher *unspezifischer* oder eher *spezifischer* Art sind.

Stressorspezifische Adaptate. Gezielte oder spezifische Reize beüben ganz bestimmte Organe bzw. Funktionen und bringen ganz spezifische Anpassungen (Adaptate) hervor.

Beispiel
- Beüben der Muskelgruppen distal des Verschlusses bei peripheren arteriellen Durchblutungsstörungen als Anreiz zur Kollateralenbildung.
- Erschöpfende Muskelarbeit zur Kraftsteigerung im Sinne eines sportlichen Trainings bei verringerter Sauerstoffaufnahme und reduzierter Arbeitshyperämie.

Bestimmte Gewebe benötigen zur Reaktion *ganz spezifische Reize*, um reagieren zu können:
- der Knochen: Schwerkraft,
- das Bindegewebe: Dehnung,
- der Knorpel: intermittierende Druckbelastung.

Stressorunspezifische Adaptate. Langfristige Anpassungen sind häufig unspezifischer Natur: Zwar sind spezifische Akuteffekte nachweisbar; sie stellen aber nicht das eigentliche Therapieziel dar, das erst auf dem Umweg der Funktionsanpassung erreicht wird.

Beispiel
- Der *hydrotherapeutische Kaltreiz* führt unmittelbar zur Vasokonstriktion, kurzfristig zur besseren Gefäßtonisierung bei chronisch-venöser Insuffizienz, langfristig jedoch zur besseren Infektabwehr und Abhärtung.
- *Warmreize* führen dagegen zur Gefäßweitstellung, zur verbesserten Hautdurchblutung und zur Senkung des peripheren Gefäßwiderstands (periphere Kreislaufentlastung); zugleich aber zum erhöhten Auswurfvolumen.
- Ausdauerleistungen zahlreicher Muskelgruppen führen zur verbesserten Herzleistungsfähigkeit und zur verbesserten Koordination, beides bei geringerem O_2-Bedarf.

1.2.3 Reizdosis bzw. Reizparameter

Der Umfang des Eingriffs in das Regulationssystem des Organismus wird durch die Reizdosis bestimmt. Diese lässt sich durch *verschiedene Reizparameter* beschreiben:
- Reizmodalität bzw. Reizqualität,
- Reizintensität bzw. Reizstärke,
- Reizdauer,
- Reizumfang bzw. Reizfläche,
- Reizintervall.

Reizmodalität bzw. Reizqualität

Mit „Reizmodalität" und „Reizqualität" ist die Art des angewandten Reizes (thermisch, mechanisch, elektrisch) gemeint.

Rezeptoren reagieren in der Regel spezifisch (Thermorezeptoren), d. h. sie sind auf eine bestimmte Energieform angewiesen (sog. adäquater Reiz). Es sind aber auch polymodale Rezeptoren bekannt, die auf verschiedene Reize ansprechen, z. B. Schmerzreize oder elektrische Reize.

Die Reizschwelle liegt für den adäquaten Reiz niedrig, für den inadäquaten hoch.

Reizintensität bzw. Reizstärke

Sie ist von der zugeführten wirksamen Energiemenge (Wassertemperatur, Druckintensität, Stromstärke) abhängig. Die Rezeptoren reagieren auf unterschiedlich starke Reize im Allgemeinen mit einer abgestuften Antwort, d. h. die Amplitude des Rezeptorpotentials bildet die Größe des Reizes ab.

Beispiel
- *Druckreiz.* Beim Auslösen eines Druckreizes weisen die Druckrezeptoren im mittleren Bereich eine lineare Beziehung zwischen Reizstärke und ausgelöster Empfindung auf.
- *Elektrischer Reiz.* An der Nervenmembran gilt für den elektrischen Reiz nach Erreichen einer kritischen Schwelle im Gegensatz zum Druckreiz das Alles-oder-Nichts-Gesetz, d. h. das Potential der Reizantwort hat sofort seine volle Höhe, die sich auch bei zunehmender Reizintensität nicht mehr nennenswert ändert.

Quantitative Abstufungen der Reaktion sind auch von der Zahl der erregten Rezeptoren abhängig; denn die ausgelösten Reaktionen können sowohl örtlich begrenzt ablaufen (lokale Durchblutungsänderungen) als auch den gesamten Organismus betreffen (sog. konsensuelle Reaktion).

Die Unterschiedsschwelle zwischen zwei unterschiedlichen Reizintensitäten hängt vom aktuellen Reizzustand des Rezeptors ab:

Beispiel
Temperaturrezeptoren vermitteln die Empfindung „kälter geworden" bzw. „wärmer geworden". Bei hoher Hauttemperatur genügt ein geringfügiger Temperaturzuwachs für die Empfindung „wärmer geworden", während eine deutliche Temperatursenkung erforderlich ist, bis die Empfindung „kälter geworden" ausgelöst wird.

Mindestreizschwelle. Um eine Reaktion auszulösen, muss der Reiz genügend stark sein und genügend lange einwirken, d. h. durch die zugeführte Energiemenge muss eine Mindestreizschwelle überschritten werden. Ein unterschwelliger Reiz (der vom Rezeptor nicht mehr wahrgenommen wird) bleibt unwirksam. Die Reizschwelle liegt für den adäquaten, d. h. natürlichen, Reiz im Allgemeinen sehr niedrig, für künstliche Reize dagegen hoch.

> **Wichtig!**
>
> Für alle Rezeptoren gilt, dass bei überhöhter Reizintensität (supramaximaler Reiz) eine Beeinträchtigung der Generatorpotentiale im Rezeptor resultieren kann, erkennbar an der sog. *paradoxen Reaktion*.

Reizdauer

Zwischen Reizintensität und Reizdauer besteht ein Zusammenhang. Letztere gibt die zeitliche Ausdehnung der Reizeinwirkung, zum einen des Einzelreizes und zum anderen der Dauer der Behandlungszeit, an.

Rezeptorpotentiale können sich zeitlich aufsummieren, d. h. zwei unterschwellige rasch aufeinander folgende elektrische Reize werden zur überschwelligen Depolarisation aufsummiert.

Reizumfang bzw. Reizfläche

Die Größe der Reizfläche bestimmt die Anzahl der betroffenen Rezeptoren. Wegen ihrer unterschiedlichen Verteilung (Propriozeptoren sind in der autochthonen Rückenmuskulatur besonders zahlreich vertreten, auch die Thermorezeptoren sind zwischen Stamm und Extremitäten ungleich verteilt) ist die Lokalisation der gereizten Fläche von großer Bedeutung.

> **Beispiel**
> An allen akralen Hautbezirken ist die epikritische Wahrnehmung stärker ausgeprägt, während sich vom Stamm aus eher vegetative Regulationen auslösen lassen.

Außerdem bestimmt die sog. räumliche Bahnung, d. h. die räumliche Summation der gereizten Rezeptoren, das Ausmaß der Reflexe bzw. der ausgelösten Gegenreaktionen.

Reizintervall

Der erforderliche zeitliche Abstand zwischen zwei Einzelreizen bzw. die zeitliche Aufeinanderfolge von Reiz und Reizpause hängen vom Zeitbedarf des Wechselspiels von Reiz und Reaktion ab. Unterschiedliche Funktionssysteme haben einen unterschiedlichen Reizpausen- bzw. Erholungsbedarf. Für die korrekte zeitliche Abfolge der Reizsetzung sind einige rein empirisch gefundene Grundregeln zu beachten, die allerdings noch nicht hinreichend wissenschaftlich untermauert sind.

Um einen Summationseffekt nicht zu unterlaufen, darf der nachfolgende Reiz weder in die Refraktärzeit eines Rezeptors fallen noch in die entgegengesetzt gerichtete Phase einer periodischen Eigenschwingung (Reflexkreis) einfallen.

Andererseits lässt sich durch relativ kurze, intensive und wiederholte Reize die dynamische Empfindlichkeit der Rezeptoren ansprechen; es werden dadurch intensivere Gegenregulationen ausgelöst als durch lang dauernde, weniger starke Reize. Dies gilt beispielsweise für die Empfindlichkeit der Thermorezeptoren in der Hydrotherapie und der Propriozeptoren (Dehnungs- und Spannungsfühler) in der Muskulatur bei der Massage.

Ist der Abstand zwischen zwei Einzelreizen jedoch zu groß, so ist u. U. inzwischen der alte Ausgangswert wieder erreicht; der neue Reiz setzt an derselben Ausgangsstelle an, eine Adaptation kann nicht eintreten.

Umfang und Qualität der Reaktionsabläufe sind abhängig von:
— der *Art des Reizes* und seiner *Dosisparameter* (Intensität, Dauer, Intervall und zeitliche Abfolge, s. oben),
— der vorhandenen Reaktionsfähigkeit des Organismus und aktuellen Reaktionseinschränkungen (momentane Reizschwelle, Kondition, Konstitution, Reaktionstypologie), d. h. der *aktuellen Ausgangslage*,
— der *zeitlichen Synchronisation* des exogenen Reizintervalles mit den phasenhaften endogenen Spontanschwankungen.

Das therapeutische Problem besteht darin, dass die Periodik der Reiz-Reaktions-Therapie sich in Resonanz zu den Funktionsrhythmen befinden muss.

> **Fazit für die Praxis**
>
> *Physiotherapeutische Verfahren beinhalten immer:*
> — kurzfristige Gegenregulationen und langfristige Effekte,
> — spezifische und unspezifische Funktionsanpassungen.
>
> Gleichartige Reize bzw. physiotherapeutische Verfahren sind bei ganz verschiedenen Erkrankungen einsetzbar und wirksam.
>
> Hydrotherapeutische Anwendungen und Bewegungstherapie führen während der Kur je nach Ausgangslage beim Hypertoniker zur Blutdrucksenkung, bei Hypotonie jedoch zum Blutdruckanstieg. Insgesamt handelt es sich um einen phasenhaften Verlauf mit Krisen bzw. Verschlechterungen (Jordan 1964).
>
> Die *Anwendung dieses Reiz-Reaktions-Prinzips* erfordert die Beachtung folgender Faktoren:
> — Berücksichtigung des allgemeinen Reaktionsvermögens des Organismus, vermittelt über das vegetative Nervensystem (mit sympathischer bzw. parasympathischer Reaktionslage),
> — Kenntnisse über die Reaktionsbereitschaft bzw. das Reaktionsvermögen des beanspruchten Organs oder Gewebes; z.B. die Erkenntnis, dass die periphere Gefäßweite im Dienste dreier Systeme steht:
>   – Temperaturregelung und Wärmehaushalt,
>   – Blutdruckregulation,
>   – Stoffwechsel,
> — Kenntnisse über den spezifischen, d. h. jeweils geeigneten Reiz und seine Einzelparameter.

Nur die Funktion erhält die Form (Waldeyer, Anatom).
Der Mensch hat seinen Organismus in seiner Vielseitigkeit zum Gebrauch. Bei Nichtgebrauch verfault er am lebendigen Leib (Herder, Pfarrer).

1.3 Resultat: Adaptation

1.3.1 Allgemeine Bedeutung der Adaptation

Stress ist die Summe aller auf den Organismus einwirkenden überschwelligen Reize. Diese Reize sind die Grundvoraussetzung aller Lebensvorgänge.

> **Definition**
>
> *Adaptation* ist die Fähigkeit des Organismus, sich an äußere Reize (Störeinflüsse) anzupassen.

Da sich das Reaktionsvermögen mit der Zeit (z. B. im Verlauf einer Erkrankung oder einer Behandlungsserie) ändert, sind die angestrebten Behandlungsziele bzw. die erreichten therapeutischen Effekte grundsätzlich von der Ausgangssituation abhängig. Andererseits kommt es durch wiederholte Reizeinwirkung auf den Organismus zur veränderten, d. h. zur verbesserten Reizbeantwortung und dadurch zur Verschiebung der Ausgangslage auf ein normnahes Niveau.

Überforderungsreaktionen mit Schäden am Organismus sind bei beeinträchtigtem Reaktionsvermögen bzw. bei zu großer Reizintensität zu erwarten. Statt zu organspezifischer Adaptation (s. Abschn. 1.3.4) kommt es zu Alarmreaktionen:
- Katecholaminausschüttung,
- endokrine Allgemeinreaktionen,
- Stoffwechselstörung,
- Herzkreislaufinsuffizienz.

Beim *kranken oder vorgeschädigten Organismus* ist die für den Gesunden durchaus normale, d. h. übliche krankengymnastische Anforderung u. U. bereits ein zu starker Reiz, besonders bei unvorsichtiger Steigerung. *Überforderung* tritt ein, wenn der Organismus in seinen Teilen oder als Ganzes nicht mehr in der Lage ist, überhaupt noch zu reagieren.

Natürliche Erholungsphasen dienen dem Intaktbleiben und der ständigen Verfügbarkeit der Regulationsvorgänge, der generellen Funktionsbereitschaft und damit der Erhaltung des Organismus.

> **Wichtig !**
>
> Der rhythmische Wechsel von trophotroper parasympathikotoner und ergotroper sympathikotoner Reaktionslage ist eine chronobiologisch ausgerichtete Grundtatsache
> (Gutenbrunner u. Hildebrandt 1998).

1.3.2 Entlastung und Schonung

Die natürlichen Heilkräfte können überfordert sein, wenn die körpereigenen Regulationssysteme zu versagen drohen oder bereits zusammengebrochen sind, besonders bei foudroyanter Entzündung, bei Sepsis oder beim Kreislaufschock. Hierbei ist jegliche Form der Belastung streng kontraindiziert; stattdessen hat die sog. künstliche Therapie (s. Abschn. 1.1) ihren Stellenwert.

Weitere Schwerpunkte zur *Entlastung und Schonung des Organismus* sind:
- Förderung der körpereigenen Erholungsvorgänge,
- Erholung des Gewebes.

Förderung der körpereigenen Erholungsvorgänge. Vegetativ gesteuerte periodische Erholungsvorgänge sind:
- Erholungspausen nach erschöpfender Belastung,
- Nachtruhe, generelle Bettruhe.

Durch Schonung können aufgestaute Defizite abgebaut und überforderte Funktionen, z. B. Atmung, Kreislauf und muskuläre Aktivität, entlastet werden.

Erholung des Gewebes. Kurze Pausen zur lokalen Erholungsförderung ermöglichen:
- Abbau lokaler Stoffwechselrückstände bzw. Gewebsazidosen,
- Wiedereinsetzen einer gedrosselten kapillaren Durchströmung,
- Tonusverminderung überlasteter Muskelgruppen,
- lokale und allgemeine reaktive Hyperämie und Wiedererwärmung.

Der Zeitbedarf der lokalen Gewebserholung beträgt einige Minuten. Bei stärkerer Belastung, die über das lokale Maß hinausgeht, beträgt der Zeitbedarf mehrere Stunden, z. B. nach erschöpfender Muskelarbeit wie bei der vegetativ gesteuerten Erholung.

Noch größere Pausen werden nach stärkerer Erschöpfung oder Krankheit benötigt.

> **Cave**
>
> Bei übermäßiger Entlastung, d. h. beim völligen Fehlen von Reizen, kommt es rasch zur Verkümmerung der Funktionen und führt zu deren Einbuße.

Die Schonung darf daher nur vorübergehender Art sein, denn sie führt außer zum Funktionsverlust noch zu weiteren Gefährdungen, z. B. Venenthrombose, Pneumonie, Koordinationsverluste im Bewegungssystem und Atrophie der Muskulatur.

Sobald die Situation es erlaubt, wird versucht, mit niedrig dosierten, vorsichtig gesetzten Reizen die geschwächte Reaktionsfähigkeit zu verbessern oder das verbliebene Funktionsniveau zu erhalten.

> **Beispiel**
>
> Bei Ruhigstellung einer Gliedmaße im Gipsverband wird versucht, durch adäquate muskuläre Beanspruchung der übrigen intakten Gliedmaßen und Funktionssysteme, z. B. Kreislaufregulation, die Belastbarkeit des Organismus aufrechtzuerhalten.

1.3.3 Habituation oder Gewöhnung

> **Definition**
>
> Unter *Habituation* versteht man eine Toleranzsteigerung der Rezeptoren durch Gewöhnung. Bei konstant bleibender Reizdosis kommt es bei wiederholt ausgelösten Reizantworten zur Dämpfung der Reaktionsamplituden, d. h. zur Herabsetzung der Reizantwort.

Die peripheren Rezeptoren akkommodieren und senden trotz gleich bleibender Reizstärke weniger oder keine Impulse mehr. Sie haben sich an den Reiz gewöhnt; am ehesten handelt es sich um die Folge einer peripheren Rezeptorverstellung. Zu schwache, d. h. unterschwellige Reize bleiben aber wirkungslos.

> **Beispiel**
>
> *Cold-pressure-Test* nach Hildebrandt (Amelung u. Hildebrandt 1985):
>
> Beim Eintauchen einer Hand in eiskaltes Wasser kommt es zur vorübergehenden systolischen Blutdrucksteigerung. Beim wiederholten Eintauchen in Abständen von je 1 min geht die anfängliche Blutdrucksteigerung immer weiter zurück. Der Reiz ist schließlich unwirksam geworden. Eine Pausenverlängerung auf 5 min führt zu einer gegenteiligen Reaktion, d. h. es kommt zur intensiveren Blutdruckanstiegsreaktion.

Die Habituation setzt rasch ein, ist aber nur von kurzer Dauer, das Reizintervall bzw. die Pausenlänge ist von großer Bedeutung.

Therapeutisch lässt sie sich mit zwei verschiedenen Zielsetzungen nutzen:
- *Kurze Reize mit kleinem Intervall und häufiger Wiederholung* (fazilitierende Reize in der Krankengymnastik) zur Einleitung einer funktionellen Adaptation (s. Abschn. 1.3.4), besonders:
  - wenn die Anforderung zu Anfang eine zu starke funktionelle Beanspruchung darstellt und durch häufige Wiederholung aber zum schwachen Reiz abgleitet, so dass die Dosis allmählich erhöht werden kann,
  - bei zu starker oder unerwünschter Reizbeantwortung.
- *Größere Intervalle mit längeren Reizpausen*, wenn umgekehrt der Reiz seine Wirksamkeit behalten und unabgeschwächt zur Wirkung kommen soll (s. Abschn. 1.3.5), um die Habituation zu eliminieren.

> **Tipp** Therapeutischer Nutzen der Habituation
>
> Bei der Habituation handelt es sich um einen der Adaptation entgegengesetzten Prozess. Dieser lässt sich therapeutisch ausnutzen, indem auch bei stark eingeschränkter funktioneller Belastbarkeit eine *ganz allmähliche Dosissteigerung* vorgenommen werden kann.

1.3.4 Funktionelle Adaptation oder Übungsbehandlung

Regelmäßig wiederkehrende Beanspruchung mit zunehmender Reizstärke führt zur vermehrten Belastung der Regulationssysteme und zur verstärkten Reizantwort. Der Organismus hat die Fähigkeit, bei vermehrter Beanspruchung mit Leistungszuwachs zu antworten. Infolge der modifizierten Situation (Umwelt- oder Inweltänderung) kommt es zur Veränderung der Reaktionsweise, zur Steigerung der Regulationsqualität und zur Verbesserung der Anpassungsbreite. Dadurch lässt sich die Ausgangslage (momentane Ansprechbarkeit auf Reize bzw. Reizschwelle) verschieben, und dies bedeutet:

- Stabilisierung der Funktionsabläufe,
- Abbau adaptativer Defizite,
- insgesamt eine erhöhte Leistungsfähigkeit der Organe.

Verbesserte Regulationsleistungen bedeuten Normalisierung, die immer wieder angestrebt werden muss, denn nach Brauchle ist es die Reizbeantwortung, die gesund macht (Grote u. Brauchle 1935).

Dafür ist aber der sog. *Erhaltungsreiz* erforderlich. Er dient der Beibehaltung des gewonnenen Leistungszustands, und es genügen bereits die üblichen Alltagsbelastungen, um Leistungseinbußen zu vermeiden.

Voraussetzung dafür sind Regulationssysteme, die zwar geschwächt, aber im Prinzip noch regulationsfähig sind, sowie weitgehend intakte morphologische Strukturen. Aus klinischer Sicht betrifft dies die sog. *funktionellen Erkrankungen* wie Überforderung, Dysregulation bzw. psychovegetative Syndrome.

1.3.5 Kräftigung (Training) oder trophisch-plastische Adaptation

Eine weitere Steigerung der Leistungsbeanspruchung der Organe über den Erhaltungsreiz, d. h. das normale Niveau, hinaus führt zur funktionellen Kapazitätssteigerung mit morphologisch fixierten Strukturveränderungen, die ebenfalls über das Normalmaß hinausgehen (muskuläre Hyperplasie, präzisere Koordinationsleistungen, Herzhypertrophie bei Ausdauerbelastungen).

Dieses Vorgehen ist als Trainingsmaßnahme im Sport bekannt. Es kann aber in der krankengymnastischen Behandlung mit dem Ziel angewendet werden, durch einseitige Überkompensation ausgefallene Funktionen zu ersetzen, z. B. in der Rehabilitation von Lähmungen (Hemiplegie, Querschnittslähmung, periphere Nervenläsionen). Bei diesem Training werden andere Muskelgruppen im Sinne des Körperkrafttrainings über die normale Körperkraft hinaus auftrainiert, um gewisse Ersatzfunktionen für die beeinträchtigten Muskeln zu übernehmen bzw. Defizite zu kompensieren.

Charakteristisch für den *Trainingsreiz* sind:
- *Seine vermehrte Intensität.* Er ist stärker als der Erhaltungsreiz und muss die sog. Trainingsschwelle überschreiten.
- *Seine Spezifität.* Er ist für einen bestimmen Stressor, d. h. für eine besondere Muskelgruppe, für einen speziell festgelegten Angriffsort oder für eine andere spezifische Leistungsanforderung, wirksam.
- *Sein höherer Zeitbedarf* von mehreren Wochen bis Monaten. Morphologische Anpassungen beanspruchen naturgemäß größere Zeiträume.
- *Seine größere Instabilität.* Eine derartige im Grunde unphysiologische Überkompensation kann nur durch ein ständiges Training mit übermäßiger Beanspruchung aufrechterhalten werden.
- *Seine rasche Rückbildungstendenz.* Jede über das normale Maß hinausgehende Leistungsfähigkeit geht ohne ständige Überbeanspruchung der Leistungsgrenzen innerhalb von Wochen bis Monaten wieder auf das normale Ausgangsmaß zurück.

Alle adaptativen Prozesse befinden sich im Fließgleichgewicht zwischen adaptativem Zuwachs und desadaptativem Verlust (Amelung u. Gutenbrunner 1985). *Funktionelle Adaptation* erfordert die ständige Auslenkung innerhalb der Regelgrenzen. *Trophisch-plastische Adaptation* erfordert die ständige Überschreitung der normalen Beanspruchungsschwelle (Trainingsreiz).

Bei Unterschreitung der Trainingsschwelle kommt es zum desadaptativen Verlust der antrainierten Leistungssteigerung; bei Unterschreitung der normalen Regelgrenzen zur Desadaptation und funktionellen Einbuße (Krankheit).

Bei Inaktivitätsatrophie der Muskulatur beträgt der tägliche Kraftzuwachs umso mehr, je größer der Verlust, und um so weniger, je mehr sich die Muskelkraft dem Normalwert annähert.

Beim Krafttraining über die Trainingsschwelle hinaus verläuft die Zunahme exponentiell, d. h. der tägliche Zuwachs wird immer geringer, je höher das erreichte Niveau ist.

> **Fazit für die Praxis**
>
> Anwendung der Adaptation:
> - *Gleiche physikalische Reize* treffen auf verschiedene Reaktionslagen des Organismus bzw. unterschiedlich ausgeprägtes Leistungsvermögen des Patienten; sie können bei gleicher Reizstärke entweder unwirksam sein oder Überforderung bedeuten.
> - Bei *Überforderung* ist Schonung angebracht, das völlige Fehlen von Reizen führt jedoch zu weiteren Funktionseinbußen.
> - Die *Leistungssteigerung beim geschwächten Organismus* vollzieht sich durch allmähliche Reizsteigerung und durch eine immer bessere Reizbeantwortung:
>   – Zunächst kommt es zur Gewöhnung an einen schwachen Reiz (Habituation); die Reizantwort lässt nach, dadurch wird eine allmähliche Dosissteigerung ermöglicht.
>   – Durch funktionellen Zuwachs resultiert eine Verbreiterung der Regelgrenzen; das bedeutet, auch stärkere Reize werden toleriert.
>   – Physiotherapeutisches Ziel ist die Belastbarkeit innerhalb der normalen Belastungsgrenzen. Eine vermehrte Beanspruchung wie beim sportlichen Training führt dann zum Leistungszuwachs über das normale Alltagsniveau hinaus.

1.4 Stellung der Physikalischen Therapie/Physiotherapie im Gesamtsystem der Heilkunde

Physikalische Therapie/Physiotherapie ist eine gleichberechtigte Therapieform im Rahmen einer sinnvollen Ganzheitsbehandlung, die durch andere Therapieverfahren nicht ersetzbar ist. Sie ist einsetzbar:
- zur *raschen Mobilisierung und Rekonditionierung* nach Krankheit und Operation,
- als *unspezifisches Funktionstraining* der Grundfunktionen (Wärmehaushalt, Kreislauf, Atmung, Bewegungssystem) bei prämorbiden Zuständen,
- als *Basistherapie* bei Überforderung, gestörter Anpassung an die Umweltbedingungen oder anderen rehabilitativen Defiziten.

Dadurch wird vielen Krankheiten der Boden entzogen, auf dem sie gedeihen können.

Technisierung und Urbanisierung unserer Umwelt haben Auswirkungen auf die Lebensweise: Bewegungsarmut engt die Anpassungsfähigkeit des Herz-Kreislauf- und des Bewegungssystems ein und überfordert zugleich die psychonervalen (emotionalen) Funktionen. Erkenntnisse aus den Morbiditäts- und Mortalitätsstatistiken sind schwerwiegende Indizien dafür, dass durch Veränderung der Umwelt- und Lebensbedingungen die Gesundheit und Anpassungsfähigkeit des Menschen gefährdet sind.

> **Wichtig!**
>
> Mangel an Wechselwirkung zwischen Organismus und Umwelt führt zur Reaktionsstarre, Übermaß führt zur Überforderung. Beides ist krankhaft.

1.5 Reaktionslehre kurz gefasst

Die *wichtigsten Aspekte der Reiz-Reaktions-Therapie* sind im Folgenden aufgelistet:
1. *Reiz* (Agens, Stimulus, Stressor) ist eine:
   - Umweltänderung (d. h. ein natürlicher Reiz) oder eine
   - „Inweltänderung" (physiotherapeutisch nicht relevant).

   Beides führt zur Entstehung oder Hemmung von Funktionsabläufen (via Nervenzellen und/oder Rezeptoren).

   Der Reiz muss ausreichend stark sein und lange genug einwirken, d. h. er darf nicht unterschwellig sein. Die Reizschwelle liegt für adäquate (natürliche) Reize niedrig, für inadäquate hoch.

2. *Reaktion* ist die biologische Antwort auf einen Reiz, d. h. das Ergebnis gegenregulatorischer Mechanismen, die der Körper als Gegenmaßnahmen bzw. Kompensationsvorgang einsetzt, um die Homöostase (Isothermie, Isohydrie, Isotonie) gegenüber verschiedensten Störungen (auch nichttherapeutischer Reize) von innen oder außen aufrechterhalten zu können.

3. Bei diesen Prozessen der *Selbstregulierung* ist der Organismus als kybernetisches Regelsystem aufzufassen: Jeder Regelkreis ist ein schwingungsfähiges System. Wird es durch eine Störung (Reiz) aus dem Gleichgewicht gebracht, schwingt es sich so lange ein, bis die Regelgröße ihren alten Zustand wieder erreicht hat, die Störung also ausgeglichen ist. Bei abnormer Ausgangslage (d. h. auf die Krankheit bezogen) ist das „Einregeln" auf ein neues Niveau erstrebenswert.
4. *Regelgüte* lässt sich am Verhalten des Einschwingvorgangs, seiner Geschwindigkeit und dem Endzustand ablesen.
Dysregulation bedeutet instabiles oder starres System, d. h. zu rasche und intensive Regelung oder zu langsame und unergiebige Reaktion. Der Einschwingvorgang verläuft normalerweise phasenhaft, u. U. mit Verschlechterungen (Kurkrise).
5. Zur Erhaltung der Funktionsfähigkeit sind Regelsysteme innerhalb ihrer *Regelgrenzen* (Minimum und Maximum der Auslenkung, diese sind wiederum phylogenetisch determiniert) zu belasten, um sie einerseits nicht verkümmern zu lassen und andererseits nicht zu überfordern. Durch adäquate Belastung erfahren die vorhandenen Regulationssysteme eine Verbesserung, indem Störgrößen besser toleriert werden.
6. Das *therapeutische Herangehen* erfolgt von einer intakten Stelle des Regelkreises aus. Durch diesen therapeutischen Reiz (bzw. Reizserie) werden Reaktionsabläufe ausgelöst, richtige Dosis und ausreichende Reaktionsfähigkeit des Organismus vorausgesetzt. Nur bei richtiger Dosierung des Reizes (hinsichtlich Intensität, Intervall und Größe der Serie) gelingen nützliche Adaptationen.
7. Das Prinzip dieser Therapie ist die adäquate Belastung (d. h. Übungstherapie). Durch *geeignete, wiederholte* und sich in der Regel *verstärkende Reize* werden Regulations- und Organsysteme zu Reizantworten gezwungen. Eine genügend häufige Wiederholung der Reizantwort innerhalb bestimmter zeitlicher Rhythmen zieht adaptative Prozesse mit therapeutischer Wirkung nach sich: Steigerung körpereigener Schutz- und Regenerationsvorgänge.
8. *Für die Behandlungsserie gilt*: Die therapeutisch wünschenswerten Anpassungen (Funktionsverbesserungen, Trainingseffekte) treten in der Regel erst nach mehreren Behandlungen und in längeren Zeiträumen ein, u. U. verbunden mit krisenhaften Verschlechterungen (Kurreaktion, Trainingskrise).
Der Behandlungseffekt, d. h. die veränderte Reaktionsfähigkeit der Organe im zeitlichen Verlauf, ist dadurch lang anhaltend und überdauert die Zeitdauer der aktuellen Therapie um ein Vielfaches.
9. Was kann verbessert werden? Die *therapeutische Zielsetzung* ist individuell unterschiedlich. Sie hängt sowohl vom Ausmaß der Beeinträchtigung als auch von der Art des Funktionsausfalls – funktionell oder morphologisch – ab. Folgende Effekte können erreicht werden:
   - *Übungseffekte* (spezifische Akuteffekte). Einüben gestörter Funktionsabläufe bedeutet verbesserte Regulationsqualität innerhalb der Regelgrenzen.
   - *Trainingseffekte* (langfristige Adaptate). Bei längerer Organbelastung resultieren morphologische Anpassungen (entweder unspezifischer Natur oder trophische Organveränderungen), die eine gewisse Zeit benötigen, dafür aber länger anhalten; insgesamt kommt es zu einer Kapazitätssteigerung durch Adaptate.
10. Für die Physiotherapie sind *drei Grundgesetze* gültig:
    - *Gesetz der reziproken Reizstärke* (Kowarschik 1948):
    Die Reizstärke muss in einem reziproken Verhältnis zur Intensität der Krankheitserscheinungen stehen (kybernetisch gesprochen: reziprok zum Ausmaß der gestörten Reaktionslage).
    - *Ausgangswertgesetz nach Wilder* (1931):
    Je stärker die Erregung der vegetativen Nerven (Sympathikus bzw. Parasympathikus), desto geringer ist ihre Erregbarkeit für fördernde, desto stärker ihre Ansprechbarkeit für hemmende Reize.
    Erreicht der Erregungszustand im Moment der pharmakologischen Reizung höhere Grade, so wird die Reaktion (infolge der antagonistischen Systeme) paradox.
    Insgesamt: Die vegetative Ausgangslage entscheidet über die Reaktionsweise.
    - *Arndt-Schulz-Regel*:
    Schwache Reize fördern, starke hemmen, stärkste lähmen die allgemeine Lebenstätigkeit.

1.6 Literatur

Amelung W, Hildebrandt G (Hrsg) (1985) Balneologie und medizinische Klimatologie, Bd 1–3. Springer, Berlin Heidelberg New York

Cannon WB (1939) The wisdom of the body. Norton, New York

Gutenbrunner Chr, Hildebrandt G (Hrsg) (1998) Handbuch der Balneologie und medizinische Klimatologie. Springer, Berlin Heidelberg New York

Grote LR, Brauchle A (1935) Gespräche über Schulmedizin und Naturheilkunde. Philipp Reclam jun, Leipzig

Hoff F (1954) Klinische Physiologie und Pathologie, 4. Aufl. Thieme, Stuttgart

Jordan H (1964) Grundriß der Balneologie und Balneo-Bioklimatologie. Thieme, Leipzig

Kowarschik J (1948) Physikalische Therapie. Springer, Wien

Selye H (1953) Einführung in die Lehre vom Adaptationssyndrom. Thieme, Stuttgart

Wilder J (1931) Das „Ausgangswert-Gesetz" – ein unbeachtetes biologisches Gesetz; seine Bedeutung für Forschung und Praxis. Klin Wschr 10:1889–1893

Elektrodiagnostik

2.1 Neurophysiologische Grundlagen 17

2.2 Klassischer galvanisch-faradischer Test 24

2.3 I/t-Kurven-Diagnostik 27

2.4 Mittelfrequenz-Diagnostiktest 35

2.5 Klinische Anwendungsmöglichkeiten 38

2.6 Literatur 52

2.1	**Neurophysiologische Grundlagen**	
2.1.1	Erregungsleitung im Nerv	17
2.1.2	Ruhepotential	17
2.1.3	Aktionspotential	18
2.1.4	Natrium-Kalium-Pumpe	19
2.1.5	Refraktärzeit	20
2.1.6	Kritisches Membranpotential	20
2.1.7	Fortleitung des Aktionspotentials	21
2.1.8	Elektrotonus	21
2.1.9	Erregungsauslösung am Nerv in situ	22
2.1.10	Gesetz der polaren Erregung	22
2.2	**Klassischer galvanisch-faradischer Test**	
2.2.1	Kriterien des geschädigten Muskels	24
2.2.2	Praktische Durchführung	25
2.2.3	Diagnostische Bewertung	26
2.3	**I/t-Kurven-Diagnostik**	
2.3.1	Voraussetzungen zur Erregungsauslösung	27
2.3.2	Parameter des Kurvenverlaufs	28
2.3.3	Akkommodation	29
2.3.4	Charakteristik der I/t-Kurve	30
2.3.5	Praktische Durchführung	30
2.3.6	Diagnostische Bewertung	33
2.4	**Mittelfrequenz-Diagnostiktest**	
2.4.1	Elektrophysiologische Grundlagen	35
2.4.2	Praktische Durchführung	36
2.4.3	Diagnostische Bewertung	37
2.5	**Klinische Anwendungsmöglichkeiten**	
2.5.1	N. axillaris	38
2.5.2	N. musculocutaneus	40
2.5.3	N. radialis	40
2.5.4	N. medianus	44
2.5.5	N. ulnaris	46
2.5.6	N. femoralis	49
2.5.7	N. peronaeus (N. fibularis communis)	50
2.6	**Literatur**	

2.1 Neurophysiologische Grundlagen

2.1.1 Erregungsleitung im Nerv

> **Definition**
>
> Unter *Erregbarkeit* versteht man die Fähigkeit der Lebewesen, auf Umweltveränderungen zu reagieren.

Der Frosch rettet sich durch einen raschen Kopfsprung vor seinen Verfolgern, und der Mensch zieht schlagartig die Hand zurück, wenn ein heißer Gegenstand berührt wird. Eine solche reflektorische Bewegung erfordert:
- das Vorhandensein eines *Sinnesorgans*, das einen Reiz aufnimmt,
- das *Zentralnervensystem* (Rückenmark und Gehirn), dem der Reiz übermittelt wird und das die Antwortreaktion veranlasst,
- die *Muskelzellen* als Ausführungsorgan zur Durchführung des Flucht- oder Abwehrreflexes,
- *Verbindungswege* zwischen den genannten Strukturen.

Zwischen Zentrum und Peripherie befinden sich die langen Fortsätze (Neuriten) der Nervenzellen, die der Informationsübermittlung in andere Regionen des Organismus dienen. Nachrichtenübermittlung erfolgt in Form eines elektrischen Signals (wie in einem Fernmeldekabel).

Die mit der Erregungsleitung im Nerv verknüpften elektrischen Erscheinungen wurden in den letzten Jahrzehnten an der Riesenfaser des Tintenfisches studiert. Sie ist für diese Untersuchungen besonders geeignet, da ihr Faserdurchmesser ca. 1 mm beträgt. Mit empfindlichen Messinstrumenten lassen sich die dabei auftretenden minimalen Aktionsströme registrieren. Diese Gesetzmäßigkeiten der Erregungsleitung sind für das gesamte Tierreich von allgemeiner Bedeutung, sie treffen auf alle Nervenfasern zu und lassen sich ebenso auf den Menschen übertragen.

Die *Aktionsströme am Nerv* sind folgendermaßen charakterisiert:
- Die *Dauer des Signals* ist sehr kurz und beträgt für das Aktionspotential selbst weniger als eine Millisekunde, auch einschließlich des Nachpotentials nur einige Millisekunden.
- Die *Zahl der Einzelsignale* (Frequenz) kann sehr hoch sein: maximal 500 Impulse pro Sekunde. Sie ist abhängig von der Intensität des Reizes.
- Der *Impuls* pflanzt sich außerordentlich schnell fort: Bei schnell leitenden Nerven mit einer Geschwindigkeit von 100 m/s, und zwar in einer festgelegten Richtung:
  - bei *sensorischen Fasern* in Richtung auf das Zentralnervensystem (zentripetal, afferent),
  - bei *motorischen Fasern* in Richtung auf das Erfolgsorgan (zentrifugal, efferent).

2.1.2 Ruhepotential

Wenn eine Mikroelektrode in das Axoplasma einer Riesenfaser des Tintenfisches eingestochen und eine zweite Elektrode außen aufgelegt wird, lässt sich zwischen Innen- und Außenseite der Nervenzellmembran eine Potentialdifferenz messen. Dieses Membranruhepotential beträgt ganz konstant ca. 70 mV, wobei das Innere der Nervenfaser gegenüber der Außenseite (extrazelluläres Milieu) negativ geladen ist (**Abb. 2.1**). Es beruht hauptsächlich auf der unterschiedlichen Konzentration der Kaliumionen zwischen intra- und extrazellulärem Milieu. Beim Menschen ist die Kaliumkonzentration in den Nervenzellen gegenüber der Umgebung ungefähr 50fach höher.

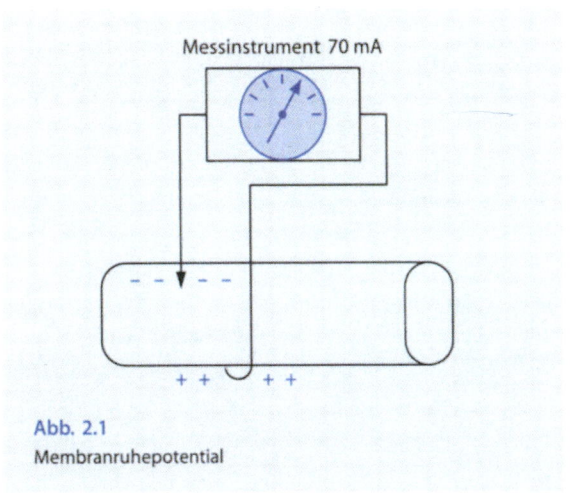

Abb. 2.1
Membranruhepotential

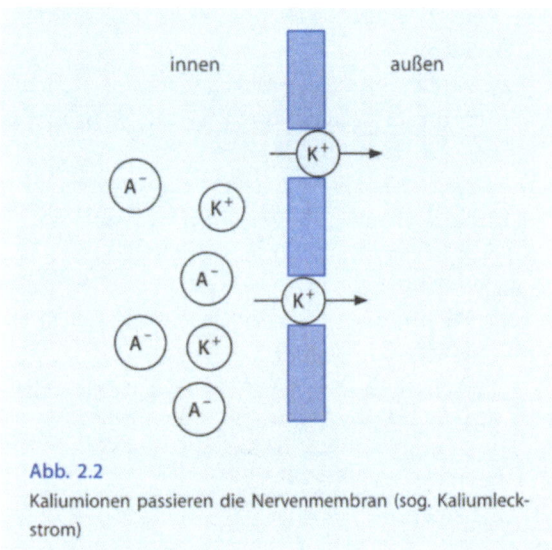

Abb. 2.2
Kaliumionen passieren die Nervenmembran (sog. Kaliumleckstrom)

Das Kalium liegt dabei in dissoziierter Form als positiver Ladungsträger (Kation) vor. Die dazugehörigen negativen Ladungsträger (Anionen) sind große Eiweißmoleküle und Aminosäuren. Die Nervenmembran ist so beschaffen, dass sie den kleinen Kaliumionen ungehindert Durchtritt gewährt, während die großen Eiweißmoleküle die Membran nicht passieren können (semipermeable Membran). Die Kaliumionen haben wegen des großen Konzentrationsgefälles zwischen innen und außen bei ihrer ungehinderten Beweglichkeit das Bestreben, ins extrazelluläre Milieu abzuwandern, um einen Konzentrationsausgleich zwischen innen und außen herbeizuführen (**Abb. 2.2**).

Dem wirkt ein anderer Vorgang entgegen: Durch das Abdiffundieren der positiv geladenen Kaliumionen nach außen kommt es im Zellinneren zum Verlust der Elektroneutralität und zum Überschuss an negativen Ladungsträgern, den Eiweißmolekülen, die die Membran nicht passieren können. Dadurch entsteht eine *negative Zellaufladung* im Inneren, die infolge der elektrischen Anziehungskräfte das Abwandern weiterer Kationen erschwert. Es bildet sich ein dynamisches Gleichgewicht zwischen dem chemischen Diffusionsgefälle des Kaliums, das nach außen gerichtet ist, und den elektrischen Kräften, die die wandernden Kaliumionen nach innen ziehen, aus. Dieses *Gleichgewichtspotential* lässt sich berechnen und stimmt mit dem gemessenen Ruhepotential von –70 mV an der Innenseite überein.

2.1.3 Aktionspotential

Im Extrazellulärraum sind vor allem Natrium- und Chloridionen vorhanden. Natrium liegt dort in ungefähr 10fach höherer Konzentration als im Zellinneren vor, die Membran ist jedoch im Ruhezustand für Natriumionen undurchlässig. Die zur Elektroneutralität ebenfalls vorhandenen Chloridanionen spielen für die Erregungsvorgänge keine Rolle.

Werden am Riesenaxon des Tintenfisches von außen zwei Reizelektroden angelegt und die Membran erregt, entsteht ein Aktionspotential. Es ist im Wesentlichen ein *Natriumdiffusionspotential*, denn die erregte Nervenmembran wird für Natriumionen plötzlich durchlässig. Wegen des Konzentrationsgefälles zwischen außen und innen dringen die Ionen in Form einer *Natriumwolke* ins Faserinnere ein und rufen dort einen positiven Ladungsüberschuss hervor. Das Innere ist nun positiv geladen, es hat eine Umpolarisierung stattgefunden.

Diese kurzzeitige Ladungsumkehr im Zellinneren wird Aktionspotential genannt. Im Einzelnen spielen sich dabei an der Nervenmembran folgende Vorgänge ab:
- *Verringerung des Membranruhepotentials.* Das Ruhepotential sinkt unter einen kritischen Wert, entweder durch elektrische Reizung oder durch lokale Ströme bei Spontanaktivität. Dadurch wird die Durchlässigkeit für Natriumionen erhöht. Der entscheidende Vorgang ist diese Veränderung im Natriumsystem. Man stellt sich vor, dass bestimmte Durchtrittsöffnungen (Natriumkanäle) wie ein Schleusentor weit geöffnet werden.
- *Umkehr des Membranpotentials.* Sowohl das Diffusionsgefälle als auch das negative Ladungsinnere und die zunehmende Depolarisierung der Nervenmembran begünstigen den weiteren Einstrom von Natrium (**Abb. 2.3**).
- Dieser Zuwachs an positiven Ladungen im Inneren verstärkt seinerseits die Membrandepolarisierung, was wiederum die Permeabilität für Natrium erhöht. Dies erklärt das lawinenartige Anschwellen des Natriumeinstroms; es handelt sich dabei um einen sich selbst verstärkenden Prozess. Das Ergebnis ist ein positiver Ladungsüberschuss im Zellinneren von +40 bis +50 mV; gegenüber dem Ausgangswert von –70 mV innen beträgt die Gesamtamplitude des Aktionspotentials demnach 110–120 mV.

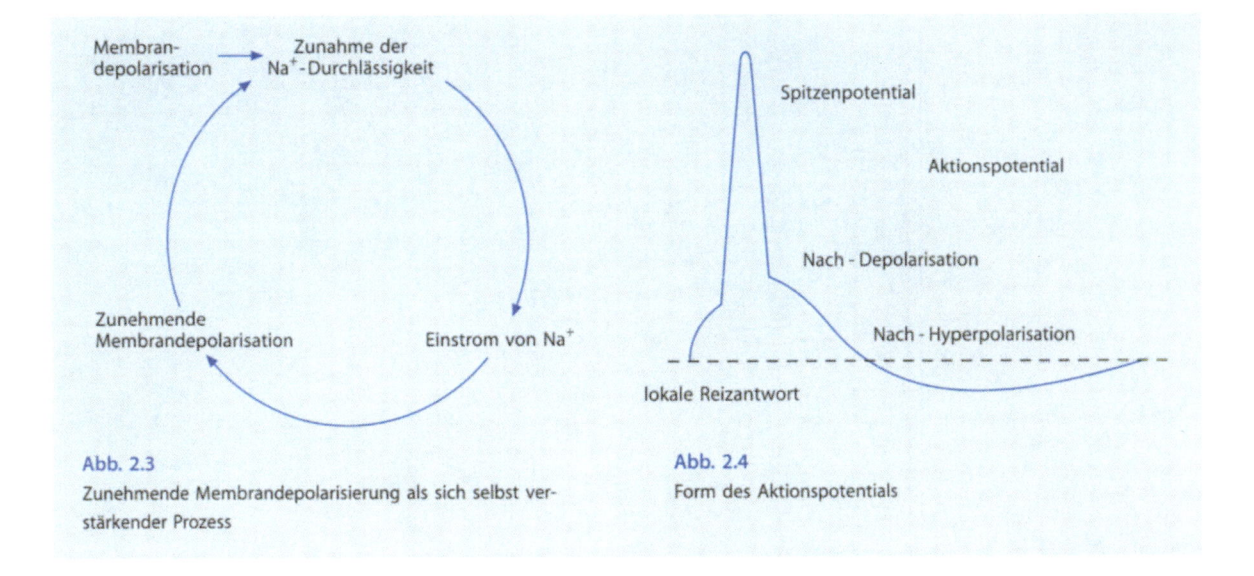

Abb. 2.3
Zunehmende Membrandepolarisierung als sich selbst verstärkender Prozess

Abb. 2.4
Form des Aktionspotentials

- *Repolarisation und Rückkehr zum Ruhepotential.* Auf dem Gipfel des Aktionspotentials (Natriumgleichgewichtspotential), d. h. im Moment der totalen Umpolarisierung mit positivem Ladungsinneren, wird der weitere Zustrom positiv geladener Teilchen gestoppt und das Natriumsystem schnell inaktiviert. Gleichzeitig wird jedoch durch das positiv geladene Zellinnere der Ausstrom von Kaliumionen beschleunigt; Potentialgefälle und Konzentrationsgefälle wirken gleichsinnig. Am Ende entspricht die Zahl der ausgewanderten Kaliumionen genau der Zahl der eingeströmten Natriumionen, der positive Ladungsüberschuss im Inneren ist abgebaut und das gestörte elektrische Gleichgewicht wieder hergestellt. Das Membranpotential kehrt wieder auf seinen ursprünglichen Ruhewert zurück (**Abb. 2.4**).

An der *Nervenmembran* besteht nun folgende Situation:
- Das Membranpotential hat annähernd seinen Ruhewert wieder erreicht und die vorübergehend erhöhten Permeabilitäten für Natrium wie auch für Kalium haben sich wieder normalisiert.
- Gegenüber dem Zustand vor dem Aktionspotential ist im Zellinneren die Zahl der Kaliumionen etwas kleiner und die Zahl der Natriumionen etwas größer geworden. Dies ist die einzige Spur, die das abgelaufene Aktionspotential hinterlassen hat.

Die Kalium- und Natriumreserven an der Nervenmembran reichen ohne weiteres für mehrere Hunderttausend Impulse aus, jedoch muss früher oder später der ursprüngliche Zustand wieder hergestellt werden.

2.1.4 Natrium-Kalium-Pumpe

In Ruhezeiten werden die im Moment der Erregung durch die geöffneten Schleusen eingeströmten Natriumionen wieder nach außen befördert. Dieser Pumpmechanismus braucht wesentlich mehr Zeit als das Aktionspotential und ist bis heute nicht restlos aufgeklärt. Es ist lediglich bekannt, dass dieser aktive Transportvorgang *an die Bereitstellung von Energie gekoppelt* ist, die aus der Spaltung des energiereichen Adenosintriphosphats (ATP) in den Mitochondrien der Nervenzelle stammt. Außerdem sind das Hinauspumpen von Natrium und das Hineinpumpen von Kalium miteinander gekoppelt, wobei die Natriumionen gegen ein erhebliches Konzentrationsgefälle und gegen eine Potentialdifferenz von 70 mV aus der Zelle herausgeschafft werden müssen. Für den Rücktransport der Kaliumionen ins Zellinnere ist die Situation nicht so schwierig. Sie erfolgt zwar gegen das Konzentrationsgefälle, jedoch mit der Potentialdifferenz (**Abb. 2.5**).

Abb. 2.5
Natrium-Kalium-Pumpe

Abb. 2.6
Kritisches Membranpotential

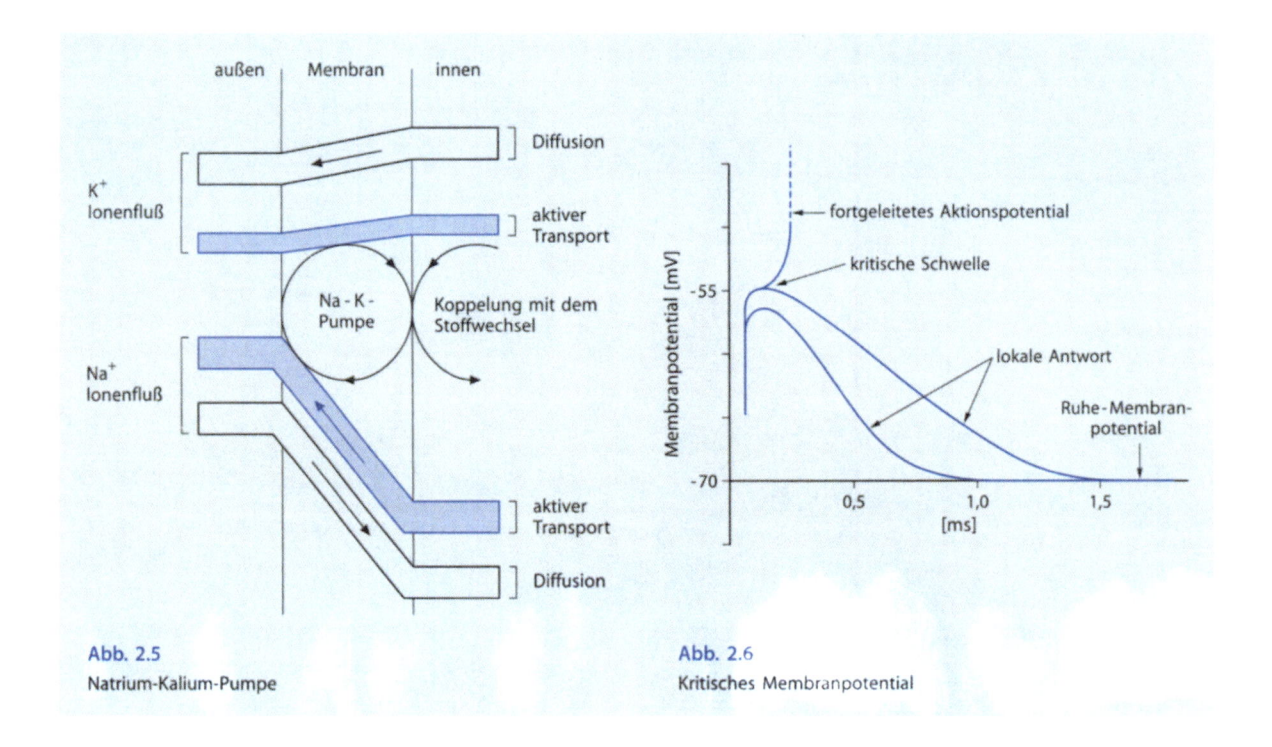

2.1.5 Refraktärzeit

Nach einer abgelaufenen Membrandepolarisierung ist die Nervenfaser für eine gewisse Zeit unerregbar (absolute Refraktärzeit) bzw. die Reizschwelle ist erhöht (relative Refraktärzeit). Absolut refraktär gegenüber einem erneuten Reiz ist die Membran während der Zeit des Aktionspotentials, genauer gesagt, während der Inaktivierung des Natriumsystems. Die nachfolgende relative Refraktärzeit, in der mit erhöhter Reizintensität kleinere Aktionspotentiale ausgelöst werden können, dauert ungefähr dreimal so lang wie das Aktionspotential, nämlich so lange, bis das Natriumsystem wieder vollständig aktivierbar geworden ist. Damit ist die Nervenfaser sehr schnell wieder in der Lage, einen neuen Impuls zu leiten. Auf diese Weise können am menschlichen Nerv vorübergehend Signale mit einer Frequenz von über 500 Impulsen/s fortgeleitet werden.

2.1.6 Kritisches Membranpotential

Ist ein elektrischer Reiz unterschwellig, d. h. wird mit zu geringer Intensität gereizt, kommt es zwar zur lokalen Depolarisierung, die aber schnell wieder abklingt. Wird das Natriumübertragersystem (die sog. Natriumkanäle) dagegen soweit aktiviert, dass ein Natriumeinstrom (er muss stärker sein als der Kaliumleckstrom) zustande kommt, erfolgt eine Umpolarisierung der Membran. Diese kritische Schwelle liegt bei ca. 55 mV, d. h. bei einer Depolarisierung von mehr als 15 mV schießt das Aktionspotential aus der lokalen Antwort heraus (**Abb. 2.6**). Steigert man die Intensität des elektrischen Reizes über diesen Schwellenwert hinaus, ändert sich das Aktionspotential nach Form und Größe nicht mehr. Es wird entweder keine fortgeleitete Erregung ausgelöst, oder es erfolgt gleich die maximale Antwort (Alles-oder-Nichts-Gesetz).

2.1.7 Fortleitung des Aktionspotentials

Fortleitung in Nervenfasern ohne Myelinscheide
Primitiv organisierte Fasern (Riesenaxon des Tintenfisches, autonome somatische Schmerzfasern des Menschen) verfügen nur über eine sehr langsame Form der Erregungsleitung.

Der erregte Membranabschnitt hat eine umgekehrte Ladung gegenüber den benachbarten ruhenden Membranbezirken. Zwischen diesen Stellen besteht eine Potentialdifferenz, sodass zum Ausgleich ein lokaler elektrischer Strom fließen muss. Das Membranpotential in der Nachbarschaft beginnt sich unter dem Einfluss dieses Stroms zu vermindern und bringt ein neues Aktionspotential hervor. Durch diese lokalen Ströme pflanzt sich das Aktionspotential langsam in der Ausbreitungsrichtung des Nervs fort. In rückläufiger Richtung kann kein Aktionspotential entstehen, da sich die Membran dort noch in der Refraktärphase befindet (**Abb. 2.7**).

Fortleitung in Nervenfasern mit Myelinscheide
Die meisten Fasern des Menschen (Fasern für die Motorik und afferente sensorische Fasern aus der Haut für Berührung, Temperatur und Schmerz) besitzen eine Myelinscheide, die die Faser mantelartig umgibt. Unterbrechungen in diesem Myelinmantel sind die Ranvier-Schnürringe, die im Abstand von ca. 1 mm vorhanden sind. An diesen Stellen liegt die Nervenmembran frei zutage. Da die Myelinscheide eine elektrische Isolierung der Nervenfaser bewirkt, können sich die lokalen Ströme nur an den *Ranvier-Schnürringen* ausbilden. Dadurch ergibt sich eine andere Form der Erregungsleitung, die *saltatorische*;

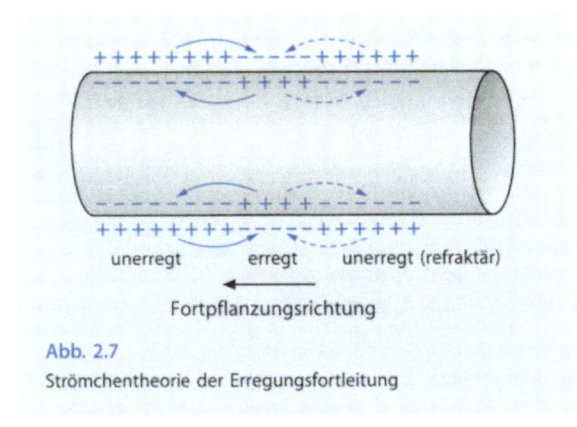

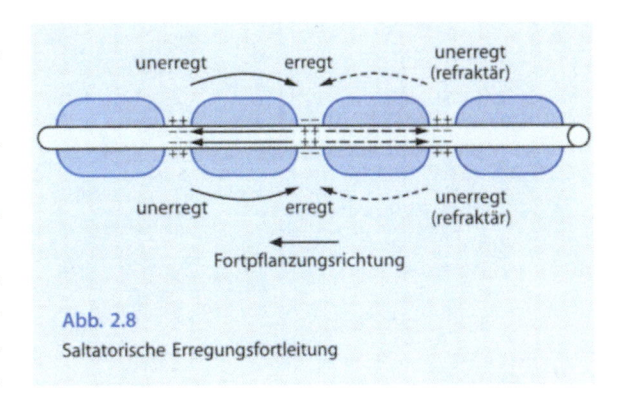

Abb. 2.7
Strömchentheorie der Erregungsfortleitung

Abb. 2.8
Saltatorische Erregungsfortleitung

d. h. die Erregung springt von einem Ranvier-Schnürring zum nächsten (**Abb. 2.8**).

Vorteile der saltatorischen Erregungsleitung:
- Erhebliche Beschleunigung der Fortleitung. Statt der kontinuierlichen Weiterleitung in Form lokaler Ausgleichsströme springt die Erregung mit ungefähr 50facher Leitungsgeschwindigkeit.
- Erregungsvorgänge und Ionenverschiebungen finden nur noch an den sehr kleinen Membranabschnitten des Schnürrings statt. Dadurch kommt die Nervenfaser mit viel weniger Kalium- und Natriumionen zur Depolarisierung und Wiederherstellung des Ruhepotentials aus. Diese Form der Erregungsleitung ist viel ökonomischer als die bei Nervenfasern ohne Myelinscheide.

2.1.8 Elektrotonus

> **Definition**
> Unter *Elektrotonus* versteht man eine Veränderung der Reizschwelle von Nervenmembranen unter dem Einfluss eines fließenden Gleichstroms.

Man unterscheidet:
- Anelektrotonus,
- Katelektrotonus.

Anelektrotonus
Eine hohe Spannung mit Hyperpolarisation der Membran unter der Anode führt zu einer Erhöhung des Membranruhepotentials. Die Durchlässigkeit für Kalium- und Natriumionen wird sehr gering, d. h. die spezifischen

Abb. 2.9 a–c
a Ruhepotential, b Anelektrotonus, c Katelektrotonus

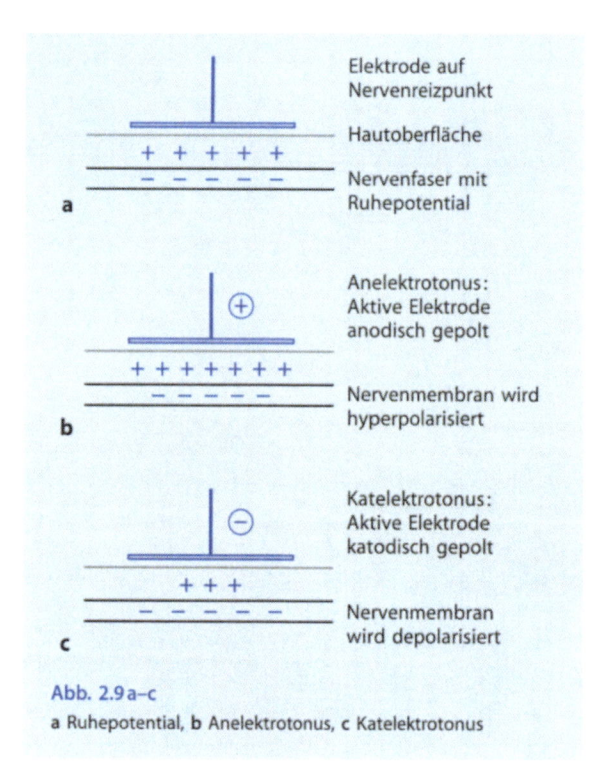

Durchtrittsöffnungen der Membran für Kalium und Natrium sind kaum noch durchgängig. Die Reizschwelle der Membran ist heraufgesetzt, und es ist jetzt eine stärkere Depolarisation erforderlich, um die kritische Gleichheit des Kaliumausstroms und Natriumeinstroms zu erreichen. Eine rhythmisch feuernde Nervenzelle wird unter dem Einfluss des Anelektrotonus ihre spontane Aktionspotentialfrequenz verringern (**Abb. 2.9 b**).

Katelektrotonus

Unter dem Einfluss einer depolarisierenden Spannung kommt es zur Verminderung des Membranruhepotentials unter der Kathode, was die Reizschwelle herabsetzt. Die Diffusionswege für Kalium und Natrium werden freigegeben; insbesondere wird bei einer Depolarisierung der Membran das hypothetische Natriumüberträgersystem aktiviert, d. h. es kommt zu einer vorübergehenden Permeabilitätserhöhung der Membran für Natriumionen (entweder werden Überträgermoleküle oder besonders dafür vorhandene Durchtrittsöffnungen freigegeben). Eine rhythmisch feuernde Zelle wird deshalb im Katelektrotonus ihre spontane Aktionspotentialfrequenz erhöhen. Wenn die Depolarisation länger besteht, geht die Durchlässigkeit der Membran schließlich wieder zurück, d. h. das Natriumsystem wird wieder inaktiviert (**Abb. 2.9 c**).

2.1.9 Erregungsauslösung am Nerv in situ

Bei der Nervenfaser im menschlichen Körper kommt als Reiz für das Auslösen eines Aktionspotentials die Depolarisation mit einem Stromimpuls in Frage, wie beim Riesenaxon des Tintenfisches. Um die Depolarisationsschwelle zu erreichen, ist eine bestimmte Stromstärke notwendig, die durch eine möglichst kleine Membranfläche, d. h. mit größtmöglicher Stromdichte in möglichst kurzer Zeit in den Nerv eintritt. Als physiologischer Reiz gilt ein *Rechteckimpuls* mit:
– steiler Flanke,
– genügender Stromstärke und
– nicht zu langer Flusszeit.

In der Praxis benutzt man eine kleinflächige, differente Elektrode (Punktelektrode), die dort aufgesetzt wird, wo sich der zu reizende Nerv unmittelbar unter der Haut befindet. Als Gegenelektrode wird eine großflächige, indifferente Elektrode in einiger Entfernung davon angebracht. Die Reizwirkung wird zuerst an der Punktelektrode auftreten, weil dort die Stromdichte wesentlich größer ist. Der Strom fließt hauptsächlich durch Unterhaut, Muskeln und Blutgefäße, ein kleiner Teil auch durch den Nerv.

2.1.10 Gesetz der polaren Erregung

Es existieren vier Möglichkeiten der Nervenreizung mit einem Gleichstromstoß, abhängig von Polungsverhältnissen bzw. Ein- oder Ausschalteffekten (**Abb. 2.10**):
– *Kathodenschließungszuckung (KSZ).* Bei Polung der Punktelektrode als Kathode kommt es beim Schließen des Stromkreises zur Membrandepolarisation, und zwar mit der niedrigst möglichen Stromstärke. Ursache der Erregung ist die beschriebene gesteigerte Natriumpermeabilität mit Einstrom von Natriumionen in die Nervenzellen (**Abb. 2.10 a**).
– *Anodenschließungszuckung (ASZ).* Bei Polung der Punktelektrode als Anode kommt es beim Schließen

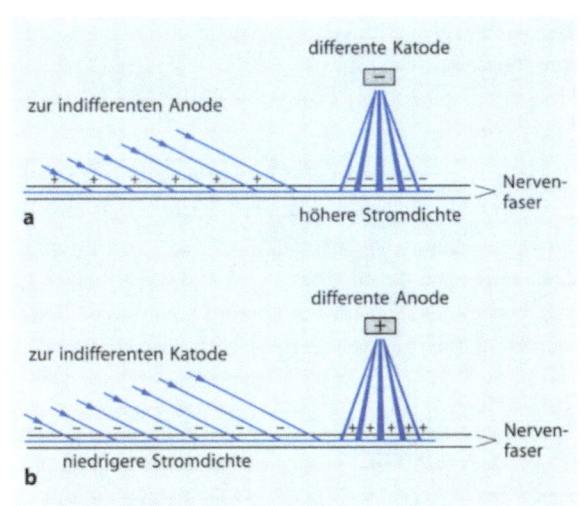

Abb. 2.10 a, b Gesetz der polaren Erregung (Pflüger). **a** KSZ: Erregungsauslösung unter der Kathode, **b** ASZ: Erregungsauslösung unter der Anode

des Stromkreises ebenfalls zur Depolarisation. Dabei treten die Stromschleifen unter der Anode in den Nerven ein und verlassen ihn wieder in der Nähe der indifferenten Kathode. Die Erregung des Nervs geht aber von den Stromaustrittsstellen in der Nähe der großflächigen Kathode aus. Da dort die Stromdichte geringer ist, wird eine höhere Stromstärke erforderlich (**Abb. 2.10 b**).

— *Anodenöffnungszuckung (AÖZ)*. Bei Polung der Punktelektrode als Anode kommt es während des Stromflusses zur Membranhyperpolarisierung mit gestörter Inaktivierung des Natriumüberträgersystems. Beim Abschalten des Stroms sinkt das Potential plötzlich und fällt unter den Wert des Ruhepotentials (Reboundeffekt). Ist dieses Zurückschwingen stark genug, kommt es zum Natriumeinstrom und damit zur Impulsauslösung.

— *Kathodenöffnungszuckung (KÖZ)*. Bei Polung der Punktelektrode als Kathode entsteht die Öffnungszuckung beim Öffnen des Stromkreises nicht unter der Kathode, sondern in einiger Entfernung davon, und zwar dort, wo die Stromschleifen den Nerv in Richtung Anode wieder verlassen; es handelt sich demnach in Wirklichkeit um eine Anodenöffnungszuckung.

Allerdings ist wegen der geringeren Stromdichte wiederum eine größere Stromstärke erforderlich, so dass die Kathodenöffnungszuckung am Menschen wegen zu großer Schmerzbelästigung normalerweise nicht auszulösen ist.

Bei der Anordnung der vier verschiedenen Erregungsmöglichkeiten nach der erforderlichen Reizintensität (Stromstärke) ergibt sich die bekannte Reihenfolge (sog. Pflüger-Zuckungsgesetz): KSZ > ASZ > AÖZ > KÖZ.

Fazit für die Praxis

— Das *Membranruhepotential* ist ein Kaliumdiffusionspotential. Durch die hohe intrazelluläre Kaliumkonzentration und die Durchlässigkeit der Membran für Kaliumionen haben die Ionen das Bestreben, ins extrazelluläre Milieu abzudiffundieren. Dadurch kommt es zur negativen Aufladung des Zellinneren, und es bildet sich ein Gleichgewichtspotential von ca. −70 mV aus. Dadurch wird das Abwandern weiterer Kaliumionen verhindert.

— Die *Erregung der Nervenmembran* ist prinzipiell mit dem *Aktionspotential* identisch, gültig für alle erregbaren Strukturen.
Potentialabhängige Membranöffnungen („Na-sites") erlauben den lawinenartigen Einstrom von Na-Ionen mit totaler Umpolarisierung des Zellinnern in Form eines positiven Ladungsüberschusses.

— Ein fortwährend tätiger aktiver Transportmechanismus der Zellmembran (*Natrium-Kalium-Pumpe*) sorgt dafür, dass entgegen dem Konzentrationsgefälle Natrium vorwiegend extra- und Kalium vorwiegend intrazellulär angereichert wird.
Der besondere Verteilungszustand der Natrium- und Kaliumionen ist die Voraussetzung für die Erregungsprozesse der Nervenfasern.

— Das *Aktionspotential* wird als elektrisches Signal entlang der Nervenfaser *fortgeleitet*. Form und Amplitude des Aktionspotentials ändern sich dabei nicht. Die Ausbreitungsgeschwindigkeit schwankt beim Menschen zwischen einigen Metern und 100 m/s. Die dicksten Nervenfasern leiten den Impuls am schnellsten. Die Informationsübermittlung im Nervensystem erfolgt nur durch Änderung der Frequenz, d. h. durch unterschiedliche zeitliche Häufigkeit von Impulsen (Transformation einer Nachricht in eine

Signalfolge). Die Nervenfaser verhält sich dabei wie ein elektrisches Kabel, das von einer isolierenden Hülle umgeben ist.
- *Elektrotonus* ist die Heraufsetzung der Reizschwelle der Nervenfaser unter der Anode und Herabsetzung der Reizschwelle unter der Kathode bei unterschwelligem Gleichstrom. Bei höherer Stromstärke entfaltet der Gleichstrom Reizwirkungen beim Ein- und Ausschalten (KSZ bzw. AÖZ).

2.2 Klassischer galvanisch-faradischer Test

Dieser Test wird seit über 100 Jahren eingesetzt. Er beruht auf dem Pflüger-Zuckungsgesetz und anderen elektrophysiologischen Erkenntnissen aus dem vorigen Jahrhundert, er hilft uns aber auch heute noch beim Verständnis der elektrophysiologischen Vorgänge.

2.2.1 Kriterien des geschädigten Muskels

Die fünf nachfolgend aufgelisteten diagnostischen Methoden halfen früher bei der *Differenzierung zwischen geschädigten und intakten Nerven oder Muskeln*:
- Verschiebung des Muskelreizpunkts,
- Umkehr der Zuckungsformel,
- Änderung des Zuckungscharakters,
- keine faradische Erregbarkeit,
- keine indirekte Erregbarkeit.

Verschiebung des Muskelreizpunkts

Gewöhnlich reizt man den Muskel mit einer punktförmigen differenten Elektrode am sog. Muskelreizpunkt (Eintrittsstelle des Nervs in den Muskel), der sich am Muskelbauch befindet. Eine wesentlich größere (50 cm^2 und mehr) indifferente Gegenelektrode liegt proximal davon.

Bei einer Nervenschädigung gelingt es nicht, den Muskel am Muskelreizpunkt zu reizen. Um trotzdem zu einer brauchbaren Muskelkontraktion zu gelangen, benötigt man zwei gleich große Elektroden (sog. bipolare Elektrodentechnik), die auf Ursprung und Ansatz des Muskels lokalisiert werden. Damit ist die Stromdichte im denervierten Muskel größer als bei monopolarer Reizung mit der Punktelektrode. Unter Umständen kann damit noch eine Muskelkontraktion ausgelöst werden – allerdings nur, wenn noch genügend kontraktionsfähiges Muskelgewebe vorhanden ist.

Umkehr der Zuckungsformel

Nach dem Gesetz der polaren Erregung gelingt die Auslösung der Muskelzuckung am leichtesten, d. h. mit der niedrigst möglichen Stromstärke, wenn die differente Elektrode als Kathode gepolt ist und der Stromkreis geschlossen wird. Um mit anodischer Polung der Punktelektrode eine Muskelkontraktion auslösen zu können, wird eine höhere Stromstärke benötigt. Auf eine gleichbleibende Stromstärke bezogen gilt normalerweise, dass die Kathodenschließungszuckung größer ist als die Anodenschließungszuckung (KSZ > ASZ).

Bei einem geschädigten Nerv sind dessen Membraneigenschaften erheblich verändert (Verminderung des Ruhepotentials, Störung der Natrium-Kalium-Pumpe), und es soll eine bessere Ansprechbarkeit auf anodische Reize vorliegen (ASZ > KSZ).

Änderung des Zuckungscharakters (Entartungsreaktion)

Wird ein Nerv depolarisiert, pflanzt sich die Erregung gleichzeitig auf alle von ihm versorgten Muskelfasern fort. Die Zuckung beginnt praktisch synchron und der Zuckungscharakter ist blitzartig, d. h. sehr rasch. Im Fall der Denervierung fehlt die Vermittlerrolle des Nervs, und die Muskelfasern werden nicht mehr gleichzeitig erregt. Stattdessen pflanzt sich die Depolarisierung allmählich von einer Muskelfaser zur nächsten fort. Die Zuckung ist träge, d. h. verlangsamt, weil der synchrone Start fehlt und die kontraktilen Eigenschaften verändert sind.

Keine faradische Erregbarkeit

Tetanisierende Impulsfolgen führen während der gesamten Stromflusszeit zu einer Dauerkontraktion. Dies bewirkt z. B. der neofaradische Strom mit der Impulsbreite $t_i = 1$ ms und der Frequenz $f = 50$ Hz. Nur der intakte Nerv spricht auf diese kurzen Impulszeiten von 1 ms an. Nach Durchtrennung des Nervs hat der denervierte Muskel einen deutlich höheren Zeitbedarf, und diese Impulsfolge kann nicht mehr mit einer Kontraktion beantwortet werden.

Keine indirekte Erregbarkeit

Am *intakten Nerv-Muskel-System* ist die elektrische Auslösung der Muskelzuckung theoretisch von jedem Punkt des peripheren Nervs aus möglich. Praktisch gesehen gelingt an den Körperstellen die Reizung am besten, wo der Nerv nicht zu tief unter der Hautoberfläche liegt (Nervenreizpunkte).

Bei einer *Nervenläsion* kann ein elektrischer Reiz, ausgehend von oberhalb der Verletzungsstelle, nicht mehr an den zugehörigen Muskel vermittelt werden; die indirekte Erregung ist erloschen. Eine Reizung des Nervs gelingt aber auch nicht mehr von distal der Verletzungsstelle aus, da die Waller-Degeneration des Nervs binnen weniger Tage einsetzt.

2.2.2 Praktische Durchführung

Zur *Untersuchung der Erregbarkeit* stehen folgende Methoden zur Verfügung:
- galvanische Erregbarkeitsprüfung,
- faradische Erregbarkeitsprüfung,
- indirekte Erregbarkeitsprüfung.

Galvanische Erregbarkeitsprüfung

Mit Hilfe einer Punktelektrode wird die Stelle am Muskelbauch aufgesucht, an der sich die Eintrittsstelle des Nervs in den Muskel befindet. Von hier aus gelingt die elektrische Reizung am besten. Die *Punktelektrode* wird als Kathode gepolt, eine Gegenelektrode von 100–200 cm^2 Elektrodenfläche (8×12 cm bzw. 12×18 cm) befindet sich möglichst weit proximal davon an derselben Extremität, am Stamm oder an der gegenüber liegenden Extremität. Bei Einzelimpulsen mit großer Stromflusszeit (500 ms) wird die Intensität in kleinen Schritten hochgeregelt. Sobald eine *Muskelzuckung* ausgelöst wird, versucht man ihre Qualität einzuschätzen, d. h. zu beurteilen, ob sie rasch und blitzartig oder langsam und träge erfolgte. Im Zweifelsfall kann der Vergleich mit der gesunden Gegenseite weiterhelfen. Anschließend erfolgt bei unterbrochenem Stromfluss – ohne dass der Intensitätsregler zurückgedreht werden soll – die Umpolung (Polwender), so dass die Punktelektrode nun als Anode gepolt ist. Jetzt wird beurteilt, ob die Kathoden- bzw. Anodenschließungszuckung stärker war. Falls erforderlich, kann die Stromstärke direkt am Messinstrument abgelesen werden (Mittelwert).

Die Zuckungsauslösung mit einer Punktelektrode gelingt nur bei *kleinen Extremitätenmuskeln* (Muskeln von Hand, Unterarm, Oberarm und Schultergürtel). Häufig wird mit diesem monopolaren Vorgehen die sensible Toleranzgrenze beim Patienten erreicht.

An *größeren Muskeln* (M. quadriceps femoris, M. tibialis anterior, M. triceps surae) gelingt die Zuckungsauslösung nur mit bipolarer Elektrodentechnik. Jedoch ergibt sich dann keine diagnostische Aussage über die Innervationsverhältnisse mehr, denn die Muskelzuckung wird praktisch von beiden Elektroden ausgelöst, und man kann nicht mehr differenzieren, ob es sich um eine Kathoden- oder Anodenschließungszuckung gehandelt hat.

Faradische Erregbarkeitsprüfung

Die faradische Erregbarkeit kann ebenfalls monopolar oder bipolar – in Abhängigkeit von der Größe des Muskels – überprüft werden. Die Elektrodenanlage entspricht der bei der galvanischen Erregbarkeitsprüfung und wird beibehalten.

Ein *Muskeltetanus* (Dauerkontraktion des Muskels für die Dauer des Stromflusses) lässt sich mit Hilfe von Einzelimpulsgruppen, deren Inhalt neofaradischer Strom ist, und durch schrittweises Hochregeln der Intensität auslösen. Es muss aber genau differenziert werden, ob die beobachtete Kontraktion tatsächlich von dem zur Diagnostik anstehenden Muskel stammt. Man muss sich durch sorgfältiges Betrachten bzw. Betasten aller Muskeln bzw. Sehnen der Umgebung davon überzeugen, dass in den benachbarten Muskeln keinerlei Kontraktion auftritt. Dadurch könnte eine Zuckung des geschädigten Muskels sehr leicht vorgetäuscht werden.

Beim geringsten Überspringen der Erregung auf die Umgebung ist eine diagnostische Aussage nicht mehr möglich.

Auch bei diesem Test muss unbedingt Rücksicht auf die Duldsamkeit des Patienten genommen werden. Es ist falsch, durch übermäßige Erhöhung der Stromstärke eine Muskelzuckung erzwingen zu wollen.

Indirekte Erregbarkeitsprüfung

Bei der Prüfung der indirekten Erregbarkeit wird nicht direkt über dem Muskel gereizt, sondern indirekt über dem zugehörigen Nerv. Mit Hilfe eines kurzen Einzelreizes wird die Durchgängigkeit des zuführenden Nervs überprüft. Das Verfahren eignet sich daher nur für *distal gelegene Extremitätenmuskeln*.

Eine *Punktelektrode* wird als Kathode gepolt und am Nervenreizpunkt aufgesetzt. Es handelt sich dabei um Stellen im Nervenverlauf, an denen er relativ oberflächlich liegt, und der Reizung durch die Haut leicht zugänglich ist. Beim schrittweisen Hochregeln der Stromintensität und jeweiligem Auslösen des Einzelimpulses kommt es zur Kontraktion aller Muskeln, die vom betreffenden Nerv versorgt werden. Manchmal ist es schwierig, zweifelsfrei festzustellen, ob sich tatsächlich der betreffende Muskel kontrahiert. In diesen Fällen muss versucht werden, durch Betasten seine Zuckung innerhalb der resultierenden gemeinsamen Bewegung aller distal gelegenen Muskeln herauszufinden.

Sehr leicht kann eine Muskelkontraktion durch benachbarte Muskeln vorgetäuscht sein; dann ist eine Aussage nicht möglich.

Gelingt es, vom Nervenreizpunkt aus eine Zuckung des zugehörigen Muskels zu erreichen, ist eine traumatische Kontinuitätsunterbrechung des Nervs ausgeschlossen. Toxische Schädigungen (Polyneuropathien) können nicht festgestellt werden, dazu ist die Bestimmung der Nervenleitgeschwindigkeit erforderlich.

> **Fazit für die Praxis**
>
> Muskeln mit *intakter Innervation* reagieren auf einen Gleichstromimpuls mit einer blitzartigen Zuckung und auf eine neofaradische Impulsfolge mit einer Dauerkontraktion.
> Bei einer *Nervenschädigung* wird ein galvanischer Stromstoß mit einer verlangsamten, trägen Muskelzuckung beantwortet, und die faradische Erregbarkeit geht verloren. Der Verlust des motorischen Punkts am Muskel kann nur bei monopolarer, nicht bei bipolarer Reizung erkannt werden. Die Leitfähigkeit des peripheren Nervs ist gestört, wenn eine Nervenläsion zur Waller-Degeneration geführt hat. Das hat zur Folge, dass der Muskel innerhalb weniger Tage von keiner Stelle seines Nervs aus mehr erregbar ist.

2.2.3 Diagnostische Bewertung

Bei dem klassischen galvanisch-faradischen Test handelt es sich um eine rein orientierende Methode, die vorwiegend historisches Interesse beansprucht. Die diagnostische Aussage ist ungenau, und eine klare Differenzierung zwischen intaktem und denerviertem Muskel gelingt nicht.

Die *Treffsicherheit des Tests* wird durch zahlreiche Ungenauigkeiten eingeschränkt:

- Ob die *monopolare oder bipolare Reizung* besser zum Reizerfolg führt, hängt in erster Linie von der Ausdehnung des Muskels ab. Ein kleiner Hand- oder Unterarmmuskel ist besser mit der Punktelektrode reizbar; bei einem großen Muskel (M. quadriceps femoris, M. tibialis anterior) gelingt dagegen stets die bipolare Reizung besser als die monopolare. Ein Hinweis auf Denervierung des Muskels ergibt sich daraus nicht.
- Die Mehrzahl der Muskeln spricht auf die *Kathodenschließungszuckung* besser an, und nur eine geringe Zahl auf die *Anodenschließungszuckung*. Dies ist unabhängig von den Innervationsverhältnissen bei normal innervierten und bei denervierten Muskeln zu beobachten. Bei sehr vielen der untersuchten Muskeln lässt sich nicht entscheiden, ob die Kathoden- oder Anodenschließungszuckung stärker ausgeprägt ist. In diesen Fällen lautet das Ergebnis dann KSZ = ASZ. Außerdem ist bei allen Muskeln, bei denen man die bipolare Reiztechnik anwendet, ohnehin eine Differenzierung unmöglich. Insgesamt ergibt sich keine diagnostische Aussage.
- Die *Entartungsreaktion* ist ein unsicheres Kriterium. Fälle mit trägem Zuckungscharakter lassen sich zwar beobachten; im Einzelfall ist allerdings eine Entscheidung, ob die Zuckung blitzartig oder verlangsamt erfolgte, oft nicht sicher möglich. Wegen dieser schlechten Objektivierung der Ergebnisse ist auch eine Skalierung zwischen partieller und totaler Entartungsreaktion unmöglich.

Eine Antwort auf den faradischen Reiz kann vorgetäuscht sein, wenn die beobachtete Muskelzuckung nur mitgeteilt ist und in Wirklichkeit von einem intakten Muskel aus der Nachbarschaft stammt. Wenn nicht gleichzeitig eine I/t-Kurve geschrieben wird, fällt dies nicht unbedingt auf. Allerdings sind Knicke im

Kurvenverlauf (sog. Girlandenform) ein untrüglicher Hinweis, dass die *faradische Muskelzuckung nur vorgetäuscht* ist. Deshalb ist es sicherer, das Nichtansprechen auf faradische Reizung einer I/t-Kurve zu entnehmen.
- Die *Prüfung der Durchgängigkeit eines Nervs bei indirekter Reizung* ist am besten im Rahmen der *elektromyographischen Untersuchung* möglich, da sich damit das Aktionspotential aus einem bestimmten Muskel ableiten lässt. Die fragliche Muskelzuckung muss dann nicht aus der Bewegung aller distal des Nervenreizpunkts gelegenen und sich gleichzeitig kontrahierenden Muskeln herausgefunden werden.

2.3 I/t-Kurven-Diagnostik

2.3.1 Voraussetzungen zur Erregungsauslösung

Für die Reizwirkung eines Stroms ist wichtig:
- *Stromdichte*: I/cm^2 (Stromstärke pro Fläche),
- *Stromflusszeit* in einer Richtung: t,
- *Anstiegssteilheit* des Impulses.

Um ein Aktionspotential auszulösen, ist eine Mindestelektrizitätsmenge q erforderlich, d.h. ein Strom einer bestimmten Intensität I muss eine Zeit t fließen.

$$q = I \times t$$

Die Stromstärke I und Stromflusszeit t stehen in gesetzmäßiger Beziehung zueinander: Je höher die Intensität ist, umso kürzer kann die Impulslänge sein, damit ein Aktionspotential zustande kommt. Umgekehrt kann die Stromstärke umso niedriger sein, je länger die Stromflusszeit ist. Die zur Membrandepolarisierung erforderliche Elektrizitätsmenge q ist konstant.

In der Diagnostik wird diese Beziehung in Form der Reizzeit-Reizintensitäts-Kurve angewendet.

Wird bei der elektrischen Reizung zu therapeutischen Zwecken (Hochvoltströme) die Stromflusszeit t zu kurz gewählt, steigt die Stromstärke I sehr stark an. Wendet man dagegen die kleinste eben noch wirksame Stromstärke I an, wird die Stromflusszeit t unbestimmt lang.

Gestaltung reizwirksamer Impulsmuster

Aus den grundlegenden Zusammenhängen der I/t-Kurve lassen sich verbindliche Erkenntnisse für die Elektrotherapie (s. Kap. 3) ableiten. Das bedeutet, dass sich die entscheidenden Impulsparameter an den elektrischen Membrankonstanten von Nerv und Muskel orientieren müssen (**Abb. 2.11**).

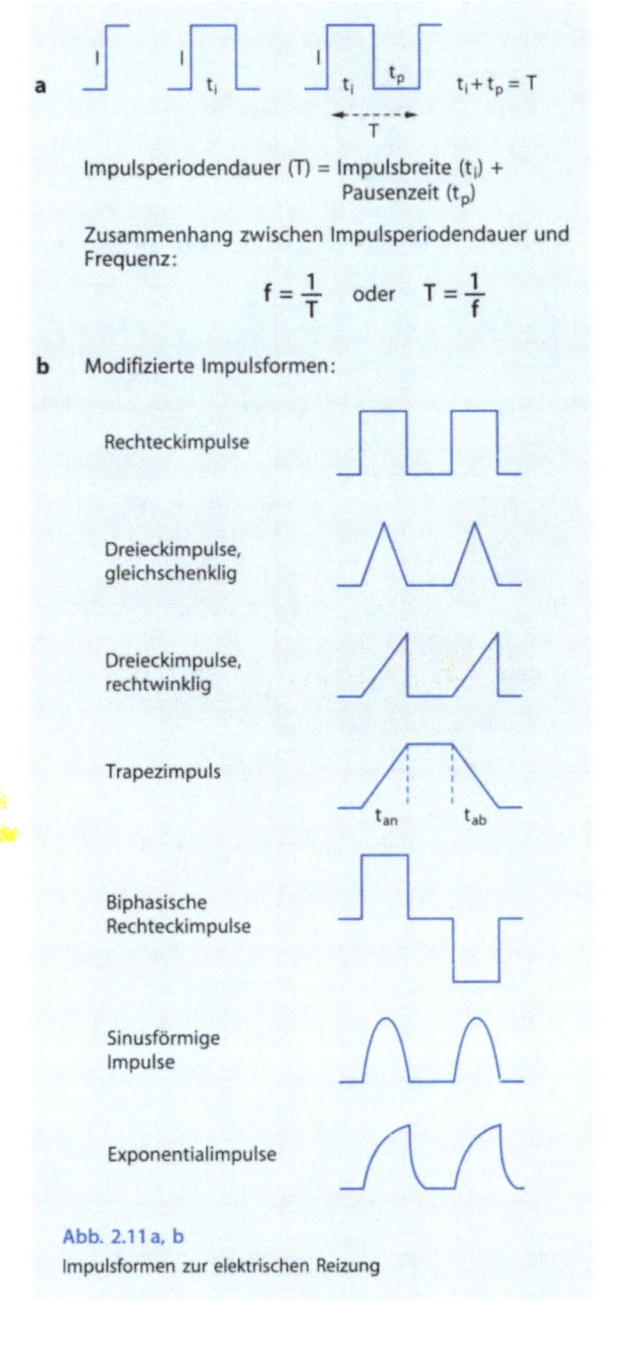

a

Impulsperiodendauer (T) = Impulsbreite (t_i) + Pausenzeit (t_p)

Zusammenhang zwischen Impulsperiodendauer und Frequenz:

$$f = \frac{1}{T} \quad \text{oder} \quad T = \frac{1}{f}$$

b Modifizierte Impulsformen:

Rechteckimpulse

Dreieckimpulse, gleichschenklig

Dreieckimpulse, rechtwinklig

Trapezimpuls

Biphasische Rechteckimpulse

Sinusförmige Impulse

Exponentialimpulse

Abb. 2.11 a, b
Impulsformen zur elektrischen Reizung

Die *Impulsform* wird durch die Stromstärke I, die Stromflusszeit t und durch seinen Anstieg charakterisiert. Die Impulsfolge ergibt sich durch das Einfügen einer Pause t_p zwischen zwei Impulsen.

Die *Impulsperiodendauer* T ergibt sich aus der Summe der Impulsbreite t_i und der Pausenzeit t_p:

$$T = t_i + t_p$$

Frequenz ist die Häufigkeit von Impulsen in der Zeiteinheit und wird in *Hertz* (Hz) angegeben (Zahl der Schwingungen bzw. Impulse/s).
Die zugrunde liegende Zeiteinheit ist die Sekunde, die Impulsparameter werden aber üblicherweise in ms angegeben (1 s = 1000 ms).

Der *Zusammenhang zwischen Impulsperiodendauer* (T) und *Frequenz* (f) lautet, je nachdem, welcher Wert bekannt ist bzw. gesucht wird:

$$f = \frac{1}{T}$$

also Zahl der Impulse bzw. Impulsperioden/s, oder umgestellt:

$$T = \frac{1}{f}$$

Beispiel

Beispiele für diesen formelmäßigen Zusammenhang liefern die Impulsparameter bekannter niederfrequenter Impulsfolgen:

- *Neofaradischer Strom*: $t_i = 1$ ms
  $t_p = 19$ ms
  $T = 20$ ms

Die Frequenz ergibt sich nach der Formel:

$$f = \frac{1}{T} \quad \text{mit} \quad \frac{1000}{20} = 50 \text{ Hz}.$$

Ist umgekehrt die Frequenz bekannt, ergibt sich die Impulsperiodendauer T nach der Formel:

$$T = \frac{1}{f} \quad \text{mit} \quad \frac{1000}{50} = 20 \text{ ms}.$$

- *Reizstrom nach Träbert*: $t_i = 2$ ms
  $t_p = 5$ ms
  $T = 7$ ms

Die Frequenz ergibt sich nach der Formel:

$$f = \frac{1}{T} \quad \text{mit} \quad \frac{1000}{7} = \sim 143 \text{ Hz}.$$

- *Diadynamischer Strom nach Bernard*: Da es sich um sinusförmige Impulse handelt beträgt $t_i = t_p = 10$ ms.
  Beträgt die Frequenz 50 Hz, so ergibt sich die Impulsperiodendauer T nach der Formel:

$$T = \frac{1}{f} \quad \text{mit} \quad \frac{1000}{50} = 20 \text{ ms}.$$

Für die Gestaltung der Impulsparameter zur Elektrotherapie (s. Kap. 3) folgt, dass sich im Bereich der mittleren Abhängigkeit von I und t (das ist der Bereich des Kurvenscheitels) eine genügend effektive Reizwirksamkeit ergibt. Nichts spricht dafür, dass sich mit besonders kurzen oder extrem langen Impulsen eine besondere Wirksamkeit erzielen lässt.

2.3.2 Parameter des Kurvenverlaufs

Zur Charakterisierung einer I/t-Kurve benötigt man mehrere Punkte, bekannt unter den folgenden Begriffen:
- Rheobase,
- Hauptnutzzeit,
- Chronaxie.

Rheobase. Sie ist die Mindeststromstärke, d.h. die Schwellenstromstärke, die zur Auslösung einer Minimalzuckung führt.

Hauptnutzzeit. Sie ist die zur Rheobase gehörige Nutzzeit, die zur Auslösung der Muskelzuckung erforderlich ist. Sie ist relativ lang und nur ungenau bestimmbar, da sich die elektrischen Parameter während des Stromflusses ständig verändern. In der Praxis wird sie üblicherweise mit 1000 ms angenommen. Stromstärke und Stromflusszeit stehen in gesetzmäßiger Beziehung zueinander:

Nach der Formel I×t = konstant kann die Stromstärke I umso kleiner sein, je länger die Stromflusszeit t ist und umgekehrt. Trägt man im Koordinatensystem auf die Ordinate die Stromstärke I und auf die Abszisse (logarithmischer Maßstab) die Zeit t auf, erhält man eine hyperbelförmige Kurve (**Abb. 2.12**).

Bei einer langen Impulsdauer (t = 1000 ms) befindet man sich auf dem rechten unteren Kurvenschenkel, und der Wert für die zugehörige Stromstärke I nähert sich asymptotisch der waagerechten Achse. Es handelt sich um die Schwellenstromstärke bei einer langen Impulsdauer, und ihr Wert entspricht der Rheobase. Sie ist

Abb. 2.12 Normale I/t-Kurve

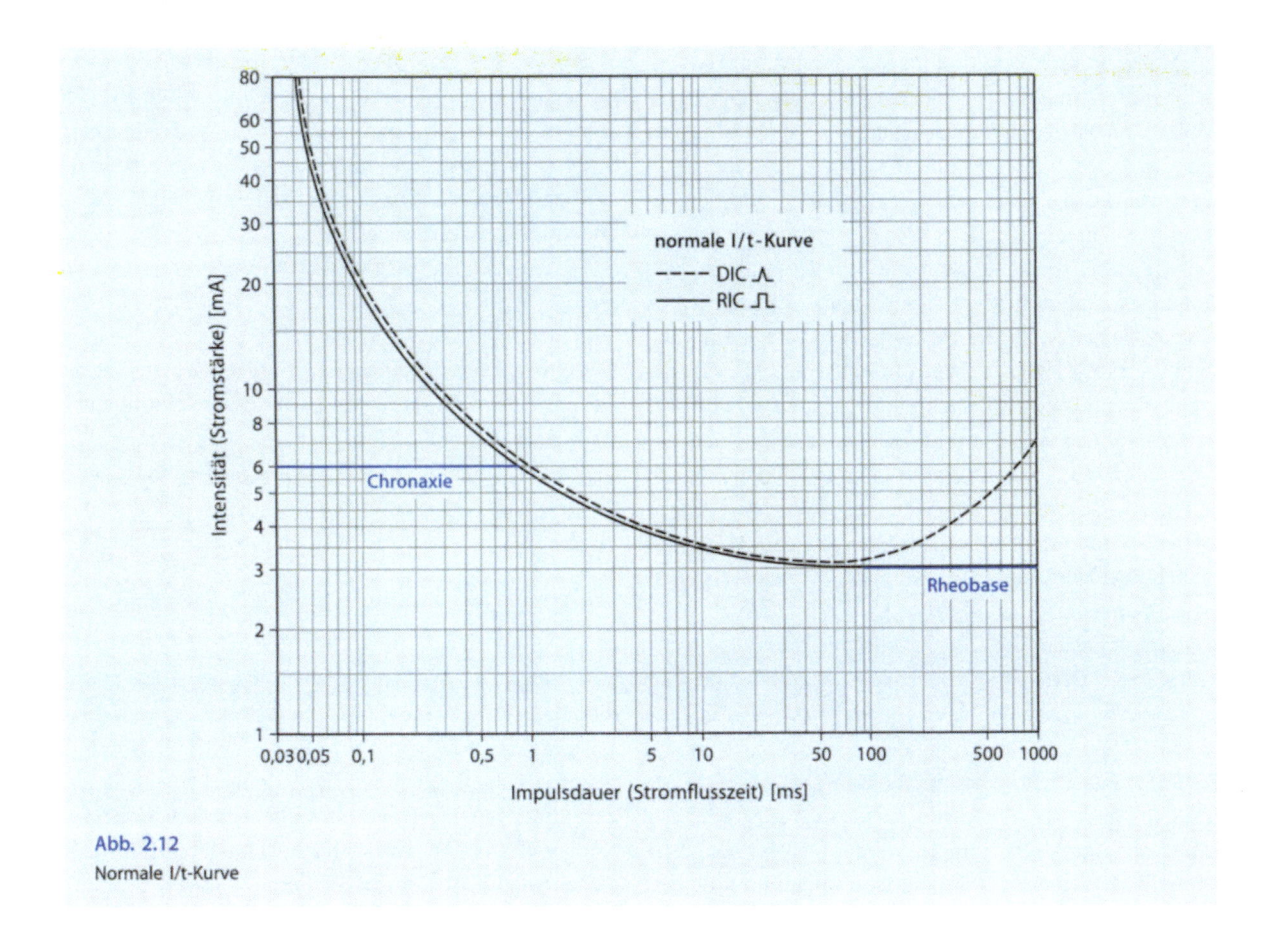

der Basiswert für die Bestimmung der I/t-Kurve. Wird die Impulsdauer t allmählich verkürzt, erhöht sich die erforderliche Stromstärke I immer mehr. Sie ist für sehr kurze Impulsbreiten unendlich hoch, d.h. sie nähert sich wiederum asymptotisch der senkrechten Achse.

Chronaxie. Sie ist die zugehörige Nutzzeit bei doppelter Schwellenstromstärke (Rheobase). Zur Charakterisierung des Zeitbedarfs eines erregbaren Substrats ist sie geeigneter als die der Rheobase zugehörige Hauptnutzzeit, die sich nicht genau festlegen lässt.

Chronaxiemessungen sind sehr beliebt, obwohl die Normalwerte, die durch die Haut des Menschen bestimmt werden, außerordentlich stark schwanken. Das hängt nicht nur mit dem Zeitbedarf des Nervs, sondern ganz wesentlich mit der Geometrie der Elektroden und mit den elektrischen Eigenschaften der übrigen vom Strom durchflossenen Gewebe zusammen (**Tabelle 2.1**).

Tabelle 2.1 Normalwerte der Chronaxie

Erregbares Substrat	Chronaxiewert
– Schnellleitender Nerv	0,1 ms
– Skelettmuskel	0,7 ms
– Glatte Muskulatur	10 ms

2.3.3 Akkommodation

Nerven- und Muskelmembranen besitzen die Fähigkeit, sich einem lang andauernden elektrischen Reiz anzupassen. Dabei nimmt ihre Erregbarkeit laufend ab, und sie beantworten einen länger fließenden Gleichstrom nur mit einem einzelnen Impuls, da sich die Reizschwelle der Membran ständig erhöht.

Reizt man mit Dreieckimpulsen, d. h. mit langsam ansteigender Stromstärke, wird die Erregung umso später entstehen, je flacher der Reizanstieg ist. Dieser Mindestanstieg eines Impulses äußert sich als Erhöhung der Stromstärke, die bei langsam ansteigenden Strömen gegenüber denjenigen mit senkrechtem Stromanstieg eintritt (Steilheitsbedarf). Wird die Mindeststeilheit eines Impulses unterschritten, kann man überschwellige Stromstärken durch die Membran schicken, ohne dass eine Erregung auftritt (sog. Einschleicheffekt). Gegenüber einem kurzen Dreieckimpuls, der eine hohe Anstiegssteilheit besitzt, kann die Nervenmembran nicht akkommodieren. Anders ausgedrückt: Reizt man mit einem unterschwelligen und lang dauernden Rechteckimpuls gleicher Impulslänge und gleicher Intensität, kommt es beim Rechteckimpuls zur Depolarisierung der Nervenfaser, beim Dreieckimpuls jedoch nicht. Grundlage ist die Akkommodation; die Depolarisierung kann zwar auch mit einem Dreieckimpuls erreicht werden, aber nur mit einer wesentlich höheren (doppelten bis dreifachen) Stromstärke.

Die Ursache der Akkommodation ist dadurch begründet, dass sowohl Aktivierung als auch Inaktivierung des Natriumcarriers vom Membranpotential abhängig sind. Bei zunehmender Depolarisierung kommt die Aktivierung zwar rascher in Gang als die Inaktivierung, aber es dauert dadurch länger, bis der Nettoeinstrom von Natriumionen in die Nervenzelle höher ist als der Kaliumleckausstrom.

> **Wichtig!**
>
> Die *Akkommodationsfähigkeit* ist bei den verschiedenen erregbaren Substraten unterschiedlich:
> - *Sensible Nervenfasern* des Menschen akkommodieren wenig,
> - *motorische Nervenfasern* akkommodieren stärker.

Akkommodation bedeutet, dass bei allmählich ansteigender Stromstärke das Membranpotential stabilisiert wird, d. h. es kommt zu keiner Depolarisierung und damit zu keiner Muskelzuckung. Diese Erscheinung ist nur bei einer intakten Nervenfaser vorhanden. Ihr Verlust weist deshalb auf eine Denervierung hin.

Akkommodationsquotient a. Es ist der Quotient der Schwellenstromstärke eines Dreieckimpulses bei 1000 ms Stromflusszeit, dividiert durch die Schwellenstromstärke des Rechteckimpulses bei derselben Stromflusszeit; er gilt als Maß für die Geschwindigkeit des Akkommodationsprozesses:

$$a = \frac{i_{1000\,\Lambda}}{i_{1000\,\text{II}}}$$

Der Normalwert liegt zwischen 2 und 6; das bedeutet, dass bei einer Stromflusszeit von 1000 ms bei Reizung mit einem Dreieckimpuls die doppelte bis 6fache Stromstärke gegenüber einem Rechteckimpuls erforderlich ist, um eine Erregung herbeizuführen.

2.3.4 Charakteristik der I/t-Kurve

Abbildung 2.12 zeigt eine *normale I/t-Kurve*. Sie befindet sich links im gebräuchlichen Koordinatensystem, d. h. es besteht Ansprechbarkeit sowohl auf niedrige Stromflusszeiten als auch auf niedrige Stromstärken. Bei kurzen Stromflusszeiten besteht kein Unterschied in der Reizwirkung zwischen Dreieck- und Rechteckimpulsen, daher verlaufen die I/t-Kurven in diesem Bereich deckungsgleich. Dagegen ist bei lang andauernden Dreieckimpulsen im Gegensatz zu einem gleich langen Rechteckimpuls eine Erhöhung der Stromstärke notwendig. Dies ist am Wiederanstieg der Dreieckimpulskurve erkennbar.

Abbildung 2.13 zeigt eine *pathologische I/t-Kurve*. Sie liegt weiter rechts im Koordinatensystem, da der Strom- wie auch der Zeitbedarf des denervierten Muskels wesentlich höher sind. Der Akkommodationsquotient beträgt 1; d. h. Dreieck- und Rechteckimpulse verlaufen annähernd deckungsgleich. Die Chronaxie ist verlängert.

2.3.5 Praktische Durchführung

In der Regel wird die bipolare Elektrodentechnik angewendet, d. h. je eine der gleich großen Elektroden liegt auf Ursprung und Ansatz des Muskels, sodass am Muskelbauch die Zuckung sicher beobachtet werden kann. Lediglich bei kleinen Hand- bzw. Fußmuskeln wird man auf die monopolare Technik zurückgreifen.

Abb. 2.13 Pathologische I/t-Kurve

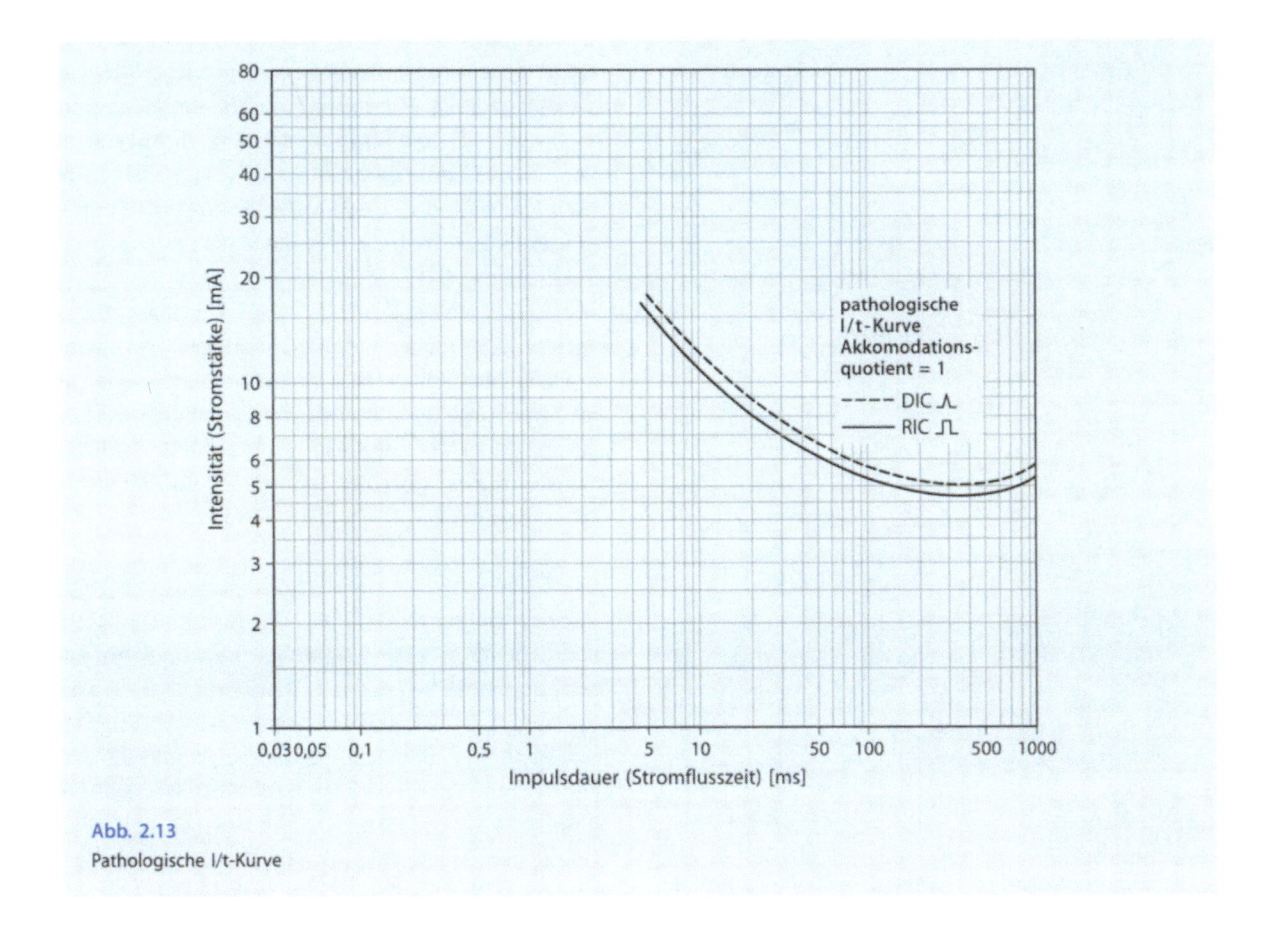

Eine wichtige Voraussetzung bei der Untersuchung ist *gute Beleuchtung* mit schräg einfallendem Licht. Die Minimalzuckung lässt sich am leichtesten feststellen, wenn die Blickrichtung des Untersuchers tangential zum untersuchten Muskel erfolgt. Beim Blick von oben werden geringfügige Muskelzuckungen leicht übersehen (**Abb. 2.14**).

Sorgfältiges Bewerten der hervorgerufenen Zuckung ist unbedingt erforderlich, sodass man wirklich die Minimalzuckung erfasst. Ansonsten ergeben sich allein durch unterschiedlich ausgeprägte Muskelzuckungen Unregelmäßigkeiten im Kurvenverlauf.

Das normalerweise verwendete Kriterium ist die eben sichtbare Muskelzuckung. Theoretisch lässt sich auch eine eben tastbare Muskelanspannung verwenden, dies ist jedoch weniger genau. Das einmal gewählte *Beobachtungskriterium* – die eben sichtbare oder notfalls die eben tastbare Zuckung – ist für den gesamten Untersuchungsablauf beizubehalten.

Es ist unbedingt darauf zu achten, dass die *ausgelöste Muskelkontraktion tatsächlich vom untersuchten Muskel stammt* und nicht eine mitgeteilte Bewegung eines benachbarten Muskels ist. Dies lässt sich anhand des mechanischen Effekts der Muskelkontraktion überprüfen. Bei Erhöhung der Stromstärke geht aus der Minimalzuckung eine zunehmend stärkere Kontraktion mit einem Bewegungsausschlag hervor. Der beobachtete Kontraktionseffekt muss der Funktion des getesteten Muskels entsprechen. Wenn dies nicht der Fall sein sollte, liegt ein Überspringen der Erregung auf benachbarte Muskeln vor, und die diagnostische Aussage ist eingeschränkt.

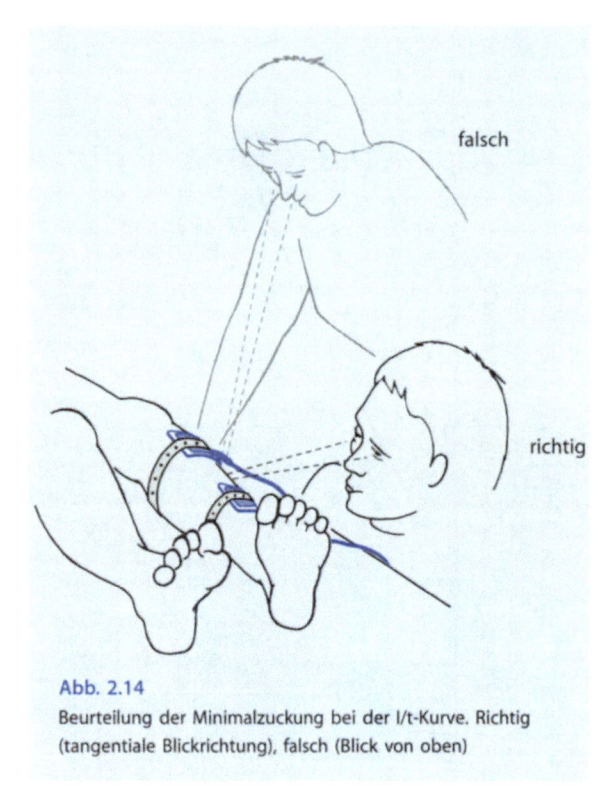

Abb. 2.14 Beurteilung der Minimalzuckung bei der I/t-Kurve. Richtig (tangentiale Blickrichtung), falsch (Blick von oben)

Beispiel
Bei der Untersuchung der Fußheber muss es beim M. tibialis anterior zur Extension des Fußes kommen und beim M. fibularis longus zur Hebung des lateralen Fußrands. Tritt dagegen eine Flexionsbewegung des Fußes auf, sehr gut erkennbar an der Anspannung der Achillessehne, bedeutet dies, dass die elektrische Reizung auf den M. triceps surae übergesprungen ist.

Folgende *Parameter* werden bei der Untersuchung bestimmt:
- Rheobase,
- Chronaxie,
- Rechteckimpulskurve,
- Dreieckimpulskurve,
- Akkommodationsquotient.

Rheobase. Die Messung erfolgt mit einem Rechteckimpuls von 1000 ms Dauer. Die Stromintensität wird allmählich erhöht und nach jeder Intensitätssteigerung der Einzelimpuls ausgelöst, bis eine Muskelzuckung eben sichtbar wird. Sobald dies der Fall ist, wird die Stromstärke abgelesen und auf dem zugehörigen Formblatt notiert.

Die Polung erfolgt wie beim galvanisch-faradischen Test (s. Abschn. 2.2). Bei sog. *monopolarer Elektrodentechnik* wird die Punktelektrode als Kathode gepolt. Bei *bipolarer Technik* liegt die Kathode im Allgemeinen distal auf dem Muskel, allerdings sollte versucht werden, durch Umpolen die beste Muskelzuckung zu ermitteln. Diese Polung wird für die gesamte I/t-Kurve beibehalten.

Chronaxie. Nach der Bestimmung der Rheobase wird die abgelesene Stromstärke durch Hochregeln des Intensitätsreglers verdoppelt. Nun wird mit Impulsen von 100 ms begonnen, die Impulsbreite allmählich verkürzt und nach jeder Veränderung der Impulsbreite der Einzelimpuls ausgelöst, bis eine Minimalzuckung eintritt. Der gewonnene Wert wird ebenfalls notiert.

Rechteckimpulskurve. Die erste Bestimmung wird mit einem Rechteckimpuls von 1000 ms vorgenommen, und sie entspricht der Rheobase. Anschließend wird die Impulsbreite kontinuierlich verkürzt. Eine komplette I/t-Kurve besteht aus 8–10 Messungen, und zwar wird bei folgenden Impulsbreiten ein Einzelimpuls ausgelöst und die dazugehörige Stromstärke bestimmt: 1000 ms, 500 ms, 100 ms, 50 ms, 10 ms, 5 ms, 1 ms, 0,5 ms, 0,1 ms.

Nach dem Ablesen der Stromintensität werden die gewonnenen Werte sofort in das zugehörige Formblatt übertragen. Bis zum Wert von 10 ms ist eine Erhöhung der Stromstärke bei der normalen I/t-Kurve nicht erforderlich, sodass man den waagrechten Kurvenschenkel rasch durchfahren kann.

Bei einer Impulsbreite von weniger als 0,1 ms gelingt es im Allgemeinen nicht mehr, eine Muskelzuckung auszulösen, denn die dazu erforderliche Stromstärke liegt über der maximalen Ausgangsleistung des Geräts.

Dreieckimpulskurve. Der linke Abschnitt der Kurve entspricht vollständig dem Verlauf der Rechteckimpulskurve, was darauf zurückzuführen ist, dass das intakte Nerv-Muskel-System auf kurze Dreieckimpulse nicht akkommodiert. Man kann sich daher auf den rechten Teil der Kurve beschränken. Im Übrigen wird wie bei der Prüfung mit Rechteckimpulsen vorgegangen; d. h. es wird wieder mit Dreieckimpulsen von 1000 ms Länge begonnen, und die Verkürzung erfolgt in der angegebenen Weise. Die zur jeweiligen Minimalzuckung erforderliche Stromstärke wird notiert.

> **Cave**
>
> 1000-ms-Dreieckimpulse führen zu einer starken sensiblen Belästigung des Patienten. Jeder Untersucher sollte sich durch einen Selbstversuch davon überzeugen und 1000-ms-Einzelimpulse nur so wenig wie nötig anwenden!

Akkommodationsquotient. Aus der kompletten I/t-Kurve lässt sich der Akkommodationsquotient a mühelos ablesen. Man dividiert die Stromstärke des Dreieckimpulses von 1000 ms Länge durch die Stromstärke des Rechteckimpulses von 1000 ms Länge. Im Normalfall beträgt der Quotient ca. 3; d. h. bei Reizung mit Dreieckimpulsen ist gegenüber der Reizung mit Rechteckimpulsen die 3fache Stromstärke erforderlich. Dies hängt mit der beschriebenen Akkommodationsfähigkeit der intakten Nervenmembran zusammen. Der Normalwert für a schwankt zwischen 2 und 6; Werte unter 2 sind pathologisch. Bei einer Denervierung akkommodiert die Membran nicht mehr; d. h. Dreieck- und Rechteckimpulse haben den gleichen Reizeffekt, die zugehörigen I/t-Kurven verlaufen praktisch deckungsgleich und der Quotient beträgt 1.

Manchen Anwendern hat sich die Bestimmung des Akkommodationsquotienten mit Impulsen von 500 ms Dauer bewährt. Diese Methode hat den Vorteil, dass die sensible Belästigung des Patienten wesentlich geringer ist. Der Normalwert wird sich dadurch ändern; er liegt zwischen 1,5 und 2,5 und Werte unter 1,5 gelten als pathologisch. Die Bestimmung ist weniger genau als bei der Division der 1000-ms-Werte.

Angesichts der Tatsache, dass der Bestimmung des Akkommodationsquotienten nur eine *orientierende Bedeutung* zukommt, muss die Bestimmung mit Impulsen von 500 ms Dauer aber kein entscheidender Nachteil sein.

2.3.6 Diagnostische Bewertung

Bei der *Bewertung der Untersuchungsergebnisse* sind folgende Faktoren wichtig:
- Chronaxie,
- Akkommodationsquotient,
- gesamte I/t-Kurve,
- Übergangskurven.

Chronaxie. Wegen der großen Schwankungsbreite des Zeitbedarfs bei der elektrischen Reizung des Nervs gelten für die Praxis Werte bis 1 ms als normal, eine Chronaxie von mehr als 1 ms gilt als pathologisch. Eine *normale Chronaxie* bedeutet mit großer Wahrscheinlichkeit normale Innervation des Muskels. Eine *pathologische Chronaxie* bedeutet wahrscheinlich Denervation.

Akkommodationsquotient. Wurde der Akkommodationsquotient mit 1000-ms-Impulsen bestimmt, gelten Werte bis 2 als normal. Bei der Bestimmung mit Impulsen von 500 ms Länge gilt ein Wert bis 1,5 als normal. Quotienten unter 2 bzw. 1,5 sind pathologisch. Ein *normaler Akkommodationsquotient* bedeutet mit großer Wahrscheinlichkeit, dass normale Innervationsverhältnisse vorliegen. Ein *pathologischer Akkommodationsquotient* bedeutet wahrscheinlich Denervation.

> **Wichtig!**
>
> Chronaxie und Akkommodationsquotient verhalten sich deckungsgleich. Beide Parameter sind in ihrer Aussage nicht so sicher wie die Ergebnisse der I/t-Kurven-Diagnostik. Sie können aber als orientierende Methoden eingesetzt werden, bevor die Aufzeichnung der kompletten I/t-Kurve erfolgt.

Gesamte I/t-Kurve. Bei einer *regelrechten I/t-Kurve* ist der Muskel mit sehr hoher Wahrscheinlichkeit normal innerviert. Bei einer *pathologischen I/t-Kurve* ist es erlaubt, als diagnostische Schlussfolgerung eine Denervation anzunehmen, allerdings mit einer geringeren statistischen Wahrscheinlichkeit als bei einem normalen Kurvenverlauf.

Übergangskurven. Falls weder *eine eindeutig normale*, noch *eine eindeutig pathologische Kurve* vorliegt, spricht man von Übergangskurven bzw. von Girlandenformen (Abb. 2.15). Bei Knicken im Kurvenverlauf lässt sich durch subtile Untersuchungstechnik im Scheitelpunkt des Knicks regelmäßig ein sog. *Durchschlagen der Zuckung* beobachten. Dies bedeutet, dass die Zuckung entweder in einem benachbarten Muskel oder unter der indifferenten Elektrode zustande kommt. Die Zuckung in dem Muskel, der eigentlich zur Untersuchung ansteht, ist dann nur mitgeteilt bzw. vorgetäuscht. Die Parameter bis zum Knick

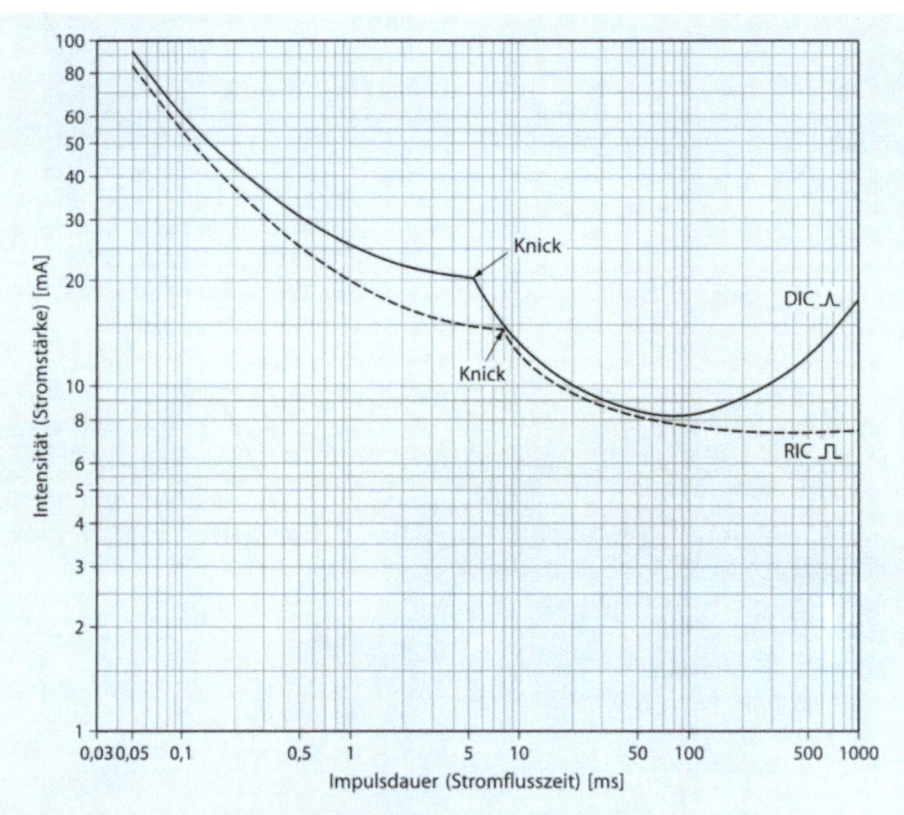

Abb. 2.15
Girlandenform der I/t-Kurve; die Knicke im Kurvenverlauf sind deutlich erkennbar. *DIC* (⋀) Dreieckimpulscharakteristik, *RIC* (⊓) Rechteckimpulscharakteristik

bzw. bis zum Durchschlagen gehören zum betreffenden Muskel, alle Werte nach dem Knick nicht mehr. Verkürzt man trotzdem allmählich die Impulsbreite, wird das Durchschlagen immer kräftiger, d. h. es wird immer stärker erkennbar, dass die Zuckung nicht mehr im betreffenden Muskel zustande kommt und nur vorgetäuscht wird. Schon beim geringsten Durchschlagen ist man deshalb nicht mehr berechtigt, für den untersuchten Muskel noch diagnostische Aussagen zu machen. Unregelmäßigkeiten im Kurvenverlauf wurden bisher immer auf unterschiedlich reizbare Substrate des geschädigten Muskels bezogen. In Wirklichkeit handelt es sich jedoch um unterschiedliche Muskeln.

Warum weichen die Ergebnisse der klassischen Elektrodiagnostik so stark von den tatsächlichen Innervationsverhältnissen ab?
Durch Verlaufsbeobachtungen lässt sich nachweisen, dass bei *frischen Nervenverletzungen* die I/t-Kurve noch ca. 2 Wochen normal ist, danach findet sich eine Übergangsform. Frühestens 1–2 Monate nach Auftreten der Läsion ist erstmals eine eindeutig pathologische Kurve vorhanden, in manchen Fällen auch später. Elektromyographisch lassen sich zu diesem Zeitpunkt oft schon wieder die ersten Willkürpotentiale nachweisen.

Bei *Reinnervationsvorgängen* folgt die I/t-Kurve mit noch größerer zeitlicher Latenz: In manchen Fällen lassen sich erst 6–12 Monate nach dem Sistieren der Spontanaktivität wieder regelrechte Kurven aufzeichnen. Diese Latenz wird durch die Länge des distalen Nervenstumpfes mitbestimmt. Dadurch lassen sich die Streuungen in den

Ergebnissen erklären, vor allem die weniger sichere Aussage im Fall einer pathologischen Kurve. Denn nach dem elektromyographischen Befund wird die Reinnervation schon weiter fortgeschritten gefunden, als es die nachhängende I/t-Kurve vermuten lässt.

Außerdem liegen bei der elektromyographischen Bewertung der Situation elektrische Erscheinungen zugrunde, also Spontanaktivität oder Willkürpotentiale, bei der I/t-Kurve dagegen mechanische Kriterien, nämlich die gestörte oder normale Kontraktibilität der Muskelzellen. Das sind zwei völlig verschiedene Beobachtungskriterien, die naturgemäß nicht deckungsgleich sein können, denn die Wiederherstellung der normalen Kontraktionseigenschaften des Muskels beansprucht längere Zeit als das Wiederingangkommen der Impulsfortleitung.

Fazit für die Praxis

- *Rheobase* und *Chronaxie* sind zwei Punkte auf einer Hyperbel. Sie können theoretisch den gesamten Verlauf der I/t-Kurve charakterisieren. In der Praxis gilt dies jedoch nur für einen normal innervierten Muskel und nicht für einen denervierten, denn beim denervierten Muskel kann der tatsächliche Kurvenverlauf erheblich vom theoretisch erwarteten abweichen.
- Bei einer *regelmäßigen I/t-Kurve* ist der Muskel mit hoher Wahrscheinlichkeit normal innerviert. Bei einer *pathologischen I/t-Kurve* ist die Schlussfolgerung Denervation erlaubt, allerdings ist die Aussage eingeschränkt. Bei einer sog. Übergangskurve ist keine Aussage möglich.
  Es ergibt sich eine *Reihenfolge der diagnostischen Sicherheit*:
  – Chronaxiemessung bzw. Akkommodationsverhalten werden als orientierende Voruntersuchung eingesetzt.
  – Falls das Ergebnis vom normalen Wert abweicht, ist die Aufzeichnung der kompletten I/t-Kurve erforderlich. Bei normalem Verlauf sind regelrechte Verhältnisse anzunehmen.
  – Bei Übergangskurven bzw. bei einem pathologischen Kurvenverlauf ist die Elektromyographie erforderlich.

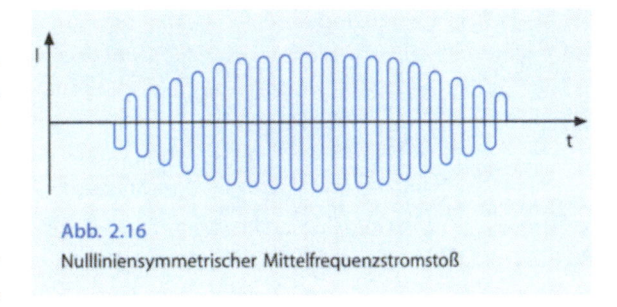

Abb. 2.16
Nulliniensymmetrischer Mittelfrequenzstromstoß

2.4 Mittelfrequenz-Diagnostiktest

Parameter

Man verwendet einen Impuls mit folgenden Parametern:
- Nulliniensymmetrischer Mittelfrequenzstromstoß von ca. 200–300 ms Länge,
- Trägerfrequenz 5–8 kHz,
- An- und Abstieg (Hüllkurve) trapezförmig zum sicheren Ausschluss polaritärer Ein- und Ausschalteffekte (Abb. 2.16).

2.4.1 Elektrophysiologische Grundlagen

Bei der Wechselstromreizung hat jede Halbwelle eine ihrer Polarität entsprechende Wirkung. Die negative Halbwelle erzeugt kathodische, die positive Halbwelle anodische Veränderungen der Membran; d.h. die von der negativen Halbwelle ausgelöste Permeabilitätssteigerung der Membran wird von der positiven Halbwelle theoretisch wieder aufgehoben (s. Abschn. 3.3.1 „Motorische Reizwirkung mittelfrequenter Ströme").

Bei einem Mittelfrequenzstromstoß mit einer Frequenz von 5 kHz beträgt die Länge einer Halbwelle 0,1 ms. Zur Membrandepolarisierung reicht diese Zeit nicht aus. Es wird jedoch eine geringe lokale Depolarisierung ausgelöst, die von der nachfolgenden anodischen Halbwelle nicht vollständig gelöscht wird. Nach der nächsten negativen Halbwelle ist die lokale Depolarisierung etwas größer und so fort. Auf diese Weise wird das lokale Potential aufsummiert, bis die kritische Membranschwelle erreicht ist und das Aktionspotential ausklinkt. Dazu sind bei der Frequenz von 5 kHz ca. 5 Stromperioden erforderlich, und es handelt sich offenbar um eine stufenweise zunehmende Membrandurchlässigkeit für Natriumionen. Es entsteht nur ein Einzelimpuls, weil die darauffolgenden Halbwellen wegen ihrer kurzen Stromflusszeit immer in die Refraktärperiode der erfolgten Erregung fallen.

Zur Anwendung kommt ein nullliniensymmetrischer Mittelfrequenzstromstoß von ungefähr 200–300 ms Länge. Im Gegensatz zur Reizung mit herkömmlichen Stromformen handelt es sich nicht um einen monophasischen Rechteck- oder Dreieckimpuls, sondern um einen Wechselstromreiz, der aus abwechselnd negativen und positiven Halbwellen besteht. Diese Mittelfrequenzreizung ist im Gegensatz zu niederfrequenten Impulsfolgen eine unphysiologische Reizform. Sie erfordert von der Nervenmembran eine hohe Leistungsfähigkeit, sodass nur die intakte Nervenfaser den Mittelfrequenzimpuls mit einer Erregung beantworten kann. Bei einer Schädigung oder Degeneration des Nervs erlischt sofort die Ansprechbarkeit für die Mittelfrequenzreizung und ein derartiger Impuls wird nicht mehr mit einer Zuckung beantwortet.

2.4.2 Praktische Durchführung

Mit der sog. monopolaren Elektrodentechnik wird der Mittelfrequenzstromstoß auf den zu testenden Muskel geleitet. Eine Punktelektrode von 1,5 cm² Größe, gut unterpolstert und angefeuchtet, wird genau über dem Muskelreizpunkt aufgesetzt, eine mindestens 100 cm² (8×12 cm) große Gegenelektrode wird in einiger Entfernung davon, z. B. am Stamm oder an der gegenüberliegenden Extremität befestigt. Die exakte Platzierung der Punktelektrode auf dem Muskelreizpunkt ist dabei von ganz entscheidender Bedeutung, denn schon ein geringes Abweichen davon kann eine wesentlich schwächere Muskelkontraktion oder sogar deren Ausbleiben zur Folge haben. Die **Abb. 2.17**–2.20 helfen, die wichtigsten Muskelreizpunkte zu finden. Im Zweifelsfall kann durch geringfügiges Verschieben der Reizelektrode der fragliche Punkt genauer lokalisiert werden. Bestehen bei einem möglicherweise denervierten Muskel zusätzliche Schwierigkeiten beim Auffinden, sollte zunächst auf der gesunden Gegenseite der Muskelreizpunkt exakt lokalisiert und dann an genau der gleichen Stelle über dem fraglich denervierten Muskel gereizt werden.

Danach wird die Stromstärke an der Reizelektrode allmählich erhöht, bis eine deutliche Muskelzuckung sicht-

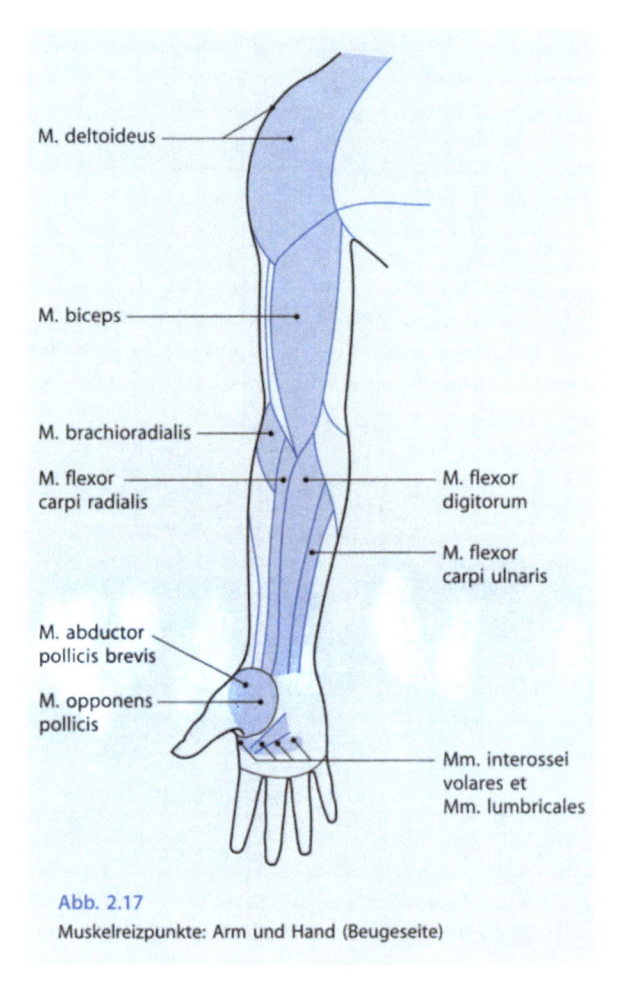

Abb. 2.17
Muskelreizpunkte: Arm und Hand (Beugeseite)

bar wird. Am *normal innervierten Muskel* erfolgt die Muskelkontraktion fast ohne sensible Belästigung, denn bei einer Frequenz von 5 kHz ist die Reizung der sensorischen Nerven sehr viel geringer als die der motorischen. Die Stromstärke, die zur Zuckungsauslösung erforderlich ist, kann zu Vergleichszwecken abgelesen und notiert werden. Sie ist im Normalfall über dem getesteten Muskel gleich hoch wie über dem entsprechenden Muskel der gesunden Gegenseite. Es können sich lediglich geringfügige Abweichungen um einige wenige Milliampere nach unten bzw. oben ergeben.

Am *denervierten Muskel* kann mit einem Mittelfrequenzstromstoß keine Kontraktion ausgelöst werden, auch nicht bei weiterer Erhöhung der Stromstärke. Es kommt dann lediglich zur unangenehmen sensiblen Belästigung des Patienten. Die Untersuchung kann bei Mus-

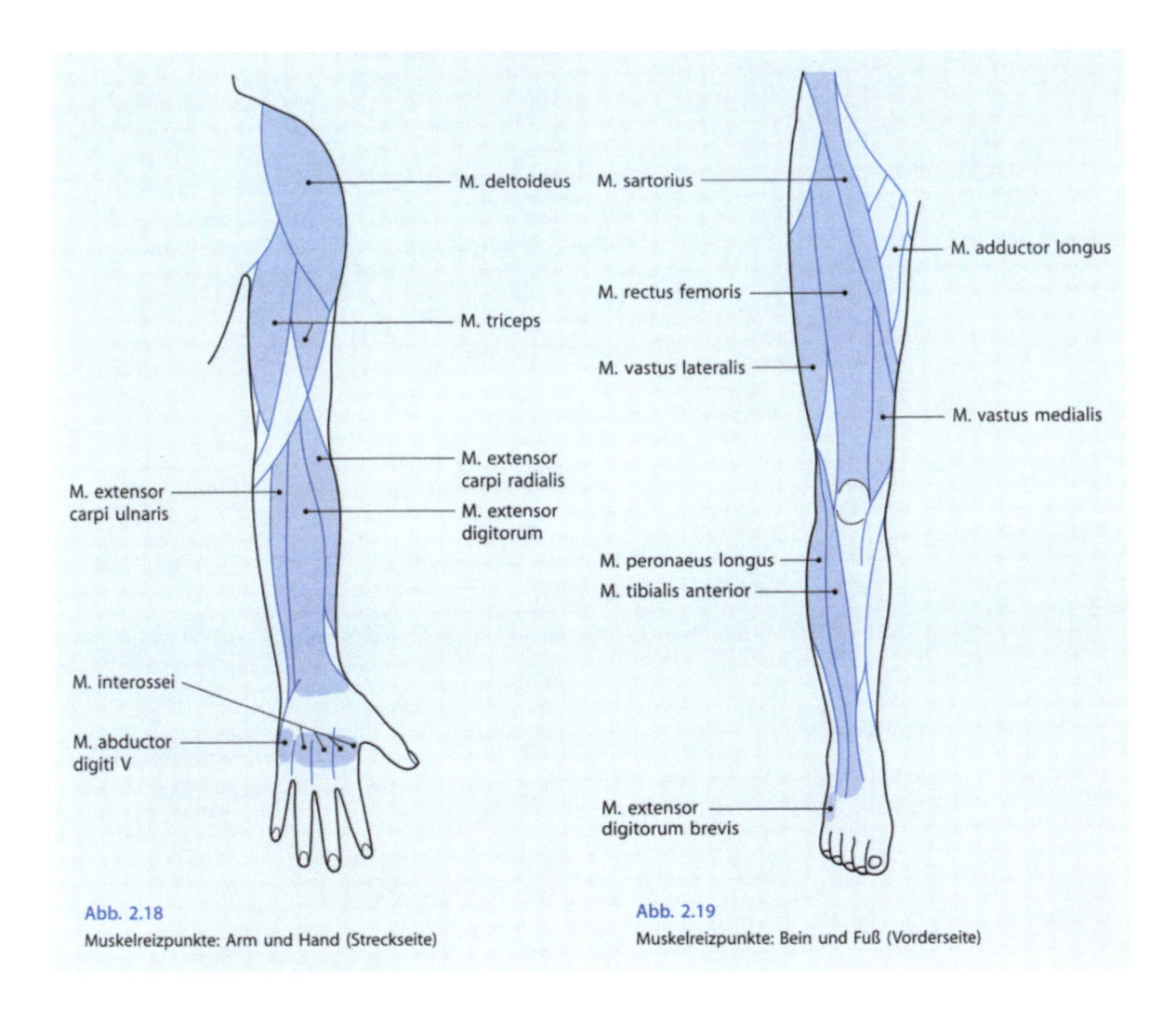

Abb. 2.18
Muskelreizpunkte: Arm und Hand (Streckseite)

Abb. 2.19
Muskelreizpunkte: Bein und Fuß (Vorderseite)

keln mit größerer Ausdehnung (M. biceps oder triceps brachii, Handextensoren, M. quadriceps femoris, M. tibialis anterior) nochmals mit der sog. bipolaren Elektrodentechnik (je eine Elektrode ca. 50 cm², d. h. 6×8 cm, auf Ursprung und Ansatz des Muskels) versucht werden. In manchen Fällen gelingt bei besserer Durchströmung des Muskels die Zuckungsauslösung. Lässt sich damit trotz weiterer Erhöhung der Stromstärke auch keine Muskelkontraktion erzielen und nimmt gleichzeitig die sensible Belästigung zu, so ist der Mittelfrequenz-Diagnostiktest als negativ einzuschätzen und abzubrechen. Beim Überspringen der Erregung auf andere Muskelgruppen sollte ebenso verfahren werden.

2.4.3 Diagnostische Bewertung

Wenn mit Hilfe des Mittelfrequenztests die zweifelsfreie Auslösung der Muskelzuckung gelingt, ist der Muskel mit Sicherheit regelrecht innerviert, d. h. eine peripher-neurogene Schädigung lässt sich ausschließen. Geringfügige Stromstärkedifferenzen zwischen rechts und links sind dabei bedeutungslos und beruhen bei ansonsten regelrechter Muskelzuckung am ehesten auf einem geringfügigen Abweichen vom motorischen Reizpunkt. Liegt bei gut auslösbarer Muskelkontraktion die dazu erforderliche Stromstärke jedoch deutlich über der gesunden Gegenseite, muss eine Beeinträchtigung der Kontraktionseigenschaften des Muskels angenommen werden (funktionelle

Abb. 2.20
Muskelreizpunkte: Bein und Fuß (Rückseite)

- M. glutaeus maximus
- M. glutaeus medius
- M. semitendinosus
- M. biceps femoris
- M. semimembranosus
- M. gastrocnemius

> **Fazit für die Praxis**
>
> Der *Mittelfrequenz-Diagnostiktest* ist wesentlich zeitökonomischer als die herkömmlichen elektrodiagnostischen Verfahren. Er ist durch seine einfache Ja-Nein-Alternativentscheidung einfacher und präziser in der Aussage: Die *Ansprechbarkeit eines Muskels* auf einen Mittelfrequenzreiz bedeutet normale Erregbarkeit. Wenn sich *keine Muskelzuckung* auslösen lässt, ist die Erregbarkeit gestört. Das bedeutet Indikation zur elektromyographischen Untersuchung.

2.5 Klinische Anwendungsmöglichkeiten

2.5.1 N. axillaris

Anatomie. Der hintere Faszikel des Armplexus teilt sich in der Achselhöhle in den N. axillaris und den N. radialis auf. Der N. axillaris gibt einen Ast zum M. teres minor ab, zieht um den Hals des Humerus (Collum chirurgicum) und tritt von der Innenseite in den M. deltoideus ein (**Abb. 2.21**).

Motorische Versorgung. M. deltoideus (Pars clavicularis, acromialis, spinalis), M. teres minor.

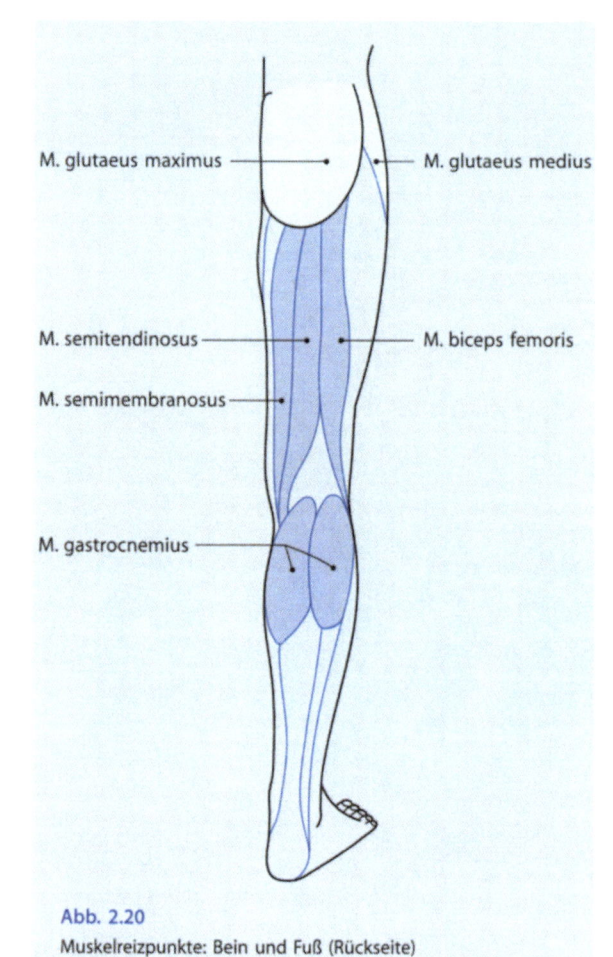

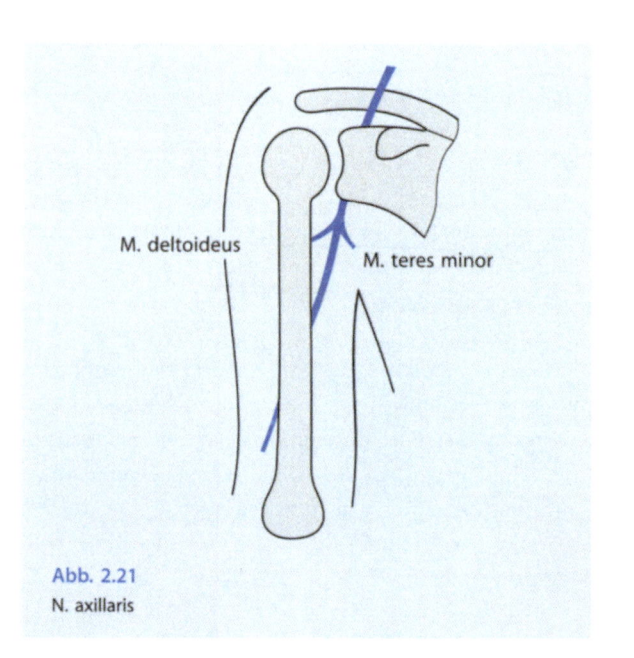

Restlähmung, Inaktivitätsatrophie o. ä.). Eine *Denervierung ist zu vermuten*, wenn:
- trotz Erhöhung der Stromstärke keine regelrechte Muskelkontraktion ausgelöst werden kann,
- es zur sensiblen Belästigung des Patienten kommt oder
- ein Überspringen der Erregung auf andere benachbarte Muskeln zu beobachten ist.

In diesen Fällen bringen der galvanisch-faradische Test und die I/t-Kurve keine zusätzlichen Informationen, es sollte dann unbedingt eine elektromyographische Untersuchung durchgeführt werden.

Abb. 2.21
N. axillaris

- M. deltoideus
- M. teres minor

Tabelle 2.2 Motorische Funktionen und Ausfallerscheinungen des N. axillaris

Muskel	Funktion	Störung
— M. deltoideus		
vorderer Anteil	— Elevation des Arms bis zur Horizontalen	— Ausgefallen
mittlerer Anteil	— Abduktion des Arms jenseits 30°–90°	— Abduktion bis 30° möglich
hinterer Anteil	— Retroversion und Zirkumduktion des gehobenen Arms	— Ausgefallen
— M. teres minor	— Außenrotation des Arms	— Ohne Bedeutung

Abb. 2.22 Therapie des M. deltoideus

Klinische Untersuchung. Die normale Schulterkontur ist bei Atrophie des M. deltoideus aufgehoben (**Tabelle 2.2**), stattdessen stehen Akromion und Humeruskopf kantig hervor. Der Arm kann nicht bis zur Horizontalen gehoben werden, weder nach vorne, seitlich oder nach hinten. Nur durch Kompensation der übrigen Schultermuskeln kann der Arm in manchen Fällen teilweise etwas angehoben werden. Der Ausfall des M. teres minor fällt kaum ins Gewicht, da er für den stärkeren M. infraspinatus lediglich als Unterstützung bei der Außenrotation dient.

Schädigungsursachen. Isolierter Ausfall des N. axillaris bei Schultergelenkluxation, Humerusfraktur (im Bereich des Collum chirurgicum), Schlafdrucklähmung. Mitbeteiligung im Rahmen einer oberen Plexusparese.

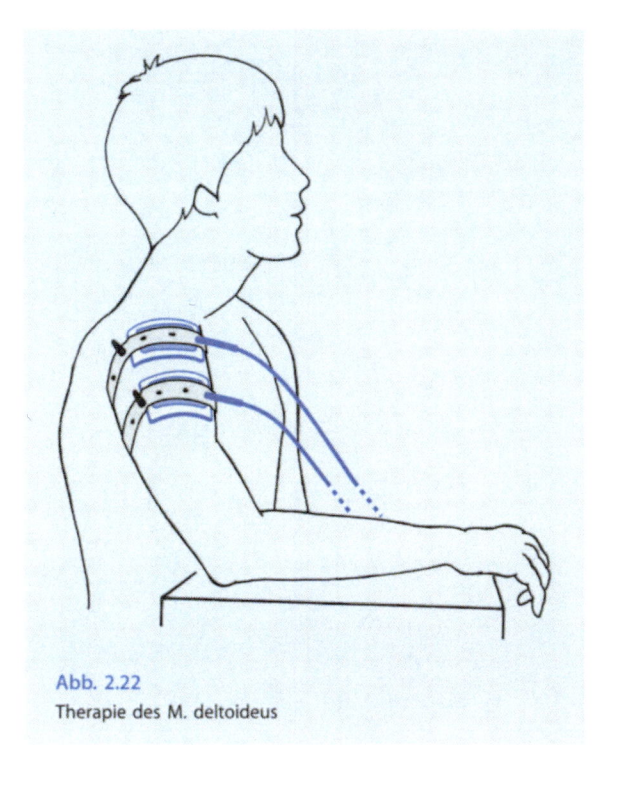

Elektrodiagnostik. Der M. teres minor ist nicht zugänglich, der M. deltoideus kann leicht überprüft werden. Die drei Anteile des Muskels werden mit der Punktelektrode monopolar getrennt getestet (s. **Abb. 2.17** und **2.18**). Eine schnelle Diagnostik innerhalb von 4–6 Wochen ist erforderlich, damit gegebenenfalls rechtzeitig die operative Revision erfolgen kann. Da bis zu einer pathologischen I/t-Kurve meist längere Zeit verstreicht, sollte beim Ausfall des Mittelfrequenztests (s. Abschn. 2.4) sofort die elektromyographische Untersuchung veranlasst werden.

Therapie. Bei isolierter Axillarislähmung muss die Überdehnung des Muskels durch Lagerung auf Abduktionsschiene bzw. durch Zugmanschette am Oberarm vermieden werden. Das Schultergelenk wird vorsichtig passiv durchbewegt. Es ist eine Exponentialstromtherapie bipolar getrennt auf die drei Anteile des Muskels erforderlich (**Abb. 2.22**).

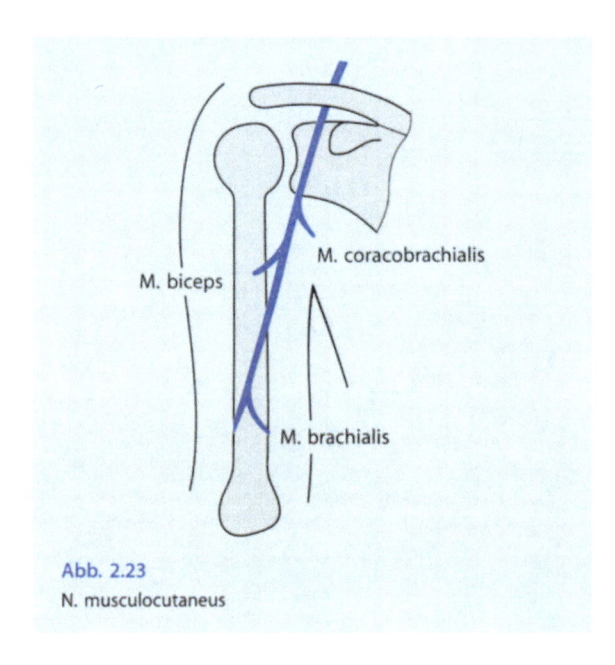

Abb. 2.23 N. musculocutaneus

2.5.2 N. musculocutaneus

Anatomie. Der N. musculocutaneus stammt aus dem lateralen Faszikel des Plexus brachialis, tritt in der Achselhöhle durch den M. coracobrachialis und versorgt ihn zugleich motorisch. Danach verläuft er unter dem M. biceps brachii nach distal und gibt Äste an die beiden Köpfe des M. biceps und den M. brachioradialis ab (**Abb. 2.23**).

Motorische Versorgung. M. coracobrachialis, M. biceps brachii, M. brachialis.

Klinische Untersuchung. Beim Ausfall des M. biceps brachii und M. brachialis kommt es zur deutlichen Atrophie (**Tabelle 2.3**). Der Unterarm im Ellenbogengelenk kann in Supination nicht gebeugt werden. Die Beugung in Mittelstellung zwischen Pronation und Supination ist bei intaktem M. brachioradialis (N. radialis) möglich. Gleichzeitig ist die Supination des Unterarms bei gebeugtem Ellenbogengelenk abgeschwächt, bei gestrecktem Unterarm jedoch möglich. Sie wird dann vom M. supinator (N. radialis) ausgeführt. Der Ausfall des M. coracobrachialis ist praktisch bedeutungslos.

Tabelle 2.3 Motorische Funktion und Ausfallerscheinungen des N. musculocutaneus

Muskel	Funktion	Störung
— M. coracobrachialis	— Armabduktion	— Ohne Bedeutung
— M. biceps brachii	— Beugung mit Supination des Unterarms	— Beugung des Unterarms aufgehoben, Supination in Beugestellung abgeschwächt
— M. brachialis	— Unterarmbeugung	— Aufgehoben

Schädigungsursachen. Ein isolierter Ausfall ist selten, in manchen Fällen ohne erkennbare Ursache oder iatrogen nach Schulteroperationen. Es ist eine Mitbeteiligung im Rahmen einer oberen Plexusparese möglich.

Elektrodiagnostik. Der M. biceps brachii ist leicht zu prüfen, entweder mittels Punktelektrode oder bipolar (s. **Abb. 2.17**). Der M. coracobrachialis ist nicht zugänglich, der M. brachialis kann nur elektromyographisch erreicht werden.

Therapie. Bei isolierter traumatischer Läsion ist eine Nervennaht sehr aussichtsreich. Nach erfolgter operativer Revision ist eine konsequente Exponentialstromtherapie (bipolar auf den M. biceps brachii) notwendig (**Abb. 2.24**).

2.5.3 N. radialis

Anatomie. Der N. radialis stammt vorwiegend aus dem hinteren Faszikel des Armplexus. In der Achselhöhle gibt er Äste für die drei Köpfe des M. triceps ab, tritt dann durch den Trizepsschlitz und gelangt auf die Oberarmrückseite. Im Sulcus nervi radialis humeri windet er sich spiralig um den Humerus in dessen mittlerem Drittel. Dort liegt er unmittelbar dem Knochen auf. An der Grenze zwischen mittlerem und unterem Humerusdrittel tritt er auf die Beugeseite und liegt in der Ellenbeuge. Hier versorgt er den M. brachioradialis, die Mm. extensor carpi

Abb. 2.24
Therapie des M. biceps brachii

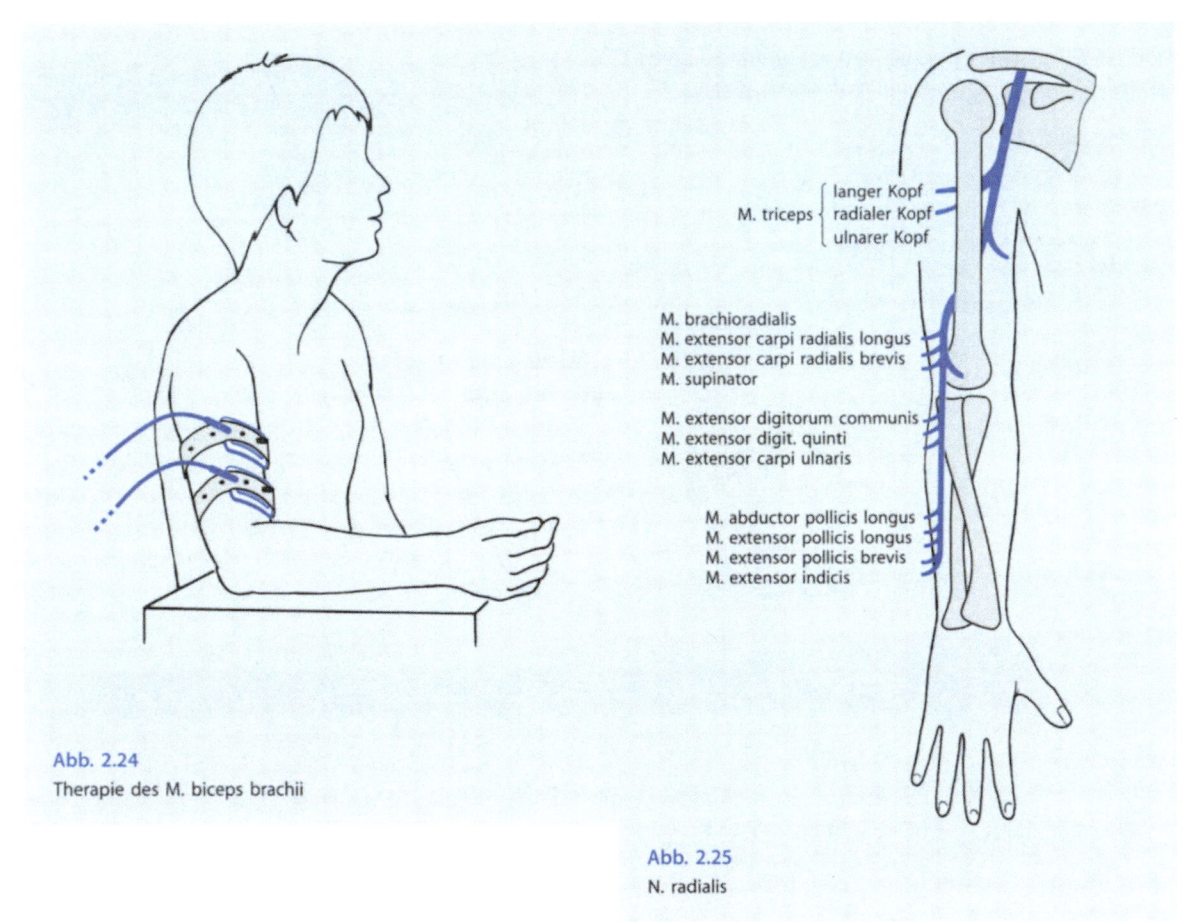

Abb. 2.25
N. radialis

radialis longus et brevis und den M. supinator. Oberhalb des Radiusköpfchens teilt er sich in einen sensiblen Ast und den motorischen R. profundus. Dieser tritt durch den M. supinator, schlingt sich danach um das proximale Radiusende und tritt wieder auf die Dorsalseite des Unterarms. Hier versorgt er alle Streckmuskeln distal des M. supinator (M. extensor carpi ulnaris, M. extensor digitorum communis, M. extensor indicis) und drei Daumenmuskeln.

Motorische Versorgung. Gesamte Streckmuskulatur des Arms (Ellenbogen-Hand- und Fingerstrecker), außerdem den M. supinator, am Daumen den kurzen und langen Daumenstrecker und den langen Abduktor. Daneben als einzigen Beuger den M. brachioradialis (**Abb. 2.25**).

Klinische Untersuchung. Die Erkennung der Fallhand bereitet keine Schwierigkeiten. Der M. brachioradialis muss in Mittelstellung zwischen Pronation und Supination geprüft werden, die Supination bei gestrecktem Unterarm. Beide Funktionen können sonst durch einen intakten M. biceps brachii vorgetäuscht sein. Die Fingerstreckung wird bei gebeugten Fingergrundgelenken getestet, ihre Streckung ist bei Radialisschädigung aufgehoben. Stattdessen werden die Fingergrundgelenke durch die intakten Interossei (N. ulnaris) gebeugt.

Dass die Finger auch in den Interphalangealgelenken nicht gestreckt werden können, lässt eine Ulnarislähmung vermuten. Es fehlt jedoch nur die Fixation der Finger in den Grundgelenken, und bei passiver Streckung wird auch die Streckung der Fingermittelglieder und Fingerendglieder möglich. Ebenso ist der schwache Faustschluss bei Radialisparese durch ungenügende Fixation des Handgelenks in Extension zu erklären und kann durch passive Streckung des Handgelenks kompensiert werden. Die Daumenabduktion kann teilweise durch den M. abductor pollicis brevis (N. medianus) vorgetäuscht sein und ist daher ein unsicheres Zeichen. Die Streckung des Daumenendglieds bei gut fixiertem

Daumengrundglied ist dagegen nur bei einem intakten M. extensor pollicis longus möglich (**Tabelle 2.4**).

> **Wichtig!**
>
> Je weiter proximal die Lähmungsstelle liegt, desto mehr Streckmuskeln sind betroffen:
> — *Obere Radialislähmung:*
>   – Streckung des Ellenbogens gegen Widerstand unmöglich,
>   – Fallhand,
>   – keine Daumenextension.
> — *Mittlere Radialislähmung:*
>   – Streckung des Ellenbogens gegen Widerstand möglich,
>   – Fallhand,
>   – keine Daumenextension.
> — *Untere Radialislähmung* (Supinatorsyndrom):
>   – Keine Fallhand!
>   – Handstreckung bei Radialabduktion kräftig, bei Ulnarabduktion paretisch!
>   – Radialabweichung der Hand beim Versuch der Handgelenkstreckung,
>   – keine Daumenopposition.

Schädigungsursachen

- *Obere Radialislähmung.* Krückenlähmung; Druck in der Achselhöhle beim Gebrauch der Oberarmstützen. Selten.
- *Mittlere Radialislähmung.* Häufig kommt es bei Oberarmschaftbrüchen (im mittleren und unteren Drittel) zur Dehnung des Nervs oder zur Quetschung zwischen

Tabelle 2.4 Motorische Funktion und Ausfallerscheinungen des N. radialis

Muskel	Funktion	Obere Lähmung	Mittlere Lähmung	Untere Lähmung
— M. triceps brachii	Streckung des Arms gegen Widerstand	Streckung ausgefallen	Streckung erhalten	
— M. brachioradialis	Beugung des Unterarms in Mittelstellung	Beugung in Mittelstellung ausgefallen	Beugung erhalten	
— Mm. extensor carpi radialis longus et brevis	Extension und Radialabduktion der Hand	Fallhand	Keine Fallhand	
— M. supinator	Supination bei gestrecktem Unterarm	Supination ausgefallen	Supination erhalten	
— M. extensor digitorum communis	Streckung der Fingergrundgelenke	Ausfall aller Fingerstrecker		
— M. extensor digitorum V	Streckung des 5. Fingers	Ausfall aller Fingerstrecker		
— M. extensor carpi ulnaris	Extension und Ulnarabduktion der Hand	Ausfall der Ulnarabduktion		
— M. abductor pollicis longus	Daumenabduktion	Radialabduktion des Daumens ausgefallen		
— Mm. extensor pollicis longus et brevis	Daumenextension	Extension des Daumengrund- und -endglieds ausgefallen		
— M. extensor indicis	Zeigefingerextension	Zeigefingerextension ausgefallen		

den Enden der Fraktur. Spätlähmungen entstehen durch Umwachsung des Nervs durch Bindegewebe (bei gleichzeitigen Weichteilverletzungen) bzw. durch Kallus, ferner iatrogen bei Marknagelung oder Metallentfernung, als Schlafdrucklähmung, bei Bewusstlosigkeit (Coma diabeticum) und als sog. Parkbanklähmung (Lage des Arms auf harter Unterlage).
- *Untere Radialislähmung.* Sie tritt bei einer Radiusfraktur im oberen Drittel oder bei Luxation des Radiusköpfchens auf. Liegt kein Trauma vor, ist die Ursache in den meisten Fällen ein Supinatorlogensyndrom. Es handelt sich um eine chronische Druckschädigung des Nervs bei seinem Durchtritt durch den M. supinator. Alle distal davon gelegenen Muskeln sind abgeschwächt oder ausgefallen.

Elektrodiagnostik. Überprüfen lassen sich der M. triceps brachii (bipolare Elektrodentechnik), der M. brachioradialis (Punktelektrode) und die Extensoren der Hand und Finger gemeinsam (bipolar).

Alle anderen Muskeln liegen tiefer und sind einer elektrischen Prüfung nicht zugänglich.

Obere und mittlere Radialislähmung sind damit gut zu diagnostizieren. Die untere Lähmung (Supinatorlogensyndrom) kann klinisch zwar vermutet werden, die elektromyographische Untersuchung ist jedoch ohne Verzögerung erforderlich.

Therapie. Außer bei Schnittverletzungen ist Zuwarten zunächst gerechtfertigt, besonders bei Druckläsionen kann mit vollständiger Restitution gerechnet werden. Exponentialstromtherapie ist bei oberer und mittlerer Lähmung auf den M. triceps brachii (**Abb. 2.26**) bzw. die Handextensoren (**Abb. 2.27**) mittels bipolarer Elektrodentechnik notwendig. Bei Fallhand ist zur Vermeidung einer Überdehnung der Muskulatur eine Lagerungsschiene notwendig. Bei Spätlähmungen nach Frakturen ist die sofortige Diagnostik und operative Revision angezeigt; in den meisten Fällen ist dann der Nerv durch Narbengewebe oder Kallus beeinträchtigt. Alleinige Elektrotherapie ist erfolglos, die Prognose nach operativer Revision ist jedoch günstig.

Abb. 2.26
Therapie des M. triceps brachii

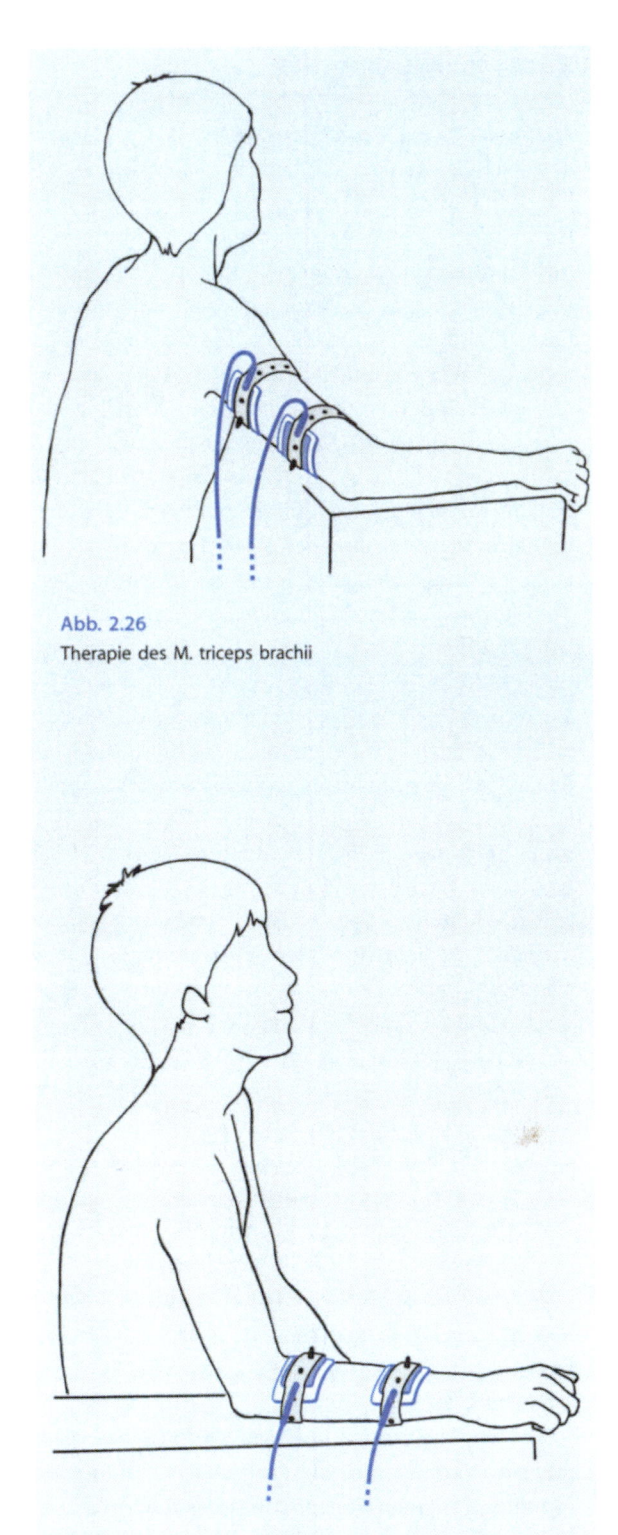

Abb. 2.27
Therapie der Hand- und Fingerextensoren

2.5.4 N. medianus

Anatomie. Fasern aus allen Faszikeln des Armplexus bilden den N. medianus. Am Oberarm zieht er medial des M. biceps brachii (Sulcus medialis musculi bicipitis) zur Ellenbeuge. Hier gibt er Äste für den M. pronator teres und für Hand- und Fingerbeuger ab (M. flexor carpi radialis, M. palmaris longus, M. flexor digitorum superficialis, M. flexor digitorum profundus, M. flexor pollicis longus). Am Unterarm verläuft der N. medianus zwischen dem Muskelbauch des oberflächlichen und tiefen Fingerbeugers nach distal. Am Handgelenk zieht er zwischen den Sehnen des M. flexor carpi radialis und M. palmaris longus unter dem Lig. carpi transversum durch den Karpaltunnel und versorgt anschließend die Daumenballenmuskulatur (M. opponens pollicis, M. abductor pollicis brevis, M. flexor pollicis brevis) und die Mm. lumbricales I–III (**Abb. 2.28**).

Motorische Versorgung. M. pronator teres, M. flexor carpi radialis, M. palmaris longus, M. flexor digitorum superficialis, M. flexor digitorum profundus, M. flexor pollicis longus, M. abductor pollicis brevis, M. flexor pollicis brevis, M. opponens pollicis, M. lumbricales I–III.

Klinische Untersuchung. Bei *Nervenschädigung oberhalb der Ellenbeuge* (sog. hohe Medianuslähmung) ist die vollständige Pronation des Unterarms gestört. Außerdem entsteht beim Versuch, aktiv die Faust zu schließen, die charakteristische Schwurhand. Die Beugung von Daumen, Zeige- und Mittelfinger ist im Mittel- und Endgelenk gestört. Dagegen kann der 4. und 5. Finger gebeugt werden, da der Flexor digitorum profundus IV und V vom N. ulnaris versorgt werden. Intakt ist auch die Beugung in den Grundgliedern des 2. und 3. Fingers (ausgeführt von den Mm. interossei; ebenfalls ulnarisversorgt).

Charakteristisch ist auch folgende Störung: Legt der Patient seine Hand mit der Volarseite flach auf den Tisch, ist es ihm unmöglich, mit dem Zeigefinger auf der Tischplatte zu kratzen.

Bei *distaler Schädigung des Nervs im Bereich des Handgelenks* (Karpaltunnelsyndrom) ist der Daumenballen atrophisch und der Spitzgriff (Daumenopposition zum Zeigefinger bzw. kleinen Finger) unmöglich. Typisch ist ferner das Unvermögen, eine Flasche zu umgreifen (durch die gestörte Daumenabduktion kann die Haut zwischen Daumen und Zeigefinger einen runden Gegenstand nicht erreichen). Man spricht vom positiven Flaschenzeichen. Zur sog. Affenhand gehören die Adduktion des Daumens an den Zeigefinger (M. adductor pollicis intakt: N. radialis), die Überstreckung des Daumens (Extensoren intakt: N. radialis) und eine Thenaratrophie (**Tabelle 2.5**).

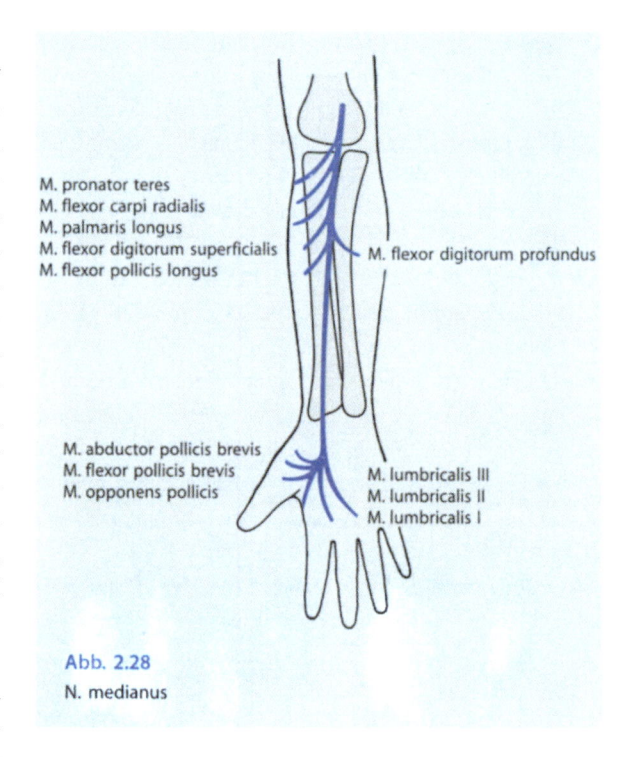

Schädigungsursachen. Bei Frakturen kann der Nerv am Ober- und Unterarm durch Kontusion oder Hämatom geschädigt werden. Spätparesen können auch Jahre danach infolge Druckläsion durch Kallus oder Bindegewebe entstehen. Druckschäden am Oberarm (im Schlaf, bei Bewusstlosigkeit, bei Operation in Blutleere) sind möglich, aber selten. Schädigungen des N. medianus am Handgelenk entstehen bei Schnittverletzungen oder als Druckläsion beim Karpaltunnelsyndrom. Dabei können jahrelang rein sensorische Beschwerden bestehen. Charakteristisch ist die Brachialgia paraesthetica nocturna (schmerzhaftes Einschlafgefühl der Hand). Die Patienten erwachen u. U. mehrmals pro Nacht mit Parästhesien in der Hand. Sie versuchen sich durch Ausschütteln oder Massieren der Hand Erleichterung zu verschaffen. Häufig strahlen die Beschwerden bis zum Schultergelenk aus. Frauen im mittleren Alter sind davon besonders betrof-

Abb. 2.28 N. medianus

Tabelle 2.5 Motorische Funktion und Ausfallerscheinungen des N. medianus

Muskel	Funktion	Hohe Medianuslähmung	Handgelenkstyp
M. flexor carpi radialis	Handbeugung, Radialduktion	Schwurhand	Keine Schwurhand!
M. palmaris longus	Volarflexion der Hand		
M. flexor digitorum superficialis	Fingerbeugung (2. und 3.) im Mittelgelenk		
M. flexor digitorum profundus	Fingerbeugung (2. und 3.) im Endgelenk		
M. flexor pollicis longus	Daumenbeugung im Endgelenk		
M. abductor pollicis brevis	Daumenabduktion		Daumenballenatrophie, sog. Affenhand, kein Spitzgriff, positives Flaschenzeichen
M. flexor pollicis brevis	Daumenbeugung im Grundgelenk		
M. opponens pollicis	Daumenopposition		
Mm. lumbricales I–III	Fingerbeugung (1.–3.) im Grundgelenk, Streckung in den Mittel- und Endgelenken		

fen, möglicherweise spielen das Klimakterium und berufliche oder sonstige Überlastungen der Hand eine ursächliche Rolle. Bei längerem Bestehen der Druckerscheinungen werden auch motorische Fasern in Mitleidenschaft gezogen, es resultieren Ausfälle der Daumenballenmuskulatur mit Thenaratrophie.

Elektrodiagnostik. Bei hoher Medianuslähmung mit Schwurhand sind die langen Fingerbeuger und der Flexor carpi radialis gemeinsam betroffen. Diese Muskelgruppe ist der elektrodiagnostischen Untersuchung gut zugänglich. Eine Differenzierung in die einzelnen Muskeln ist nicht mit Sicherheit möglich, jedoch auch nicht erforderlich. Die Pronatoren des Unterarms liegen tief und sind nicht erreichbar. Kommt es bei Schädigung des Nervs im Handgelenk zur Atrophie des Daumenballens, so ist die elektrodiagnostische Untersuchung des oberflächlich gelegenen M. opponens pollicis gut durchführbar (**Abb. 2.29**). Weiterhin kann versucht werden, den N. medianus von oberhalb des Lig. carpi transversum aus indirekt zu erregen. Wesentlich genauer ist jedoch die Bestimmung der distalen Latenzzeit im Rahmen einer Messung der motorischen Nervenleitgeschwindigkeit.

Therapie. Akute Drucklähmungen am Oberarm sind in der Regel voll reversibel. Bis zur Funktionswiederkehr der Muskulatur ist die Exponentialstromtherapie (bipolar auf die Beuger am Unterarm, monopolar die Daumenballenmuskulatur) angezeigt. Bei Frakturen im Oberarmbereich und ausbleibender Regeneration sollte spätestens nach einem halben Jahr revidiert werden, ebenso bei Spätparesen nach Frakturen. Zur Überbrückung nach operativer Revision ist die Exponentialstromtherapie nützlich. Beim Karpaltunnelsyndrom ist zunächst eine

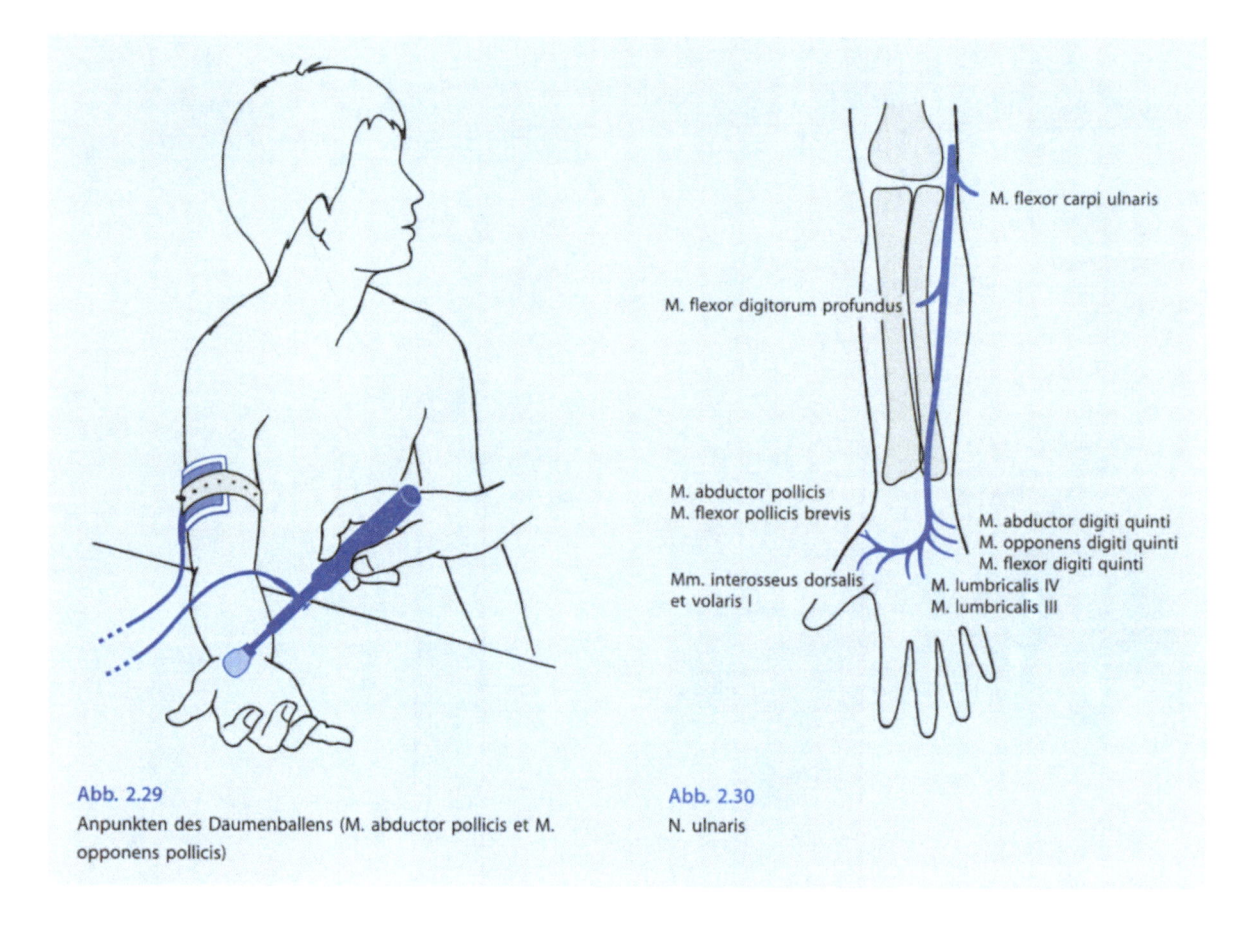

Abb. 2.29
Anpunkten des Daumenballens (M. abductor pollicis et M. opponens pollicis)

Abb. 2.30
N. ulnaris

konservative Behandlung (Ultraschall oder Hydrokortisoninjektionen in den Karpaltunnel) angezeigt. Wenn die Beschwerden weiter bestehen, bringt die operative Spaltung des Lig. carpi transverum schlagartig subjektive Erleichterung und Besserung der motorischen Funktion. Eine besondere Elektrotherapie ist nicht erforderlich.

2.5.5 N. ulnaris

Anatomie. Der N. ulnaris entsteht aus dem medialen Faszikel des Armplexus und enthält Fasern aus den Segmenten C8 und Th1. In der Mitte des Oberarms verlässt er den Sulcus bicipitalis, tritt auf die Streckseite und zieht im Sulcus nervi ulnaris über den Epicondylus medialis humeri. Hier liegt er dem Knochen direkt auf und ist nur von Haut und Faszie bedeckt. Nach Abgabe motorischer Äste für Hand- und Fingerbeuger zieht er auf der Beugeseite des Unterarms abwärts und teilt sich am Handgelenk in einen tiefen motorischen und einen oberflächlichen sensiblen Ast. Dieser R. profundus versorgt die Muskulatur des Kleinfingerballens und mit Ausnahme des Daumens alle übrigen kleinen Handmuskeln (**Abb. 2.30**).

Motorische Versorgung. M. flexor carpi ulnaris, M. flexor digitorum profundus (ulnarer Teil), M. abductor digiti V, M. opponens digiti V, M. flexor digiti V, Mm. interossei volares et dorsales, Mm. lumbricales III–IV, M. abductor pollicis, M. flexor pollicis (Caput profundum).

Klinische Untersuchung. Man unterscheidet den distalen vom proximalen Lähmungstyp (**Tabelle 2.6**):
- *Distaler Lähmungstyp.* Bei Schädigung des Nervs im Handgelenksbereich mit Ausfall der kleinen ulnarisversorgten Handmuskeln entsteht die sog. Krallenhand mit folgenden Kennzeichen:
    - Überstreckung der Finger in allen Grundgelenken durch das Überwiegen der Extensoren,

Tabelle 2.6 Motorische Funktion und Ausfallerscheinungen des N. ulnaris

Muskel	Funktion	Störung
– M. flexor carpi ulnaris	Volar-Ulnar-Beugung des Handgelenks	Ausgefallen
– M. flexor digitorum profundus	Beugung im Endglied des 4. und 5. Fingers	Ausgefallen
– M. abductor digiti V	Kleinfingerabduktion	Ausgefallen
– M. opponens digiti V	Kleinfingeropposition	Ausgefallen
– M. flexor digiti V	Kleinfingerbeugung im Grundgelenk	Ausgefallen
– Mm. interossei	Ab- und Adduktion der Finger	Ausgefallen
– M. lumbricales III–IV	Beugung Grundgelenke, Streckung Interphalangealgelenke	Ausgefallen
– M. flexor pollicis brevis	Daumenbeugung Grundgelenk	Abgeschwächt

- Unmöglichkeit des Abspreizens und Adduzierens des 3.–5. Fingers,
- Atrophie des Kleinfingerballens und auffällige Atrophie im Spatium I zwischen Daumen und Zeigefinger und der übrigen Zwischenfingerräume (Spatium interosseum II, III und IV),
- Ausfall der Abduktion und Opposition des Kleinfingers (Endglieder des gestreckten Daumens und Kleinfingers können sich nicht berühren).
- Außerdem helfen die beiden folgenden funktionellen Tests:
  - *Fromentsches Zeichen.* Beim Versuch, einen flachen Gegenstand (Lineal o. ä.) zwischen Daumen und Zeigefinger festzuhalten, kommt es als Ausgleichsbewegung zur Beugung des (medianusversorgten) Daumenendglieds.
  - *Ausfall der Nasenstüberbewegung.* Man lässt den Patienten schnippende Bewegungen mit Zeigefinger und Daumen gegen die flache Hand des Untersuchers ausführen; die Bewegung ist nicht möglich oder der Anschlag ist deutlich schwächer als mit der gesunden Hand.
- *Proximaler Lähmungstyp.* Bei Schädigung des Nervs im Ellenbogenbereich kommt es zusätzlich zur beschriebenen Krallenhand zum Ausfall der Hand- und Fingerbeugung. Gestört sind die Ulnar- und Volarflexion im Handgelenk sowie die Beugung im Endgelenk des 4. und 5. Fingers.

Schädigungsursachen. Am häufigsten wird der Nerv im Ellenbogenbereich verletzt, wo er infolge seiner ungeschützten und oberflächlichen Lage stumpfen Traumen (Schlag, Stoß) ausgesetzt ist. Druckläsionen entstehen durch Aufstützen des Unterarms (Halten des Telefonhörers, bettlägerige Patienten). Direkte Schädigungen sind bei kondylären Humerusfrakturen selten. Häufig kommt es Monate oder Jahre nach Ellenbogenfrakturen zu sog. Spätlähmungen infolge Umwachsung des Nervs durch Narbengewebe, organisierte Hämatome oder Exostosen. Schäden können außerdem durch häufige Luxationen des Nervs aus seinem Sulcus bei Beugung des Unterarms entstehen.

Elektrodiagnostik. Wegen ihrer tiefen Lage sind der M. flexor carpi radialis und der M. flexor digitorum profundus nicht zu überprüfen. Bei Verdacht auf Schädigung im Ellenbogenbereich ist die Bestimmung der Nervenleitgeschwindigkeit erforderlich. Dagegen sind der M. abductor digiti V und der M. interosseus I im Spatium zwischen Daumen und Zeigefinger mit monopolarer Elektrodentechnik gut erreichbar. Die Trennung in proximalen und distalen Lähmungstyp ist nur elektromyographisch durchführbar, ebenso der differentialdiagnostische Ausschluss eines C8-Syndroms.

Therapie. Bei *chronischen Druckläsionen* ist die auslösende Ursache auszuschalten. Wenn eine verzögerte Rückbildung zu beobachten ist, kann die Exponentialstromthe-

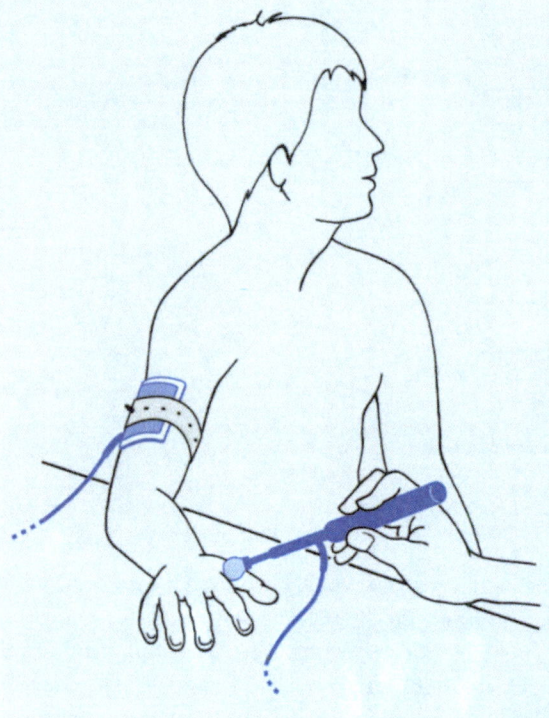

Abb. 2.31
Anpunkten des Spatium interosseum I

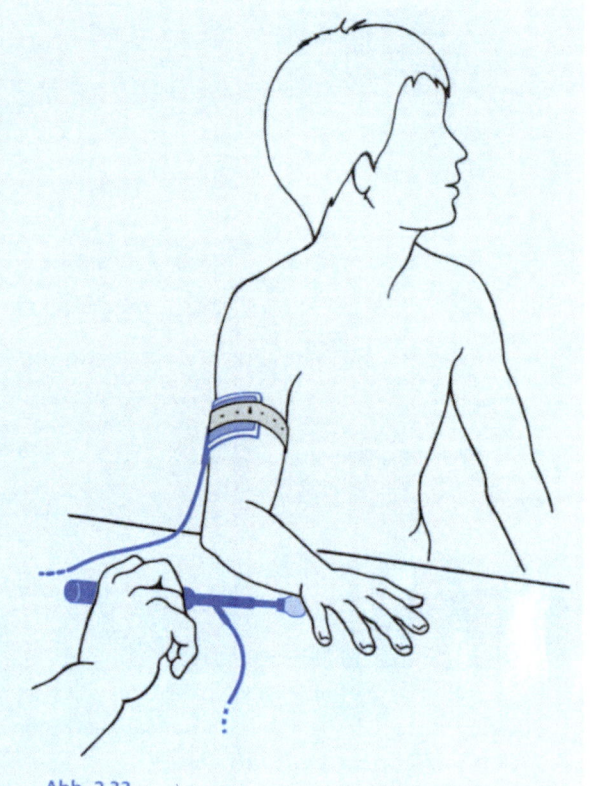

Abb. 2.33
Anpunkten des Kleinfingerballens (M. abductor digiti V)

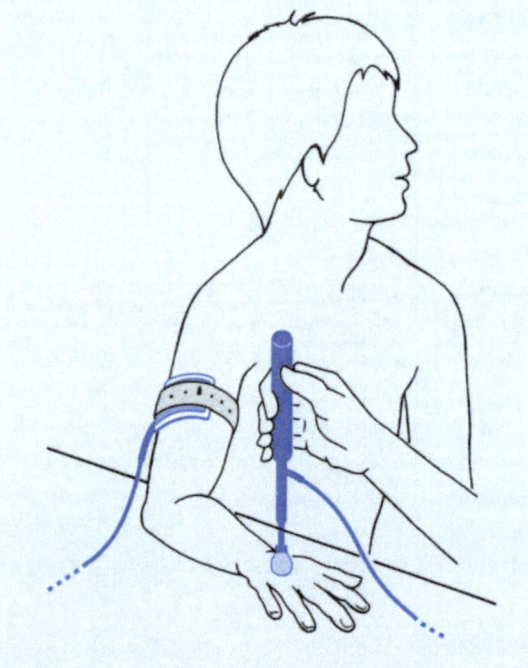

Abb. 2.32
Anpunkten des Spatium interosseum III

rapie hilfreich sein, jedoch nur bei geklärter Diagnose. Bei *Schnittverletzungen* oder *bindegewebiger Umwachsung* des Nervs sollte nach Nervennaht bzw. Neurolyse die Exponentialstromtherapie bis zur funktionellen Wiederherstellung durchgeführt werden. Dabei sind die kleinen Fingermuskeln einzeln anzupunkten, d.h. mittels Punktelektrode werden die Spatii interossei I–IV (**Abb. 2.31** und **2.32**) und der Kleinfingerballen (**Abb. 2.33**) einzeln gereizt.

Tipp Orientierende Untersuchung zum Ausschluss einer peripheren Nervenläsion an der Hand
- *Fingerspitzen können pyramidenförmig zusammengelegt werden*: N. ulnaris intakt,
- *Daumen kann opponiert werden*: N. medianus intakt,
- *Daumen kann zurückbewegt werden*: N. radialis intakt.

Der Daumen als Wegweiser einer peripheren Nervenläsion
- *Beugung des Daumenendglieds nicht möglich*: Medianusläsion,
- *Streckung des Daumenendglieds nicht möglich*: Radialisparese,
- *Adduktion des Daumens gestört* (Fromentsches Zeichen): Ulnarislähmung.

2.5.6 N. femoralis

Abb. 2.34
N. femoralis

Anatomie. Der N. femoralis wird aus Fasern des 2.–4. Lumbalsegments gebildet. Er zieht auf dem M. iliacus bzw. unter dem M. psoas major zum Oberschenkel, wo er sich am Leistenband in seine Endäste aufteilt (**Abb. 2.34**).

Motorische Versorgung. M. iliacus, M. psoas major, M. sartorius, M. pectineus, M. quadriceps femoris.

Klinische Untersuchung. Bei hoch sitzender Läsion ist die Hüftbeugung stark abgeschwächt (Mitversorgung des M. iliopsoas durch direkte Plexusäste). Dies hat zur Folge, dass ein aufrechter Gang und Treppensteigen unmöglich werden. Bei distaler Läsion (nach Abgang der Äste für den M. iliopsoas) fallen die Mm. sartorius, pectineus und quadriceps femoris aus. Während die ersten beiden funktionell nicht bedeutsam sind, ist bei Ausfall des M. quadriceps femoris die aktive Kniestreckung im Sitzen bzw. das Anheben des gestreckten Beins im Liegen nicht möglich. Der Patellarsehnenreflex ist erloschen. Die Kniescheibe steht tiefer als auf der gesunden Seite und kann nicht hochgezogen werden. Infolge der Muskelatrophie resultiert ein Verlust der Oberschenkelkontur. Beim Gehen kommt es zum Genu recurvatum (**Tabelle 2.7**).

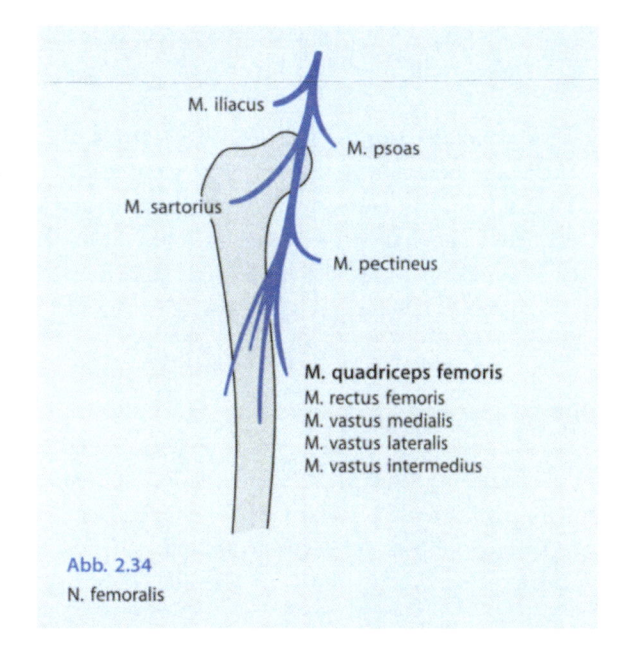

Schädigungsursachen. Läsionen erfolgen gelegentlich bei Operationen (Appendektomie, gynäkologische Operationen, Hüftgelenktotalendoprothesen), nach Blutungen in

Tabelle 2.7 Motorische Funktion und Ausfallerscheinungen des N. femoralis

Muskel	Funktion	Störung
— M. iliopsoas	Hüftbeugung	Abgeschwächt
— M. sartorius	Hüftbeugung und Außenrotation	Unbedeutend
— M. pectineus	Adduktion	Unbedeutend
— M. quadriceps femoris	Kniestreckung	Ausgefallen; ferner Tiefstand der Patella, Patellarsehnenreflex erloschen, Atrophie des Oberschenkels, Genu recurvatum

den M. iliopsoas (Antikoagulantientherapie, Hämophilie) und bei Punktion der A. femoralis.

Elektrodiagnostik. Nur der M. quadriceps femoris ist zugänglich, wobei am besten bipolar vorgegangen wird (s. **Abb. 2.35**). Auf die Untersuchung des M. sartorius und M. pectineus kann verzichtet werden, da sich diese Muskeln gleichsinnig zum M. quadriceps femoris verhalten. Der M. iliopsoas ist in seinem distalen Abschnitt nur mittels Elektromyographie (EMG) zu untersuchen.

Therapie. Eine chirurgische Versorgung ist nur bei den sehr seltenen Stich- und Schussverletzungen erforderlich. In allen anderen Fällen kann zugewartet und konservativ vorgegangen werden. Konsequente Exponentialstromtherapie mit bipolarer Elektrodentechnik auf den M. quadriceps femoris ist jedoch erforderlich (**Abb. 2.35**).

Abb. 2.35
Therapie des M. quadriceps femoris

2.5.7 N. peronaeus (N. fibularis communis)

Anatomie. Der N. peronaeus zweigt oberhalb der Kniekehle vom N. ischiadicus ab, zieht zum Fibulaköpfchen und teilt sich anschließend in einen oberflächlichen und einen tiefen Ast. Der N. fibularis superficialis versorgt motorisch die Peronaeusgruppe (Mm. fibularis longus et brevis), der N. fibularis profundus innerviert sämtliche Unterschenkelstrecker (M. tibialis anterior, Mm. extensor digitorum longus et brevis, M. extensor hallucis longus et brevis) (**Abb. 2.36**).

Motorische Versorgung
- *N. fibularis superficialis.* M. fibularis longus, M. fibularis brevis.
- *N. fibularis profundus.* M. tibialis anterior, M. extensor digitorum longus, M. extensor hallucis longus, M. extensor digitorum brevis, M. extensor hallucis brevis.

Klinische Untersuchung. Bei einer Lähmung hängt der Vorfuß herab, er kann ebenso wie der seitliche Fußrand nicht angehoben werden. Beim Gehen wird das Bein abnorm angehoben (Hahnentritt), und der Fuß wird mit der Spitze zuerst aufgesetzt (Steppergang). Bei Atrophie des M. tibialis anterior tritt die Tibiakante stärker hervor bzw. bei Atrophie der Peronaeusgruppe kommt es zum

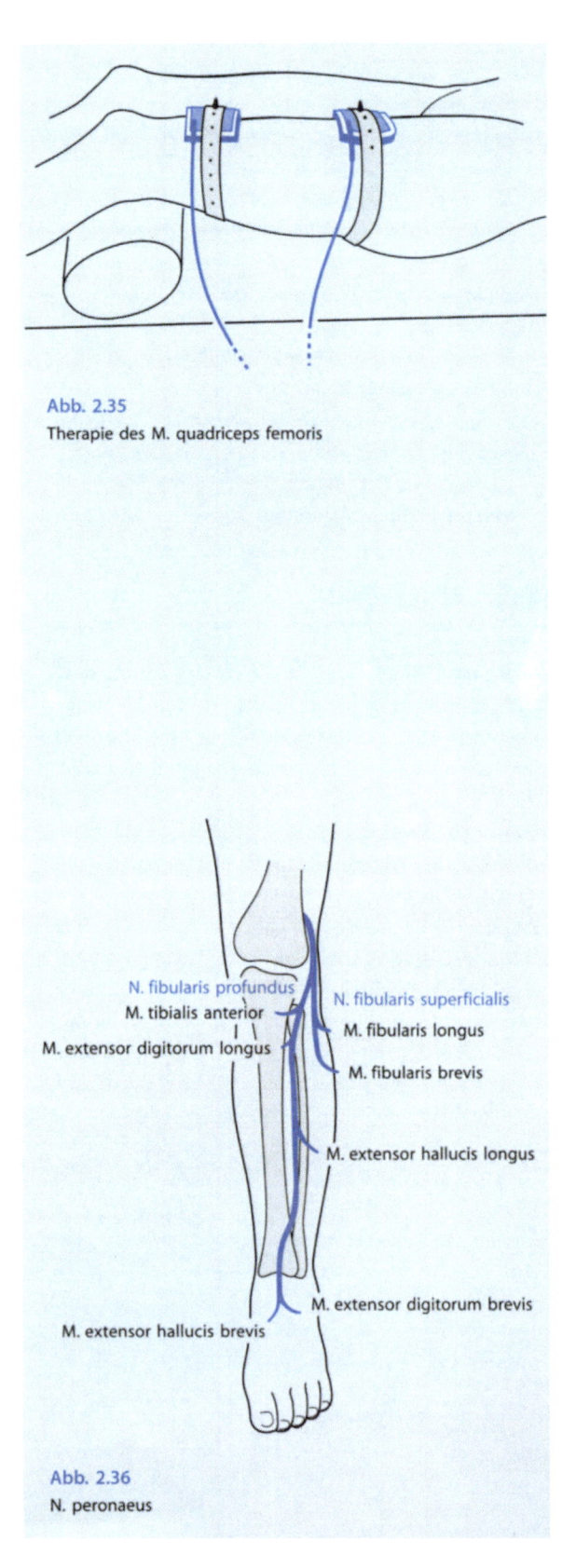

Abb. 2.36
N. peronaeus

Schwund der seitlichen Wade. Die Extension der Zehen ist ebenfalls gestört.

Bei isolierter Läsion des N. fibularis superficialis kann der laterale Fußrand nicht gehoben werden, d. h. das Auswärtskanten des Fußes im Sinne der Pronation ist gestört. Es kommt zum Überwiegen der Supinatoren, und beim Anheben des Vorfußes weicht dieser nach medial ab (Equinovarusstellung). Beim Gehen wird der Fuß mit dem seitlichen Rand zuerst aufgesetzt (**Tabelle 2.8**).

Bei totaler Peronaeusparese kommt es zur Aufhebung von Dorsalextension des Vorfußes und der Zehen. Auch die Pronation des Fußes ist aufgehoben. Ferner resultieren Hahnentritt und Steppergang.

Schädigungsursachen. Druckschäden des Nervs auf das Wadenköpfchen kommen vor bei:
- Bewusstlosigkeit,
- ungünstiger Lagerung auf einer Schiene nach Traumen,
- zu engem und ungepolstertem Gipsverband,
- Frakturen oder Luxationen des Fibulaköpfchens,
- stumpfen Traumen oder direktem Schlag auf die Knieaußenseite.

Bei proximaler Schädigung des Ischiadikusstamms (Hüftgelenkverletzungen, Dehnung des Nerven bei Hüftgelenktotalendoprothesen) kommt es viel häufiger zur Schädigung des Fibularisanteils als zu der des Tibialis.

Differentialdiagnose. Zu denken ist an:
- Radikulärsyndrom L5,
- Polyneuropathie,
- zentrale Lähmung (Hahnentritt fehlt),
- Tibialis-anterior-Syndrom.

> **Wichtig !**
>
> N. fibularis und N. tibialis liegen bereits im Hauptstamm des N. ischiadicus morphologisch getrennt als selbständige „Kabel" vor. Dies hat zur Folge, dass bei proximaler Schädigung des Ischiadikusstamms im kleinen Becken eine isolierte Fibularisparese auftreten kann. Die größere Empfindlichkeit des N. fibularis wird damit erklärt, dass in diesem Nerv mehr Nervenfasern und weniger Bindegewebshüllen vorhanden sind, während im N. tibialis dieses Verhältnis zugunsten des Bindegewebes verschoben ist.

Elektrodiagnostik. Der M. tibialis anterior wie auch der M. fibularis longus sind einer elektrodiagnostischen Untersuchung gut zugänglich, die monopolar erfolgen kann. Bei ungenügender Muskelzuckung ist die bipolare Elektrodentechnik anzuwenden. Bei der Untersuchung muss unbedingt auf das eventuelle Überspringen auf benachbarte Muskeln geachtet werden (vom M. tibialis anterior auf den M. tibialis posterior, vom M. fibularis longus auf den M. soleus). Das Überspringen ist an einer Anspannung der Achillessehne erkennbar, die deshalb bei jeder elektrodiagnostischen Prüfung am Unterschenkel getastet werden muss. Sobald eine Anspannung der Sehne bzw. eine Plantarflexion des Fußes erkennbar wird, ist die Erregung auf einen anderen Muskel übergesprungen und eine diagnostische Aussage nicht möglich; es muss die Elektromyographie erfolgen.

Tabelle 2.8 Motorische Funktion und Ausfallerscheinungen des N. peronaeus (N. fibularis communis)

Muskel	Funktion	Störung
M. fibularis longus	Hebung des lateralen Fußrands	Aufgehoben. Extension des Fußes und der Zehen erhalten
M. tibialis anterior	Hebung des Vorfußes	Aufgehoben
M. extensor digitorum longus	Dorsalextension der Zehen	Aufgehoben
Mm. extensor hallucis longus et brevis	Dorsalextension der Großzehe	Pronation des Fußes erhalten

Abb. 2.37 Therapie der Fußheber (M. tibialis anterior et M. peronaeus longus)

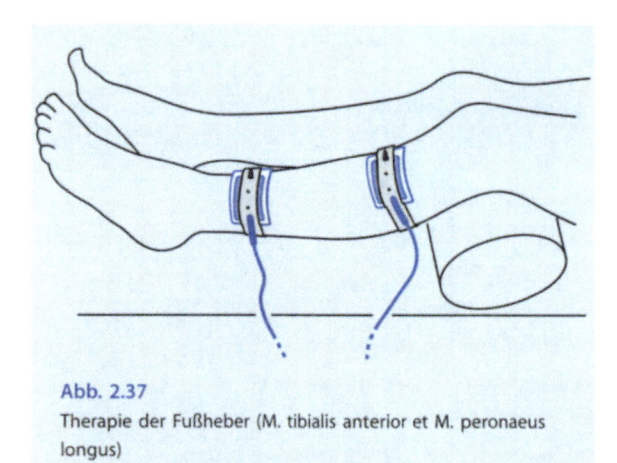

Therapie. Bei Läsionen im Rahmen eines Traumas im Bereich der Fibula ist ein frühzeitiges chirurgisches Vorgehen mit Neurolyse erforderlich. Bei stumpfen Traumen auf der Knieaußenseite kann zunächst abgewartet werden. Sofern nach 3–4 Monaten keine Reinnervationszeichen erkennbar werden, ist eine chirurgische Exploration an der Schädigungsstelle notwendig. Die Prognose bei Drucklähmungen ist gut, auch bei Dehnung des Nervs im proximalen Abschnitt (TEP) ist Zuwarten gerechtfertigt. In allen Fällen ist jedoch eine konsequente Exponentialstromtherapie bis zur Wiederkehr der Willkürbeweglichkeit erforderlich. Die Elektrodentechnik ist bipolar, bei totaler Fibularislähmung auf M. tibialis anterior und M. fibularis gemeinsam (**Abb. 2.37**).

Auf eine korrekte Muskelkontraktion ist zu achten, d. h. es darf zu keiner Flexion und zu keiner Supination des Vorfußes während der Elektrotherapie kommen. Zur Vermeidung eines Spitzfußes ist das passive Durchbewegen des Fußgelenkes und eine Lagerungsschiene – besonders nachts – notwendig. Beim Gehen ist ein elastischer Fibulariszügel günstiger als ein steifer Fibularisstiefel.

> **Fazit für die Praxis**
>
> Alle *oberflächlich gelegenen Muskeln* sind der herkömmlichen *Elektrodiagnostik* prinzipiell zugänglich (s. **Abb. 2.17–2.20**). Damit wird zumindest eine orientierende Untersuchung möglich. In Abschn. 2.5 finden sich alle klinisch wichtigen Nervenläsionen, bei denen auch eine sorgfältige Exponentialstromtherapie wichtig ist.

2.6 Literatur

Edel H (1991) Fibel der Elektrodiagnostik und Elektrotherapie, 6. Aufl. Gesundheit, Berlin

Günther R, Jantsch H (1986) Physikalische Medizin, 2. Aufl. Springer, Berlin Heidelberg New York

Lange A (1979) Diagnostische Möglichkeiten der Mittelfrequenzreizung. Z Physiother 31:3–10

Lange A (1981) Diagnostische Wertigkeit der klassischen elektrodiagnostischen Verfahren im Vergleich zur Elektromyographie. Dt Gesundh-Wesen 36:567–570

Mumenthaler M, Schliack H (Hrsg) (1993) Läsionen peripherer Nerven, 6. Aufl. Thieme, Stuttgart

Schmidt RF, Thews G (1997) Physiologie des Menschen, 27. Aufl. Springer, Berlin Heidelberg New York

Sunderland S (1978) Nerves and nerve injuries, 2nd edn. Churchill, Livingstone, Edinburgh

3 Elektrotherapie

3.1 Gleichstromtherapie 55

3.2 Niederfrequente Impulsstromtherapie
(Stimulation von Nerv und Muskel) 68

3.3 Mittelfrequenzströme 92

3.4 Hochfrequenzthermotherapie 116

3.5 Ultraschalltherapie 151

3.6 Kombinationsbehandlung
Ultraschall/Reizstrom 164

3.7 Literatur 167

3 Elektrotherapie

3.1 Gleichstromtherapie
- 3.1.1 Galvanisation 55
- 3.1.2 Iontophorese 64

3.2 Niederfrequente Impulsstromtherapie (Stimulation von Nerv und Muskel)
- 3.2.1 Reizstromtherapie nach Träbert 70
- 3.2.2 Diadynamische Ströme nach Bernard 73
- 3.2.3 Transkutane elektrische Nervenstimulation (TENS) 80
- 3.2.4 Schwellstrombehandlung (elektrische Muskelstimulation) 83
- 3.2.5 Reizstromtherapie des gelähmten Skelettmuskels (Exponentialstromtherapie) 88

3.3 Mittelfrequenzströme
- 3.3.1 Physiologische Untersuchungen zur Wirkungsweise 92
- 3.3.2 Gerätetechnische Nutzung von Mittelfrequenzströmen 99
- 3.3.3 Vorteile der Mittelfrequenzreizung gegenüber der Niederfrequenzreizung 101
- 3.3.4 Therapeutische Anwendung von Mittelfrequenzströmen 102
- 3.3.5 Synopsis klinisch wichtiger Elektrodenanlagen 107

3.4 Hochfrequenzthermotherapie
- 3.4.1 Allgemeine Charakteristik der Hochfrequenzströme 116
- 3.4.2 Physikalische Grundlagen der Hochfrequenzströme 119
- 3.4.3 Biophysikalische Grundlagen der Hochfrequenzströme 122
- 3.4.4 Wärmeverteilungsspektrum der Hochfrequenzströme 126
- 3.4.5 Dezimeter- und Mikrowellentherapie 133
- 3.4.6 Vergleich der verschiedenen Strahlertypen 136
- 3.4.7 Therapeutische Anwendung der Hochfrequenzthermotherapie 137

3.5 Ultraschalltherapie
- 3.5.1 Physikalische Grundlagen 151
- 3.5.2 Biophysikalische Wirkungen 154
- 3.5.3 Biologische Reaktionen 155
- 3.5.4 Therapeutische Konsequenzen 156
- 3.5.5 Anwendung der Ultraschalltherapie 159

3.6 Kombinationsbehandlung Ultraschall/Reizstrom
- 3.6.1 Beschreibung der Einzelkomponenten 164
- 3.6.2 Begründung der Kombinationsbehandlung 164
- 3.6.3 Besonderheiten bei der Vorgehensweise 165

3.7 Literatur

Elektrische Ströme entfalten frequenzabhängig ganz unterschiedliche Wirkungen; darauf beruht die Einteilung in **Tabelle 3.1**.

Der *Niederfrequenzbereich* gliedert sich in:
- *Gleichstromtherapie* (Galvanisation). Der Stromfluss erfolgt nur in einer Richtung mit gleich bleibender Intensität. An Nerven und Muskeln kommt keine fortgeleitete Erregung zustande.
- *Impulsstromtherapie* (Reizstromtherapie). Einzelimpulse bzw. Impulsfolgen (unterbrochener Gleichstrom) führen zur Erregung der Nervenmembran.

3.1 Gleichstromtherapie

3.1.1 Galvanisation

Parameter
- Stromfluss konstanter Richtung und gleich bleibender Intensität,
- Frequenz = 0 (**Abb. 3.1**).

Elektrophysiologische Grundlagen
Der menschliche Organismus besteht elektrotechnisch gesehen aus einer Außenhülle mit einem hohen Widerstand, dessen Inneres mit einer wässrigen Lösung angefüllt ist, die zu einem großen Teil aus dissoziierten Salzen besteht. Unter dem Einfluss des elektrischen Stroms wandern dabei die Anionen zur Anode und die Kationen zur Kathode. An der entsprechenden Elektrode kommt es dann zu chemischen Umsetzungen; dabei laufen folgende Reaktionen ab:
- *Kathode.* An der Kathode (Minuspol) bildet das positiv geladene Natriumion zusammen mit Wasser Natronlauge, die alkalisch reagiert. Wenn man diese Elektrode in ein mit Wasser gefülltes Gefäß hängt, kann man Wasserstoffbläschen beobachten, die in Richtung Wasseroberfläche hochperlen. Dieser „Kunstgriff" hilft bei unbekannten Polungsverhältnissen zur Differenzierung der Kathode.
- *Anode.* An der Anode (Pluspol) entsteht aus dem negativ geladenen Chloridanion Salzsäure. Der gleichzeitig entstehende Sauerstoff geht in Lösung; es perlen kaum Gasbläschen im Wasser hoch.

> **Wichtig !**
> - Reaktion an der Kathode:
> $2\,Na^+ + 2\,H_2O \xrightarrow{+2e^-} 2\,NaOH + H_2$
> - Reaktion an der Anode:
> $2\,Cl^- + H_2O \xrightarrow{-2e^-} 2\,HCl + \tfrac{1}{2}O_2$

Es muss unter allen Umständen vermieden werden, dass die entstehenden elektrolytischen Produkte mit der Haut in Berührung kommen. Die Salzsäure an der Anode führt zu einer Koagulationsnekrose, die Natronlauge an der Kathode zur Kolliquationsnekrose. Laugenverätzungen sind besonders unangenehm, da sie in die Tiefe gehende Gewebszerstörungen nach sich ziehen.

> **Cave**
> Um Nekrosen zu vermeiden, ist eine gute Elektrodenunterpolsterung erforderlich!

Dazu dient eine mindestens 4- bis 6fache Unterlage aus Frotteestoff. Üblich ist auch die Unterpolsterung bzw. Umhüllung der Elektroden mit Taschen aus Viskoseschwamm. Diese sind allerdings schwer von den elektrolytischen Zersetzungsprodukten zu reinigen, man muss sie nach jeder Behandlung unter fließendem Wasser gut ausdrücken. Frotteestoff lässt sich dagegen sehr gut durch Auskochen von diesen Rückständen befreien.

Tabelle 3.1 Frequenzbereiche der Elektrotherapie

Bereich	Frequenz
Niederfrequenz (NF)	0–1000 Hz
Mittelfrequenz (MF)	1–100 kHz
Hochfrequenz (HF)	>300 kHz
Ultraschall (US)	800 kHz

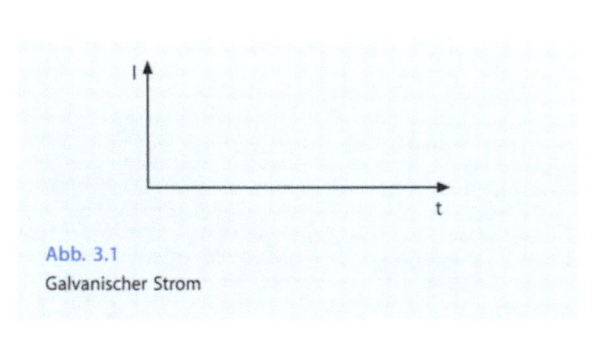

Abb. 3.1 Galvanischer Strom

Nach der Behandlung ist eine Hautrötung unter den Elektroden infolge einer Gefäßerweiterung zu beobachten, die noch einige Stunden über den Stromfluss hinaus anhält, genannt „galvanisches Erythem".

Entstehung des galvanischen Erythems
Es kommen folgende Ursachen in Frage:
- *Direkte Stromwirkung auf die Gefäße.* Der elektrische Reiz wirkt direkt (analog dem Kältereiz) auf die sympathischen Gefäßnerven; eine Gefäßerweiterung bedeutet, dass der Sympathikotonus nachgelassen hat. Die primäre Wirkung auf sensible Fasern mit nachfolgendem Überspringen auf Axonkollateralen (sog. Axonreflex) ist weniger wahrscheinlich, da ein efferenter Sympathikusreiz eine Gefäßverengung bewirkt. Allerdings sind auch efferente cholinerge Sympathikusfasern bekannt.
- *Indirekte Wirkung über die Freisetzung gefäßaktiver Substanzen.* Durch den Strom werden polymodale Rezeptoren der Haut gereizt, die für die Vermittlung von Berührungs-, Temperatur- und biochemisch induzierten Schmerzreizen zuständig sind. Dies führt zur neurosekretorischen Freisetzung von Prostaglandinen und anderen Entzündungsmediatoren (Substanz P, Histamin, Leukotriene), die ihrerseits am Gefäß angreifen und eine Vasodilatation bewirken. Dafür sprechen die Latenzzeit des Wirkungseintritts und die stundenlang anhaltende Wirkung.
- Außerdem ist eine *zusätzliche Hautreizung* durch die elektrolytischen Endprodukte in der Elektrodenunterpolsterung denkbar. Durch die beschriebenen Sicherheitsvorkehrungen lässt sich dieser Faktor aber vermeiden.

> **Wichtig !**
> Lang andauernde oder häufig wiederkehrende Behandlungen setzen eine gute Hautpflege voraus.

Oszillographisch wurde nach Anwendung des Gleichstroms in der Haut wie auch in der Muskulatur eine 3fach erhöhte Durchblutungsrate nachgewiesen, und zwar für Haut und Muskulatur gemeinsam, denn diese beiden Gewebe lassen sich oszillographisch nicht trennen. Die Durchblutungssteigerung dürfte aber vorwiegend die Haut betreffen und weniger die Muskulatur.

An der Kathode kommt es außerdem zur Erregbarkeitssteigerung (Katelektrotonus) infolge relativer Depolarisierung der Nervenmembran; an der Anode dagegen zur Erregbarkeitsdämpfung (Anelektrotonus) infolge Hyperpolarisierung der Membran. Allein durch diesen Hyperpolarisationsblock wurde bisher ein analgetischer Effekt der Anode auf schmerzleitende Nervenfasern erklärt.

In der elektrotherapeutischen Praxis legt man allerdings häufig auch die Kathode auf den Schmerzpunkt, so dass nach neuerer Ansicht die schmerzstillende Wirkung des galvanischen Stroms nicht allein an die Anode gebunden ist, sondern unter beiden Polen auftritt, wahrscheinlich parallel zum Ausprägungsgrad des Erythems unter den Elektroden.

> **Wichtig !**
> Gleichstrom wirkt durchblutungsfördernd und analgetisch. Nach einer neueren Hypothese scheint der schmerzstillende Effekt dem Ausprägungsgrad des galvanischen Erythems zu entsprechen.

Praktische Durchführung
Elektroden
Die Elektrodenunterpolsterung sollte die Metallelektrode auf allen Seiten um mindestens 1 cm überragen. Die Maulklemme des Elektrodenkabels muss auf exakten Sitz überprüft werden. Die *Befestigung* der Elektroden erfolgt mit Lochgummibändern bzw. mit Klettbändern. Die Elektroden müssen gut und gleichmäßig auf der Haut aufliegen, ansonsten kommt es bei ungleichmäßigem Auflagedruck zu unerwünschten und unkontrollierten Stromverdichtungen.

Die *Dosierung* erfolgt nach dem sensiblen Empfinden des Patienten. Dazu wird die Stromintensität ganz allmählich hochgeregelt, bis der Patient ein leichtes Prickeln verspürt. Die richtige Stromstärke liegt stets in der Nähe dieser sensiblen Reizschwelle, entweder geringfügig darunter oder geringfügig darüber.

> **Cave**
>
> Besondere Vorsicht ist geboten bei:
> - Patienten mit *Parästhesien* oder *anderen Sensibilitätsstörungen* (im Rahmen von peripheren arteriellen Durchblutungsstörungen oder bei Polyneuropathien),
> - Patienten mit *konstitutionell dicker Haut* (höherer Hautwiderstand),
> - Menschen, die an den *elektrischen Strom gewöhnt* sind, so dass sie kein Stromgefühl angeben.

Wenn der Patient über unangenehme Empfindungen, Brennen oder Hitzegefühl unter den Elektroden klagt, muss sofort der Sitz der Elektroden und die Stromstärke überprüft werden.

Ein *schmerzhaftes Stromgefühl* kann folgende Ursachen haben:
- Ein ungleichmäßiger Andruck der Elektroden durch die Lochgummibänder kann an umschriebener Stelle eine höhere Hautbelastung hervorrufen.
- Kleine Hautverletzungen, Risse o. ä. verursachen ein brennendes Stromgefühl. Dies lässt sich durch Abdecken dieser Hautstellen mit Vaseline vermeiden.
- Wenn die Befestigung oder die Elektroden verrutschen, kann das blanke Metall der Haut direkt aufliegen. Es droht eine Gewebsnekrose.

> **Wichtig!**
>
> Für die *maximal zulässige Stromstärke* bei der Galvanisation gilt ganz allgemein die Regel: 1 mA Gleichstrom auf 10 cm^2 Elektrodenfläche.

Behandlungsdauer

Die Behandlungsdauer pro Sitzung beträgt im Allgemeinen 10–20–30 min. Eine Behandlungsserie umfasst in der Regel etwa 10–12 Einzelbehandlungen. In besonderen Fällen ist eine Steigerung bis auf 20 Behandlungen möglich. Die Anwendungen erfolgen am besten täglich; gegen eine zweimalige Behandlung pro Tag ist bei kürzeren Behandlungszeiten und sorgfältiger Hautpflege nichts einzuwenden.

Die Dosierung sollte zu Beginn der Behandlung unterschwellig sein. Die Stromstärke wird langsam bis zum Auftreten des Stromgefühls erhöht, bis der Patient ein leichtes Prickeln verspürt. Danach wird die Stromstärke wieder etwas zurückgedreht, so dass das Prickeln eben wieder verschwunden ist. Falls sich beim Patienten die Schmerzen oder Beschwerden nicht verschlimmern, kann von Mal zu Mal die Stromstärke etwas gesteigert werden.

Wenn verstärkte Schmerzen im Anschluss an die Behandlung auftreten, ist Folgendes zu beachten:
- Stromstärke bei der nächsten Behandlung reduzieren,
- Pause von einigen oder mehreren Tagen einlegen,
- verordnenden Arzt konsultieren,
- evtl. Behandlung abbrechen.

Zur Vermeidung von Muskelkontraktionen ist bei jeder Einzelsitzung das Ein- und Ausschleichen der Stromstärke erforderlich. Ein Polwechsel ist während der hochgeregelten Intensität unbedingt zu unterlassen. Es spricht zwar eine automatische Patientenabschaltung an, evtl. wird aber eine unangenehme Kathodenschließungszuckung (KSZ) bzw. Anodenöffnungszuckung (AÖZ) ausgelöst.

Während der Behandlung sollte der Patient gut abgedeckt werden, um ein Auskühlen zu vermeiden.

Behandlungstechnik

Bei folgenden Behandlungssituationen ist die Galvanisation bis heute unersetzlich, besonders bei akuten Schmerzzuständen:
- im Gesichtsbereich,
- der Arme,
- der Beine,
- am Thorax.

Behandlung im Gesichtsbereich (Fazialislähmung, Trigeminusneuralgie, Migräne). Es wird eine spezielle Gesichtselektrode (Bergonié-Maske) angewendet, die entsprechend den drei Fazialisästen geformt ist und Aussparungen für Auge und Mundwinkel besitzt (**Abb. 3.2**). Die Unterpolsterung muss ebenfalls diese Form aufweisen, nur etwas größer. Die Befestigung der Elektrode erfolgt mittels zwei Lochgummibändern oder elastischen Binden. Am gegenüberliegenden Unterarm wird eine Gegenelektrode von 200 cm^2 Größe befestigt.

Die *Polung der Gesichtselektrode* erfolgt:
- *als Kathode* bei Vorbehandlung vor dem Anpunkten des N. facialis mit Exponentialstrom,
- *als Anode* bei Trigeminusneuralgie.

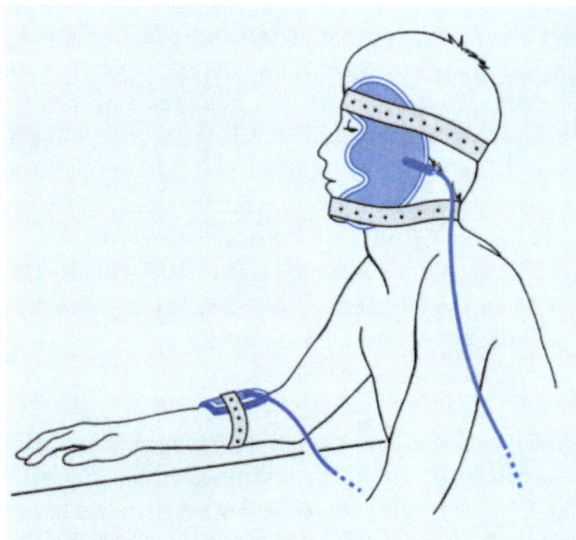

Abb. 3.2
Gesichtsbehandlung mit der Bergonie-Elektrode

Abbildung 3.3 a–c zeigt das Anpunkten des N. facialis.

Behandlung der Arme. Eine 200 cm² große Anode liegt quer im Nacken (Gebiet der unteren HWS und oberen BWS), mit dem Zentrum genau auf dem vorspringenden 7. Halswirbeldornfortsatz. Die Elektrode wird mittels zweier gekreuzter, durch die Achselhöhle führender Lochgummibänder oder elastischer Binden befestigt. Am distalen Unterarm (Beuge- oder Streckseite je nach Schmerzausstrahlung) bzw. an der Hand der betreffenden Seite befindet sich eine ebenso große Gegenelektrode, die als Kathode gepolt ist (**Abb. 3.4**).

Behandlung der Beine. Eine 200 bzw. 400 cm² große Anode wird im Lenden-Kreuzbein-Bereich angelegt; eine ebenso große Kathode am Bein.
  Bei Ischialgie und Radikulärsyndrom wird die Kathode in die Gegend der Schmerzausstrahlung angelegt, z. B. an der Oberschenkelrückseite (**Abb. 3.5 a**), an der Wadengegend (**Abb. 3.5 b**) oder am Fußrücken bzw. an der Fußsohle. Bei peripheren arteriellen Durchblutungsstörungen wird die distale Elektrode möglichst distal angelegt, d. h. auf der Fußsohle (**Abb. 3.7**). Wenn sich dort Nekrosen befinden, weicht man auf den Fußrücken, ggf. auf die Wade, aus.

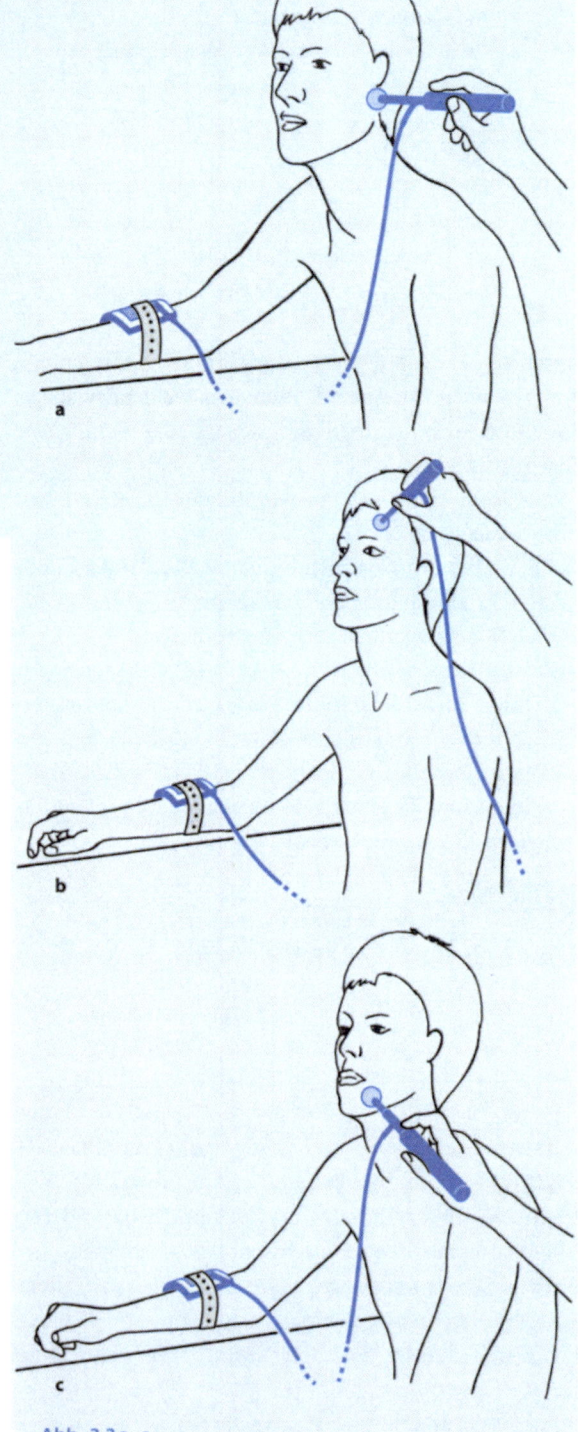

Abb. 3.3 a–c
Anpunkten des Fazialishauptstammes (a) und des Stirn- und Mundastes (b, c)

Bei *beidseitig ausgeprägtem Krankheitsbild* ist die gleichzeitige Längsdurchströmung beider Beine angezeigt (**Abb. 3.6**). Für diese Behandlung benötigt man ein Doppelkabel (Y-Stück).

Bei *Polyneuropathien* ist eine gleichzeitige Längsgalvanisation beider Beine von beiden Fußsohlen aus möglich. Dabei liegt die Anode auf dem einen Fuß, die Kathode auf dem anderen. Nach der halben Behandlungszeit ist ein Polwechsel bei zurückgedrehter Intensität möglich.

Während der Behandlung ist auf eine schmerzfreie und entspannte Lagerung des Patienten zu achten. Wenn möglich, sollte die Bauchlage bevorzugt werden, damit man die Lumbalelektrode gut überblicken kann (**Abb. 3.7**). Die Rückenlage des Patienten auf der Elektrode birgt die Gefahr, dass die Elektrode verrutscht und dadurch ein Metall-Haut-Kontakt herbeigeführt wird. Die Lumbalelektrode wird mit Sandsäcken befestigt, die distale Elektrode mit Lochgummibändern.

Behandlung am Thorax. Bei Interkostalneuralgien wird eine Anode von 200 cm² Größe am Rücken paravertebral im Bereich der schmerzhaften Segmente angelegt. Eine gleich große Kathode wird der Anode gegenüber befes-

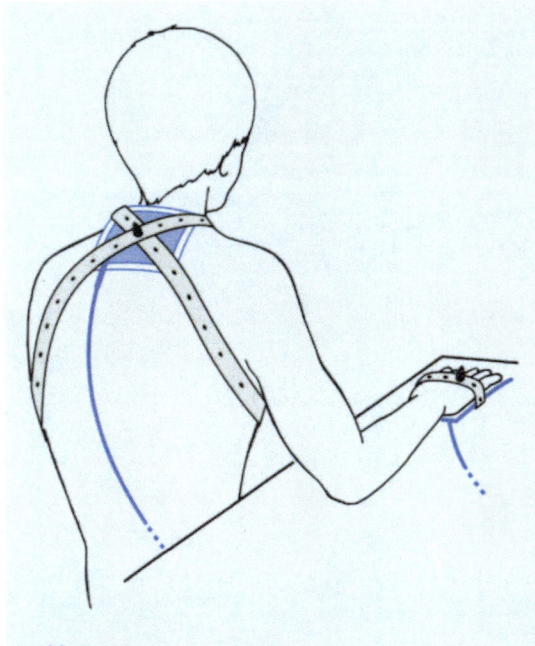

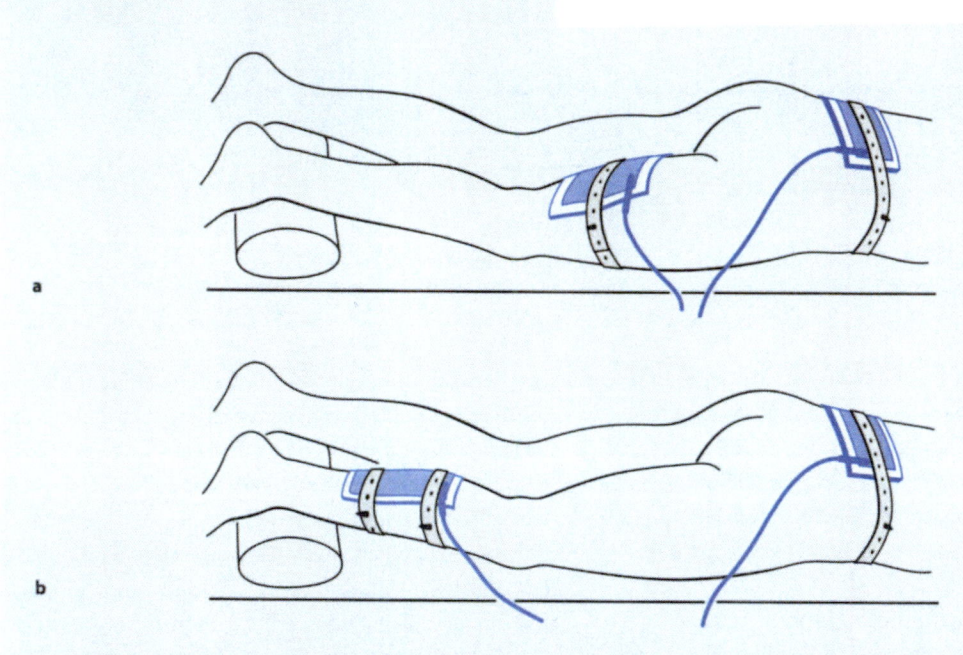

Abb. 3.4
Längsgalvanisation Arm

Abb. 3.5 a, b
Längsgalvanisation Bein. Distale Elektrode auf der Oberschenkelrückseite (a), auf der Wade (b), auf der Fußsohle (s. **Abb. 3.7**)

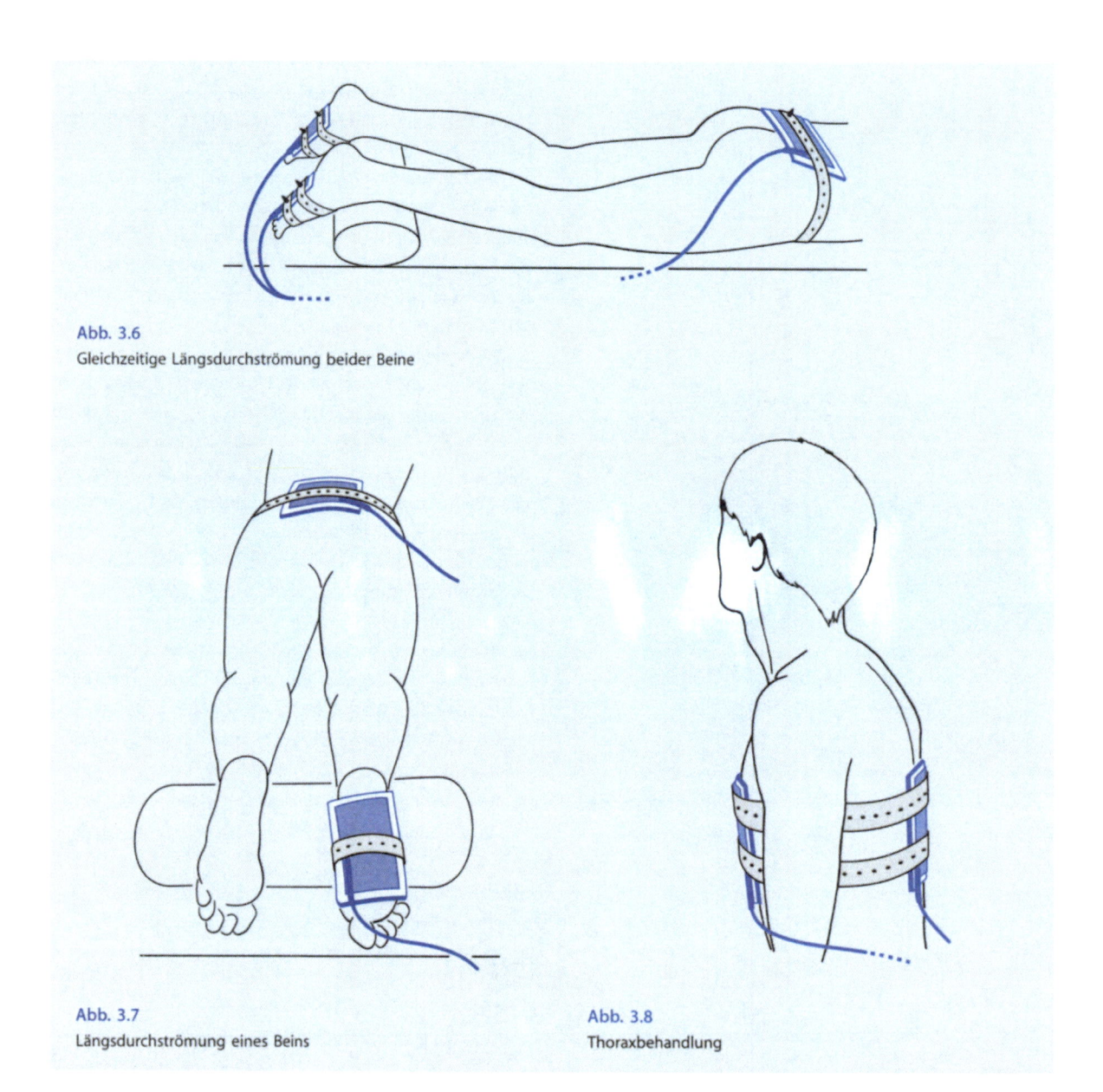

Abb. 3.6
Gleichzeitige Längsdurchströmung beider Beine

Abb. 3.7
Längsdurchströmung eines Beins

Abb. 3.8
Thoraxbehandlung

tigt, d. h. auf oder neben der vorderen Mittellinie auf dem Brustkorb (**Abb. 3.8**). Die Lagerung des Patienten auf der gesunden Seite ist möglich; dabei werden die beiden Elektroden gemeinsam mit Lochgummibändern befestigt, die um den Thorax herumgeführt werden. Die Elektroden hat man somit besser unter Sichtkontrolle.

Allgemeine Vorsichtsmaßnahmen

Das subjektive Stromempfinden des Patienten wird zur Dosierungsrichtlinie erhoben; dadurch ist die Gefahr eines Behandlungsfehlers groß. In **Tabelle 3.2** finden sich die maximal zulässigen Stromstärken. Sollte bei der praktischen Durchführung trotz Berücksichtigung der aufgeführten Hinweise eine Gewebsschädigung beim Patienten auftreten, macht es keinen Sinn, evtl. unerwünschte Behandlungsfolgen bagatellisieren zu wollen. Um bei der erforderlichen Klärung den Verdacht eines möglichen Kunstfehlers der behandelnden Physiotherapeutin ausräumen zu können, sind zwei Dinge notwendig:

Tabelle 3.2 Maximal zulässige Stromstärken bei der Galvanisation

Elektrodengröße	6×8 cm	8×12 cm	12×16 cm	16×24 cm
	50 cm²	100 cm²	200 cm²	400 cm²
Stromstärke	5 mA	10 mA	20 mA	40 mA

- *Sofortige Niederschrift des Befunds*, möglichst unter Zeugen, und unter Berücksichtigung aller wesentlichen Begleitumstände (Elektrodengröße, Elektrodenunterpolsterung, deren Größe, Dicke, Feuchtigkeit, benutzte Stromstärke, Behandlungsdauer, sonstige Beobachtungen).
- *Information* an den dienstlichen Vorgesetzten und an den behandelnden Arzt.

Indikationen

Eine *Elektrotherapie mittels Galvanisation* ist angezeigt bei:
- Fazialislähmung,
- Trigeminusneuralgie,
- sensiblem Radikulärsyndrom HWS und LWS,
- motorischem Radikulärsyndrom HWS und LWS,
- Polyneuropathien,
- funktionellen Angioorganopathien der Arme,
- peripheren arteriellen Angioorganopathien der Beine,
- Interkostalneuralgien.
  Einzelheiten sind in **Tabelle 3.3** aufgelistet.

Keine Indikation sind akute, fieberhafte Allgemeinerkrankungen.

Kontraindikationen

Als Kontraindikationen gelten:
- lokale entzündliche oder eitrige Prozesse,
- Lymphangitis und Lymphödem,
- Hauterkrankungen oder Hautschäden im Behandlungsfeld,
- metallische Fremdkörper im Behandlungsgebiet (Herzschrittmacher, Klappenersatz oder Uterusspiralen). Metallische Endoprothesen bzw. Osteosynthesematerial bergen die Gefahr der elektrolytischen Schädigung.

Thrombose bzw. Thrombophlebitis ist keine Kontraindikation. Im Gegenteil, bei Unterschenkelthrombosen wurde früher die Quergalvanisation empfohlen.

Therapie
Behandlungsschwerpunkte und Differentialindikation

1. *Schmerzstillende Wirkung des galvanischen Stroms* (Anode auf Hauptschmerzpunkt, Kathode ins Ausstrahlungsgebiet):
   Längsgalvanisation der Arme/Beine bei:
   - sensiblen Radikulärsyndromen (akute Krankheitsbilder),
   - Polyneuropathien (ohne Alternative!).

   Behandlung mittels Bergonié-Maske bei:
   - Gesichtsschmerzen (nur nach exakter Diagnose!),
   - segmental ausstrahlenden Thoraxschmerzen (sog. Interkostalneuralgien).

   Bei akuten Krankheitsbildern mit heftigen Schmerzen werden galvanische Ströme in vielen Fällen besser vertragen als die sensibel stärker belästigenden Impulsströme und TENS.

2. *Durchblutungssteigernde Wirkung des galvanischen Stroms* (Anode paravertebral, Kathode möglichst distal an den Extremitäten):
   Längsgalvanisation der Arme/Beine bei:
   - funktionellen Angiopathien der Arme,
   - peripheren arteriellen Angioorganopathien der Beine, auch im Stadium IV nach Fontaine geeignet, wenn Bewegungstherapie nur sehr eingeschränkt möglich ist.

   Bei Patienten mit Durchblutungsstörungen muss besonders auf elektrolytische Hautschäden geachtet werden!

Tabelle 3.3 Indikationsübersicht: Galvanisation

Indikation	Elektrodenposition und -polung	Gegenelektrode	Elektrodengröße	Stromstärke (mA)	Behandlungszeit (min)	Verordnungshinweise
Fazialislähmung	Gesicht (Bergonié-Maske), Kathode	Unterarm Gegenseite, Anode	200 cm²	5–10	10-20-30	Vorbehandlung vor Anpunkten der Fazialisäste
Trigeminusneuralgie	Gesicht (Bergonié-Maske), Anode	Unterarm Gegenseite, Kathode	200 cm²	5–10	10-20-30	
Sensibles Radikulärsyndrom der HWS	Nacken, Anode	Unterarm oder Handfläche, Kathode	200 cm² 12×16	10–20	10-20-30	Distale Elektrode je nach Schmerzausstrahlung
Sensibles und motorisches Radikulärsyndrom der LWS	Lumbosakralgegend, Anode	Oberschenkelrückseite, Wade, Fußrücken, Kathode	200 cm² 12×16 oder 400 cm² 16×24	10–20	10-20-30	Distale Elektrode je nach Schmerzausstrahlung
Polyneuropathie der Arme der Beine	Nacken, Anode / Lumbosakralgegend, Anode	Handfläche, Kathode / Fußsohle, Kathode	200 cm² 12×16 / 200 cm² 12×16	10–20 / 10–20	10-20-30 / 10-20-30	Bei beidseitigem Befall kann distale Elektrode auch doppelseitig angelegt werden (Doppelkabel erforderlich)
Funktionelle Angioorganopathie der Arme	Nacken, Anode	Unterarme oder Handflächen, Kathode	200 cm² 12×16	10–20	10-20-30	Kathode möglichst distal je nach Lokalisation

Tabelle 3.3 (Fortsetzung)

Indikation	Elektrodenposition und -polung	Gegenelektrode	Elektrodengröße	Stromstärke (mA)	Behandlungszeit (min)	Verordnungshinweise
— Periphere arterielle Angioorganopathie der Beine	— Lumbosakralgegend, Anode	— Fußrücken oder Fußsohlen, Kathode	200 cm² 12×16 oder 400 cm² 16×24	10–20	10–20–30	— Kathode möglichst distal je nach Lokalisation
— Interkostalneuralgie (segmental ausstrahlende Schmerzen)	— Rücken paravertebral, Anode	— Gegenüber auf Brustkorb, Kathode	200 cm² 12×16	10–20	10–20–30	— Auf betroffenes Segment

3.1.2 Iontophorese

Parameter
- Sonderform der Gleichstrombehandlung,
- ein Strom konstanter Richtung und gleichbleibender Intensität dient zum Stofftransport (**Abb. 3.1**).

Elektrophysiologische Grundlagen
Mit Hilfe des galvanischen Stroms lassen sich Medikamente durch die intakte Haut in den Körper einbringen. Die Stoffe müssen dazu in wässriger Lösung als Ionen vorliegen. Sie werden vom Pol gleicher Ladung aus eingebracht und wandern unter dem Einfluss des elektrischen Stroms zum Pol mit der entgegengesetzten Ladung (**Abb. 3.9**).

Ist der wirksame Teil des Stoffs ein positiv geladenes Kation, muss das Medikament vom Pol gleicher Ladung – der Anode – aus eingebracht werden. Auf seinem Weg zur negativen Kathode dringt es in den Körper ein. Wenn es sich bei dem wirksamen Bestandteil des Medikaments um ein negativ geladenes Anion handelt, wird der Stoff vom Pol gleicher Ladung – der Kathode – aus eingebracht. Es wandert zur positiv geladenen Anode und passiert auf diesem Weg den Körper.

> **Wichtig !**
>
> Unter dem *Einfluss des elektrischen Stroms* wandern:
> - Kationen zur Kathode,
> - Anionen zur Anode.

Die Ladung des Medikaments muss bekannt sein, damit der Stofftransport, vom richtigen Pol aus eingebracht, auch stattfinden kann. Die Moleküle sind für die Iontophorese geeignet, wenn sie beim pH-Wert der Haut (pH = 4,5–5,5) als schwache Säure oder schwache Base vorliegen. Amphotere Substanzen, die gleichzeitig positive und negative Ladungen tragen, werden von der Haut gepuffert und sind zur Iontophorese ungeeignet.

Die *Menge* des auf diese Weise *eingebrachten Stoffes* ist schwer zu kontrollieren. Sie hängt ab von der:
- *Elektrodengröße*. Sie darf nicht zu klein sein. In Abhängigkeit vom Behandlungsfeld werden Elektroden in der Regel nicht unter 100 cm^2 verwendet, besser ist eine Größe von 200–400 cm^2.

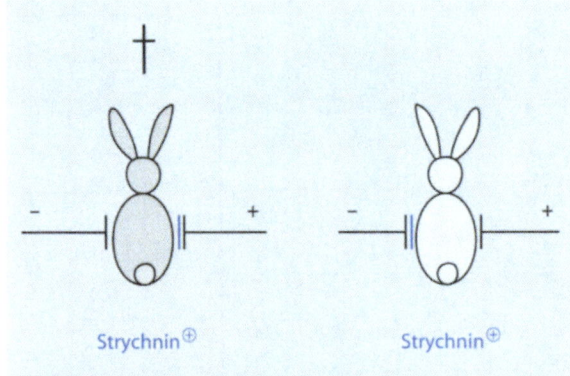

Abb. 3.9
Versuch nach Leduc. Wird Strychnin® vom „falschen" Pol (mit der entgegengesetzten Ladung) aus eingebracht, wandert es lediglich in der Elektrodenunterpolsterung etwas näher an die entgegengesetzte Elektrode (Kathode) heran; dem rechten Tier passiert nichts.
Wird Strychnin® jedoch vom Pol gleicher Ladung aus eingebracht, so tritt es auf seinem Weg zum Pol mit der entgegengesetzten Ladung (Kathode) in den Organismus ein und wirkt tödlich

- *Stromstärke*. Sie darf nicht zu niedrig sein: 1 mA/10 cm^2 Elektrodenfläche, d. h. 20 mA bei 200 cm^2 Elektrodengröße.
- *Behandlungsdauer*. Sie darf nicht zu kurz sein, möglichst nicht unter 30 min, besser ist eine Stunde. Nur damit lassen sich ausreichende Plasma- bzw. Gewebsspiegel (ausreichend zur Hemmung der Prostaglandinsynthese) erreichen. Allerdings wird bei zunehmender Behandlungszeit die Gefahr der elektrolytischen Hautschädigung immer größer. Für derartig lange Behandlungszeiten scheiden daher manche antirheumatischen Einreibungen bzw. Gels aus, wenn sie bereits von sich aus (d. h. ganz ohne Strom) stark hautreizend wirken bzw. eine starke Hautrötung verursachen.

Die eingebrachte Stoffmenge ist bei der Iontophorese nicht von der Konzentration der Lösung abhängig, denn:
- *bei der Diffusion* (nach Einreibung ohne Einfluss des elektrischen Stroms) ist der Stofftransport abhängig vom Diffusionswiderstand (Eindringvermögen) der Haut und von der Konzentration des Medikaments in der Lösung,

– *bei der Iontophorese* (unter Einfluss des elektrischen Stroms) ist der Stofftransport vom elektrischen Hautwiderstand und damit von der Größe der angelegten Spannung abhängig.

> **Wichtig !**
>
> Die eingebrachte Stoffmenge ist der Elektrodengröße, der Stromstärke und der Stromflusszeit direkt proportional. Sie ist unabhängig von der Konzentration der Lösung.

Die *Eindringtiefe des eingebrachten Medikaments* beträgt nur wenige Millimeter. Dort lagert es sich ab und wird aus diesem Depot entweder allmählich mit dem Blut- bzw. Lymphstrom in die Umgebung bzw. in den Kreislauf abtransportiert oder es diffundiert in tiefere Gewebsschichten ab. Der entscheidende Vorteil der Iontophorese liegt in der besseren Durchdringung des Stratum corneum, möglicherweise entlang der Haarfollikel bzw. Schweißdrüsenausführungsgänge.

Zur Behandlung eignen sich deshalb relativ oberflächlich und direkt unter der Haut gelegene Krankheitsherde (Sehnenansätze bei Epikondylitis bzw. Periarthropathie, Seitenbänder des Kniegelenks). Besonders am Kniegelenk sind auch retropatellar bzw. in der Synovialmembran höhere Wirkstoffkonzentrationen gefunden worden. Die Wirkung des Medikaments ist zunächst lokal begrenzt, systemische Effekte (nach Abtransport) sind nur für Histamin beschrieben. Bei der oralen oder parenteralen Medikamentengabe ist zunächst ein hoher Blutspiegel erforderlich, um eine hinreichend große lokale Gewebskonzentration zu erreichen. Im Gegensatz dazu hat die Iontophorese den Vorteil, dass ohne unnötig belastende Blutspiegel eine hohe lokale Medikamentenanreicherung erzielt wird (**Abb. 3.10**).

Praktische Durchführung

Vorbereitung des Patienten

Die Behandlungstechnik unterscheidet sich nicht von der bei stabiler Galvanisation (s. Abschn. 3.1.1). Ein Frotteetuch wird mit der Medikamentenlösung getränkt, dann 6- bis 8fach gefaltet und so auf die Haut gebracht. Die Unterlage des Gegenpols wird mit Wasser getränkt. Beide Unterpolsterungen sollen die Metallelektroden auf allen Seiten mindestens 1 cm überragen.

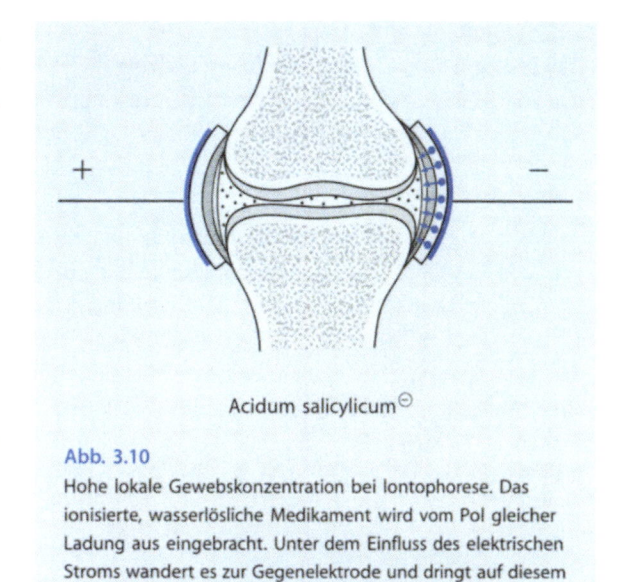

Acidum salicylicum$^{\ominus}$

Abb. 3.10
Hohe lokale Gewebskonzentration bei Iontophorese. Das ionisierte, wasserlösliche Medikament wird vom Pol gleicher Ladung aus eingebracht. Unter dem Einfluss des elektrischen Stroms wandert es zur Gegenelektrode und dringt auf diesem Weg durch die intakte Haut in den Körper ein

Wenn man Salbe bzw. Gel zur Iontophorese verwendet, wird die Haut damit bestrichen. Die Salbe wird mit einer zwar stromdurchgängigen, aber medikamentenundurchlässigen Zellophanfolie bedeckt, auf die dann die Elektrode mit einer wassergetränkten Unterpolsterung gelegt wird.

Nach der Iontophorese müssen Haut und ggf. Unterpolsterung von den Salbenresten sorgfältig gereinigt werden.

Elektroden

Die Elektroden werden so angelegt, dass sie nicht zu weit voneinander entfernt platziert sind. In der Regel befindet sich die Gegenelektrode gegenüber der zu behandelnden Stelle.

Stromstärke

Die Stromstärke beträgt bei einer Elektrodengröße von 50 cm^2 etwa 5 mA, bei 100 cm^2 Elektrodengröße etwa 10 mA; in manchen Fällen jedoch 2 mA/10 cm^2 Elektrodenfläche. Die minimale Behandlungsdauer beträgt ca. 30 min. Bei der Iontophorese ist eine einschleichende Dosierung erforderlich, d. h. man beginnt mit niedrigeren Intensitäten und kürzeren Zeiten und steigert bei guter Verträglichkeit von Mal zu Mal bis zu den angegebenen Werten. Je niedriger die Stromstärke, umso länger kann die Behandlungszeit sein und umgekehrt.

Behandlungsdauer

Zur Festlegung des *Behandlungsintervalls* kann man sich nach der Halbwertszeit der Medikamentenwirkung richten (Herstellerangaben zur Pharmakokinetik). Geeignet ist ein Behandlungsabstand von etwa der halben Halbwertszeit.

Besondere Vorsicht ist bei der *Histaminiontophorese* geboten. Es kommt sehr rasch zur Quaddelbildung in der Haut, und es können allgemeine Kreislaufwirkungen (Gesichtsrötung, Schwindel, Pulsbeschleunigung, Blutdrucksenkung) hinzukommen. Es gelten nicht die üblichen Behandlungsrichtlinien, sondern stark eingeschränkte Kriterien in Bezug auf die vorgeschriebene Konzentration der Lösung, Elektrodengröße, Stromstärke und Behandlungszeit, die exakt eingehalten werden müssen (Tabelle 3.4).

Sicherheitshalber sollte die Behandlung am liegenden Patienten durchgeführt werden.

Indikationen

Einzelheiten für die Behandlung mit Iontophorese sind ausführlich in **Tabelle 3.4** aufgelistet. Es handelt sich im Wesentlichen um:
- Schmerzbekämpfung bei degenerativen und oberflächlich gelegenen Gelenk- und Weichteilerkrankungen (Epicondylitis humeri, Periarthropathia humeroscapularis, Kniegelenkarthrosen),

Tabelle 3.4 Indikationsübersicht: Iontophorese

Indikation	Medikament	Konzentration	Aktive Elektrode	Stromstärke (mA)	Behandlungszeit (min)
– Epikondylitis lateralis – Periarthropathia humeroscapularis – Kniegelenkläsion	– Natrium salicylicum oder	1–2%	– Kathode 50 cm²	5	20–30
	– Acid. salicylicum (Mobilat-Gel) oder	2%	– Kathode 100–200 cm²	10–20	20–30
	– Ibuprofen (Trauma Dolgit-Gel) oder	3%	– Kathode 100–200 cm²	10–20	20–30
	– Diclofenac (Voltaren-Emulgel)	1%	– Kathode 100–200 cm²	10–20	20–30
– Narbenkeloide	– Kalium jodatum	1–2%	– Kathode 100 cm² oder größer	10	20–30
– Zirkumskripte Sklerodermie	– Heparin (Contractubex)	5000 IE in 100 g	– Kathode 100 cm² oder größer	10	20–30
– Sudeck-Dystrophie	– Histamin, Azetylcholin	0,1‰ (Promille)	– Anode 50–100 cm²	5–10	10
– Sportverletzungen	– DMSO +Heparin-Na	50000 IE in 100 g	– Kathode 100 cm² oder größer	10	10

- erweichende Wirkung bei Narbenbildung, Dupuytren-Kontraktur, zirkumskripte Sklerodermie,
- Gefäßerweiterung bei Sudeck-Dystrophie,
- Sportverletzungen und stumpfe Weichteiltraumen (Kontusion, Kapsel-Band-Läsionen, Muskelrisse),
- Hyperhidrosis manum et pedum.

Kontraindikationen
Die Kontraindikationen entsprechend denen in Abschn. 3.1.1:
- Lokale entzündliche Prozesse,
- Hauterkrankungen,
- Metall im Behandlungsgebiet.

Kritische Anmerkungen
Für die Behandlung mit Iontophorese sind zahlreiche Stoffe empfohlen worden, deren Wirkungsnachweis oft fraglich ist. Deshalb ist ein zurückhaltender Einsatz angezeigt. Besonders Glukokortikoide, Antibiotika und Lokalanästhetika sind ungeeignet bzw. entbehrlich.

Dagegen ist für Salicylsäureabkömmlinge und andere Prostaglandinsynthesehemmer ein Effekt nachweisbar und klinisch plausibel, ebenso für gewebserweichende Mittel und Heparin (**Tabelle 3.4**).

Die von Dermatologen empfohlene sog. Leitungswasser-Iontophorese ist keine Iontophorese, sondern eine reine Galvanisation (**Abb. 3.11**).

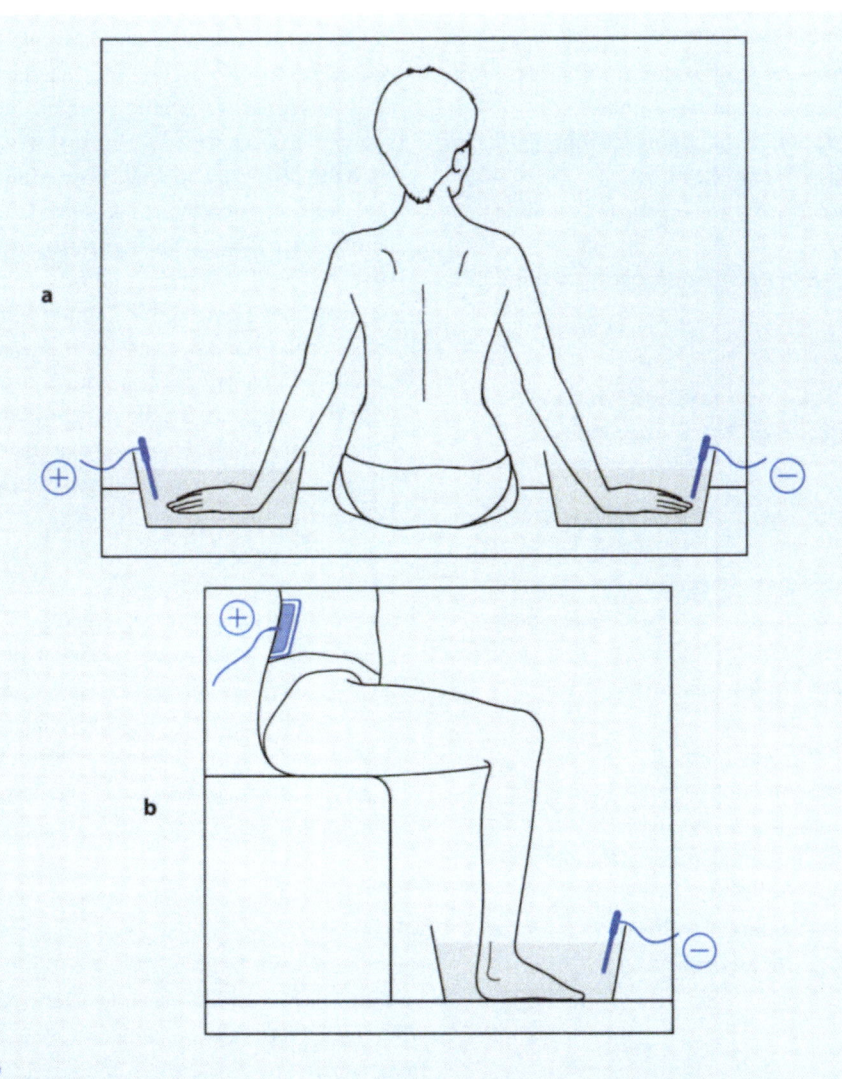

Abb. 3.11 a, b
Sog. Leitungswasseriontophorese. Beide Handflächen (a) bzw. Fußsohlen (b) befinden sich im Wasser

▬ **Therapie**
**Behandlungsschwerpunkte
und Differentialindikationen**
- *Lokale Medikamentenanreicherung* (besonders Prostaglandinsynthesehemmer) bei oberflächlich gelegenen Krankheitsherden:
  - Sehnenansätze bei Epikondylitis oder Periarthropathia humeroscapularis,
  - Knieseitenbänder oder Retropatellararthrose (Iontophorese ist die wirksamste Form der Elektrotherapie bei Kniebinnenschäden!).
- Fast alle *geeigneten Medikamente* (Salicylsäureabkömmlinge) sind *negativ geladen* und kommen deshalb unter die Kathode.
- Ausnahmen von dieser Regel bilden nur *körpereigene Substanzen* (Azetylcholin, Histamin). Sie sind *positiv geladen* und kommen unter die Anode.
- Eine aussichtsreichere Behandlung als Iontophorese ist Ultraschall (s. Abschn. 3.5) bei:
  - systemischer Sklerodermie (lokale Behandlung der Hände),
  - Morbus Sudeck der Arme (nur paravertebrale Beschallung).

3.2 Niederfrequente Impulsstromtherapie (Stimulation von Nerv und Muskel)

Frequenzen zwischen 50 und 150 Hz sind geeignet, Nerven und Muskeln zu stimulieren. Die therapeutische Anwendung erfolgt nach zwei verschiedenen Methoden:
- *Analgetischer Reizstrom zur Schmerzbekämpfung*:
  - Reizstromtherapie nach Träbert,
  - diadynamische Ströme nach Bernard,
  - TENS.
- *Elektrische Muskelstimulation*:
  - Schwellstrombehandlung normal innervierter Skelettmuskulatur,
  - Exponentialstromtherapie des gelähmten Skelettmuskels.

Die Gestaltung reizwirksamer Parameter wird in Kap. 2 (Abschn. 2.3.1) ausführlich erläutert.

▬ **Exkurs**
Zur Gültigkeit der Gate-control-Theorie
1965 veröffentlichen Melzack u. Wall eine einfache neuronale Theorie, die eine klinisch plausible Erklärung zur schmerzstillenden Wirkung analgetischer Reizströme lieferte. Sie basierte auf folgenden Vorstellungen:

In den Hinterhörnern des Rückenmarks, lokalisiert in der Substantia gelatinosa der Lamina III und IV, befindet sich ein Kontrollschrankensystem in Form *hemmender Interneurone*, die zur segmentalen Schmerzmodulation beitragen und die Übermittlung von Schmerzreizen zum Zwischenhirn zu blockieren vermögen.

Es wurden *zwei Möglichkeiten der Schmerzmodulation* diskutiert:
- *Kontrollschranke bzw. Tor geschlossen* (**Abb. 3.12 a**). Bei schmerzloser elektrischer Hautreizung (TENS und andere analgetische Ströme) werden dicke (nichtnozizeptive) Afferenzen (Aβ-Fasern) erregt, gleichzeitig auch die Zellen der Substantia gelatinosa (SG-Zellen), die als hemmende Interneurone präsynaptisch einen hemmenden Einfluss auf die Transmitterzellen (T-Zellen) ausüben. Dadurch gelangen weniger Schmerzimpulse über aufsteigende Bahnen zum Zentrum. Etwaige Schmerzreize, die über dünne nozizeptive Aδ- und C-Fasern an denselben Transmitterzellen eintreffen, werden ebenfalls gehemmt. Anders ausgedrückt: Konkurrierende Schmerzimpulse aus dünnen Fasern treffen auf eine bereits depolarisierte Zelle: Das Schmerztor nach zentral ist geschlossen.
- *Kontrollschranke bzw. Tor geöffnet* (**Abb. 3.12 b**). Bei schmerzhafter Hautreizung werden überwiegend dünne nozizeptive Afferenzen erregt. Die Theorie postulierte, dass dadurch die Aktivität in den SG-Zellen nachlässt (die hemmenden Interneurone werden praktisch abgeschaltet), was präsynaptisch zu einer erhöhten Erregung an den Transmitterzellen führt: das Tor wird geöffnet, und es können vermehrt Schmerzimpulse zum Zentrum gelangen.

Diese zweite Annahme der Gate-control-Theorie wurde von neurophysiologischer Seite jedoch widerlegt (entsprechende Stelle wird in **Abb. 3.12 b** mit „?" markiert), und inzwischen ist die gesamte Theorie fallen gelassen worden, so dass sie in keinem Physiologie-Lehrbuch mehr auftaucht. Ein klinisch tätiger Arzt kann experimentellen Neurophysiologen natürlich nicht widersprechen, aber bekanntlich kann von neurophysiologischer Seite kein anderer brauchbarer Erklärungsversuch vorgelegt werden, der plausibel machen könnte, wie man sich die klinisch nachgewiesene analgetische Wirkung elektrischer Ströme vorzustellen hat.

Stattdessen wird auf den sog. Verdeckungseffekt nach Lullies verwiesen, der besagt, dass die Aktivierung dicker schnell leitender Oberflächenafferenzen (Aβ-Fasern) mit der Impulsübertragung in den dünnen langsam leitenden Schmerzfasern (Aδ- und C-Fasern) konkurriert und dadurch zu ihrer Hemmung beiträgt. Entscheidend ist das Verhältnis der Aktivität in den dicken nichtnozizeptiven Afferenzen im Vergleich zu der in den dünnen nozizeptiven Fasern.

Diese Auffassung entspricht zum einen dem ersten Postulat der Gate-control-Theorie (präsynaptische Schmerzhemmung infolge vermehrter Aktivität in den dicken, nichtnozizeptiven Afferenzen; **Abb. 3.12a**), das strenggenommen bisher gar nicht widerlegt worden ist. Zum anderen steht sie in Übereinstimmung mit wesentlich älteren Vorstellungen der sog. Pain-pattern-Theorie, die ebenfalls vom Verhältnis der relativen Aktivität in den verschiedenen Afferenzen ausgeht; anders ausgedrückt: Schmerz wird dann empfunden, wenn die Aktivität in den dünnen nozizeptiven Fasern höher ist als in den dicken nichtnozizeptiven Afferenzen.

Zusammenfassend ist festzuhalten, dass der erste Teil der Gate-control-Theorie, der den älteren Vorstellungen (Verdeckungseffekt, Pain-pattern-Theorie) entspricht,

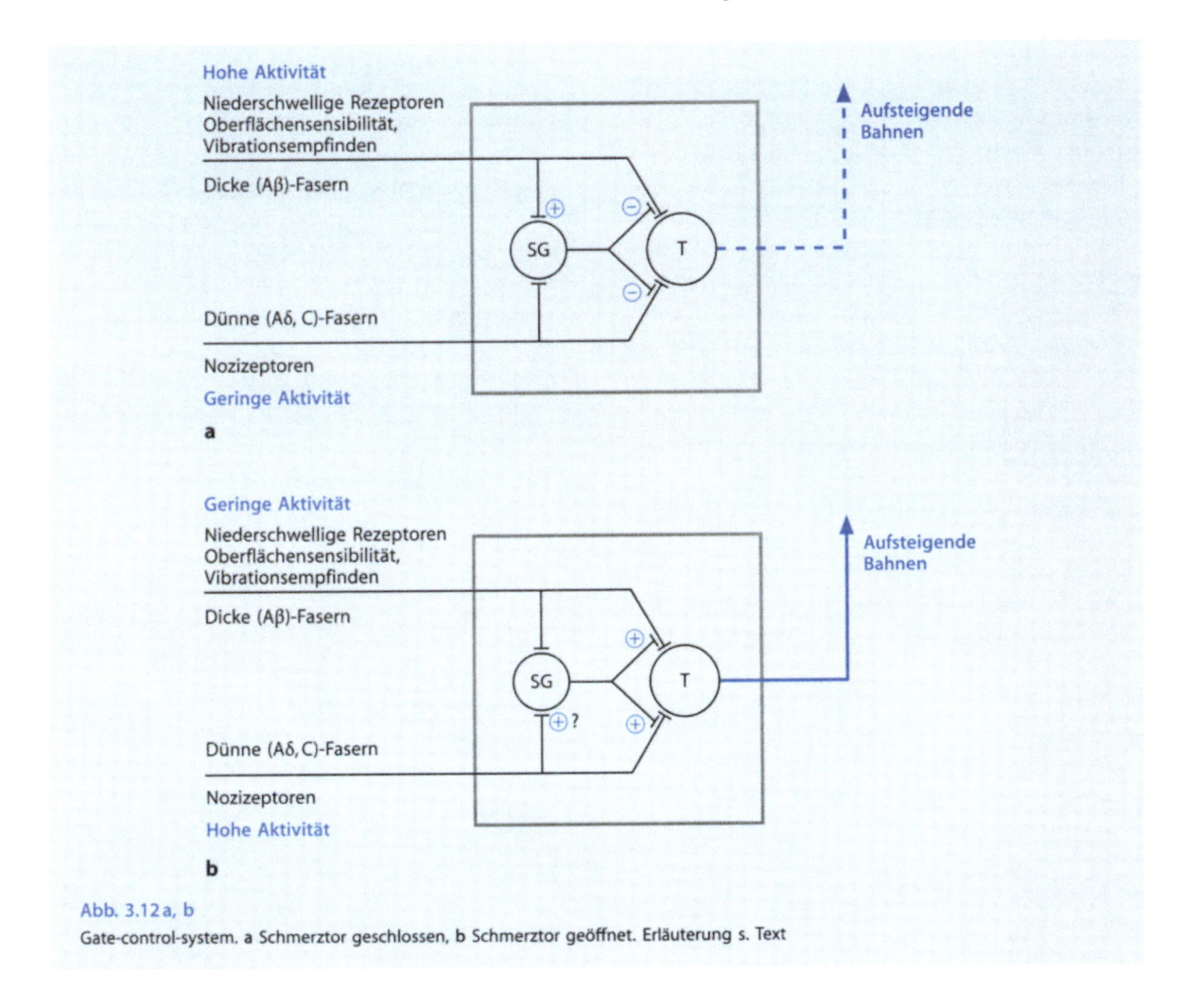

Abb. 3.12a, b
Gate-control-system. a Schmerztor geschlossen, b Schmerztor geöffnet. Erläuterung s. Text

durchaus zur Erklärung der schmerzstillenden Wirkung von Reizströmen herangezogen werden kann, zumindest so lange, bis von Neurophysiologen eine präzisere Erklärung vorgelegt werden kann.

3.2.1 Reizstromtherapie nach Träbert

Parameter
- Rechteckimpulsfolge,
- Impulsdauer $t_i = 2$ ms,
- Impulspause $t_p = 5$ ms,
- Impulsperiodendauer $T = 7$ ms,
- Frequenz $f = 143$ Hz (**Abb. 3.13**).

Elektrophysiologische Grundlagen
Bei dieser Stromform handelt es sich um eine empirisch gefundene Impulsfolge, die durch Reizung motorischer bzw. sensorischer Nervenfasern sowohl motorisch erregend (tetanisierender Strom) wie auch schmerzstillend (Oberflächensensibilität, Vibrationsempfinden) wirkt. Deshalb ist dieser Strom zur Behandlung schmerzhafter Affektionen des Bewegungsapparats, die mit Verspannungen der Muskulatur einhergehen, gut geeignet.

Die muskeldetonisierende Wirkung beruht vermutlich darauf, dass ein pathologisch gesteigerter, reflektorischer Dauertonus der Haltemuskulatur des Achsenorgans mittels unterschwelliger Muskelkontraktionen, ausgelöst durch eine relativ hohe Frequenz, vermindert wird. Muskel- und Sehnenspindeln werden gereizt und dadurch möglicherweise zu einer verringerten Sollwerteinstellung veranlasst.

Hypothetisch ist ebenfalls die Erklärung der schmerzstillenden Wirkung über den sog. Verdeckungseffekt. Durch die Reizung schnell leitender sensorischer Nervenfasern (Oberflächensensibilität, Vibrationsempfinden) werden die sensorischen Hinterhornzellen, an denen diese Impulse einlaufen, im Zustand der Depolarisation gehalten. Laufen nun Schmerzimpulse über langsam leitende Schmerzfasern an denselben Hinterhornzellen ein, stoßen sie auf eine depolarisierte Zelle. Die Schmerzübermittlung ist damit unterbrochen und eine Weiterleitung über den Tractus spinothalamicus kommt nicht zustande.

Praktische Durchführung
Elektroden
Man benutzt Plattenelektroden der Größe 6×8 cm (für Halswirbelsäule) bzw. 8×12 cm (für Brust- und Lendenwirbelsäule), gut unterpolstert, wie beim galvanischen Strom (s. Abschn. 3.1.1). Die Elektrodenanlage erfolgt entweder auf der Mittellinie über den Dornfortsätzen (Originalmethode Träbert) oder gering paravertebral (neben den Dornfortsätzen), je nach Lokalisation und Seitenbetonung des Schmerzes. Die Kathode liegt auf dem Hauptschmerzpunkt, die Anode im Abstand von 3 cm darunter. Im Bereich der LWS kann die Anordnung von Kathode und Anode auch umgekehrt erfolgen. Mehrere Lokalisationen sind selten erforderlich. Bei der Behandlung im Sitzen erfolgt die Fixierung der Elektrode mit Lochgummibändern. Besser ist jedoch die Behandlung in Bauch- oder Seitlage. Die Fixierung erfolgt ebenfalls mit Lochgummibändern oder auch mit Sandsäckchen.

Elektrodenanlage im Bereich der Wirbelsäule. Die Originalmethode nach Träbert schreibt vor (**Abb. 3.14**):
- *HWS*: Größe 6×8 cm, Kathode befindet sich kranial (Nackenhaaransatz), Anode distal in 3 cm Abstand,

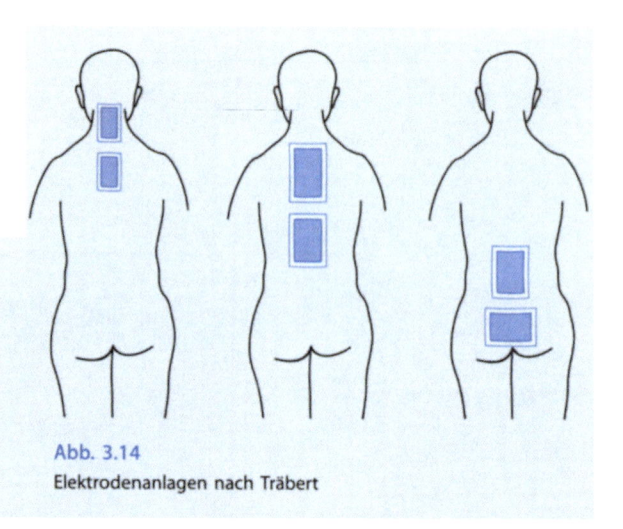

Abb. 3.13
Reizstrom nach Träbert

Abb. 3.14
Elektrodenanlagen nach Träbert

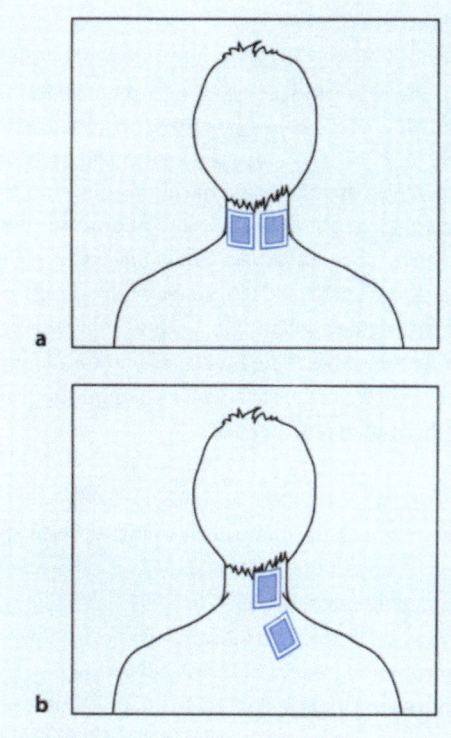

Abb. 3.15 a, b
Zervikalsyndrom. **a** Elektroden beidseits paravertebral subokzipital, **b** Elektroden einseitig paravertebral ober- und unterhalb des Schmerzgebiets

- *BWS*: Größe 8×12 cm, Kathode deckt eben noch den vorspringenden Wirbel (7. Halswirbeldornfortsatz) ab, Anode distal in 3 cm Abstand,
- *LWS*: Größe 8×12 cm, Kathode befindet sich auf der Lumbalmuskulatur, Anode distal im Kreuzbeinbereich, längs oder quer.

Die heute üblichen Elektrodenanlagen, gültig für HWS, BWS und LWS, weichen von der Originalmethode nach Träbert geringfügig ab (**Abb. 3.15–3.17**):
- Elektroden paravertebral einseitig, oberhalb und unterhalb des Schmerzgebiets, in ca. 3 cm Abstand voneinander angebracht, oder
- Elektroden paravertebral beidseits, in Höhe des Schmerzgebiets.

Periphere Extremitätengelenke lassen sich ebenfalls mittels Reizstrom nach Träbert behandeln. Dabei gilt:
- Querdurchflutung des Gelenks,
- Elektrodentechnik wie in Abschn. 3.1.1 beschrieben.

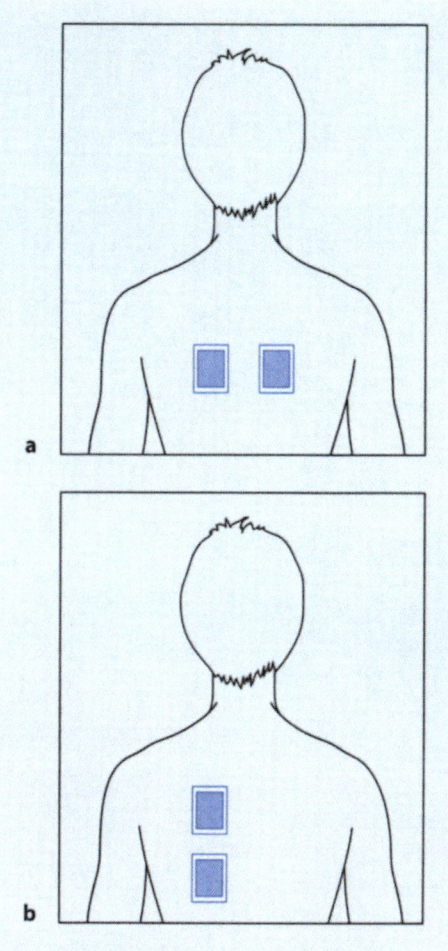

Abb. 3.16 a, b
Thorakalsyndrom. **a** Elektroden beidseitig paravertebral in Höhe des Schmerzgebiets (M. erector trunci), **b** Elektroden einseitig paravertebral ober- und unterhalb des Schmerzgebiets (Mm. rhomboidei).

Stromstärke
Die Stromstärke wird zunächst bis zur vorläufigen Empfindungsgrenze hochgeregelt und nach einigen Minuten ganz allmählich weiter erhöht, bis die endgültige Toleranzgrenze des Patienten erreicht ist.

> **Cave**
> Sichtbare Muskelkontraktionen sollten vermieden werden.

Behandlungsdauer

Die Behandlungszeit beträgt 15 min, die Behandlungen erfolgen täglich. Häufig genügen 5–6 Sitzungen, gelegentlich sind auch 10–12 Sitzungen notwendig. Nach den ersten Behandlungen wird mitunter beobachtet, dass die Beschwerden für einige Stunden nachlassen bzw. völlig verschwinden. Danach können die Schmerzen wieder zurückkehren. Dieser sog. *Ersteffekt* beweist die Richtigkeit des therapeutischen Eingreifens und veranlasst die Weiterführung der Behandlung. Wenn sich jedoch nach einigen Anwendungen die Beschwerden verschlimmern, muss die begonnene Serie abgebrochen und die Indikation ärztlich überprüft werden.

Indikationen

Einzelheiten zu den nachfolgend genannten Indikationen finden sich in **Tabelle 3.5**:

- Lokale Schmerzsyndrome der Wirbelsäule (lokales Zervikal-, Thorakal- und Lumbalsyndrom) aufgrund degenerativer Wirbelsäulenveränderungen (Osteochondrose, Spondylosis deformans, Osteoporose) oder funktioneller Wirbelsäulenveränderungen (Haltungs- und Überlastungsschäden).
- Degenerative oder posttraumatische Schäden an peripheren Extremitätengelenken (Arthrosen, Distorsion, Kontusion, Zustand nach Luxation oder Subluxation) (**Abb. 3.18–3.21**).

Kontraindikationen

Sie entsprechen denen bei der Galvanisation (s. Abschn. 3.1.1), darüber hinaus ist nichts bekannt. Wenn im Körper

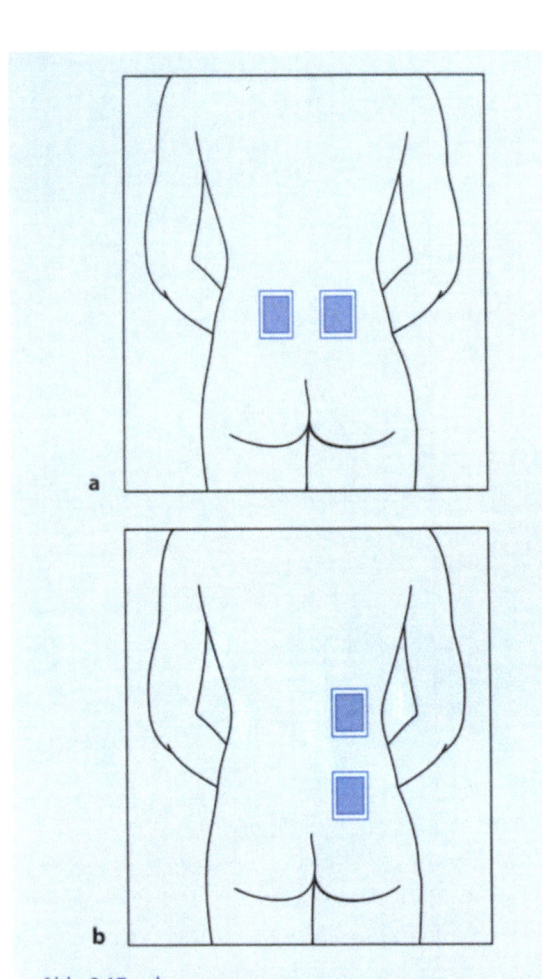

Abb. 3.17 a, b
Lumbalsyndrom. **a** Elektroden beidseitig paravertebral (M. quadratus lumborum), **b** Elektroden einseitig paravertebral ober- und unterhalb des Schmerzgebiets

Tabelle 3.5 Indikationsübersicht: Reizstromtherapie nach Träbert

Indikation	Elektroden	Impulsparameter	Behandlungszeit	Stromstärke
– Lokale Schmerzsyndrome der Wirbelsäule	– Mittellinie oder paravertebral untereinander	– Impulsdauer = 2 ms Impulspause = 5 ms	15 min	– Toleranzgrenze (bis zum kräftigen Stromgefühl unterhalb Kontraktionsschwelle)
– Arthrosen und posttraumatische Zustände von Extremitätengelenken	– Querdurchflutung des betreffenden Gelenks	– Impulsdauer = 2 ms Impulspause = 5 ms	15 min	

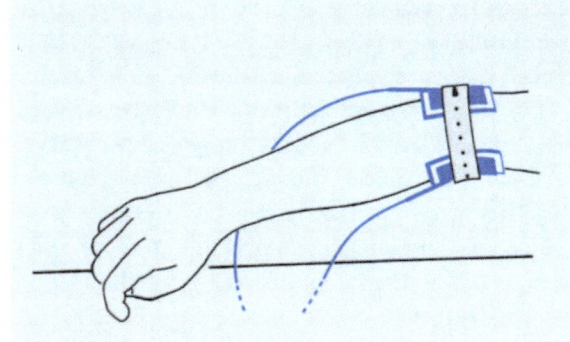

Abb. 3.18
Elektrodenanlage am Ellenbogengelenk

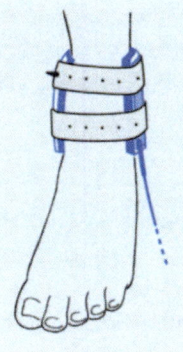

Abb. 3.21
Elektrodenanlage am Fußgelenk

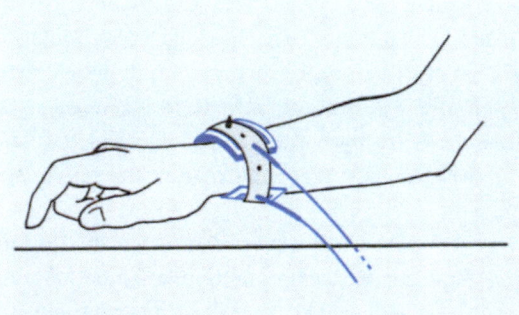

Abb. 3.19
Elektrodenanlage am Handgelenk

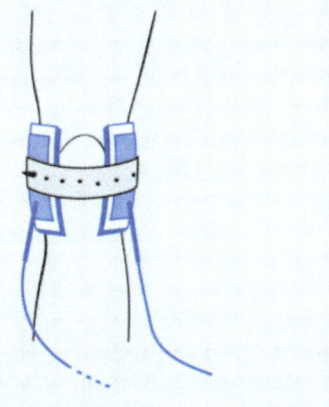

Abb. 3.20
Elektrodenanlage am Kniegelenk

des Patienten Metall vorhanden ist, kommen als Alternative bidirektionale Impulse in Betracht.

Therapie
Behandlungsschwerpunkte und Differentialindikationen

- Der Reizstrom nach Träbert ist eine gut eingeführte analgetische Stromform, die als therapeutischer Einstieg bei *schmerzhaften Muskelverspannungen* auf degenerativer Grundlage im Bereich der Wirbelsäule und an peripheren Extremitätengelenken gerechtfertigt ist.
- Allerdings werden bei sehr *heftigen Schmerzzuständen* (akute Lumbago, akutes sensibles Radikulärsyndrom) jegliche Impulsströme (Träbert, Bernard) wegen ihrer sensiblen Reizwirkung schlecht vertragen. Stattdessen bieten sich die galvanische Durchflutung (längs oder quer) bzw. mittelfrequente Ströme (s. Abschn. 3.3) als Alternative an. Die Elektrodenanlagen dafür sind prinzipiell die gleichen.

3.2.2 Diadynamische Ströme nach Bernard

Parameter
- Galvanischer Basisstrom, überlagert von positiven Sinushalbwellen,
- Impulsbreite (an der Basis) $t_i = 10$ ms,
- Pausendauer $t_p = 10$ ms,
- Impulsperiodendauer $T = 20$ ms,
- Frequenz entweder $f = 50$ Hz (einweggleichgerichtet) oder $f = 100$ Hz (zweiweggleichgerichtet) bzw. regelmäßiger Wechsel zwischen beiden Frequenzen.

Die wichtigsten *Stromformen* sind:
- MF („monophasé fixe"): f = 50 Hz (**Abb. 3.22 a**),
- DF („diphasé fixe"), f = 100 Hz (**Abb. 3.22 b**),
- CP („courtes périodes"), je 1 s MF und DF im Wechsel (**Abb. 3.22 c**),
- LP („longues périodes"), 5 s 50 Hz und 10 s 100 Hz, die Phase von DF langsam an- und abschwellend (**Abb. 3.22 d**).

Elektrophysiologische Grundlagen

Die relativ breiten Impulse beinhalten von sich aus eine erhebliche galvanische Komponente. Die zusätzliche Einführung eines galvanischen Basisstroms, der mit einer Impulsfolge überlagert wird, bringt eine Verstärkung des Katelektrotonus unter der Kathode bzw. des Anelektrotonus unter der Anode mit sich. Unter der Kathode kommt es dadurch zur Membranauflockerung und Erregbarkeitssteigerung infolge Reizschwellenerniedrigung. Die galvanische Basis, zusammen mit der großen Impulsbreite, bewirkt beim Patienten eine relativ starke sensible Belästigung in Form eines deutlichen Brennens. Das bedeutet, dass mit diadynamischen Strömen nach Bernard eine stärkere Reizung sensorischer Nerven verbunden ist als bei Strömen mit schmaleren Impulsen (Träbert, TENS) und ohne galvanische Basis. Die schmerzstillende Komponente der diadynamischen Ströme – für die ebenfalls der Verdeckungseffekt als Erklärungsmöglichkeit gültig ist – kann demnach höher eingestuft werden.

Da es sich um tetanisierende Frequenzen handelt, ist gleichzeitig ein muskelstimulierender Effekt vorhanden. Prinzipiell lassen sich mit allen vier Stromformen Muskelkontraktionen auslösen. Bei der Stromform CP sieht man während der 50-Hz-Phase eine Kontraktion, der in der 100-Hz-Phase eine Erschlaffung des Muskels folgt, da bei 100 Hz die motorische Reizschwelle höher liegt als bei 50-Hz-Impulsfolgen.

Praktische Durchführung

Elektroden

Es stehen *Plattenelektroden* der üblichen Abmessungen und *runde Schalenelektroden* mit verschiedenen Durchmessern zur Verfügung. Die Plattenelektroden werden bei Durchflutung größerer Bezirke, beispielsweise bei der Querdurchströmung eines Gelenks oder Längsbehandlung eines Beins, benutzt. Wie bei der Galvanisation ist eine 6- bis 8fache Unterpolsterung notwendig. Sie sollte ebenfalls gut durchfeuchtet sein und die Metallelektroden auf allen Seiten überragen. Die Fixierung der Elektroden erfolgt mit Lochgummibändern.

Die *Schalenelektroden*, die in einen Elektrodenbügel eingeschraubt werden, enthalten angefeuchtete Viskoseschwämme als Unterpolsterung und werden mit dem Bügel leicht an die Haut angedrückt. Sie dienen der Schmerzpunktbehandlung, wobei die Kathode direkt auf den Schmerzpunkt lokalisiert wird und die Anode 3–5 cm daneben.

Stromstärke

Der *galvanische Basisstrom* ist niedrig dosiert, etwa 2–3 mA, abhängig von der Elektrodengröße. Die Impulsstromkomponente wird ganz allmählich hochgeregelt, bis der Patient ein kräftiges Prickeln verspürt (bei 100 Hz feines, bei 50 Hz gröberes Prickeln). Man sollte sich möglichst der Toleranzgrenze nähern und in den ersten Minuten die Stromstärke mehrfach nachregeln. Die motorische Reizschwelle darf nicht überschritten werden, da es dann zur Dauerkontraktion der Muskulatur käme.

Dagegen sollte es bei der Stromform CP während der 50-Hz-Phase zur Muskelkontraktion kommen, während der 100-Hz-Phase jedoch zur Muskelerschlaffung. Ein Polwechsel nach der halben Behandlungszeit ist nicht erforderlich. Ist dieser trotzdem vorgesehen, darf er nur bei zurückgedrehtem Intensitätsregler erfolgen.

Behandlungsdauer

Vorteilhaft ist die kurze Behandlungszeit von 3–5 min; bei mehreren Schmerzpunkten sollte die Gesamtbehandlungszeit 15 min nicht überschreiten. Lediglich bei Durchblutungsstörungen erfolgt die Behandlung in der Regel 30 min lang.

Applikationsmöglichkeiten

Es stehen Platten- und Schalenelektroden zur Verfügung:
- *Regionale Behandlung größerer Gebiete* (Querdurchströmung von Extremitätengelenken) mittels Plattenelektroden, die überall gleichmäßig anliegen sollten (s. **Abb. 3.18–3.21**), ganz analog dem Reizstrom nach Träbert.
- *Schmerzbehandlung von eng umschriebenen Druckpunkten des Bewegungsapparats* (Epicondylitis humeri, Periarthropathia humeroscapularis, Tendinosen)

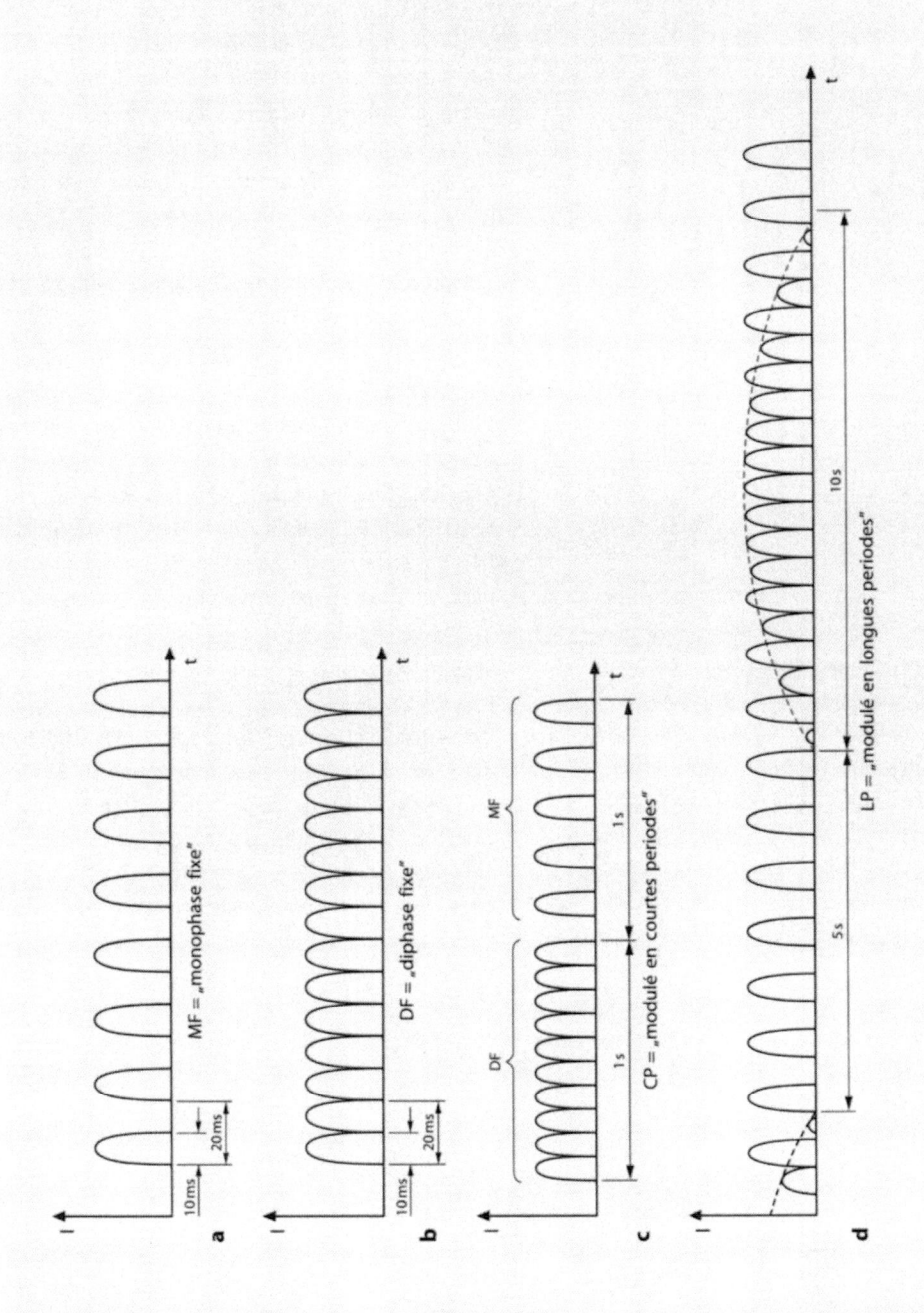

3.2 Niederfrequente Impulsstromtherapie (Stimulation von Nerv und Muskel)

Abb. 3.22 Diadynamische Stromformen

- a) MF = „monophase fixe", 10 ms, 20 ms
- b) DF = „diphase fixe", 10 ms, 20 ms
- c) CP = „modulé en courtes periodes", MF 1 s, DF 1 s
- d) LP = „modulé en longues periodes", 5 s, 10 s

Abb. 3.23
Valleix-Druckpunkte (●) des N. ischiadicus

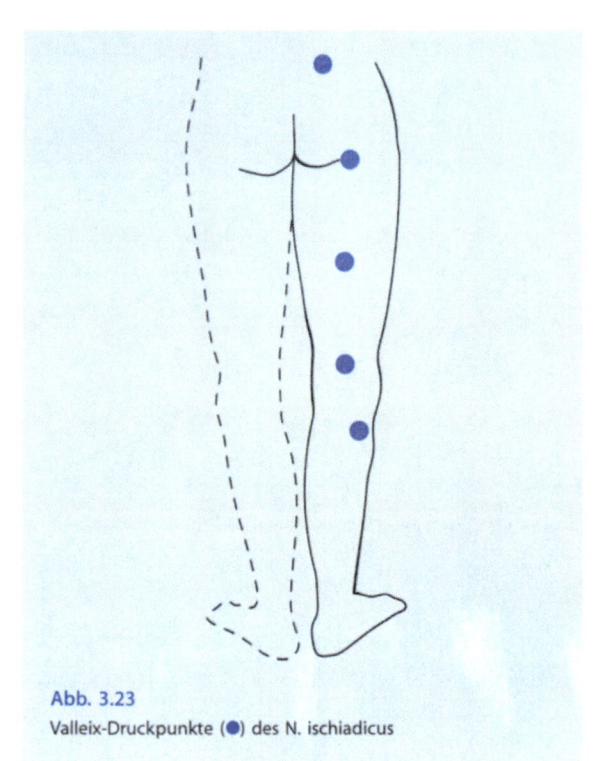

mit Schalenelektroden. Dabei liegt die Kathode auf dem Druckpunkt, die Anode 3–5 cm daneben.
- *Nervenstammbehandlung bei Ischialgie* mit Schalenelektroden auf Valleix-Druckpunkte des N. ischiadicus (lateraler Rand des Kreuzbeins, Tuber ossis ischii, Femurrückseite, Kniekehle, Fibulaköpfchen (**Abb. 3.23–3.26**).
- *Paravertebrale Behandlung bei lokalem Schmerzsyndrom der Wirbelsäule* (Lumbago). Dabei werden die Plattenelektroden in der Lumbalgegend angebracht, eine links, die andere rechts neben der Wirbelsäule oder paravertebral einseitig (**Abb. 3.17**). Bei peripheren arteriellen Durchblutungsstörungen wird die Anode paravertebral auf der betroffenen Seite, die Kathode auf die gleichseitige Wade angelegt (**Abb. 3.5 b**).
- *Gangliotrope Behandlung* mit kleinen Schalenelektroden. Die Kathode wird möglichst genau in die Gegend des Ganglion stellatum im seitlichen Halsdreieck angelegt, die Anode 3 cm darunter (**Abb. 3.27**).

Das Auftreten des Horner-Symptomkomplexes beweist die Ausschaltung des Ganglions.

Indikationen
Die Indikationen (**Tabelle 3.6**) entsprechen teilweise denen des Träbert-Reizstroms:
- Lokales Schmerzsyndrom der Wirbelsäule,
- radikuläres Schmerzsyndrom der Wirbelsäule,
- frische Verletzungsfolgen der Extremitätengelenke,
- periphere arterielle Durchblutungsstörungen.

Lokales Schmerzsyndrom der Wirbelsäule
- *Elektrodenanlage*:
Bei umschriebenen Schmerzpunkten (Blockierung der kleinen Wirbelgelenke, umschriebene Muskelverspannungen) erfolgt eine Behandlung mit Schalenelektroden. Die Kathode wird auf den Schmerzpunkt aufgelegt. Bei großflächigem Muskelhartspann (Lumbago) werden die Plattenelektroden rechts und links paravertebral, bei einseitigen Schmerzen ober- und

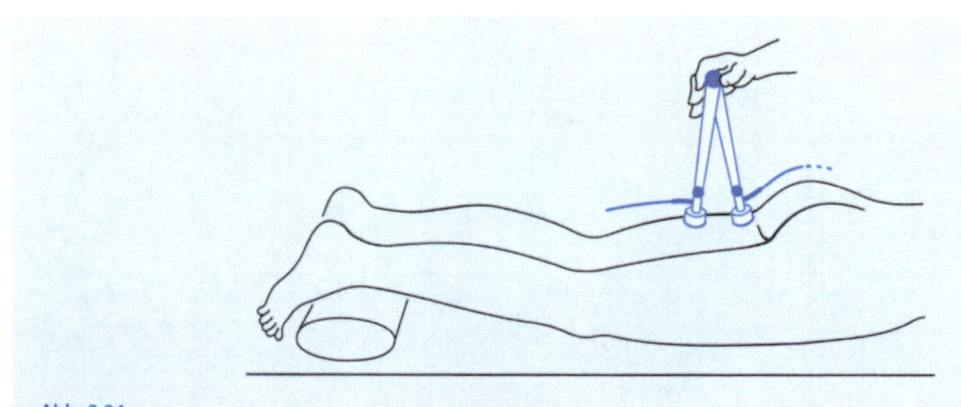

Abb. 3.24
Behandlung des Valleix-Druckpunkts am Tuber ossis ischii

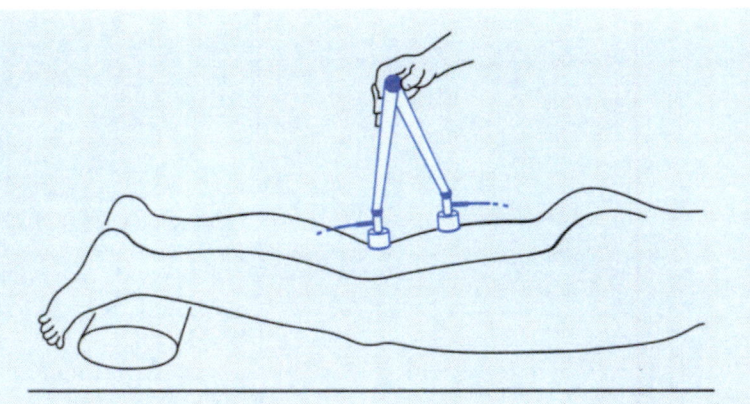

Abb. 3.25
Behandlung des Valleix-Druckpunkts an der Oberschenkelrückseite

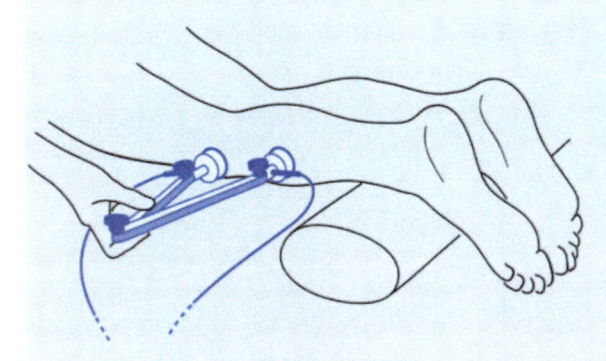

Abb. 3.26
Behandlung des Valleix-Druckpunkts am Fibulaköpfchen

unterhalb des Schmerzgebiets, bei doppelseitigen Schmerzen beidseits paravertebral angelegt. Ein Polwechsel kann evtl. nach der halben Behandlungszeit erfolgen.

– *Stromform*:
Bei heftigen Beschwerden wird als Stromform zunächst DF angewandt. Die Stromintensität ist zuerst sensibel schwellig und wird vorsichtig hochgeregelt. Später geht man auf LP bzw. CP über. Bei chronischen Schmerzzuständen ist es möglich, evtl. zu Beginn einige Minuten mit DF zu beginnen und bei guter Verträglichkeit auf die Stromform CP überzugehen. Auf die Behandlungseinleitung mit DF kann auch verzichtet werden. Die Stromstärke wird bis zur Toleranzgrenze des Patienten hochgeregelt und u. U. mehrfach nachreguliert.

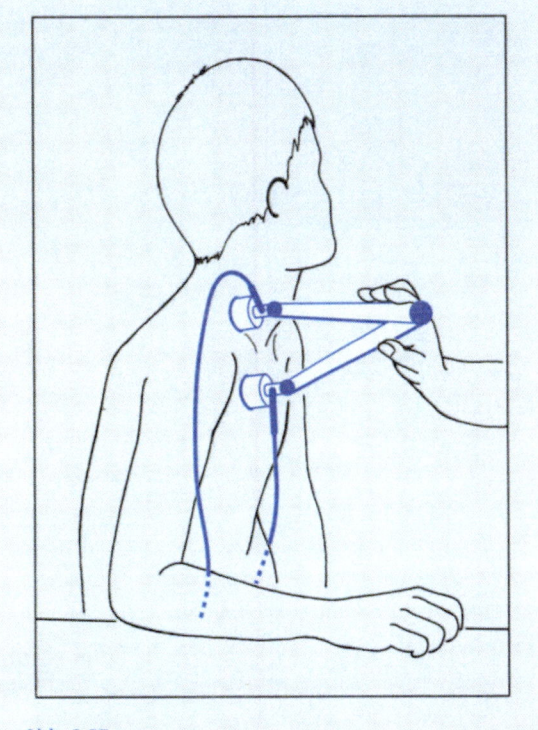

Abb. 3.27
Behandlung des Ganglion stellatum

Tabelle 3.6 Indikationsübersicht: Diadynamische Ströme nach Bernard

Indikation	Elektroden	Stromform	Behandlungszeit	Stromstärke
– Lokale Schmerzpunkte (Wirbelgelenke, Muskulatur, Sehnenansätze)	– Kleine oder große Schalenelektroden, Kathode auf Schmerzpunkt, Anode daneben	– CP evtl. vorher DF	– Pro Schmerzpunkt 2–3 min, insgesamt 10–15 min	– Anfangs sensibel schwellig, später Toleranzgrenze
– Radikuläres Schmerzsyndrom der Wirbelsäule (Nucleus-pulposus-Prolaps)	– Kleine oder große Schalenelektroden, im Nervenverlauf	– Anfangs DF, später CP	– Pro Schmerzpunkt 2–3 min, insgesamt 10–15 min	– Anfangs sensibel schwellig, später Toleranzgrenze
– Verletzungsfolgen am Bewegungsapparat	– Querdurchströmung mit Plattenelektroden, evtl. Schmerzpunktbehandlung	– Anfangs DF, später CP	5–10 min	– Anfangs sensibel schwellig, später Toleranzgrenze
– Periphere arterielle Durchblutungsstörungen	– Anode lumbal paravertebral, Kathode auf Wade	– CP	25–30 min	– Muskelkontraktionen in der 50-Hz-Phase

– *Behandlungsdauer*:
Sie liegt pro Schmerzpunkt bei 2–3 min, je nach Zahl der einzelnen Anlagen 5–10–15 min.

Radikuläres Schmerzsyndrom der Wirbelsäule

– *Elektrodenanlage*:
  - *Zervikales radikuläres Schmerzsyndrom.* Beim zervikalen radikulären Schmerzsyndrom werden die Schmerzpunkte je nach Schmerzausstrahlung entlang des Nervenverlaufs behandelt: Plexus brachialis im seitlichen Halsdreieck, weiter distal an der Innenseite des Oberarms, am Olekranon bzw. in der Ellenbeuge oder an der ulnaren Handkante.
  - *Lumbales radikuläres Schmerzsyndrom.* Beim lumbalen radikulären Schmerzsyndrom erfolgt die Behandlung der Schmerzpunkte ebenfalls entlang des Nervenverlaufs (Valleix-Druckpunkte): Nervenaustritt am lateralen Kreuzbeinrand, Tuber ossis ischii, Femurrückseite, Kniekehle und Fibulaköpfchen (**Abb. 3.23–3.26**). Für die Behandlung werden Schalenelektroden verwendet, die Kathode liegt auf den Schmerzpunkten.

– *Stromform*:
Die Stromform ist wie beim lokalen Schmerzsyndrom: Bei heftigen Beschwerden zunächst DF. Die Stromintensität ist anfangs sensibel schwellig und wird vorsichtig hochgeregelt. Später geht man auf LP bzw. CP über. Bei chronischen Schmerzzuständen kann evtl. anfangs einige Minuten DF angewendet werden. Bei guter Verträglichkeit geht man dann auf die Stromform CP über. Auf die Behandlungseinleitung mit DF kann auch verzichtet werden. Die Stromstärke wird allmählich hochgeregelt und bis zur Toleranzgrenze des Patienten erhöht.

– *Behandlungsdauer*:
Die Behandlungsdauer beträgt pro Schmerzpunkt 2–3 min, je nach Zahl der einzelnen Anlagen insgesamt 5–10–15 min.

Frische Verletzungsfolgen (nach Ausschluss von Frakturen bzw. nach Reposition von Luxationen)

Als Behandlungsanzeigen gelten Kontusionen, Distorsionen, Zustand nach Luxationen und Subluxationen oder Sportverletzungen.

- *Elektrodenanlage*:
  Es werden Plattenelektroden zur Gelenkdurchströmung eingesetzt. Bei kleinen Gelenken (Ellenbogen-, Hand-, Fußgelenk) oder bei umschriebenen Schmerzpunkten sind auch kleinere oder größere Schalenelektroden möglich.
- *Stromform*:
  Als Stromform wird zu Beginn der Behandlung DF ausgewählt, nach wenigen Tagen schließt sich CP an. Die Stromstärke wird zu Beginn sensibel schwellig bzw. überschwellig eingestellt, nach Abklingen der akuten Schmerzen aber bis zur Toleranzgrenze des Patienten erhöht.
- *Behandlungsdauer*:
  Die Behandlungsdauer beträgt 5–10 min. Es wird eine gute Schmerzstillung und Resorptionsförderung beobachtet.

Periphere arterielle Durchblutungsstörungen (Claudicatio intermittens, Stadium IIa nach Fontaine)

- *Elektrodenanlage*:
  Eine Anode der Größe 12 × 16 cm wird paravertebral in der Lumbalgegend angelegt; eine ebenso große Kathode auf der Wade.
- *Stromform*:
  Als Stromform wird CP gewählt. Die Stromintensität wird bis zur Muskelkontraktion an der Wade in der 50-Hz-Phase hochgeregelt, in der 100-Hz-Phase soll es zur Muskelerschlaffung kommen.
- *Behandlungsdauer*:
  Die Behandlungsdauer beträgt bei arteriosklerotischen Durchblutungsstörungen 25–30 min. Bei funktionellen Durchblutungsstörungen (neurodystrophe Störungen, Sudeck-Syndrom) sollte die Dosierung vorsichtiger erfolgen. Die Behandlung beginnt mit der Stromform DF, die Behandlungsdauer beträgt anfangs 5–10 min. Bei guter Verträglichkeit kann die Behandlungszeit allmählich verlängert und auf die Stromform CP übergegangen werden.

Kontraindikationen

Kontraindikationen entsprechen denen bei der Galvanisation (s. Abschn. 3.1.1). Die galvanische Komponente bei diadynamischen Strömen ist höher anzusetzen als beim Reizstrom nach Träbert, und zwar wegen der größeren Impulsbreite und wegen des galvanischen Basisstroms. Das Ausweichen auf bidirektionale Impulse ist hierbei nicht möglich.

Therapie
Behandlungsschwerpunkte und Differentialindikationen

- Die Indikationen der diadynamischen Ströme entsprechen teilweise denen des Träbert-Reizstroms: *Wirbelsäulenlokalsyndrome* und *Schmerzzustände an peripheren Gelenken*. Eine Wertung zugunsten einer bestimmten Stromform ist schwierig.
- Der *schmerzstillende Effekt* der diadynamischen Ströme scheint *intensiver* zu sein, und zwar wegen ihrer stärkeren sensiblen Reizwirkung (deszendierende Form der Schmerzhemmung: s. Abschn. 3.2.3). Dieser intensive sensible Effekt ist auch der Grund dafür, dass diadynamische Ströme bei *akuten ausstrahlenden Schmerzen* (akutes Radikulärsyndrom) oder bei *frischen Verletzungen* schlecht vertragen werden, d. h. es bestehen dieselben Einschränkungen wie beim Reizstrom nach Träbert. In diesen Fällen kann man auf die galvanische Durchflutung (längs oder quer) bzw. auf mittelfrequente Ströme (s. Abschn. 3.3) ausweichen.
- Eine ganz spezielle Indikation für diadynamische Ströme (Stromform CP) sind *periphere arterielle Durchblutungsstörungen Stadium II nach Fontaine*. Ihre besondere Wirksamkeit beruht auf zwei Gründen:
  – der galvanische Basisstrom und die große galvanische Impulskomponente wirken durchblutungsfördernd,
  – die kräftigen intermittierenden Muskelkontraktionen in der 50-Hz-Phase sind ein intensiver Durchblutungsreiz.

3.2.3 Transkutane elektrische Nervenstimulation (TENS)

Parameter
- Schmale, monophasische (gelegentlich auch biphasische) Rechteckimpulse,
- Impulsbreite im Allgemeinen 0,1–0,3–0,5 ms,
- Frequenz im Allgemeinen 10–50–100–200 Hz,
- Batteriebetrieb.

Elektrophysiologische Grundlagen
Es gibt keine prinzipiellen wirkungsphysiologischen Unterschiede zu den klassischen analgetischen Reizströmen (Träbert, Bernard), mit denen ebenfalls transkutan und elektrisch stimuliert wird.

Vorteile der TENS
- Stimulation mit batteriebetriebenen Kleinstimulatoren im Taschenformat,
- Möglichkeit der selbständigen und häuslichen Behandlung und damit der dauernden Verfügbarkeit (Anwendung ist mehrmals täglich, auch nachts und am Wochenende möglich),
- Variationsmöglichkeit der Reizparameter,
- Ausweichmöglichkeit auf eine andere TENS-Variante, wenn sich eine als ineffektiv erweisen sollte.

TENS-Varianten
Für die Behandlung mit TENS stehen folgende Varianten zur Verfügung:
- Konventionelle TENS („high frequency-low intensity"-TENS, **Abb. 3.28 a**),
- „acupuncture like"-TENS als Einzelimpulse („low frequency-high intensity"-TENS, **Abb. 3.28 b**) oder als Bursts (**Abb. 3.28 c**),
- Hyperstimulations-TENS („brief intense stimulation", auch „high frequency-high intensity"-TENS, **Abb. 3.28 d**).

Konventionelle TENS
- Rechteckimpulsfolge,
- $f = 10–50–100$ Hz,
- $t_i = 0{,}1–0{,}3–0{,}5$ ms,
- niedrige Intensität.

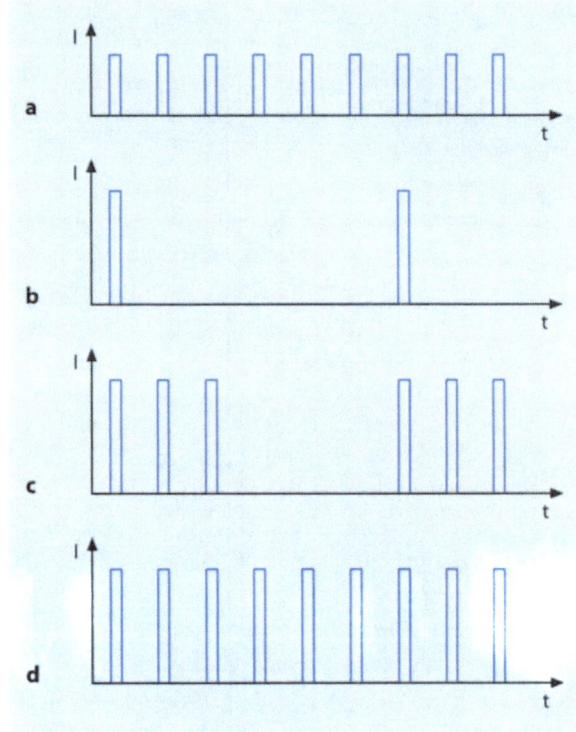

Abb. 3.28 a–d
TENS-Stromformen. **a** Konventionelle TENS („high frequency, low intensity"), **b** APL-TENS („low frequency, high intensity"), **c** APL-TENS (als „bursts"), **d** Hyperstimulations-TENS („high frequency, high intensity")

Die Reizintensität soll bis zum Auftreten von Parästhesien (Kribbeln, Vibrationsgefühl) im Schmerzareal hochgeregelt werden (keine schmerzhaften Dauerkontraktionen).

Angenommener Wirkungsmechanismus: Stimulation der $A\beta$-Nervenfasern, sog. Gate-control-Mechanismus bzw. Verdeckungseffekt nach Lullies.

„Acupuncture like"-TENS (APL-TENS). Es gibt zwei APL-TENS-Formen:
- *Kontinuierliche APL-TENS*:
    - Rechteckimpulsfolge,
    - $f = 0{,}5–5$ Hz,
    - $t_i = 0{,}2$ ms.
- *APL-TENS als Bursts*:
    - Impulsgruppenfolge mit 2 Hz Wiederholungsfrequenz,
    Frequenz in der Impulsgruppe 100 Hz:
    - $t_i = 0{,}2$ ms.

Die Bursts werden oft besser toleriert als die kontinuierliche APL-TENS. Bei beiden APL-TENS-Formen soll die Reizintensität bis zur Toleranzgrenze aufgeregelt werden, schmerzhafte Muskelkontraktionen werden in Kauf genommen.

Angenommener Wirkungsmechanismus:
- Aδ- und C-Nervenfaserreizung,
- Endorphinausschüttung,
- Auslösung der deszendierenden inhibitorischen Kontrolle,
- synonym „counter irritation" (Gegenreizung).

Der Wirkungseintritt ist verzögert (ca. 20 min Latenzzeit). Langzeiteffekte (Überdauerungseffekte) sind eher zu erwarten als bei konventioneller TENS. Wenn die konventionelle TENS versagt, ist die APL-TENS u. U. noch effektiv.

Hyperstimulations-TENS
- Rechteckimpulsfolge,
- $f = 10–100$ Hz,
- $t_i = 0{,}2$ ms,
- hohe Intensität bis zur Toleranzgrenze.

Die Behandlungsdauer ist mit ca. 20 min relativ kurz im Vergleich zur konventionellen TENS, die bis zu Stunden appliziert wird.

Angenommener Wirkungsmechanismus: entspricht dem der APL-TENS.

Praktische Durchführung
Für den Erfolg der TENS-Behandlung ist entscheidend, eine optimale Elektrodenposition für den Einzelfall zu finden. Daneben sind die effektivsten Behandlungsparameter (TENS-Variante, Frequenz, Impulsdauer, Intensität, Behandlungsdauer und -intervall) empirisch und zumeist in mehreren Sitzungen auszutesten. Das erfordert mitunter viel Geduld von Patient und Behandler.

Eine ausführliche Instruktion und Überwachung des Patienten sind erforderlich. Es sollte für den Patienten die Möglichkeit der kurzfristigen Rücksprache und der technischen Überwachung des Geräts bestehen.

Elektrodenanlage
Es gibt verschiedene Möglichkeiten, die ausgetestet werden müssen:
- *Elektroden im Schmerzgebiet*:
  - direkt ins Schmerzareal,
  - Einkreisen des Schmerzareals. Bei größerer Ausdehnung des Schmerzbereichs auch mit einem Zweikanalgerät, d. h. mit 4 Elektroden.
- *Elektroden proximal vom Schmerzgebiet* entlang des peripheren Nerven, der das Schmerzareal versorgt (Valleix-Druckpunkte) (**Abb. 3.23**).
- *Elektroden auf spezifische Schmerzpunkte*, d. h. motorische Reizpunkte, Trigger points, Akupunkturpunkte, Periostpunkte.
- *Elektroden ins betroffene Segment*: Dermatom, Myotom oder paravertebral-segmental (**Abb. 3.8**).
- *Alternativen*:
  - Bilateral bei unilateralen Schmerzen,
  - kontralateral zum Schmerzgebiet ohne Bezug zum Schmerzareal.
- *Fernwirkung über Endorphinausschüttung*. Diese Möglichkeit sollte vor allem dann ausgenutzt werden, wenn die TENS im eigentlichen Schmerzgebiet vom Patienten nicht toleriert wird oder die Muskelkontraktion zur Schmerzverstärkung führt.

Darüber hinaus existieren Elektrodenanlagen nach bisherigen Erfahrungen (Träbert, Bernard) zur:
- Längsdurchflutung eines Muskels,
- Querdurchflutung eines Gelenks.

Dies ist mit kleinen TENS-Elektroden manchmal nicht zu realisieren, und für großflächige Elektroden reicht die Batteriekapazität nicht. Damit ist diese Therapieform mit klassischen analgetischen Reizströmen (Träbert, Bernard) besser durchzuführen (s. „TENS-Versager").

Elektrodentechnik. Es werden Weichgummi- oder Klebeelektroden verwendet. Letztere sind zwar teurer, aber für unebene Körperregionen besser geeignet. Wenn unterpolsterte Metallelektroden eingesetzt werden, ist darauf zu achten, dass der Andruck gleichmäßig und die Unterlage gut durchfeuchtet ist.

Reizparametergestaltung

- *Impulsdauer.* Bei allen TENS-Verfahren werden schmale Impulse angewandt (maximal 2 ms).
- *Frequenz.* Abhängig von der gewählten TENS-Variante, evtl. mit 50–100 Hz (konventionelle TENS) beginnen.
- *Intensität.* Sie ist ebenfalls von der TENS-Variante abhängig. Bei der konventionellen TENS ist die Intensität niedriger; bei ungenügendem Ansprechen wird bis zur Toleranzgrenze des Patienten hochgeregelt. Dies entspricht dann der Hyperstimulations-TENS.

Behandlungsdauer

Sie ist von der TENS-Variante abhängig:

- *Konventionelle TENS.* Mit 20–30 min beginnen und innerhalb einiger Tage bis zu mehrmals täglich je 1–2 Stunden steigern. Die Hautbeschaffenheit muss kontrolliert und eine gute Hautpflege betrieben werden. Die Elektrodenposition sollte eventuell verändert werden.
- *Hyperstimulations-TENS und APL-TENS.* Die Behandlung dauert mindestens 20 min.

Das *Behandlungsintervall* ist vom Überdauerungseffekt (Stunden, Tage) abhängig.

Die *Behandlungsserie* hängt davon ab, ob es sich um ein akutes oder chronisches Schmerzsyndrom handelt.

Indikationen

Indiziert ist die TENS bei allen kausal nicht zu beeinflussenden akuten und chronischen Schmerzen. Die Domäne der TENS stellen allerdings hartnäckige chronische Schmerzzustände (Amputationsschmerzen, Neuralgien) dar (**Abb. 3.29**):

1. *Zustand nach Amputation einer Extremität.* Stumpfschmerz, Phantomschmerz, Kausalgie.
2. *Neuralgien.* Postherpetische Neuralgie, Neuralgie nach peripherer Nervenläsion, Gesichtsneuralgie.
3. *Erkrankungen des Bewegungsapparats*, chronisch und akut:
   - Vertebragene Schmerzsyndrome (Lokal-, Pseudoradikulär- und Radikulärsyndrom im Zervikal-, Thorakal- und Lumbalbereich),
   - Schmerzen bei degenerativen und entzündlichen Gelenkerkrankungen (Arthralgien, Arthrosen und Arthritiden),
   - periartikuläre Schmerzen (Bursopathien, Tendopathien, Myalgien, myofasziale Trigger Points).
4. *Postoperative Schmerzen* (z. B. nach Laparotomie) und *posttraumatische Schmerzen* (z. B. Luxationen und Frakturen nach deren definitiver Versorgung).
5. *Sympathische Reflexdystrophie* (Morbus Sudeck).
6. *Schmerzen* bei *bekanntem Tumorleiden*:
   - Therapiebedingter Schmerz (Neuropathie und Fibrose als Folgen einer Strahlentherapie),
   - tumorassoziierter Schmerz (Herpes Zoster),
   - tumorunabhängiger Schmerz (Migräne).

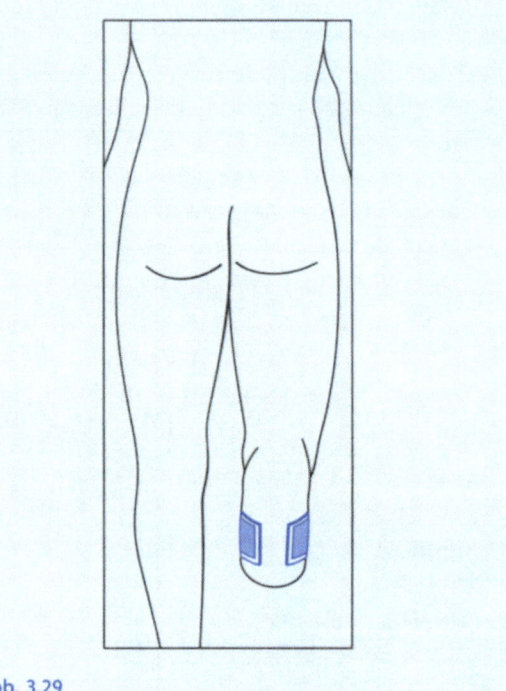

Abb. 3.29
Bipolare Elektrodenanlage bei Unterschenkelamputation

Die *Gruppen 1 und 2* stellen die Hauptindikationen dar. In der *Gruppe 3* ist bei belastungsabhängigen Schmerzen bzw. bei anhaltender Über- bzw. Fehlbelastung kein nachhaltiger Effekt zu erreichen. *Gruppe 4 und 5* sind Nebenindikationen, die sich nicht durchgesetzt haben. In der *Gruppe 6* vermag die TENS durch Schmerzreduktion ohne Nebenwirkungen die Lebensqualität im Einzelfall zu verbessern.

Kontraindikationen und Vorsichtsmaßnahmen

Die TENS ist eine symptomatische Therapie. Schmerzen, die sich kausal behandeln lassen (z. B. operativ bei Tumoren oder Amputationsstumpfschmerzen durch Druck der Prothese) sind keine Indikation.

Weitere Kontraindikationen sind:
- primär psychogene Schmerzen und larvierte Depression,
- zentral ausgelöste Schmerzen (Thalamus-Schmerzsyndrome).

Elektroden sollten nicht im Bereich gestörter Hautsensibilität angelegt werden.

Bei Trägern von Herzschrittmachern sind bestimmte Vorsichtsmaßnahmen zu beachten:
- keine Anwendung im HSM-Gebiet,
- Frequenz des TENS-Stroms nur 70 Hz oder darüber,
- Mindestabstand zum HSM 70 cm, d. h. TENS am Kniegelenk und distal davon sind möglich.

TENS-Versager

Auf eine TENS-Behandlung sprechen Kopfschmerzen, Knochenschmerzen, Narbenschmerzen, Postlaminektomiesyndrome und chronische Enthesopathien weniger gut an.

TENS-Versagen wird bei höherem Lebensalter, gesteigerter Stromempfindlichkeit, belastungs- bzw. haltungsabhängigen Schmerzen, überhöhter Erwartungshaltung und mangelnder Kooperation beobachtet.

Haben auch TENS-Varianten versagt, empfehlen sich je nach Situation:
- Anwendung herkömmlicher analgetischer Stromformen (Träbert, Bernard),
- Einbeziehung der Muskelstimulation zur indirekten Schmerzbekämpfung (Mittelfrequenzströme).

> **Wichtig!**
> Voraussetzung für alle analgetischen Reizströme ist eine exakte Diagnose. Die Hauptgefahr besteht darin, dass durch die physiotherapeutischen Maßnahmen unnötig Zeit verloren geht und die Diagnose verpasst wird.

Therapie
Behandlungsschwerpunkte und Differentialindikationen

- TENS ist die Methode der Wahl bei *rein neurogenen Schmerzen* (Stumpf-, Amputations- und Phantomschmerzen und Neuralgien bzw. Kausalgien), bei denen zugleich die Indikation zur Heimbehandlung besteht.
- *Haltungs- und belastungsabhängige Schmerzen des Bewegungsapparats* (wenn Entlastung bzw. Hinlegen allein schon ein Nachlassen der Schmerzen bewirkt) sind genaugenommen keine ernsthafte Indikation, obwohl TENS auch hierbei empfohlen wurde. Eine beachtliche Zahl von TENS-Versagern ist möglicherweise auf die (batteriebedingt) schmalen Impulse zurückzuführen, mit denen eine intensive „counter irritation" nicht zu erreichen ist. In diesen Fällen sollte auf konventionelle analgetische Reizströme (Träbert, Bernard) zurückgegriffen werden.
- Bei *myogenen Schmerzen* bzw. bei *Schmerzauslösung im Kapsel-Band-Apparat* sind Mittelfrequenzströme aussichtsreicher (s. Kap. 3.3).
- Wenn trotz aller Ausweichmaßnahmen kein nachhaltiger schmerzstillender Effekt zu verzeichnen ist, sollten ärztliche Diagnose und korrekte Indikationsstellung überprüft werden.

3.2.4 Schwellstrombehandlung (elektrische Muskelstimulation)

Parameter
- Tetanisierende Impulsfolge,
- Stromflusszeit $t_i = 1$ ms,
- Frequenz = 50 Hz (**Abb. 3.30a**).

Elektrophysiologische Grundlagen

Ein Stromstoß genügend hoher Intensität kann einen Nerv reizen (d. h. eine Membrandepolarisierung auslösen), und es erfolgt eine Muskelkontraktion (genannt Kathodenschließungszuckung). Heute wird nicht mehr Gleichstrom verwendet, sondern sog. *unterbrochener Gleichstrom* (synonym für Impulsstrom), und zwar für normal innervierte Muskulatur Impulse von kurzer Dauer (0,1–1,0 ms) mit einer Frequenz von 50–100 Hz (sog. faradischer Strom).

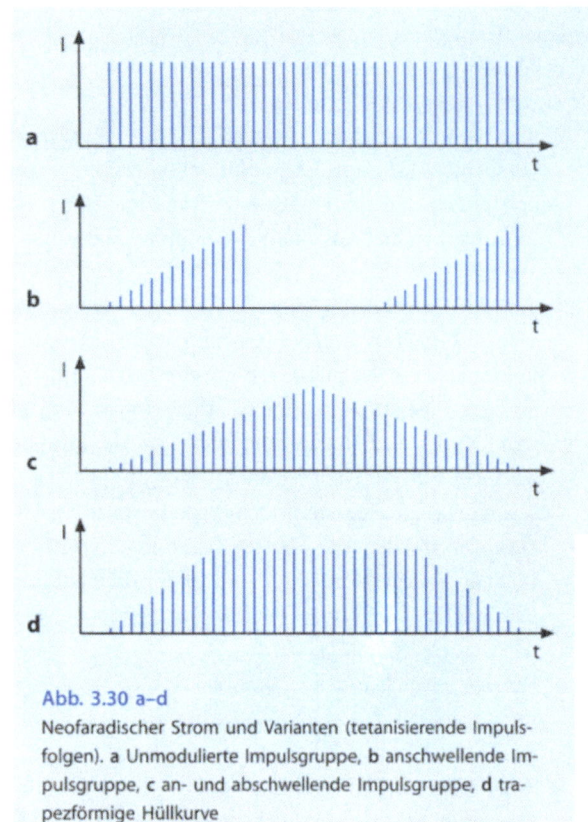

Abb. 3.30 a–d
Neofaradischer Strom und Varianten (tetanisierende Impulsfolgen). a Unmodulierte Impulsgruppe, b anschwellende Impulsgruppe, c an- und abschwellende Impulsgruppe, d trapezförmige Hüllkurve

Abb. 3.31 a, b
Original Faradayscher Strom (a) und moderner neofaradischer Strom (b)

Faradisation war ursprünglich ein Wechselstrom, der von Hand erzeugt wurde und aus zwei ungleichen Phasen bestand (**Abb. 3.31**). Die wirksame Phase mit hoher Intensität war dreieckig und dauerte etwa 1 ms, die Frequenz betrug ungefähr 50 Hz. Moderne elektronische Generatoren erzeugen den sog. *neofaradischen Strom*, dessen Impulsform exakt dreieckig oder rechteckig ist und die Impulsdauer zwischen 0,1 und 1,0 ms variiert. Der Frequenzbereich beträgt 50–150 Hz.

Physiologische Effekte

Faradischer bzw. neofaradischer Strom erzeugt am Muskel eine tetanusartige Dauerkontraktion; dauert sie länger, ermüdet der Muskel. Deshalb ist die Impulsfolge geschwellt, sie ähnelt damit einer normalen Kontraktion und der Muskel kann in der darauf folgenden Pause relaxieren.

Die Veränderungen im Muskel nach elektrischer Stimulation sind identisch mit denen nach Willkürkontraktion:

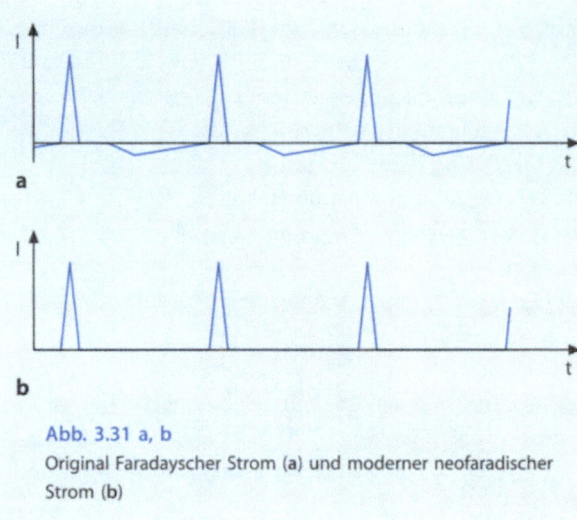

— Es kommt zu einem gesteigerten Metabolismus mit erhöhter Sauerstoffaufnahme und gesteigertem Nährstoffbedarf bzw. zu einer vermehrten Abgabe von Stoffwechselendprodukten und Metaboliten.
— Diese Metaboliten erzeugen eine Kapillardilatation mit vermehrter Blutversorgung des Muskels.
— Muskelkontraktionen üben einen Pumpeffekt auf Venen und Lymphgefäße aus, und der venöse und lymphatische Rückstrom steigt. War die Muskelkontraktion stark genug, um eine Gelenkbewegung auszulösen, wird dadurch der Pumpeffekt verstärkt.

Faradischer Strom birgt ebenfalls die Gefahr der elektrolytischen Schädigung in sich, allerdings wesentlich geringer als beim galvanischen Strom, da die Impulse sehr kurz sind. Durch biphasische Impulse lässt sich diese Gefahr vermeiden.

Für die Ansprechbarkeit der Skelettmuskulatur auf bestimmte Frequenzen ist deren Kontraktionsverhalten entscheidend. Muskeln mit raschem Kontraktionsmodus (sog. weiße Fasern) sprechen besser auf höhere Frequenzen von 50–70 Hz an, Muskeln mit langsamem Kontraktionsmodus (sog. rote Fasern) dagegen besser auf niedrige Frequenzen von 30 Hz. Da im menschlichen quergestreiften Muskel stets beide Fasertypen gemeinsam vorkommen, wird man in der Praxis den mittleren Frequenzbereich von 50 Hz bevorzugt anwenden.

Bedeutung der Impulsparameter

Folgende Parameter müssen beachtet werden:
- Frequenz,
- Impulsdauer,
- Impulsform,
- Schwellungen,
- Pausendauer.

Frequenz. Sie liegt in der Regel zwischen 50 und 150 Hz. Bei einer Folgefrequenz von 10–20 Hz sind noch die Einzelkontraktionen spürbar, oberhalb verschmelzen sie dann zur Dauerkontraktion (Tetanus). Bei Frequenzen von mehr als 100 Hz geht bei gleich bleibender Stromintensität die Stärke der Muskelkontraktionen allmählich wieder zurück.

Impulsdauer. Je kürzer der Impuls, umso weniger empfindet der Patient den Stromfluss sensibel belästigend. Impulsbreiten von 10 ms (diadynamischer Strom) besitzen eine ausgeprägte galvanische Komponente und verursachen daher ein starkes Brennen. 1 ms Stromflusszeit (neofaradischer Strom) ist sensibel gut verträglich. Impulse von 0,1–0,3 ms werden als Einzelreiz nicht mehr wahrgenommen; eine weitere Verkürzung würde jedoch entsprechend der I/t-Kurve eine unvertretbar hohe Stromstärke erfordern.

Impulsform. Üblicherweise werden kurze Rechteckimpulse angewendet, obwohl Dreieckimpulse derselben Impulsdauer sensibel weniger belästigend sein sollen. Bei kurzen Stromflusszeiten von 1 ms dürfte dieser Unterschied jedoch kaum ins Gewicht fallen.

Schwellungen. Allmählich an- und absteigende Stromstärken machen die elektrisch induzierte Kontraktion dem Ablauf der Willkürbewegung ähnlicher als brüsk einsetzende Stromstöße. Die Schwellungen sind nach Form und Dauer variabel: allmählich linear ansteigend, sinusoidal, dreieckig oder trapezförmig (s. Abb. 3.30 b–d). Dabei entfallen je ein Viertel der Impulsgruppe auf An- und Abstieg, die Hälfte der Zeitdauer fließt die volle Stromstärke. Die Schwellimpulsfolge sollte zwischen 5 und 10 s dauern; kürzere Zeiten sind als Trainingsreiz uneffektiv. Dauert die Muskelkontraktion länger als 10 s, kommt es rasch zur Hypoxämie.

Pausendauer. Sie sollte etwa das 3fache, maximal das 5fache der Schwellimpulsgruppe betragen. Während der Muskelkontraktion kommt es zur Drosselung der kapillaren Durchströmung und zur Unterbrechung der Sauerstoffzufuhr. Sind die Muskelfasern erschlafft, können Stoffwechselprodukte abtransportiert und Sauerstoff herangeführt werden. Dauert die geschwellte Gruppe 5 s, sollte die Pause 15–25 s betragen; das sind pro Minute 2–4 Kontraktionen. Dauert die Schwellimpulsgruppe 10 s, beansprucht die Pause 30–50 s, und es erfolgen ein oder zwei Kontraktionen pro Minute.

Praktische Durchführung

Bei der Behandlung wird die *bipolare Elektrodentechnik* angewendet, dabei befindet sich je eine Elektrode auf Ursprung und Ansatz des Muskels. Die Kathode liegt immer distal. Obwohl bei kurzen Impulsen die galvanische Belastung der Haut gering ist, wird sicherheitshalber die übliche Elektrodenunterpolsterung angewendet. Nur der regelrecht innervierte Muskel spricht auf kurze Stromimpulse an, daher bleibt diese Form auf reine Muskelatrophien beschränkt. Um einer Atrophie wirkungsvoll entgegenzuwirken, sind ausgesprochen kräftige Muskelkontraktionen erforderlich. Man benötigt *hohe Stromstärken*, wobei die Intensität im Laufe der Sitzung mehrfach nachzuregeln ist (u. U. den Patienten selbst nachregeln lassen). Es ist sehr günstig, wenn Patienten gleichzeitig zum Stromfluss aktive Willkürkontraktionen ausführen. Die *Behandlungsdauer* darf, um effektiv zu sein, nicht zu kurz gewählt werden, empfehlenswert sind 2 mal täglich 20–30 min, gegebenenfalls auch häufiger. Mit dieser Behandlungsform ist am atrophischen Muskel ein echter Kraftzuwachs zu erreichen. Besonders eindrucksvoll ist dieser Effekt bei der Schwäche des M. quadriceps femoris im Rahmen einer Meniskusläsion, bei der zur Inaktivitätsatrophie noch eine reflektorische arthrogene Atrophie des Vastus medialis hinzukommt.

Indikationen

Elektrische Muskelstimulation ist immer dann indiziert, wenn der Patient nicht in der Lage ist, eine Muskelkontraktion oder eine Bewegung selbst durchzuführen. Durch die elektrisch ausgelöste Muskelkontraktion wird die Übertragung von Willkürimpulsen auf den Muskel fazilitiert, zugleich die Relaxation seines Antagonisten, und es wird die Wahrnehmung der Bewegung ermöglicht.

Der Patient sollte als Vorbereitung zum aktiven Üben gleichzeitig mit der elektrischen Reizung versuchen, auch aktive Kontraktionen durchzuführen.

Derartige *Unterstützung bei der Reedukation* der Muskeltätigkeit ist angezeigt:
- bei langem Nichtgebrauch oder bei inkorrektem Gebrauch der Extremität, besonders, wenn die Bewegungshemmung durch Schmerz oder Verletzung ausgelöst ist;
- wenn nach rekonstruktiven Operationen ein anderes bzw. neues Bewegungsmuster als vorher durchgeführt werden muss;
- bei Verlust der Willküraktivität durch Neuropraxie (ohne Nervendegeneration), bis die Willkürbeweglichkeit zurückgekehrt ist;
- zur Prävention oder zum Lösen von Adhäsionen durch Narbengewebe, die die aktive Übungsbehandlung einschränken.

Klinische Beispiele für die elektrische Unterstützung zur Steigerung der Muskelkraft (**Tabelle 3.7**) sind:
- *Reflektorische Muskelatrophien* des M. quadriceps femoris bei Meniskusläsionen oder anderen Kniegelenkbinnenschäden (**Abb. 3.32**), bei Koxarthrose Schwäche der Mm. gluteus medius und minimus (positives Trendelenburg-Phänomen) (**Abb. 3.33**), ferner bei chronisch-rheumatischer Polyarthritis.
- *Inaktivitätsatrophie* nach Immobilisation im Gipsverband, z. B. M. deltoideus (**Abb. 2.22**) bei Ruhigstellung des Schultergelenks, M. biceps und triceps brachii (**Abb. 2.24 und 2.26**) bei Betroffensein des Ellbogengelenks, Radialisgruppe am Unterarm (**Abb. 2.27**) bei Immobilisation des Handgelenks. In diesen Fällen wird die Behandlung durch zwei Fenster im Gipsverband durchgeführt.
- *Restbefunde nach Radikulärsyndrom* in Form einer Kraftminderung der Fußhebermuskulatur (s. **Abb. 2.37**) oder Wadenmuskulatur (**Abb. 3.34**).

Tabelle 3.7 Indikationsübersicht: Schwellstrombehandlung

Indikation	Elektroden	Rechteckimpuls		Impulsgruppe		Behandlungsdauer (min)
		Dauer (ms)	Pause (ms)	Dauer (s)	Pause (s)	
– Inaktivitätsatrophie Beinmuskeln	– Bipolar auf betreffenden Muskel	0,5–1,0	19,5–19,0	10	50	20–30, 2-mal täglich
– Inaktivitätsatrophie Armmuskeln	– Bipolar auf betreffenden Muskel	0,1–0,3	19,9–19,7	5	25	20–30, 2-mal täglich
– Kraftverlust nach Radikulärsyndrom	– Bipolar auf betreffenden Muskel	0,5–1,0	19,5–19,0	10	50	20–30, 2-mal täglich
– Thromboseprophylaxe	– Monopolar auf Ober- und Unterschenkel	0,5–1,0	19,5–19,0	5	25	Fortlaufend intermittierend
– Bauchmuskeltraining	– Monopolar auf beide Flanken	0,1–0,3	19,9–19,7	5	25	20–30 min 2-mal täglich

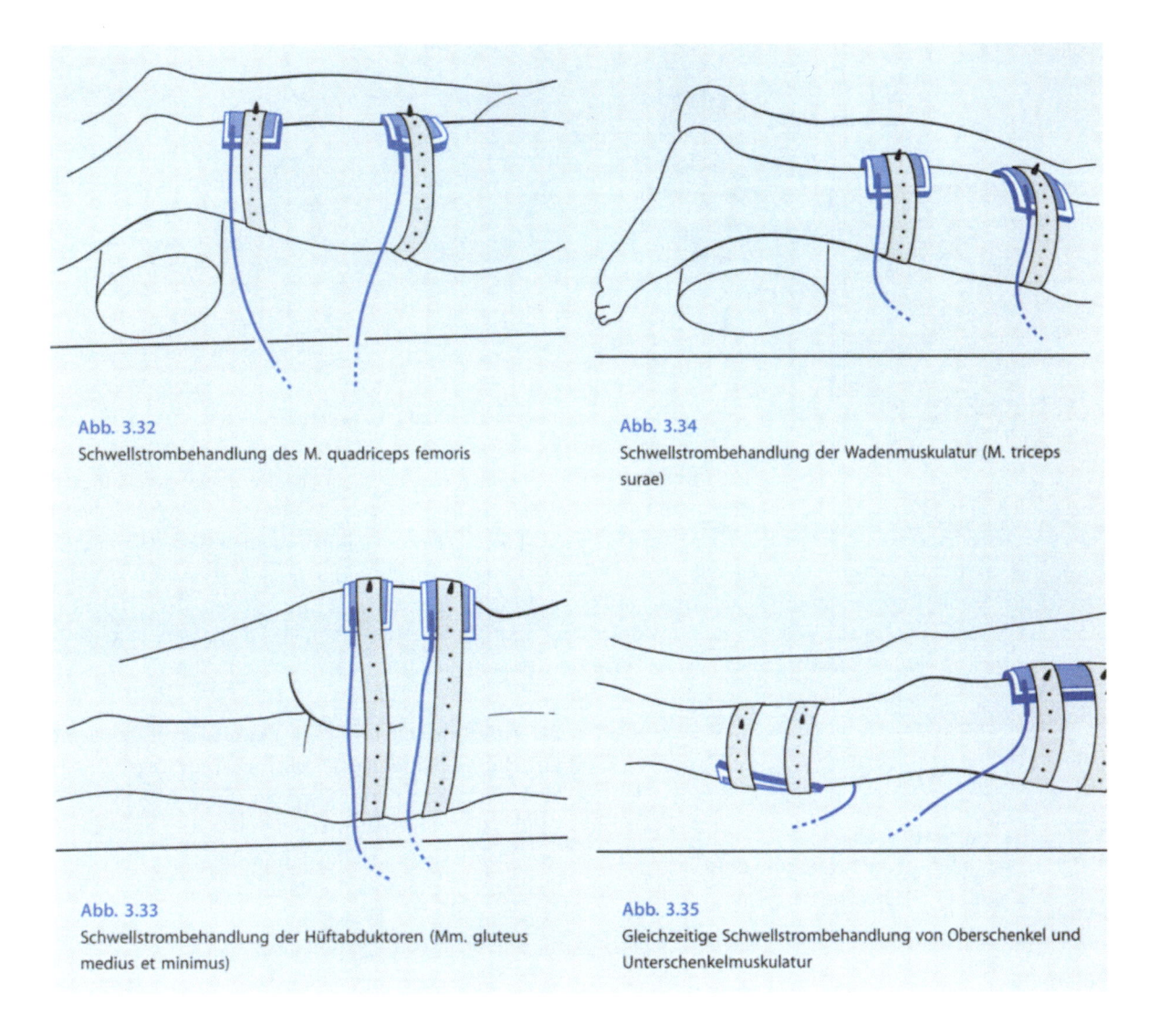

Abb. 3.32 Schwellstrombehandlung des M. quadriceps femoris

Abb. 3.34 Schwellstrombehandlung der Wadenmuskulatur (M. triceps surae)

Abb. 3.33 Schwellstrombehandlung der Hüftabduktoren (Mm. gluteus medius et minimus)

Abb. 3.35 Gleichzeitige Schwellstrombehandlung von Oberschenkel und Unterschenkelmuskulatur

- Bei *lang dauernden Operationen* (z. B. in der Neurochirurgie) schon intraoperativ oder bei langfristiger Bettruhe zur Thromboseprophylaxe in der Unter- und Oberschenkelmuskulatur. Dabei entweder die Anode auf der Oberschenkelvorderseite und die Kathode auf der Wadenmuskulatur (**Abb. 3.35**) mit gleichzeitiger Kontraktion oder im 2-Kanal-Betrieb bipolar auf der Ober- und Unterschenkelmuskulatur mit alternierender Reizung anbringen.
- *Kräftigung der Bauchmuskulatur* und *Abbau des Fettgewebes* bei Adipositas. Dabei wird je eine Elektrode rechts und links seitlich auf die schrägen Bauchmuskeln aufgelegt (**Abb. 3.36**).

Therapie
Behandlungsschwerpunkte und Differentialindikationen

Die Schwellstrombehandlung kann die aktive Bewegungstherapie nicht ersetzen, denn die normale Willkürkontraktion ist viel kräftiger als jede elektrisch ausgelöste Muskelzuckung. Ihr Einsatz ist aber immer dann gerechtfertigt, wenn der Muskel trotz intakter Innervation nicht in der Lage ist, eine normale funktionelle Bewegung auszuführen (schwere Inaktivitätsatrophie, Immobilisation, zentrale Lähmung). Ersatzweise kann die fehlende Willkürkontraktion dann elektrisch „simuliert" werden, um eine motorische Reedukation zu bahnen und die Muskelkraft langsam wieder aufzutrainieren.

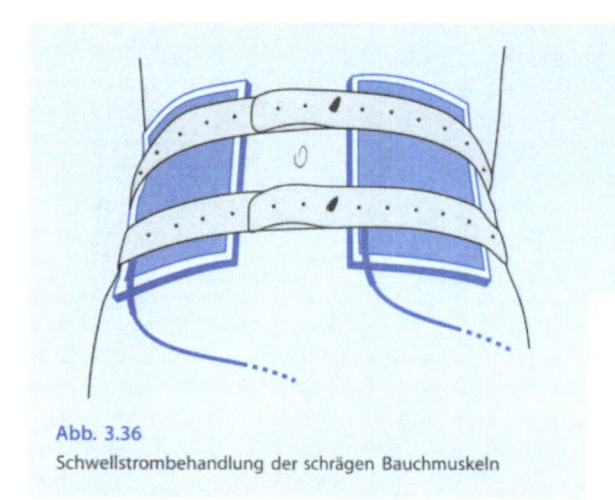

Abb. 3.36
Schwellstrombehandlung der schrägen Bauchmuskeln

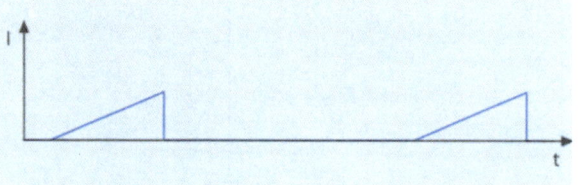

Abb. 3.37
Dreieckimpulse zur Behandlung des gelähmten Skelettmuskels

Dazu sind kräftige Muskelkontraktionen notwendig, die relativ hohe Stromstärken erfordern.

Wenn bei stromsensiblen Patienten eine intensive Muskelstimulation mit neofaradischem Strom nicht möglich ist, kann auf Mittelfrequenzströme (s. Abschn. 3.3) ausgewichen werden. Mittelfrequente Ströme sind sensibel weniger belästigend, und es gelingt auf diese Weise, eine genügend kräftige Muskelkontraktion auszulösen.

3.2.5 Reizstromtherapie des gelähmten Skelettmuskels (Exponentialstromtherapie)

Parameter
- Impulsstrom mit allmählich ansteigender Intensität (Dreieckimpulse),
- Stromflusszeit $t_i = 200–300$ ms,
- Anstiegszeit $t_{an} = 200–300$ ms,
- Impulsperiodendauer $T = 2$ s,
- Frequenz $f = 0,5$ Hz (**Abb. 3.37**).

Elektrophysiologische Grundlagen
Für die elektrische Zuckungsauslösung ist von grundlegender Bedeutung, dass sich elektrische Membrankonstanten und kontraktile Eigenschaften des denervierten Muskels ganz wesentlich von denen eines normal innervierten Muskels unterscheiden. Folgende Veränderungen werden am denervierten Muskel beobachtet:

- Der *Zuckungscharakter ist träge*. Eine blitzartige Zuckung kommt nicht mehr zustande, weil der synchrone Start fehlt und sich die kontraktilen Eigenschaften verändert haben.
- *Verlust der faradischen Erregbarkeit*. Kurze Einzelimpulse werden nicht mehr beantwortet, nur noch lang dauernde galvanische Reize, weil sich auch die elektrischen Membrankonstanten verändert haben.
- Die *Akkommodationsfähigkeit geht verloren*. Der Muskel ist am besten mit Stromstößen, deren Intensität allmählich zunimmt (Dreieckimpulse), zur Kontraktion zu bringen.

Bei Verlust des neurotrophen Faktors, der über die motorische Endplatte an den Skelettmuskel abgegeben wird, kommt es sehr rasch zu schweren Veränderungen in den kontraktilen Eigenschaften, zur ausgeprägten Atrophie des Muskels und zum allmählichen bindegewebigen Umbau. Auch die motorische Endplatte degeneriert. Durch eine konsequente Reizstromtherapie lassen sich diese Rückbildungsvorgänge aufhalten; dafür sprechen klinische Erfahrungen und tierexperimentelle Ergebnisse. Bei berechtigter Aussicht auf Reinnervation (nach Nervennaht, bei Druckläsionen o. ä.) treffen die Achsenzylinder dann auf kontraktionsfähiges Muskelgewebe. Das Aussprossen der Nervenfasern geschieht mit einer hohen Wachstumspotenz, die durch die Elektrotherapie nicht beschleunigt werden kann und auch nicht braucht.

In den Fällen, in denen keine sachgerechte Exponentialstromtherapie durchgeführt wurde, kommt es zum teilweisen bis völligen bindegewebigen Umbau des Muskels. Bei spät einsetzender Regeneration des Nervs resultiert trotz zustandegekommener Reinnervation ein funktionell schlechtes Ergebnis, d. h. die Lähmung bleibt bestehen, die dann als *Gewohnheitslähmung* oder *Restlähmung* bezeichnet wird und vorwiegend auf den ungenügenden Kontraktionseigenschaften des Muskels beruht.

> **Wichtig!**
>
> Langdauernde Denervation führt zur Fibrosierung des Muskels mit strukturellen und funktionellen Einbußen der:
> — Erregbarkeit,
> — Kontraktilität,
> — Dehnbarkeit,
> — Elastizität.

Auswahl der Impulsform

Für die Behandlung stehen zahlreiche Impulsformen zur Verfügung:
- rechteckig,
- trapezförmig,
- gleichschenklig-dreieckig,
- rechtwinklig-dreieckig,
- exponentiell ansteigend oder
- biphasisch.

Bei gleicher Impulslänge unterscheiden sie sich nur durch die Impulsanstiegszeit (**Abb. 3.38**).

Mitunter ist es möglich, auch mittels Rechteckimpulsen (mit Steilanstieg) eine Muskelkontraktion auszulösen, besonders am Anfang der Denervationsphase. Später gelingt das nur noch mit Dreieckimpulsen. Je länger die Denervation gedauert hat, desto langsamer muss der Anstieg des Impulses sein.

Moderne Geräte geben in der Pause zwischen zwei Impulsen sog. umgekehrte Ströme ab, das sind Impulse mit umgekehrter Polung. Die Intensität ist zu niedrig zur Impulsauslösung, aber die Gefahr der Hautirritation oder der elektrolytischen Verätzung unter den Elektroden ist konsequent ausgeschaltet.

Generell ist durch Umpolen auszutesten, ob Anode oder Kathode die beste Kontraktion ergeben.

Prinzip der selektiven Reizung

Der Vergleich einer normalen mit einer pathologischen I/t-Kurve lässt den Bereich der selektiven Reizbarkeit eines denervierten Muskels erkennen (**Abb. 3.39**). Der gesunde Muskel und der intakte motorische Nerv ist in der Lage, auf einen allmählich ansteigenden Dreieckimpuls zu akkommodieren, d. h. er benötigt zur Kontraktionsauslösung mindestens die zwei- bis dreifache Stromstärke. Der denervierte Muskel, der seine Akkommodationsfähigkeit verloren hat, kontrahiert sich bereits bei Dreieckimpulsen niedriger Stromstärke. Durch diesen Kunstgriff gelingt die isolierte Reizung nur des gelähmten Muskels, da auf einen Dreieckimpuls geringerer Stromstärke die intakten Muskeln aus der Umgebung akkommodieren und damit nicht ansprechen. Ein Durchschlagen auf die Nachbarschaft wird damit verhindert, denn gesunde

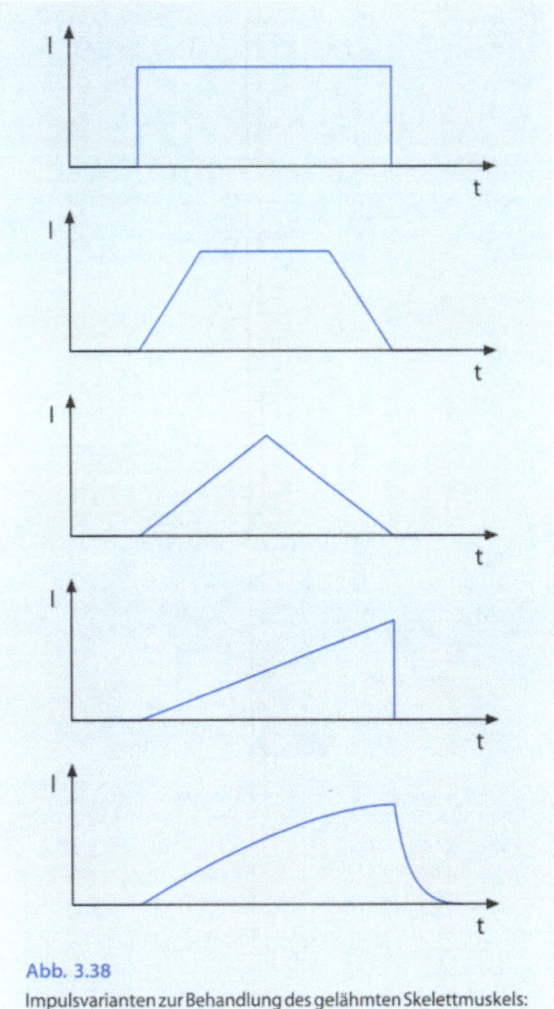

Abb. 3.38
Impulsvarianten zur Behandlung des gelähmten Skelettmuskels: Rechteckimpuls, Trapezimpuls, Dreieckimpuls, gleichschenklig; Dreieckimpuls, rechtwinklig; Exponentialimpuls

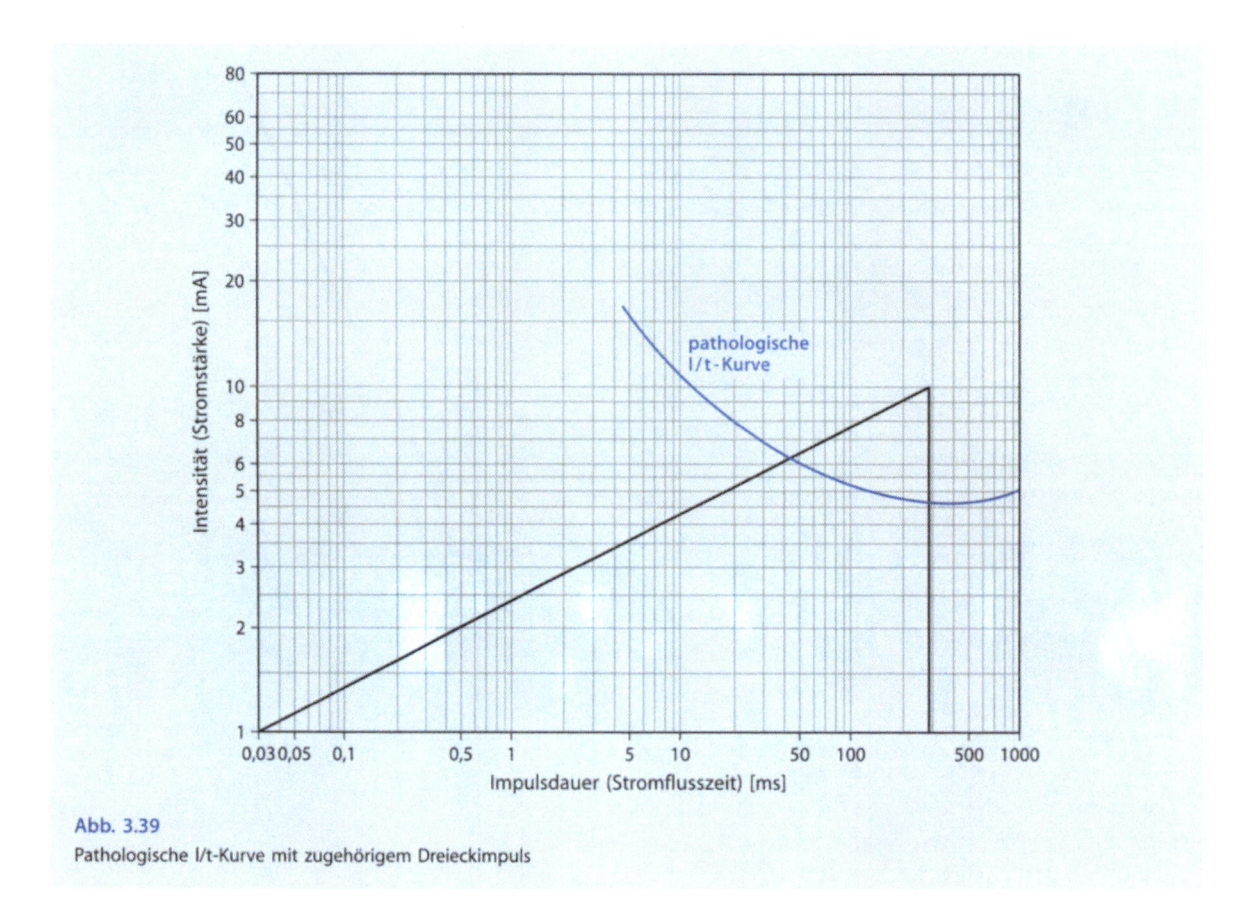

Abb. 3.39
Pathologische I/t-Kurve mit zugehörigem Dreieckimpuls

Muskeln benötigen bei Dreieckimpulsen eine höhere Stromstärke.

Bei Verwendung von Dreieckimpulsen und niedriger Stromstärke ist die sensible Belästigung geringer als bei gleich langen Rechteckimpulsen, außerdem ist bei Schädigung des peripheren gemischten Nervs neben dem motorischen nicht selten auch der sensible Anteil mitbetroffen, so dass eine sensible Reizung nicht auftreten kann.

Praktische Durchführung

Hinsichtlich der anatomischen Lokalisation sollte man sich an Hand des Anatomiebuchs und der klinischen Lähmungsbeispiele (s. Abschn. 2.5) klare Vorstellungen verschaffen. Der denervierte Muskel ist so zu lagern, dass Ursprung und Ansatz einander näher gebracht werden. Diese Entlastungsstellung soll helfen, jeden passiven Zug auf die geschädigten Muskelfasern zu vermeiden.

Elektrodenposition

In der Regel werden die Elektroden bipolar angelegt, d. h. je eine gleich große Elektrode auf Ursprung und Ansatz des Muskels. Dies gilt nicht für kleinere Muskeln, wie z. B. die ulnarisversorgten kleinen Handmuskeln, die mit der sog. monopolaren Technik einzeln angepunktet werden. Von ganz entscheidender Bedeutung ist die Auslösung einer kräftigen Muskelkontraktion mit deutlichem Bewegungsausschlag.

Wichtig ist die *direkte Stimulation möglichst aller Muskelfibrillen*, d. h. der Strom soll möglichst viele Muskelfasern treffen, um eine ausreichende Kontraktion hervorzurufen. Dazu sind *zwei alternative Methoden* beschrieben worden:

1. Eine Elektrode wird auf dem Ursprung des Muskels befestigt, eine zweite, runde, kleinere (aktive) Elektrode wird von Hand auf das untere Ende des Muskelbauchs gehalten oder wird langsam dorthin geschoben (labile Technik).

Das Bewegen der Elektrode über dem Muskel hat folgende Vorteile:
- Es wird eine maximale Anzahl von Muskelfasern getroffen, besonders dann, wenn mehrere Muskeln einer Gruppe stimuliert werden sollen;
- es resultiert eine geringere Hautirritation, als wenn die aktive Elektrode in derselben Position gehalten wird.

2. Bei einer anderen Technik wird der stimulierte Muskel komplett von einer großen aktiven Elektrode bedeckt, komplettiert durch eine ebenso große indifferente Elektrode in der Nachbarschaft.

Impulsdauer. Nach klinischen Erfahrungen sind in den meisten Fällen 200–300 ms ausreichend, wobei die Anstiegszeit ebenso lang ist (rechtwinkliger Dreieckimpuls).

Längere Impulszeiten von 500–600 ms sind in den seltenen Fällen mit schwerer Entartung erforderlich, wenn die Reizstromtherapie nicht sofort nach der Schädigung eingesetzt hat, so dass die kontraktilen Eigenschaften des Muskels bereits beeinträchtigt sind. *Kürzere Impulszeiten* von 50–100 ms sind in manchen Fällen von Fazialislähmung angezeigt, wenn nur ein Teil der motorischen Fasern geschädigt ist.

Für die Praxis gilt, mit einer Impulsdauer von 200–300 ms die Behandlung des gelähmten Muskels zu beginnen. Probeweise kann dann die Stromflusszeit auf 400–500 ms verlängert werden. Wird dabei die Muskelkontraktion nicht kräftiger, die sensible Belästigung aber größer, geht man auf den ursprünglichen Wert zurück. Bei einer Verkürzung der Stromflusszeit auf 100 ms und darunter kann – außer bei Fazialisparesen – die Kontraktion wieder schwächer werden. Der kürzeste Impuls, der noch eine ausreichende Kontraktion ergibt und für den Patienten komfortabel ist, wird verwendet.

> **Wichtig!**
> Die elektrische Stimulation muss intensiv genug sein, um eine deutliche Muskelkontraktion hervorzurufen.

In manchen Fällen ist es notwendig, die Impulsbreite allein deshalb zu verlängern, weil es bei zu kurzen Impulsen zur Kokontraktion von normal innervierten benachbarten Muskeln kommt. Diese Beobachtung hängt mit dem Umstand zusammen, dass die I/t-Kurve nicht die tatsächlichen Innervationsverhältnisse wiedergibt, sondern „nachhängt". Der Patient kann bei Regeneration des Nervs in der Regel seine Extremität schon gegen die Eigenschwere aktiv bewegen, während die I/t-Kurve noch einige Monate länger rechtsverschoben bleibt. Anders ausgedrückt, der Muskel benötigt zur elektrischen Reizung noch Impulse von 200-300 ms Dauer, während er sich schon aktiv zu kontrahieren vermag. Damit ist die Indikation für eine Reizstromtherapie nicht mehr gegeben, so dass auch die häufig empfohlene allmähliche Verkürzung der Impulsdauer mit Übergang auf tetanisierbare Impulsfolgen unterbleiben kann. Bis zur elektrischen Ansprechbarkeit auf neofaradischen Strom benötigt der geschädigte Muskel noch Monate, wobei er in dieser Zeit schon aktive Kontraktionen gegen Widerstand ausführen kann.

Behandlungsdauer

Sie sollte 2 mal täglich 10-20-30 min betragen, um eine Muskelatrophie einigermaßen zu verhindern. Unter stationären Bedingungen ist diese Forderung im Allgemeinen problemlos zu verwirklichen. Bei ambulanter Behandlung sind wenigstens 2 Sitzungen täglich mit einer Pause von etwa 1 Stunde dazwischen, die der Patient in der Behandlungseinrichtung verbringt, erforderlich. Die Dauer der Einzelsitzung wird anfangs weniger als 10 min betragen, u. U. sind nur einige wenige Muskelkontraktionen möglich.

Sobald die Kontraktionskraft des geschädigten Muskels nachlässt, so dass die Stromstärke erhöht werden muss, ist die Einschaltung einer Pause von 5-10-15 min notwendig, während der sich der Muskel erholen kann. Dies ist nur bei schwer atrophierten Muskeln erforderlich, besonders dann, wenn die Reizstromtherapie nicht sofort nach der Schädigung begonnen wurde. Allmählich wird sich das Kontraktionsverhalten des Muskels bessern, so dass die Dauer der Einzelbehandlung gesteigert werden kann. Wird die Behandlungszeit insgesamt zu kurz bemessen, ist ein therapeutischer Effekt auf die Muskelatrophie nicht zu erwarten.

Pausendauer

Zwischen zwei Dreieckimpulsen sollte die 5fache Zeit der Stromflusszeit liegen; auf die Impulsdauer von 300 ms bezogen würden 1500 ms angemessen sein, so dass etwa alle 2 s ein Impuls ausgelöst wird (f = 0,5 Hz).

> **Wichtig!**
> Wenn die Impulsdauer ansteigt, muss die Frequenz reduziert werden und umgekehrt. Das Intervall zwischen zwei Impulsen darf nie kürzer sein als der Impuls selbst, sondern stets länger.

Da es sich bei der Exponentialstromtherapie um ein für Patient und Behandler aufwendiges Verfahren handelt, das u. U. monatelang durchgeführt werden muss, ist eine klare diagnostische Sicherung mit Verlaufsbeobachtungen durch die Elektromyographie unabdingbare Voraussetzung. In aussichtslosen Fällen ohne erkennbare Nervenregeneration ist die Behandlung sinnlos. Das Ende der Behandlung ist erreicht, wenn der Patient Willkürkontraktionen gegen die Eigenschwere (entspricht Stufe 3 nach Janda) durchführen kann. Von diesem Zeitpunkt ab ist die aktive Übungsbehandlung effektiver als eine Elektrotherapie.

Tipp
Wichtige Tipps für eine erfolgreiche Exponentialstromtherapie
Das *Prinzip der selektiven Reizung* gewährleistet die ausschließliche Kontraktion des geschädigten Muskels; intakte Muskulatur wird nicht gereizt. Es werden Dreieckimpulse von 200–300 ms Impulsbreite verwendet. Die Stromstärke wird bis zur kräftigen Muskelkontraktion erhöht. Für eine erfolgreiche Behandlung sind mindestens 2 Sitzungen täglich bis zum Wiederauftreten von Willkürbeweglichkeit notwendig. Voraussetzung der aufwendigen Behandlung ist die elektromyographische Diagnostik und Verlaufsbeobachtung.

Therapie
Behandlungsschwerpunkte
Trotz vereinzelter anders lautender Meinungen stellt der *peripher-denervierte Muskel* eine klare Indikation zur Exponentialstromtherapie dar. Sie dient dazu, die kontraktilen Eigenschaften des Muskels zu erhalten und die Denervationsfolgen, besonders die rasch einsetzende Atrophie und den bindegewebigen Umbau des Muskels, wenn schon nicht vollständig zu verhindern, so doch zumindest zu verzögern. Diese Methode ist ohne Alternative, so dass sich etwaige Differentialindikationen nicht ergeben.

3.3 Mittelfrequenzströme

3.3.1 Physiologische Untersuchungen zur Wirkungsweise

Gildemeisters grundlegende Beobachtung bestand darin, dass im Gegensatz zur niederfrequenten Gleichstromreizung, bei der jeder einzelne Reiz mit einer Erregung beantwortet wird, beim höherfrequenten Wechselstromreiz zahlreiche, u. U. mehrere Hundert Stromperioden abgelaufen sein müssen, bis es zur Reizbeantwortung kommt. Dies ist eine Besonderheit von Wechselstromimpulsen mit einer Frequenz von ca. 1000 bis zu 100 000 Hz, die es rechtfertigte, diesen Frequenzbereich von den niederfrequenten Reizströmen abzugrenzen. Da andererseits ausgeprägte Wärmewirkungen, wie sie von hochfrequenten Wechselströmen im Rahmen der Diathermie bekannt waren, fehlten, lag es nahe, diesem mittleren Bereich die Bezeichnung Mittelfrequenz zu geben (**Abb. 3.40**).

Gildemeister-Effekt
Es musste stets eine gewisse Zahl von Perioden abgelaufen sein, bis es zur Erregungsauslösung kommt. Dieser Summationsvorgang fand sich sowohl beim Kaltblüter- wie auch beim Warmblüternerven, am Nervenstamm wie an der Einzelfaser und in gleicher Weise bei Reizung der Muskulatur und auch der Hautsensibilität. Wegen dieser Allgemeingültigkeit hat sich in Anlehnung an den Erstbeschreiber der Begriff *Gildemeister-Effekt* eingebürgert.

Neu war die Tatsache, dass nicht jede Mittelfrequenz-Wechselstromperiode mit einem Reiz beantwortet wurde. Alle bisherigen Reiztheorien sagten ausdrücklich aus, dass man den Reizerfolg innerhalb der ersten Periode zu erwarten habe. Strenggenommen dürfte bei exakt symmetrischen Sinusschwingungen gar kein Reizeffekt auftreten, da sich positive und negative Halbwelle in ihrer Wirkung gegenseitig aufheben.

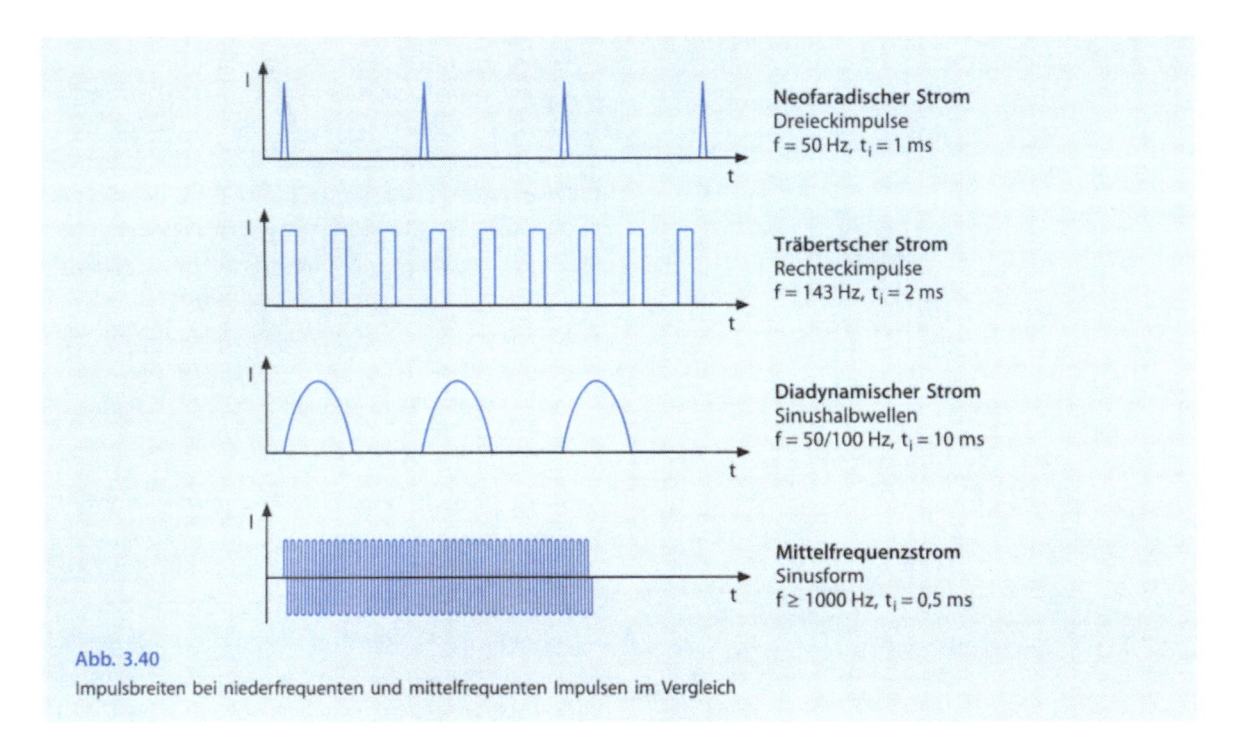

Abb. 3.40 Impulsbreiten bei niederfrequenten und mittelfrequenten Impulsen im Vergleich

Weil der MF-Reiz erst nach einigen Millisekunden zur Wirkung kam, so dass je nach verwendeter Frequenz einige bis zahlreiche Schwankungen abgelaufen sein mussten, nahm Gildemeister *Asymmetrien in der Stromwirkung* an; irgendeinen Prozess, der eine gewisse Zeit zur Entwicklung braucht. Es wurde vermutet, dass die anodische Wiederverfestigung der Membran längere Zeit beansprucht als die kathodische Auflockerung (unterschiedliche Zeitkonstanten für aktivierende und inaktivierende Prozesse). Es ist allerdings bis heute nicht bekannt, auf welchen Eigenschaften des Nervs dieses asymmetrische Verhalten gegenüber einem symmetrischen Stromverlauf beruht.

Nach dem Gesetz der polaren Erregung kommt der negativen Halbwelle eine auslösende, der positiven Halbwelle eine hemmende Bedeutung zu. Die erregbare und erregte Membran verhält sich bei unterschwelliger Reizung diesen Halbwellen gegenüber unterschiedlich, so dass nach jeder Sinusperiode eine geringe Membrandepolarisierung als lokale Negativierung übrigbleibt.

Die *Summierbarkeit unterschwelliger Erregungen* ist bekannt. Offensichtlich handelt es sich dabei um eine dem Reiz folgende Veränderung in der Membranleitfähigkeit für Na-Ionen, eine unter den Elektroden übrigbleibende Form der partiellen Depolarisierung, auch als lokale Antwort bezeichnet. Durch die Aufaddierung der lokalen Antwort wird dann das Aktionspotential ausgelöst.

> **Wichtig!**
>
> Der *Summationsvorgang nach Gildemeister* beruht darauf, dass ein Wechselstrom mit kurzer Periodendauer (für rasch reagierende Nerven und Muskeln sind das Frequenzen oberhalb 2 kHz) seine Reizwirkung dadurch entfaltet, indem unterschwellige und polaritäre Einzelimpulse an der Membran aufsummiert werden.

Beeinflussung der Nervenmembran

Bei zunehmender Stromstärke entwickelt sich diese Negativierung zunehmend rascher und bei überschwelliger Reizung mit der notwendigen Zahl von Wechselstromimpulsen schießt das Aktionspotential unmittelbar aus dieser zunehmenden Negativierung hervor (**Abb. 3.41**).

Wird der Stromstoß nun allmählich verlängert, klingt das Aktionspotential nicht wieder vollständig ab, sondern es bildet sich direkt an seiner abklingenden Flanke

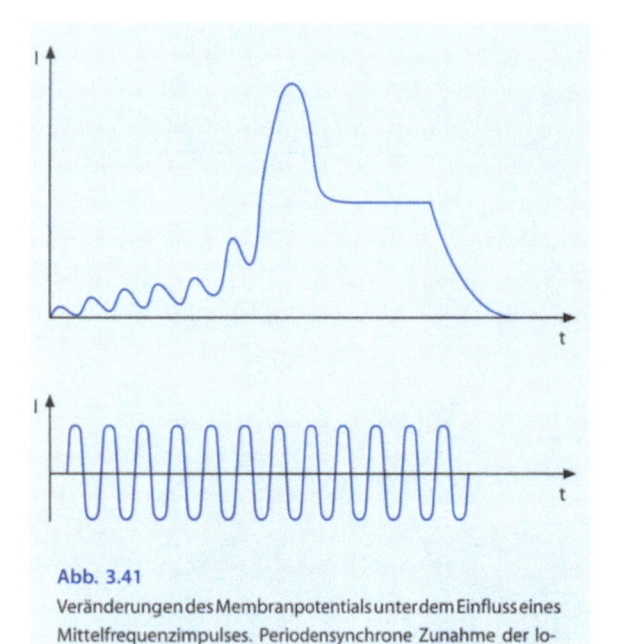

Abb. 3.41 Veränderungen des Membranpotentials unter dem Einfluss eines Mittelfrequenzimpulses. Periodensynchrone Zunahme der lokalen Negativierung an der Nervenmembran. Mit jeder negativen Halbwelle kommt es zur Aufaddierung der Na-Permeabilitäten bis zur Auslösung des Aktionspotentials. Im Anschluss an seine absteigende Flanke bildet sich ein Plateau aus, das so lange andauert, wie der Mittelfrequenzstrom fließt

anschließend ein Plateau aus, das ungefähr die halbe Höhe des Aktionspotentials hat und das so lange hinausgezogen werden kann, wie der Strom fließt. Das hauptsächliche Merkmal einer Verlängerung des Mittelfrequenzstromstoßes über die erforderliche Nutzzeit hinaus ist die Aufrechterhaltung einer Negativierung der Reizstelle während der gesamten Dauer des Stromstoßes. Es handelt sich dabei offenbar um den primären Effekt der Mittelfrequenzreizung, der als lokale Negativierung schon bei unterschwelligen Reizen auftritt.

Bisher ist aber noch nicht vollständig geklärt, wie der Reizeffekt des Mittelfrequenzstroms auf die Nervenmembran zustandekommt; insbesondere ist unklar, wie das Membranpotential den raschen Schwankungen des Mittelfrequenzstroms folgen kann. Es wurde die Annahme gemacht, dass zunächst die Na-Durchlässigkeit steigt, und es sekundär zum Absinken des Membranruhepotentials kommt, in dessen Folge die Na-Durchlässigkeit weiter zunimmt. Bei der Aufaddierung der lokalen Antwort handelt es sich offensichtlich um die Summierung der Na-Permeabilitätszunahme bis zur Erregungsauslösung.

Das im Anschluss an das Aktionspotential auf die halbe Höhe fixierte Membranpotential zeigt an, dass der mittelfrequent durchströmte Nerv in seinen Membraneigenschaften und Reizkonstanten tiefgreifend verändert sein kann, ohne dass dies nach außen hin bemerkbar wird. In dieser Plateaubildung des Membranpotentials ist der Erregungsvorgang gewissermaßen eingefroren:
- geringe Durchlässigkeit der Membran für Na-Ionen,
- geringe Durchlässigkeit auch für K-Ionen,
- zunehmende Inaktivierung des Na-Überträgersystems.

Sensible Reizwirkung mittelfrequenter Ströme

Die beobachtete *Wirkung mittelfrequenter Ströme* auf die Sensibilität des Menschen bestand bei physiologischen Untersuchungen in einer Prickelempfindung beim Einschalten des Stroms, die dann aber nicht anhielt, so lange der Stromkreis geschlossen war wie bei der Niederfrequenz, sondern nach Sekunden oder Minuten abklang, obwohl der Mittelfrequenzstrom in dieser Zeit unverändert weiterfloss. Es ergaben sich folgende *Details*:
- Die Prickelempfindung hält umso länger an, je größer die Stromstärke ist.
- Die Prickelempfindung klingt umso schneller ab, je höher die Frequenz des Mittelfrequenzstroms ist.
- Durch eine superponierte anodische Gleichstromkomponente wird die Prickeldauer verkürzt, durch eine kathodische verlängert. Gleichzeitig ist die Intensität des Prickelns bei anodischer Reizung vermindert, bei kathodischer gesteigert.
- Die Verlängerung der Prickeldauer bei kathodischer Superposition ist von der Stärke des superponierten Gleichstroms abhängig: Je stärker der Gleichstrom ist, desto länger dauert das Prickeln an.

Anscheinend kommt es zu einer nicht näher beschriebenen Art der peripheren Hemmung, erkennbar an der raschen sensiblen Adaptation der Nervenfaser. Diese periphere Hemmung unterscheidet sich von der bereits bekannten *Wedenski-Hemmung*:
- Unter Wedenski-Hemmung, gültig für den Niederfrequenzbereich, versteht man das andauernde Refraktärbleiben der Nervenmembran infolge anhaltender, vollkommener Depolarisierung.

- Die mittelfrequente Hemmung nimmt nicht zu, sondern mit der Verstärkung des Stroms ab; die Adaptation bewirkt immer nur, dass der gerade vorhandene Strom nicht gespürt wird. Verstärkt man den Strom, wird er zunächst wieder reizwirksam, anschließend wieder unfühlbar, und so fort.
- Die Mittelfrequenzhemmung erstreckt sich nicht auf einen gleichzeitigen Reiz mit wesentlich niedrigerer Frequenz. Wenn man während der Mittelfrequenzdurchströmung eines Nervs durch dieselbe Elektrode niederfrequente Stromimpulse zuführte, blieb die Leitungsfähigkeit für derartige Reize bestehen, und die Schwelle stieg nur für den mittelfrequenten Strom.
- Die Schwelle für niederfrequente Wechselstromstärke nach einer Durchströmung mit Mittelfrequenzströmen im Sekundenbereich ist nicht messbar verändert gegenüber der Schwelle vor der Durchströmung.

Motorische Reizwirkung mittelfrequenter Ströme

Bei der Erregungsauslösung bestehen Gemeinsamkeiten zwischen Niederfrequenz und Mittelfrequenz hinsichtlich der gegenseitigen Abhängigkeiten von Mindeststromflusszeit und Mindeststromstärke. Begriffe aus der Niederfrequenz wie Nutzzeit und Rheobase lassen sich exakt auch auf die Mittelfrequenzreizung übertragen und beschreiben.

Mindeststromflusszeit (Hauptnutzzeit)

Bei einer bestimmten Schwellenstromstärke des Stroms wird die Stromflusszeit gemessen, nach deren Ablauf es zum Ausklinken eines Aktionsstroms kommt. Diese *Stromflusszeit* wird als Hauptnutzzeit bezeichnet; währenddessen ist eine größere Zahl von Wechselstromperioden abgelaufen. Längeres Fließenlassen des Stroms über diese Nutzzeit hinaus bringt keinen weiteren Reizeffekt. Eine Impulsgruppe derselben Intensität, die aber aus weniger Wechselimpulsen besteht, löst keinen Aktionsstrom aus.

Die *Hauptnutzzeiten*, die am *Warmblüternerven* gemessen wurden, sind kleiner als die am Kaltblüternerven gefunden. Am Nerv-Muskel-Präparat des Frosches schwankten die Nutzzeiten in relativ weiten Grenzen und die Aussagen sind unsicher.

Die *Hauptnutzzeit beim Menschen* lag (nach eigenen Untersuchungen) zwischen 50 und 100 ms und ist damit ebensowenig exakt zu fixieren. Allerdings ist bei Reizung an der Körperoberfläche über die Hauptnutzzeit der menschlichen Nervenfaser keinerlei Aussage möglich, da gerade bei der Mittelfrequenzdurchströmung des Gewebes in der Tiefe völlig ungeklärte Bedingungen herrschen. Es kommt wahrscheinlich nicht nur an der Nervenmembran, sondern bereits an den darüber liegenden Geweben zu Gleichrichtungs- und Überlagerungseffekten.

Die Hauptnutzzeit ist beim *Frosch- und Rattennerv* außerdem frequenzabhängig; die Zahl der innerhalb der Hauptnutzzeit abgelaufenen Perioden nimmt mit steigender Frequenz zu: Bei 2000 Hz sind ungefähr 10, bei 40 kHz 80 Perioden abgelaufen, ehe ein Aktionsstrom ausgelöst wird.

> **Wichtig !**
>
> Je schmaler die Impulse, desto geringer ist ihr Reizeffekt.

Die Hauptnutzzeit hat ein frequenzabhängiges Maximum; bei 2000 Hz sind die Stromflusszeiten am längsten. Bei höheren Frequenzen nehmen sie wieder ab, weil die Zahl der abgelaufenen Wechselstromperioden mit steigender Frequenz zunimmt.

Da immer eine gewisse Periodenzahl bis zum Ausklinken des Aktionspotentials abgelaufen sein muss, und dies bei steigender Frequenz (mit höherer Periodenzahl in der Zeiteinheit) früher der Fall ist, wird die Hauptnutzzeit damit kürzer.

Für das genannte Zahlenbeispiel gilt:
- 10 Perioden bei 2 kHz entsprechen 5 ms,
- 80 Perioden bei 40 kHz entsprechen 2 ms.

Mit steigender Frequenz werden die Sinushalbwellen immer schmaler, ihr Reizeffekt nimmt (bei konstanter Rheobasenstromstärke) dadurch ab, und es müssen mehr Sinushalbwellen abgelaufen sein, bis es zur Reizbeantwortung kommt. Die Stromflusszeit bei Schwellenbedingungen kann nicht weiter abnehmen.

Die Stromflusszeit pendelt sich mit steigender Frequenz (Periodenzahl) auf einen unteren Grenzwert von ca. 5–10 Perioden ein; jedoch ist die Hauptnutzzeit nur unsicher bestimmbar.

> **Wichtig!**
>
> Die Stromflusszeit ist als die Summationszeit im Sinne des Gildemeister-Effekts anzusehen: die unterschwelligen lokalen Membranveränderungen, die durch die einzelnen Perioden des Wechselstroms hervorgerufen werden, summieren sich, bis am Ende der Hauptnutzzeit der Aktionsstrom ausklinkt.

Mindeststromstärke (Rheobase)

> **Definition**
>
> In Anlehnung an die Niederfrequenz wird als *Rheobase* die Schwellenamplitude eines beliebig lange fließenden Wechselstroms bezeichnet, bei dem nach Ablauf der Hauptnutzzeit das Aktionspotential ausklinkt.

Wird mit einem Mittelfrequenzstromstoß von der Länge der Hauptnutzzeit die Intensitätsschwelle nicht erreicht, so wird ebenfalls kein Aktionspotential ausgelöst. Es kommt lediglich zur lokalen Negativierung, die so lange anhält, wie der Strom fließt.

Es besteht auch eine Abhängigkeit der Schwellenamplitude von der Frequenz. Mit steigender Frequenz nehmen die Schwellenamplituden zu, und zwar direkt proportional der Frequenz. Diese Abhängigkeit der Reizwirkung wurde am Nerv-Muskel-Präparat des Frosches mit Mittelfrequenzimpulsen von der Länge der Hauptnutzzeit und gering überschwelliger Intensität überprüft (Wyss 1976). Innerhalb dieser Umhüllung wurde die Trägerfrequenz zwischen 5 kHz und 100 kHz variiert, und die Stromstärke stieg mit zunehmender Frequenz bis ungefähr 20 kHz zunächst linear an, oberhalb davon progredient.

Bereits früher hatte Djourno die Beobachtung gemacht, dass es bei Frequenzerhöhung des Stroms zur Anhebung der muskulären Reizschwelle kommt. Eigene Untersuchungen zu Mittelfrequenz-I/t-Kurven am Menschen bestätigten, dass mit zunehmender Frequenz die Schwellenstromstärke der Minimalzuckung linear ansteigt, untersucht für den Bereich zwischen 1 und 8 kHz.

Definitionsgemäß besteht diese Beziehung nur für die relativ langen Stromflusszeiten der Mittelfrequenz-Rheobase, während sich bei kürzeren Impulsgruppen höhere Schwellenwerte ergeben. Die Schwellenintensitäten erreichen aber niemals den doppelten Rheobasewert, sondern liegen stets darunter. Eine Chronaxie lässt sich demnach nicht nachweisen (**Abb. 3.42**).

Bei 20 kHz Trägerfrequenz sind I/t-Kurven bis zu 0,25 ms herab aufgenommen worden (das entspricht 5 Wechselstromperioden). Dabei betrug die Schwellenstromstärke ungefähr das 1,7fache des Rheobasewerts (Wyss 1976). Der zugehörige kathodische Rechteckimpuls liegt bei Vergleich der üblichen Niederfrequenz-I/t-Kurve in der Schwellenamplitude der Minimalzuckung ca. 10mal höher.

Dieser bemerkenswerte Tatbestand, dass im Bereich der kurzen Impulszeiten die Schwellenintensitäten bedeutend weniger über den zugehörigen Rheobasewerten liegen, bedeutet für die therapeutische Anwendung, dass man mit dem Summationsprinzip im Bereich der kurzen Impulszeiten die Nervenmembran mit niedrigeren Intensitäten eher zur Depolarisation bringen kann als mit einem gleich langen kathodischen Rechteckimpuls.

> **Wichtig!**
>
> Die Summation eines kurzen Mittelfrequenzreizes von Chronaxielänge (ca. 1 ms) führt bereits bei niedrigeren Stromstärken zur Depolarisation.

Die Ursache dafür ist unbekannt; es hängt mit dem mittelfrequenten Reizprinzip und besonders mit der ungeklärten Frage zusammen, wie die Membran den raschen Schwankungen von Wechselstromimpulsen folgen kann.

Sobald der Stromstoß zu kurz ist, um noch die zur Mittelfrequenzreizung notwendige Mindestperiodenzahl aufzuweisen, ist die Grenze zur Einzelimpulsreizung der Niederfrequenz erreicht. Man kann zwar mit sehr wenigen oder notfalls einer einzigen Periode ein Aktionspotential auslösen, aber die dazu erforderliche hohe Intensität entspricht dann nicht mehr dem Summationsprinzip bei der echten Mittelfrequenzreizung.

Charakteristik im Bereich der langen Impulszeiten

Die Mittelfrequenz-I/t-Kurve hat nicht nur eine Begrenzung zu den kurzen Impulszeiten hin, sondern ebenso nach rechts, zu den langen Impulszeiten. Dort ist die I/t-Kurve mit der Nutzzeit praktisch beendet, denn die Verlängerung der Stromflusszeit über diese Zeit hinaus

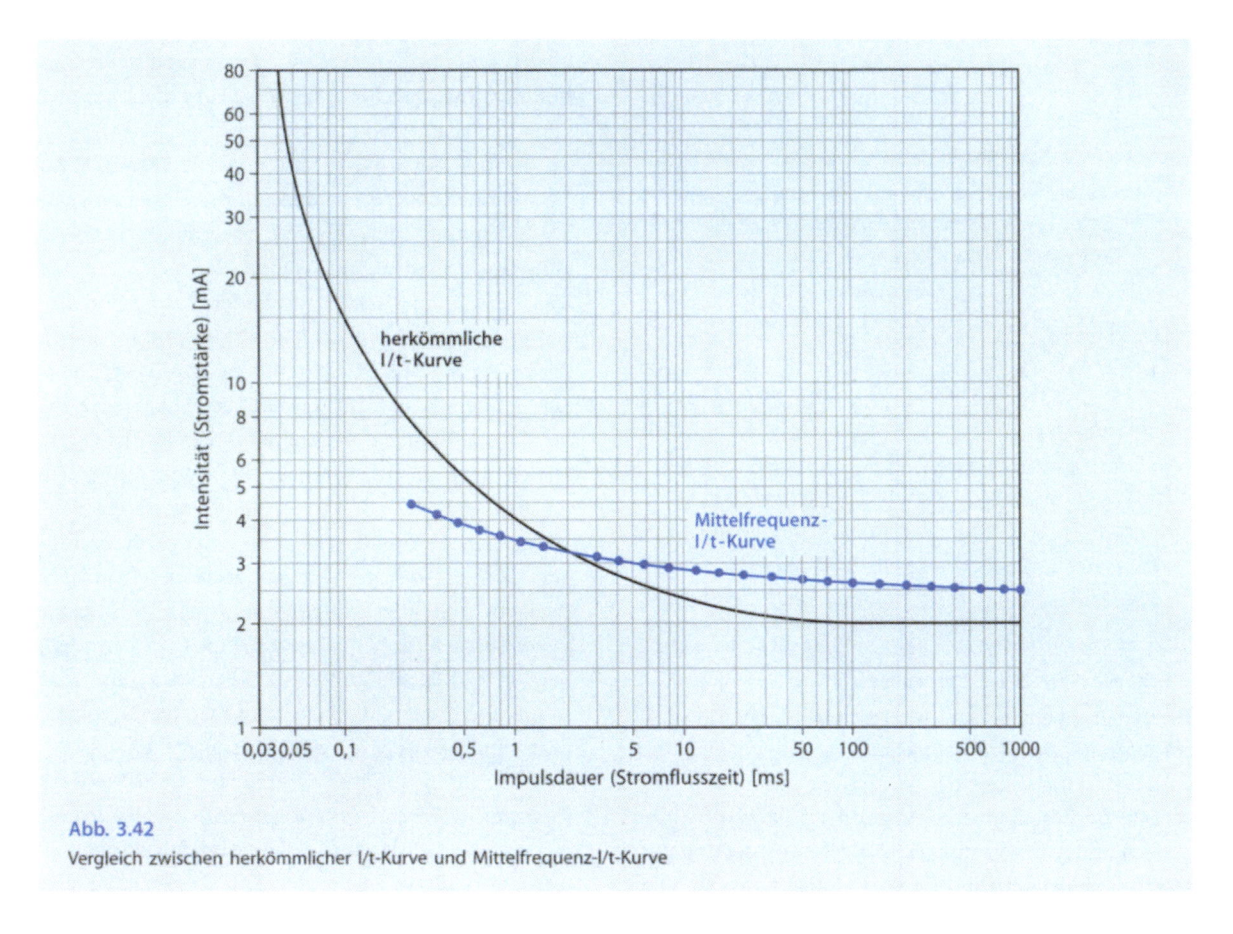

Abb. 3.42
Vergleich zwischen herkömmlicher I/t-Kurve und Mittelfrequenz-I/t-Kurve

bringt keine Änderung des Zuckungscharakters. Es handelt sich nur um die Aufrechterhaltung der lokalen Negativierung, was für den Reizeffekt aber ohne Belang ist.

Des weiteren zeigt die Nervenmembran kein Akkommodationsverhalten gegenüber einem langdauernden Mittelfrequenz-Dreieckimpuls, wie dies von der niederfrequenten Impulsreizung her bekannt ist. Dies bedeutet, dass die Sinushalbwellen unabhängig von ihrer Hüllkurve aufsummiert werden. Der charakteristische Reizmechanismus läuft in jedem Fall ab, gleichgültig, ob die Hüllkurve rechteckig, dreieckig oder sinusförmig ist.

I/t-Beziehung

Auch bei der Mittelfrequenzreizung gilt das von der Niederfrequenz-Impulsreizung her bekannte Hyperbelgesetz $I \times t = $ konstant. Dieser Zusammenhang zwischen der Reizstromstärke und der zugehörigen Nutzzeit (= Zahl der Wechselstromperioden) besagt: Je stärker die Wechselstromimpulse sind, desto kleiner darf die Impulszahl der Hauptnutzzeit sein und umgekehrt, bis es zur Auslösung eines Aktionspotentials kommt.

Auf die Mittelfrequenzreizung bezogen bedeutet das Hyperbelgesetz: Von einem Wechselstrom bestimmter Frequenz ist eine umso kleinere Stromstärke zur Schwellenwirkung nötig, je länger der Wellenzug des Wechselstromimpulses ist, d. h. die Rheobasenwerte sind abhängig von der Periodenzahl.

Eine Impulsgruppe derselben Intensität, aber aus weniger Wechselstromimpulsen bestehend, löst keinen Aktionsstrom aus. Umgekehrt nimmt die zur Summation nötige Zahl von Perioden rasch ab, wenn die Reizspannung stärker überschwellig wird.

Reizt man mit einem Mittelfrequenzstromstoß hoher Intensität, hat die Stromflusszeit (Nutzzeit) ihren kleinsten Wert. Wird mit dem Mittelfrequenzstromstoß eine bestimmte Zeitschwelle überschritten, wird eine Erregung ausgelöst, unabhängig von einer weiteren Verlängerung der Stromflusszeit.

> **Wichtig!**
>
> Durch den *Summationsvorgang* der einzelnen Halbwellen wird erklärt, dass die Reizauslösung bei überschwelliger Stromstärke von der Zahl der einwirkenden Sinushalbwellen abhängt, denn es muss eine gewisse Periodenzahl bis zum Ausklinken des Aktionspotentials abgelaufen sein.
> Die *Hauptnutzzeit als Mindeststromflusszeit* wird kürzer mit zunehmender Periodenzahl (bei höherer Frequenz), d.h. die Zahl der zur Summation notwendigen Perioden wird kleiner, und sie nähert sich bei Frequenzen zwischen 1 kHz und 10 kHz einem unteren Grenzwert von ungefähr 5–10 Perioden.
> Die *Rheobase* als muskuläre Reizschwelle steigt an mit höherer Frequenz (und zunehmender Periodenzahl), da die einzelne Sinushalbwelle immer schmaler wird und ihr Reizeffekt damit geringer ist.

Praxisrelevanz der Ergebnisse

Aus den physiologischen Untersuchungen leiten sich folgende praktische Schlussfolgerungen ab:

- Die Wirkungsweise der Mittelfrequenzreizung steht nicht im Gegensatz zum Gesetz der polaren Erregung nach Pflüger, und zwischen niederfrequenter und mittelfrequenter Reizung bestehen Ähnlichkeiten. Die Potentiale entstehen infolge *elektrotonischer Beeinflussung der Nervenmembran*, wobei der negativen Halbwelle eine auslösende, der positiven Halbwelle eine hemmende Bedeutung zukommt. Reizt man mit längeren Impulsgruppen überschwelliger Intensität im Sinne der Nutzzeit, kommt es durch die Summation der einzelnen unterschwelligen Reize zum Aktionspotential (Gildemeister-Effekt).
- Zwischen den herkömmlichen I/t-Kurven mittels kathodischen Einzelimpulsen und Mittelfrequenz-I/t-Kurven bestehen gewisse Unterschiede dergestalt, dass ein *echt hyperbelförmiger Verlauf* der Kurve *nicht nachweisbar* ist, weil die Mittelfrequenzkurven im Bereich der kurzen Impulszeiten nur einen ganz flachen Anstieg über die Rheobase erkennen lassen und eine Chronaxie nicht bestimmt werden kann. Das bedeutet, dass man bei Reizung nach dem Summationsprinzip generell mit niedrigeren Stromstärken auskommt.
- Reizphysiologisch ist die *Grenze zwischen Niederfrequenz- und Mittelfrequenzreizung* dort zu suchen, wo sich die I/t-Kurve bei Einzelauslösung deutlich über die Rheobase erhebt, während der flachere Anstieg der Mittelfrequenz-I/t-Kurve das Wirksamwerden des Summationsprinzips anzeigt. Es müssen ungefähr 5–10 Stromperioden abgelaufen sein, bis es zur Erregungsauslösung kommt (**Abb. 3.42**).
- Diese *Grenze zwischen Niederfrequenz- und Mittelfrequenzreizung* wird bei ca. 2,5 kHz angenommen, denn in diesem Bereich ist mit erhöhter Stromstärke auch eine Einzelimpulsauslösung möglich (bei 1 kHz entspricht eine Sinushalbwelle einer Dauer von 0,5 ms; bei 2,5 kHz von 0,2 ms und bei 5 kHz einer Dauer von 0,1 ms).

  Wenn man davon ausgeht, dass 5–10 Wechselstromperioden zur Aufsummierung abgelaufen sein müssen, ergeben sich für Mittelfrequenzimpulse folgende Stromflusszeiten: Bei 2,5 kHz 2,0 ms (= 5 Perioden), bei 5 kHz ebenfalls 2,0 ms (= 10 Perioden). Bei überschwelliger Stromintensität kann man daher von Impulsbreiten zwischen 1 und 2 ms ausgehen.
- *I-t-f-Beziehung*. Je höher die Frequenz, desto kürzer ist (bei gleichbleibender Periodenzahl) der Wellenzug, d.h. umso rascher läuft der Summationsvorgang ab und umso kürzer ist die Nutzzeit. Das bedeutet aber auch, dass die Stromstärke zur Erregungsauslösung höher wird.

  Je niedriger die Frequenz, desto länger ist (bei gleichbleibender Periodenzahl) der Wellenzug, d.h. umso länger braucht der Summationsvorgang und umso länger ist die Nutzzeit; desto niedriger wird aber auch die Stromstärke zur Erregungsauslösung.

Der geeignete Frequenzbereich zur Auslösung von Muskelkontraktionen liegt offensichtlich zwischen 2,5 und 5 kHz.

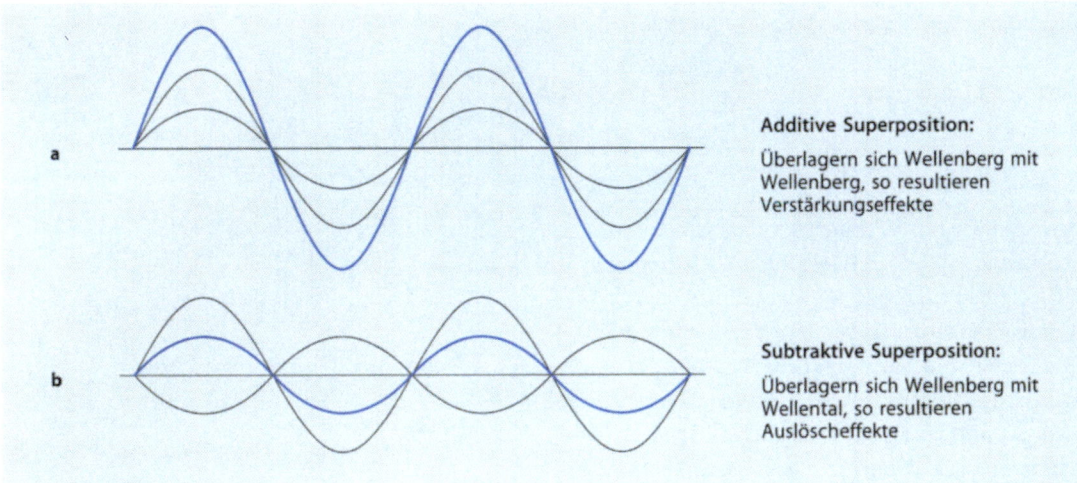

Abb. 3.43 a, b
Interferenz bedeutet Überlagerung von Wellen. Je nach Phasenverschiebung ergeben sich additive (a) oder subtraktive (b) Superpositionseffekte

3.3.2 Gerätetechnische Nutzung von Mittelfrequenzströmen

Für die klinische Praxis sind nach dem derzeitigen Stand der Gerätetechnik zwei Anwendungsmöglichkeiten gegeben:
- Interferenzstromverfahren (Nemec 1960),
- Amplitudenmodulation (Jasnogorodski 1974).

Interferenzstromverfahren

Die meisten Geräte arbeiten mit einer Frequenz von 4000 Hz. Das physikalische Prinzip des Interferenzstromverfahrens besteht darin, dass dem Körper gleichzeitig zwei mittelfrequente Wechselströme konstanter Intensität zugeführt werden, die einen geringen Frequenzunterschied aufweisen und die sich im Inneren des Körpers miteinander mischen (interferieren). Das Ergebnis dieser Mischung ist der sog. *Interferenzstrom*.

Das Zustandekommen der Interferenz kann man sich ohne weiteres geometrisch veranschaulichen. Denkt man sich zwei Sinusschwingungen gleicher Frequenz überlagert, kommt es zu Superpositionseffekten (**Abb. 3.43**). Ist die Überlagerung phasengerecht, so erhält man eine additive Superposition, d.h. die Summationskurve beträgt an jedem Punkt die Summe der beiden Einzelkurven. Sind die beiden Sinusschwingungen mit einer Phasenverschiebung von 180° überlagert, kommt es zur sub-

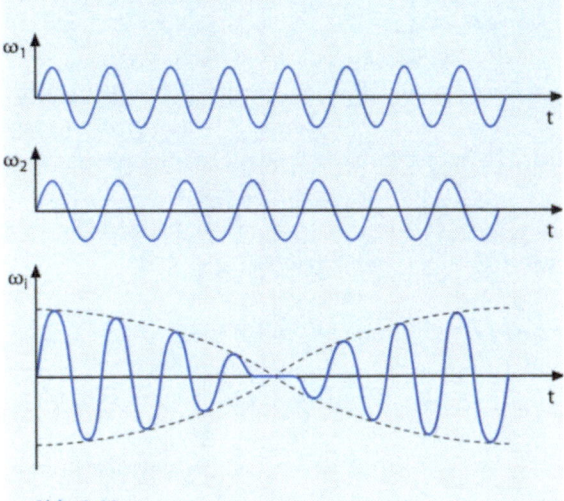

Abb. 3.44
Interferenz entsteht durch Überlagerung von zwei Sinusschwingungen. Bei Überlagerung von zwei Sinusschwingungen unterschiedlicher Frequenz entstehen niederfrequente Schwebungen

traktiven Superposition, d.h. die Summationskurve ist Null. Denkt man sich nunmehr zwei Sinusschwingungen überlagert, deren Einzelfrequenzen sich um einen geringen Betrag unterscheiden, ergeben sich abwechselnd additive oder subtraktive Superpositionseffekte, je nach dem Grad der Phasenverschiebung (**Abb. 3.44**). Man erhält eine Summationskurve, deren Frequenz der Differenz der beiden zugrunde liegenden Einzelfrequenzen entspricht.

Die Beziehung lautet:

$$\omega_i = \omega_1 - \omega_2$$

wobei ω_i die Interferenzfrequenz, ω_1 und ω_2 die beiden zugrunde liegenden Mittelfrequenzen darstellen.

Ist die Differenz zwischen den beiden Mittelfrequenzen konstant, erhält man eine konstante Interferenzfrequenz. Betragen die Grundfrequenzen 4000 Hz und 3900 Hz, resultiert eine Interferenzfrequenz von 100 Hz.

Ändert sich die Differenzfrequenz, indem die eine zugrunde liegende Mittelfrequenz konstant bleibt (z. B. 4000 Hz), die andere jedoch ständig in einem bestimmten Bereich schwankt (beispielsweise zwischen 3900 und 4000 Hz), durchläuft die Interferenzfrequenz ein Band, das im vorliegenden Beispiel zwischen 0 und 100 Hz variiert (sog. *rhythmische Interferenz*). Es soll dadurch ein stetiger Wechsel zwischen dem Minimum und Maximum des Frequenzbands resultieren, ein ständiges An- und Abschwellen im Rhythmus der Interferenzfrequenz.

Durch das Interferieren der beiden Mittelfrequenzströme entstehen im Gewebe sog. Schwebungen. Es handelt sich dabei um eine Mittelfrequenz-Impulsreizung im Takte der niederfrequenten Schwebungsfrequenz, d. h. die Interferenzfrequenz wird zur Impulshäufigkeit und damit zur eigentlichen Reizfrequenz.

Amplitudenmodulationsverfahren
Das Prinzip besteht darin, eine mittelfrequente Grundfrequenz – auch Trägerfrequenz genannt – in der Amplitude zu modulieren, und zwar im Rhythmus und in der Form eines niederfrequenten Impulsstroms. Der in seiner Amplitude modulierte Mittelfrequenzstrom kommt damit ebenfalls der beschriebenen Mittelfrequenz-Impulsreizung gleich. Auf diese Weise soll die Adaptation des Gewebes und damit der Wirkungsverlust des mittelfrequenten Reizstroms vermieden werden, der unweigerlich eintreten würde, wenn der Mittelfrequenzstrom mit konstanter Intensität fließt (**Abb. 3.45**).

Die vorhandenen Geräte arbeiten mit Frequenzen zwischen 2 und 8 kHz.

Die *niederfrequente Hüllkurve* ist entweder sinusförmig, dreieckig oder rechteckig, die Frequenzen dieser Hüllkurve schwanken im Bereich der Grenzen, die für die niederfrequente Einzelimpulsauslösung üblich sind, d. h.

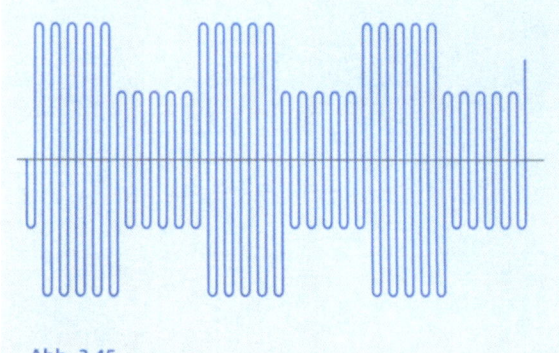

Abb. 3.45
Amplitudenmodulation mit einer Modulationstiefe von 50%. Trägerfrequenz: mittelfrequent, Hüllkurve: niederfrequent

zwischen ca. 10 und 150 Hz. Auch die Tiefe der Amplitudenmodulation ist stufenlos zwischen Null (das entspricht der nichtmodulierten bandförmigen Trägerfrequenz) und 100% (Modulation bis zur Nulllinie) einstellbar. Die verschiedenen *Modulationsfrequenzen* und *Stromqualitäten*, mit denen die einzelnen Geräte ausgerüstet sind, hängen von den Therapiezielen und der Ansprechbarkeit der betroffenen Gewebsstrukturen ab: Meist geht es um Schmerzstillung oder Muskelstimulation oder auch eine Kombination aus beiden. Hinsichtlich der Trägerfrequenz gilt: Zwischen 1 und 5 kHz bestehen zwar prinzipielle Ähnlichkeiten, unterschiedlich ist jedoch die allgemeine Reizwirksamkeit. Bei 1–2 kHz ist die sensible und motorische Reizwirkung größer, die Stromstärke kann entsprechend niedriger gewählt werden. Bei 4–5 kHz tritt die sensible Reizwirkung immer mehr zurück und die Stromstärke kann erhöht werden (wichtig für schmerzhafte Affektionen des Bewegungssystems).

Hinsichtlich der *Modulationsfrequenz* und der *Modulationstiefe* gilt: Je stärker die Schmerzen, desto höher muss die Modulationsfrequenz sein (100–150 kHz) und desto geringer darf die Modulationstiefe sein (0–25%). Man beginnt mit unmodulierter Trägerfrequenz und steigert die Modulationstiefe mit der allmählichen Schmerzlinderung.

Bei *chronischen Schmerzen* kann die Trägerfrequenz tiefer (1–2 kHz), die Modulationsfrequenz niedriger (30–50 kHz) und die Modulationstiefe zunehmend tiefer (50% und mehr) gewählt werden.

Unterschiede zwischen Interferenz und Amplitudenmodulation

Zwischen beiden Verfahren bestehen physikalisch und biologisch gewisse Unterschiede. Sie beziehen sich auf folgende Faktoren:

- *Exakt physikalisch gesehen:* Man unterscheidet zwischen Überlagerung, wenn sich die zugrunde liegenden Einzelfrequenzen wesentlich unterscheiden ($\omega_1 \gtrless \omega_2$) und zwischen Schwebung, wenn die beiden Frequenzen ungefähr gleich sind ($\omega_1 \approx \omega_2$). Im Falle der Interferenzströme würde man daher korrekterweise von Schwebungen sprechen, im Falle der Amplitudenmodulation von Überlagerung; ein prinzipieller Unterschied zwischen Überlagerung und Schwebung besteht jedoch nicht.
- *Hüllkurve.* Sie ist bei der amplitudenmodulierten Trägerfrequenz sinusförmig, bei der Schwebung dagegen nicht. Dieser nicht exakt sinusförmige Verlauf ist durch den sog. Phasensprung im Moment des Nulldurchgangs der Interferenzfrequenz bedingt, was sich im Moment des Amplitudenminimums ereignet.
- Gleichrichtung ergibt bei der *Amplitudenmodulation* die modulierte niederfrequente Sinuskurve (oder auch eine andere, beispielsweise rechteckige Hüllkurve). Bei der *Schwebung* erhält man dagegen positive Sinushalbwellen im Sinne der Zweiweggleichrichtung, exakt ausgedrückt eine sog. arkadenförmige Hüllkurve (Abb. 3.46).

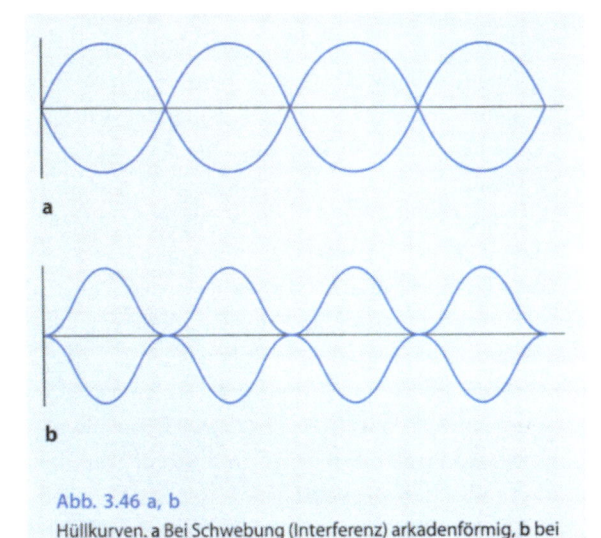

Abb. 3.46 a, b
Hüllkurven. a Bei Schwebung (Interferenz) arkadenförmig, b bei Überlagerung (Amplitudenmodulation) sinusförmig

Biologisch betrachtet, kann man von der Vorstellung ausgehen, dass es an der Nervenmembran zur „physiologischen Gleichrichtung" der Mittelfrequenzströme kommt. Deshalb reduziert sich das Problem auf die Frage, ob an der Nervenmembran eine reine Sinusschwingung (bei Amplitudenmodulation) oder eine arkadenförmige, nicht sinusreine Kurve (im Falle der Schwebung) wirksam wird. Da sich diese Unregelmäßigkeit im Moment des Amplitudenminimums ereignet, wird dies vom reizphysiologischen Standpunkt aus sicher ohne Interesse sein. Praktische Bedeutung hat allein die Tatsache, dass an der Nervenmembran ein Intensitätswechsel der Mittelfrequenzströme im Takt einer niederfrequenten Schwebung angreift. Diese niederfrequente Hüllkurve kann mehr oder weniger sinusrein, aber auch dreieck- oder rechteckförmig sein. Entscheidend ist, dass die Mittelfrequenzströme in ihrer Intensität variieren. Durch diesen ständigen Intensitätswechsel wird die Adaptation der Membran an den Mittelfrequenzreiz verhindert, der bei konstant fließender Mittelfrequenz unweigerlich eintreten würde.

3.3.3 Vorteile der Mittelfrequenzreizung gegenüber der Niederfrequenzreizung

Zugunsten der Mittelfrequenzströme lassen sich einige bemerkenswerte Vorteile geltend machen:

- *Elektrischer Hautwiderstand.* Der Hautwiderstand ist gegenüber einem äußeren elektrischen Reiz frequenzabhängig, d. h. der Frequenz umgekehrt proportional. Bei niedrigen Frequenzen erreicht er ein beträchtliches Ausmaß, mit steigender Frequenz verringert er sich wesentlich.

Es gilt die Beziehung:

$$Z = \frac{1}{C \times 2\Pi \times f} = [\Omega]$$

Z stellt den Widerstand in Ohm, C die Kapazität und f die Periodenzahl (Frequenz) dar.

Für die Hautoberfläche von 100 cm² nimmt man eine Kapazität von 1 Mikrofarad an.

Für 50 Hz ergibt sich:

$$Z = \frac{1}{0.000001 \times 2\Pi \times 50} = 3000\,\Omega$$

Für 5000 Hz erhält man:

$$Z = \frac{1}{0.000001 \times 2\Pi \times 5000} = 30\,\Omega$$

Diese bedeutende Verringerung des Hautwiderstands erlaubt eine mühelose und schmerzfreie Überbrückung der Haut und ein leichteres Eindringen des mittelfrequenten Stroms in den Körper. Man kann mit der Stromstärke im Hautniveau unterschwellig bleiben und erreicht an der Nervenmembran eine maximale Intensität.

— *Biphasische Impulse.* Wechselstromimpulse sind bidirektional, es ergibt sich keine galvanische Komponente und demzufolge auch keine elektrolytische Schädigung der Haut. Die Elektroden können direkt auf die Haut aufgelegt werden. Flexible Elektroden aus leitendem Gummi, die mit Hilfe eines leitenden Gels auf die Körperoberfläche geklebt werden, erleichtern die praktische Anwendung.
Biphasische Wechselstromimpulse ohne galvanische Komponente schließen allerdings die Anwendung von Mittelfrequenzströmen zur üblichen Iontophorese aus. Positive und negative Sinushalbwellen werden abwechselnd an ein- und derselben Elektrode wirksam, die Reizwirkung ist apolaritär bzw. ambipolar, und keine der beiden Elektroden kann als Kathode oder Anode definiert werden.

— *Dissoziation der Schwellenwerte.* Djourno hatte bereits 1949 die Beobachtung gemacht, dass es bei Frequenzerhöhung des Stroms zur Anhebung der muskulären Reizschwelle kommt. Außerdem gleichen sich die sensiblen und motorischen Schwellen immer mehr an. Das bedeutet, dass es bereits vor der Stromempfindung zur Minimalzuckung kommt. Bei Frequenzen unterhalb 6 kHz beobachtet man zunächst eine sensible Reizung, und bei weiterer Stromstärkeerhöhung auch die Muskelkontraktion. Oberhalb dieses Bereichs entsteht zuerst die motorische Reizung, und erst später kommt es zur sensiblen Sensation. Diese Dissoziation der Schwellenwerte war von Djourno bei Frequenzen von 6–8 kHz beobachtet worden und gestattet die Erzeugung von Muskelkontraktionen ohne jede sensible Empfindung bzw. schmerzhafte Belästigung, was für stromsensible Patienten von Bedeutung ist. Grundlage ist eine rasche sensible Adaptation, die bei zunehmender Frequenz früher eintritt als die motorische Adaptation (**Abb. 3.47**).

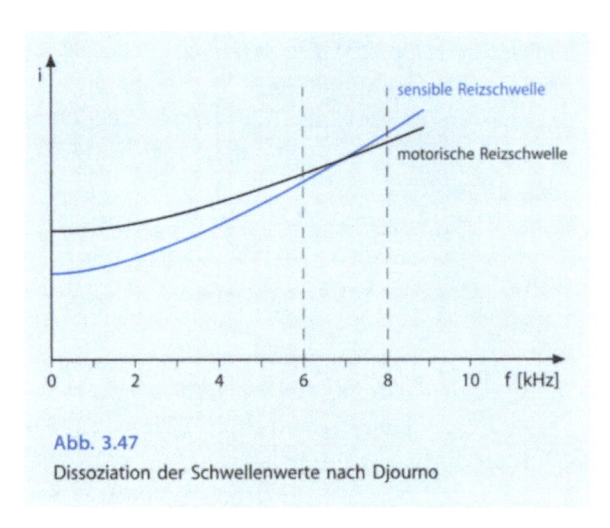

Abb. 3.47
Dissoziation der Schwellenwerte nach Djourno

3.3.4 Therapeutische Anwendung von Mittelfrequenzströmen

Allgemeine Hinweise
Für eine klinisch sinnvolle Anwendung sind folgende Überlegungen notwendig:

— Die *neuromuskuläre Erregung* gelingt innerhalb des Mittelfrequenzbereichs am günstigsten mit Frequenzen zwischen 2000 und 5000 Hz, allerdings reizen diese Ströme nur Muskeln mit normaler Chronaxie, d. h. gesunde Muskeln ohne Denervierungsfolgen. Da die motorische Reizung bei der herkömmlichen Niederfrequenzstimulation mit Frequenzen um 50 Hz („slow-twitch-fibers") benötigen 10–30 Hz, „fast-twitch-fibers" 50–70 Hz) erfolgt, muss der Mittelfrequenzstrom im Takt dieser Niederfrequenz amplitudenmoduliert werden, d. h. er erhält eine niederfrequente Hüllkurve. Da mit steigender Frequenz der Hautwiderstand immer mehr abnimmt, wird eine kräftige Muskelkontraktion ohne sensorischen Reiz auch bei stromsensiblen Patienten möglich.

— Besonders bei *Muskelatrophie* benötigt man zu einer wirksamen Stimulation kräftige Muskelkontraktionen mit genügend langen Pausen dazwischen. Die angewendeten Frequenzen orientieren sich am Kontraktionsmodus der Muskelfasern:
  – *Phasische Muskeln* mit rascher Kontraktionsgeschwindigkeit („fast-twitch-fibers") benötigen Stimulationsfrequenzen von 50–70 kHz.

- *Tonische Muskeln* für statische Haltearbeit mit langsamer Kontraktionsgeschwindigkeit („slow-twitch-fibers") brauchen Frequenzen von 10–30 Hz.
- Die *schmerzstillende Wirkung* ist nach Art der transkutanen elektrischen Nervenstimulation (TENS) denkbar, entsprechend dem Verdeckungseffekt. Die bei der TENS verwendeten Frequenzen zwischen 30 und 100 Hz, für jeden Patienten individuell wählbar, finden sich bei der Mittelfrequenzreizung in Form der variablen Modulationsfrequenz. Die Elektrodenanlage folgt dabei bisherigen Erfahrungen:
  - Querdurchströmung eines Gelenks,
  - Längsdurchströmung des Muskels,
  - Elektroden direkt auf den Schmerzpunkt oder rechts und links daneben auf den versorgenden sensiblen Nervenstamm oder im Nervenverlauf (Valleix-Druckpunkte), paravertebral-segmental oder selten auf der Gegenseite.

  Möglicherweise wirken Mittelfrequenzströme aber nicht direkt schmerzstillend, sondern indirekt und mittelbar über eine Muskelstimulation, und zwar durch eine Beeinflussung der Vasomotorik als Folge der Muskelkontraktion. Durchblutungssteigerung bedeutet zwar gesteigerte Exsudation, aber zugleich Resorptionsförderung und damit Abtransport von Entzündungsmediatoren und dadurch indirekte Schmerzbeeinflussung.
- Die *Mittelfrequenzreizung* geht über die alleinige Muskelstimulation oder die alleinige Schmerzstillung durch die Kombination beider Mechanismen hinaus. Dies wird möglich, da es sich bei der Stimulation von Nerven und Muskeln im Grunde um dieselben Frequenzen von ca. 50 Hz handelt.

Das Verfahren bietet die Möglichkeit, neben der niederfrequenten Hüllkurve zusätzlich eine Schwellfrequenz zur Muskelstimulation aufzumodulieren. Zusammen mit der direkten Analgesie wird gleichzeitig eine Muskelstimulation (zur indirekten Schmerzstillung) wirksam. Diese Kombinationsmöglichkeit ist völlig neu und wird von keinem der bisher bekannten Stimulationsverfahren erreicht.

Es werden insgesamt drei Frequenzen wirksam (**Abb. 3.48 a und b**):
- *mittelfrequente Trägerfrequenz* von 2–8 kHz (d. h. bei 5 kHz 5 Sinusschwingungen pro ms), die als Einzelimpulse an der Nervenmembran aufsummiert werden,
- *niederfrequente Hüllkurve* von 10–150 Hz (d. h. 10–150 Impulse pro s) ergibt die wirksame Reizfrequenz,
- *an- und abschwellende Muskelstimulation* (variabel zwischen 5 und 100 Schwellungen pro min) ergibt die Häufigkeit der Muskelkontraktionen.

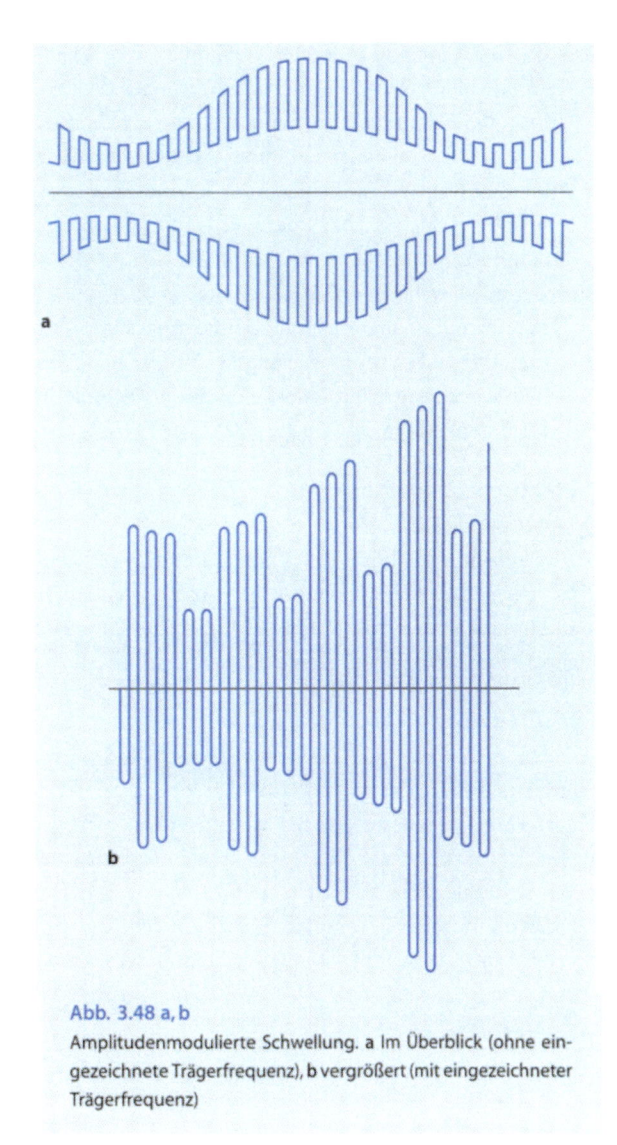

Ein bevorzugtes Anwendungsgebiet dieser Ströme sind daher diffuse Schmerzzustände am Bewegungsapparat und Folgezustände nach Trauma bzw. Mikrotraumatisierung. Anders ausgedrückt: Mittelfre-

Abb. 3.48 a, b
Amplitudenmodulierte Schwellung. a Im Überblick (ohne eingezeichnete Trägerfrequenz), b vergrößert (mit eingezeichneter Trägerfrequenz)

quenzströme sind besonders bei kombinierten weichteilrheumatischen Läsionen geeignet, bei denen die betroffene Struktur nicht immer genau bekannt ist und man davon ausgehen muss, dass sowohl Muskulatur, bindegewebige Strukturen, Gelenke oder Nerven befallen sind (gleichzeitige neurogene und myogene Schmerzhemmung).
- Bei allen genannten Läsionen bzw. Indikationen ist nach Impulsauswahl und Geräteanpassung durch den Arzt und nach Einweisung des Patienten oder seiner Angehörigen in die Behandlungstechnik eine Heimbehandlung möglich.

Praktische Durchführung

Lagerung des Patienten
Die vollständige allgemeine Entspannung des Patienten mit bequemer Lage (im Sitzen oder Liegen) ist wichtig. Die Gelenke werden in Mittelstellung (keine Endstellungen!) bzw. schmerzfrei gelagert.

Elektrodentechnik
Die bipolare Elektrodenanlage bei der Amplitudenmodulation unterscheidet sich prinzipiell nicht von der bei Niederfrequenz. Man kann bei der Mittelfrequenzreizung die Elektroden direkt auf die Haut bringen, möglichst unter Verwendung eines stromleitenden Gels, das den Hautwiderstand weiter herabsetzt. Für das Interferenzstromverfahren (4 bzw. 6 Elektroden) gelten andere Regeln.

> **Wichtig !**
>
> *Prinzipielles Vorgehen bei der Elektrodenanlage:*
> — *Längsdurchströmung eines Muskels,*
> — *Querdurchströmung eines Gelenks.*
>
> *Bei kombinierten weichteilrheumatischen Läsionen erfolgt die Elektrodenanlage auf die Schmerzpunkte bzw. ins Ausstrahlungsgebiet.*

Längsdurchströmung eines Muskels. Die *Elektrodengröße* wird der Muskelausdehnung angepasst, um möglichst alle Muskelfasern zu erfassen. Elektroden dürfen deshalb nicht zu klein gewählt werden, im Zweifelsfall die nächst größere Elektrode benutzen. Es muss jedoch immer ein Mindestabstand von 5 cm zwischen den Elektroden eingehalten werden, ansonsten fließen parasitäre Ströme über die Oberfläche.

Die *Elektrodenposition* erfolgt entsprechend des Muskelverlaufs. Zu Beginn der Behandlung wird durch Elektrodenverlagerung die günstigste Position für die Auslösung der Muskelkontraktion ausgesucht (Nervenreizpunkte). Erst danach werden die Elektroden mittels Gel festgeklebt. Eine der Elektroden wird auf dem Muskelursprung bzw. -ansatz, die andere auf dem Muskelbauch befestigt.

> **Wichtig !**
>
> Muskelatrophien erfordern die Auslösung einer möglichst kräftigen Muskelkontraktion. Bei schmerzreflektorischen Muskelverspannungen (Lumbago) nicht maximale, sondern weiche Muskelkontraktionen anwenden.

Querdurchströmung eines Gelenks. Dieses Verfahren ist bei mittleren und kleineren Extremitätengelenken (Knie-, Hand-, Fußgelenke) ohne größere Muskelbedeckung angezeigt (**Abb. 3.18–3.21**).

Querdurchströmung ist bei Traumafolgen (Bänderzerrung, Gelenkerguss) denkbar; ob hierbei die direkte analgetische Wirkung geringer oder ausgeprägter ist als bei niederfrequenten Impulsströmen (Träbert, Bernard), muss offen bleiben.

Bei Atrophie der das Gelenk bewegenden Muskulatur ist wie bei muskulärer Stimulation zu verfahren.

Periartikuläre Strukturen bzw. kombinierte weichteilrheumatische Läsionen. Die Elektrodenanlage richtet sich nach dem vorherrschenden klinischen Befund; d.h. Schmerzpunkte werden herausgetastet und dann festgelegt, welche Strukturen betroffen sind (Gelenkkapsel, Bänder, Sehnenansätze, Muskulatur). Bei Schmerzpunkten (Trigger Points) wird die eine Elektrode direkt auf den Punkt des stärksten Schmerzes gelegt, die andere ins Ausstrahlungsgebiet (Referenzzone, „referred pain", segmentale Zuordnung).

Möglichkeiten der Elektrodenposition analog TENS-Indikationen. Die Elektroden werden möglichst nah an das Schmerzgebiet herangebracht, und zwar:
- *in die Randzonen des Schmerzareals* (gilt für den Ort der Schmerzauslösung selbst und für das Areal der Schmerzausstrahlung) – Schmerzgebiet „einkreisen";

- bei Berührungsempfindlichkeit werden die Elektroden in *unmittelbarer Nachbarschaft des Schmerzgebiets* platziert;
- *entlang großer Nervenstämme*:
    - bei proximalen Schmerzen (Radikulärsyndrom) distal der Schmerzstelle, z. B. auf Valleix-Druckpunkte,
    - bei distalen Schmerzen eine Elektrode ins Schmerzgebiet, die andere proximal der Schmerzstelle auf den zuführenden Nervenhauptstamm bzw. in die Autonomzone des sensiblen Nervs,
    - bei Amputations- oder Phantomschmerzen die proximale Elektrode auch auf den sensiblen Nervenstamm, die distale in die Gegend des vermuteten Neuroms;
- bei *Schmerzpunkten* (Trigger Points) Elektrodenanlage wie im Abschn. „Periartikuläre Strukturen bzw. kombinierte weichteilrheumatische Läsionen" beschrieben.

> **Wichtig!**
> Ziel der Mittelfrequenztherapie ist die Auslösung von Parästhesien im Nervenausbreitungsgebiet, die den Schmerz verdecken sollen.

Die *Mittelfrequenz-Elektrotherapie* empfiehlt sich:
- beim TENS-Versagen, wenn:
    - bei myogenen Schmerzen die alleinige Schmerzstillung nicht aussichtsreich ist, sondern eine durch vorangegangene Kontraktionen angeregte Muskeltonussenkung und eine verbesserte Vasomotorik mit indirekter Schmerzstillung wünschenswert erscheinen,
    - bei neurogenen Schmerzen durch Hyperstimulations-TENS bei Intensitäten nahe der Toleranzgrenze bzw. oberhalb der Kontraktionsschwelle schmerzhafte Muskelkontraktionen ausgelöst werden;
- *wenn auch andere analgetische Elektrotherapieverfahren* (Träbert- und Bernard-Ströme) *zu schmerzhaft sind bzw. schlecht vertragen werden* (akutes Zervikalsyndrom, akute Lumbago, akutes Radikulärsyndrom).

Klinische Anwendungsgebiete und Indikationen
1. *Reflektorische Muskelverspannungen*:
    - Schmerzreflektorische Muskeltonuserhöhung (Lumbago, Schiefhals und andere schmerzhafte Wirbelsäulensyndrome) können aufgelockert werden, möglicherweise durch Eigenhemmung des Muskels nach einer vorangegangenen Kontraktion,
    - zur Vorbereitung, Unterstützung oder Ergänzung krankengymnastischer Maßnahmen bzw. manueller Therapie,
    - zentralnervös ausgelöste Spastik bei Hemiparese: Sie lässt sich günstig beeinflussen. Die Elektroden werden auf die abgeschwächten Antagonisten der spastischen Muskulatur gelegt (Extensoren von Unterarm und Hand bei Beugespastik der Arme, Hüftabduktoren und Fußheber bei Streckspastik der Beine). Dadurch resultiert neben der antispastischen Wirkung zugleich eine Muskelkräftigung.
2. *Beeinflussung der Vasomotorik*: Diese klinisch bedeutsame Eigenschaft der Mittelfrequenzströme beruht am ehesten auf den ausgelösten Muskelkontraktionen, die an der distal einer Stenose befindlichen Muskelgruppe ansetzen muss, wobei Muskelkontraktionen – wie in der Krankengymnastik – den stärksten durchblutungsfördernden Reiz darstellen. Diese Muskelkontraktionen sind zwar auch mit niederfrequenten Impulsfolgen (z. B. diadynamischen Strömen) möglich. Der besondere Vorteil mittelfrequenter Reizströme liegt aber in der schonenden Form der Muskelkontraktion, weshalb Muskelfrequenzströme besonders in den Stadien II b und III nach Fontaine, bei Morbus Sudeck und anderen neurodystrophen Störungen bevorzugt anzuwenden sind.
3. *Kombinierte Läsionen des Bewegungssystems*:
    - *Artikuläre und periartikuläre Schmerzsyndrome* (aktivierte Arthrosen, Periarthropathien) bei annehmbarer Mikrotraumatisierung oder kombinierter Funktionsstörung muskulärer, bindegewebiger und nervaler Strukturen, die mit Schmerzen einhergehen (Periarthropathia humeroscapularis, Epikondylitis, Muskelmantel von Hüft- und Kniegelenk).
    - *Weichteilrheumatische Läsionen.* Wegen der dargestellten Besonderheiten (bevorzugte Muskelstimulation, Anregung der Vasomotorik, am ehesten indirekte Schmerzbeeinflussung) sind die Mit-

telfrequenzströme besonders bei kombinierten weichteilrheumatischen Läsionen geeignet, wenn die schmerzhaft oder funktionell beeinträchtigte Struktur im Einzelfall nicht genau bekannt ist.
4. *Verletzungsfolgen*:
   - Ruhigstellung,
   - traumatisches Ödem,
   - Gelenkversteifung,
   - Kontraktur oder Gelenkerguss,
   - arthrogene Atrophie der das Gelenk bewegenden Muskulatur.

   Zur Steigerung der Muskelkraft und besseren Gelenkstabilität und zur Resorptionsförderung mit Durchblutungssteigerung in den periartikulären Strukturen.
5. *Fehlende Willkürmotorik*: Elektrisch ausgelöste Muskelkontraktionen fördern die bewusste Wahrnehmung und Zuwendung bei fehlendem Muskelgefühl, führen als eine besondere Art des „tapping" zum positiven Feedback bei zentraler Lähmung und fördern die Willküranspannung in der Rehabilitation von schlaffen zentralen Lähmungen. Dies ist allerdings auch mit anderen (beispielsweise niederfrequenten) Schwellimpulsen möglich.

Die positive Rückkopplung der stattgefundenen (elektrisch simulierten) Muskelkontraktion fördert die Reintegration motorischer Einheiten, theoretisch auch bei funktionellem Verlust durch Ruhigstellung, schmerzreflektorischer Eigenhemmung, stereotypem monotonem Bewegungsmuster oder einseitiger Fehlhaltung. Hierbei kann die Krankengymnastik allerdings den größeren Beitrag leisten.

- 6. *Direkte Schmerzstillung*: Obwohl die üblichen TENS-Frequenzen gerätetechnisch auch durch Mittelfrequenz realisierbar sind, wirken diadynamische Ströme und Träbert-Reizstrom wegen des größeren sensorischen Reizes möglicherweise stärker, besonders im Sinne der sog. deszendierenden Schmerzhemmung. Aber nur bei rein neurogenen (Amputations- oder Phantom-) Schmerzen ist die alleinige Schmerzstillung aussichtsreich. Eine Besonderheit der Mittelfrequenzströme ist hierbei die Beeinflussungsmöglichkeit von Nervenreizpunkten, wobei die relativ hohe Frequenz dieser Ströme zur Wedenski-Hemmung an der Nervenfaser und damit zur Blockierung der Schmerzfortleitung führen könnte.

Beim TENS-Versagen, das zu erwarten ist, wenn neben den neurogenen zusätzlich noch myogene Schmerzen auftreten, ist die Einbeziehung von Muskelkontraktionen aussichtsreicher (s. Punkt 3).

Vorsichtsmaßnahmen

- *Prothesenlockerungen einzementierter Hüftendoprothesen* wurden bisher nach Anwendung amplitudenmodulierter Mittelfrequenzströme nicht beobachtet. Trotzdem wird bei Endoprothesen von einer Elektrodenanlage abgeraten, die den Gelenkersatz oder die am Gelenk ansetzende Muskulatur miteinbezieht.
- *Patienten mit Herzschrittmacher*. Obwohl Mittelfrequenzströme als Störsignal für Herzschrittmacher kaum in Betracht kommen, ist aus Sicherheitsgründen eine Elektrodenanlage am Thorax bzw. an den Armen zu vermeiden. Elektrotherapie bzw. Elektrodenanlagen von der Hüfte abwärts sind jedoch erlaubt. Falls notwendig, kann die Elektrotherapie unter EKG-Kontrolle stattfinden.
- Bei *peripher-neurogener Parese mit kompletter Denervation* ist eine Therapie mit Mittelfrequenzströmen wirkungslos. Die Regeneration des Achsenzylinders kann durch Elektrotherapie nicht gefördert werden, und für den Zeitbedarf des denervierten Muskels sind die schmalen Mittelfrequenzimpulse ohnehin zu kurz.
- *Hautläsionen*. Die Elektrodenposition auf Wunden, entzündlich veränderte Hautbezirke oder andere Effloreszenzen ist unbedingt zu vermeiden. Kleine, umschriebene Hautveränderungen können notfalls mit etwas Vaseline abgedeckt werden.

Keine Indikationen sind akute, schwere fieberhafte Allgemeininfektionen.

Kontraindikationen

Jegliche *Elektrotherapie* ist kontraindiziert bei:
- lokalen Entzündungen,
- Lymphangitis,
- Thrombophlebitis.

Die *Muskelstimulation* ist kontraindiziert bei:
- Myopathien,
- multipler Sklerose,
- Morbus Parkinson.

3.3.5 Synopsis klinisch wichtiger Elektrodenanlagen

Amplitudenmodulation: zweipolig

Wirbelsäule

Zervikalsyndrom/Schulter-Arm-Syndrom (Abb. 3.49)
- *Beidseitig*: Elektroden paravertebral subokzipital beidseits.
- *Einseitig*: Elektroden paravertebral oberhalb und unterhalb des Schmerzgebiets.
- *Einseitig bei Ausstrahlung* (**Abb. 3.50**):
  - nach lateral: Elektrodenlage distal des Akromions (M. deltoideus),
  - nach dorsal: Elektrodenlage auf dem Trapezius (M. trapezius, M. levator scapulae, M. supraspinatus).

Thorakalsyndrom
- *Beidseitig*: Elektroden paravertebral beidseits in Höhe des Schmerzgebiets (M. erector trunci).
- *Einseitig*: Elektroden paravertebral oberhalb und unterhalb des Schmerzgebiets (Mm. rhomboidei) (**Abb. 3.51**).
- *Einseitig bei segmentaler Ausstrahlung*: Eine Elektrode paravertebral dorsal, die andere ventral (sog. Interkostalneuralgien) (**Abb. 3.52**).

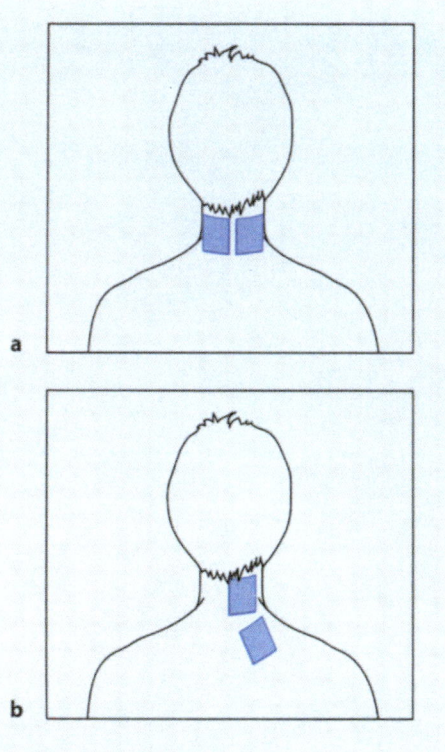

Abb. 3.49 a, b
Zervikalsyndrom (akuter Schiefhals, Tortikollis). a Elektroden beidseitig paravertebral subokzipital, b Elektroden einseitig paravertebral ober- und unterhalb des Schmerzgebiets

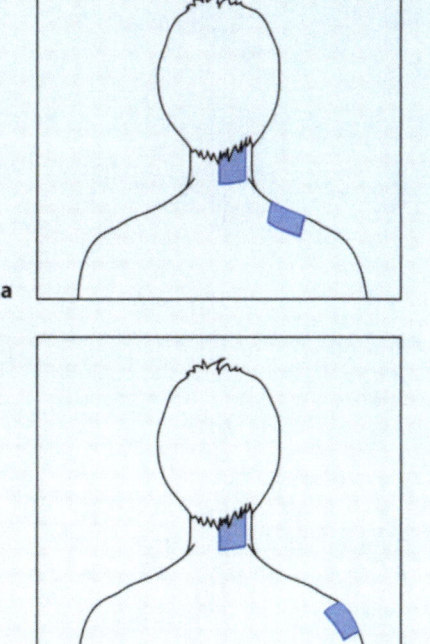

Abb. 3.50 a, b
Zervikalsyndrom mit ausstrahlenden Schmerzen (Schulter-Arm-Syndrom). Eine Elektrode paravertebral oberhalb des Schmerzgebiets, die andere Elektrode je nach Ausstrahlung auf Trapezius/Levator scapulae (a), Deltoideus/Supraspinatus (b). Siehe auch Periarthropathia humeroscapularis mit Beteiligung der HWS in **Abb. 3.58**

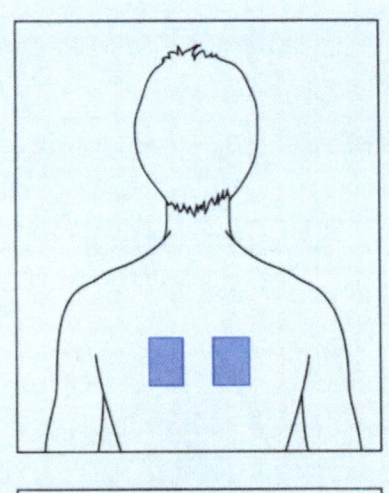

Abb. 3.51 a, b
Thorakalsyndrom. a Elektroden beidseitig paravertebral in Höhe des Schmerzgebiets (M. erector trunci), b Elektroden einseitig paravertebral ober- und unterhalb des Schmerzgebiets (Mm. rhomboidei)

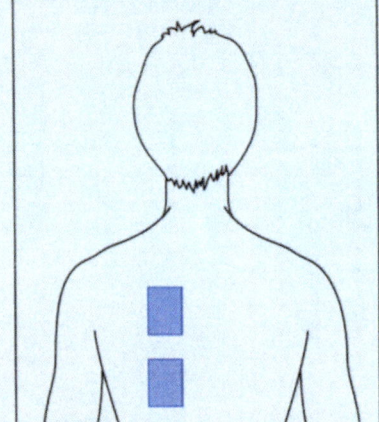

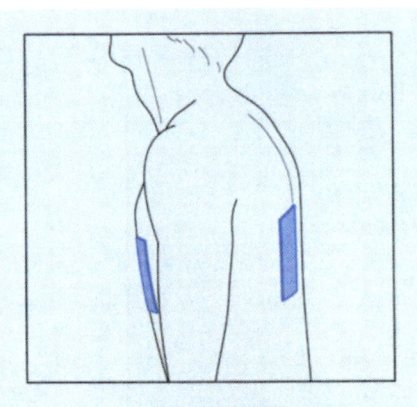

Abb. 3.52
Thorakalsyndrom mit segmentaler Ausstrahlung nach ventral

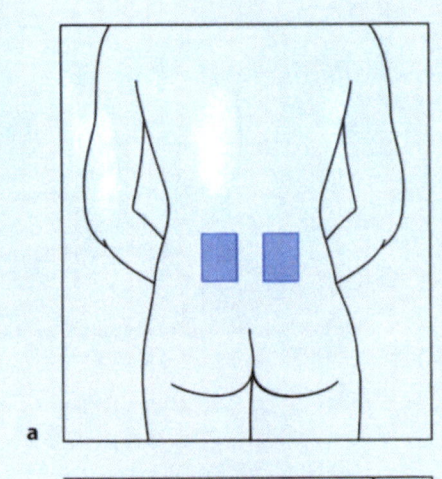

Abb. 3.53 a, b
Lumbalsyndrom (akute Lumbago, Hexenschuss). a Elektroden beidseitig paravertebral (M. quadratus lumborum), b Elektroden einseitig paravertebral ober- und unterhalb des Schmerzgebiets

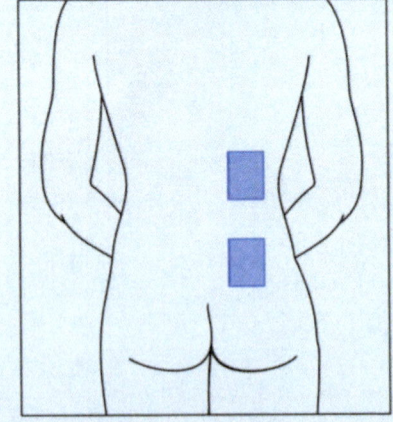

Lumbalsyndrom/Radikulärsyndrom
- *Beidseitig*: Elektroden paravertebral beidseits in Höhe des Schmerzgebiets (M. erector trunci, M. quadratus lumborum) (**Abb. 3.53**).
- *Einseitig*: Elektroden paravertebral oberhalb und unterhalb des Schmerzgebiets; ist auch doppelseitig anwendbar.
- *Einseitig bei pseudoradikulär/radikulärer Ausstrahlung*: Eine Elektrode paravertebral lokal, die andere ins distale Ausstrahlungsgebiet (Glutäen, ischiokrurale Muskelgruppe, Valleix-Druckpunkte entlang des N. ischiadicus) (**Abb. 3.54** und **3.55**).

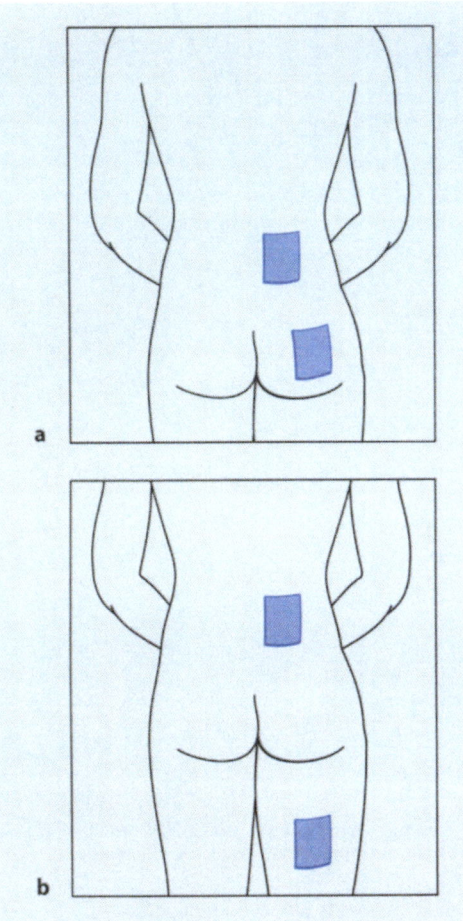

Abb. 3.54 a, b
Lumbalsyndrom mit ausstrahlenden Schmerzen (sog. lumbales Pseuoradikulärsyndrom). a Eine Elektrode paravertebral lumbal, die andere ins Ausstrahlungsgebiet (M. glutaeus maximus), b Hamstrings (Oberschenkelrückseite)

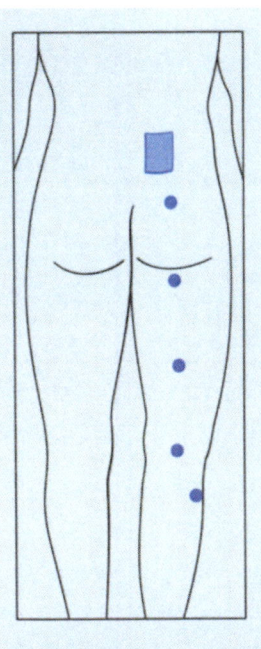

Abb. 3.55
Lumbales Radikulärsyndrom (Ischialgie). Eine Elektrode paravertebral segmental, die andere je nach Schmerzausstrahlung auf Valleix-Druckpunkte (●): lateraler Kreuzbandrand, Tuber ossis ischii, Oberschenkelrückseite, Kniekehle, Fibulaköpfchen

Arm

Periarthropathia humeroscapularis. Die Elektrodenanlage erfolgt nach Schmerzlokalisation bzw. Schmerzausstrahlung:

- Je eine Elektrode auf den vorderen und hinteren Anteil des M. deltoideus (bzw. Rotatorenmanschette) (**Abb. 3.56**).
- Eine Elektrode auf die lange Bizepssehne am Humeruskopf vorne, die andere auf den Muskelbauch des M. biceps brachii (**Abb. 3.57**).
- Je eine Elektrode auf die Gelenkkapsel (medial des Humeruskopfes) vorne und hinten; ähnlich der Elektrodenlage auf vorderen und hinteren Deltoideusanteil.
- Eine Elektrode paravertebral C 5/6, die andere auf den Trapezius oder den mittleren Deltoideusanteil unterhalb des Akromions; je nach Schmerzlokalisation auch ventral oder dorsal (**Abb. 3.58**).

Epicondylitis radialis bzw. ulnaris

- Eine Elektrode auf den Sehnenansatz am Epicondylus lateralis, die andere auf die Radialisgruppe (Hand- und Fingerextensoren) an der Streckseite des Unterarms (**Abb. 3.59 a**).
- Eine Elektrode auf den Sehnenansatz am Epicondylus medialis, die andere auf die Ulnarisgruppe (Hand- und Fingerbeuger) auf der Beugeseite des Unterarms (**Abb. 3.60 a**).
- Bei Kettentendomyosen bzw. wenn der Verdacht besteht, dass der periphere Schmerz zumindest teilweise von der HWS mitbedingt ist:
  - Eine Elektrode paravertebral C 5/6, die andere auf den distalen Schmerzpunkt (Epikondylus) (**Abb. 3.59 b** bzw. **3.60 b**).

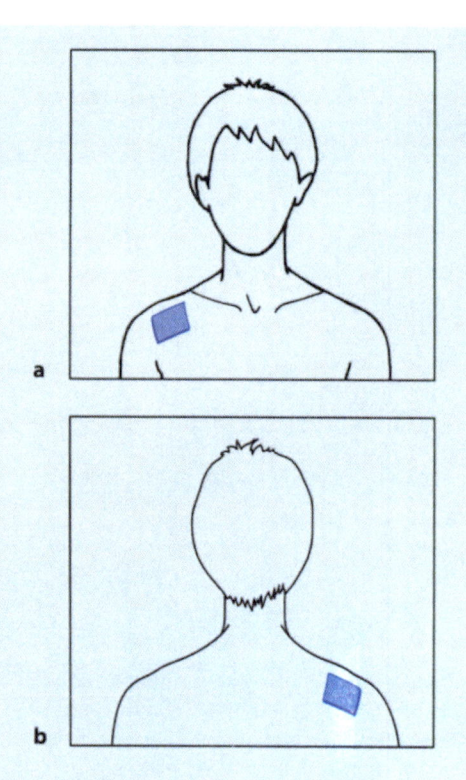

Abb. 3.56a, b
Periarthropathia humeroscapularis. Elektrodenanlage nach Lokalisation der Schmerzpunkte auf M. deltoideus (**a** vorderer und **b** hinterer Anteil) bzw. Gelenkkapsel

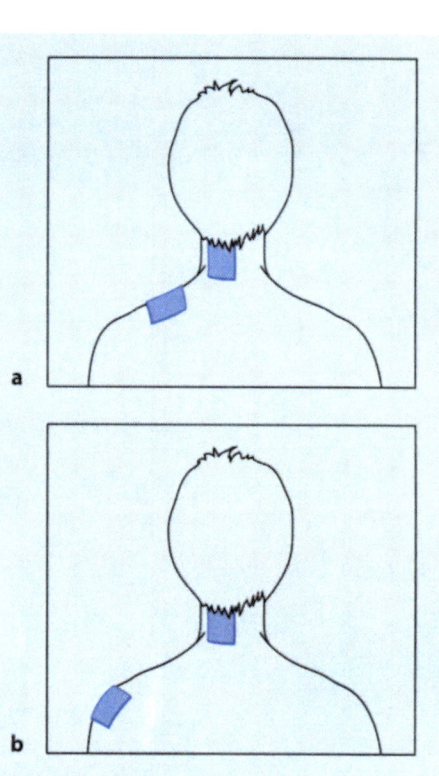

Abb. 3.58 a, b
Periarthropathia humeroscapularis. Bei Mitbeteiligung der HWS eine Elektrode paravertebral zervikal, die andere je nach Schmerzlokalisation auf Trapezius (a), M. deltoideus/supraspinatus (b), Unterarm (s. Epikondylitis in **Abb. 3.59b** und **3.60b**)

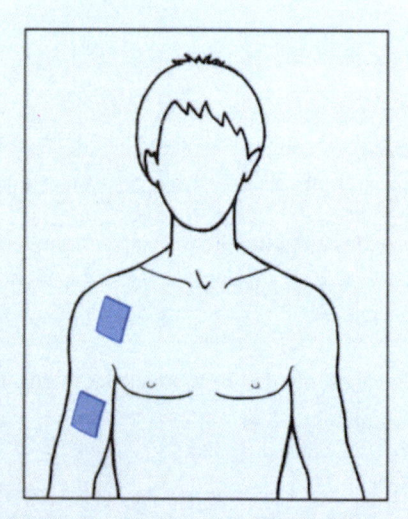

Abb. 3.57
Periarthropathia humeroscapularis. Elektrodenanlage auf M. biceps brachii (lange Bizepssehne und Muskelbauch)

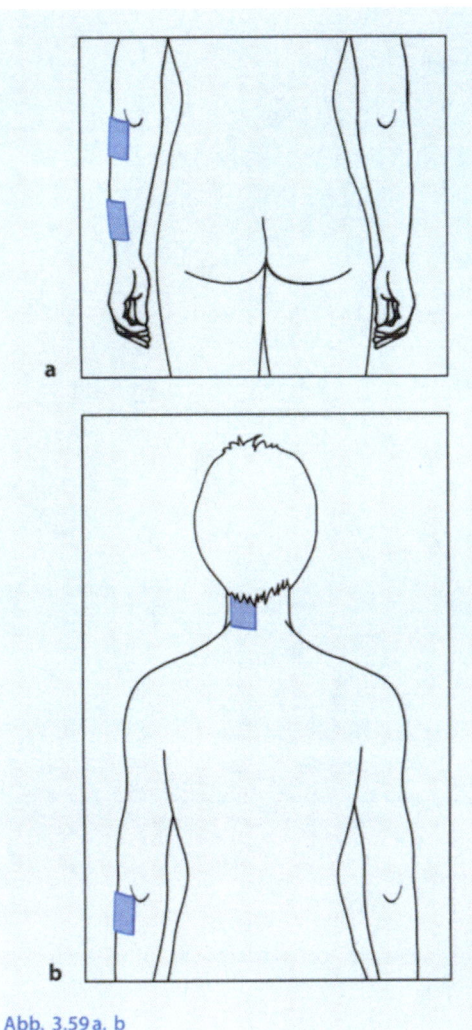

Abb. 3.59 a, b
Epicondylitis radialis. **a** Elektroden auf Sehnenansatz am Epikondylus und auf Extensorengruppe, **b** bei Mitbeteiligung der HWS eine Elektrode paravertebral C 5/6, die andere auf den Epikondylus

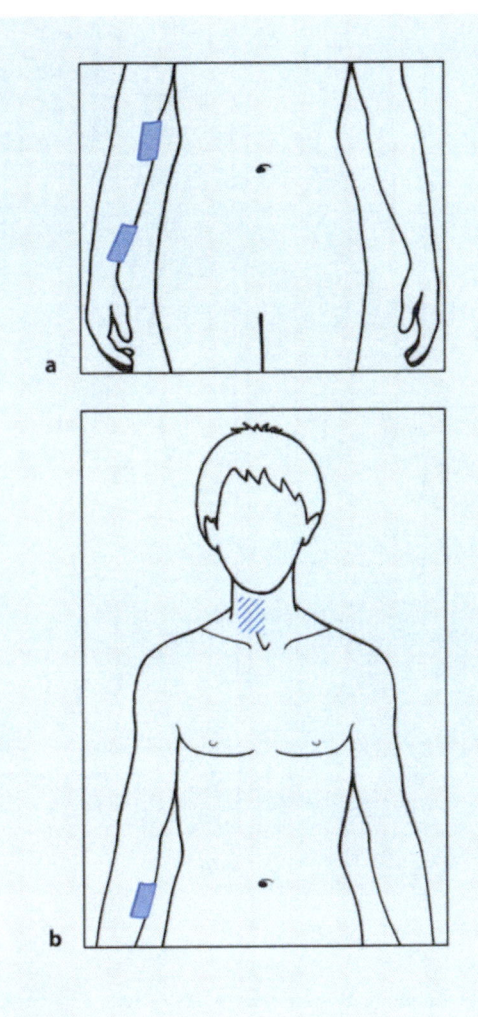

Abb. 3.60 a, b
Epicondylitis ulnaris. **a** Elektroden auf Sehnenansatz am Epikondylus und auf Flexorengruppe, **b** bei Mitbeteiligung der HWS eine Elektrode paravertebral C 5/6, die andere auf den Epikondylus

Bein

Periarthropathia coxae. Die Elektrodenanlage erfolgt nach Schmerzlokalisation bzw. Schmerzausstrahlung:
- Elektroden auf die Hüftabduktoren an der Außenseite des Beins, d.h. eine Elektrode direkt unterhalb des Beckenkamms, die andere dicht oberhalb des Trochanter major (**Abb. 3.61 a**).
- Elektroden auf die Trochanterumgebung, d.h. eine Elektrode oberhalb des Trochanter (Hüftabduktoren), die andere unterhalb des Trochanter im Verlauf des Tractus iliotibialis (**Abb. 3.61 b**).
- Bei Mitbeteiligung der LWS eine Elektrode lumbal paravertebral, die andere ins Ausstrahlungsgebiet oberhalb bzw. unterhalb des Trochanter (**Abb. 3.62**).
- Beide Elektroden je nach dem Ausstrahlungsmodus bipolar auf die Oberschenkelmuskulatur hinten (ischiokrurale Muskelgruppe), seitlich (Tractus iliotibialis) oder vorne innen (Hüftadduktoren) (**Abb. 3.63**).

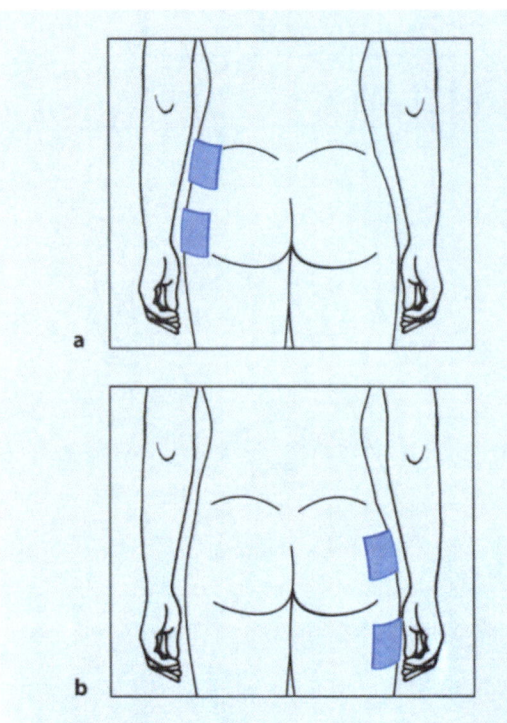

Abb. 3.61 a, b
Periarthropathia coxae (Hüftabduktoren, Trochanterumgebung). a Elektodenanlage nach Lokalisation und Ausstrahlung der Schmerzen auf: a Hüftabduktoren (oberhalb Trochanter), b Trochanterumgebung (ober- und unterhalb Trochanter)

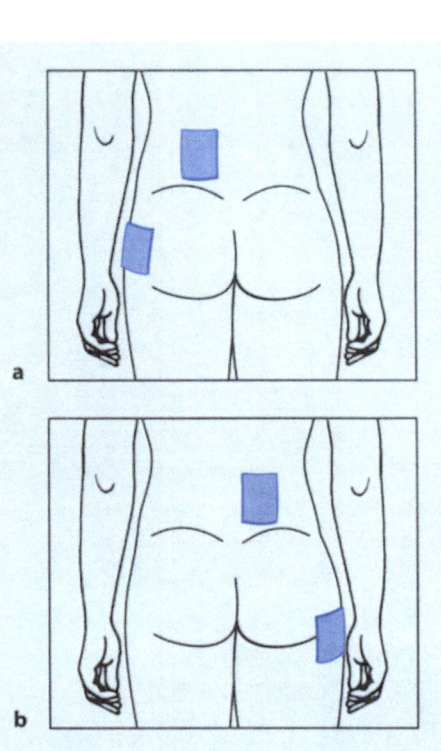

Abb. 3.62 a, b
Periarthropathia coxae bei Mitbeteiligung der LWS. Je eine Elektrode paravertebral lumbal, die andere nach Schmerzlokalisation auf Hüftabduktoren (a), Trochanterumgebung (b)

Kniegelenk
- Elektrodenanlage beiderseits des Gelenks in der Gegend der Seitenbänder (**Abb. 3.64a**).
- Bei Knieinstabilität bzw. Muskelatrophie Stimulation des M. quadriceps femoris: Eine Elektrode auf Oberschenkelmitte, ungefähr handbreit unterhalb des Leistenbands; die andere auf den Vastus medialis (Oberschenkelinnenseite, ungefähr handbreit oberhalb der Patella) (**Abb. 3.64b**).

Interferenzstrom: tetrapolar, Saugelektroden
Wirbelsäule

- *Ein- oder beidseitig*: Elektroden paravertebral beidseits, oberhalb und unterhalb des Schmerzgebiets.

Thorakalsyndrom (Abb. 3.66)
- *Ein- oder beidseitig*: Elektroden paravertebral beidseits, oberhalb und unterhalb des Schmerzgebiets.

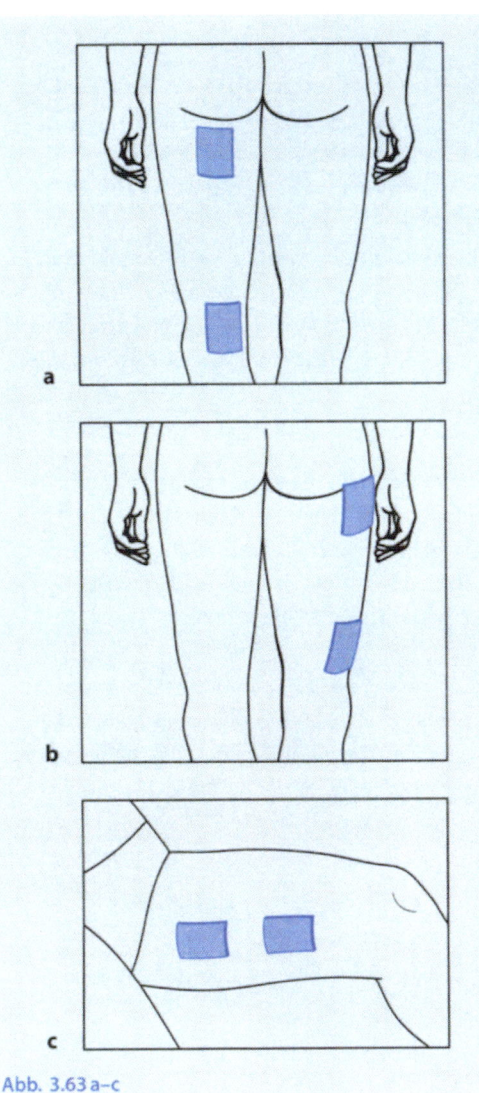

Abb. 3.63 a–c
Periarthropathia coxae mit ausstrahlenden Schmerzen in den Oberschenkel. Elektroden je nach Schmerzlokalisation auf Hamstrings (a), Tractus iliotibialis (b), Adduktoren (c)

Abb. 3.64 a, b
Kniegelenk. a Gonarthrose: Elektroden rechts und links auf Gelenkseitenbänder (Querdurchflutung), b Stimulation des M. quadriceps femoris: Eine Elektrode auf M. rectus femoris, die andere auf M. vastus medialis

Lumbalsyndrom/Radikulärsyndrom

- *Ein- oder beidseitig*: Elektroden paravertebral beidseits, oberhalb und unterhalb des Schmerzgebiets (**Abb. 3.67**).
- *Einseitig bei pseudoradikulär/radikulärer Ausstrahlung*: zwei Elektroden paravertebral beidseits lumbal bzw. präsakral, zwei Elektroden ins distale Ausstrahlungsgebiet, rechts und links am betreffenden Bein angelegt (**Abb. 3.68**).

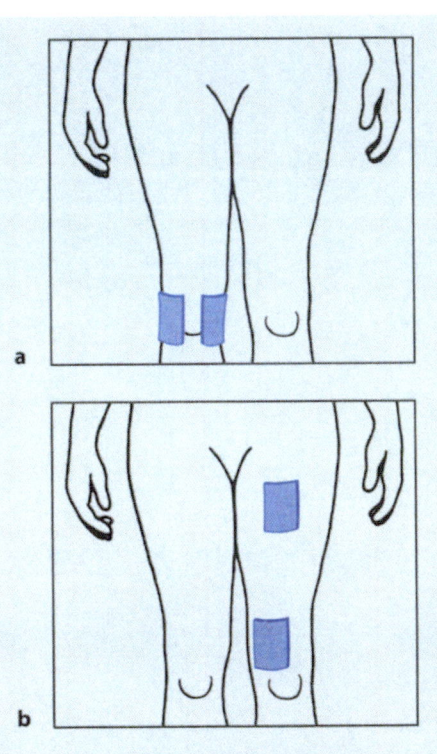

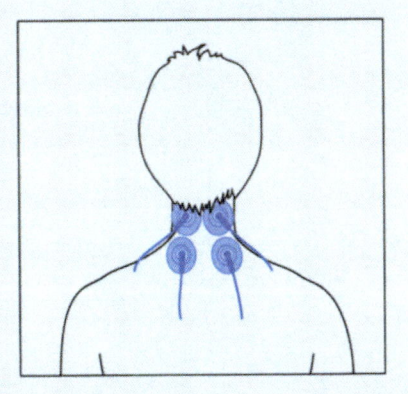

Abb. 3.65
Zervikalsyndrom

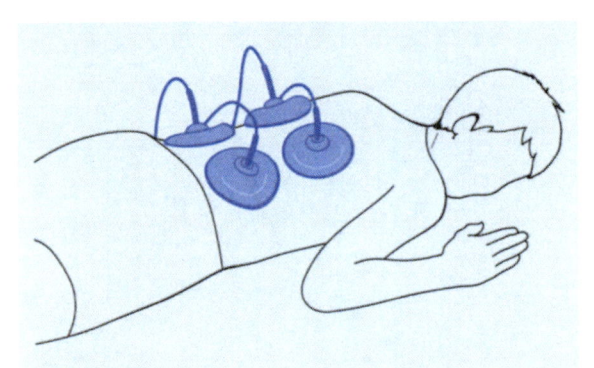

Abb. 3.66
Thorakalsyndrom

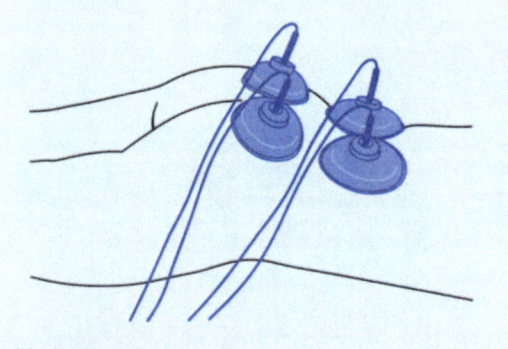

Abb. 3.67
Lumbalsyndrom

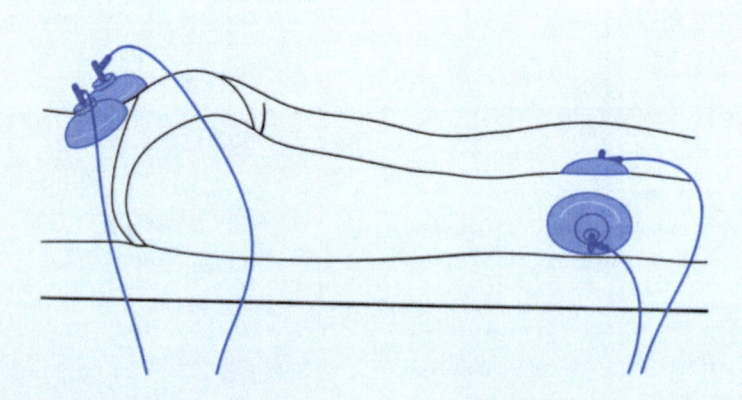

Abb. 3.68
Lumbales Radikulärsyndrom

Arm

Periarthropathia humeroscapularis. Die Elektrodenlokalisation erfolgt in der Umgebung des Schultergelenks, je eine auf den Trapezius, den seitlichen Deltoideus und auf das Schultergelenk von vorne und hinten (**Abb. 3.69**).

Epicondylitis radialis bzw. ulnaris. Elektrodenlokalisation in der Umgebung des Ellenbogengelenks. Je zwei oberhalb des Gelenks (von seitlich auf Unterarmbeuger) und je zwei unterhalb des Gelenks (auf Handbeuger und -strecker).

Bein

Periarthropathia coxae. Die Elektrodenlokalisation erfolgt in der Umgebung des Hüftgelenks. Je eine oberhalb (Glutaeen) bzw. unterhalb (Tractus iliotibialis) des Trochanter major, eine auf die Leistengegend und eine auf die Hüftbeuger vorne (**Abb. 3.70**).

Kniegelenk. Die Elektrodenlokalisation erfolgt in der Umgebung des Kniegelenks. Je eine auf die seitlichen Längsbänder (medial und lateral) und je eine oberhalb und unterhalb der Patella (**Abb. 3.71**).

Abb. 3.69
Periarthropathia humeroscapularis

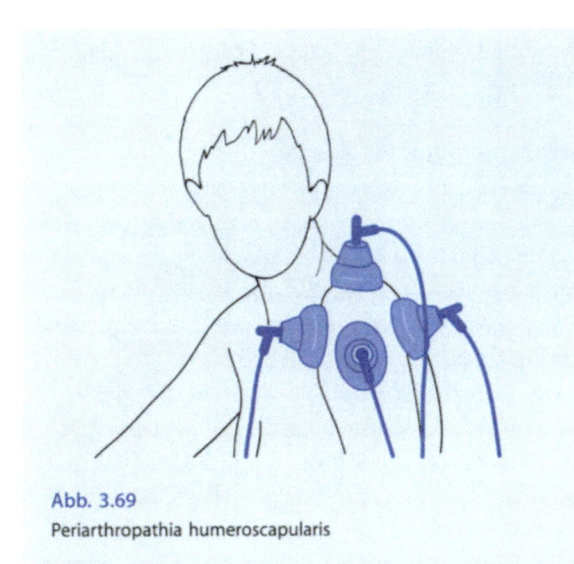

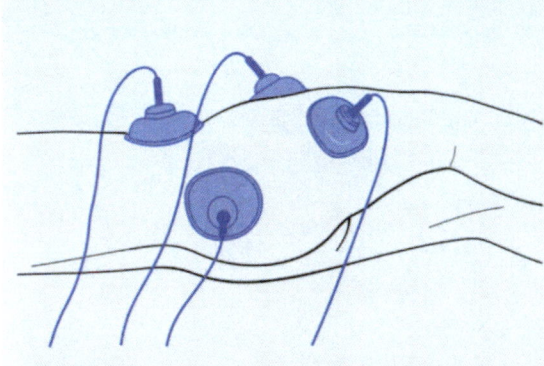

Abb. 3.70
Periarthropathia coxae

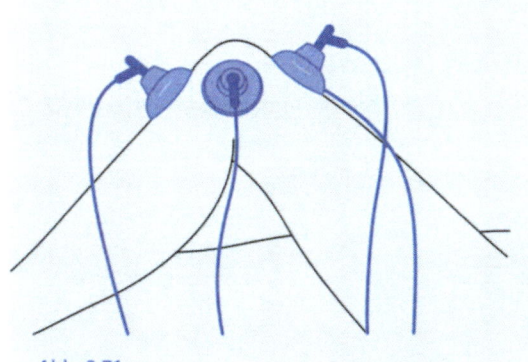

Abb. 3.71
Kniegelenk

Therapie
Behandlungsschwerpunkte und Differentialindikationen

Bei Mittelfrequenzströmen werden gleichzeitig zwei ganz verschiedene *therapeutische Ansätze* wirksam:
- direkte Schmerzstillung durch aufmodulierte niederfrequente TENS-Frequenz,
- gleichzeitige Muskelstimulation durch Schwellfrequenzen mit einem Auswascheffekt auf Entzündungsmediatoren und dadurch indirekter Schmerzstillung.

Dieser Analgesie-Schwell-Mix ist eine Besonderheit von Mittelfrequenzströmen, während bei den übrigen Stromformen stets Schmerzbekämpfung und Muskelstimulation getrennt erfolgen. Durch diesen Kombinationseffekt sind Mittelfrequenzströme *bei neurogenen wie auch bei myogenen Schmerzen* einsetzbar, besonders dann, wenn eine multifaktorielle Schmerzgenese anzunehmen ist.

Bevorzugte Indikationen – auch wenn die betroffene Struktur im Einzelnen nicht immer genau bekannt ist – sind kombinierte Läsionen im Weichteilmantel von Gelenken, wenn man davon ausgehen muss, dass Muskulatur, Sehnen, Bänder und Gelenkkapsel, aber auch nervale Strukturen schmerzhaft betroffen sind, also:
- artikuläre und periartikuläre Schmerzzustände verschiedener Ursache,
- Folgezustände nach Trauma bzw. Mikrotraumatisierung (sog. Überlastungsschäden).

Zur *Differentialindikation* ergeben sich für die dargestellten mittelfrequenten Elektrodenanlagen gleichwertige Varianten aus dem Niederfrequenzbereich:
- *Zervikal-Thorakal-Lumbalsyndrom.* Bei chronischem Krankheitsverlauf: Reizstrom nach Träbert mit analogen Elektrodenanlagen paravertebral beidseits.
- *Pseudoradikulär-Radikulärsyndrom mit einseitiger Ausstrahlung ins Bein.* Bei chronischem Krankheitsverlauf: Diadynamische Ströme nach Bernard mit Elektrodenanlage paravertebral lumbal bzw. auf Valleix-Druckpunkte entlang dem N. ischiadicus.
- *Thorakalsyndrom mit segmentaler Ausstrahlung* (sog. Interkostalneuralgie). Bei akutem Krankheitsverlauf: Galvanischer Strom mit analogen Elektrodenanlagen.
- *Periarthropathia humeroscapularis.* Kombination Ultraschall/Reizstrom (s. Abschn. 3.6) auf muskuläre oder bindegewebige Schmerzpunkte (sog. myofasziale Trigger Points).

- *Kniegelenk*. Beste Variante bei Retropatellararthrose, bei Läsionen am Meniskus oder lateralen Seitenbändern: Iontophorese.

3.4 Hochfrequenzthermotherapie

3.4.1 Allgemeine Charakteristik der Hochfrequenzströme

Begriffsbestimmung

Hochfrequenzströme stellen elektromagnetische Schwingungen dar, die im Frequenzbereich von 10^7 bis 10^{10} Hz (das entspricht 10–10000 MHz) liegen. Im elektromagnetischen Spektrum werden sie nach unten von den Nieder- und Mittelfrequenzströmen (nach technischen Gesichtspunkten zählen Frequenzen bis 100 kHz noch zur Mittelfrequenz) und nach oben von den Wärmestrahlen (Infrarot liegt bei ca. 10^{12} Hz) begrenzt. Von anderen Strömen bzw. Strahlen, wie auch von den viel höherfrequenten Licht- oder Röntgenstrahlen unterscheiden sie sich nur durch ihre Frequenz.

Deshalb haben die Begriffe Hochfrequenz- und Kurzwellentherapie nur einen relativen Aussagewert, denn es gibt zahlreiche höherfrequente elektromagnetische Schwingungen und auch viel kürzere Wellenlängen.

> **Definition**
>
> In medizinischer Hinsicht versteht man unter Kurzwelle im Allgemeinen Wellenlängen zwischen 10 und 100 m.

Es soll damit eine Abgrenzung von der sog. Langwellendiathermie (Wellenlängen zwischen 300 und 1500 m), die heute nicht mehr eingesetzt wird, zum Ausdruck gebracht werden. Bei Wellenlängen unter 1 m spricht man zutreffend von Dezimeterwellen. Dabei befindet sich die 69-cm-Welle im oberen Dezimeterbereich, während für den unteren Dezimeterwellenbereich wieder der relativ wenig aussagekräftige Begriff Mikrowelle (Wellenlänge 12,25 cm) verwendet wird.

Diese nicht immer korrekte Begriffsbildung veranschaulicht indessen lediglich, dass sich eine scharfe Grenze zwischen den verschiedenen Frequenzbereichen des elektromagnetischen Spektrums eben nicht ziehen lässt, und dass die biologischen Wirkungen der einzelnen Schwingungsgrößen ineinander übergreifen (**Tabelle 3.8**).

Wellenlängen und Frequenzen

Da die erwähnten Wellenlängen in den Bereich der Radio-, Funk- und Fernsehfrequenzen hineinreichen, wurden aufgrund internationaler Abmachungen nur wenige Frequenzbereiche für die medizinische Anwendung freigegeben. Davon werden wiederum nur drei Frequenzen elektrotherapeutisch genutzt (**Tabelle 3.9**).

Zwischen Wellenlänge und Frequenz besteht eine feste Beziehung über die Schwingungsdauer einer Periode. Alle elektromagnetischen Schwingungen haben die Eigenschaft, sich in Luft (oder auch im luftleeren Raum) mit der gleichen Geschwindigkeit wie der des Lichts auszubreiten, das sind 300000 km/s oder 300 Mill. m/s. Das Produkt aus Wellenlänge und Frequenz ist demnach konstant.

Formelmäßig lautet die Beziehung:

$$\text{Wellenlänge }(\lambda) \times \text{Frequenz }(f) = \text{Lichtgeschwindigkeit }(c)$$

$$\lambda \times f = c$$

Wenn eine Größe bekannt ist, lässt sich damit der andere Wert errechnen, beispielsweise:

Wellenlänge (λ) in m

$$\lambda = \frac{c}{f} = \frac{300 \text{ Mill m/s}}{\text{Frequenz in Hertz}}$$

oder umgekehrt.

> **Beispiel**
>
> *Beispiel aus dem Kurzwellenbereich*:
> Bei einer Frequenz von 30 MHz errechnet sich die Wellenlänge mit:

Wie dargestellt, beträgt die Wellenlänge der Kurzwelle ca. 11 m (das ist etwas mehr als im Rechenbeispiel) und die Frequenz ca. 27 MHz (die Frequenz ist bei reziprokem Verhältnis daher etwas niedriger).

Tabelle 3.8 Elektromagnetisches Spektrum. (Modifiziert nach Lexikon Medizin, 1997)

elektromagnet. Schwingungen	Wellenlänge cm	Wellenlänge	Frequenz in Hertz	medizinische Anwendung
Elektrische Impulse — Niederfrequenz			1	Reizstromtherapie u. Reizstromdiagnostik
			10^1	
Mittelfrequenz			10^2	Mittelfrequenzströme
			10^3	
Rundfunkwellen — Langwellen	$◁\,10^6$	$10\text{ km}\,▷$	10^4	Langwellendiathermie (chirurg. Diathermie)
Mittelwellen	$◁\,10^5$	$1\text{ km}\,▷$	10^5	
Kurzwellen	$◁\,10^4$	$100\text{ m}\,▷$	10^6	Kurzwellentherapie
	$◁\,10^3$	$10\text{ m}\,▷$	10^7	Dezimeterwellentherapie Mikrowellentherapie
Ultrakurzwellen (Radar)	$◁\,10^2$	$1\text{ m}\,▷$	10^8	
	$◁\,10^1$	$10\text{ cm}\,▷$	10^9	
	$◁\,1$	$1\text{ cm}\,▷$	10^{10}	
Optische Strahlen — Wärmestrahlen (Infrarot-Strahlen)	$◁\,10^{-1}$	$1\text{ mm}\,▷$	10^{11}	Wärmestrahlen Infrarottherapie
	$◁\,10^{-2}$	$100\text{ µm}\,▷$	10^{12}	
	$◁\,10^{-3}$	$10\text{ µm}\,▷$	10^{13}	
	$◁\,10^{-4}$	$1\text{ µm}\,▷$	10^{14}	Lichttherapie UV-Therapie
Lichtwellen	$◁\,10^{-5}$	$100\text{ nm}\,▷$	10^{15}	
UV-Strahlen Grenzstrahlen	$◁\,10^{-6}$	$10\text{ nm}\,▷$	10^{16}	
Röntgenstrahlen	$◁\,10^{-7}$	$1\text{ nm}\,▷$	10^{17}	
weiche, mittelharte u. harte Röntgenstrahlen	$◁\,10^{-8}$	$10^{-1}\text{ nm}\,▷$	10^{18}	Oberflächentherapie u. Röntgendiagnostik
	$◁\,10^{-9}$	$10^{-2}\text{ nm}\,▷$	10^{19}	
	$◁\,10^{-10}$	$10^{-3}\text{ nm}\,▷$	10^{20}	
Gammastrahlen — ultraharte Rö-Strahlen	$◁\,10^{-11}$	$10^{-4}\text{ nm}\,▷$	10^{21}	Tiefentherapie Strahlentherapie
	$◁\,10^{-12}$	$10^{-5}\text{ nm}\,▷$	10^{22}	

Tabelle 3.9 Übersicht der therapeutisch genutzten Hochfrequenzen

Frequenz	Wellenlänge	Bezeichnung	Anwendung
27,12 MHz (27 120 000 Hz)	11,06 m	– Kurzwelle	– Kondensatorfeld, Spulenfeld
433,93 MHz	69 cm	– Dezimeterwelle	– Strahlenfeld
2450 MHz	12,25 cm	– Mikrowelle	– Strahlenfeld

Beispiel

Beispiel aus dem Dezimeterwellenbereich:

$$f = \frac{\text{Lichtgeschwindigkeit}}{\text{Wellenlänge}} = \frac{300\,000\,000 \text{ m/s}}{1 \text{ m}}$$

= 300 Mill. Schwingungen/s

= 300 Mill. Hz oder 300 000 kHz oder 300 MHz

Die tatsächlich benutzte Wellenlänge beträgt exakt 69 cm (ist etwas niedriger als im Rechenbeispiel) und die zugehörige Frequenz 433 MHz (liegt daher höher als das Beispiel).

Die üblicherweise angegebenen Wellenlängen oder Frequenzen beziehen sich stets auf Luft, was insofern nicht ganz korrekt ist, da sich die Fortpflanzungsgeschwindigkeiten in Flüssigkeiten oder festen Körpern anders verhalten. Im menschlichen Organismus sind sie deutlich kleiner als in Luft; für stark wasserhaltige Gewebe werden ungefähr ein Siebtel und in festen Geweben ungefähr ein Drittel der Wellenlänge gegenüber Luft angegeben.

Physiologische Besonderheiten von Hochfrequenzströmen

Vom bisher dargestellten Niederfrequenz- und Mittelfrequenzbereich unterscheiden sich die Hochfrequenzströme in einigen wesentlichen Punkten:

- Die *Frequenz der Ströme* ist zu hoch, um die elektrophysiologischen Effekte auszulösen, die von niederfrequenten Strömen her bekannt sind, d. h. ein Hochfrequenzstrom stimuliert weder motorische noch sensorische Nerven. Der absolut kürzeste Reiz, der noch in der Lage ist, einen Nerv zu reizen, um z. B. eine Muskelkontraktion auszulösen, beträgt 0,01 ms. Ein Hochfrequenzstrom von 500 kHz (das bedeutet 500 000 Sinusschwingungen, jede mit einer positiven und negativen Halbwelle, das macht doppelt so viel Impulse) liefert 1 Mio. Impulse pro Sekunde, und jeder hat eine Dauer von 0,001 ms, was für eine Nervenreizung zu kurz ist. Wenn solch ein hochfrequenter Strom durch den Körper fließt, entsteht keinerlei sensible Belästigung und keine Muskelkontraktion mehr.
- Da *keine sensiblen Belästigungen* und *keine Muskelkontraktionen* auftreten, wenn ein derartig hochfrequenter Strom durch den Körper fließt, ist es möglich, viel höhere Intensitäten durch den Körper zu leiten, als von niederfrequenten Strömen her bekannt ist. Diese Intensitäten sind hoch genug, damit die Gewebe aufgrund ihrer elektrischen Widerstände erwärmt werden. Diese Wärme wird nicht über die Haut zugeführt – eine Hauterwärmung wird dadurch vermieden –, sondern sie entsteht erst in den tiefen Gewebsschichten, weshalb der Terminus Diathermie (Durchwärmung), der erstmals 1907 von Nagelschmidt benutzt wurde, durchaus gerechtfertigt ist.
- Die *elektromagnetische Energie der Hochfrequenzströme* wirkt über elektrische und magnetische Kraftfelder bzw. Wellen, die sowohl Luft als auch den luftleeren Raum überbrücken können. Eine feste leitende Verbindung zwischen Elektroden und Patient ist nicht mehr erforderlich.
- Weil der Strom ein Wechselstrom ist, sind keine elektrochemischen *Folgen* zu erwarten; es besteht daher nicht die Gefahr elektrolytischer oder chemischer Verätzung.

Die therapeutisch verwendeten Feldstärken unterscheiden sich von den natürlich vorkommenden elektrischen Feldern durch ihre wesentlich höhere Feldstärkedichte. Andererseits beträgt der Energiegehalt (Quantenenergie) auch starker elektromagnetischer Wellen etwa nur ein Millionstel der Quantenenergie von UV-Strahlen oder Röntgenstrahlen. Ionisationseffekte sind deshalb nicht zu erwarten.

3.4.2 Physikalische Grundlagen der Hochfrequenzströme

Kondensator

Die einfachste Form, der Plattenkondensator, besteht aus zwei parallel zueinander liegenden Metallplatten, zwischen denen sich Luft oder anderes isolierendes Material, das sog. Dielektrikum, befindet. Verbindet man die Platten eines Kondensators mit einer Gleichspannungsquelle, werden sie aufgeladen, und zwischen den beiden Platten (mit umgekehrten Vorzeichen) besteht nun eine elektrische Spannung, die auch nach Abschalten der Spannungsquelle erhalten bleibt.

> **Wichtig!**
> Ein Kondensator kann eine elektrische Ladung aufnehmen und speichern.

Diese *Ladung Q*, die der Kondensator aufnehmen kann, ist umso größer,
- je größer die angelegte Spannung U ist,
- je größer die Kapazität C des Kondensators ist, die wiederum vom Bau des Kondensators abhängt.

Folgende *Zusammenhänge* sind dabei bedeutungsvoll:
- Die Kapazität ist der *Plattengröße* direkt proportional, d. h. die Kapazität wird mit zunehmender Plattenfläche größer.
- Die Kapazität ist dem *Plattenabstand* umgekehrt proportional, d. h. sie wird mit zunehmendem Plattenabstand kleiner.
- Die Kapazität hängt vom *Dielektrikum* (Isolator) zwischen den Platten ab, die als Dielektrizitätskonstante (Grad der Isolierfähigkeit, die ein Isolator besitzt) definiert wird.

Diese Zusammenhänge lassen sich in folgenden Formeln zusammenfassen:

$$\text{Kapazität (C)} = \text{Dielektrizitätskonstante } (\varepsilon) \times \frac{\text{Plattengröße(F)}}{\text{Plattenabstand(d)}}$$

$$C = \varepsilon \times \frac{F}{d}$$

Dielektrizitätskonstanten sind Materialkonstanten, d. h. jeder Stoff wird durch eine charakteristische Größe gekennzeichnet.

> **Definition**
> Die relative Dielektrizitätskonstante gibt an, um wieviel mal die Dielektrizitätskonstante eines Stoffes größer ist als die des Vakuums, die als absolute Dielektrizitätskonstante bezeichnet wird.

Die aufgenommene Ladung Q ist gleich der Kapazität C multipliziert mit der Spannung U:

$$Q = C \times U$$

Das Speichervermögen eines Kondensators, seine Kapazität, wird in der Einheit „Farad" gemessen, wobei ein Farad (F) eine sehr große Einheit ist. Üblicherweise werden kleinere Einheiten verwendet:
- Mikrofarad (μF) = 1 millionstel F = 10^{-6} F
- Nanofarad (nF) = 1 milliardstel F = 10^{-9} F
- Pikofarad (pF) = 1 billionstel F = 10^{-12} F

Anders ausgedrückt:
$$1\,F = 10^6\,\mu F = 10^9\,nF = 10^{12}\,pF.$$

Elektrische Feldlinien

Das isolierende Material (Dielektrikum) bildet einen unüberwindlichen Widerstand gegen den Stromfluss zwischen den beiden Platten, deshalb kann sich zwischen der elektrischen Spannung auf den Platten ein elektrisches Feld, das *Kondensatorfeld*, ausbilden. Man kann sich vom elektrischen Feld ein Bild machen, wenn man zwischen die beiden Platten kleine elektrisch geladene Kristalle, z. B. Gipskristalle bringt. Diese kleinen Kristalle ordnen sich zu parallelen Linien, d. h. sie folgen den Feldlinien. Außerhalb eines elektrischen Felds werden diese Kristalle nicht geordnet.

> **Wichtig!**
> Es gilt generell: Zwischen zwei entgegengesetzt geladenen Leitern besteht ein elektrisches Feld. Die Feldlinien beginnen an einer positiven und enden an einer negativen Ladung, sie stehen senkrecht auf der Leiteroberfläche und überkreuzen sich nicht (Abb. 3.72).

Abb. 3.72 a, b
Elektrische Feldlinien zwischen zwei Kondensatorplatten

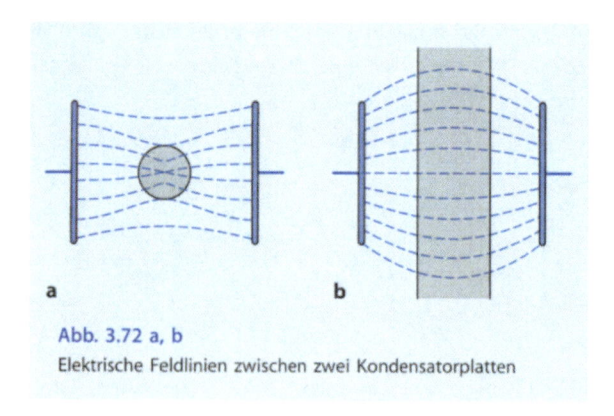

Die Feldstärke kennzeichnet die Intensität des elektrischen Felds und ist der Dichte der elektrischen Feldlinien direkt proportional, d. h. die elektrische Feldstärke ist umso größer, je dichter die elektrischen Feldlinien beieinander liegen. Besonders dicht gedrängt sind die Feldlinien an einer geladenen Metallspitze (Hochfrequenzchirurgie).

Influenz

Durch das elektrische Feld wird ein Leiter, den man in das Feld bringt, aufgeladen, d. h. die Elektronen werden nach der Seite der positiven Kondensatorplatte gezogen. Die anfänglich gleichmäßig verteilten Ladungen werden dadurch verschoben.

> **Definition**
>
> Unter *Influenz* versteht man die Ladungsverschiebung in einem elektrischen Leiter durch ein von außen einwirkendes elektrisches Feld.

Diese Ladungsverschiebung bedingt, dass Feldlinien an einem elektrischen Leiter enden. Im Inneren eines Leiters besteht kein elektrisches Feld.

Kondensator im Wechselstromkreis

Für den Fall, dass eine Gleichspannungsquelle am Kondensator anliegt, fließt sehr kurzfristig – nämlich nur während des Aufladevorgangs selbst – ein Strom. Ansonsten setzt das Dielektrikum des Kondensators dem Gleichstrom einen unendlich hohen Widerstand entgegen. Wird der Kondensator dagegen an eine Wechselstromquelle angeschlossen, kann ein Strom fließen, denn im Wechselstromkreis ist der Widerstand endlich, d. h. wesentlich geringer; man spricht vom *kapazitiven Widerstand*.

Den *Stromfluss durch den Kondensator* kann man sich folgendermaßen vorstellen: Der Wechselstrom ändert fortwährend seine Richtung, dadurch wird der Kondensator ständig aufgeladen und wieder entladen und jede Platte ist – mit jeweils umgekehrtem Vorzeichen zur anderen – abwechselnd positiv und negativ geladen. Durch den Stromkreis fließt permanent ein Lade- bzw. Entladestrom, das entspricht einem Wechselstrom. Dieser Strom ist umso größer, je größer die Kapazität des Kondensators und je höher die Frequenz des Wechselstroms ist, d. h. je schneller das Umladen des Kondensators erfolgt. Für die Größe des kapazitiven Widerstands gilt nach dem Ohmschen Gesetz das Gegenteil: Er ist umso kleiner, je größer die Kapazität des Kondensators und je höher die Frequenz des Wechselstroms ist.

Elektromagnetische Induktion

Jeder stromdurchflossene Leiter bildet um sich herum ein Magnetfeld aus. Dies lässt sich durch das Ausschlagen einer Magnetnadel nachweisen. Wird umgekehrt durch eine ringförmige Drahtschleife ein Stabmagnet hindurchgeschoben, schlägt ein empfindliches Meßinstrument aus: Sowohl beim Hineinschieben als auch beim Herausziehen des Stabmagneten wird ein Spannungsstoß erzeugt (d. h. induziert), jeweils in umgekehrter Richtung. Eine Spule bewirkt gegenüber einer einfachen Drahtschleife eine größere Spannung, da sich die in den einzelnen Spulenwindungen induzierten Spannungen addieren.

> **Wichtig !**
>
> Die Induktivität einer Spule beruht auf ihrer Eigenschaft, bei einer Änderung oder nach Bewegung des durch sie hindurchgreifenden Magnetfelds (auch bei dessen Zusammenbrechen) einen Induktionsstromstoß zu erzeugen.

Elektrischer Schwingkreis

Bringt man beide, Kondensator und Spule mit ihren für den Wechselstrom charakteristischen Eigenschaften in einen Stromkreis, erhält man den Schwingkreis. Seine *Hauptmerkmale* sind die Kapazität des Kondensators und die Induktivität der Spule, d. h. zwischen den Kondensatorplatten besteht ein elektrisches Feld und in der Umgebung der Spule ein magnetisches (**Abb. 3.73**).

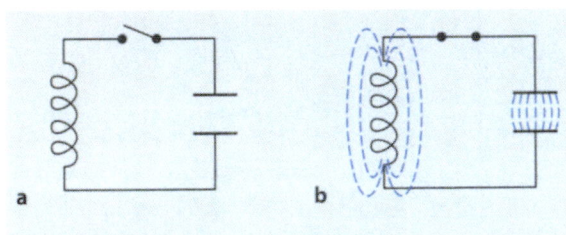

Abb. 3.73 a, b
Schwingkreis. a Schwingkreis geöffnet, b Schwingkreis geschlossen. Es bildet sich abwechselnd ein elektrisches und ein magnetisches Feld aus

Der Kondensator wird zunächst mit einer Gleichspannung geladen. Schließt man den Stromkreis, kann der Strom über die Spule fließen. Dadurch wird in der Spule ein Magnetfeld aufgebaut. Sobald der Kondensator entladen ist, fließt kein Strom mehr, das magnetische Feld in der Spule bricht zusammen und induziert eine elektrische Spannung. Ein Magnet braucht nicht mehr hindurch bewegt zu werden, es genügt dazu, dass sich die Zahl der durch eine Leiterschleife greifenden magnetischen Feldlinien ändert. Von dieser Spannung angetrieben, wird der Kondensator erneut, jedoch mit umgekehrten Vorzeichen aufgeladen. Dann beginnt der Vorgang in umgekehrter Richtung von neuem. Der Strom pendelt quasi hin und her, es entstehen elektrische Schwingungen, die allerdings durch Stromverluste (d.h. vor allem Ohmsche Widerstände in der Spule) gedämpft verlaufen und dadurch allmählich zum Stillstand kommen. Soll die Schwingung von längerer Dauer sein, muss sie stets von neuem angeregt werden.

Die Frequenz der Schwingungen im Schwingkreis hängt von zwei Faktoren ab:
- *Von der Kapazität C des Kondensators.* Je größer die Kapazität, umso langsamer erfolgen die Schwingungen.
- *Von der Größe der Spule.* Je mehr Windungen sie hat und je länger der Leitungsweg durch die Spule ist, umso größer ist die Trägheit der Schwingung.

Wichtig!
Im elektrischen Schwingkreis führt der elektrische Strom Eigenschwingungen aus, d.h. abwechselnd wandelt sich das elektrische Feld des Kondensators in das Magnetfeld der Spule um und umgekehrt. Die Frequenz des Wechselstroms im Schwingkreis hängt von der Kapazität des Kondensators und der Größe der Spule ab. Daher gilt diese Form der Energieübertragung nur für die relativ niedrigen Frequenzen (bzw. relativ langen Wellenlängen) der Kurzwelle. Bei höheren Frequenzen (Dezimeter- bzw. Mikrowelle) mit kleineren Wellenlängen müssen andere Hochfrequenzgeneratoren verwendet werden.

Aufbau eines Kurzwellentherapiegeräts

Die für die Hochfrequenztherapie erforderlichen Wechselströme werden in einem *Schwingkreis* (dem Generatorkreis) mit Hilfe einer Elektronenröhre erzeugt. Um aus der gedämpften Schwingung des Schwingkreises eine gleichbleibende, also ungedämpfte zu erzielen, bedarf es der ständigen Zufuhr neuer Energie. Dieser Impuls muss – analog einem schwingenden Pendel, das jeweils im richtigen Moment angestoßen werden muss, um gleichmäßige Bewegungen ausführen zu können – synchron zu den Eigenschwingungen des Schwingkreises erfolgen. Das geschieht auf verschiedene Weise:
- Bei der *Rückkopplungsschaltung* regelt der Schwingkreis mit seinen eigenen Schwingungen das automatische An- und Abschalten der Anodenstromquelle. Dadurch wird im richtigen Augenblick die Energiezufuhr von der Elektronenröhre zum Kondensator des Schwingkreises ermöglicht.
- Bei der *Gegentaktschaltung* werden zwei Elektronenröhren verwendet, die so geschaltet sind, dass sie abwechselnd dem Schwingkreis Energie zuführen.

Ein zweiter Stromkreis, der *Patientenkreis oder Sekundärkreis*, übernimmt die Schwingungen des Primärkreises durch die induktiv miteinander gekoppelten Spulen beider Schwingkreise. In diesem Behandlungskreis stellen die Elektroden die Kondensatorplatten dar, und der Patient dazwischen wirkt als Dielektrikum.

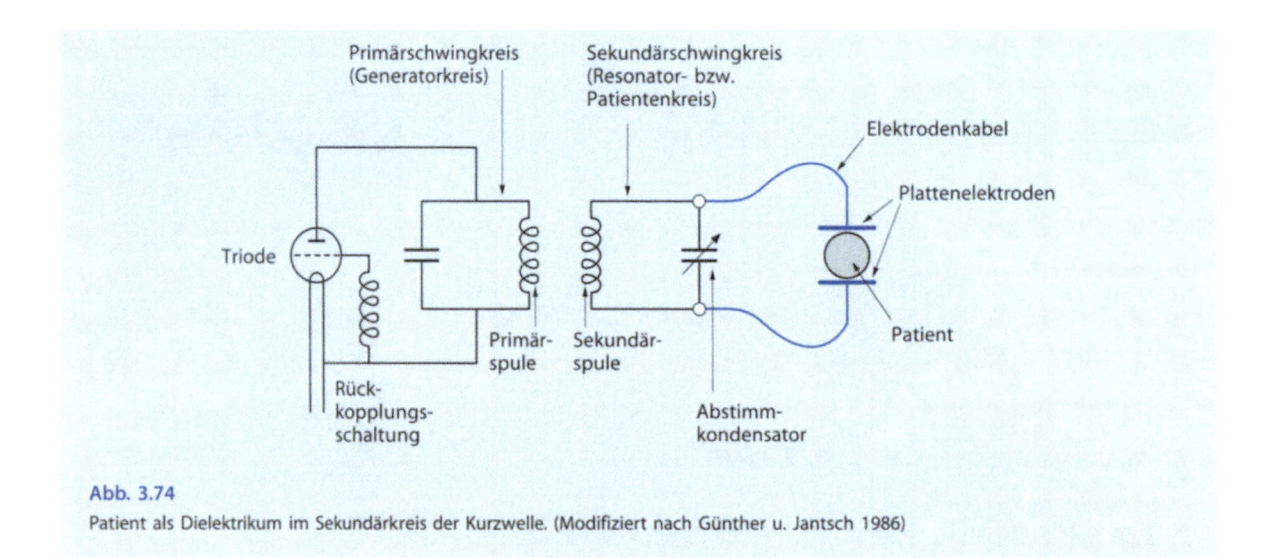

Abb. 3.74
Patient als Dielektrikum im Sekundärkreis der Kurzwelle. (Modifiziert nach Günther u. Jantsch 1986)

Die *Energieübertragung von Primär- auf den Sekundärkreis* erfolgt dann am verlustärmsten, wenn sich beide Kreise in Resonanz (das Produkt aus Kapazität und Induktivität ist in beiden Schwingkreisen gleich) befinden, also auf die gleiche Frequenz abgestimmt sind. Durch die unvermeidlichen Bewegungen des Patienten ändern sich Kapazität und Induktivität im Sekundärkreis, die Energieübertragung schwankt dadurch erheblich und die Verabreichung einer konstanten Dosis wäre praktisch unmöglich. Durch eine automatische Abstimmungsschaltung wird mit Hilfe eines Abstimmungskondensators (Drehkondensator) der Sekundärkreis ständig in Resonanz zum Primärkreis gehalten, dadurch ist eine exakte Dosierung der verabfolgten Hochfrequenzenergie überhaupt erst möglich geworden (**Abb. 3.74**).

3.4.3 Biophysikalische Grundlagen der Hochfrequenzströme

Die hochfrequenten elektrischen Felder und elektromagnetischen Wellen wirken nicht direkt, sondern mittelbar auf den Körper. Er ist als inhomogenes und verlustbehaftetes Dielektrikum Teil des Sekundärkreises, und in ihm werden durch das hochfrequente elektrische Wechselfeld alle geladenen Teilchen in Schwingungen versetzt. Es fließt im Kondensatorfeld zwar kein eigentlicher Wechselstrom, aber die Schwingungsenergie der geladenen Teilchen wird in Wärme umgewandelt, und zwar in guten wie in schlechten Leitern. Voraussetzung für die Erwärmung des Gewebes sind Feldverluste infolge der Absorption von elektrischer Hochfrequenzenergie.

Die *Energieabsorptionsrate* ist dem Quadrat der im Strahlenfeld induzierten elektrischen Stromstärke direkt proportional und der elektrischen Leitfähigkeit umgekehrt proportional, d. h. der Hochfrequenzstrom erwärmt die Gewebe aufgrund ihres elektrischen Widerstands, der wiederum vom Wassergehalt der Strukturen abhängt. Insgesamt erfolgt die Erwärmung des Körpers nicht gleichmäßig, sondern in Abhängigkeit von den elektrischen Eigenschaften der Gewebe.

Eine sehr unregelmäßige Durchwärmung kommt bei stark inhomogenem Feldlinienverlauf zustande, abhängig von der Elektrodenform und -anordnung (Hochfrequenzchirurgie).

> **Wichtig!**
>
> Die *Energieabsorption* im Gewebe erfolgt durch:
> — dielektrische (im elektrischen Kondensatorfeld),
> — magnetische (im elektromagnetischen Strahlenfeld) oder
> — Ohmsche Effekte (je nach Leitfähigkeit des Gewebes).

Auswirkungen des elektrischen Wechselfelds

Im menschlichen Organismus existieren Gewebe mit ganz unterschiedlichen elektrischen Eigenschaften:
- Leiter,
- Elektrolyte,
- Isolatoren.

Leiter

Ein *Leiter* ist ein Material, in dem sich die Elektronen leicht von ihren Atomen entfernen können. Unter *Influenz* versteht man die Ladungstrennung im Leiter durch ein äußeres elektrisches Feld.

Die beweglichen Ladungsträger im Innern des Leiters (Leitungselektronen) werden in Bewegung versetzt und – je nach Polungsverhältnissen – in Richtung Oberfläche der betreffenden Seite des Leiters verschoben, und zwar so lange, bis die Oberflächenladungen des Leiters (durch diese Ladungstrennung entsteht ein inneres Feld) das äußere Feld (d. h. die ladungstrennende Kraft des äußeren Felds) genau kompensiert hat und sich das äußere und innere Feld im Gleichgewicht befinden. Das Innere des Leiters ist damit feldfrei. Die positiven Metallionen im Leiter sind nicht beweglich und bleiben an ihren Gitterplätzen.

Wenn sich ein Leiter in einem elektrischen Wechselfeld befindet, setzt eine rasche Hin- und Herbewegung der Elektronen ein, und ein hochfrequenter Strom kann fließen. Dieser Elektronenfluss im Leiter wird *Leitungsstrom* genannt. Die Erwärmung ist allerdings gering, da der Ohmsche Widerstand im Leiter niedrig ist.

Elektrolyt

Ein *Elektrolyt* ist eine Flüssigkeit, die positiv und negativ geladene Ionen in wässriger Lösung enthält.

Sie werden wie die Ladungsträger im metallischen Leiter im elektrischen Feld von der jeweils entgegengesetzt geladenen Elektrode angezogen. Da sich die Ladung der Kondensatorplatten fortwährend ändert, bewegen sich die Teilchen bald zu der einen, bald zu der anderen Seite, d. h. sie führen im Takt des hochfrequenten Wechselfelds periodische Schwingungen aus; eine echte Fortbewegung der Ionen tritt nicht ein. Durch diese Oszillationen erfolgt eine geringe Erwärmung des Elektrolyts infolge Reibung.

Isolator

Ein *Isolator* (auch Nichtleiter oder Dielektrikum genannt) enthält keine frei beweglichen Ladungsträger. Die negative Elektronenhülle wird vom positiven Atomkern so festgehalten, dass sich beide nicht ohne weiteres voneinander lösen können. Deshalb ist hier eine Ladungstrennung nicht zu erwarten. Das elektrische Feld bewirkt aber durchaus eine geringfügige Ladungsverschiebung (Polarisation) gegeneinander auf atomarer bzw. molekularer Ebene.

Alle elektrisch geladenen Teilchen werden im elektrischen Wechselfeld zwar von der entgegengesetzt geladenen Elektrode angezogen, aber sie schwingen nicht um ihre Ruhelage wie die Ionen in der Elektrolytlösung, sondern sie schwingen auf ihrer Kreisbahn je nach der elektrischen Ladung der Kondensatorplatten ein wenig nach der einen oder anderen Seite aus. Atome und Moleküle werden dadurch deformiert, und es kommt zu einer Art *atomarer bzw. molekularer Verzerrung*. Durch einen Isolator kann zwar kein Strom fließen, es kommt jedoch zu einer ständigen – wenn auch geringfügigen – Verschiebung von Elektrizität, die auf der Verschiebung von geladenen Teilchen beruht (sog. Verschiebungsstrom).

Unter *Polarisation* versteht man eine geringe Ladungsverschiebung der positiven und negativen Ladungsträger des Nichtleiters in entgegengesetzte Richtung. Die Teilchen werden polarisiert und diese Bausteine werden zu kleinen Dipolen. Polarisation des Dielektrikums ist demnach das auf das Atom bzw. Molekül bezogene Dipolmoment; es ähnelt der Influenz beim Leiter.

Polarisationsvorgänge im Dielektrikum

Es existieren verschiedene Möglichkeiten (**Abb. 3.75**):
- *Atomare (bzw. elektronische) Polarisation.* Tritt an jedem Atom auf; dabei werden die schweren Atomkerne gegen die negative Hülle verschoben. Es entsteht ein induzierter Dipol im Sinne einer geringen atomaren Verzerrung. Dieser Effekt tritt vorwiegend in statischen Feldern auf und ist relativ bedeutungslos.
- *Verschiebungspolarisation* (ionische Polarisation der Moleküle). Es handelt sich grundsätzlich um die gleiche Erscheinung wie bei der atomaren Polarisation. Sie tritt bei unpolaren Molekülen und bei positiven und negativen Ionen auf. Es kommt ebenfalls zur Verschiebung negativer und positiver Ladungen; die Moleküle bekommen an einem Ende eine negative, am anderen eine positive Überschussladung.

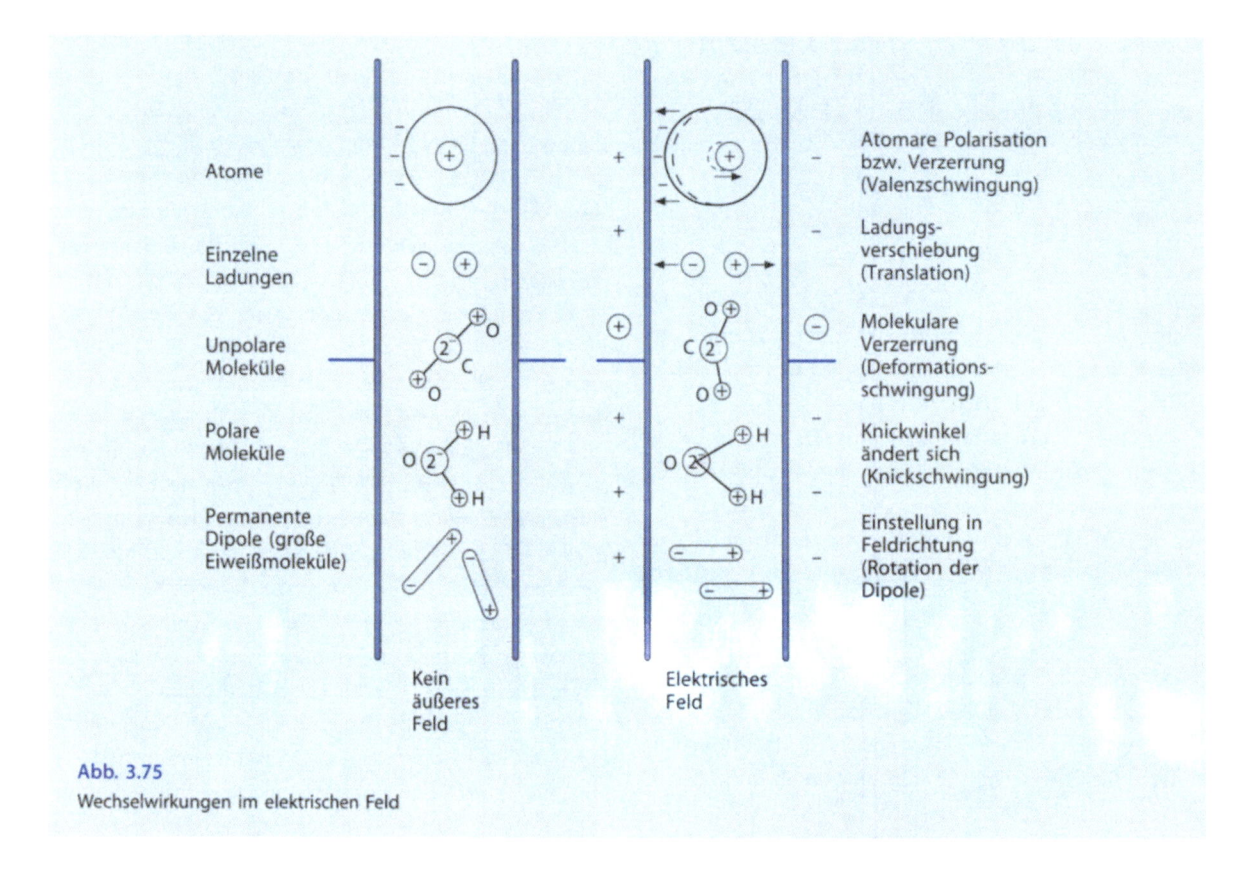

Abb. 3.75 Wechselwirkungen im elektrischen Feld

Aus nichtpolaren Molekülen werden dadurch ebenfalls induzierte Dipole im Sinne einer molekularen Deformation.

- *Orientierungspolarisation.* Man versteht darunter die Ausrichtung permanenter Dipole; das sind Atome oder Moleküle, die bereits ohne äußeres Feld Dipole darstellen.

Im menschlichen Organismus sind in allen Geweben große Eiweißmoleküle vorhanden. Diese sind zwar als Ganzes elektrisch neutral, aber das eine Ende trägt eine negative, das andere eine positive elektrische Ladung, d. h. entgegengesetzt geladene Ionen, z. B. R-COO$^-$ und R-NH$_3^+$. Ein solches Molekül wirkt wegen seiner beiden entgegengesetzten Ladungen als Dipol. Die im Körper bzw. in Lösung befindlichen Dipolmoleküle liegen hinsichtlich ihrer elektrischen Ladung von sich aus völlig ungeordnet. Bringt man den Organismus jedoch in ein elektrisches Feld, dann ordnen sich die einzelnen Dipolmoleküle entsprechend ihrer Ladungen an.

Durch den Richtungswechsel des äußeren Felds wirkt ein Drehmoment auf diese permanenten Dipole. Sie bewegen sich im Feld und werden entsprechend ihrer Ladung ausgerichtet, d. h. sie führen ständig eine Drehbewegung um die eigene Achse aus. Auf diese Weise rotieren die Dipole, so ähnlich wie die Ionen vibrieren (bzw. hin- und herschwingen). Nicht ortsgebundene Dipole in Gewebsflüssigkeiten können durch die Kraft des elektrischen Felds auch fortbewegt werden.

Insgesamt kommt es zur Erhöhung der mittleren Bewegungsgröße der Brownschen Molekularbewegung; das bedeutet Wärme.

Beide Polarisationsvorgänge, sowohl Verschiebungs- als auch Orientierungspolarisation, verändern das äußere Feld, das die Polarisierung hervorgerufen hat. Innerhalb des Dielektrikums, genauer gesagt, durch die Ladungen an dessen Oberfläche, wird das Feld im Innern des Dielektrikums abgeschwächt, denn es wird bei höherer Ladungsdichte an der Oberfläche im Inneren kleiner. Das Feld wird hier aber nicht vollständig aufgehoben wie im Leiter.

> **Wichtig!**
>
> Der Hochfrequenzstrom kann im metallischen Leiter als Leitungsstrom (Elektronenstrom) und im Nichtleiter als Verschiebungsstrom (Elektronenschwingungen bzw. -auslenkungen) fließen. Auf permanente Dipole wird durch den Richtungswechsel des elektrischen Felds ein Drehmoment ausgeübt. Durch diesen Ausrichtungseffekt bzw. durch die periodische Verschiebung der geladenen Teilchen wird ein Teil der Schwingungsenergie in Wärme umgewandelt, d.h. auch ein Isolator erwärmt sich im Hochfrequenzfeld.

Dielektrizitätskonstante

> **Definition**
>
> Die *Dielektrizitätskonstante* ist ein Maß für die Feldabschwächung.

Sie beträgt:

$$\varepsilon = \frac{\text{elektrisches Feld ohne Materie } E_0}{\text{elektrisches Feld mit Materie } E}$$

ε beträgt für Vakuum 1, für jede Materie ist $\varepsilon > 1$.

Die Dielektrizitätskonstante erreicht ihren größten Wert dann, wenn Moleküle bereits von ihrer Struktur her als permanente Dipole aufgebaut sind.

Wasser hat wegen des permanenten Dipolcharakters der H_2O-Moleküle eine ca. 80fache Dielektrizitätskonstante gegenüber Vakuum bzw. Luft.

Parallel zur Schwächung des Felds wird durch Zugabe des Dielektrikums die Kapazität des Kondensators erhöht; dieser Zuwachs wird ebenfalls durch die Dielektrizitätskonstante ausgedrückt.

Beeinflussung der Polarisationsvorgänge

Beide Formen der Polarisation sind *frequenzabhängig*. Die Orientierungspolarisation ist zusätzlich noch *temperaturabhängig*, die Verschiebungspolarisation jedoch nicht.

Frequenzeinflüsse. Die komplette Ausrichtung der Dipolmoleküle im Feld ist nur bei hinreichend niedriger Frequenz des Wechselfelds möglich. Bei hoher Frequenz wird die Ausrichtung geringer, da die Moleküle den schnellen Feldänderungen nicht mehr folgen können. Es kommt nicht mehr zum vollständigen Eindrehen entsprechend der Feldrichtung, sondern nur noch zur Hin- und Herschwingung. Gleichzeitig damit nimmt auch die Dielektrizitätskonstante ab.

Temperatureinflüsse. Auch die thermische Unruhe der Moleküle wirkt der Orientierungspolarisation (nicht der Verschiebungspolarisation) entgegen. Frei bewegliche Moleküle führen eine ungerichtete Brownsche-Molekularbewegung aus, und diese wirkt der Feldordnung entgegen. Die Feldordnung ist zwar vorherrschend, wird aber abgeschwächt, und damit nimmt auch die Dielektrizitätskonstante ab.

In festen Körpern nimmt die Ausrichtungsmöglichkeit im elektrischen Feld schon bei gering höheren Frequenzen ab. Andererseits nimmt die Beweglichkeit der Moleküle in festen Körpern bei höheren Temperaturen deutlich zu.

Wärmewirkung der Hochfrequenzströme im Gewebe

Im Allgemeinen erfolgt die *Wärmezufuhr* auf den Organismus über die Körperoberfläche durch Wärmeleitung (heißes Wasser, Peloide, Paraffin) oder durch Wärmestrahlung (Infrarot), wobei sich die Körperoberfläche aufgrund der Wärmeabsorption erwärmt. Nach wenigen Millimetern Eindringtiefe ist jedoch keine Erwärmung mehr nachweisbar. Mit Hilfe dieser Isolation schützt sich ein homöothermer Organismus vor unkontrollierter Wärmezufuhr. Durch Hochfrequenzströme wird diese physiologische Barriere aus therapeutischen Gründen überwunden, und die Wärme entsteht unmittelbar in der Tiefe der Gewebe.

Das *organische Gewebe* ist aus Substanzen mit den verschiedensten Leitfähigkeiten zusammengesetzt:

- *Flüssigkeitshaltige und leitende Gewebe* reagieren auf das elektrische Wechselfeld entweder mit Schwingungen der Ionen oder mit einer Rotation der Dipole.
- *Fettgewebe oder straffes Bindegewebe* wirken dagegen als Isolator. Der Effekt des elektrischen Wechselfelds besteht hier darin, molekulare Verzerrungen auszulösen.

Der sog. Verschiebungsstrom im Dielektrikum (oder kapazitiver Anteil des Hochfrequenzstroms) ist praktisch analog dem Leitungsstrom (oder Wirkanteil des Hochfrequenzstroms) im Leiter. Das elektrische Wechselfeld wirkt demzufolge auf Leiter wie auf Nichtleiter. Welche Art des Wechselstroms fließt, hängt von den Eigenschaften und der Beweglichkeit der Ladungsträger ab.

Im elektrischen Wechselfeld mit hoher Frequenz können die an sich frei beweglichen Elektronen von Leitern auch nur einen begrenzten Raum durchqueren, und praktisch bewegen sie sich – in Abhängigkeit von der Frequenz – nur um eine mittlere Lage hin und her. Bei diesen hohen Frequenzen ist deshalb der Unterschied zwischen Leiter und Nichtleiter nicht mehr sehr groß. Das hat den Vorteil, dass nicht nur die gut leitenden Elektrolyte erwärmt werden, sondern auch die schlecht leitenden Gewebe wie Fett und Knochen.

3.4.4 Wärmeverteilungsspektrum der Hochfrequenzströme

Feldlinienverlauf im Kondensatorfeld

Das elektrische Feld kann sich im menschlichen Körper gut ausbreiten, da alle Gewebe bessere Leiter sind als Luft. Der Hochfrequenzstrom nimmt dabei stets den Weg des geringsten Widerstands; das sind stark wasserhaltige Gewebe.

Die Dielektrizitätskonstante von Wasser ist ungefähr 80-mal größer als die von Luft und ungefähr 10-mal höher als die von Fettgewebe. Das bedeutet, Gewebe mit hohem Wassergehalt (Blut, Muskulatur, parenchymatöse Organe) leiten den Hochfrequenzstrom etwa 10-mal besser als gering wasserhaltige Gewebe (Fettgewebe, Bindegewebe, Knochen). Die letztgenannten Gewebe verfügen damit über die schlechteren kapazitiven Eigenschaften.
Die elektrischen Materialkonstanten der Gewebe sind außerdem so beschaffen, dass im Hochfrequenzfeld die Aufgliederung der beiden Stromanteile auf den verlustbehafteten Wirkstrom (sog. Leitungsstrom) und den verlustarmen kapazitiven Strom (sog. Verschiebungsstrom) etwa im gleichen Verhältnis zueinander erfolgt, d.h. das Verhältnis von Wirkwiderstand zu kapazitivem Widerstand ist für alle Gewebe ungefähr vergleichbar. Unterschiede finden sich nur beim Ohmschen (Gleichstrom-)Widerstand.

Es gibt kein Gewebe, das rein leitend durchflossen würde oder rein kapazitiv überbrückt werden könnte. Es besteht stets eine Mischung aus beiden Stromkomponenten, was zur relativ homogenen Stromdichte in den beiden Gewebearten Muskulatur bzw. Fett im hochfrequenten Kondensatorfeld führt. Dadurch wird eine gleichmäßigere Erwärmung als bei allen anderen Wärmetherapieverfahren erzielt.

> **Wichtig!**
>
> Der Körper stellt im Wechselfeld ein inhomogenes und verlustbehaftetes Dielektrikum dar. Die Erwärmung hängt entscheidend vom spezifischen Widerstand der Gewebe ab, folgt also dem Ohmschen Gesetz, d.h. Gewebe mit hohem Widerstand erwärmen sich stärker.

Die Gewebsstrukturen des Körpers mit den unterschiedlichen Kondensatoreigenschaften (Unterhautfettgewebe, Muskulatur, Knochen, Gelenkstrukturen) sind während einer Kurzwellendurchflutung zwischen den Kondensatorplatten entweder hintereinander (Serienschaltung) oder nebeneinander (Parallelschaltung) angeordnet. Die relative Schichtung bzw. die geometrische Anordnung der Gewebe im Verlauf des elektrischen Felds beeinflusst ganz wesentlich die Verteilung der Feldlinien und damit die Erwärmung.

Feldlinienverlauf bei Querdurchflutung einer Extremität

Das elektrische Feld trifft auf eine Gewebsanordnung, bei der die Gewebsschichten quer zu den elektrischen Feldlinien liegen (**Abb. 3.76a**).

Die Gewebsstrukturen mit den verschiedenen kapazitiven Eigenschaften (bzw. unterschiedlicher Impedanz) sind hintereinander angeordnet, d.h. sie sind so beschaffen, dass die Feldlinien (bzw. der Hochfrequenzstrom) nacheinander durch Fettgewebe, Muskulatur und zuletzt durch Knochen hindurchtreten müssen. Das entspricht unterschiedlich hohen Widerständen, die in Serie miteinander verschaltet sind, d.h. nacheinander von Strom durchflossen werden.

Zwischen den Kondensatorplatten ist die Stromdichte relativ homogen, und die Feldverteilung – dargestellt durch die Feldlinien – ist in allen durchströmten Geweben ungefähr gleich groß. Allerdings ändert sich die elektrische Feldstärke je nach der Höhe des Ohmschen Widerstands grundlegend von Gewebe zu Gewebe; sie ist im Fettgewebe hoch und in der Muskulatur niedrig.

Das schlechter leitende Fettgewebe wird aufgrund seines höheren Ohmschen Widerstands daher ca. 10-mal stärker erwärmt, so wie sich bei hintereinander geschalteten Widerständen immer der höhere Widerstand am meisten erwärmt. In der Tiefe des Knochens kommt es allerdings kaum wieder zu einer nennenswerten Erhöhung der Feldstärke. Die Querdurchflutung eines voluminösen Körperabschnitts mit gut ausgebildetem Unterhautfettgewebe (z. B. Hüftgelenk) ist demzufolge eine praktisch ungeeignete Elektrodenanordnung.

Feldlinienverlauf bei Längsdurchflutung einer Extremität
Gewebe mit verschiedenen Widerständen und unterschiedlichen kapazitiven Eigenschaften (Muskulatur, Knochen) sind nebeneinander angeordnet und befinden sich parallel im elektrischen Feld (**Abb. 3.76 b**). Der hochfrequente Wechselstrom fließt mit größerer Intensität durch das Gewebe mit dem niedrigeren Widerstand, d. h. die Stromdichte ist in der Muskulatur größer als im Knochen. Das besser leitende Muskelgewebe (mit besseren kapazitiven Eigenschaften) hat demnach die höhere Stromdichte (bzw. den höheren kapazitiven, d. h. verlustärmeren Stromanteil), aber den geringeren Widerstand.

Dagegen ist im Knochen die Feldstärke zwar höher, er verfügt aber über die geringere Leitfähigkeit, und der Gewebswiderstand ist deutlich höher.

Im schlechter leitenden Knochen ist demgegenüber die Stromdichte und der verlustärmere, kapazitive Stromanteil geringer, aber der Widerstand höher. Insgesamt gesehen nivellieren sich auf diese Weise die unterschiedlichen elektrischen Gewebseigenschaften.

Im Organismus ist die Schichtung der Gewebe in der Regel so beschaffen, dass sie nicht ausschließlich in Serie (d. h. nacheinander) oder ausschließlich parallel (d. h. nebeneinander) liegen, sondern dass ihre Anordnung eine Mischung aus beiden Varianten darstellt. Zunächst müssen die Feldlinien durch Haut und Unterhautfettgewebe und durch die oberflächliche Faszie dringen. Im subkutanen Fettgewebe findet die größte Energieabsorption statt, und ein beträchtlicher Teil der elektrischen Energie wird in Wärme umgewandelt.

Liegen in den tiefen Strukturen die Gewebe parallel mit dem Feld, ist die Stromdichte dort am höchsten, wo der

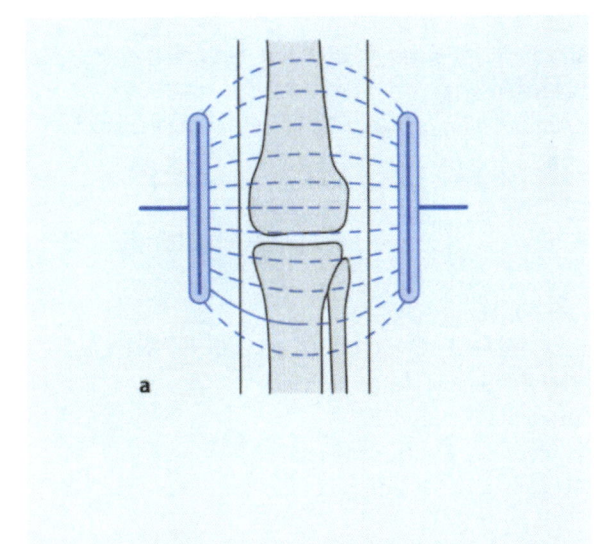

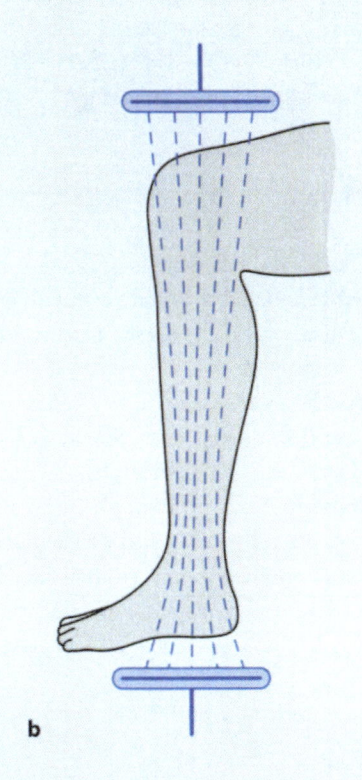

Abb. 3.76 a, b
Feldlinienverlauf. a bei Querdurchflutung einer Extremität, b bei Längsdurchflutung einer Extremität

Widerstand am niedrigsten ist. Die Erwärmung ist relativ homogen, wird aber beeinträchtigt, wenn vorher eine dicke Fettschicht passiert werden muss. Ist die Dicke des subkutanen Fettgewebes jedoch vernachlässigbar gering, dann können konventionelle Kondensatorplatten ohne weiteres verwendet werden, mit Quer- und mit Längsdurchflutung, da die Feldstärke auch im tief liegenden Knochen ausreichend hoch ist.

> **Wichtig !**
>
> Bei *Querdurchflutung* einer Extremität mit guter Fettbedeckung erwärmt sich ganz überwiegend das Fett; Muskulatur und Knochen dagegen kaum. Bei *Längsdurchflutung* einer Extremität kommt es zur relativ gleichmäßigen Erwärmung, auch des tief liegenden Knochens und bindegewebiger Gelenkstrukturen.

Vorteile der Kondensatorfeldmethode

Im Kondensatorfeld lassen sich auch weniger gut leitende Gewebe wie Knochen und bindegewebige Gelenkstrukturen selektiv erwärmen. Außerdem kann wegen des besonderen Wärmeverteilungsspektrums eine bessere und gleichmäßigere Tiefenerwärmung erzielt werden als mit allen anderen Hochfrequenzverfahren.

Voraussetzung ist allerdings eine günstige Elektrodenanordnung, denn die Wärmeproduktion hängt von der Verteilung der elektrischen Feldlinien ab, und diese wiederum von einer geeigneten Elektrodenposition.

Dazu sind folgende Randbedingungen wichtig:
- Die *Dicke des subkutanen Fettgewebes* sollte gering sein, um die oberflächliche Energieabsorption niedrig zu halten.
- Das *Behandlungsgebiet* sollte im Interesse eines gleichmäßigen Felds eine zylindrische oder sphärische Form aufweisen.
- Der *Elektrodendurchmesser* sollte stets etwas größer sein als das Behandlungsvolumen (Gliedmaße). Dies ist auch wegen der Homogenisierung des Felds wichtig (Abb. 3.77 a).

Folgende *Elektrodenanordnungen* entsprechen diesen Voraussetzungen:
- *Querdurchflutung* von Hand- und Handgelenken und von Fuß und Fußgelenken.
- *Längsdurchflutung* der Extremitäten.
- Knie- und Ellenbogengelenke lassen sich sowohl quer als auch längs durchfluten.

Vermeidung von Elektrodenfehlern

Bei der Verwendung von Kondensatorplatten sind folgende Elektrodenanlagen zu vermeiden:
- zu kleine Elektroden,
- zu geringer Elektroden-Haut-Abstand,
- Verkanten der Elektroden.

Zu kleine Elektroden. Das elektrische Feld kann das Körpergewebe sehr gut durchdringen (es ist der bessere Leiter gegenüber Luft). Deshalb wird es sich im Körper in ein größeres Gebiet ausbreiten als es dem Elektrodendurchmesser entspricht.

Wenn die Elektroden im Vergleich zum Behandlungsobjekt zu klein sind, kommt es in der Nähe der Elektroden zur Feldlinienverdichtung, was mit einem oberflächlichen Erwärmungseffekt gleichbedeutend ist (**Abb. 3.77 b**).

Zu geringer Elektroden-Haut-Abstand (EHA). Bei geringem Abstand zwischen Elektroden und Körper ist die Feldstärke in den oberflächlichen Geweben höher als in den tief liegenden. Dadurch kommt ebenfalls ein oberflächlicher Erwärmungseffekt zustande (**Abb. 3.77 b, c**).

Vermeidung von Elektrodenfehlern Kondensatorplatten müssen stets parallel zur Körperoberfläche ausgerichtet werden, was bei unebenen oder geneigten Körperpartien zu berücksichtigen ist. Beim Verkanten kommt es dort zur Feldverstärkung, wo sich die Elektroden näher an der Körperoberfläche befinden. Diese zusätzlichen Gründe für eine besondere Fetterwärmung sollten vermieden werden, da ohnehin das oberflächlich gelegene Unterhautfettgewebe den höheren Ohmschen Widerstand aufweist, und insgesamt eine Überhitzung resultieren kann (**Abb. 3.77 c**).

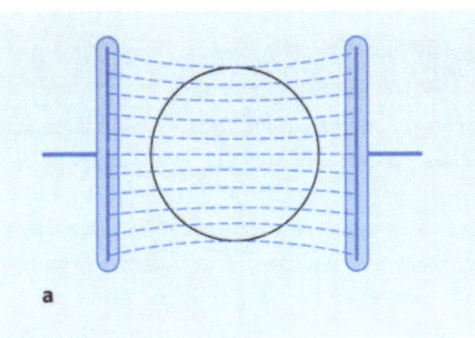

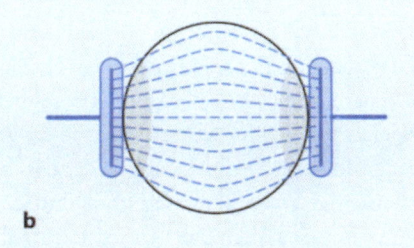

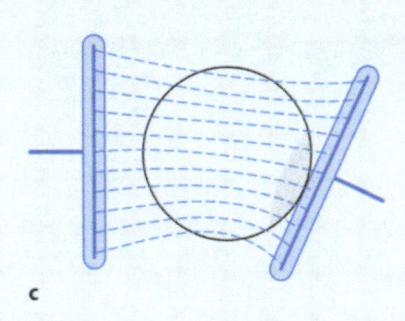

> **Wichtig!**
>
> Bei der Kondensatorfeldmethode ist die elektrische Feldlinienverteilung für die Wärmeentwicklung entscheidend. Zur Homogenisierung des Felds und zur Tiefenwirkung tragen hinreichend große Elektroden, genügender Elektrodenabstand und eine geringe Fettschichtdicke bei.

Feldlinienverteilung im Spulenfeld

Für die induktive Ankoppelung existieren verschiedene *Konstruktionsvarianten*; prinzipiell bestehen alle aus einer spulenförmigen Elektrode. Der durch diese Spule fließende Hochfrequenzstrom erzeugt ein elektromagnetisches Wechselfeld, das sog. Spulenfeld, in das der menschliche Körper gebracht wird. Durch besondere Konstruktion der Elektroden wird der elektrostatische Anteil des Felds weitgehend unterdrückt, und das vorhandene hochfrequente magnetische Wechselfeld (Wirbelfeld) induziert im Körper zirkuläre elektrische Ströme (Wirbelströme). Ist das magnetische Feld des Applikators senkrecht auf die Körperfläche bzw. die Gewebsgrenzen gerichtet, verlaufen das Induktionsfeld bzw. die Wirbelströme tangential zu den Gewebsschichten bzw. zur Oberfläche (**Abb. 3.78 a**).

Die *Intensität der induzierten Wirbelströme* hängt von der Zahl der frei beweglichen Ladungsträger im Gewebe ab. Weil die elektrische Leitfähigkeit des Muskels und anderer wasserhaltiger Gewebe wesentlich größer ist als die von Fett, werden sich die Wirbelströme hier besser ausbilden als im schlecht leitenden Fettgewebe.

Im Körper fließt aufgrund des magnetischen Felds ein elektrischer Wechselstrom. Diese Umwandlung von vorwiegend magnetischer in vorwiegend elektrische Energie bringt Energieverluste durch Absorption mit sich. Bei gleicher Feldstärke wird die Energieabsorption vorwiegend in der Muskulatur stattfinden. Die elektromagnetischen Wellen werden dadurch rasch (exponentiell mit der Entfernung) abgeschwächt. Unterhalb der Muskulatur gelegene Körpergewebe (Knochen, Gelenke) werden überhaupt nicht mehr erwärmt. Dies sind die prinzipiellen Unterschiede zur Kondensatorfeldmethode und ein Grund zur Benutzung der induktiven Applikatoren – anstelle der kapazitiven Ankoppelung –, wenn eine bevorzugte Erwärmung der Muskulatur angestrebt wird.

Abb. 3.77 a–c
a Korrekte Elektrodengröße (im Verhältnis zum Behandlungsobjekt) und genügend großer Elektroden-Haut-Abstand (homogenes Feld, die Feldlinien konvergieren zur Gliedmaße).
b Elektroden zu klein (im Verhältnis zum Behandlungsobjekt) und zu geringer Elektroden-Haut-Abstand (Feldverdichtung mit exzessiver Überhitzung der oberflächlichen Strukturen). c Linke Elektrode korrekt, rechte Elektrode verkantet und zu geringer Elektroden-Haut-Abstand (dadurch Feldlinienverdichtung mit Überhitzung der oberflächlichen Strukturen)

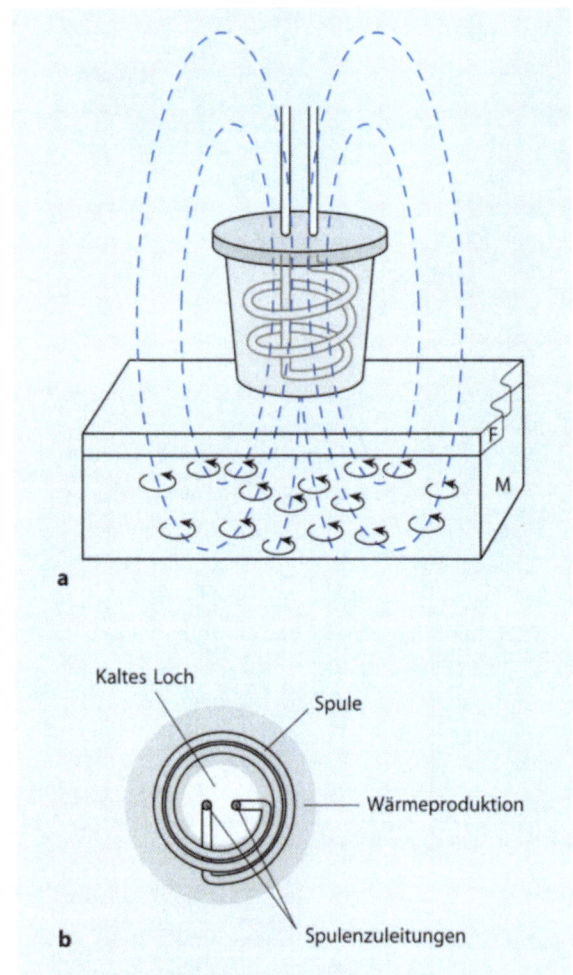

Abb. 3.78 a, b
a Feldlinienverlauf im Spulenfeld. Die Feldlinien stehen senkrecht zu den Spulenwindungen und dringen in den Körper ein. Wiederum senkrecht zu den Feldlinien werden die Wirbelströme induziert: diese verlaufen damit parallel zur Körperoberfläche. b Gebiet der größten Wärmeproduktion (von oben gesehen, mit Spule)

> **Wichtig!**
>
> Für den Erwärmungsgrad der Gewebe ist die Stromdichte der induzierten Wirbelströme entscheidend.

Die maximale Energieabsorptionsrate im Gewebe wird von folgenden Faktoren bestimmt:
— *Stärke des magnetischen Felds.* Es nimmt mit zunehmender Entfernung von der Spule stark ab, so dass auch die Erwärmung des Muskelgewebes nur die oberen Schichten betrifft und nach dem Körperinneren hin abnimmt. Bereits das gut leitende Hautgewebe wird stark erwärmt (wegen seiner Nähe zur Spule), vor allem dann, wenn die Spule zu nahe an die Körperoberfläche platziert wird, was ebenfalls zum Energieabfall im Magnetfeld beiträgt. Wird der Abstand der Spule von der Hautoberfläche allerdings zu groß gewählt, fällt die absolute Feldstärke stark ab.
— *Querschnittsfläche des magnetischen Felds.* Sie bestimmt das Verhältnis zwischen Muskel- und Fetterwärmung und damit die Gewebstiefe, die noch erwärmt werden kann. Wenn der Durchmesser der Spule im Vergleich zum Behandlungsobjekt viel zu groß ist, wird wegen des hohen elektrischen Felds zwischen den Spulenwindungen mehr Energie zum subkutanen Fettgewebe geleitet als zu den tiefer liegenden Strukturen.
— *Materialkonstanten des Körpergewebes.* Für die Energieabsorption und Wärmeentwicklung ist nur die elektrische Leitfähigkeit (Kehrwert des Ohmschen Widerstands) entscheidend. Die Dielektrizitätskonstante des Kondensatorfelds entfällt bei der induktiven Ankoppelung.
— *Änderungsgeschwindigkeit des Magnetfelds.* Je höher die Frequenz der Wechselströme, umso rascher erfolgt die Änderung des Magnetfelds. Wirbelströme können nur induziert werden, wenn sich die Stärke der magnetischen Kraftfelder ständig ändert. Günstig ist ein Hochfrequenzbereich zwischen ca. 10 und 30 MHz (entspricht einer Wellenlänge von ca. 30 und 10 m). Wenn die Frequenz zu niedrig liegt, ist der Energiegehalt zu gering, liegt sie zu hoch, tritt der elektrostatische Anteil des Felds (Kondensatorfeldwirkung) stärker hervor, was zu einer verstärkten Fettgewebserwärmung führen würde.

Anwendungsmöglichkeiten der Spulenfeldmethode

Induktionsspulen stehen in verschiedenen Formen zur Verfügung:
- Wirbelstromelektrode,
- Diplode (besonders geformter Applikator),
- Spulenkabel.

Wirbelstromelektrode (Monode)

Bei der Wirbelstromelektrode wird durch einen besonderen konstruktiven Aufbau ein hoher Spulenstrom erzielt und die kapazitive Komponente unterdrückt. Sie besteht aus einer Spirale mit wenigen Windungen in einem zylinderförmigen, isolierenden Kunststoffgehäuse und kommt in Größe und Wärmeverteilung dem Dezimeterwellen-Rundfeldstrahler sehr nahe (**Abb. 3.79 a**). Das Gehäuse erlaubt die Einhaltung eines Luftabstands zwischen der Spule und der Körperoberfläche; der günstigste Abstand beträgt je nach Konstruktion ca. 0,5–2 cm. Der Erwärmungsbezirk vor der Spule entspricht in der Form einem Ring, der ungefähr dem Durchmesser der Spule entspricht. Dabei bleibt das Zentrum der Region aber kalt (**Abb. 3.78 b**).

Diplode (auch Triplode, Flexiplode oder Zirkuplode genannt)

Bei dieser Form wird eine dreiteilige, klappbare Elektrode dem Körper von drei Seiten direkt angelegt und entspricht einer Wirbelstromelektrode (**Abb. 3.79 b** oder **3.89**). Sie ist zur Erwärmung des Muskelmantels großer Gelenke (Schultergelenk, Hüftgelenk) geeignet.

Spulenkabel

Die Elektrode besteht aus einem dicken, isolierten Kabel, das in die Nähe des Körpers gebracht wird; entweder, indem man das Kabel zur Spirale dreht (**Abb. 3.79 c**) oder indem man eine ganze Extremität damit umwickelt (**Abb. 3.79 d**). Das Isolationsmaterial des Kabels sorgt für den nötigen Abstand von der Körperoberfläche. Wenn die Hochfrequenzströme im Kabel oszillieren, entsteht ein elektrostatisches Feld zwischen den Enden des Kabels und ein magnetisches Feld um den mittleren Teil des Kabels (**Abb. 3.80**).

Die beiden Feldanteile werden wie folgt charakterisiert:
- elektrostatisches Feld,
- magnetisches Feld.

Elektrostatisches Feld. Es ähnelt dem Kondensatorfeld und betrifft die Gewebe, die zwischen den Enden des Kabels liegen. Die Wärmeentwicklung ist im oberflächlichen Gewebe und in denen mit hohem Widerstand am größten.

Magnetisches Feld. In den Geweben, die dem mittleren Teil des Kabels benachbart sind, werden durch elektromagnetische Induktion Wirbelströme erzeugt, und zwar in Leitern, die von den magnetischen Kraftlinien geschnitten werden. Diese Wirbelströme produzieren Wärme. Der Effekt ist primär auf relativ oberflächliche Gewebe und solche mit niedrigem Widerstand beschränkt. Die Erwärmung des subkutanen Fettgewebes wird vermieden.

Relative Anteile der beiden Felder. Die Leitfähigkeit des Gewebes und der Kabelabschnitt entscheiden, ob die Effekte des elektrischen Felds oder die elektromagnetische Induktion dominieren. Wenn also *tief liegende Gewebe* mit hohem Widerstand erwärmt werden sollen, wird das elektrische Feld an den Kabelenden bevorzugt. Sollen *oberflächliche Gewebe* mit niedrigem Widerstand erwärmt werden, benutzt man die Wirbelströme im mittleren Teil des Kabels.

Alternativ können beide Effekte zur selben Zeit angewendet werden. Wenn das gesamte Kabel um eine Extremität geschlungen wird, entsteht sowohl ein elektrisches als auch ein magnetisches Feld. Wenn nur ein kleines Gebiet erwärmt werden soll, braucht man nicht das gesamte Kabel; entweder werden die Enden oder der mittlere Teil benutzt, abhängig von der Tiefe und dem Widerstand des Gewebes, das zu erwärmen ist.

Klinische Anwendungsbeispiele für das Spulenkabel
- Erwärmung der *Muskulatur des Ober- und Unterschenkels* (niedriger Widerstand, oberflächlich gelegen). Hierzu werden die Wirbelströme des mittleren Kabelabschnitts benutzt. Es erfolgen zwei Windungen entweder um den Oberschenkel oder um den Unterschenkel, je nach Befundlokalisation; oder es wird die ge-

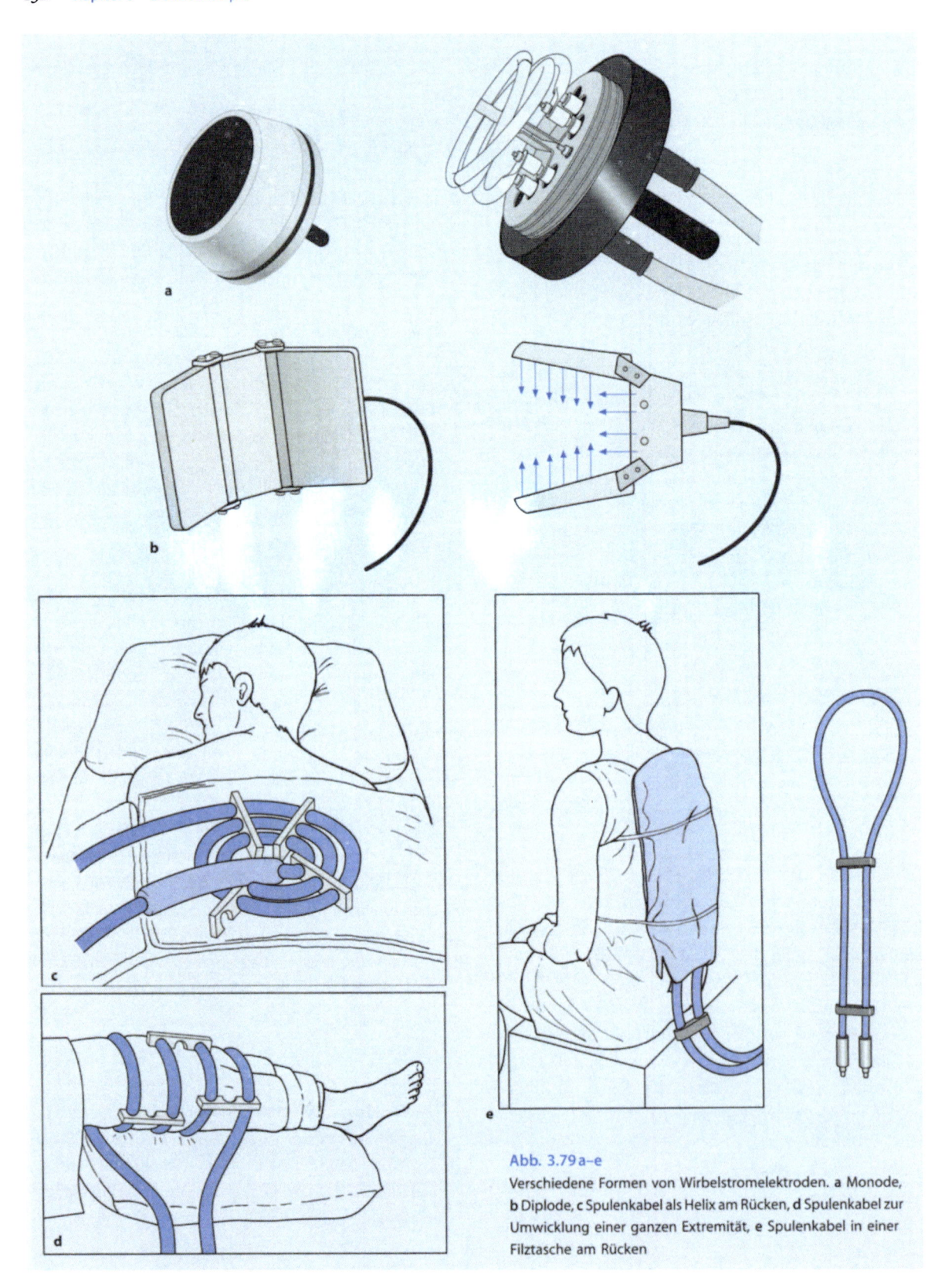

Abb. 3.79 a–e
Verschiedene Formen von Wirbelstromelektroden. **a** Monode,
b Diplode, **c** Spulenkabel als Helix am Rücken, **d** Spulenkabel zur
Umwicklung einer ganzen Extremität, **e** Spulenkabel in einer
Filztasche am Rücken

3.4 Hochfrequenzthermotherapie   133

Abb. 3.80 Elektrisches (E) und magnetisches (M) Feld um das Spulenkabel

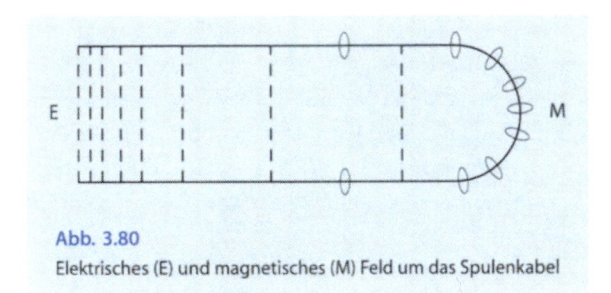

samte Extremität mit mehreren Windungen umwickelt (**Abb. 3.79 d**).
- Erwärmung von *flachen, oberflächlichen Geweben* (Rückenmuskulatur).
Das Kabel wird zu einer flachen Spirale zusammengedreht (**Abb. 3.79 c**) oder in eine flache Tasche eingelegt (**Abb. 3.79 e**). Dabei verlaufen die Wirbelströme tangential im Rückengewebe (senkrecht auf den magnetischen Feldlinien stehend). Die Wärmeproduktion erfolgt (wie bei der Monode) in dem Gewebe ringförmig unter der Spule. Das Zentrum bleibt frei (**Abb. 3.78 b**).
- Erwärmung des *Kniegelenks* (hoher Widerstand, tief liegend).
Am effektivsten ist das elektrische Feld. Es werden mit jedem Kabelende zwei Windungen gemacht, jeweils zwei oberhalb und zwei unterhalb des Gelenks.

Vor- und Nachteile des Spulenkabels

Das Spulenkabel eignet sich für die Behandlung eines ausgedehnten oder unregelmäßig geformten Gebiets, das nicht zwischen zwei Kondensatorplatten gebracht werden kann und wenn die Erwärmung des Unterhautfettgewebes vermieden werden soll. Die stärkere Erwärmung der gut durchbluteten Muskulatur (mit Schonung der inneren Organe, weil zu tief liegend) führt zum schnellen Abtransport der Wärme auf dem Blutweg (Konvektion) und damit zur gleichmäßigen Erwärmung eines größeren Areals, auch des ganzen Körpers. Deshalb ist das Spulenkabel zur Erzeugung einer Ganzkörperhyperthermie verwendet worden, diese wird aber heute nicht mehr angewendet.

Als nachteilig kann sich ein zu geringer Elektrodenabstand auswirken; die Tiefenerwärmung ist dann limitiert und die Hauterwärmung wird stärker. Manche Spulengehäuse verfügen über einen Abstandshalter; wenn nicht, sollte man sich an die Herstellerangaben halten. Das Spulenkabel kann dem Körper direkt aufgelegt werden; die isolierende Hülle schafft den geeigneten Abstand. Aus hygienischen Gründen wird allerdings eine textile Zwischenlage (Frotteehandtuch o. ä.) verwendet.

> **Definition**
>
> Definitionsgemäß werden Wellenlängen zwischen 100 und 1 cm als Dezimeter- bzw. Mikrowellen bezeichnet; man spricht auch vom oberen (69 cm) bzw. vom unteren (12 cm) Dezimeterwellenbereich.

3.4.5 Dezimeter- und Mikrowellentherapie

Bei der Dezimeter- und Mikrowellentherapie handelt es sich um eine Strahlung im Bereich des elektromagnetischen Spektrums mit einer Wellenlänge, die zwischen der Kurzwelle und der Infrarotstrahlung liegt.

> **Wichtig !**
>
> Ein Teil der Wärme wird stets zum benachbarten Gewebe transferiert, und zwar durch Wärmeleitung (Konduktion) und durch Wärmetransport infolge Zirkulation des erwärmten Bluts (Konvektion).

Außerdem werden beide unter dem Begriff Ultrahochfrequenz (UHF) zusammengefasst. Es handelt sich um Sendefrequenzen, und für die medizinische Anwendung sind nur wenige Frequenzen freigegeben worden:
- Für *Europa* gelten folgende Frequenzbereiche:
    - 433,92 MHz: 69 cm Wellenlänge (Dezimeterwelle),
    - 2450 MHz: 12,25 cm Wellenlänge (Mikrowelle).
- Für die *USA* gelten außerdem:
    - 915 MHz: 33 cm Wellenlänge.

Bei Wellenlängen unterhalb 1 m ist die Energieerzeugung mittels Schwingkreis nicht mehr möglich und die für die Kurzwellentherapie benutzten Elektroden sind hier ungeeignet. Stattdessen werden zur Abstrahlung der Hochfrequenzenergie kleine Antennen verwendet, und der Körper befindet sich dabei im Strahlenfeld. Die Mikrowelle wurde aus der Radartechnik des 2. Weltkriegs entwickelt.

Erzeugung von Dezimeter- und Mikrowellen

Ein Magnetron ist eine spezielle Elektronenröhre (eine sog. Laufzeitröhre), um Mikrowellen zu erzeugen. Wie bei einer Senderöhre üblich, werden von einer beheizten Kathode, die sich in der Mitte der Röhre befindet, Elektronen verdampft, die normalerweise geradlinig zur Anode fliegen würden. Die Anode ist ringförmig um die zentrale Kathode angeordnet und besteht aus frei stehenden Lamellen mit Schlitzen dazwischen. Schlitze und Lamellen sind konzentrisch auf die in der Mitte befindliche Kathode gerichtet. Der von der Kathode ausgehende Elektronenstrahl tritt mit gekreuzten hochfrequenten elektrischen und magnetischen Feldern in Wechselwirkung, wodurch sich eine spiralig-gekrümmte Bahn der Elektronen ergibt, bis sie auf die Anode auftreffen.

Während der positiven Halbwelle wird von den Elektronen Energie aufgenommen, und sie geraten in Schwingungen. Der genaue Wirkungsmechanismus ist physikalisch-technisch kompliziert.

An einer bestimmten Stelle, das ist ein Hohlraum (Schlitz) vor einer Anodenlamelle, die mit der Auskopplungsantenne verbunden ist, werden die Elektronen aus ihrer spiralig-gekrümmten Bahn ausgekoppelt und durch ein Koaxialkabel dem Strahler, einer kleinen Antenne (Dipol), zugeführt und abgestrahlt. Die Antenne befindet sich in einem Hohlspiegel (Reflektor), der die Strahlen bündelt und auf das Behandlungsobjekt richtet.

Das Magnetron als Mikrowellenerzeuger wurde inzwischen von Halbleiter-Spezialbauelementen abgelöst. Für diese Form der Energieerzeugung haben sich Wellenlängen von ca. 12 cm als günstig erwiesen.

Strahlertypen der Dezimeter- und Mikrowelle

Alle Strahler sind sog. *Distanzstrahler*, denn die Radiowellen überbrücken die Luft. Der Abstand von der Haut ist bei jedem Strahler verschieden. Er ist von der Konstruktion der Antenne und der Bauart des Strahlers, von der abgestrahlten Leistung und vom bestrahlten Gewebe abhängig; gewöhnlich liegt er zwischen 2 und 10 cm. Größere Bestrahlungsfelder benötigen einen größeren Abstand; ein größerer Abstand erfordert eine höhere Leistung. Kleine Strahler werden als Kontaktstrahler (im stomatologischen Bereich) bzw. als Körperhöhlenstrahler (Vaginal- bzw. Rektalstrahler) benutzt, sind aber selten im Gebrauch und auch nicht so effektiv wie Distanzstrahler.

Für die Dezimeterwelle existiert ein besonders geformter Hohlleiterstrahler, der mit seiner konkaven Wölbung den Körper umfasst und der eine größere Tiefenwirkung als alle anderen Strahler aufweist (**Abb. 3.81**). Die Form der übrigen Strahler entspricht zwei Grundtypen: zirkulär oder rechteckig, Rundfeld- und Langfeldstrahler (**Abb. 3.82 a–c**).

Die *Rundfeldstrahler* geben ein zirkuläres Feld, es ist in der Peripherie dichter als im Zentrum (hier besteht ein kaltes Loch), ähnlich dem der Monode. Die *rechteckigen Langfeldstrahler* geben ein ovales Feld mit der größten Energiedichte in der Mitte; normalerweise ist es längsoval, bei anderen Strahlern aber auch queroval (quer zur Längsachse des Strahlers). Vor der Behandlung muss man sich über Dichte und Form des Feldes für jedes Gerät unterrichten. In allen Fällen divergiert das Feld, so dass die Dichte mit zunehmendem Abstand vom Strahler abnimmt. Auch im bestrahlten Körpergewebe nimmt die Feldstärke durch die Absorption der Wellen rasch ab.

Wärmeverteilungsspektrum im Gewebe

Die *Eindringtiefe* der Mikrowellen ist zwar größer als bei der Infrarotbestrahlung, sie ist aber nicht mit dem elektromagnetischen Feld der Kurzwelle vergleichbar. Die Anwendung der Mikrowelle ist deshalb für tiefer liegende Gewebe nicht geeignet. Die effektive Eindringtiefe von Mikrowellen wird mit 1–2 cm angegeben, abhängig von der Dicke der Fettschicht bzw. der Muskulatur. Mikrowellen werden vom *Wasser* sehr gut absorbiert, so dass

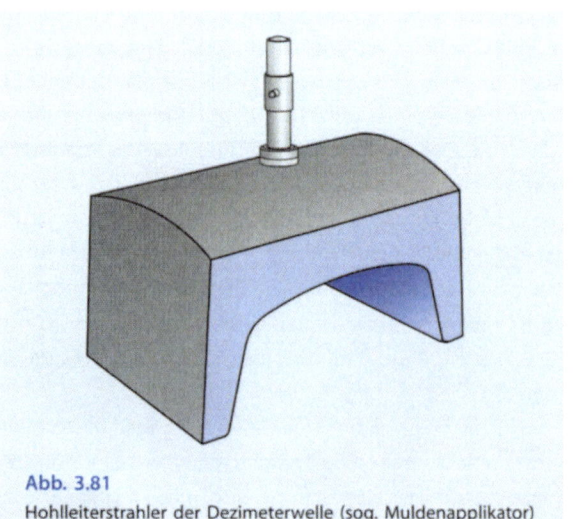

Abb. 3.81
Hohlleiterstrahler der Dezimeterwelle (sog. Muldenapplikator)

Abb. 3.83
Nachteile der Mikrowelle (Rundfeldstrahler): Gefahr der Hot Spots im Fettgewebe durch stehende Wellen und rascher Temperaturabfall schon in den obersten Muskelschichten

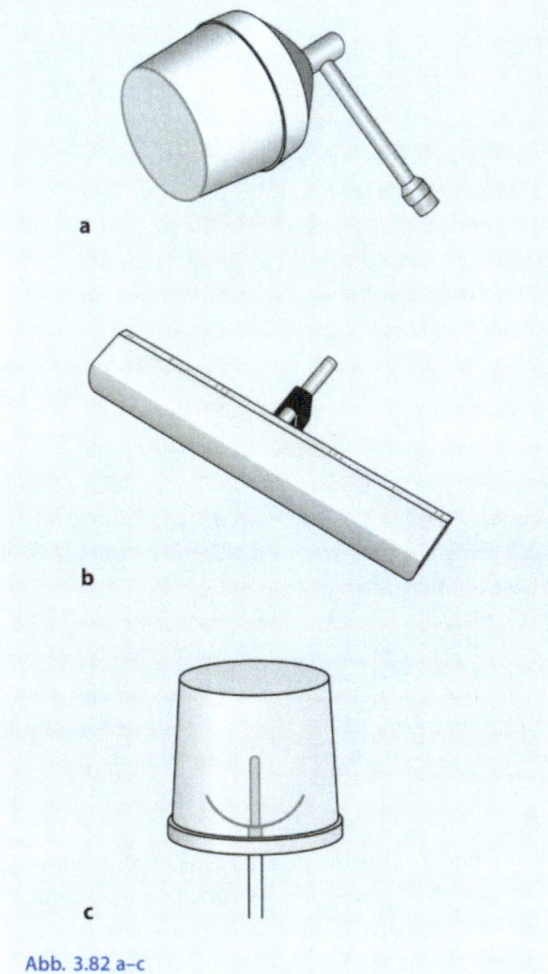

Abb. 3.82 a–c
Strahlertypen der Dezimeter- und Mikrowelle. a Rundfeldstrahler, b Langfeldstrahler, c Strahleraufbau mit Antenne und Reflektor

die Erwärmung von *Geweben mit guter Blutversorgung* (z. B. Muskulatur) sehr gut möglich ist. Allerdings erwärmt sich auch feuchte Haut sehr gut; die Hauptenergiemenge setzt sich bereits in der Haut um, in die Tiefe dringt kaum noch etwas, aber es wird wegen der Reizung der oberflächlich gelegenen Temperaturrezeptoren „schön warm".

In *Fettgewebe* wird weniger Wärme produziert, so dass der Nachteil der Kurzwellen-Kondensatorfeldmethode, die besondere Erwärmung des Unterhautfettgewebes, hier nicht auftritt.

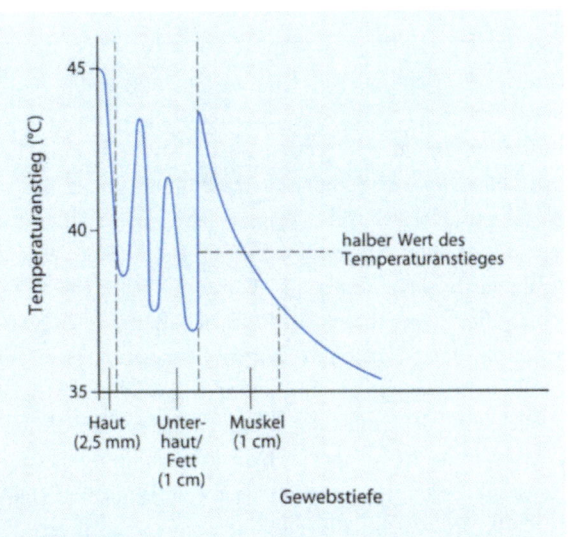

Durch die kräftige Absorption der elektromagnetischen Schwingungen in der *Muskulatur* ist der Temperaturabfall ziemlich steil (**Abb. 3.83**). Die Halbwertstiefe, d. h. die Tiefe, in der die an der Oberfläche erzielte Temperatursteigerung nur noch halb so groß ist, beträgt im Fettgewebe 7 cm und in der Muskulatur weniger als 1 cm. In der Tiefe gelegene Organe werden nicht mehr erreicht. Die Indikationen für das Strahlenfeld sind – ebenso wie beim Spulenfeld – deshalb umschriebene Behandlungsgebiete und verhältnismäßig oberflächennah gelegene kelbedeckung. Die Eindringtiefe des Spulenfelds der Kurzwelle ist etwas größer als bei Mikrowellen und sie ist am besten bei der Dezimeterwelle. Ansonsten hat sich keine besondere Überlegenheit eines Verfahrens gezeigt.

Eine besondere Eigenschaft der Mikrowellen ist in ihrem *quasi optischen Verhalten* zu sehen. An Grenzflächen von Geweben kommt es zu Brechungen und Reflexionen des Strahlenbündels, auch zur Interferenz und zur Ausbildung stehender Wellen. Durch diese Unregelmäßigkeiten in der Temperaturverteilung kann es im Fettgewebe zu unerwünschten Temperaturmaxima (sog. „hot spots") kommen.

3.4.6 Vergleich der verschiedenen Strahlertypen

Für alle Wärmetherapieverfahren ist entscheidend, in welchem Verhältnis sich das Unterhautfettgewebe im Vergleich zur darunter liegenden Muskulatur erwärmt. Es gibt keine exakten Temperaturmessungen in der Tiefe der menschlichen Gewebe, die im Hochfrequenzfeld während der Anwendung gewonnen worden sind. Stattdessen erfolgten die Messungen am Phantom (mit 2 cm Fettschichtdicke, was nicht jeder klinischen Behandlungssituation entspricht) mit kurzen Bestrahlungszeiten und hohen Intensitäten, um den nivellierenden Wärmeausgleich mit der Umgebung auszuklammern. Bei diesen Untersuchungen fehlt aber auch die Durchblutung als ausgleichender Faktor. Dies ist insofern eine abnorme Situation, da die gleichmäßige Erwärmung eines Behandlungsgebiets von größerer klinischer Relevanz ist als eine kurze Momentaufnahme des Temperaturverhaltens. Unter diesen Vorbehalten lassen sich die folgenden experimentellen Erkenntnisse belegen.

Kurzwellen-Kondensatorfeldmethode

Fettgewebe wird ungefähr 9- bis 10-mal stärker erwärmt als Muskelgewebe. In Wirklichkeit ist das Verhältnis noch ungünstiger, weil:
- die Feldstärke im Fettgewebe größer ist als im Muskelgewebe,
- die spezifische Wärmekapazität von Fett größer ist als die von Muskulatur,
- das Fettgewebe schlechter durchblutet wird als das Muskelgewebe; die Wärme kann also nicht abtransportiert werden.

Das Verhältnis von Fett- zu Muskelerwärmung lautet:

$\Delta T_F : \Delta T_M = 10-20 : 1.$

Dieses extrem ungünstige Verhältnis wird bei Vergrößerung des Elektrodenhautabstands etwas abgemildert; dadurch wird die Feldlinienverteilung im Dielektrikum etwas gleichmäßiger und die relative Tiefenerwärmung nimmt etwas zu. Bei zunehmendem Abstand nimmt die absolute Feldstärke jedoch ab, die größte Leistungsabgabe findet sich beim Elektrodenhautabstand von 3 cm.

Kurzwellen-Wirbelstromelektrode

Der Ohmsche Widerstand von Muskulatur ist ungefähr eine Zehnerpotenz niedriger als der von Fett; das begünstigt die Induktion von Wirbelströmen und die intensive Erwärmung der Muskulatur bei weitgehender (aber nicht vollständiger!) Fettentlastung.

Haut und geringer auch Unterhautfettgewebe erwärmen sich ebenfalls wegen der größeren magnetischen Feldstärke in Spulennähe. Aus demselben Grund ist der Temperaturabfall in der Muskulatur deutlich; die Halbwertstufe des Temperaturanstiegs beträgt ungefähr 2 cm Schichtdicke.

Das Verhältnis von Fett- zu Muskelerwärmung lautet:

$\Delta T_F : \Delta T_M = 1 : 2.$

Dezimeterwelle Rundfeld- und Langfeldstrahler

Wirkungsmechanismus und Wärmeverteilung sind ähnlich wie bei der Kurzwellen-Wirbelstromelektrode, jedoch mit einer bevorzugten Erwärmung der Muskulatur (bei 1 m Wellenlänge):

$\Delta T_F : \Delta T_M = 1 : 4$ (genauer $1 : 3,6$).

Allerdings ergibt sich bei dieser Methode eine bessere Halbwertstiefe im Muskelgewebe gegenüber der Kurzwellen-Wirbelstromelektrode, sie beträgt 2,5–3 cm.

Dezimeterwellen-Hohlleiterstrahler

Ein besonders geformter Strahler mit konkaver Aushöhlung (sog. Muldenapplikator) ist so bemessen, dass er ganze Körperpartien umfasst (z. B. Becken von vorne, Hüftgelenk von seitlich) und als Kontaktstrahler direkt auf die Körperoberfläche aufgelegt wird. Die relative Fettbelastung ist gering:
- *in der Mitte des Strahlers*:

  $\Delta T_F : \Delta T_M = 1 : 1,1$
- *an den Seiten des Strahlers*:

  $\Delta T_F : \Delta T_M = 1 : 2.$

Die wirksame Tiefenerwärmung (beispielsweise im Beckenbereich bei vaginaler Temperaturmessung) ist sehr effektiv und wird von keinem anderen Strahler erreicht.

Mikrowellen-Rundfeld- und -Langfeldstrahler

Das Strahlenfeld ist homogener als bei der Wirbelstromelektrode, die Halbwertstiefe in der Muskulatur aber nur etwa halb so groß wie bei der Anwendung der Dezimeterwelle, d. h. etwas kleiner als 1,0 cm; die Halbwertstiefe im Fett beträgt dagegen 7 cm.

$\Delta T_F : \Delta T_M = 1 : 1$ (für 10 cm Wellenlänge).

Außerdem lässt sich die Eindringtiefe betrachten, das ist die Tiefe, in der es zur Abschwächung der ursprünglichen Intensität von 100% (auf der Hautoberfläche) auf 37% gekommen ist; sie beträgt in der Muskulatur für Dezimeterwellen >3 cm, für Mikrowellen >1 cm.

Bei der Mikrowelle ist (wegen der quasi optischen Eigenschaften dieser relativ kurzwelligen elektromagnetischen Schwingungen) mit Refraktion und Reflexion an Grenzflächen, Interferenzerscheinungen mit der Bildung stehender Wellen, mit unerwünschten Temperaturmaxima („hot spots") zu rechnen.

Vergleicht man Mikrowellen-Rundfeldstrahler und Wirbelstromelektrode, ist zwar dieselbe gute Fettentlastung bemerkenswert, jedoch ist die Halbwertstiefe der Mikrowelle in der Muskulatur nur ungefähr halb so groß wie bei der Induktionsspule. Die Halbwertstiefe der Mikrowelle ist damit am geringsten gegenüber Wirbelstromelektrode und Dezimeterwellen-Rundfeldstrahler; ansonsten ist die Wärmeverteilung auch zwischen diesen Strahlern sehr ähnlich.

Bevorzugte Anwendungsgebiete

Ausgehend von den Besonderheiten verschiedener Strahler sind folgende Anwendungsmöglichkeiten von besonderer klinischer Relevanz:

- Das *Spulenfeld* erwärmt selektiv die oberflächlich gelegene Muskulatur; Anwendungsbereich sind Nacken, Rücken, Lumbalgebiet, ferner die Muskulatur über dem Schulter- und Hüftgelenk.
- Die *Kondensatorfeldmethode* kann Gelenke ohne Weichteilbedeckung und ohne nennenswerte Fettschichtdicke (Knie, Ellenbogengelenk und Hand- und Fußgelenke) gut und gleichmäßig durchwärmen.
- *Dezimeterwellen* haben gegenüber *Mikrowellen* etwa die 5- bis 6fache Wellenlänge. Deshalb beträgt bei einem ähnlichen Strahler der Größenunterschied des Felds ebenfalls 6:1. Dezimeterwellen eignen sich besonders für große und Mikrowellen für kleine Behandlungsfelder.

Der prinzipielle Unterschied zwischen Dezimeterwellen und Mikrowellen wird durch besondere Strahlerkonstruktionen allerdings teilweise verwischt.

- Bezieht man den *Ultraschall* in den Vergleich mit ein, ergibt sich:
  - Der Knochen hat eine sehr geringe Absorption (große Eindringtiefe) für Kurz- und Dezimeterwellen und eine sehr hohe Absorption (geringe Eindringtiefe) für Ultraschall.
  - Kurz- und Dezimeterwellen überbrücken das Knochengewebe gut und es wird wenig erwärmt, während Ultraschall den oberflächlich gelegenen Knochen sehr stark erwärmt.

Es ist jedoch zu betonen: Die Hitzeverteilung ist bei den meisten Applikatoren nicht genau definiert!

Therapie
Anwendungsbereiche
der verschiedenen Hochfrequenzverfahren

Die Kurzwelle ist am vielseitigsten anwendbar; ansonsten gilt: Für jede Behandlungssituation muss ein spezielles Verfahren ausgewählt werden.

3.4.7 Therapeutische Anwendung der Hochfrequenzthermotherapie

Elektrodenauswahl und -anordnung

Beschaffenheit und Ausdehnung des Behandlungsgebiets sind für die Wahl der geeigneten Elektroden entscheidend. Ob man Kondensatorplatten oder dem Spulenkabel den Vorzug gibt, hängt davon ab, welches Gewebe bevorzugt erwärmt werden soll. Vor allem bei Verwendung der Kondensatorfeldmethode sollte man sich günstige Geometriebedingungen überlegen. Dabei hilft die Vorstellung über die mutmaßliche Energieverteilung anhand der gedachten Feldstärkelinien, und man sollte sich vergegenwärtigen, welchen Verlauf die Feldlinien bei den vorhandenen Gewebeasymmetrien und Inhomogenitäten ungefähr nehmen könnten (analog den dargestellten biophysikalischen Prinzipien). Die Feldliniendichte entspricht dabei auch der resultierenden Wärmeverteilung.

Unter den zahlreichen Möglichkeiten, eine Elektrode auszuwählen, ist eine Begrenzung auf besonders praxisrelevante Situationen sinnvoll. Dazu gehören:

- Querdurchflutung kleiner und mittlerer Extremitätengelenke,
- Längsdurchflutung von Extremitäten,

- Induktionskabel,
- Rundfeld- und Langfeldstrahler der Dezimeterwelle,
- Muldenstrahler der Dezimeterwelle,
- Mikrowelle; Rundfeld-, Langfeld- und Kleinfeldstrahler.

Querdurchflutung kleiner und mittlerer Extremitätengelenke. Kondensatorplatten werden verwendet, wenn die Dicke des subkutanen Fettgewebes vernachlässigbar dünn ist und die Gewebsstruktur eine zylindrische, elliptische oder sphärische Gestalt hat; vorausgesetzt, das Behandlungsobjekt ist klein im Vergleich zur Wellenlänge. Derartige Gebiete können relativ gleichmäßig durchwärmt werden. Diesen Bedingungen entsprechen:
- Hände und Handgelenke (**Abb. 3.84a**),
- Füße und Fußgelenke (**Abb. 3.84b**),
- auch mittlere Gelenke ohne Fettbedeckung wie Knie- und Ellenbogengelenke (**Abb. 3.85**).

Die Elektrodengröße muss dabei immer etwas größer sein als das Behandlungsobjekt und nicht umgekehrt (**Abb. 3.77a**).

Längsflutung von Extremitäten. *Längsdurchflutung mit Kondensatorplatten* (d. h. hoch- und niederohmige Gewebe liegen parallel nebeneinander) führt zur relativ gleichmäßigen Erwärmung der Extremität; dasselbe Ergebnis erhält man bei Umwicklung der Extremität mit dem Induktionskabel (**Abb. 3.76b** und **3.79d**).

Für das *Schultergelenk* gilt diese Einschränkung nur teilweise: Bei mageren oder jugendlichen Individuen ohne Fettbedeckung des Gelenks dient eine Querdurchflutung mit Kondensatorplatten zur bevorzugten Erwärmung der Gelenkkapsel, nicht der Muskulatur (**Abb. 3.86a**). Es ist jedoch darauf zu achten, dass die Elektroden der Körperform angepasst und parallel zur Körperoberfläche angelegt werden, damit eine gleichmäßige Feldlinienverteilung erzielt wird (**Abb. 3.86b**). Beim Verkanten (d. h. planparallel angelegten Elektroden) resultieren an den Stellen mit dem geringeren Elektroden-Haut-Abstand oberflächliche Überhitzungen (**Abb. 3.86c**).

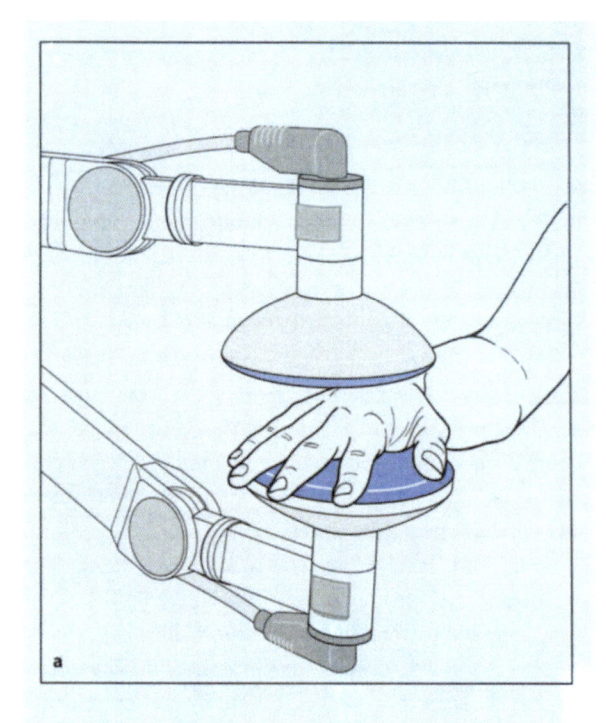

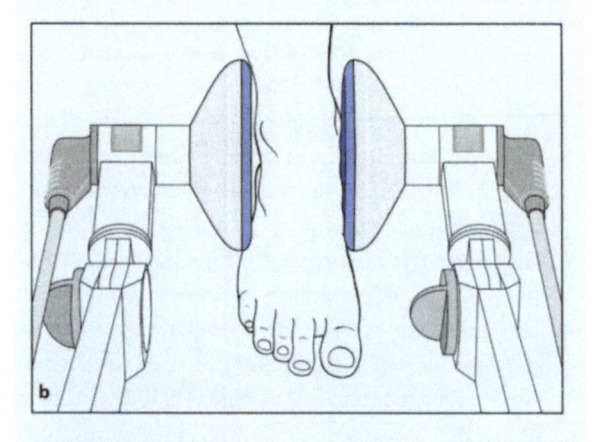

Abb. 3.84 a,b
Korrekte Elektrodenanlage mit gleichmäßiger Durchflutung.
a Hand bzw. Handgelenk, b Fußgelenk

Abb. 3.85 a, b
Querdurchflutung beider Kniegelenke mit Kondensatorplatten.
a Korrekte Elektrodenanlage mit Filzzwischenlage zwischen beiden Kniegelenken. b Schematisch: Gefahr der Überhitzung, wenn die Zwischenlagen fehlen

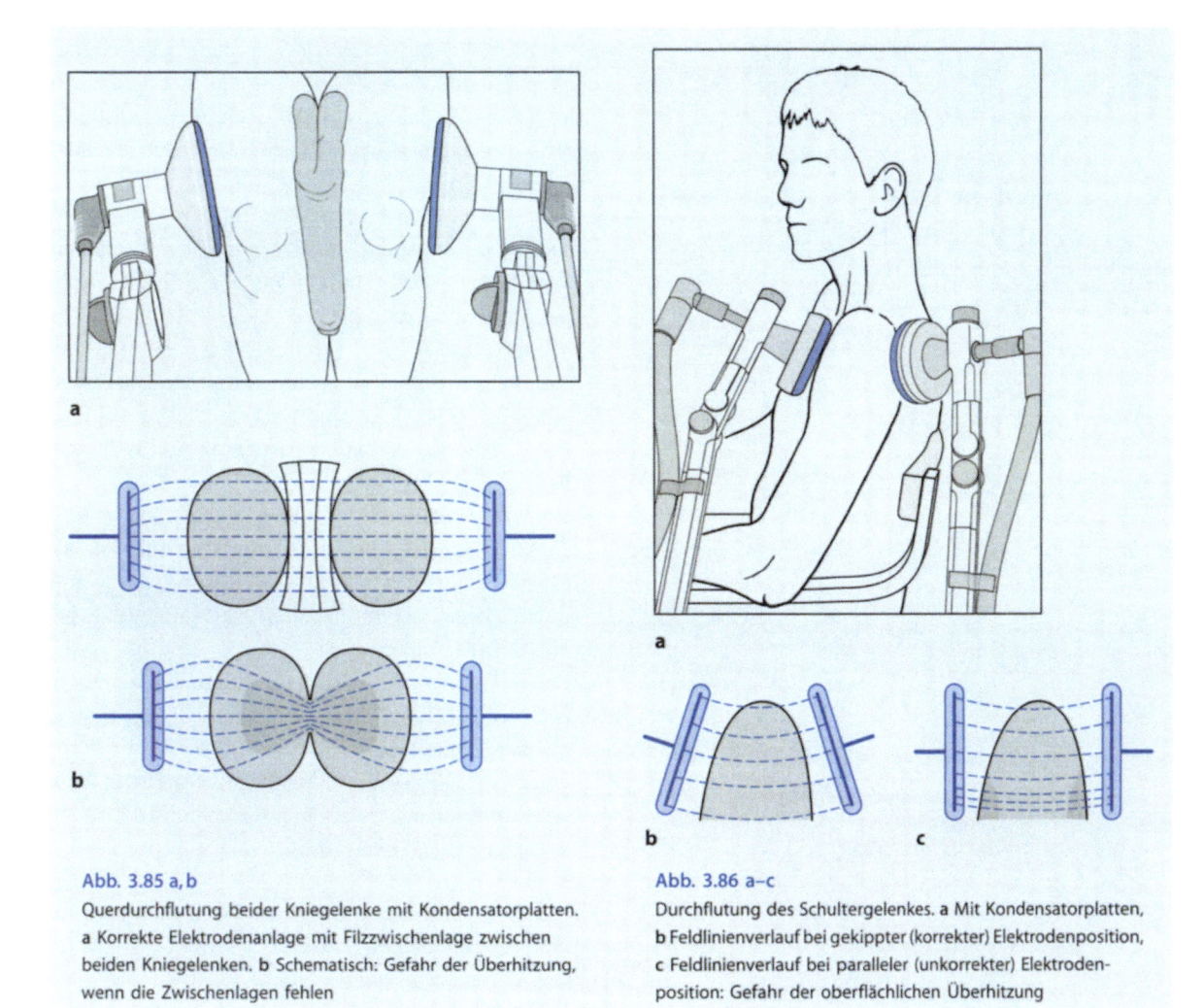

Abb. 3.86 a–c
Durchflutung des Schultergelenkes. a Mit Kondensatorplatten, b Feldlinienverlauf bei gekippter (korrekter) Elektrodenposition, c Feldlinienverlauf bei paralleler (unkorrekter) Elektrodenposition: Gefahr der oberflächlichen Überhitzung

▬ **Tipp**
Ungeeignete Elektrodenanordnungen
Querdurchflutung großer Gelenke mit Kondensatorplatten (die verschiedenen Gewebswiderstände liegen hintereinander) führt zur bevorzugten Erwärmung des hochohmigen Unterhautfettgewebes; Muskulatur und tief liegende Knochen werden nicht nennenswert erwärmt. Es ist zwar eine Konzentration der Feldlinien im Knochen zu erwarten, die absolute Feldstärke ist angesichts des hohen Energieumsatzes im Fettgewebe jedoch gering. Nichts spricht dafür, dass ein großes tief liegendes Gelenk (z. B. Hüftgelenk), das unter einer Fettschicht bzw. unter einem Muskelmantel verborgen ist, auf diese Weise hinreichend erwärmt werden kann.

Die *Anordnung der Kondensatorplatten hintereinander am Rücken* führt (da die Gewebe ebenfalls hintereinander liegen) zur höchsten Feldstärkendichte in den oberflächlichen Geweben zwischen den Platten. Dadurch werden das Unterhautfettgewebe, allenfalls die ganz oberflächlich gelegene Muskulatur erwärmt. Es handelt sich um eine praktisch ungeeignete Elektrodenanordnung; zusätzlich sind bei zu geringem Abstand zwischen den Kondensatorplatten unerwünschte Überwärmungen denkbar (**Abb. 3.87**).

Weichgummielektroden erfordern bei ihrer Verwendung Filzplatten als Abstandshalter, die zusammen mit den Elektroden mittels Lochgummibändern befestigt werden müssen. Die Handhabung ist umständlich und hat sich deshalb nicht durchgesetzt. Zudem beeinträchtigen sie den subjektiven Temperatureindruck bei der Dosisfestlegung. Die modernen Haltearme der Kurzwelle für praktisch alle Elektrodenvarianten sind zeitsparender und bequemer.

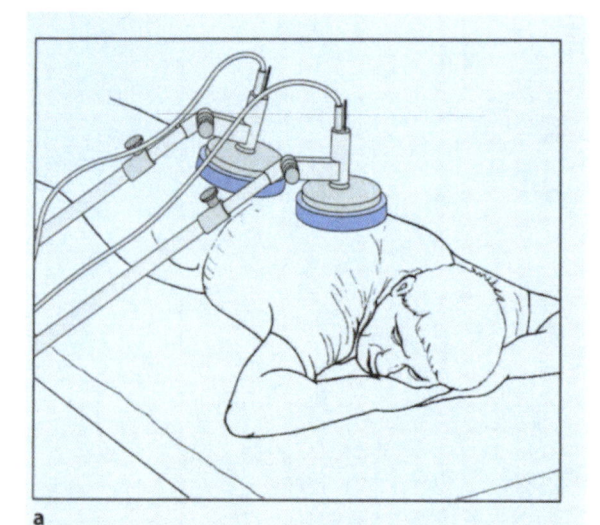

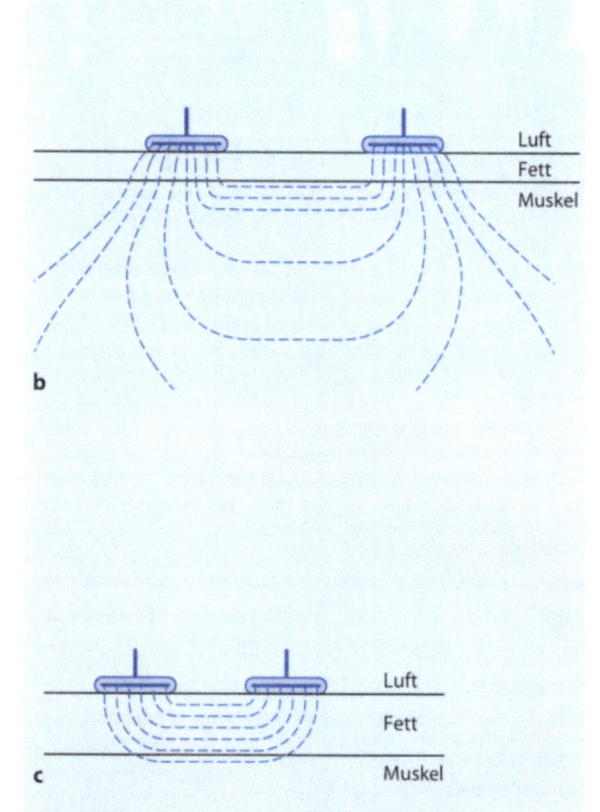

Induktionskabel. Wenn eine Erwärmung der Muskulatur angestrebt wird, werden Induktionskabel in den verschiedenen Formen bevorzugt:

- *Wirbelstromelektrode* (Monode oder Minode der Kurzwelle). Anwendungsgebiete zur selektiven Erwärmung der Muskulatur sind Nacken, Rücken, Lumbalgebiet. Ungeeignet für Gelenke mit geringer Weichteilbedeckung (**Abb. 3.88**).
- *Diplode* (Spulenkabel in einem Plastikgehäuse, welches geklappt werden kann zum Anpassen an die Körperkontur). Diese Elektrode ist für die Muskulatur in der Umgebung des Schulter- und Hüftgelenks geeignet (**Abb. 3.89**).
- *Helix* (Flachspule). Das zu einer Spirale zusammengedrehte Spulenkabel entspricht am Rücken vollständig der Monode (**Abb. 3.79 c**) und bei Umwicklung einer ganzen Extremität (Muskulatur von Ober- und/oder Unterschenkel) der Längsdurchflutung mit Kondensatorplatten (**Abb. 3.79 d**).

Rundfeld- und Langfeldstrahler der Dezimeterwelle. Außer einer etwas besseren Halbwertstiefe in der Muskulatur und einer besseren Fettentlastung ergeben sich keine besonderen Vorteile gegenüber dem Induktionskabel.

Muldenstrahler der Dezimeterwelle. Diese Methode bietet das beste Tiefenerwärmungsverfahren für das kleine Becken. Mit den üblichen Kondensatorplatten ist nichts Gleichwertiges erreichbar. Nur Lehmann (Lehmann u. De Lateur 1983) empfiehlt ein Verfahren mit unterschiedlich großen Elektroden (zwei kapazitive Applikatoren): Eine Elektrode mit kleinem Durchmesser dient als interne (vaginale oder rektale) Elektrode, eine zweite größere gürtelförmige Elektrode liegt außen an der Bauchwand. Es kommt zur Feldverdichtung an der kleinen Elektrode mit selektiver Wärmeentwicklung, vorausgesetzt, es ist bei Adipositas der Patientin nicht schon zum deutlichen Energieumsatz im subkutanen Fettgewebe gekommen. Dieses Verfahren hat sich in Mitteleuropa nicht durchgesetzt; ebenso nicht die Körperhöhlenstrahler, die für

Abb. 3.87 a–c
Durchflutung des Rückens mit Kondensatorplatten (a). Schematischer Feldlinienverlauf (b), Gefahr der Überhitzung im Gebiet zwischen den Elektroden (c)

Abb. 3.88 a–c
Ungeeignete Elektrodenanlagen. **a** Monode am Kniegelenk, **b** Diplode am Kniegelenk, **c** Monode am Fußgelenk. Was soll hier erwärmt werden?

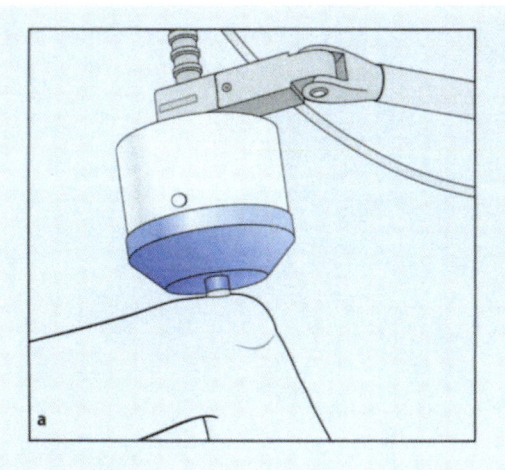

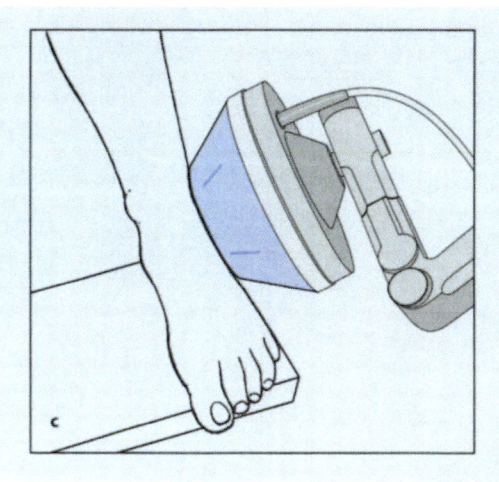

die Mikro- und Dezimeterwelle entwickelt wurden (**Abb. 3.90**). Weitere Strahler, die heute als entbehrlich gelten, sind besonders geformte Glasschalenelektroden für die Axilla (früher bei Hidradenitis angewandt) bzw. für die Mamma (bei Mastitis).

Mikrowellen-, Rundfeld-, Langfeld- und Kleinfeldstrahler. Wegen der 5-mal kleineren Wellenlänge (gegenüber der Dezimeterwelle) sind auch kleinere Felder – mit ungefähr einem Fünftel der Ausdehung – optimal zu behandeln; hinzu kommt die ausgesprochen geringe Eindringtiefe in die Muskulatur. Mit Mikrowelle lassen sich gut behandeln:
– oberflächlich gelegene Behandlungsgebiete wie kleine Gelenke ohne Weichteilbedeckung (dabei aber nicht effektiver als Kurzwellen-Kondensatorfeldmethode),
– HNO-ärztliche bzw. zahnärztliche Indikationen (Sinusitis, Laryngitis, Kieferklemme) (**Abb. 3.91**).

Praktische Durchführung

Folgende Einzelheiten erfordern die Aufmerksamkeit des Behandlers, um negative Einflüsse mit Sicherheit auszuschließen:
– Räumliche Voraussetzungen,
– Elektrodenkabel,
– Bekleidung im Behandlungsgebiet,
– Traumen und Folgezustände,
– Patientenrisiken.

Räumliche Voraussetzungen. Die *Lagerung des Patienten* sollte in absolut entspannter Haltung mit bequemer Un-

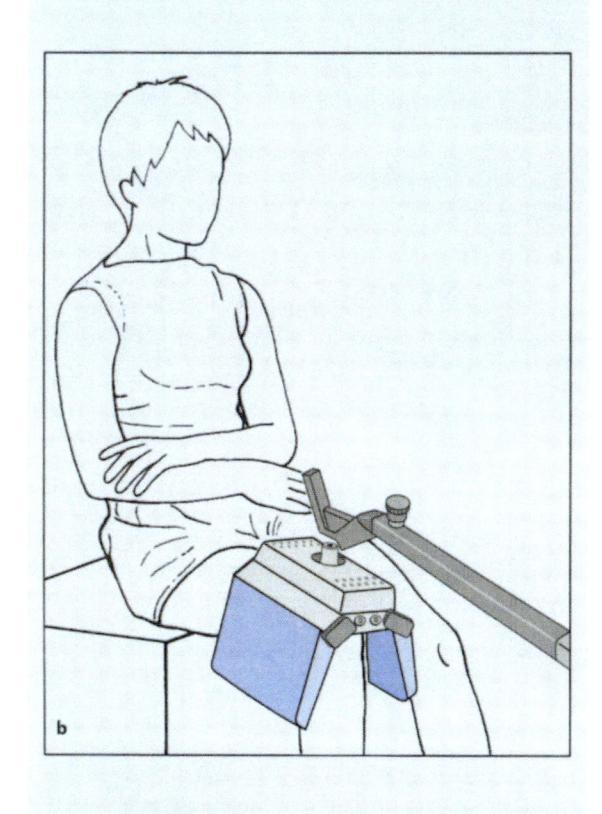

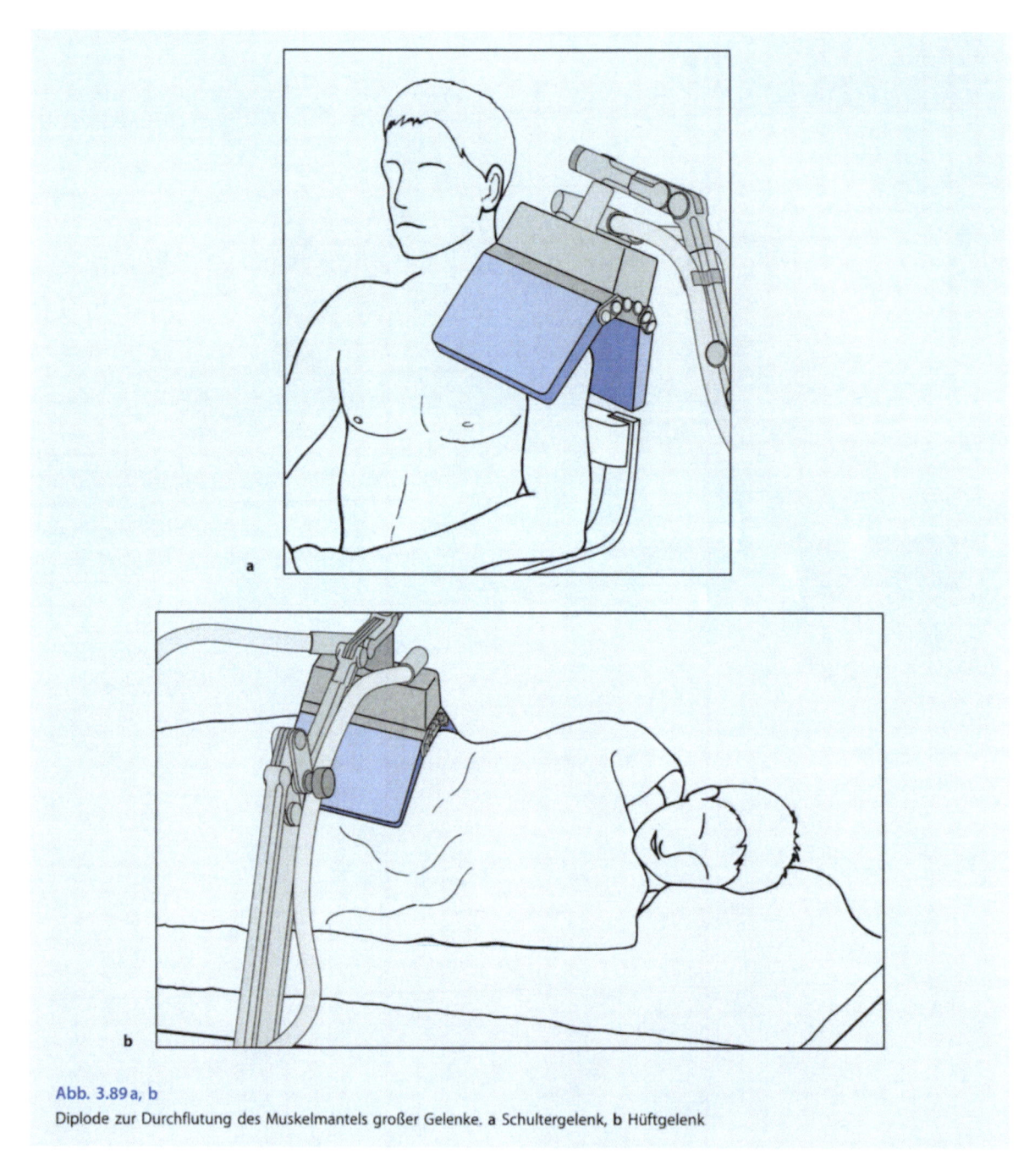

Abb. 3.89a, b
Diplode zur Durchflutung des Muskelmantels großer Gelenke. a Schultergelenk, b Hüftgelenk

terpolsterung des behandelten Gebiets erfolgen, um unbeabsichtigte Bewegungen des Patienten während der Behandlung möglichst auszuschließen. Dadurch würde sich der Elektroden-Haut-Abstand verändern, zugleich auch die Feldlinienverteilung und damit die Wärmewirkung.

Behandlungsliegen müssen aus einer Holzkonstruktion bestehen und dürfen kein Metall enthalten, weil dadurch – wie bei metallischen Fremdkörpern – das Feld verzerrt wird; es kommt zu unerwünschten Feldverdichtungen mit der Gefahr einer unkontrollierten Erwärmung.

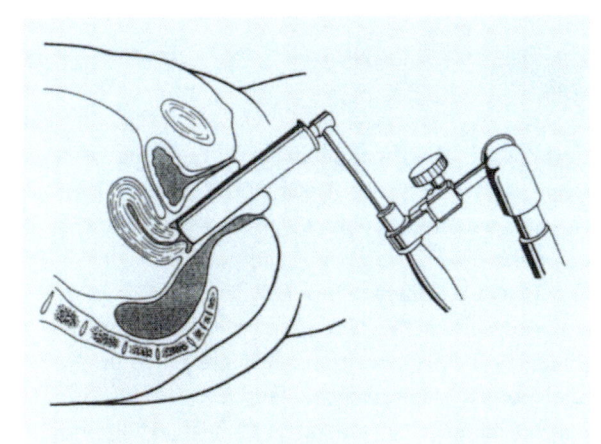

Abb. 3.90
Vaginalstrahler der Mikrowelle in situ. (Aus Günther u. Jantsch 1986)

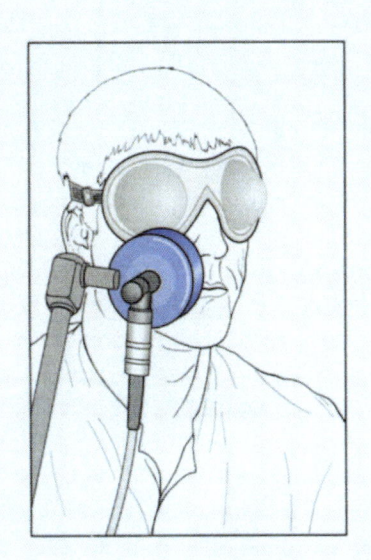

Abb. 3.91
Kleinfeldstrahler der Mikrowelle zur Anwendung im HNO-ärztlichen oder stomatologischen Bereich

Auch *Überzüge* aus Kunststoff, Wachstuch oder Leder auf den Liegen sind ungünstig, weil es bei vermehrter Schweißabsonderung zur Flüssigkeitsansammlung mit unerwünschter Erhitzung kommen kann; es sei denn, man benutzt eine saugfähige textile Unterlage.

Die *Behandlung im Sitzen* erfolgt am besten auf einem gewöhnlichen Holzstuhl; auch ein hölzerner Liegestuhl mit Segeltuchbespannung ist ausreichend.

Elektrodenkabel. Sie müssen frei hängen, möglichst parallel zueinander. Die Kabel sollen soweit voneinander entfernt sein wie die Elektroden. Ein genügender Abstand zwischen dem Kabel und der Haut des Patienten ist ebenfalls wichtig, ggf. muss sich isolierendes Material dazwischen befinden (Bettdecken o. ä.). Ansonsten kommt es zur Induktion von Wirbelströmen.

Diese Vorsichtsmaßnahmen gelten für die Kurzwellenbehandlung; für die Dezimeterwellen- bzw. Mikrowellentherapie gilt analog:
- *Keine Metallteile im Strahlenfeld* (d.h. im Behandlungsgebiet) wie Herzschrittmacher, Hörgeräte, metallische Fremdkörper, Implantate bzw. kein Metall in der Unterlage (Behandlungstisch). Zahninlays stören wegen ihrer Kleinheit nicht.
- *Keine direkte Bestrahlung des Auges* wegen der Gefahr einer Kataraktbildung; bei Nasennebenhöhlenbehandlungen Schutzbrille tragen!

Bekleidung im Behandlungsgebiet. Sie sollte abgelegt werden, und zwar aus mehreren Gründen:
- Durch die Wärmebehandlung kommt es zur *vermehrten Perspiration*, der Schweiß sollte unbehindert verdunsten können. Liegen während der Behandlung Hautfalten aufeinander, empfiehlt es sich, ein saugfähiges Tuch dazwischen zu legen.
- Zu *eng anliegende Kleidungsstücke* behindern u. U. den Blutfluss durch das Behandlungsgebiet, was bei beeinträchtigtem Wärmetransport mittels Konvektion zur lokalen Überwärmung führen kann.
- Die *Überprüfung der Hautsensibilität* und die *Beobachtung der Haut* (Rötung nach der Behandlung) ist bei bedeckenden Kleidungsstücken nicht möglich.
- Falls der Patient *warme Kleidung* trägt, ist die Festlegung der Wärmeempfindung (Dosisstufen nach Schliephake) problematisch, so dass Fehlleistungen denkbar sind.

- *Verborgenes Metall* in den Kleidungsstücken (mit metallischen Fäden durchwirktes Gewebe, Korsettstäbe aus Metall) bewirken eine Feldverstärkung; jedes Metallteil (auch Ohrringe, Haarnadeln, Amulette, Brillen usw.) muss entfernt werden.
- Die *Haut soll trocken sein*. Feuchtigkeit auf der Haut kann ebenfalls eine Feldverstärkung mit lokaler Überhitzungsgefahr (und subjektivem Hautbrennen) bewirken. Dann ist eine korrekte Angabe zum Erwärmungsgrad als Grundlage der Dosierung beeinträchtigt; u. U. kommt es zu einer zu raschen Wärmeempfindung, die eine weitere Dosissteigerung verhindert.

Traumen und Folgezustände. *Frische Verletzungen* sind keine Indikation für Thermotherapie; *chronische Beschwerden* bei Folgezuständen nach traumatischen Läsionen stellen allenfalls eine Nebenindikation dar.

Wunden müssen von feuchten Absonderungen, Salben u. ä. gesäubert, trocken und mit einem frischen Verband bedeckt sein. Durch diese Bedeckung hindurch kann die Kurzwellenanwendung erfolgen. Trockene Verbände und Gipsverbände sind keine Kontraindikation. Vorsicht ist jedoch bei Wundklammern und eingearbeiteten Metallstäben bzw. -schienen geboten.

Patientenrisiken. Der Patient muss in der Lage sein, zu verstehen, welchen Erwärmungsgrad er zu erwarten und über was er zu berichten hat. Vorsicht ist bei geistig retardierten Patienten, bei eingeschränkter Wahrnehmbarkeit und bei Kleinkindern geboten!

Die *Hautsensibilität* muss überprüft werden. Hierzu nimmt man am besten zwei Reagenzgläser mit kaltem bzw. warmem Wasser. Sollte die Temperaturempfindlichkeit herabgesetzt sein (bei Polyneuropathien sind mitunter nicht alle Qualitäten gleichzeitig betroffen), darf nicht behandelt werden, denn:
- es fehlt das entscheidende subjektive Dosierungskriterium,
- die vasomotorische Reaktion der Haut kann gestört sein, so dass die für den Wärmeabtransport erforderliche Gefäßerweiterung ausbleibt.

Hörgeräte müssen entfernt werden, da sie ansonsten Schaden nehmen. Patienten mit *Herzschrittmacher* müssen von der Behandlung ausgeschlossen werden, ebenso Patienten mit *metallischen Fremdkörpern* (Splitter von Geschossen), Implantaten oder Frauen mit *Uterusspiralen*.

Dosierung der Hochfrequenzthermotherapie

Die dem Körper tatsächlich zugeführte Energie kann nicht gemessen werden, auch nicht die Temperatursteigerung während der Behandlung (mit Ausnahme der vaginalen Temperaturmessung), es gibt deshalb keine exakte Dosierungsmöglichkeit für die spezielle klinische Anwendung. Die Messungen am Phantom ergaben infolge der dielektrischen Inhomogenitäten im Körper nur unsichere Resultate. Es bleibt bis heute als einziges halbwegs verlässliches Kriterium die subjektive Angabe des Patienten, daher ist die halbquantitative Dosierung aufgrund der Reaktionen des Patienten üblich (Wärmegefühl oder Schmerzen).

Hinsichtlich der *Akuität der Krankheitserscheinungen* gelten folgende Richtlinien:
- Für *chronisch-proliferative Entzündungsprozesse* wird eine angenehme Erwärmung angestrebt, nach subjektiver Aussage „schön warm". Die Dauer der Behandlung soll 20–30 min betragen, täglich oder jeden zweiten Tag.
- Für *akut-exsudative Entzündungsprozesse* oder *frische Verletzungen* ist die Dosis niedriger anzusetzen: geringe Erwärmung oder thermosensibel unterschwellig. Die Behandlungsdauer ist auf 5–10 min limitiert, dafür 1- bis 2-mal täglich.

Die Dosis kann sowohl während der Einzelbehandlung wie auch während der Serie gesteigert werden:
- Für die *Einzelsitzung* wird mit einem Wert begonnen, der durchaus unter der verordneten Dosis liegen darf; nach 1–2 min wird nach der Wärmeempfindung des Patienten gefragt und danach je nach Effekt die endgültige Dosis eingeregelt. Während der Einzelbehandlung sollte beim Patienten mehrmals nachgefragt werden. Dosiskorrekturen sind bei der Patientenaussage „es wird zu heiß" unbedingt erforderlich.
- Für die *Behandlungsserie* gilt: Jede exzessive Dosierung ist zu vermeiden und auch jede Verstärkung der Symptome von einer Sitzung zur nächsten. Folgende Symptome können auftreten:
  - stärkere Schmerzen,
  - Fieberanstieg,
  - beeinträchtigtes Allgemeinbefinden.

Wärme ist prinzipiell bei akuten Neuralgien, arteriosklerotischen Durchblutungsstörungen und beim Vorhandensein von Ödemen schlecht verträglich.

Lehmann (Lehmann u. De Lateur 1983) empfiehlt ein relativ rigoroses Behandlungsregime:
- Bei milder Dosierung soll der Patient ein deutliches Wärmegefühl verspüren.
- Bei kräftiger Dosierung soll der Patient nicht nur Wärme verspüren, sondern die Schmerzschwelle kann kurzzeitig erreicht werden. In diesem Moment wird die Ausgangsleistung reduziert und ein Level aufrechterhalten, der unterhalb der Toleranzgrenze liegt.

Tipp
Dosisstufen nach Schliephake
Sie sind in Deutschland nach wie vor gültig und lauten:
- *Stufe I.* Thermosensibel unterschwellig. Man steigert die Leistung gerade so weit, bis Wärmegefühl geäußert wird, und geht dann wieder zurück, bis eben keine Wärme mehr empfunden wird.
- *Stufe II.* Gerade spürbare Wärme; thermosensibel überschwellig.
- *Stufe III.* Deutliches Wärmeempfinden, angenehm warm. Entspricht der üblichen Dosis!
- *Stufe IV.* Kräftiges, aber noch gut erträgliches Wärmeempfinden; starke Wärme.

Stufe II entspricht der milden Dosierung nach Lehmann (Lehmann u. De Lateur 1983), Stufe IV der kräftigen Dosierung. Bei weiterer Dosiserhöhung wird die Toleranzgrenze erreicht, und der Patient verspürt Schmerzen.

Für die Dosisabstufung wird die subjektive Angabe der Hauterwärmung herangezogen; man geht erfahrungsgemäß von einem bestimmten festen Verhältnis zwischen Erwärmung der Haut und Erwärmung der tiefen Gewebsschichten aus. Für *Kurz- und Mikrowellen* ist dieses Verhältnis dasselbe, so dass die vier Dosisstufen nach Schliephake auch für die Mikrowellenbestrahlung angewendet werden können.

Bei der *Dezimeterwellentherapie* ist die Miterwärmung der Haut jedoch geringer; die tiefer liegenden Gewebsschichten werden (ca. eine Stufe) stärker erwärmt als es das subjektive Wärmegefühl in der Haut vermuten lässt. Die Schliephake-Stufe-III „angenehm warm" in der Haut ist demnach die obere Grenze für die Dezimeterwellentherapie; denn in der Tiefe ist bereits Stufe IV (starke Wärme) erreicht, und ein starkes Wärmeempfinden in der Haut ist zu vermeiden. Zur Stufe II nach Schliephake (überschwellige Wärme in der Haut) gehört analog eine deutliche Wärmeentwicklung (Stufe III) in der Tiefe. Bei Stufe I nach Schliephake (unterschwellige Wärme in der Haut) kommt es bereits zur überschwelligen Wärmeproduktion in der Tiefe. Demzufolge ist eine unterschwellige Wärmeproduktion in der Tiefe, gemessen an subjektiven Kriterien der Haut, nicht exakt zu erzielen; es gibt keine passende Empfehlung.

> **Cave**
> Bei der Dezimeterwellentherapie ist Stufe I und Stufe IV zu vermeiden.

Indikationen
Allgemeine Hinweise zum therapeutischen Wert
Bei folgenden Anwendungssituationen ist Wärmezufuhr prinzipiell von Bedeutung:
- *Durchblutungssteigerung und antientzündliche Effekte.* Durch Dilatation der Arteriolen und Kapillaren kommt es zum vermehrten Blutfluss in die Region; das bedeutet einerseits vermehrte Zufuhr von Sauerstoff, Nährstoffen, Antikörpern und Leukozyten; andererseits verbesserter Abtransport von Stoffwechselendprodukten und Entzündungsmediatoren, damit Resorption von Entzündungsprozessen und indirekte Schmerzstillung.
In akuten Stadien der Entzündung ist Vorsicht geboten, wenn bereits Vasodilatation und Flüssigkeitsexsudation vorhanden sind. Die Durchblutung führt zur weiteren Permeabilitätssteigerung mit vermehrter Exsudation. Dadurch können bestehende Entzündungsreaktionen verstärkt werden. Desgleichen kann es durch die Wärme zur Aktivierung knorpelzerstörender Enzyme bei Synovialitis im Rahmen einer chronisch-rheumatischen Polyarthritis oder einer aktivierten Arthrose kommen.
- *Antibakterielle Wirksamkeit.* Auch bei Anwesenheit von Bakterien sind Vasodilatation, Exsudation, vermehrte Leukozyten- und Antikörperkonzentration und Steigerung ihrer Phagozytoserate wesentlich. Außerdem können Bakterien durch Hitze direkt geschädigt werden. Wärme ist bei akut-eitrigen Entzündungen ungünstig, dagegen bei chronisch-torpiden bak-

teriellen Entzündungen, bei Abszessen mit freier Drainage, schlecht heilenden Wunden o. ä. und zur Anregung der körpereigenen lokalen Abwehrvorgänge günstig.
- *Posttraumatische Zustände.* Die Effekte sind denen bei Entzündung ähnlich; der vermehrte Bluteinstrom bringt Flüssigkeitsexsudation (mit Nährstoffantransport) und vermehrte Resorption (mit Abtransport von Stoffwechselendprodukten). Die Heilungsvorgänge werden durch die Stimulation des Zell- und Gewebestoffwechsels beschleunigt.
- *Gelenkkontrakturen und andere posttraumatische Weichteilverkürzungen.* Durch Wärme wird die Dehnbarkeit des kollagenen Bindegewebes verbessert. Die Kombination mit krankengymnastischen Maßnahmen (Kontrakturbehandlung) ist hilfreich.
- *Muskeldetonisierende und schmerzstillende Wirkung.* Sekundäre Muskelspindelafferenzen (sog. Blütenrispenendigungen, II-Fasern) – verantwortlich für das Dehnungsverhalten – zeigen in der Mehrzahl einen Rückgang der Entladungsrate nach Erwärmung.
In den Sehnenspindeln (Golgi-Organe, Ib-Fasern) nimmt die Entladungsrate nach Erwärmung zu, das bedeutet jedoch reflektorische Tonussenkung in der Muskulatur.

> **Wichtig !**
>
> Die Schmerzstillung erfolgt *direkt* durch wärmebedingte Schmerzschwellenanhebung freier Nervenendigungen in der Haut und *indirekt* infolge Normalisierung der durch Entzündung, Ischämie und/oder Trauma erniedrigten Reizschwelle der Schmerzrezeptoren in der Muskulatur.

Indikationen und Krankheitsbilder

In akuten Stadien der nachfolgend genannten Krankheitsbilder kann Wärme u. U. krankheitsverschlimmernd wirken und deshalb kontraindiziert sein. Zurückhaltung ist auch bei sog. subakut-subchronischen Stadien geboten; kräftige Durchwärmung wird hier ebenfalls häufig schlecht toleriert. Versucht man trotzdem, bei diesen Krankheitsbildern im frühen Krankheitsstadien Wärme anzuwenden („vorsichtig dosiert" bzw. „in vorsichtig steigender Dosierung"), und wird die Wärmeanwendung tatsächlich auch gut vertragen, so liegt die Vermutung nahe, dass unterdosiert wurde – jedenfalls wurde eine gute Durchwärmung weder angestrebt noch erreicht. Da athermische Effekte bei der Kurzwelle bislang nicht bestätigt wurden, hat es sich in solchen Fällen dann am ehesten um eine wirkungslose Anwendung gehandelt.

> **Cave**
>
> Bei frischen Traumen, akut-entzündlichen Zuständen und allen akuten Schmerzsituationen ist bei der Kurzwellenverordnung kritische Zurückhaltung geboten.

Die nachfolgende *Indikationsliste spezieller Krankheitsbilder* bietet die Gewissheit, dass mit einer guten Durchwärmung (d. h. 20–30 min, Stufe III nach Schliephake) ein nutzbringender Effekt zu erwarten ist:
- Chronisch-rheumatische Polyarthritis,
- degenerative Gelenkerkrankungen,
- weichteilrheumatische Läsionen,
- posttraumatische Zustände,
- chronische Schmerzzustände an der Wirbelsäule,
- entzündliche Prozesse des kleinen Beckens,
- entzündliche Prozesse der Nasennebenhöhlen.

Chronisch-rheumatische Polyarthritis. Als Vorbehandlung vor dehnenden und muskelkräftigenden krankengymnastischen Maßnahmen ist bei Weichteilnarben und Gelenkkontrakturen nach vollständigem Abklingen einer akuten Schubsituation mittels Kondensatorfeldmethode an kleinen und mittleren Extremitätengelenken ohne Weichteilbedeckung (Hände und Handgelenke, Füße und Fußgelenke, Ellenbogen- und Kniegelenke) eine sehr gleichmäßige Durchwärmung zu erzielen. Differentialtherapeutisch konkurriert die Ultraschallbehandlung als Wärmetherapieverfahren; eine Entscheidung zugunsten eines Verfahrens ist schwierig, die Durchwärmung mittels Kurzwelle ist gleichmäßiger.

Degenerative Gelenkerkrankungen. Bei Gelenkkontrakturen und bindegewebiger Schrumpfung anderer periartikulärer Strukturen (Sehnen, Bänder) gelten an kleinen bzw. mittleren Extremitätengelenken dieselben Anwendungsrichtlinien: Gleichmäßige Durchwärmung erleichtert krankengymnastische Maßnahmen mit dem Ziel eines verbesserten Bewegungsspielraums und dadurch Besserung der präarthrotischen Deformität und des Schmerzes.

Weichteilrheumatische Läsionen (Enthesopathien, myofasziale Trigger Points). Chronische Überlastungsschäden mit Mikrotraumatisierung an Muskeln, Sehnen oder Gelenkkapseln, die zur chronischen mesenchymalen Entzündungsreaktion führen, reagieren auf Wärme mit einer Anregung der Resorptionsvorgänge. Je nach Beschaffenheit der periartikulären Strukturen werden die verschiedenen Anwendungsformen der Kurzwelle eingesetzt: Muskuläre Befunde erfordern die Induktionsspule, an der Schulter die Diplode; andere bindegewebige Strukturen lassen sich besser mit der Kondensatorfeldmethode erwärmen.

Im Anschluss an die Behandlung ist Bewegungstherapie erforderlich (s. vorangegangener Abschn. „Allgemeine Hinweise zum therapeutischen Wert"). Es konkurriert die Kombinationsbehandlung Ultraschall/Reizstrom, die zumindest am Schultergelenk aussichtsreich zu sein scheint (unter einer dicken Muskelschicht verborgene Gelenkstrukturen sind mit Kurzwelle relativ schlecht zu erwärmen!).

Posttraumatische Zustände. Die Resorption posttraumatischer Infiltrate oder Hämatome ist eine Domäne der Kurzwelle. Sie ist heutzutage nicht mehr von zentraler Bedeutung, es kommt jedoch durch Kombination mit krankengymnastischen Maßnahmen zu einer Verbesserung der Beweglichkeit. Im Falle der Sudeck-Reflexdystrophie ist Wärme kontraindiziert; es sei denn, es handelt sich um die Beseitigung persistierender Gelenkkontrakturen.

Chronische Schmerzzustände an der Wirbelsäule. Die oberflächliche Rückenmuskulatur kann mit der Induktionsspule gut erwärmt werden, für tiefer gelegene bindegewebige Strukturen bzw. kleine Wirbelgelenke trifft das jedoch nicht zu! Vor einer kritiklosen Kurzwellenverordnung bei Wirbelsäulensyndromen ist zu warnen; die betroffene Struktur muss bekannt sein, und bei akuten Schmerzzuständen wird Wärme nicht immer vertragen.

Entzündliche Prozesse des kleinen Beckens (Adnexitis, Parametritis, Pelviopathia spastica bei der Frau; Prostatitis beim Mann). Es wird eine verbesserte Durchblutung der Beckenorgane mit dem Ziel der Resorption chronisch-rezidivierender Infiltrate angestrebt. Antibiotika können dann ebenfalls besser antransportiert werden. Die Erwärmung in der Tiefe des kleinen Beckens ist am aussichtsreichsten mit dem Muldenstrahler der Dezimeterwelle zu erreichen. Mit der Kondensatorfeldmethode der Kurzwelle ist dies kaum möglich.

Entzündliche Prozesse der Nasennebenhöhlen. Es handelt sich um chronische Sinusitis, rezidivierende Tubenkatarrhe, chronische Pharyngitis und Laryngitis (nach HNO-ärztlicher Sicherung der Diagnose!). Hinsichtlich der Querdurchflutung des Kopfes mittels Kondensatorfeldmethode sind die Nachteile größer als der Nutzen.

> **Cave**
> Der Glaskörper und die Linse können sich bei der Behandlung erwärmen!

Kontaktlinsen erhitzen sich sehr stark und sind unbedingt abzunehmen. Das kleine Behandlungsfeld einer Sinusitis wäre für den Kleinfeldstrahler der Mikrowelle günstig, hierbei kommt es auch zur Erwärmung der wasserhaltigen Kieferhöhlenschleimhaut. Bei der Kondensatorfeldmethode ist dies unwahrscheinlich.

Bei der Behandlung mit Mikrowellen muss der Behandler und der Patient eine Schutzbrille aus feinem Maschendraht tragen.

Seltene Indikationen. Umschriebene *stomatologische Befunde* (Parulis, Kieferklemme bei dentitio difficilis) sind selten; können ggf. ebenfalls mit dem Rundfeld- oder Kontaktstrahler der Mikrowelle angegangen werden.

Bei *Furunkel, drainierten Hautabszessen, infizierten chirurgischen Wunden, Mastitis* steht eine Antibiotikabehandlung naturgemäß im Vordergrund, schließt jedoch einen Versuch mit der Mikrowelle nicht aus.

Gefahren bei der Kurzwellendiathermie
- Erhitzung bzw. Verbrennung der Haut durch Konzentration des elektrischen Felds (metallische Fremdkörper, inadäquater Elektrodenabstand, verkantete Elektroden) (**Abb. 3.92**).
- Zu hohe Stromstärken bei verwirrten, indolenten oder eingeschlafenen Patienten bzw. bei gestörter Hautsen-

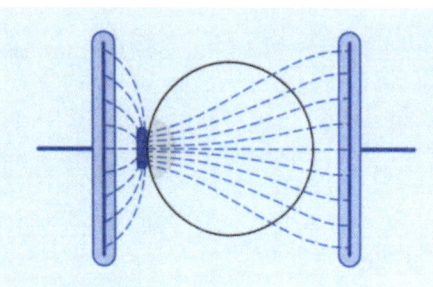

Abb. 3.92
Metallischer Fremdkörper im Kondensatorfeld

sibilität. Allein die subjektive Aussage der Wärmempfindung ist Anhaltspunkt für die Dosierung!
- Überempfindliche Haut (nach Röntgenbestrahlung oder Einreibung mit Liniment).
- Verstärkung der Symptome oder der Schmerzen bei akuten oder subakuten Krankheitsverläufen.
- Patienten mit Herzschrittmachern, Hörgeräten oder anderer Elektronik dürfen nicht behandelt werden, da Störungen hervorgerufen werden; sie dürfen sich auch nicht im gleichen Raum aufhalten!
- Für Mikrowellen gilt zusätzlich: Die Haut muss trocken sein (keine feuchten Verbände, bei Perspirationsbehinderung Kleidung ablegen!), Gefahr der Linsentrübung (im Tierversuch); daher bei NNH-Bestrahlungen Schutzbrille tragen.

Kontraindikationen
- *Blutungen oder Blutungsgefahr.* Erwärmung der Gewebe führt zur Gefäßdilatation. Deshalb nicht bei frischen Verletzungen oder Hämatomen, bei intestinalen Blutungen oder Hämophilie anwenden.
- *Venöse Thrombosen oder Thrombophlebitis.* Der gesteigerte Blutfluss kann Thromben mitreißen oder entzündliche Erscheinungen verstärken.
- *Arterielle Gefäßkrankheiten* (ab Stadium IIb nach Fontaine), auch *Algodystrophie* (M. Sudeck). Die entstandene Wärme kann nicht abtransportiert bzw. verteilt und ein erhöhter Blutbedarf kann nicht realisiert werden, so dass eine Gangrän droht.
- *Schwangerschaft* (Gefahr der Missbildung!), *Menstruation*, *Testikel* beim Mann.
- *Metall im Gewebe* (**Abb. 3.93**) bzw. auf der Haut (s. auch Abschn. 3.4.7 „Praktische Durchführung"). Das gilt für Kondensator- und Spulenfeld. Für das Kondensa-

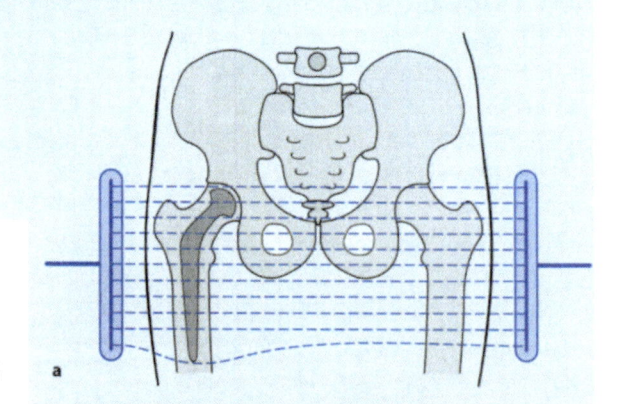

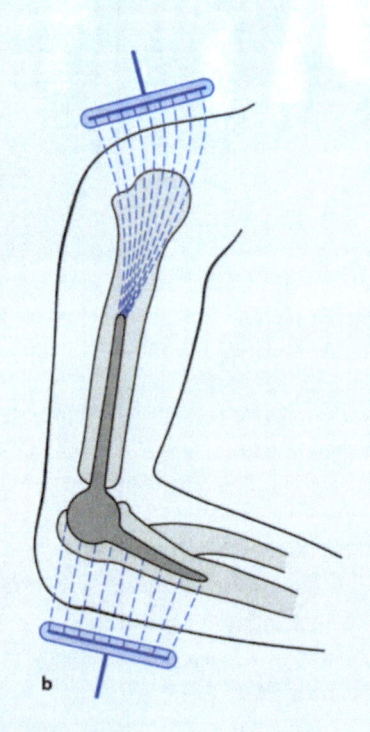

Abb. 3.93 a, b
Metallische Endoprothese im Kondensatorfeld sind eine absolute Kontraindikation. **a** Feldlinienverlauf quer zum Metall, **b** Feldlinienverlauf längs zum Metall; hier kommt es zur extremen Feldlinienverdichtung.

torfeld ist auch auf entfernt liegendes Metall zu achten, für das Spulenfeld nur, wenn sich das Metall unmittelbar im Feld befindet.
- *Tumor bzw. Tumorverdacht*. Temperatursteigerung im Gewebe führt zum gesteigerten Metabolismus und evtl. zum gesteigerten Tumorwachstum.
- *Röntgenbestrahlung* (innerhalb von 3 Monaten), da die geschädigte Haut vulnerabler gegenüber Verletzungen ist.
- *Patientenrisiken*. Der Patient muss die Wärmeempfindung angeben können; deshalb die Kurzwellendiathermie nicht bei geistigen Defekten, bei Bewusstlosen, bei Kleinkindern, bei Epileptikern (Gefahr der Bewusstlosigkeit) oder bei gestörtem Wärmeempfindungsvermögen anwenden.
- *Seltene Kontraindikationen*. Tuberkulöse Infektionen, besonders am Skelettsystem, und Epiphysenfugen bei Jugendlichen sollten sicherheitshalber nicht mit Kurzwelle behandelt werden.

Tipp
Wie soll eine Kurzwellenverordnung aussehen?
- Das Rezept „6 mal Kurzwelle" ist nicht ausreichend.
- Eine *korrekte Verschreibung* muss enthalten:
  - *Krankheitsort*. Möglichst genau angeben, damit die Elektroden auch dort angelegt werden, wo sich die Läsion befindet.
  - *Krankheitsstadium*. Wichtig ist die Akuität der Krankheitserscheinungen; akute Beschwerden müssen vorsichtiger behandelt werden, chronische intensiver. Für den Behandler an der Verträglichkeit der Anwendung erkennbar.
  - *Elektrodenart und -größe*. Was soll erwärmt werden? Zwischen den Kondensatorplatten erwärmen sich bindegewebige Strukturen (Gelenkkapsel), unter dem Spulenkabel erwärmt sich ausschließlich Muskulatur. Die Elektrodengröße richtet sich nach dem Behandlungsobjekt.
  - *Dosisstufe nach Schliephake*. Angestrebt wird Stufe III–IV (gute bis kräftige Erwärmung in der Tiefe). Lässt sich (bei subakut-subchronischen Zuständen) nicht genau abschätzen, wie die Wärme vertragen werden wird, dann mit Stufe II beginnen, später steigern. Stufe I ist eine unwirksame Behandlung.
  - *Behandlungszeit, Behandlungsserie und Intervall*. Es gelten generell für die Elektrotherapie – auch für die Hochfrequenzthermotherapie – folgende Empfehlungen:
  Akute Krankheitszustände werden mit einer kurzen Behandlungszeit (3–5 min), niedriger Intensität (Stufe I–II), kleinen Serien (5–6 Behandlungen) und kurzen Intervallen (täglich oder 2-mal täglich) behandelt.
  Chronische Krankheitszustände erfordern eine längere Behandlungszeit (10–15–20 min), höhere Intensität (Stufe III–IV), längere Serie (10–12–15 Behandlungen), größere Intervalle (2- bis 3-mal wöchentlich).

Therapie
Behandlungsschwerpunkte und Differentialindikationen

Die Hochfrequenzthermotherapie besteht aus folgenden Verfahren:
- *Kurzwellentherapie*:
  - Kondensatorfeldmethode,
  - Spulenfeldmethode.
- *Dezimeter- und Mikrowellentherapie*.

Bei der Kurzwellen-Diathermie werden die Gewebe in Abhängigkeit von ihren *elektrischen Eigenschaften* und nach dem angewendeten *Therapieverfahren* ganz unterschiedlich erwärmt.

Das *Kondensatorfeld* wirkt gleichmäßig auf Leiter wie auf Nichtleiter. Alle diese Strukturen werden in Schwingungen versetzt, und die Schwingungsenergie dann in Wärme umgewandelt, und zwar in guten wie in schlechten Leitern. Es erwärmen sich besonders die Strukturen mit einem hohen Ohmschen Widerstand (Fettgewebe, Bindegewebe, Knochen), die gutleitende Muskulatur dagegen kaum.

Bei der *Spulenfeldmethode* gelten andere physikalische Gesetze: Im elektromagnetischen Feld einer Induktionsspule werden im Gewebe infolge der elektromagnetischen Induktion sog. Wirbelströme induziert. Die Dichte dieser Wirbelströme hängt von der Leitfähigkeit der Gewebe ab; in gut leitenden Elektrolyten (Blut) oder wasserreichen, niederohmigen Geweben (Muskulatur) können sich Wirbelströme gut ausbilden, in Fettgewebe oder Knochen dagegen kaum. Das Feld ist in Spulennähe am größten und nimmt mit dem Quadrat der Entfernung ab.

Für die *Kurzwellentherapie* bestehen folgende bevorzugte *Anwendungsgebiete*, abgeleitet aus den physikalischen Gegebenheiten:
- *Kondensatorfeldmethode.* Kleine und mittlere Extremitätengelenke ohne Weichteilbedeckung und ohne nennenswerte Fettschichtdicke werden gut und gleichmäßig durchwärmt: das sind Hand- und Ellenbogengelenke, Fuß- und Kniegelenke.
- *Spulenfeldmethode.* Es lässt sich selektiv die Muskulatur erwärmen, am besten oberflächlich gelegene: Rückenmuskulatur (Nacken-, Thorakal- und Lumbalgebiet) und Muskelmantel von Schulter- und Hüftgelenk.

Für Dezimeter- und Mikrowellentherapie gibt es Rundfeld- und Langfeldstrahler, Dezimeterwellen haben aber ungefähr die 5fache Wellenlänge gegenüber Mikrowellen. Ganz analog verhält sich der Größenunterschied ihrer Felder. Deshalb eignen sich Dezimeterwellen besonders für große, Mikrowellen dagegen für kleine Behandlungsgebiete.

Dezimeterwellen werden in der Muskulatur sehr gut absorbiert, die Miterwärmung der Haut ist gering. Die Eindringtiefe der Wärme ist bei Dezimeterwellen besser als bei der Spulenfeldmethode der Kurzwelle. Über die beste Tiefenwirkung verfügt der Muldenapplikator der Dezimeterwelle. Das kleine Becken bzw. der Muskelmantel großer Gelenke (Hüftgelenk, Schultergelenk) ist mit keinem der anderen Verfahren besser zu erreichen.

Die *Mikrowelle* verfügt über die geringste Eindringtiefe; sie beträgt nur wenige Millimeter bzw. weniger als 1 cm in der Muskulatur. Deshalb werden nur die ganz oberflächlichen Muskelschichten hinreichend erwärmt. Zudem werden etwa 50% der eingestrahlten Energie bereits in der Haut bzw. im Unterhautfettgewebe umgesetzt. Da in der Haut aber die Thermorezeptoren lokalisiert sind, resultiert die Patientenaussage „schön warm". Die Mikrowelle ist damit das Verfahren mit der geringsten Eindringtiefe in die Muskulatur.

Hinzu kommt bei der kleinen Wellenlänge nur ein kleines Behandlungsfeld, so dass nur oberflächliche und umschriebene Behandlungsgebiete therapeutisch ausreichend erwärmt werden; das sind HNO-ärztliche und stomatologische Befunde (Sinusitis, Laryngitis, Kieferklemme).

Für die *Hochfrequenzthermotherapie* ergeben sich folgende *Differentialindikationen*:
- *Kleine und mittlere Extremitätengelenke bei Kontrakturen* (nach chronisch-rheumatischer Polyarthritis oder Arthrosen): Kondensatorfeldmethode der Kurzwelle, anschließend Bewegungsübungen.
- *Rückenmuskulatur*: Wirbelstromelektroden bzw. Induktionskabel der Kurzwelle oder Rundfeld- bzw. Langfeldstrahler der Dezimeterwelle.
- *Kleines Becken*: Muldenapplikator der Dezimeterwelle.
- *Schulter- bzw. Hüftgelenk*: Muldenapplikator oder Diplode/Zirkuplode der Kurzwelle.
- *Sinusitis, Laryngitis, Kieferklemme*: Mikrowelle.

Eine *Hochfrequenz-Diathermie* ist *immer dann angezeigt*, wenn eine kräftige und gleichmäßige Durchwärmung indiziert und erwünscht ist, besonders:
- zur Durchblutungssteigerung,
- zur Muskeldetonisierung,
- zur Schmerzstillung,
- bei Gelenkkontrakturen.

Die *angestrebte Dosierung* beträgt Stufe III–IV nach Schliephake (deutliches bis kräftiges Wärmegefühl).

Kritische Zurückhaltung ist geboten bei:
- frischen Traumen,
- akut-entzündlichen Läsionen,
- allen akuten Schmerzsituationen.

Gefahren- und Kontraindikationen sind zu berücksichtigen. Besonders ist auf Metall im, am und außerhalb des Körpers zu achten (Endoprothesen, Uterusspiralen, Hörgerät, Herzschrittmacher).

3.5 Ultraschalltherapie

3.5.1 Physikalische Grundlagen

Das Prinzip der Energieumwandlung von elektrischer Hochfrequenzenergie in Ultraschall (US) ist der umgekehrte piezoelektrische Effekt.

> **Definition**
>
> - *Piezoelektrischer Effekt* (1880 entdeckt von den Gebrüdern Curie). Er besteht darin, dass an einem Quarzkristall, der in einer bestimmten Achse (der sog. elektrischen Achse) Druck- bzw. Dehnungsbeanspruchungen ausgesetzt ist, an seinen Grenzflächen elektrische Ladungen mit umgekehrtem Vorzeichen entstehen (**Abb. 3.94**).
> - *Umgekehrter piezoelektrischer Effekt* (Langevin 1914). Legt man an diesen Grenzflächen elektrische Ladungen an, wird der Kristall deformiert; bei Vorzeichenänderung der angelegten Spannung geht die Kompression des Kristalls in eine Dilatation über und umgekehrt (**Abb. 3.95**).

> **Wichtig !**
>
> Üblicher Frequenzbereich von Ultraschall-Therapiegeräten: 800 kHz–1 MHz (vereinzelt bis 3 MHz).

Moderne piezoelektrische Materialien sind polykristalline keramische Sinterkörper: Bariumtitanat (für die US-Therapie) oder Bleizirkonat (für die US-Diagnostik).

Charakteristik der Schallwellen

Schallwellen sind Longitudinalwellen, d.h. die Auslenkung der Mediumteilchen erfolgt in der Ausbreitungsrichtung der Welle. Die Schwingungen des Kristalls pflanzen sich auf die anliegenden Mediumteilchen fort, und es kommt zu rhythmischen Verdichtungen und Verdünnungen der Materie (fest, flüssig, gasförmig) im Takt des Kristalls (Ultraschallschwingers).

Die Orte dieser Verdichtungen breiten sich mit Schallgeschwindigkeit aus:
- in *Luft* ca. 330 m/s,
- in *Wasser* ca. 1500 m/s,
- in *Organgewebe* bis 1600 m/s,
- in *Knochen* ca. 4000 m/s.

Durch diesen Schalldruck (s. Abschn. 3.5.2 „Nichtthermische Effekte") kommt es zur mechanischen Beeinflus-

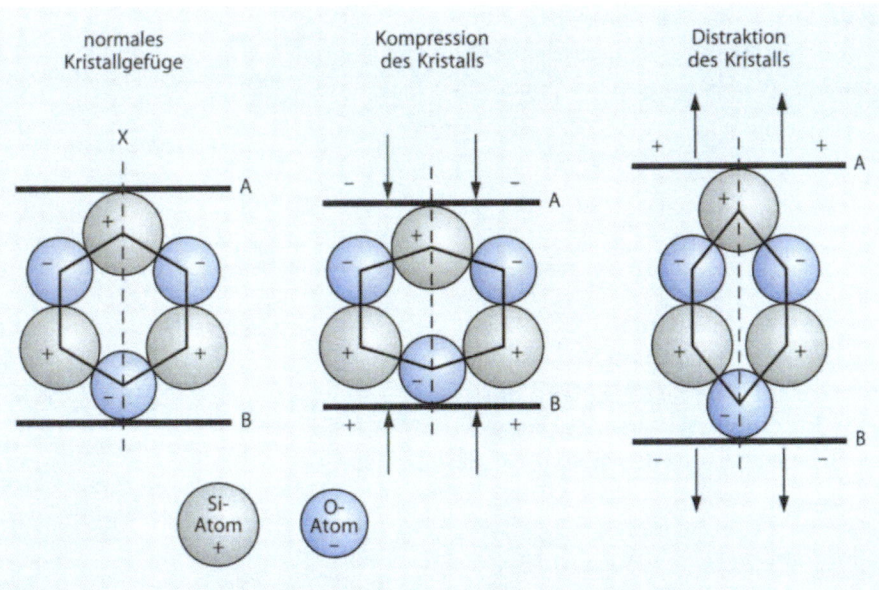

Abb. 3.94 Piezoelektrischer Effekt am Quarzkristall

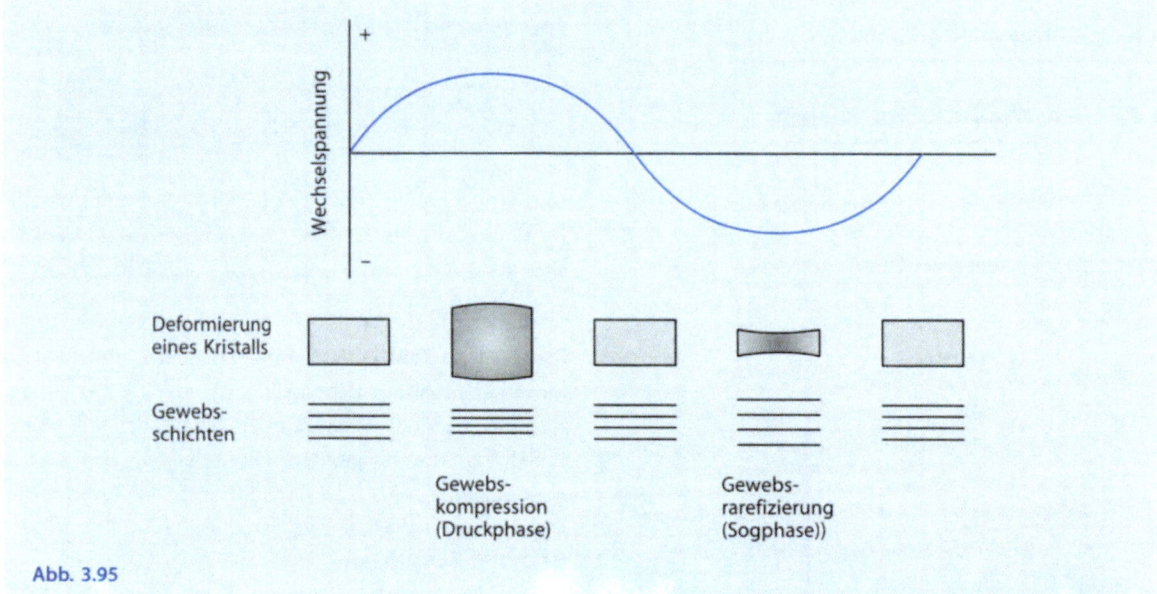

Abb. 3.95
Umgekehrter piezoelektrischer Effekt zur Erzeugung von Ultraschallwellen

sung der Gewebe, und infolge des häufigen Richtungswechsels ergeben sich hohe Beschleunigungsmomente, so dass erhebliche mechanische Druck- und Zugbelastungen besonders von festen und inkompressiblen Strukturen resultieren (sog. Mikromassageeffekt).

Die Wellenlänge ist kurz (bei 800 kHz ungefähr 1,87 mm in Luft), deshalb besitzen die Wellen quasioptische Eigenschaften und folgen den Gesetzen der Optik. Dazu gehören:
- Reflexion,
- Refraktion,
- Absorption,
- Interferenz.

Reflexion. Sie ereignet sich an den Grenzflächen von Material mit unterschiedlicher Schalldichte bzw. Schallgeschwindigkeit (**Abb. 3.96**). Am ausgeprägtesten ist dieser Effekt an der Weichteil-Knochen-Grenze zu beobachten. Hier beträgt der Anteil der reflektierten Schallenergie ca. 75%.

An Luftschichten ist die Reflexion noch ausgeprägter, sie beträgt hier über 99%. Befindet sich ein Luftspalt im Ausbreitungsgebiet der Ultraschallwellen, sind an derartigen Grenzflächen praktisch 100%ige Energieverluste durch Reflexion zu erwarten. Als praktische Konsequenz

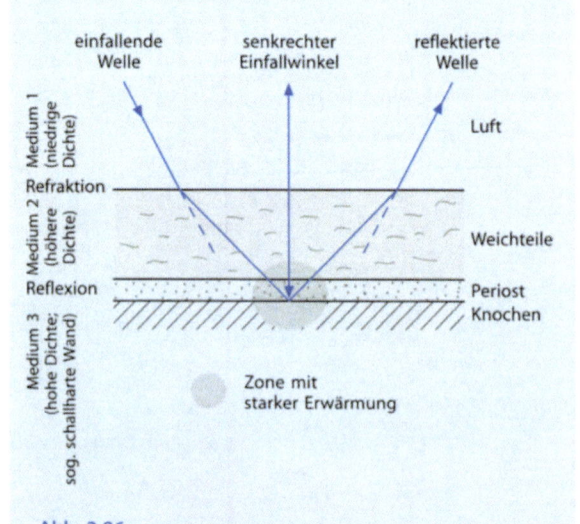

Abb. 3.96
Refraktion, Reflexion und Absorption von Schallwellen an Grenzflächen

Abb. 3.97 Transmission (A) oder Reflexion (B) der Ultraschallwellen in Abhängigkeit von der Dicke der Struktur

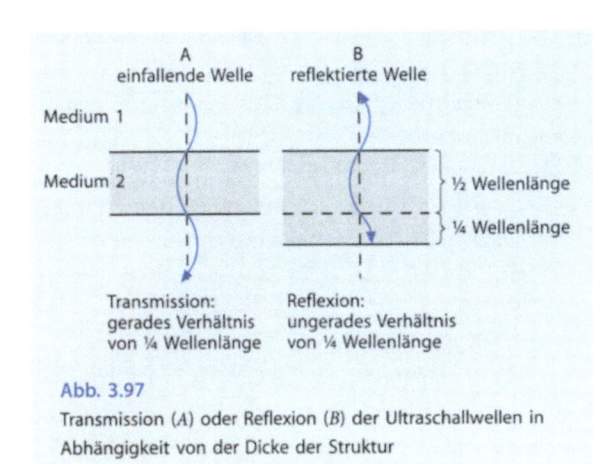

daraus ergibt sich die Notwendigkeit von Ankoppelungsmitteln (s. Abschn. 3.5.5 „Behandlungstechnik").

Ob die Ultraschallwellen an Grenzflächen zweier Medien mit unterschiedlicher Schalldichte reflektiert werden oder hindurchtreten, hängt auch von der Schichtdicke des betreffenden Mediums ab: Beträgt die Schichtdicke ein gerades Vielfaches von einem Viertel der Wellenlänge, kommt es zum Durchtritt; beträgt die Schichtdicke jedoch ein ungerades Vielfaches von einem Viertel der Wellenlänge, wird die Welle reflektiert. Wie die **Abb. 3.97** zeigt, ist der Auftreffwinkel entscheidend.

Refraktion. Der Anteil an Schallwellen, die an Grenzschichten ins darunter liegende Medium eindringen können (d. h. nicht reflektiert werden), ist umso größer, je weniger sich die Gewebe in ihrer Schalldichte unterscheiden. Relativ homogene Gewebe (Fett) werden ungehindert und ohne nennenswerte Energieverluste durchdrungen.

Absorption. Sie tritt an Grenzflächen zweier Medien mit unterschiedlicher Schalldichte auf. Der eindringende Anteil an Ultraschallenergie wird hier absorbiert und in Wärme umgewandelt; besonders ausgeprägt an sog. schallharten Wänden (Weichteil-Knochen-Grenze: Periostschmerz), aber auch an anderen festen Geweben wie straffes Bindegewebe, Nervenstämme, große Gefäße.

> **Wichtig!**
> Durch Absorption kommt es zu Energieverlusten im Schallfeld: Die Halbwertstiefe am lebenden Gewebe beträgt ca. 3 cm, die Gesamteindringtiefe ca. 7 cm.

Die Energieabsorption ereignet sich an Grenzflächen, weil sich die Longitudinalwellen in festem Gewebe weniger gut ausbreiten können und wahrscheinlich rasch gedämpft werden, so dass sich die Schallenergie in Wärme umwandelt.

> **Wichtig!**
> Ultraschall ist ein Tiefenerwärmungsverfahren mit besonderem Grenzflächeneffekt.

Interferenz. Man versteht darunter die Überlagerung von Wellen. Überlagern sich zwei Wellen phasengerecht (Wellenberg auf Wellenberg), kommt es zur Verstärkung (Superposition); überlagern sie sich jedoch phasenverschoben (Wellenberg auf Wellental), resultieren Auslöscheffekte (durch Subtraktion).

> **Wichtig!**
> Das Ultraschallfeld ist stark inhomogen und ganz unübersichtlich (Abb. 3.98). Neben „hot spots" (Intensitätsmaxima) existieren auch sog. „kalte Löcher" (Intensitätsminima).

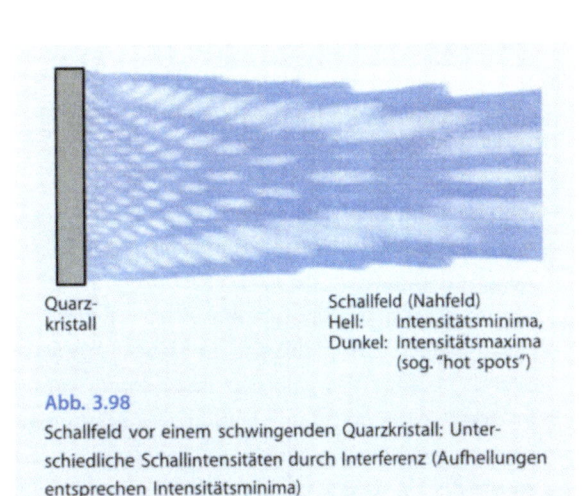

Abb. 3.98 Schallfeld vor einem schwingenden Quarzkristall: Unterschiedliche Schallintensitäten durch Interferenz (Aufhellungen entsprechen Intensitätsminima)

Um das Schallfeld hinreichend zu homogenisieren, muss der Schallkopf auf der Körperoberfläche ständig bewegt werden.

3.5.2 Biophysikalische Wirkungen

Die Wirkungen des Ultraschalls auf lebende Gewebe können thermischer und mechanischer Natur sein.

Thermische Effekte

Die Wärmeproduktion bei der US-Behandlung ist im Gegensatz zu anderen Wärmetherapieverfahren in der Tiefe des Gewebes höher als an der Oberfläche. Erwärmt wird ein kleines Volumen mit einer Temperatursteigerung von $0,7°C/min/cm^3$ Gewebe. Bei einer Steigerung der Gewebstemperatur auf 40–45°C für 5–15 min kommt es zu folgenden *thermischen Effekten* (Lehmann u. De Lateur 1983):

— Abnahme der Gelenksteifigkeit und gesteigerte Dehnbarkeit von Kollagengewebe in Gelenkkapseln, Sehnen und Narben bei Gelenkkontrakturen und kontrakten Weichteilen.
— Am Nervensystem resultieren uneinheitliche Effekte: Dosen von $1,0–1,5$ Watt/cm^2 erbrachten eine Steigerung der sensiblen wie der motorischen Nervenleitgeschwindigkeit. Weitere Dosiserhöhungen führten zur Erniedrigung des Aktionspotentials bis zur kompletten – dosisabhängig zunächst vollständig reversiblen – Blockierung. Bei sehr hohen (nicht therapeutischen) US-Dosen folgt schließlich die Zerstörung des Nervengewebes.
— Ein schmerzstillender Effekt findet sich bei Beschallung von freien Nervenendigungen im Gewebe oder im Ausbreitungsgebiet eines peripheren Nerven bei 1,5 W/cm^2 und 2 min Beschallungszeit.
— Bei der Beschallung großer Extremitätenarterien (A. femoralis) mit Dosen ab 1 Watt/cm^2 steigt die Durchblutungsrate in den Gliedmaßen um mehr als 25% an. Zugleich erhöht sich die Gewebstemperatur und der Sauerstoffverbrauch des Gewebes. Vermutlich werden hauptsächlich sympathische Gefäßnervengeflechte beeinflusst, denn sympathische Fernwirkungen (subjektives Wärmegefühl, Hauttemperaturerhöhung) sind auch durch Beschallung des Ganglion stellatum zu erzielen, bleiben aber am sympathektomierten Patienten aus.
— Die Resorption von entzündlichen Infiltraten, Ödemen und Exsudaten ist möglicherweise die Folge der beschriebenen Vasodilatation und der Interaktion mit histaminähnlichen Substanzen. Diese Erscheinungen könnten umgekehrt auch Folge der Beschallung bzw. der thermischen Effekte sein, indem durch die vermehrte Freisetzung vasoaktiver Substanzen eine resorptive Entzündung in Gang gesetzt wird.

Nichtthermische Effekte

Nicht alle therapeutischen Wirkungen des Ultraschalls lassen sich auf thermischem Wege allein erklären; mitunter spielen begleitende nichtthermische Effekte offenbar die größere Rolle. Bedeutsam sind:

— *Schalldruck bzw. akustische Strömung.* Unidirektionale Bewegung von Flüssigkeitsteilchen im Schallfeld, die im Wechsel zu- oder abnimmt. Die Strömungsgeschwindigkeit in einem homogenen Medium beträgt in Abhängigkeit von dessen Viskosität etwa 0,05 cm/s. Bindegewebsfasern, Zellmembranen und immobile Zellen stellen feste Grenzen im Ultraschalldruckfeld dar, an diesen Grenzen bilden sich hohe Geschwindigkeitsgradienten und beträchtliche Scherkräfte aus. Durch diesen hydrodynamischen Stress kommt es zu Veränderungen im Membranverhalten.
— *Kavitation.* Unter Kavitation versteht man die Aktivität von Gasbläschen in flüssigen Medien, wenn der Schallunterdruck während der Rarefizierungsphase des Schwingungszyklus den hydrostatischen Druck bis zu einem kritischen Schwellenwert reduziert. Dadurch können Gasbläschen bis zu einer kritischen Größe konfluieren, in der Druckphase aber wieder auseinander gesprengt werden. Durch die Konzentration der akustischen Energie auf engstem Raum in Form hoher Druckmomente bzw. Flüssigkeitsgeschwindigkeiten wird auf die umgebenden Zellen ein mechanischer Stress ausgeübt, der bei hohen Dosen zur Zellzerstörung führen kann. Ferner kommt es zu gesteigerten Zellmembranpermeabilitäten für Ionen, z. B. Na- oder Ca-Ionen, die für elektrische Erscheinungen verantwortlich sind bzw. als „second messenger" für andere chemische Zellaktivitäten fungieren können. Gasgefülltes Gewebe ist dabei vulnerabler gegenüber Ultraschall.

Impulsultraschall ist gefährdender als kontinuierlicher Schall. Am Menschen fehlen bisher Hinweise auf Kavitation mit Ausnamen von Blut in vitro; destruktive Effekte wurden bei bewegtem Schallkopf und Intensitäten zwischen 1,0 und 3,0 Watt/cm^2 bisher nicht beobachtet.

3.5.3 Biologische Reaktionen

Die Behandlung mit Ultraschall verursacht Temperatursteigerung (infolge Absorption und Umwandlung der Ultraschallenergie in Wärme) wie auch mechanischen Stress im Gewebe. Diese beiden Mechanismen führen gemeinsam zu biologischen Veränderungen; sie können nicht durch den einen oder anderen Teilfaktor allein erklärt werden.

Experimentell ergaben sich folgende Veränderungen:
- *Proteinsynthese und Gewebsregeneration.* Fibroblasten in Zellkulturen zeigten nach Behandlung strukturelle Veränderungen und eine gesteigerte Proteinsynthese. Der Mechanismus ist unklar, vielleicht durch Ultraschalleffekte auf die Lysosyme vermittelt.

An Geweben fanden sich Änderungen der Bindegewebsfasercharakteristik und eine verbesserte Wundheilung. Bei Hautverletzungen, Druckulzera, venösen Ulzera und genähten Hautschnitten kam es zur beschleunigten und mechanisch verbesserten Heilung. Gewebsregeneration und Weichteilreparatur waren bereits bei niedrigen Dosen gesteigert:
- *Impulsultraschall* mit 0,5 W/cm^2 Spitzenintensität (Tastverhältnis 1:5),
- *kontinuierlicher Ultraschall* mit 0,1 W/cm^2 (entspricht derselben Dosis),
- *pulsierender Ultraschall* von 8 W/cm^2 Spitzenintensität (Tastverhältnis 1:80) hatte dagegen einen retardierenden Effekt.

- *Knochenregeneration.* Ähnlich wie bei der Gewebsregeneration soll Ultraschall in der akuten und frühen Proliferationsphase die Knochenheilung beschleunigen, besonders die Ossifikation und in geringerem Ausmaß auch die Knorpelproduktion (juveniler Typ der Knochenwiederherstellung).

Anderen Ergebnissen zufolge war bei niedrigen Intensitäten die Knochenheilung nicht beschleunigt, während bei hohen Intensitäten pathologische Frakturen und retardiertes Epiphysenwachstum (bei entsprechendem Temperaturanstieg, verbunden mit Schmerzen im Gewebe) beobachtet wurden. Zur endgültigen Klärung sind noch weitere Untersuchungen erforderlich.

- *Kontrakturen verschiedener Genese.* Die Gelenkbeweglichkeit kann durch verkürzte Bindegewebsstrukturen (Gelenkkapsel, vernarbte Synovialmembran, fibrotische Muskulatur, verkürzte Sehnen) beeinträchtigt sein.

Kollagenfasern zeigten in vitro folgendes Verhalten: Bei Erhitzung auf 50 °C kommt es temperaturabhängig zunächst zur Dehnung, später zur Schrumpfung, zuletzt zur Denaturierung. Im therapeutischen Bereich von 40–45 °C kommt es nach zunehmender Dehnung nicht zur Rückkehr auf die ursprüngliche Länge, sondern es bleibt eine Restverlängerung bestehen, auch wenn die Dehnung weggefallen ist. Das bedeutet, es resultiert bei Erwärmung mit gleichzeitiger Dehnung eine dauerhafte Faserverlängerung.

Außerdem kommt es temperaturabhängig zur Stoffwechselbeschleunigung im bradytrophen Gewebe.

- *Chronisch-ischämische Muskulatur.* Impulsultraschall von 2,5 W/cm^2, 0,1 ms „on" und 0,1 ms „off" (Tastverhältnis 1:2) für 3 Wochen jeden 2. Tag für jeweils 5 min zeigte vermehrten Blutstrom in den Arteriolen und vermehrte Kapillarisierung mit erhöhter Kapillardichte. Insgesamt ist eine verbesserte Perfusion im vaskulär beeinträchtigten Gewebe zu beobachten. Die schmerzstillende Wirkung des Ultraschalls und die tierexperimentell nachgewiesene Tonussenkung (beides thermisch bzw. durch Reizung der Muskel- und Sehnenspindeln, evtl. auch der Mechanorezeptoren im Gewebe ausgelöst) zusammen mit der beschleunigten Resorption von entzündlichen Infiltraten, Ödemen und Exsudaten ist bei weichteilrheumatischen Läsionen nützlich, bei denen eine Mikrotraumatisierung zumindest anzunehmen ist. Da andererseits Ultraschall in therapeutischer Dosierung Gewebsnekrosen (teils thermisch, teils durch mechanischen Stress) mit erhöhter Vaskularisation, Hyperämie und Ödem – wobei diese Faktoren auch schon im Vorfeld der Nekrose wirksam sein könnten – mit nachfolgender Freisetzung vasoaktiver Substanzen verursachen kann, wird möglicherweise eine resorptive Entzündung in Gang gesetzt und der Heilungsvorgang angeregt, was den günstigen therapeutischen Effekt bei myofaszialen Trigger Points erklären würde.

3.5.4 Therapeutische Konsequenzen

Indikationen

Indikationen aufgrund selektiver Tiefenerwärmung
- *Gelenkkontrakturen.* Kontrakturen aller Art mit Kapselschrumpfung, Verkürzung der periartikulären Strukturen (Sehnenansätze, Bänder) oder Weichteilnarben infolge Ruhigstellung, rheumatischer Entzündung, degenerativer Gelenkerkrankung oder Zustand nach Trauma.
Die selektive Erwärmung dieser kontrakten Weichteilstrukturen führt zusammen mit Dehnübungen bzw. krankengymnastischer Kontrakturbehandlung zur besseren Dehnbarkeit und verbesserten Gelenkbeweglichkeit. Erforderlich ist eine passive Dehnung der betreffenden Gelenke über Rollenzüge und Gewichte bzw. im Schlingenkäfig, während Ultraschall verabreicht wird. Bei Hüft- und Schultergelenk wird von vorne, von seitlich und von hinten beschallt, Knochenvorsprünge (Trochanter major, Akromioklavikulargelenk) bleiben ausgespart. Durch Ultraschall wird die Temperatur in der Gelenkkapsel auch bei tief liegenden Gelenken erhöht; daher ist es das Tiefenerwärmungsverfahren der Wahl bei den Gelenken, die von einer dicken Weichteilschicht überlagert werden. Alleinige Ultraschallbehandlung ohne Dehnübungen zeigt keine verbesserte Gelenkbeweglichkeit gegenüber Kontrollen. Unterstützend wirkt dabei der schmerzstillende Effekt des Ultraschalls.
Ultraschall ist auch bei Metallimplantaten geeignet. Voraussetzung für Dehnübungen ist allerdings die volle Belastungsstabilität. Ist das Gelenk übungsstabil, erfolgen sofort im Anschluss an die Beschallung aktive Bewegungsübungen im Rahmen des erlaubten Belastungsspielraums.
- *Spondylitis ankylopoetica.* Beschallung der Kostovertebralgelenke in Verbindung mit Atemgymnastik und Dehnübungen des Thorax (analog den Gelenkkontrakturen) führt zur verbesserten Thoraxbeweglichkeit.
- *Chronisch-rheumatische Polyarthritis.* Ultraschall ist im chronischen Stadium, bei Gelenkkontrakturen, Fibrosen in der Muskulatur und Narben im Subkutangewebe geeignet. Diese kontrakten bindegewebigen Strukturen werden gezielt erwärmt, worauf die verbesserte Beweglichkeit beruht. Das akute Stadium ist für eine Erwärmung ungeeignet. Auch bei subakutem Verlauf kann es nach Ultraschall zur Exazerbation der entzündlichen Erscheinungen kommen.
- *Fibrosen und Weichteilverhärtungen anderer Ursache.* Verbrennungen, Sklerodermie, Verdickung der Palmaraponeurose und Dupuytren-Kontraktur stellen den Gelenkkontrakturen analoge Indikationen dar. Die Hände werden subaqual beschallt. Dadurch verbessern sich die Vaskularisation und die Dehnbarkeit der Haut.
- *Traumen und Sportunfälle mit Weichteilverletzungen.* Ultraschall fördert die Resorption des traumatischen Exsudats und verhindert Adhäsionen. Eine gesteigerte Proteinsynthese unterstützt die Weichteilreparatur. Die Resorption von Hämorrhagien kann durch die Temperatursteigerung beschleunigt werden. Eine rasche Schmerzbeseitigung nach Verstauchungen o.ä. wirkt sich ebenfalls positiv auf die Beweglichkeit aus. Ganz frische Verletzungen sollten allerdings mit Eis und nicht mit Wärme behandelt werden.
- *Kalzifizierende Tendinitis bzw. Bursitis, Kalkablagerungen in der Supraspinatussehne* (bei Periarthropathia humeroscapularis). Kalk absorbiert den Ultraschall stärker als die umliegenden Weichteile, es kommt zur selektiven Erwärmung der Kalkdepots mit Hyperämie und Auslösung einer Entzündungsreaktion; die Kalkablagerungen sollen danach verschwinden. Allerdings ist nicht erwiesen, ob dies nach Ultraschall häufiger auftritt als im Spontanverlauf mit Entleerung der Kalkablagerung in die Bursa bzw. Umgebung. Bei akuter subakromialer Bursitis kann durch Ultraschall die Entzündungsreaktion verstärkt werden, hier ist Kryotherapie geeigneter.
- *Epikondylitis lateralis (Tennisellenbogen) und Entesopathien anderer Lokalisation.* Ultraschall kann die Temperatur selektiv am Sehnenansatz erhöhen. Er ist im akuten Stadium, wenn Ruhigstellung bzw. Schienung angezeigt ist, kontraindiziert. Beschallung ist bei chronischem Verlauf mit langwierigen Schmerzen günstig, besonders wenn die Immobilisation nicht eingehalten wird. Das Behandlungsfeld ist umschrieben, und die Dosis sollte niedrig sein ($0,5\ W/cm^2$).

Ultraschall in Verbindung mit Injektionen von Kortison/Lidocain scheint effektiver zu sein als jede Maßnahme für sich allein. Das Kortison ist gleichmäßiger verteilt, wenn der Injektion Ultraschall folgt. Diese Empfehlung gilt auch für Bursitiden (Bursitis subacromialis bzw. subdeltoidea).

— *Postamputations- bzw. Phantomschmerz, postherpetischer Schmerz.* Neurome nach Amputation verlangen ein relativ kleines Beschallungsfeld und eine relativ hohe Dosierung mit kräftiger Erwärmung. Es sind bei therapieresistenten Fällen ausgeprägte Schmerzbesserungen beobachtet worden. Der höhere Absorptionskoeffizient von Nervengewebe – gegenüber dem lockeren Bindegewebe, in das der Nerv eingebettet ist – führt zur selektiven Erwärmung mit Schmerzstillung.

Indikationen aufgrund nichtthermischer Effekte

— *Radikulärsyndrom, andere ausstrahlende Schmerzen („referred pain").* Paravertebral-segmentale Beschallung von Spinalnervenwurzeln, sofern die Vermutung besteht, dass ein lokaler Prozess von der Wirbelsäule mitunterhalten wird (sog. Pseudoradikulärsyndrom). Die Schmerzlinderung ist möglicherweise durch eine gesteigerte Membranpermeabilität für Na- und Ca-Ionen bedingt. Allerdings ist die Wirkung des Ultraschalls auf Nervengewebe noch nicht ausreichend untersucht. Zu hohe Intensitäten mit Erwärmung des Nervengewebes können im akuten Stadium auch Schmerzverstärkung bewirken.

— *Periphere arterielle Durchblutungsstörungen, sympathische Reflexdystrophie, Raynaud-Symptomatik.* Die Beschallung sympathischer Ganglien, der Gefäßnervenplexus bzw. des paravertebralen sympathischen Grenzstrangs steigert die Durchblutungsrate der Extremität bei Sudeck-Dystrophie, Schulter-Hand-Syndrom und Raynaud-Phänomen verschiedener Ursache.
Bei peripherer arterieller Verschlusskrankheit kann das ischämische Gebiet selbst ohnehin nicht beschallt werden. Auch bei chronisch-rheumatischer Polyarthritis im subakut bis subchronischen Stadium wurde die paravertebrale Beschallung empfohlen, hat sich jedoch nicht durchgesetzt.

— *Myofasziales Schmerzsyndrom, Trigger Points.* Das klinische Bild ist vielgestaltig; Ultraschall scheint aussichtsreicher als andere Verfahren zu sein. Bei reflektorischer Tonuserhöhung im Muskel mit schmerzunterhaltenden Reflexen sind Schmerzstillung und Spasmolyse nützlich, bei Hypoxie und Ischämie im Muskel ist die Durchblutungsverbesserung vorteilhaft und bei Myogelosen bzw. ischämischen Muskelnekrosen initiiert Ultraschall durch die erhöhte Vaskularität mit Freisetzung vasoaktiver Substanzen möglicherweise sekundär-entzündliche Reaktionen im Sinne einer resorptiven Entzündung und setzt den Heilungsprozess in Gang.

— *Chronische Hautulzera, variköse Ulzera und Dekubitalulzera.* Sie heilen bei Allgemeinbehandlung wie Bettruhe oder Wegfall des auslösenden Drucks. Ultraschall beschleunigt die Heilung von Ulzera bei subaqualer Behandlung, dabei kann der Schallkopf in einiger Entfernung am Ulkus vorbeigeführt werden, ohne die Wunde zu berühren. Die Intensität beträgt bis 1,0 W/cm^2, 3-mal wöchentlich für 4–6 Wochen.

— *Plantare Warzen.* Sie sind therapeutisch schwierig. Da sie den Ultraschall selektiv absorbieren und die Behandlung frei von Nebenwirkungen ist, wäre ein Therapieversuch zu empfehlen.

Einzelheiten zur Verordnungsweise finden sich in der Dosierungstabelle (**Tabelle 3.10**).

Kontraindikationen

— *Schwangerer Uterus, Gonaden und umgebende Strukturen.* Ultraschall an sich ist kein mutagenes Agens. Da die Fetaltemperatur erhöht werden kann, was tierexperimentell als teratogener Faktor bekannt ist, muss nach therapeutischer Beschallung mit Missbildungen – vielleicht auch nur als „minimal brain dysfunction" – gerechnet werden, wie sie auch nach febrilen Erkrankungen in der Schwangerschaft auftreten können. Die Behandlung mit Ultraschall bei schwangeren Frauen ist deshalb sowohl in der Abdominalregion als auch im Bereich der Lendenwirbelsäule streng zu vermeiden.

— *Moderner Gelenkersatz aus Polyäthylen oder Methylmetacrylat.* Die Ultraschallabsorption durch *Kunststoffmaterial* ist hoch, und es existieren bisher keine verlässlichen Daten, ob diese Materialien infolge der Erhitzung destruiert bzw. die Umgebung geschädigt werden kann. Bis zur Klärung sollte Ultraschall nicht angewendet werden.

Tabelle 3.10 Dosierungstabelle

	Schallfeld	Dosierung (W/cm²)	Besonderheiten
Extremitätengelenke			
— Schultergelenk (Periarthropathie, kalzifizierende Tendinitis)	— Schmerzpunkte (Gelenkkapsel) Supraspinatus- bzw. Bizepssehne, Akromioklavikulargelenk und Ausstrahlungsgebiet (Mm. deltoideus, trapezius, supra- et infraspinatus)	0,5–0,8–1,0	— Bei Mitbeteiligung der HWS auch paravertebral zervikal beschallen
— Ellbogengelenk (Epikondylitis)	— Epikondylus und Ausstrahlungsgebiet (Handextensoren oder -flexoren)	0,3–0,5–0,8	— Bei Mitbeteiligung der HWS auch paravertebral zervikal beschallen
— Handgelenke und Hand (Karpaltunnelsyndrom, chronisch-rheumatische Polyarthritis, Arthrosen, Fibrosen)	— Hand von volar und/oder dorsal, bei Sklerodermie auch Finger und Fingerspitzen, Daumengelenk von 3 Seiten	0,5–0,8–1,0	— Subaquale Methode. Bei akutem Schub kontraindiziert
— Hüftgelenk (Koxarthrose)	— Gelenkkapsel von hinten oder Muskelansätze am Trochanter von seitlich	1,0–1,2–1,5 (bei Adipositas bis 2,0!)	— Selektives Tiefenerwärmungsverfahren; auch bei Metallimplantaten
— Fußgelenke (posttraumatisch, Arthrosen, Tarsaltunnelsyndrom)	— Je nach Lokalisation des Befunds	0,5–0,8–1,0	— Subaquale Methode. Frische Verletzungen vorsichtig dosieren!
— Kiefergelenke (Dysfunktion)	— Umgebung des Kiefergelenks mit Ausstrahlung in den Masseter und unterhalb Jochbogen	0,2–0,3–0,5	— Vorsichtige Dosierung, da oberflächlich gelegen
Wirbelsäule			
— Morbus Bechterew (Spondylitis ankylopoetica)	— Paravertebral HWS Paravertebral BWS und LWS Iliosakralfugen	0,3–0,5–0,8 0,5–0,8–1,0 0,5–0,8–1,0	— Stets kombiniert mit Atemgymnastik (Thoraxdehnübungen)
— Von der WS ausstrahlende Beschwerden	— Paravertebral HWS Paravertebral LWS	0,3–0,5–0,8 0,5–0,8–1,0	— Als zusätzliches paravertebrales Schallfeld
— Funktionelle Durchblutungsstörungen der Arme	— Paravertebral HWS	0,3–0,5–0,8	— Ausschließlich paravertebral beschallen, niemals lokal
— Arteriosklerotische Durchblutungsstörungen der Beine	— Paravertebral LWS	0,5–0,8–1,0	— Ausschließlich paravertebral beschallen, niemals lokal

Metallimplantate stellen keine Kontraindikation dar. Schrittmacherträger können behandelt werden, es ist lediglich die Beschallung über der Schrittmachertasche zu vermeiden.
Falls der Schrittmacher schlecht abgeschirmt ist, kann eine orientierende Behandlung unter Kontrollbedingungen (EKG) versucht werden.
- *Beschallung direkt über der Wirbelsäule nach Laminektomie.* Bei dieser Anwendung kann es zur unkontrollierten Erwärmung des Rückenmarks und zur Kavitation im Liquorraum kommen. Paravertebrale Beschallung der kleinen Wirbelgelenke ist jedoch möglich.
- *Subkutane Knochenvorsprünge und Prominenzen.* Bei Gelenkbehandlungen kann infolge verstärkter Ultraschallabsorption in oberflächlichen Knochenschichten hier der Periostschmerz ausgelöst werden bzw. resultieren bei erheblicher Temperaturerhöhung Knochennekrosen. Es betrifft an der Schulter Akromion bzw. Akromioklavikulargelenk und an der Hüfte den Trochanter major, am Rücken die Processus spinales.
- *Akute bakterielle Infektionen allgemeiner Natur bzw. lokal im Behandlungsgebiet.* Wegen der Gefahr der Exazerbation bzw. der septischen Ausbreitung sollte keine Ultraschalltherapie erfolgen.
- *Vorausgegangene Behandlung mit Röntgen- oder ionisierenden Strahlen.* Wegen der Gewebsbelastung sollte Ultraschall frühestens 6 Monate nach Bestrahlung des betreffenden Gebiets verabfolgt werden.
- *Malignome, Präkanzerosen und Malignomverdacht.* Wegen der Gefahr des unkontrollierten Tumorwachstums bzw. der Tumorzellverschleppung ist von einer Ultraschallbehandlung abzuraten.
- *Gefäßerkrankungen, wie schwere Arteriosklerose, tiefe Venenthrombose oder Embolie.* Wegen der Gefahr, dass sich thrombotisches Material loslöst und abgeschwemmt wird, sollte nicht mit Ultraschall behandelt werden.
- *Hämorrhagische Diathese, Hämophilie ohne Faktorersatz oder Blutungsgefahr.* Ultraschall bewirkt eine Durchblutungssteigerung und einen mechanischen Effekt auf die Kapillaren, was bis zur Stase führen kann.
- *Epiphysen wachsender Knochen.* Es besteht die Gefahr der Knochendestruktion.

Von manchen Autoren wird die Beschallung für möglich erachtet, sofern man unter der Schmerzgrenze bleibt.
- *Anästhesiertes Gewebe.* Ultraschall sollte wegen der Gefahr der Verbrennung bei fehlender Sensibilität vermieden werden.

> **Wichtig !**
> Metall im Körper ist keine Kontraindikation; der Ultraschall wird wegen seiner kurzen Wellenlänge vollständig reflektiert.

3.5.5 Anwendung der Ultraschalltherapie

Praktische Durchführung
Geräteausrüstung
Ein hochfrequenter Wechselstrom mit einer Frequenz, die zwischen 0,8 und 3,0 MHz liegen kann – erzeugt durch einen Hochfrequenzgenerator – wird über ein Koaxialkabel dem Schallkopf zugeleitet und durch einen piezoelektrischen Kristall in mechanische, d. h. akustische Schwingungen umgewandelt. Die benutzte Frequenz ist mit der Abmessung und der Resonanzfrequenz des piezoelektrischen Materials abgestimmt. Behandlungsuhr, Kopplungsanzeige und automatische Geräteabschaltung bei Fehlankopplung, was durch Verkanten des Schallkopfes ausgelöst werden kann, sind wertvoll.
Gerätetechnisch sind folgende Faktoren bedeutsam:
- Piezomodul,
- Gerätetestung,
- Schallkopfgröße,
- Halbwertstiefe.

Piezomodul. Man benutzt heute anstelle von Quarz meist polykristalline Keramikkörper, da hier die Energieumwandlung verlustärmer erfolgt. Bei Bariumtitanat ist gegenüber Quarz nur 1/30 der Anregungsspannung erforderlich, um dieselbe Ultraschallintensität zu erzeugen (bzw. entsteht bei gleicher Anregungsspannung die 30fache Intensität).

Gerätetestung. Ist man sich nicht sicher, ob der Schallkopf Energie abgibt, bringt man ihn unter Wasser und beschallt eine schräg gehaltene Metallelektrode so, dass die Schallwellen zur Wasseroberfläche reflektiert werden, wo sie eine feine Kräuselung hervorrufen (**Abb. 3.99**). Die Intensität darf nur hochgeregelt werden, wenn sich der Schallkopf unter Wasser befindet; ansonsten wird er zerstört.

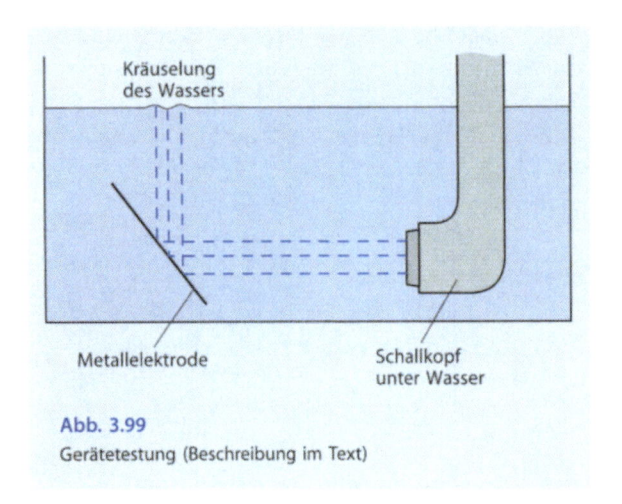

Schallkopfgröße. Die Intensitätsverteilung im Nahfeld ist günstiger und die Streuung des Schallfelds ist bei relativ großer Schallkopffläche (ca. 10 cm²) geringer; denn dabei ist die Wellenlänge in Relation zum Schallkopfdurchmesser kürzer. Es finden sich genügend hohe Intensitäten auch in größerer Entfernung vom Schallkopf, so dass die Gesamteindringtiefe des Ultraschalls bei großem Schallkopfdurchmesser besser ist als bei kleinem. Bei *großer Schallkopffläche* ergeben sich allerdings auf unebenen Körperpartien Ankoppelungsprobleme. Deshalb sollte die Metallkapsel des Applikators nur wenig größer als die eigentliche schallabstrahlende Fläche sein. Bei *kleinem Schallkopf* ist die Ankoppelung unproblematisch, jedoch finden sich genügend hohe Intensitäten nur in unmittelbarer Schallkopfnähe und die Gesamteindringtiefe des Ultraschalls ist gering.

Halbwertstiefe. Absorption und Streuung reduzieren die Ultraschallintensität um einen konstanten Betrag pro cm Bahn, so dass in einer bestimmten Tiefe die Intensität um die Hälfte reduziert ist, genannt die Halbwertstiefe (d). Nach einer Distanz der doppelten Halbwertstiefe (2 d) beträgt die Schallenergie noch ein Viertel des ursprünglich eingeschallten Betrags. Die Halbwertstiefe beträgt bei 1 MHz ca. 3 cm für Haut, lockeres Bindegewebe und anderes Weichteilgewebe; für Fettgewebe und Blut deutlich mehr, für Muskulatur weniger und für Knochen weniger als 1 mm. Diese Feldabschwächung muss bei der Beschallung tiefliegender Strukturen berücksichtigt werden.

Behandlungstechnik

Folgende Anwendungsmöglichkeiten stehen zur Verfügung:
- Streichende Applikation,
- Mehrfelderapplikation,
- semistationäre Technik,
- Impulsultraschall.

Streichende Applikation. Der Applikator wird mit kontinuierlichen, zügigen und gleichmäßigen Strichen über das Behandlungsareal hin und her geführt, wobei ein Strich den nächsten überlappt. Um die Dosierung vergleichbar zu gestalten, sollte in einer bestimmten Zeit ein Quadrat von 8–10 cm Seitenlänge beschallt werden. Damit lassen sich Interferenzen (im Nahfeld) ausgleichen und Temperaturspitzen („hot spots") im Nah- wie auch im Fernfeld vermeiden, so dass eine gleichmäßige Erwärmung des Behandlungsgebiets resultiert. Der Feldgröße ist eine mittlere Behandlungszeit von 5–8–10 min zugeordnet, da die zur gleichmäßigen Erwärmung erforderliche Wärmekonduktion im Gewebe einige Zeit benötigt. Wird die Beschallungszeit zu kurz gewählt – womöglich bei erhöhter Schallintensität und verkleinertem Feld – kommt es sehr schnell zur Temperaturerhöhung im oberflächlichen Knochen und zur ungleichmäßigen Erwärmung.

Mehrfelderapplikation. Ist ein großes Gebiet zu behandeln oder liegen bei einem großen Gelenk manche Gebiete im Schallschatten des Knochens, ist eine abschnittsweise Beschallung mehrerer Felder erforderlich, z. B. werden Schulter- und Hüftgelenke von vorne, von seitlich und von hinten beschallt. Um die Gesamtexpositionszeit nicht zu hoch werden zu lassen, ist die Beschallung von mehr als drei Feldern allerdings nicht ratsam.

Semistationäre Technik. Umschriebene Behandlungsobjekte (Trigger Points, Myogelosen) werden mit wenig ausgreifenden, kreisförmigen Bewegungen des Schallkopfs behandelt. Von einem bestimmten Punkt aus-

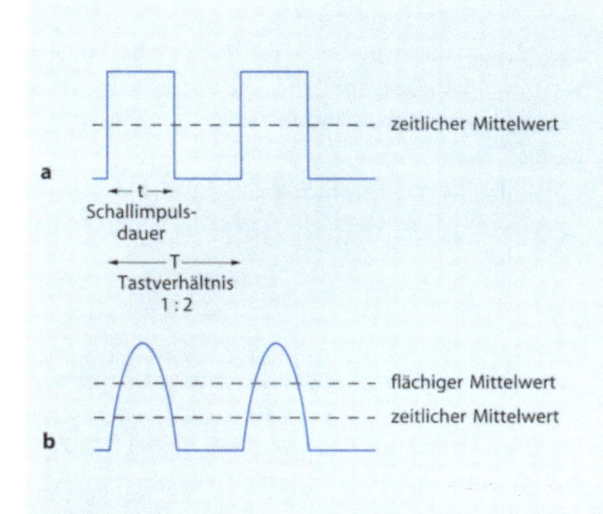

Abb. 3.100 a, b
Der zeitliche Mittelwert von Impulsultraschall bei rechteckiger (a) und sinusförmiger (b) Hüllkurve als Maß für die eingeschallte Energie

Abb. 3.101
Auf unebenen Behandlungsflächen droht trotz des kleinen Schallkopfes immer die Fehlankopplung. Besser ist die subaquale Beschallung. Die Energieabgabe beim kleinen Schallkopf ist außerdem äußerst gering

gehend beträgt der Behandlungsspielraum ca. 1–2 cm in jede Richtung. Die Ultraschallenergie wird dabei auf ein kleines Behandlungsfeld konzentriert, was bei der Dosis berücksichtigt werden muss.

Impulsultraschall. Die exakte Definition der Impulsform, der Impulsfrequenz, der Spitzenintensität während des Impulses und das Tastverhältnis (Verhältnis Impulsdauer zur Pausendauer) ist wesentlich (**Abb. 3.100**). Der Temperaturanstieg ist beim Impulsultraschall ebenso hoch wie bei Gleichschall, vorausgesetzt, es wird dieselbe Gesamtenergie eingeschallt und die Impulsfrequenz ist hoch genug, um Temperaturschwankungen zwischen Impuls und Pause zu vermeiden. Die thermischen Reaktionen des Ultraschalls sind demnach mit dem technisch einfacheren Gleichschall ebensogut zu realisieren; wahrscheinlich sind auch die nichtthermischen Effekte rein dosisabhängig und demnach nicht spezifisch für Impulsultraschall. Derzeit fehlen schlüssige Beweise für das unbedingte therapeutische Erfordernis von Impulsultraschall. Nur die Gefahr der Kavitation ist wegen der hohen Spitzenintensitäten bei Impulsschall größer.

Ankoppelungssubstanzen

Wegen der unterschiedlichen akustischen Impedanzen von Schallkopf, Luft und Körpergewebe ist ein Koppelmittel erforderlich, wodurch die Impedanzen einander angenähert werden bzw. das Missverhältnis zwischen den verschiedenen Medien verbessert wird.

Eine Luftschicht zwischen Schallkopf und Körperoberfläche bewirkt eine fast 100%ige Reflexion in das Innere des Applikators; einerseits wird dieser dadurch zerstört, andererseits wird keinerlei Ultraschallenergie in den Organismus übertragen. Als praktische Konsequenz ergibt sich, dass der Schallkopf stets ordnungsgemäß auf der Körperoberfläche angekoppelt sein muss, bevor die Intensität des Ultraschalls hochgeregelt werden kann. Gleichgültig, welches Koppelmittel verwendet wird, stets muss der notwendige luftfreie Übertritt gewährleistet sein. Es gibt drei Möglichkeiten:

- *Wasser* ist ein sehr gutes Ankoppelungsmedium zur Behandlung unebener Oberflächen an den Extremitäten (**Abb. 3.101**). Schallkopf und Behandlungsgebiet befinden sich unter Wasser. Das Wasser sollte entgast sein, denn die Übertragung des Ultraschalls verschlechtert sich, wenn Luft untergemischt ist. Sammeln sich Luftbläschen auf der Haut oder auf dem Applikator, müssen sie abgestreift werden. Der Schallkopf wird mittels Stielhalterung am Behandlungsgebiet ohne direkten Kontakt gleichmäßig vorbeigeführt.

- *Destilliertes Wasser* ist zugleich entgast, allerdings erscheint der Aufwand nur bei offenen Wunden gerechtfertigt.
- Ein *Ölfilm* (Mineralöl, Babyöl, kommerzielle Gels) wird verwendet, wenn das Untertauchen des Behandlungsgebiets nicht möglich oder zu aufwendig ist und wenn es sich um relativ ebene Behandlungsflächen handelt. Gleichzeitig wird das Gleiten des Schallkopfes auf der Haut erleichtert. Die Übertragungsqualität der öligen Ankoppelungssubstanzen ist allerdings unterschiedlich. Ebenso günstig wie destilliertes, entgastes Wasser verhalten sich die kommerziellen Gels. Bei Paraffinöl dagegen wird nur ein Drittel der Energie – im Vergleich zu Wasser – übertragen. Glyzerin erreicht etwa zwei Drittel der Übertragungsleistung von Wasser. Für kosmetische Öle (Babyöl) oder andere Mineralöle existieren kaum Vergleichsuntersuchungen; die Eignung als Ankoppelungssubstanz hängt von der Zusammensetzung ab, die oft nicht genau bekannt ist, jedenfalls dürfen auch die Öle keine Luftbläschen enthalten.
- Ein *wassergefülltes Latexkissen* wird bei unebenen Behandlungsflächen, die nicht untergetaucht werden können, zwischen Körperoberfläche und Schallkopf gebracht.

Dazu ist ein Ankoppelungsgel zwischen Haut und Latexkissen wie auch zwischen Kissen und Schallkopf erforderlich. Der Ultraschall wird durch das Latexpolster hindurch appliziert, und der Schallkopf wird auf dessen Oberfläche hin- und hergeführt wie auf der Haut.

Dosierung

Intensität

Hinsichtlich der Ultraschallintensität finden sich in der Literatur die auffälligsten Divergenzen. Im Folgenden werden die am häufigsten angegebenen Werte, die auch empirisch bestätigt sind, dargestellt:
- Zur *Temperatursteigerung im Gewebe* benötigt man Intensitäten von 0,5–2,0 W/cm^2.
- Für *nichtthermische Effekte* genügen Intensitäten von 0,1–0,5 W/cm^2, jedoch bleiben die nichtthermischen Wirkungen auch bei höheren Dosen nicht aus. Unter 0,1 W/cm^2 sind kaum Veränderungen zu erwarten. Als Maximum dürften 2,0 W/cm^2 gelten. Höhere Intensitäten setzen nur vereinzelte Anwender ein.

Schallkopffläche

Über die Gesamtabgabe der Schallenergie entscheidet die abstrahlende Schallkopffläche. Die angegebenen Dosen beziehen sich auf einen Schallkopf von 10 cm^2 wirksamer Fläche.

Werden kleinere Schallköpfe verwendet, reduziert sich entsprechend ihrer Größe die abgegebene Gesamtschallenergie.

Behandlungszeit

Die abgegebene Energie ändert sich mit der Beschallungszeit. Zu den therapeutisch wirksamen Intensitäten passen mittlere Behandlungszeiten von 5-8-10 min. Beschallt man *zu kurz*, ist eine gleichmäßige Erwärmung des Gewebes nicht zu erreichen.

Beschallt man *zu lange*, ergeben sich – besonders wenn mehrere Behandlungsgebiete vorhanden sind – für die Praxis unhandliche Behandlungszeiten.

Behandlungsfeld

Die Energiedichte im Gewebe ändert sich mit der Größe der behandelten Fläche. Die Energiedichte ist geringer, wenn das Behandlungsfeld unkontrolliert ausgedehnt wird, und sie ist bei umschriebenen Behandlungsgebieten höher. Eine gleichbleibende Energiedichte verlangt ein konstantes Behandlungsfeld von ca. 100 cm^2 Fläche. Insgesamt sollten pro Sitzung nicht mehr als 2-3 Felder dieser Größe behandelt werden.

Impulsschall

Alle Dosierungen beziehen sich auf kontinuierlichen Schall. Bei Impulsschall reduziert sich die ins Gewebe eingeschallte Gesamtenergie je nach dem Tastverhältnis; d. h. bei gleicher Spitzenintensität werden bei Impulsschall von 2 ms Schallimpulsdauer und 8 ms Pausenzeit (Tastverhältnis 1:5) nur ein Fünftel der Energie im Vergleich zu kontinuierlicher Beschallung abgegeben.

> **Wichtig !**
>
> Empfohlene Dosierungsrichtlinien (mittlere Dosen):
> - Schallintensität: 0,5–0,8–1,0 W/cm^2,
> - Behandlungszeit: 5–8–10 min,
> - Behandlungsfeld: 10×10 cm Größe.

Diese allgemeinen Dosisangaben werden durch folgende Bedingungen modifiziert:
- *Umschriebene Behandlungsgebiete.* Werden kleinere Behandlungsflächen (z. B. Sehnenansätze, Myogelosen, kleine Gelenke) behandelt, sind Einschränkungen in Bezug auf Intensität und Behandlungszeit zu machen, und zwar ausgehend von der Referenzfläche von 100 cm^2.
- *Tief liegende Behandlungsgebiete.* Das Hüftgelenk bei adipösen Personen erfordert höhere Intensitäten, man kann die Dosis bis zu den empfohlenen Höchstgrenzen steigern. Als Kriterium gilt, dass der Patient eine Erwärmung in der Tiefe spüren soll.
Lehmann u. De Lateur (1983) empfehlen in dieser Situation 3,0–4,0 W/cm^2 und eine kräftige Tiefenerwärmung.
- *Leicht zugängliche Behandlungsgebiete.* Ist die Weichteildecke nur dünn, befinden sich darunter Gewebe mit höherer Impedanz (Reflexion an der Weichteil-Knochen-Grenze), ist das Behandlungsobjekt oberflächlich gelegen und handelt es sich um kleine Gelenke, sind Dosisreduzierungen angebracht.
- *Akute Krankheitserscheinungen.* Ein vorsichtiger Beginn ist empfehlenswert, wenn die Exazerbation von Symptomen zu befürchten ist. Beginn mit 0,3 W/cm^2 für 3 min.
Bei ausbleibender Besserung folgt die Intensitätssteigerung auf 0,5 W/cm^2 bzw. die Erhöhung der Beschallungszeit auf 5 min. Es ist zu überlegen, ob Impulsschall angebracht erscheint, der mit geringer Gesamtschallenergie einhergeht.
- *Chronische Krankheitserscheinungen.* Die Intensität wird höher angesetzt (1–2 W/cm^2), bis eine Erwärmung in der Tiefe verspürt wird. Um Verschlechterungen zu vermeiden, empfiehlt sich die einschleichende Dosierung mit allmählicher Steigerung auf die beabsichtigte Dosis bzw. bis zur Besserung. Ergeben sich keine negativen Effekte, wird täglich in 4–5 Stufen hinsichtlich Intensität und Behandlungszeit gesteigert.

> **Wichtig !**
>
> Empfohlene Steigerungsstufen:
> - *1. Tag:* 0,5 W/cm^2 für 5 min,
> - *2. Tag:* 0,8 W/cm^2 für 5 min,
> - *3. Tag:* 0,8 W/cm^2 für 8 min,
> - *4. Tag:* 1,0 W/cm^2 für 8 min,
> - *5. Tag:* 1,0 W/cm^2 für 10 min,
> - usw.

- *Reaktion des Patienten.* Bessern sich die Lokalsymptome, ist eine weitere Steigerung nicht erforderlich. Eine geringe Verschlechterung der Beschwerden gilt nicht als ungünstiges Zeichen; sie zeigt an, dass sich der Heilungsprozess anbahnt. Erhebliche Verschlimmerungen (verstärkte Schmerzen, die länger als 1–2 Stunden bzw. über Nacht anhalten) erfordern eine Dosisreduzierung hinsichtlich der Schallintensität und der Behandlungszeit bis zum Abklingen der Beschwerden bzw. bis zu deren Reduzierung auf das vorbestehende Niveau.

Ist *nach 6–8 Behandlungen keinerlei Reaktion* eingetreten, sind zwei Dinge zu überlegen:
- 1. Ist die Diagnose korrekt und damit das Therapieziel folgerichtig gewählt?
- 2. Ist die Fortführung der Ultraschalltherapie gerechtfertigt, oder erscheint der Wechsel auf ein anderes Therapieverfahren angezeigt?

Therapie
Behandlungsschwerpunkte und Differentialindikationen

Ultraschall ist ein Tiefenerwärmungsverfahren mit besonderem Grenzflächeneffekt, bedingt durch die Absorption der Schallenergie an festen Gewebsgrenzen (straffes Bindegewebe) mit Umwandlung in Wärme.

Vor allem *bindegewebige Strukturen* (Gelenkkapsel, Sehnenansätze, Bänder, Nervenstämme, große Gefäße) stellen feste Grenzen im Ultraschalldruckfeld dar; an diesen Stellen werden zwei Faktoren wirksam:
- Absorption der Ultraschallenergie mit Umwandlung in Wärme,
- mechanische Beanspruchung dieser Strukturen mit Ausbildung von hohen Druckmomenten bzw. beträchtlichen Scherkräften (sog. Mikromassageeffekt).

Die selektive Erwärmung kontrakter Weichteilstrukturen zusammen mit Dehnübungen verbessern die Beweglichkeit. Daraus resultierende *Anwendungsgebiete* sind:
- Gelenkkontrakturen, Kapselschrumpfung, Weichteilnarben nach Entzündung oder Trauma,
- Spondylitis ankylosans und chronisch-rheumatische Polyarthritis, beides nach Abklingen eines eventuellen Schubs,
- Weichteilverhärtungen anderer Ursache (Sklerodermie, Dupuytren, Verbrennungsnarben),
- Weichteilverletzungen im Rahmen eines Traumas.

Auch Zellgrenzmembranen immobiler Zellen stellen feste Grenzen im Ultraschalldruckfeld dar. Deshalb sind Änderungen im Membranverhalten (gesteigerte Permeabilitäten für Na, K, Ca) denkbar; auf diese Weise werden Einflüsse auf das Nervengewebe erklärt.

Daraus resultierende *Behandlungsschwerpunkte* sind:
- Paravertebrale Beschallung der Spinalnervenwurzeln beim sog. Pseudoradikulärsyndrom: Es sind ausstrahlende Schmerzen, bei denen der Verdacht besteht, dass eine periphere Läsion von der Wirbelsäule mitunterhalten wird.
- Beschallung sympathischer Ganglien, der Nervenwurzeln paravertebral oder des sympathischen Grenzstrangs bei sympathischer Reflexdystrophie (Sudeck), Raynaud-Symptomatik verschiedener Ursache oder peripheren arteriellen Durchblutungsstörungen; besonders dann, wenn eine lokale Beschallung kontraindiziert ist.

Metall im Gewebe stellt (im Gegensatz zur Hochfrequenzthermotherapie) keine Kontraindikation dar.

3.6 Kombinationsbehandlung Ultraschall/Reizstrom

3.6.1 Beschreibung der Einzelkomponenten

Ultraschall und elektrischer Strom werden gleichzeitig (synchron) durch den Schallkopf abgegeben; der bewegte Schallkopf dient als Kathode, erforderlich ist eine weitere, anodisch gepolte indifferente (6×8 cm große) Gegenelektrode, die in einiger Entfernung vom Schallfeld befestigt wird.

Die Ultraschallbehandlung erfolgt wie gewohnt: Gleichschall, Schallintensität und Applikationshinweise wie in Abschn. 3.5 dargestellt.

Zur Kombination werden folgende *Stromformen* verwendet:
- Diadynamischer Strom nach Bernard, Stromform DF oder CP; allerdings ohne die galvanische Basis,
- Ultrareizstrom nach Träbert,
- amplitudenmodulierte Mittelfrequenzströme.

Weitere Kombinationsmöglichkeiten sind:
- TENS-Stromformen (schmale Rechteckimpulse, übliche Frequenzen),
- neofaradischer Strom, auch geschwellt,
- HV-Ströme („high voltage"; sehr schmale Impulse hoher Intensität).

Besondere Vorteile dieser zahlreich angebotenen Varianten sind nicht belegt; eine der erstgenannten drei Stromformen ist völlig ausreichend.

3.6.2 Begründung der Kombinationsbehandlung

Anwendungsbereiche sind kombinierte weichteilrheumatische Läsionen, die auch ein kombiniertes Herangehen mit zwei physiotherapeutischen Komponenten (Ultraschall und Reizstrom) rechtfertigen. Dazu gehören therapeutisch schwer angehbare und oft therapieresistente Krankheitsbilder des Bewegungsapparats:
- Myofasziale Trigger Points,
- Schmerzpunkte in anderen Geweben wie Sehnen, Bändern, Muskel-Sehnen-Übergänge.

Durch die Kombination von Ultraschall und Reizstrom ist ein rascherer Besserungseffekt nachgewiesen als bei alleiniger Verabfolgung von Ultraschall oder Reizströmen.

Schmerzpunktbehandlung

Schmerzhafte Maximalpunkte lassen sich durch den bewegten Schallkopf beim Darüberstreichen (nach Art der Galvanopalpation) lokalisieren und direkt sichtbar machen.

> **Wichtig !**
>
> Maximalpunkte sind:
> - motorische Reizpunkte der Muskeln,
> - Muskelsehnenübergänge,
> - sonstige myofasziale Trigger Points,
> - auch Periostpunkte.

Wie machen sich Schmerzpunkte bemerkbar?
- *Erhöhte Schmerzempfindlichkeit an diesen Punkten.* Gleitet der Schallkopf über einen solchen Punkt, verspürt der Patient einen deutlichen Schmerz, zuckt zusammen und äußert erhebliches Unbehagen. Bei verstärktem Stromempfinden sollte die Stromintensität über dem Schmerzpunkt reduziert werden.
- *Auslösung einer Muskelkontraktion.* Berührt der Schallkopf den motorischen Reizpunkt, kommt es zum Kontraktionseffekt im betreffenden Muskel. Möglicherweise besteht über einem Druckpunkt außerhalb des motorischen Reizpunkts eine herabgesetzte motorische Reizschwelle. Dies ist besonders in einem zur Verspannung tendierenden Muskel zu beobachten.
- *Vasomotorische Hautrötung genau über diesen Schmerzpunkten.* Der Schmerzpunkt wird dadurch präzise angezeigt. Denkbar ist eine biochemische Auslösung: Infolge des Krankheitsprozesses existiert eine unterschwellige, lokale Konzentrationserhöhung vasoaktiver Substanzen. Wenn der Stromreiz mit seinem Einfluss auf polymodale Rezeptoren hinzukommt, resultiert eine vermehrte Ausschüttung dieser Substanzen.

Andere Erklärungsmöglichkeiten versagen, besonders die des segmentalen Zusammenhangs; denn Dermatom und Myotom liegen nirgendwo am Körper genau übereinander.

Mitunter fallen Schwankungen der Intensitätsanzeige am Gerät auf, sie machen Hautwiderstandsänderungen wahrscheinlich.

> **Wichtig !**
>
> Synergistische Wirkungsweise der Kombinationsbehandlung:
> - *Reizstrom*:
>   - direkter analgetischer Effekt,
>   - Kontraktionseffekt auf den verspannten Muskel.
> - *Ultraschall*:
>   - Detonisierung über Muskel- und Sehnenspindeln,
>   - direkter und indirekter analgetischer Effekt,
>   - Durchblutungssteigerung mit Resorptionsförderung und Auswascheffekt.

3.6.3 Besonderheiten bei der Vorgehensweise

Praktische Durchführung

Ultraschalldosierung

Geeignet sind mittlere Dosen von 0,5–0,8–1,0 W/cm^2, möglichst großer Schallkopf (d.h. nicht unter 5 cm^2 Schallkopffläche).

Stromstärke

Die Stromstärke wird erhöht, bis der Patient ein deutliches, vibrierendes Stromgefühl verspürt. Beim Gleiten des Schallkopfes über den motorischen Reizpunkt soll es dort zur Muskelkontraktion kommen, außerhalb des Schmerzpunkts nicht mehr. Die erforderliche anodische Gegenelektrode wird in einiger Entfernung vom Krankheitsherd befestigt.

Behandlungsserie

Je nach Akuität des Befunds 5–6 Behandlungen, danach Konsultation des behandelnden Arztes. Bei chronischen Prozessen 10–12 (bis maximal 18) Einzelsitzungen; zumindest zu Beginn sollten tägliche Behandlungen stattfinden.

Einschleichende Dosierung während der Behandlungsserie

Ultraschall ist ein sehr potentes Therapeutikum, das auch Verschlimmerungen hervorrufen kann. Deshalb beginnt man mit einer bewusst niedrigeren als der angestrebten Dosis, und steigert von Mal zu Mal entweder die Schallintensität oder die Behandlungszeit (Stufenplan s. Abschn. 3.5.5). Wenn nach der vorangegangenen Behandlung beim Patienten keinerlei Reaktion (weder Besserung noch Verschlimmerung der Beschwerden) zu verzeichnen ist, kann die Intensität gesteigert werden. Bei einer positiven Reaktion des Patienten wird die betreffende Dosis beibehalten, und zwar so lange, bis keine Reaktion (weder positiv noch negativ) mehr eintritt. Tritt trotz vorsichtiger Steigerung eine lokale Verstärkung der Beschwerden auf, muss unverzüglich die Dosis reduziert werden; zunächst die Ultraschalldosis, ggf. auch die Behandlungszeit.

Beeinflussung der Maximalpunkte

Die meisten der Schmerzpunkte sind palpatorisch vor Behandlungsbeginn zu orten und gehören dann in die Verordnung. Häufig werden sie aber erst während der Ultraschalltherapie entdeckt. Sie müssen aber in jedem Fall in die Behandlung miteinbezogen werden. Wegen ihrer erhöhten Schmerzempfindlichkeit wird der Schallkopf aus der Umgebung (Reflexzone, Ausstrahlungsgebiet) allmählich immer näher an den Schmerzpunkt herangeführt; dieser wird von Mal zu Mal stärker mitbeschallt, indem der Schallkopf zunehmend häufiger über ihn hinweggleitet und schließlich eng umschrieben dort kurz verweilt (semistationäre Technik). Dieses Vorgehen ist nachweislich erheblich effektiver als die Verordnung von Ultraschall und/oder Reizstrom für sich allein, erkennbar am Nachlassen der Schmerzempfindlichkeit und der vasomotorischen Reaktion. Die zu Beginn vermehrt vorhandenen vasoaktiven Substanzen werden abtransportiert und die weitere Ausschüttung erschöpft sich allmählich.

> **Wichtig!**
> Der besondere Vorteil der Kombinationsbehandlung ist die gezielte Ausschaltung von myofaszialen Trigger Points bzw. Myogelosen und anderen Maximalpunkten.

Indikationen

Hauptanwendungsgebiet sind *umschriebene schmerzhafte Muskeldruckpunkte jeglicher Art*:
- Myogelosen bzw. myofasziale Trigger Points (M. trapezius).
- Muskelverspannungen im M. erector trunci paravertebral (zervikal, thorakal, lumbal), besonders vor Manualtherapie, wenn eine Deblockierung wegen der Muskelverspannung nicht möglich ist, nicht erfolgreich war oder die Blockierung rezidiviert.
- Insertionstendinosen bzw. Muskelsehnenübergänge (Epikondylitis, Muskelansätze am Beckenkamm, Trochanter major, seitlichen Kreuzbeinrand oder am Tuber ossis ischii).
- Myalgien bei kombinierten weichteilrheumatischen Läsionen (Periarthropathia humeroscapularis sive coxae).

Kontraindikationen

Die Kontraindikationen entsprechen denen bei der Ultraschalltherapie.

Therapie
Behandlungsschwerpunkte und Differentialindikationen

Die Kombination von zwei Therapieverfahren (Ultraschall und Reizstrom) ist aussichtsreicher als die getrennte Anwendung der Einzelkomponenten, besonders bei *schmerzhaften Maximalpunkten*, die in den verschiedensten Geweben lokalisiert sein können:
- Umschriebene Schmerzpunkte in der Muskulatur,
- Muskel- bzw. Sehnenansätze,
- sog. myofasziale Trigger Points,
- Periostpunkte.

Schmerzhafte Maximalpunkte lassen sich beim Darübergleiten des Schallkopfes direkt sichtbar machen: Es kommt zur vasomotorischen Hautreaktion, zur erhöhten Schmerzempfindlichkeit und zur Muskelkontraktion.

Die Kombinationsbehandlung Ultraschall/Reizstrom wirkt folgendermaßen auf chronisch ischämische Muskulatur:
- vermehrte Kapillarisierung und verbesserte Perfusion,
- Schmerzstillung durch direkte Wirkung auf freie Nervenendigungen,

- Tonussenkung im Muskel durch Reizung der Muskel- und Sehnenspindeln,
- Freisetzung vasoaktiver Substanzen an den Nervenendigungen.

Durch den vermehrten Bluteinstrom kommt es zum Auswascheffekt der schmerzunterhaltenden Substanzen und zur Resorptionsförderung.

3.7 Literatur

Benton LA, Baker LL (1981) Functional Elektrical Stimulation – A Practical Clinical Guide, 2nd ed. Rancho Los Amigos Hospital, Downey CA

Bergmann L (1949) Der Ultraschall und seine Anwendung in Wissenschaft und Technik. Hirzel, Stuttgart

Djourno A (1949) Excitation des muscles chez l'homme par des courants altenatifs sinusoidaux de fréquence moyenne. C R Soc Biol 143: 621–622

Edel H (1991) Fibel der Elektrodiagnostik und Elektrotherapie, 6. Aufl. Gesundheit, Berlin

Forster A, Palastanga N (1981) Claytons Electrotherapy, 8th ed. Bailliere Tindall, London

Gildemeister M (1944) Untersuchungen über die Wirkungen der Mittelfrequenzströme auf den Menschen. Pflügers Arch 247:366–404

Gillert O, Rulffs W, Boegelein K (1995) Elektrotherapie, 3. Aufl. Pflaum, München

Günther R, Jantsch H (1986) Physikalische Medizin, 2. Aufl. Springer, Berlin Heidelberg New York

Jasnogorodskij VG (1974) Sinusförmig modulierte Ströme und ihre Anwendung bei Erkrankungen des peripheren Nervensystems. Z Physiother 26:199–206

Lehmann JF, De Lateur BJ (1983) Therapeutic Heat. In: Therapeutic Heat and Cold Chapter 10, 3rd ed. Williams & Wilkins, Baltimore

Lexikon Medizin (1997) Urban & Schwarzenberg, München Wien Baltimore

Melzack R, Wall PD (1965) Pain mechanism: A new theory. Science 150:971–979

Nemec H (1960) Reizstromtherapie mit Interferenzströmen. Dtsch Badebetrieb 51:320–323

Wyss OAM (1976) Prinzipien der elektrischen Reizung. Neujahrsblatt der Naturforschenden Gesellschaft in Zürich auf das Jahr 1976. Leemann, Zürich

Massage

4.1 Neurophysiologische Grundlagen 171

4.2 Grundlagen der spinalen Motorik 179

4.3 Reflektorische Veränderungen in der Muskulatur und im Bindegewebe 191

4.4 Grundlegende Massagehandgriffe 199

4.5 Abgeleitete Spezialmassagen 212

4.6 Therapeutische Wirkungen der Massage 228

4.7 Dosierung, Verordnung und Anwendung 232

4.8 Indikationen und Kontraindikationen 241

4.9 Literatur 248

4 Massage

- 4.1 Neurophysiologische Grundlagen
- 4.1.1 Sensible Afferenzen 171
- 4.1.2 Einflüsse des vegetativen Nervensystems 172
- 4.1.3 Einteilung der Schmerzen 172
- 4.1.4 Segmentale Zusammenhänge 173
- 4.1.5 Reflexschema der segmentalen Innervation 177

- 4.2 Grundlagen der spinalen Motorik
- 4.2.1 Bau und Funktion der Muskelspindeln 179
- 4.2.2 Bau und Funktion der Sehnenspindeln 183
- 4.2.3 Bau und Funktion der Muskelfasern 185
- 4.2.4 Bau und Funktion der Gelenkrezeptoren 185
- 4.2.5 Neuroreflektorische Kopplung zwischen Rumpfmuskulatur und Achsenskelett 187

- 4.3 Reflektorische Veränderungen in der Muskulatur und im Bindegewebe
- 4.3.1 Muskuläre Veränderungen 191
- 4.3.2 Bindegewebige Veränderungen 194

- 4.4 Grundlegende Massagehandgriffe
- 4.4.1 Streichung („effleurage") 199
- 4.4.2 Knetung („petrissage") 201
- 4.4.3 Reibung (Friktion bzw. Zirkelung) 203
- 4.4.4 Klopfen (Tapotement, Perkussion) 206
- 4.4.5 Vibrationen (Erschütterungen) 207
- 4.4.6 Dehnende Handgriffe 209

- 4.5 Abgeleitete Spezialmassagen
- 4.5.1 Bindegewebsmassage 212
- 4.5.2 Segmentmassage 214
- 4.5.3 Periostbehandlung 221
- 4.5.4 Manuelle Lymphdrainage 223

- 4.6 Therapeutische Wirkungen der Massage
- 4.6.1 Einflüsse auf die Haut 228
- 4.6.2 Einflüsse auf die Muskulatur 229
- 4.6.3 Einflüsse auf den Kreislauf 229
- 4.6.4 Einflüsse auf die Lymphgefäße 231
- 4.6.5 Einflüsse auf die Baucheingeweide 231

- 4.7 Dosierung, Verordnung und Anwendung
- 4.7.1 Reiz-Reaktions-Problematik 232
- 4.7.2 Praktische Durchführung 237

- 4.8 Indikationen und Kontraindikationen
- 4.8.1 Massagepflichtige Befunde 241
- 4.8.2 Indikationen, nach Krankheitsgruppen geordnet 242
- 4.8.3 Kontraindikationen 248

- 4.9 Literatur

Massagen gehören zu den ältesten Behandlungsverfahren überhaupt. Sie sind inzwischen zwar in ihrem Wert umstritten, dennoch haben sie auch heute noch ihre spezifischen Indikationen und Anwendungsmöglichkeiten, die durch andere Methoden nicht ersetzt werden können.

Der Angriffspunkt des Massagehandgriffs liegt in der Körperdecke. Die lokale Wirkung wie auch die reflektorische Fernwirkung erfolgen stets durch die Vermittlung nervaler Mechanismen. Deshalb ist zum Verständnis der Massagewirkung zunächst die Betrachtung der zugrunde liegenden nervalen Strukturen unerlässlich.

> **Definition**
>
> Massage ist eine mechanische Manipulation bzw. Stimulation der Weichteilgewebe (Haut, Unterhautbindegewebe, Muskulatur, Ligamente, Sehnen, Periost). In relativ monotoner, sich wiederholender (repetitiver) Weise werden rhythmische Druck- und Zugbeanspruchungen, Streichungen, Reibungen und Dehnungen auf die Körperoberfläche mit dem Ziel appliziert, Muskeln, Kreislauf und Nervensystem zu beeinflussen bzw. zu stimulieren.

4.1 Neurophysiologische Grundlagen

4.1.1 Sensible Afferenzen

In den Hinterhornzellen des Rückenmarks laufen zahlreiche *Impulse aus den verschiedensten Geweben* ein (**Abb. 4.1**):
- *Oberflächensensibilität der Haut*. Berührung, Druck, Schmerz, Temperaturempfinden, Vibrationsempfinden.
- *Tiefensensibilität der tiefer gelegenen Strukturen*. Mechanische Reize bzw. Schmerz aus Sehnen, Faszien, Bändern, Gelenkkapseln und Muskulatur, ferner Gelenkrezeptoren (Gelenkgefühl), Muskelspindel- und Sehnenspindelafferenzen.
- *Schmerz, der von den Eingeweiden stammt*.

Diese vielfältige afferente Impulsaktivität wird nur teilweise zum ZNS weitergeleitet und wird uns nur selten bewusst. Sie führt aber auf Rückenmarksebene zur Auslösung motorischer und vegetativer Efferenzen bzw. Reflexe.

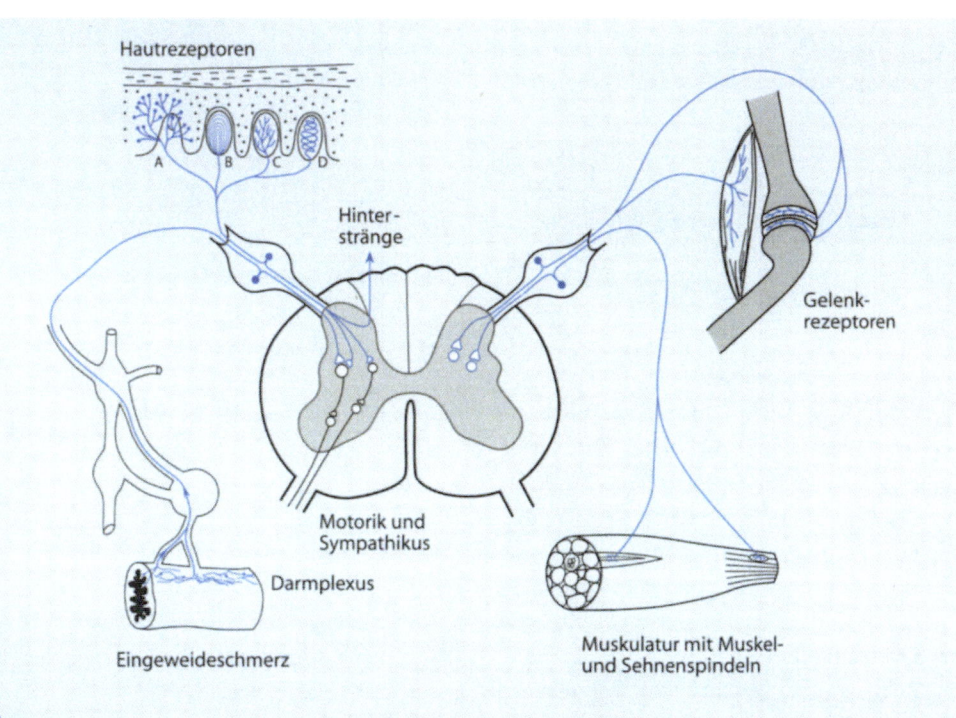

Abb. 4.1
Sämtliche sensiblen Afferenzen enden an den Hinterhörnern im Rückenmark (A: Freie Nervenendigungen; B: Vater-Pacini-Körperchen; C: Ruffini-Kolben; D: Meißner-Körperchen)

Spezifität der sensiblen Afferenzen

Die Rezeptoren in den Geweben reagieren spezifisch auf bestimmte Reize und wandeln sie in Impulsaktivität um. Es sind bekannt:
- Warmrezeptoren,
- Kaltrezeptoren,
- Druckrezeptoren,
- Schmerzrezeptoren bzw.
- freie Nervenendigungen.

Die epikritische Oberflächensensibilität ist besser in der Großhirnrinde repräsentiert und führt zu charakteristischen Empfindungen. Dagegen führen Schmerzfasern aus der Muskulatur oder den Eingeweiden zu dumpfen, schlechter lokalisierbaren oder uncharakteristischen Wahrnehmungen. Afferenzen, die aus Sehnen, Faszien und Bändern stammen, werden durch mechanische Reize (Druck, Zug, Dehnung) ausgelöst. Muskel- und Sehnenspindeln sprechen auf Längenänderung an; Muskelspindeln vorwiegend auf Dehnung und Sehnenspindeln auf Anspannung bzw. Verkürzung; beide sind in Form eines Servomechanismus miteinander verflochten. Gelenkrezeptoren (das sog. Gelenkgefühl) vermitteln die Gelenkstellung und die auf die Gelenkstrukturen einwirkenden mechanischen Kräfte und sind sehr differenziert ausgebildet.

> **Wichtig!**
> Der adäquate Reiz erregt schon bei schwacher Intensität den spezifischen Rezeptor, inadäquate Reize erfordern eine höhere Intensität.

Nozizeptive sensible Afferenzen

Als gewebeschädigende Reize (Noxen) wirken an der Körperoberfläche scharfes bzw. stumpfes Trauma und extreme Temperaturreize. Bei tiefer gelegenen Strukturen (Gelenkkapsel, Sehnen, Bänder, Faszien) sind Mikrotraumatisierung (z. B. chronische Überlastung bindegewebiger Strukturen), Azidose und Entzündung anzunehmen. Für die Muskulatur sind neben den genannten Noxen zusätzlich noch Ischämie und Hypoxie zu erwähnen.

Noxische Reize gelten angesichts der Rezeptorspezifität wie auch im Hinblick auf die Anwendung bei der Massage als inadäquat.

4.1.2 Einflüsse des vegetativen Nervensystems

Sympathikus und Parasympathikus regulieren unwillkürlich über die Innervation der glatten Muskulatur der Organe das innere Milieu des Organismus. Es werden die Durchblutungsgröße, die Körpertemperatur und der Blutdruck reguliert. Des Weiteren werden das Herz und die Drüsen vegetativ innerviert.

Sympathikus und Parasympathikus wirken im Allgemeinen antagonistisch auf die Erfolgsorgane. Das bedeutet, dass sie bei der Regulation synergistisch zusammenarbeiten und sich gegenseitig ergänzen. Wenn der Einfluss des einen „Partners" im System überwiegt, muss der Einfluss des anderen gezwungenermaßen geringer werden und umgekehrt.

Bestimmte Strukturen wie Blutgefäße, Schweißdrüsen und Piloarrektoren werden nur durch den Sympathikus innerviert. Deshalb ist es nicht gerechtfertigt, bei Massage von „vegetativer Gesamtumschaltung" zu sprechen.

4.1.3 Einteilung der Schmerzen

Schmerzen lassen sich nach *Herkunftsort* und *Schmerzcharakter* einteilen:
- Oberflächenschmerz (Hautschmerz),
- Tiefenschmerz,
- Eingeweideschmerz (viszeraler Schmerz).

Oberflächenschmerz (Hautschmerz). Der Schmerzcharakter ist hell und scharf, vorwiegend von schnell leitenden myelinisierten Aβ-Fasern geleitet und gut lokalisierbar wegen der überproportional guten Repräsentanz der Hautoberfläche in der Großhirnrinde. Er gilt als Warnsignal bei schädigenden Einflüssen von außen, ist jedoch relativ bedeutungslos für das Verständnis der Massagewirkung.

Tiefenschmerz. Er hat seinen Ursprung:
- in der Skelettmuskulatur,
- im Bindegewebe (Faszien, Sehnen, Bänder),
- in den Knochen und
- in den Gelenkkapseln.

Weil eine epikritische Qualität dafür fehlt, ist er schlecht lokalisierbar, wird relativ diffus in der Tiefe empfunden und hat einen dumpfen, anhaltenden Charakter. Die Nervenleitung erfolgt vorwiegend durch dünne, wenig myelinisierte Aδ-Fasern, aber auch – wie bei der engen neuroreflektorischen Kopplung von Wirbelgelenken und Haltemuskulatur am Achsenorgan dargestellt – über schnell leitende myelinisierte Aβ-Afferenzen.

Primäre Ursache sind Verspannungen in der Haltemuskulatur, die als myoglobinreiche, rote Slow-twitch-Fasern zwar metabolisch für eine Dauerbelastung ausgerüstet sind, unter extremen Bedingungen bei permanenter Tonuserhöhung jedoch von Ischämie, Hypoxie und/oder der Freisetzung algogener Substanzen im Muskel nicht verschont bleiben, was dann zum Schmerz führt (s. Abschn. 4.2.5 „Folgeerscheinungen in der Körperdecke" und Abschn. 4.3.1 „Parallelen zum Tastbefund: Myofasziale Trigger Points").

Eingeweideschmerz (viszeraler Schmerz). Er ist – wie der somatische Tiefenschmerz – flächig und schlecht lokalisierbar. Ausgelöst wird er an den serösen Häuten (Peritoneum, Pleura, Meningen) durch Entzündung, durch Kontakt mit Blut, Magensaft oder anderen Sekreten, ferner durch körpereigene schmerzauslösende Substanzen, mechanische Dehnung bzw. Spasmen von Hohlorganen (Koliken), durch Ischämie oder exogene Schädigung. Die Fortleitung erfolgt durch myelinarme langsam leitende C-Fasern, die gemeinsam mit den (afferenten oder efferenten) Sympathikusfasern verlaufen.

Diese viszeralen Schmerzfasern haben jedoch mit dem Sympathikus nichts zu tun, bilden miteinander auch keine Synapsen, münden allerdings gemeinsam – mit allen anderen sensiblen Afferenzen – an den Hinterwurzeln und projizieren nach den vegetativen und limbischen Arealen des Gehirns. Durch diese räumliche Nähe sind viszerale Schmerzreize eng mit sympathischen Reflexvorgängen gekoppelt und rufen vegetative Reaktionen hervor (s. Abschn. 4.1.4 „Enterotom").

> **Wichtig!**
>
> *Oberflächenschmerz* und *Tiefenschmerz* werden auch als „somatischer Schmerz" zusammengefasst, dies ist aber nicht brauchbarer als die Bezeichnung nach dem ursprünglichen Herkunftsort. *Eingeweideschmerzen* werden oft auch fälschlicherweise als „vegetative Schmerzen" bezeichnet.

4.1.4 Segmentale Zusammenhänge

Entwicklungsgeschichtliche Grundlage der segmentalen Gliederung (Metamerie) ist der Urwirbel, zugleich grundlegender Bauplan der Wirbeltiere. Das Nervensystem selbst ist nicht segmental gegliedert, folgt aber dieser Gliederung durch Ausbildung des Spinalnervs. Der primitive Urwirbel knüpft über den Spinalnerv eine frühe und dauerhafte Verbindung zum Rückenmark, das sich aus dem Neuralrohr entwickelt. Der Urwirbel differenziert sich in der weiteren Entwicklung in Skelett, Skelettmuskulatur und Bindegewebe, die bis zu den Extremitäten und zu den Eingeweiden wandern. Am fertig ausgebildeten Individuum lassen weder Haut noch Muskulatur eine segmentale Gliederung – entsprechend der ursprünglichen Urwirbelanordnung – erkennen.

Der Spinalnerv jedoch wird zum Wegweiser und zeigt zeitlebens die segmentale Herkunft der verschiedenen Gewebe an. Er hat einerseits in frühen Entwicklungsstadien eine dauerhafte Verbindung zum Urwirbel hergestellt und folgt andererseits den sich daraus differenzierenden Geweben im Laufe der Ontogenese auf ihrer komplizierten Wanderung bis in die äußersten Extremitätenenden. Der Ursprung – die Spinalnervenwurzel – bleibt am Abgang aus dem Rückenmark liegen und bildet die nervale Grundlage für die segmentale Innervation.

> **Definition**
>
> Ein *Segment* ist das Einflussgebiet eines bestimmten Spinalnervs innerhalb der verschiedenen Gewebe:
> - Haut (Dermatom),
> - Skelettmuskulatur (Myotom),
> - Eingeweide (Enterotom),
> - vegetative Innervation von Gefäßen, Schweißdrüsen und Piloarrektoren (Haarbalgmuskulatur).

Die Begriffe „Neurotom" und „Sklerotom" sind ungenügend begründet; das Rückenmark ist nicht segmental gegliedert, und von der segmentalen Innervation des Knochens und des Bindegewebes weiß man zu wenig.

Dermatom

Taktile Afferenzen aus der Haut, die zu einer bestimmten Spinalwurzel ziehen, stammen aus einem relativ großen Areal, da sich mehrere Hautnerven zu einer Hinterwurzel vereinigen. Benachbarte Dermatome überlappen sich, so dass die Durchtrennung eines Spinalnervs keine Ausfälle der Berührungsempfindlichkeit nach sich zieht.

Hinsichtlich der Schmerzempfindung projizieren die Nervenfasern jedoch umschriebener auf eine bestimmte Hinterwurzel; die Versorgungsgebiete sind schmal, überlappen sich nicht, und bei Ausfall einer Hinterwurzel kommt es zu einem anästhetischen bzw. hyperästhetischen Hautstreifen. In den üblichen Dermatomschemata, die auf klinischen Beobachtungen von Zostereruptionen bzw. Hinterwurzelkompression infolge Bandscheibenprolapsen beruhen, wird diese Diskrepanz häufig nicht berücksichtigt.

> **Wichtig !**
>
> Die am Rumpf streifenförmigen Dermatome sind an den Extremitäten verwischt (Abb. 4.2). Ihr segmentaler Aufbau wird klarer vorstellbar, wenn man sich ihre Herkunft aus seitlich am Rumpf aussprossenden Extremitätenknospen vorstellt, wobei noch eine Drehung der Dermatome um die Längsachse der Extremitäten hinzukommt.

Die sog. Head-Zonen (**Abb. 4.3**) sind nicht ohne weiteres mit den Dermatomen identisch. Head beschrieb 1898 bei schmerzhaften Erkrankungen von Abdominalorganen typische segmentspezifische hyperalgetische Hautzonen, von der Form her kreisförmig oder oval, die sowohl an der Hinter- als auch an der Vorderseite des Rumpfes lokalisiert waren, jedoch nicht in Form streifenförmiger Dermatome. Streifenförmige Zostereffloreszenzen beobachtete erstmals v. Baerensprung im Jahre 1890.

Myotom

Die segmentale Gliederung der Muskulatur ist noch an der Interkostalmuskulatur und an der Segmentierung des M. rectus abdominis in Form der Inscriptiones tendineae erkennbar. Beim Aufbau von Hals-, Schultergürtel- und Extremitätenmuskeln kommt es zur Verschmelzung von Myotomen; die meisten Muskeln sind mehrwurzelig innerviert. Nur wenige Ausnahmen, die sog. Segmentkenn-

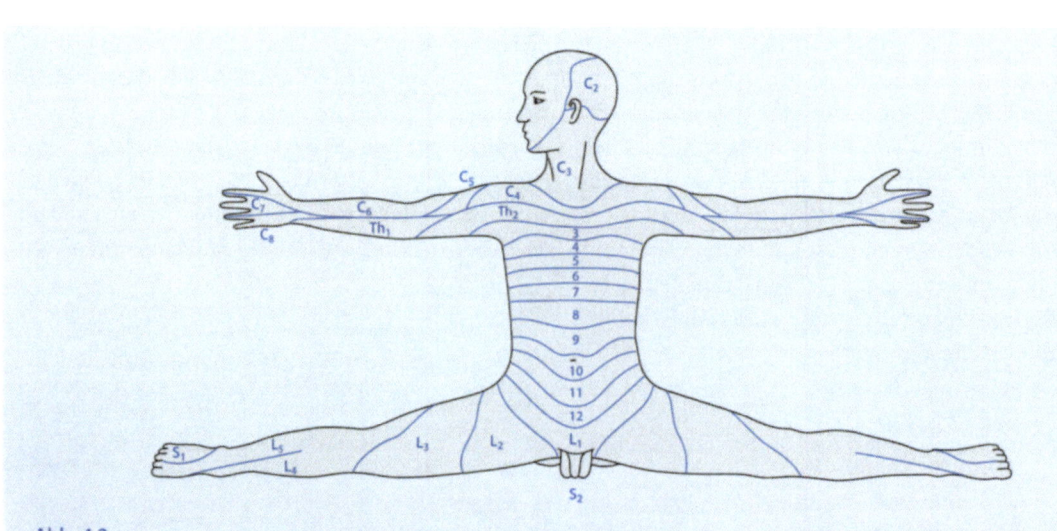

Abb. 4.2
Thorakal- und Extremitätendermatome. Letztere sind aus den Extremitätenknospen hervorgegangen

wandmuskulatur (McBurney-Druckpunkt) bzw. in der paravertebralen Muskulatur (Boas-Druckpunkt); sie sind damit der „défense musculaire" verwandt, sollen diagnostisch verwertet werden, bilden aber keinen therapeutischen Angriffspunkt.

Enterotom

Zur *Segmentspezifität* der inneren Organe herrscht keine vollständige Klarheit, da die segmentale Gliederung nicht ohne weiteres erkennbar ist. Durch die klinische Erfahrung (z. B. Enteritis regionalis) wird aber belegt, dass sie trotzdem vorhanden sein muss. Sie lösen häufig vegetative Reaktionen (Tachykardie, Tachypnoe, Schweißausbruch, Gänsehaut, Hautblässe, Unruhe) aus, da ein gemeinsamer Verlauf der viszerogenen Schmerzfasern mit den Sympathikusfasern vorhanden ist und da die Afferenzen aus den Eingeweiden nach den vegetativen und limbischen Arealen des Gehirns projizieren. Ihre diffuse, schwer lokalisierbare Ausbreitung hängt damit zusammen, dass viszerale Schmerzreize stets über mehrere Hinterwurzeln ins Rückenmark münden.

Neben der immer wieder angenommenen Segmentspezifität der inneren Organe existiert eine *Seitenregel* (Knotz 1926), die angibt, in welche Richtung die unpaarigen Organe projizieren:
- *nach rechts*: Leber, Galle, Duodenum, Ileum, Colon ascendens und Appendix,
- *nach links*: Herz, Magen, Pankreas, Milz, Jejunum, Colon descendens und Sigmoid.

Vegetative Innervation

Gefäße (Vasokonstriktion), Schweißdrüsen und Piloarrektoren (Haarbalgmuskulatur) werden durch das vegetative Nervensystem reguliert: Der Grenzstrang des Sympathikus reicht von C 8–L 2; alle Körperabschnitte oberhalb und unterhalb davon müssen daher aus diesen Segmenten mitversorgt werden. Die anatomischen Zusammenhänge sind nicht genau bekannt, man findet daher unterschiedliche Angaben. Eine *neuere Einteilung* gibt an:
- C 8–Th 2: Pupillomotorik, Herzfrequenz,
- Th 3–Th 4: Kopf und Hals,
- Th 5–Th 7: Arme,
- Th 11–L 2: Beine.

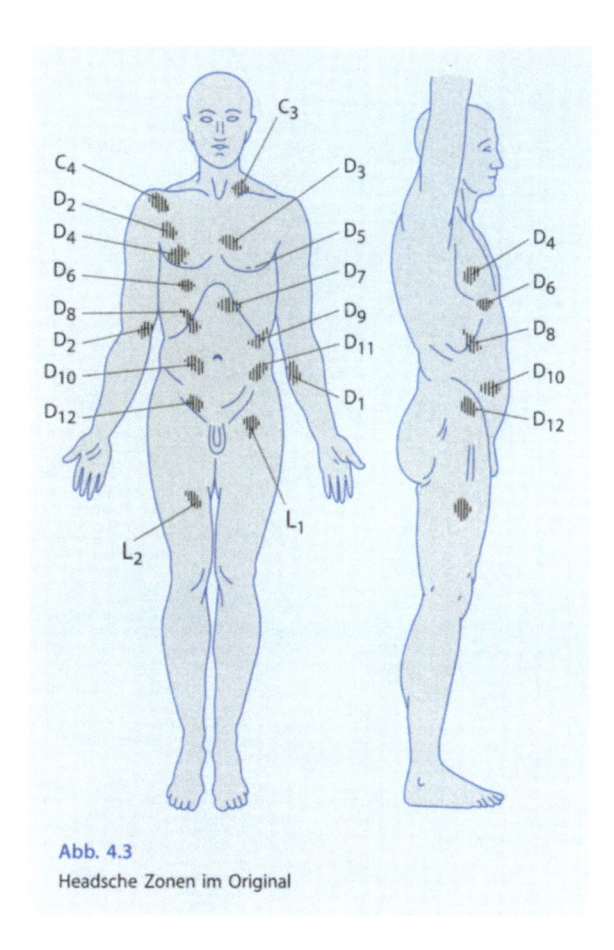

Abb. 4.3 Headsche Zonen im Original

muskeln, werden motorisch aus einer einzigen Spinalnervenwurzel versorgt. Auch die kleinen autochthonen Rückenmuskeln sind monosegmental innerviert, was sich jedoch dem klinischen Blick entzieht und nur elektromyographisch nachweisen lässt.

Man kann nicht davon ausgehen, dass an der Rumpfmuskulatur Dermatom und Myotom deckungsgleich liegen (**Abb. 4.4**). Im Gegenteil, es finden sich Interkostalmuskeln und kleine autochthone Rückenmuskeln zwei Etagen höher als das dazugehörige Dermatom. Ferner befinden sich zahlreiche Muskeln des Schultergürtels (Mm. pectoralis major et minor, M. deltoideus, M. serratus lateralis, M. latissimus dorsi) zwar unter Thorakaldermatomen, werden motorisch jedoch von Zervikalsegmenten innerviert.

Die von Mackenzie (1911) beschriebenen Maximalpunkte bei schmerzhaften Organerkrankungen entsprechen segmental ausgelösten tetanischen Muskelkontraktionen durch viszerogene spinale Reflexe in der Bauch-

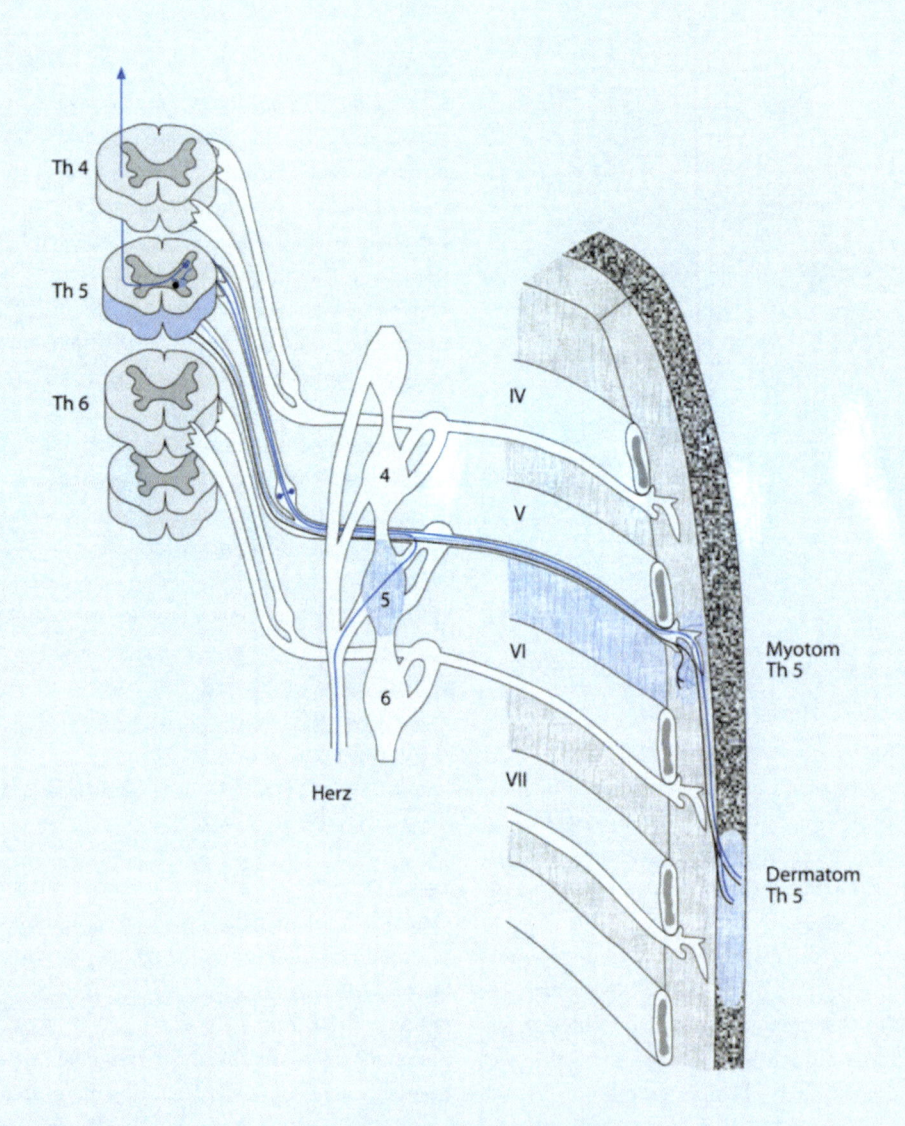

Abb. 4.4
Topographische Beziehungen von Dermatom und Myotom

> **Wichtig!**
>
> Die segmentalen vegetativen Efferenzen – wie beim Myotom beschrieben – sind ebenfalls nicht mit den gleichnamigen Dermatomen deckungsgleich; selbst am Rumpf liegen Dermatom, Myotom und vegetative Versorgung nicht untereinander. Diese komplizierten topischen Verschiebungen erklären aber auch, warum viszerogene Reizerscheinungen und ihre Reflexbeziehungen zu den Extremitäten bisher nicht genügend aufgeklärt sind.

Exkurs Das integrative Verständnis der segmentalen Innervation ist lückenhaft. Diese ungenügende Kenntnis wie auch differierende Angaben zur genauen Segmentzugehörigkeit eines bestimmten Areals oder Organs sind aber streng genommen nicht allzu relevant, denn:

1. Viszerale Afferenzen aus einem inneren Organ sind offenbar nicht immer deckungsgleich mit den vegetativen Efferenzen desselben Organs (obwohl in gemeinsamen Nervenstämmen verlaufend), so dass eine intersegmentale Reflexausweitung anzunehmen ist.
2. Bei einlaufenden Alarmmeldungen aus dem inneren Organ wird eine extramedulläre Reflexschaltung angenommen, indem kollaterale Fasern 2–3 Segmente miteinander verbinden. Diese Verkoppelung mehrerer Segmente verläuft entweder extramedullär über den Grenzstrang des Sympathikus oder auch über Zwischenneurone innerhalb des Rückenmarks. Dadurch kann es – besonders bei akuten oder überwertigen Krankheitserscheinungen – wiederum zur intersegmentalen Reflexausweitung kommen.
3. Das segmentale Bauprinzip als horizontales Funktionsgefüge wird in der Phylogenese immer mehr zugunsten eines vertikalen Durchgriffs (Integrationsapparat der langen Nervenbahnen im Rückenmark) verlassen.

4.1.5 Reflexschema der segmentalen Innervation

Alle Schmerzfasern und sensiblen Informationen, gleichgültig ob sie von der Haut, aus bindegewebigen Strukturen, der Muskulatur oder aus den Eingeweiden kommen, enden an den Hinterhornneuronen (**Abb. 4.5**).

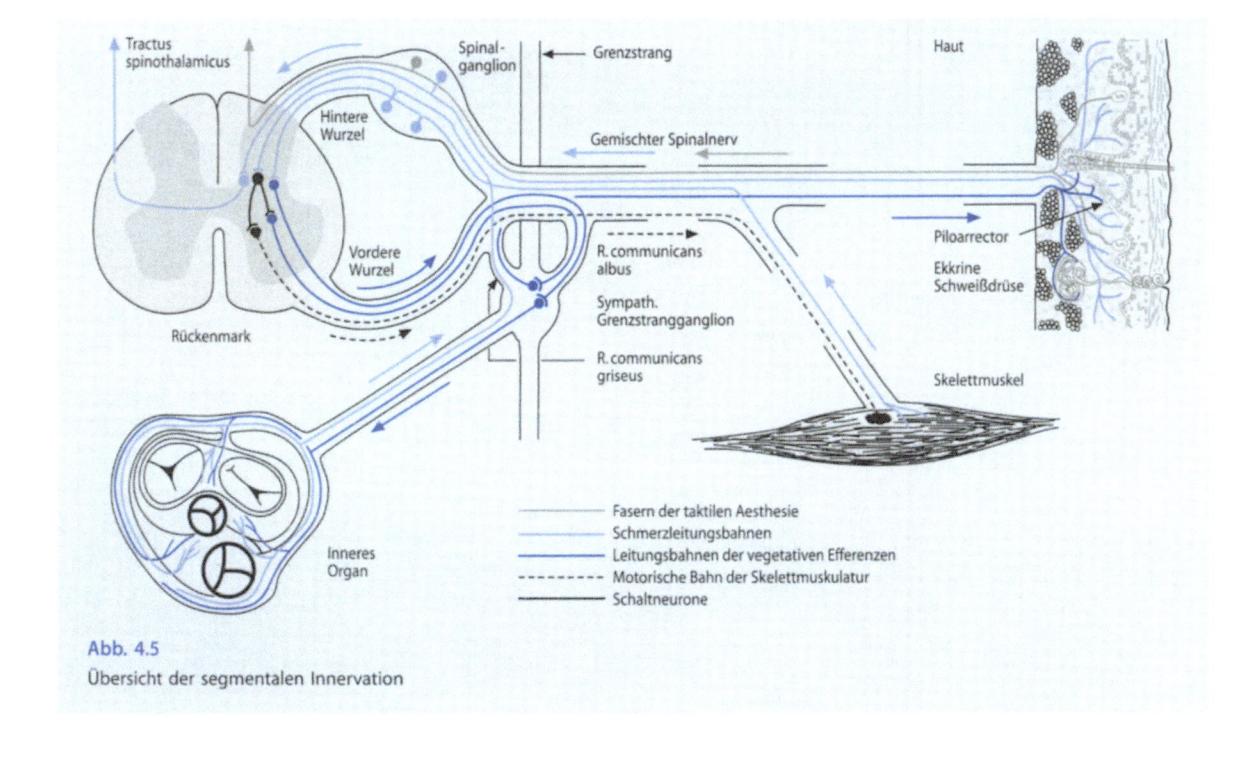

Abb. 4.5 Übersicht der segmentalen Innervation

Die Zahl der einlaufenden Impulse übertrifft um ein Vielfaches die Zahl derer, die nach zentral weitergeleitet werden können. Das Faserverhältnis der Peripherie gegenüber dem Tractus spinothalamicus wurde auf 10:1 geschätzt. Allein aus diesem Zahlenverhältnis lässt sich ableiten, dass es an dieser Stelle zu einer Reizverschmelzung (Konvergenz, Kumulation, Austausch) aller eintreffenden Impulse kommen muss.

Nach einer von Hansen u. Schliack (1962) postulierten und bisher nicht widerlegten Hypothese wird in den Hinterhörnern des Rückenmarks eine Reizausweitung unterstellt; d.h. bei zahlreichen sensiblen Informationen bzw. Schmerzimpulsen kommt es an den Hinterhornzellen zur Kumulation und dadurch zur Ausweitung der Schmerzimpulse in jene Bezirke, deren sensible Bahnen ebenfalls hier enden, z.B. vom erkrankten inneren Organ in das zugehörige Dermatom bzw. Myotom und umgekehrt vom schmerzerregten Dermatom in das segmentzugehörige innere Organ.

Eine zweifelsfreie Differenzierung ist dabei nicht immer möglich, denn:
— *Hautreize* werden in der Großhirnrinde überproportional repräsentiert und können jederzeit hinreichend differenziert und lokalisiert werden. *Eingeweidereize* dagegen haben eine geringere Repräsentation, werden uns im Allgemeinen nicht bewusst und können nicht genau lokalisiert werden.
— *Afferenzen aus der Haut* und *aus den Eingeweiden* konvergieren auf dasselbe sensible Neuron. Werden diese Impulse weitergeleitet, kann in der Hirnrinde eine sichere Differenzierung über die Herkunft dieser Reize nicht getroffen werden.

Lediglich die ungefähre Segmenthöhe und die Seitenspezifität bleiben zunächst erhalten (Ausweitung auf benachbarte Segmente ist denkbar). So ist es nicht überraschend, wenn in der Großhirnrinde Reize aus den Eingeweiden demzufolge in das zugehörige Dermatom oder auch Myotom fehllokalisiert werden.

Folgende *klinische Beispiele für Reflexkollateralen im Segment* belegen empirisch das Vorhandensein dieser segmentalen Zusammengehörigkeit:

> **Beispiel**
> — *Viszeroviszerale Reflexe.* Verbindungen zwischen verschiedenen inneren Organen, z.B. Darmparalyse bei Koliken im Bauchraum.
> — *Viszerokutane Reflexe.* Hyperalgetische Hautzone am Stamm bei akuter Cholezystitis bzw. Pankreatitis.
> — *Viszeromuskuläre (bzw. viszerosomatische) Reflexe.* Schmerzhafte Druckpunkte in der Muskulatur, z.B. McBurney-Druckpunkt bei akuter Appendizitis und Boas-Druckpunkt bei Ulcus ventriculi oder duodeni.
> — *Viszerovegetative Reflexe.* Störungen der Hautdurchblutung (gerötete, warme bzw. blasse und kalte Haut) bzw. Aktivierung der Schweißsekretion und/oder der Piloarrektoren (Gänsehaut) im Dermatom.

Die genannten Verschaltungen können theoretisch auch in umgekehrter Richtung als kutiviszeraler, somatoviszeraler (bzw. muskuloviszeraler) oder vegetativ-viszeraler Reflex ablaufen.

Damit ergibt sich der *therapeutische Ansatzpunkt für den Massagehandgriff*: Wenn es gelingt, die Zahl der an den Hinterhörnern einlaufenden Impulse zu verringern, wird auch deren Tendenz zur Ausweitung geringer werden. Wird durch die Massage der Tonus in der Muskulatur gesenkt, können auch die inneren Organe reflektorisch beeinflusst werden.

> **Fazit für die Praxis**
>
> Innerhalb des Segments bestehen enge reflektorische Verbindungen zwischen den verschiedenen Geweben. Aus der Kenntnis dieser Zusammenhänge ergeben sich folgende therapeutische Schlussfolgerungen:
> — Mit einer *hyperämisierenden Einreibung* im Dermatom versucht man reflektorisch auch eine *Durchblutungsverbesserung in der Tiefe* (Muskulatur, inneres Organ) zu erreichen.
> — Dermatomschemata sind allerdings nicht hilfreich bei der *Zuordnung muskulärer Befunde*; denn nirgendwo am Körper liegen Dermatom und Myotom genau untereinander.
> — Hyperalgetische Krankheitszeichen im Segment (Head-Zonen im Dermatom bzw. Mackenzie-Druckpunkt in der Muskulatur) bei Erkrankungen innerer Organe belegen zwar die segmentalen Zusammenhänge, sind aber *keine Massageindikation*.

- Der *Angriffspunkt des Masseurs* liegt ebenfalls *in der Körperdecke*: Durch detonisierende Handgriffe im Myotom gelingt es möglicherweise, die Zahl der an den Hinterhörnern einlaufenden sensiblen Afferenzen zu verringern. Dadurch wird die Tendenz zur intersegmentalen Reflexausweitung abnehmen. Insgesamt können damit die reflektorischen und algetischen Krankheitszeichen im Segment reduziert werden.

4.2 Grundlagen der spinalen Motorik

4.2.1 Bau und Funktion der Muskelspindeln

Eine spindelförmige Bindegewebskapsel umschließt eine kleine Anzahl quergestreifter Muskelfasern. Diese sog. intrafusalen Fasern liegen parallel zu den gewöhnlichen Muskelfasern (sog. extrafusale Fasern), die den eigentlichen Muskel – auch Arbeitsmuskulatur genannt – darstellen.

Morphologisch werden zwei Arten von *intrafusalen Fasern* unterschieden:
- *Kernsackfasern* („nuclear bag", NB-Fasern) (**Abb. 4.6 a**). 8 mm lang, kernreiches, nichtkontraktiles Mittelstück zwischen zwei quergestreiften kontraktilen Polen. Sie reichen über die Spindel hinaus und haben Kontakt zu den extrafusalen Fasern. Pro Spindel sind 1–4 Kernsackfasern vorhanden.
- *Kernkettenfasern* („nuclear chain", NC-Fasern). 4 mm lang, kürzer und dünner als die Kernsackfasern. In der ganzen Länge quergestreift, Kerne sind kettenförmig angeordnet, sie reichen nicht über die Spindel hinaus. Pro Spindel sind bis zu 10 Kernkettenfasern vorhanden.

Die Häufigkeit der Muskelspindeln schwankt erheblich (etwa um das 20fache) zwischen großen, flächigen Muskeln und kleinen Handmuskeln. In den kleinen Handmuskeln wie auch in der paravertebralen Muskulatur sind sie sehr zahlreich vertreten.

Afferente Fasern

Von den Muskelspindeln gehen aus:
- *Primäre sensible Endigungen (Anulospiralrezeptor)* (**Abb. 4.6 b**). Im Kernareal der intrafusalen Muskelfasern (bei beiden Fasertypen) liegen die sensiblen Endigungen spiralig um den Äquator der Faser gewunden; sie gehen in eine dicke, markhaltige Ia-Faser über und projizieren direkt und ohne Zwischenneurone auf das zum selben Muskel gehörende (homonyme) α-Motoneuron. Sie übertragen sowohl dynamische als auch statische Informationen und sind für den Muskeleigenreflex wichtig.
- *Sekundäre sensible Endigungen (Blütenrispenendigungen)*. Die Kernkettenfasern enthalten neben der beschriebenen anulospiralen Endigung eine zweite sensible Innervation, die sich an den Faserenden befindet; sie haben eine höhere Schwelle und eine geringere dynamische Empfindlichkeit als die primären Endigungen. Sie gehen in eine dünnere, gering myelinisierte II-Faser über, projizieren im Rückenmark auf Interneurone und sind nicht am einfachen monosynaptischen Reflexbogen beteiligt. Sie übertragen vorwiegend statische Informationen.

Motorische Innervation der Muskelspindeln

So wie die extrafusalen Muskelfasern von α-Motoneuronen versorgt werden, erhalten die intrafusalen Muskelfasern motorische Impulse von γ-Motoneuronen (**Abb. 4.6 c**). Auch hier werden zwei Typen der motorischen Innervation unterschieden:
- *Dynamischer γ-Fasertyp (γ_1-Fasern)*. Sie sind gering markhaltig und setzen mit ihren Endplatten an den Polen der Kernsackfasern an. Sie übermitteln dynamische Impulse an intrafusale Muskelfasern mit dynamischer Ia-Faser-Afferenz.
- *Statischer γ-Fasertyp (γ_2-Fasern)*. Sie sind dünner und setzen mit einem Nervengeflecht an den Enden der Kernkettenfasern an. Sie übermitteln vorwiegend statische Impulse an intrafusale Muskelfasern mit statischer Ia-Faser- und II-Faser-Afferenz.

Einfacher monosynaptischer Reflexbogen (phasischer Dehnungsreflex)

Bei der Dehnung des Muskels, und damit auch der Muskelspindeln (rasche kurzfristige Dehnung, wie beim Patellarsehnenreflex), werden Impulse von den primären

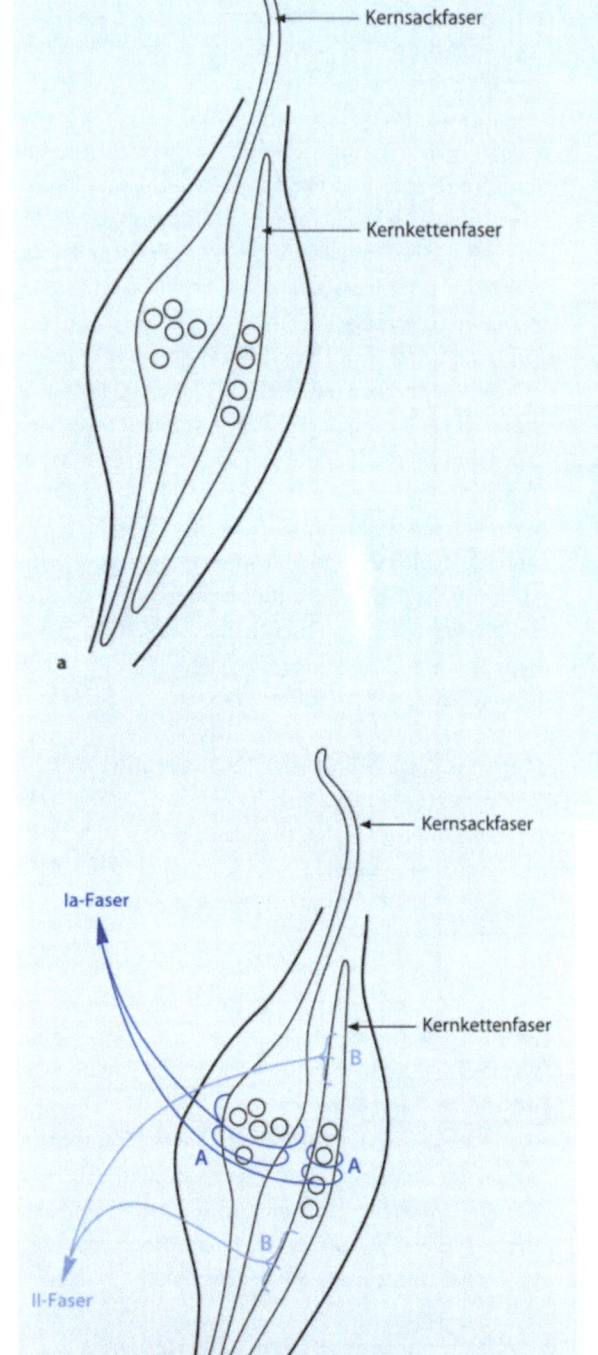

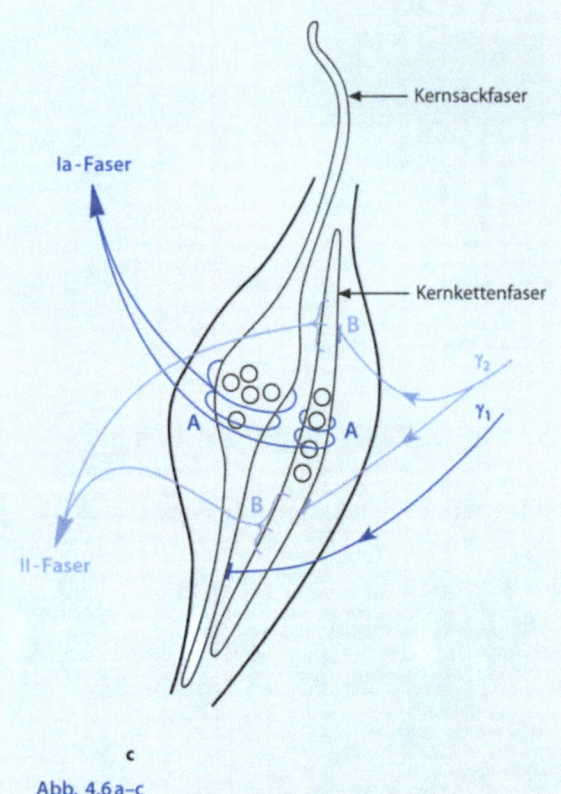

Abb. 4.6 a–c
Aufbau einer Muskelspindel. a Kernsackfasern und Kernkettenfasern, b Anulospiralrezeptor (A) und Blütenrispenendigungen (B), c motorische Innervation durch γ-Fasern

Muskelspindelendigungen über Ia-Fasern zum Rückenmark geleitet und monosynaptisch auf phasische α_1-Motoneuronen desselben Muskels übertragen. Es kommt zur kurzen Zuckung der extrafusalen Muskelfasern mit dem Ziel, die Dehnung zu kompensieren (Längenkonstanz des Muskels). Muskelspindelafferenzen bilden immer nur mit α-Motoneuronen des eigenen (homonymen) Muskels direkte erregende Synapsen. Diese klassische Auffassung wird neuerdings durch die Annahme ergänzt, dass vom phasischen Dehnungsreflex auch Verbindungen zum γ-System (s. Abschn. 4.2.2) bestehen können. Ansonsten ist dieser monosynaptische Reflex die einfachste Form des Reflexbogens, ohne weitere Verschaltungen, und daher wohl eher die Ausnahme als die Regel beim Zustandekommen einer Tonuserhöhung im Muskel.

Die Frage lautet aber: Wie kann eine bleibende Tonuserhöhung im Muskel ausgelöst werden?

Kontraktion der Muskelspindeln

Die Kontraktion der intrafusalen Muskelfasern wird durch γ-Motoneurone übermittelt. Länge und Spannung des Muskels ändern sich dabei nicht; dazu ist die Kontraktionskraft der intrafusalen Fasern zu gering. Sie reicht aber aus, um die intrafusalen Fasern zu dehnen und dadurch die primären sensiblen Muskelendigungen (Anulospiralrezeptor) zu erregen und durch Afferenzen über statische Ia-Fasern die homonymen, vorwiegend statischen α_2-Motoneuronen zu aktivieren. Damit wird eine tonische Spannungsvermehrung ausgelöst. Die Muskellänge folgt nunmehr der Spindellänge. Dieser Servomechanismus der sog. α-γ-Kokontraktion ist eher geeignet, eine bleibende Tonussteigerung im Muskel auszulösen als der phasische Dehnungsreflex.

> **Wichtig !**
>
> Es gibt zwei Möglichkeiten, bei einem Muskel eine Kontraktion auszulösen:
> - *direkt* durch Stimulation der motorischen α-Motoneurone, die die extrafusalen Fasern (sog. Arbeitsmuskulatur) innervieren,
> - *indirekt* über efferente γ-Neuronen, die über die intrafusalen Fasern den Dehnungseffekt auslösen.

Diese beiden Kontraktionsvarianten können sich theoretisch gegenseitig ergänzen oder abschwächen:
- Eine *vermehrte Aktivierung der Muskelspindeln* tritt ein bei:
  - intrafusaler Vorkontraktion über γ-Motoneurone,
  - gleichzeitiger rascher passiver Dehnung des Muskels.

  Bei intrafusaler Vorkontraktion (gesteigerte γ-Aktivität) ist die Schwelle des Muskeldehnungsrezeptors herabgesetzt; er reagiert empfindlicher auf passive Dehnung.
  Beides zusammengenommen führt zur Tonuserhöhung, im Extremfall zur Spastik.
- Eine *verringerte Aktivierung der Muskelspindeln* tritt ein bei:
  - extrafusaler Kontraktion über α-Motoneurone,
  - gleichzeitiger intrafusaler Erschlaffung (d.h. Nachlassen der γ-Aktivität).

Bei intrafusaler Erschlaffung (verminderte γ-Aktivität) kommt es zur Schwellenerhöhung des Muskeldehnungsrezeptors und zur Tonussenkung.

Regelkreis der Muskelspannung (tonischer Dehnungsreflex)

Der tonische Dehnungsreflex zur Konstanthaltung der Muskellänge ist für den Haltetonus der Stützmotorik (autochthone Rückenmuskulatur) von besonderer Bedeutung. Tonische γ_2-Efferenzen sind primär am Regelkreis beteiligt, indem sie intrafusale Fasern des Kernkettenrezeptors aktivieren. Dadurch werden die sekundären sensiblen Endigungen dieser intrafusalen Fasern (sog. Blütenrispenendigungen) auf eine veränderte Länge gebracht, was eine Reaktion der afferenten II-Fasern zur Folge hat. Diese aktivieren nun die zugehörigen α_2-Motoneurone, und die tonische Haltemuskulatur wird zur Kontraktion gebracht (**Abb. 4.7**).

Der normale Muskeltonus ist Ausdruck der jeweils bestehenden Aktivität des γ-Systems. Er wird als sog. plastischer Widerstand (bei passiver Bewegung) zwischen völliger Schlaffheit auf der einen und Spastizität auf der anderen Seite beschrieben.

> **Cave**
>
> Über die γ-Schleife und durch den tonischen Dehnungsreflex kann es zu einer permanenten Muskeltonuserhöhung kommen. Das führt zu Hartspann und Myotendinosen, bei chronischer Tonuserhöhung bis zur regressiven Muskelfaserschädigung.

Das γ-motorische System wird auch durch andere Faktoren beeinflusst: Psychische Einflüsse (überängstliche Patienten), Schmerzreize von der Haut, aus der Muskulatur oder den Gelenken u.a.

> **Beispiel**
>
> Bei *Schmerzreizen aus der Muskulatur* sind folgende Einflüsse vorhanden: Durch algogene Aktivierung bei der Katze werden die α-Flexor-Motoneurone erregt, während die α-Motoneurone der Extensoren gehemmt werden (sog. Flexorreflex). Wichtiger ist jedoch die Erregung der γ-Motoneurone, und zwar werden sowohl Flexoren als auch Extensoren kontrahiert. Andauernde Erregung der Nozizeptoren des Muskels erzeugt eine Dauerentladung der

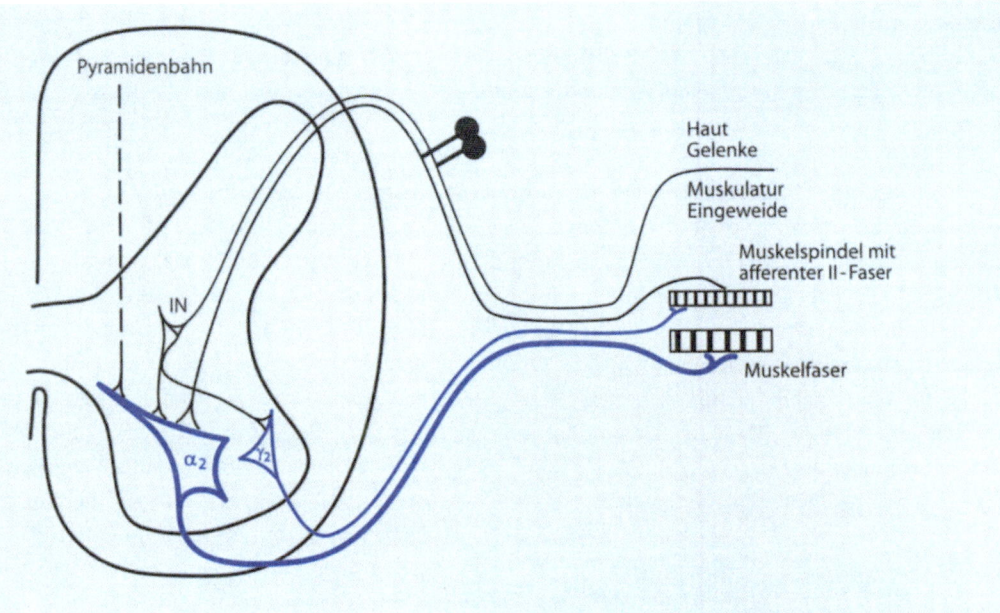

Abb. 4.7 α-γ-Kokontraktion (α_2 tonisches α-Motoneuron, γ_2 tonisches γ-Motoneuron, *IN* Interneuron)

γ-Motoneurone, was eine permanente Erhöhung des Muskeltonus über die γ-Schleife nach sich zieht.

Die relative Ischämie infolge der anhaltenden Tonuserhöhung sensibilisiert und aktiviert die schmerzauslösenden Substanzen, die ihrerseits wiederum zur vermehrten Erregung der γ-Motoneurone, zur erhöhten intrafusalen Vorspannung und damit zur Erregung auch der α-Motoneurone beitragen (mehrfach positiv rückgekoppelter Reflexkreis).

Einschränkend muss bemerkt werden, dass alle diese Erkenntnisse überwiegend am Tier, und zwar an der dezerebrierten Katze, gewonnen wurden; zum Vergleich am Menschen einer eher ungewöhnlichen Situation.

Des Weiteren ist bekannt, dass die Bewegungsmuster des Menschen zentral entworfen werden und durch gleichzeitige Innervation sowohl der α- wie auch der γ-Schleife zustandekommen. Dies betrifft zunächst nur die phasischen Bewegungsabläufe, während für die statische Innervation der Stützmotorik des Menschen noch keine detaillierten Erkenntnisse vorliegen. Deshalb kann man zunächst von der Gültigkeit der beschriebenen Hypothese ausgehen.

> **Fazit für die Praxis**
>
> Die intrafusale Vorspannung über γ-Motoneurone aktiviert die sensiblen Afferenzen zu tonischen α_2-Motoneuronen: Diese *gemeinsame α-γ-Kokontraktion* ist eher geeignet, eine bleibende Tonuserhöhung im Muskel auszulösen. Schmerzreize verstärken die Erregung von γ-Motoneuronen und intensivieren den α-γ-Servomechanismus. *Kontraktion der extrafusalen Arbeitsmuskulatur* dagegen kann eine erhöhte γ-Aktivität zum Verschwinden bringen.
> Im Hinblick auf die Massagewirkung ergibt sich daraus, dass es bei einer raschen, passiven Dehnung des Muskels (klopfende Handgriffe) zumindest vorübergehend zur Tonuserhöhung im Muskel kommt, was zu einer Aktivitätsminderung in den γ-Motoneuronen führt.

Abb. 4.8 Aufbau einer Sehnenspindel

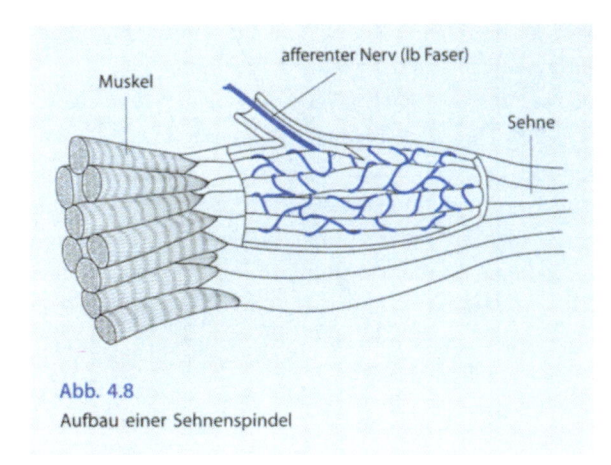

4.2.2 Bau und Funktion der Sehnenspindeln

Eine bindegewebige Kapsel umhüllt die Sehnenansätze von etwa 10 extrafusalen Muskelfasern. Diese sog. Golgi-Organe liegen nicht parallel wie die Muskelspindeln, sondern hintereinander (in Serie) zur extrafusalen Muskulatur (**Abb. 4.8**).

Afferente Fasern und Entladungsmuster

Die Sehnenspindeln projizieren auf Ib-Fasern. Ist der Muskel auf seine Ruhelänge gedehnt, entladen nur die primären Muskelspindelendigungen (Ia-Fasern), während die Sehnenspindeln (Ib-Fasern) stumm sind; denn ihre Schwellen liegen etwas höher als die der Muskelspindeln. Bei weiterer Dehnung reagieren die Muskelspindeln, und auch die Sehnenspindeln beginnen zu entladen.

Beide Spindeln sind *Proportional-Differentialfühler*:
- *„proportional"*: die Proportionalkomponente beinhaltet, dass die Entladungsfrequenz proportional der zunehmenden Dehnung zunimmt;
- *„differential"*: die Differentialkomponente bedeutet, dass die Entladungsfrequenz mit zunehmender Geschwindigkeit der Dehnung zunimmt. Bei Muskelspindeln ist die Differentialfühlerkomponente stärker ausgeprägt; bei den Sehnenspindeln weniger, sie sind mehr Proportionalfühler, d.h. sie vermitteln die jeweils aktuelle Spannung im Muskel und damit eine überwiegend statische Information.

Reflektorische Verschaltung der Ib-Fasern

Die Sehnenorgane haben im Rückenmark hemmende Verbindungen zum gleich lautenden statischen a_2-Motoneuron und erregende Verbindungen zum antagonistischen Motoneuron (**Abb. 4.9**). Sie werden durch die Spannung des Muskels aktiviert, sei es durch Dehnung, durch Kontraktion oder durch eine Mischung aus beiden. Die

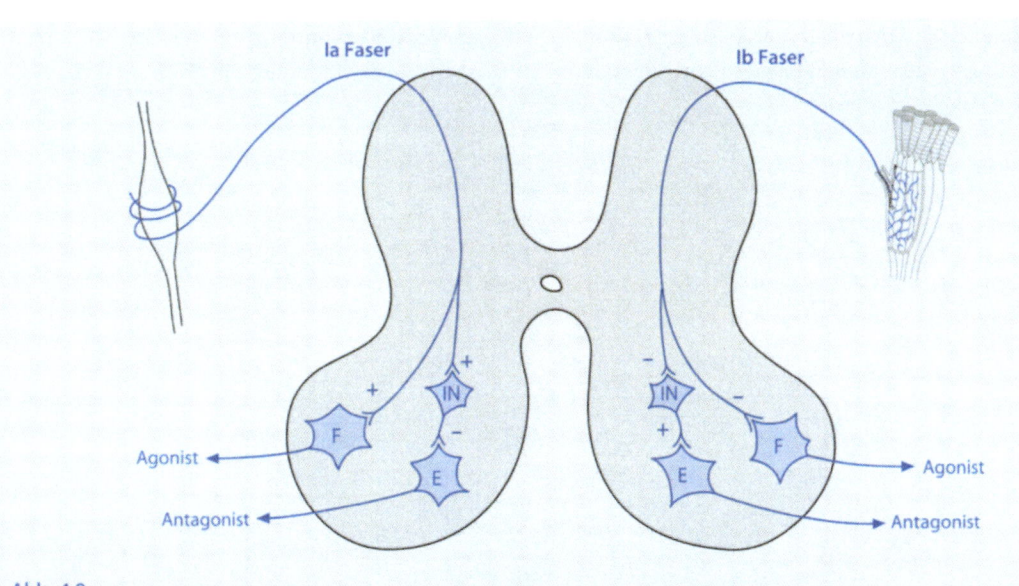

Abb. 4.9 Spiegelbildliche Verschaltung von Muskelspindeln und Sehnenspindeln im Rückenmark (*E* Extensor-Motoneuron, *F* Flexor-Motoneuron, *IN* Interneuron)

Hemmung der homonymen α-Motoneurone dient als Überlastungsschutz (autogene Hemmung). Umgekehrt kommt es bei Abnahme der Muskelspannung zur Abnahme der Impulsaktivität in den Ib-Fasern und damit zur Enthemmung (Disinhibition) der gleichnamigen (homonymen) α_2-Motoneurone.

> **Wichtig!**
>
> Vereinfacht betrachtet, sind die Ib-Fasern der Sehnenorgane auf segmentaler Ebene spiegelbildlich zu den Ia-Fasern der Muskelspindeln verschaltet.

**Kompletter Regelkreis
(Einfluss von Muskel- und Sehnenspindel)**
Wie bereits dargestellt, werden durch das *Längenkontrollsystem* des Anulospiralrezeptors *der Muskelspindeln* im Wesentlichen die phasischen Anteile (dynamische α_1-Motoneurone) des eigenen Muskels (d. h. langsame Dehnung reizt sie nicht) beeinflusst und spiegelbildlich dazu die Antagonisten (monosynaptischer Reflexbogen) (**Abb. 4.10**).

Die sog. Blütenrispenendigungen der Kernkettenfasern sind nicht an diesem einfachen Reflexbogen beteiligt, sondern projizieren im Rückenmark auf statische α_2-Motoneurone und auf Interneurone. Sie sind über polysynaptische Kollateralen im Bereich der Hinterwurzeln über das betreffende Segment hinaus verschaltet und dadurch am tonischen Dehnungsreflex mitbeteiligt.

Das *Spannungskontrollsystem der Sehnenspindeln* übt zunächst über schnell leitende Ib-Fasern und Zwischenneurone im Rückenmark eine Hemmwirkung auf statische α_2-Motoneurone aus, wodurch eine über den tonischen Dehnungsreflex zustande gekommene Kontraktion der Haltemuskulatur gehemmt wird. Die Sehnenspindeln steuern aber darüber hinaus auch den Tonus einer ganzen Extremität, d. h. auch andere Muskelgruppen, die über ein Gelenk hinausgehen.

Tipp
Therapeutische Ansatzpunkte für die dehnenden Handgriffe der Massage

– Eine *kurze und rasche Muskeldehnung* (phasischer Dehnungsreflex) bewirkt zwar eine zunehmende Reflexkontraktion. Durch eine rasche Überdehnung der Muskelspindeln bei Kontraktion der extrafusalen Muskelfasern soll es jedoch möglich sein, den Basiseffekt einer etwaigen γ-Stimulation zum Verschwinden zu bringen.
– Bei *anhaltender Dehnung* kommt der inverse Dehnungsreflex durch die Sehnenorgane ins Spiel, was über die α_2-Motoneurone zur Tonusminderung im betreffenden Muskel und in größerem Gebiet führt. Dabei ist die Geschwindigkeit der Kontraktion bzw. Deh-

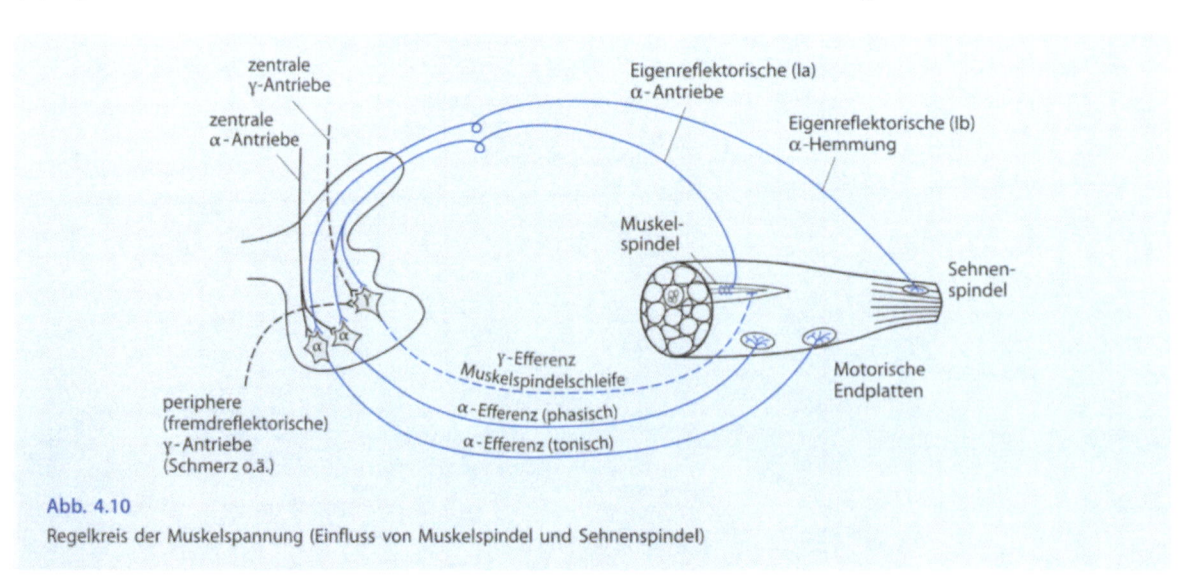

Abb. 4.10
Regelkreis der Muskelspannung (Einfluss von Muskelspindel und Sehnenspindel)

nung von Bedeutung: Um die Sehnenspindelhemmung an der Haltemuskulatur therapeutisch auszunutzen, sind langsame tonisch-dehnende Handgriffe wirksamer als rasche phasische Dehnungen.
- Verschiedene Begleitmechanismen begünstigen die *Hemmungseffekte über die afferenten Ib-Fasern*:
  - Tonische Vordehnung in Form einer unphysiologischen Dauerkontraktion (ausgelöst über die α-γ-Schleife) erhöht die Ansprechbarkeit der Sehnenspindeln.
  - Muskelermüdung nach vorangegangener Kontraktion der Arbeitsmuskulatur hemmt die Aktivität der Muskelspindeln (deren Schwellenwert niedriger liegt als der der Sehnenspindeln) und damit den Einfluss des phasischen Dehnungsreflexes.

> **Fazit für die Praxis**
>
> Eine Muskeldehnung bewirkt zwar eine zunehmende Reflexkontraktion, bei stärkerer Dehnung kommt jedoch der inverse Dehnungsreflex durch die Sehnenorgane ins Spiel. Dies führt durch die α_2-Motoneurone zu einer Tonusverminderung. Diese *Hemmung über Ib-Fasern* wird beeinflusst durch:
> - tonische Vordehnung des Muskels,
> - Muskelermüdung und
> - Geschwindigkeit der Kontraktion bzw. Dehnung.
>
> Insgesamt ist es denkbar, durch wiederholte – sowohl rasche als auch langsame – dehnende Handgriffe (dehnende Streichung, Knetung) am kontrakten, d.h. spannungsvermehrten Muskel zur Hemmung der statisch-tonischen α_2-Motoneurone, und damit zur Tonusminderung der Muskulatur beizutragen.

4.2.3 Bau und Funktion der Muskelfasern

Man unterscheidet im Wesentlichen zwei Arten von Muskelfasern:
- *Fast-twitch-Fasern* und
- *Slow-twitch-Fasern* (eigentlich sind noch die sog. Intermediärfasern zu nennen. Sie sind aber in diesem Zusammenhang ohne Bedeutung).

Jeder Muskel hat seinen prozentualen Anteil von Slow-twitch-, Fast-twitch- und Intermediärfasern. Die tonische Haltemuskulatur hat einen wesentlich höheren Anteil an langsamen Fasern als die phasischen Muskeln, die vorwiegend aus schnellen Fasern bestehen. Der Name leitet sich aus der Kontraktionsgeschwindigkeit ab. In metabolischer Hinsicht sind die Slow-twitch-Fasern für Dauerbeanspruchung ausgelegt; sie ermüden erst nach einigen hundert Kontraktionen und ihre Kapillarversorgung ist fast doppelt so hoch wie die der Fast-twitch-Fasern, die rasch ermüden.

Tabelle 4.1 zeigt eine Gegenüberstellung der wichtigsten Eigenschaften.

Slow-twitch-Fasern zeigen prinzipiell eine wesentlich höhere Muskelspindelversorgung, wie sie auch bei kleinen Muskeln zu finden ist, die für feine und präzise Bewegungen verantwortlich sind. Beispielsweise haben die kleinen okzipitalen und paraspinalen Muskeln der HWS 4- bis 10 mal mehr Muskelspindeln als der M. rectus femoris. In gemischten Muskeln sind die Spindeln niemals gleichmäßig verteilt, sondern finden sich besonders in der Nähe der Slow-twitch-Fasern.

Bei allmählich zunehmender Arbeitsleistung sind zunächst die kleinen motorischen Einheiten mit langsam kontrahierenden Fasern aktiv, die eine geringe, aber gut abstufbare Kraft entwickeln. Erst bei hohen Anforderungen treten die großen, phasischen Fasern in Aktion.

Das bedeutet aber, dass die Arbeitslast äußerst ungleich verteilt ist: Kleine Motoneurone und die dazugehörigen Muskelfasern sind viel häufiger in Aktion als große. Damit erklärt sich, dass die posturalen Muskeln der Haltemuskulatur viel eher zur Tonuserhöhung, Überlastungszuständen und zur Verkürzung neigen als phasische Muskeln.

4.2.4 Bau und Funktion der Gelenkrezeptoren

Die Gelenkkapsel wird bei Bewegungen gedehnt bzw. entdehnt, und die Mechanorezeptoren der Gelenkkapsel übermitteln Informationen über Gelenkstellung und Geschwindigkeit von Gelenkbewegungen; nicht jedoch über die einwirkenden Kräfte, das ist Aufgabe der Muskel- und Sehnenspindeln. Gelenkrezeptoren sind dabei den Muskelspindeln hierarchisch übergeordnet, was ihren hemmenden Einfluss auf die Muskulatur betrifft.

Tabelle 4.1 Gegenüberstellung von Fast-twitch- und Slow-twitch-Fasern

Phasische Motoneurone für schnelle Bewegung	Tonische Motoneurone für die Haltemuskulatur
– Große a_1-Motoneurone	– Kleine a_2-Motoneurone
– Axone mit großem Durchmesser, schnell leitend, versorgen zahlreiche Muskelfasern (bilden große motorische Einheiten)	– Dünne Axone, langsam leitend, versorgen wesentlich weniger Muskelfasern (bilden kleine motorische Einheiten)
– Die von ihnen innervierten Muskelfasern gehören zum großen, blassen, schnell kontrahierenden Typ	– Die von ihnen innervierten Muskelfasern sind dünn, rot, kontrahieren sich langsamer
– Entwickeln eine große Spannung, ermüden rasch	– Entwickeln eine geringe Spannung, ermüden nicht so leicht
– Depolarisation bzw. Eigenentladung erfolgt mit hoher Frequenz, die rasch abfällt (Adaptation)	– Depolarisation erfolgt mit niedriger Eigenfrequenz, lang anhaltenden Entladungen, die nur wenig adaptieren
– Vollständiger Tetanus bei hoher Erregungsfrequenz (40–50 Hz)	– Vollständiger Tetanus bei niedriger Erregungsfrequenz (10–20 Hz)
– Enthalten wenig mitochondriale ATPase	– Enthalten reichlich mitochondriale ATPase
– Kurze Zuckungsdauer für fein abgestufte Bewegungen, z. B. Augenmuskeln oder kleine Handmuskeln	– Reagieren langsam mit längerer Latenz für lang anhaltende Kontraktion, z. B. Rückenmuskulatur zur Aufrechterhaltung der Körperhaltung

In der Gelenkkapsel sind folgende *Mechanorezeptoren* vorhanden:
- Typ-I-Mechanorezeptoren,
- Typ-II-Mechanorezeptoren,
- Typ-III-Mechanorezeptoren.

Typ-I-Mechanorezeptoren. Sie befinden sich in den äußeren Schichten der Gelenkkapsel. Sie adaptieren langsam, ihre Afferenzen gelangen über den R. dorsalis des Spinalnervs zu den Hinterhörnern. Sie projizieren auf die tonischen a_2-Motoneurone der Achsen- und Extremitätenmuskulatur, und nozizeptive Reize werden durch sie gehemmt.

Typ-II-Mechanorezeptoren. Sie befinden sich in den tieferen Schichten der Gelenkkapsel. Sie adaptieren rasch, die Afferenzen gelangen ebenfalls über den R. dorsalis des Spindelnervs zu den Hinterhörnern. Sie projizieren auf die phasischen a_1-Motoneurone der Achsen- und Extremitätenmuskulatur. Auch sie hemmen vorübergehend die nozizeptiven Reize aus der Gelenkkapsel.

Typ-III-Mechanorezeptoren. Sie befinden sich nicht in der Gelenkkapsel, sondern in den gelenknahen Sehnenansätzen und Ligamenten. Sie ähneln den Golgi-Sehnenorganen und haben wie diese einen reflektorisch hemmenden Einfluss auf die a-Motoneurone.

Alle drei Typen der Gelenkkapselrezeptoren sind auf Flexion/Extension, Abduktion/Adduktion und Rotation spezialisiert. Es gibt Proportional-Differential-Rezeptoren (signalisieren den Absolutwert der Spannung wie auch die Geschwindigkeit der Änderung) wie auch reine Differentialrezeptoren (sind nur während der Bewegung bzw. Stellungsänderung tätig). Allerdings ist die Verschaltung der Gelenkrezeptoren im Rückenmark vollkommen unbekannt.

Nozizeptive Rezeptoren. Sie befinden sich ubiquitär in der Gelenkkapsel, Synovialmembran, in den periartikulären Strukturen wie Verstärkungsbändern, Sehnenansätzen, aber auch in der Muskulatur, Binde- und Fettgewebe sowie Nerven und Gefäßen in der Gelenkumgebung. Die Schwelle der Nozizeptoren ist höher als die der Mechanorezeptoren. Sie sprechen auf chemische Reize von Entzündungsmediatoren, Dislokation der Gelenkflächen, aber auch auf unphysiologischen Druck auf die Gelenkkapsel bei brüsker Bewegung, Extremstellung, Dauerhaltung etc. an. Der Gelenkknorpel selbst ist nur druck-, jedoch nicht schmerzempfindlich. Werden die Nozizeptoren gereizt, kommt es zur Schmerzauslösung und zur reflektorischen Beeinflussung der phasischen Muskulatur (schmerzreflektorische Hemmung).

4.2.5 Neuroreflektorische Kopplung zwischen Rumpfmuskulatur und Achsenskelett

Die reflektorische Kopplung zwischen den verschiedenen Strukturen der Wirbelsäule – die ja primär gar keine „Säule" ist – über den beschriebenen myostatischen Reflexbogen ist besonders eng. Dem dient zunächst eine aufwendige sensible Innervation des intervertebralen Bewegungssegments. Morphologische Grundlage ist dabei der Spinalnerv mit seinen Verzweigungen.

Der N. spinalis entsteht durch die Vereinigung der vorderen und hinteren Wurzel des Rückenmarks am Eingang in das Zwischenwirbelloch (Canalis intervertebralis). Unmittelbar nach dem Durchtritt zweigen von ihm folgende Äste ab:
- *N. sinuvertebralis* (Luschka); auch R. recurrens oder R. meningeus des Spinalnervs genannt (**Abb. 4.11**). Er zieht rückläufig in den Spinalkanal hinein und versorgt das Periost, das Knochenmark, die äußeren dorsalen Faserringe der Zwischenwirbelscheiben, das Lig. longitudinale posterior, die Innenseite der Ligg. flava, das Periost innerhalb der Wirbelbögen und die hintere Zirkumferenz der Dura mater spinalis. Der Nerv anastomosiert dabei mit Nachbarsegmenten und mit der gegenüberliegenden Seite.
- *R. posterior.* Er teilt sich bald in einen R. medialis und R. lateralis.
  - *R. medialis.* Er versorgt die Vorder- und Hinterseite der Wirbelgelenkkapsel und deren Synovia. Anschließend zieht er abwärts und endet im Lig. interspinosum des nächst tieferen Bewegungssegments (d. h. der R. medialis Th 12 zieht bis zum Lig. interspinosum, das zwischen L 1 und L 2 ausgespannt ist). Während dieses Verlaufs versorgt er das Periost der Dornfortsätze, die Ligg. flava von außen und die tiefe genuine Rückenmuskulatur (Mm. rotatores, multifidus und semispinalis).
  - *R. lateralis.* Er versorgt die genuine lange Rücken- und Nackenmuskulatur, die Faszien und die Haut (Dermatome).
- *R. communicans (griseus et albus).* Er stellt die Verbindung zu den paravertebralen Grenzstrangganglien des Sympathikus her. Der R. communicans albus enthält Fasern des I. sympathischen Neurons, die vom Seitenhorn des Rückenmarks über die vordere Wurzel zum Grenzstrangganglion verlaufen. Im Ganglion wird der

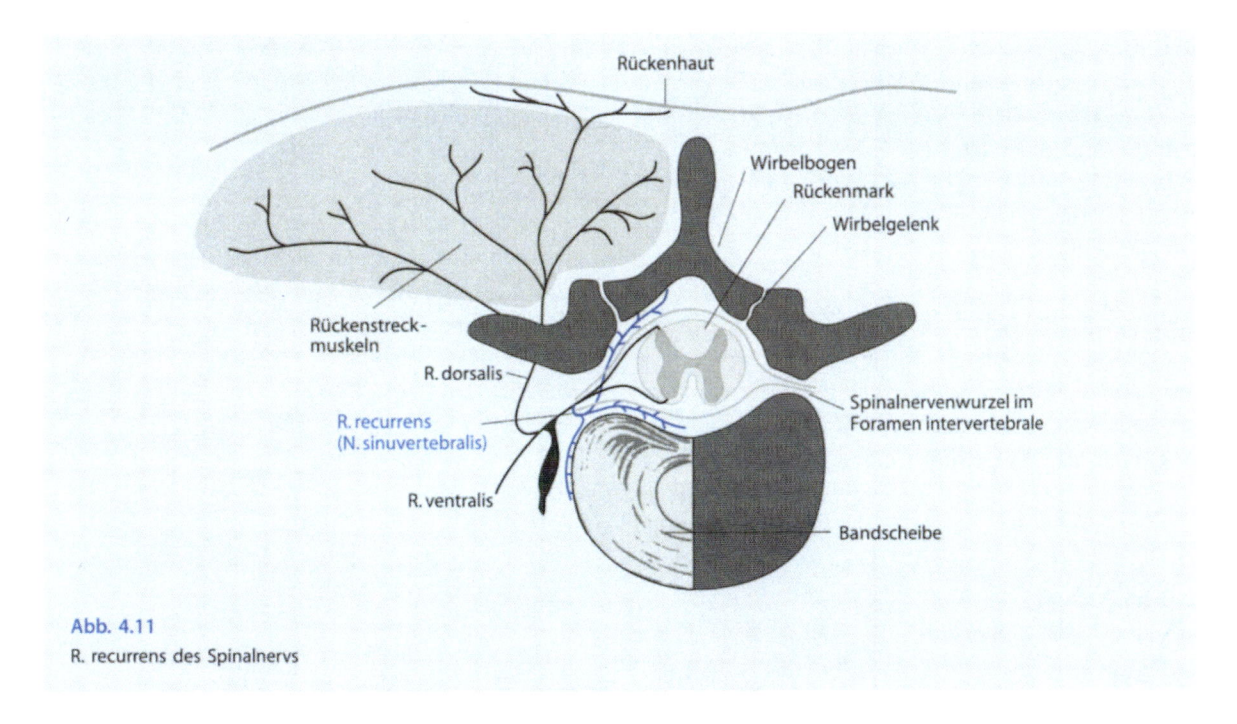

Abb. 4.11
R. recurrens des Spinalnervs

größte Teil der Fasern auf das II. Neuron umgeschaltet und zieht als postganglionäre marklose graue Faser (R. communicans griseus) wieder zum Spinalnerven zurück, um mit diesem als sympathische Fasern die Gefäße sowie die Drüsen und Piloarrektoren der Haut zu innervieren. Eine scharfe Trennung zwischen spinalen und sympathischen Fasern ist in der Peripherie nicht mehr möglich.

- *Sympathikus.* Alle vorderen Anteile des Achsenskelettes wie vordere Zirkumferenz der Wirbelkörper, Periost, Knochenmark und das Lig. longitudinale anterior werden von Fasern versorgt, die aus dem Grenzstrang stammen und die ebenfalls mit Nachbarsegmenten anastomosieren.
- *R. anterior.* Gemischter Nerv; jedoch ganz überwiegend motorisch. Es werden die ventrale Rumpfmuskulatur und die Extremitäten (als Ausstülpungen der ventralen Rumpfwand) motorisch versorgt. Der sensible Anteil innerviert die Haut der vorderen und seitlichen Bauchwand.

Pathogenetische Mechanismen bei Veränderungen des Achsenorgans

Ausgangspunkt ist die Bandscheibendegeneration mit Prolaps und direkter Irritation der Spinalnervenwurzeln oder die Höhenabnahme mit dadurch ausgelösten Störungen der biomechanischen Verhältnisse:

- Blockierung der kleinen Wirbelgelenke und Kostovertebralgelenke, Gefügelockerung im Bewegungssegment mit Instabilität,
- knöcherne Veränderungen mit spondylogenen Randwülsten und schließlich
- Versteifung.

Die Frage lautet: Wie rufen degenerative Veränderungen an der Wirbelsäule eine Erhöhung des Muskeltonus bzw. ausgedehnte Muskelverspannungen hervor?

- *Bandscheibendegeneration* mit direkter mechanischer Reizung der Hinterwurzel durch prolabiertes Bandscheibengewebe führen zum schmerzreflektorischen Hartspann mit dem Ziel der muskulären Fixierung des gereizten Bewegungssegments (reflektorische Schonhaltung).
- *Spondylogene Randwülste* an den Wirbelkörpern oder den kleinen Wirbelgelenken können ebenso zur direkten mechanischen Reizung des Spinalnervs beitragen. Mechanische Reizung des N. sinuvertebralis (bei Diskographien) oder Operationen an der vorderen Zirkumferenz der Bandscheibe (Fusionsoperationen von ventral) führten zu starken und anhaltenden Muskelverspannungen im Bereich der Rückenmuskulatur; entsprachen jedoch nicht der typischen Segmentzuordnung.
- *Gefügelockerungen durch Höhenabnahme der Bandscheibe* führen zur Instabilität. Das wird anfangs durch die Muskulatur ausgeglichen und bleibt klinisch latent. Besteht eine Fixierung oder Versteifung an irgendeiner Stelle (Blockwirbel, Morbus Scheuermann, Flachrücken, Totalkyphose), werden die übrigen Segmente bei Bewegungen vermehrt beansprucht und belastet. Dies führt neben der Überbeanspruchung der Muskulatur zur Fehl- bzw. Mehrbelastung auch des Bandapparats und der kleinen Wirbelgelenke.
- *Funktionelle Wirbelgelenkblockierungen* sind aktuelle Fehlstellungen der Wirbelgelenke, die nach ruckartigen unvorhergesehenen Drehbewegungen, unphysiologischen Dauerhaltungen im Schlaf o. ä. auftreten können. Die genaue Ursache ist bisher unklar, möglicherweise verhindern Unregelmäßigkeiten in der Gelenkfläche das Zurückgleiten in die Normalstellung und damit tritt eine reflektorische Tonuserhöhung in der Muskulatur als zusätzliches Hindernis auf. Derartige Blockierungen der kleinen Wirbelgelenke verursachen durch den Reizzustand der Gelenkkapseln und der Ligamente sowohl heftige Schmerzen als auch starke Muskelverspannungen.

> **Wichtig!**
>
> Veränderte Wirbelsäulenstatik bedeutet, dass die Muskulatur auf der konvexen Seite der Skoliose eine ständig erhöhte Aktivität aufweist, reflektorisch ausgelöst durch die vermehrte Dehnung (entsprechend in der Sagittalebene bei Rundrücken). Ziel ist eine muskuläre Kompensation der statischen Insuffizienz, das bedeutet Tonuserhöhung.

Folgeerscheinungen in der Körperdecke

Aufgrund dieser Störimpulse aus der Wirbelsäule resultieren folgende *Weichteilmanifestationen*:
- Tonuserhöhung in der Muskulatur,
- Beeinträchtigung der Kapillardurchströmung und des Metabolismus,
- Myalgie,
- schmerzreflektorische Dauerkontraktion,
- Ermüdung und Kontraktur,
- morphologische Veränderungen im Muskel.

Tonuserhöhung in der Muskulatur. Alle bisher angeführten anatomischen und funktionellen Zusammenhänge lassen eine enge neuroreflektorische Kopplung zwischen knöchernen, bindegewebigen und kontraktilen Strukturen am Achsenorgan erkennen, damit aus den genannten Einzelelementen schließlich eine stabile Wirbelsäule werden kann. Alle sensiblen Informationen, die über das Hinterhorn im Rückenmark einlaufen, werden letztlich auf das α-Motoneuron umgeschaltet, so dass die motorische Vorderhornzelle (bzw. der R. anterior und posterior des Spinalnervs) zur gemeinsamen motorischen Endstrecke des gesamten sensorischen Inputs wird (**Abb. 4.12**). Neben der Schmerzauslösung ist damit nur eine mögliche Konsequenz programmiert: Die Tonuserhöhung in der Muskulatur über die α-γ-Kokontraktion. Die resultierende sekundäre Tonuserhöhung wird – unabhängig von der auslösenden Ursache – so lange anhalten, wie die primäre Wirbelsäulenstörung fortbesteht.

Beeinträchtigung der Kapillardurchströmung und des Metabolismus. Infolge des gesteigerten Muskelbinnendrucks innerhalb der Faszie während der Kontraktion kommt es zur Drosselung der kapillaren Blutdurchströmung und damit zur relativen Ischämie. Die Folgen sind Gewebsazidose und Behinderung des Muskelstoffwechsels, besonders die Störung der Resynthese von ATP. Betrachtet man den molekularen Mechanismus der Muskelkontraktion, wird klar, dass die Grundlage der Kontraktion die Bildung von Komplexen aus Myosin, Aktin und ATP ist. Neben der Energielieferung für die Muskelkontraktion hat ATP noch einen Weichmachereffekt auf das kontraktile System. Nur bei Anwesenheit von ATP löst sich die Bindung zwischen Myosin- und Aktinfilamenten am En-

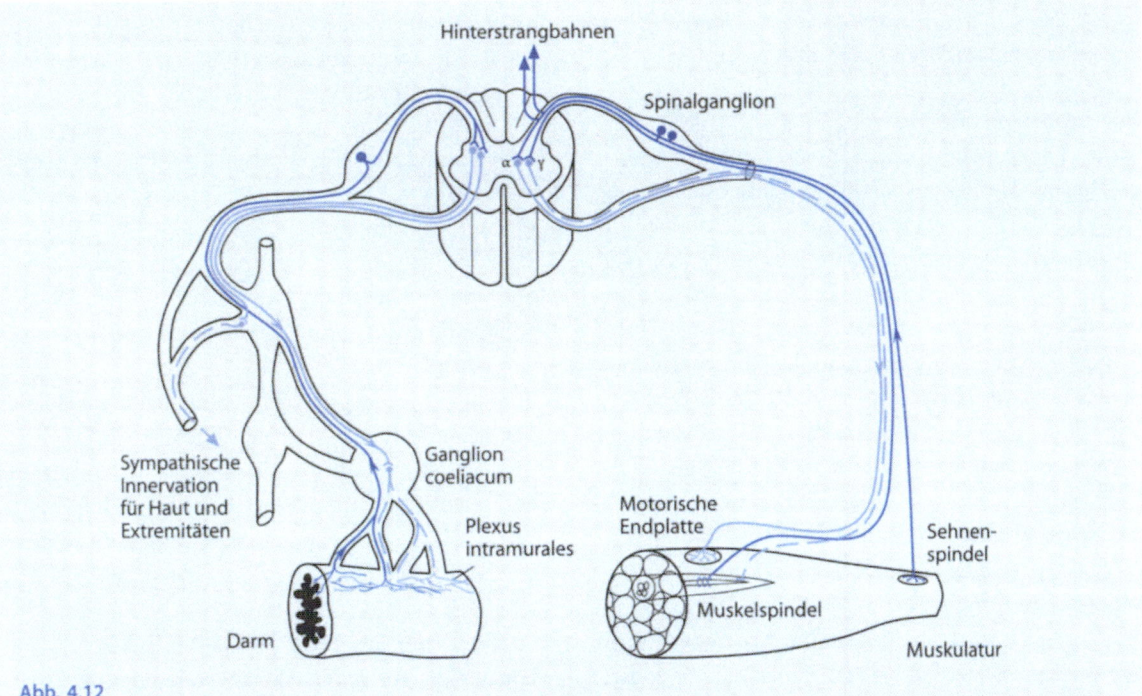

Abb. 4.12 Gemeinsame motorische Endstrecke für quergestreifte und glatte Muskelfasern

de einer Kontraktion wieder. Sinkt in einem Muskel die ATP-Konzentration wegen einer Drosselung der Durchblutung ab, kann der Muskel nicht erschlaffen, er bleibt hart bzw. kontrakt.

Myalgie. Ischämie, Hypoxie, Azidose und ATP-Mangel bilden im Muskel die Grundlage des Schmerzes, der Myalgie. Die Freisetzung körpereigener algogener Substanzen durch die lokale Azidose führt zur Erregung von Afferenzen, denn diese Schmerzsubstanzen werden bei eingeschränkter Durchblutung nicht genügend ausgewaschen.

Eine zusätzliche Beanspruchung, z.B. eine unkoordinierte Bewegung, lokale Überbelastung, Unterkühlung, somatischer Tiefenschmerz, psychisch ausgelöste Verspannung und andere Faktoren (entzündliche, allergische, endokrine) genügen schließlich zur Auslösung des myalgischen Syndroms. Es kommt zum Zusammenbruch der Kompensationsmechanismen, durch die Schmerzen wird das Krankheitsbild manifest. Folge der Überlastung bzw. der schmerzreflektorisch ausgelösten Muskelverspannung sind weitere Reizzustände der kleinen Wirbelgelenke und gesteigerte Irritationen nervöser Strukturen mit zunehmender schmerzreflektorischer Verspannung der Rückenmuskulatur.

Schmerzreflektorische Dauerkontraktion. Durch diese positive Rückkopplung entsteht ein Circulus vitiosus aus Schmerz, Muskelspasmus, Funktionseinschränkung der Muskulatur und Beeinträchtigung der gesamten Wirbelsäulenstatik. Der myalgische Prozess gerät in den Zustand der „self-perpetuation" und übernimmt die führende klinische Symptomatik: Die ursprünglich enge neuroreflektorische Kopplung zur sinnvollen Tonusregulation ist außer Kraft gesetzt, stattdessen findet eine Entgleisung in die schmerzreflektorische Dauerkontraktion statt und der Weg zur Tendomyose bzw. Myogelose ist gebahnt.

Ermüdung und Kontraktur. Durch diese unphysiologische Dauerbeanspruchung kommt es in der überforderten Muskulatur zu Ermüdungserscheinungen. Die Ausdauer eines Muskels ist mit der Maximalkraft korreliert: Wird eine bestimmte Schwelle – bei ca. 15% der Maximalkraft – überschritten, nimmt die Ausdauer rapide ab. Bei einförmiger und erzwungener Fehlbelastung ist es vorstellbar, dass diese Ermüdungsschwelle überschritten wird. Der Muskel kann sich dann nicht mehr entspannen, was zur fibrösen Fixation und zur Leistungsabnahme im Sinne eines Trainingsverlustes führt. Mit der Reduktion der Muskelkraft verringert sich dann wiederum die Ausdauer.

Kontraktur und Leistungsinsuffizienz des ermüdeten Muskels führen zum verringerten Kontraktionseffekt. Es resultiert zwar die Rekrutierung neuer motorischer Einheiten, was aber bedeutet, dass der kontraktile Muskeltonus weiter ansteigt. Dadurch kommt es zur Ausweitung des beschriebenen Circulus vitiosus, zum Defizit an statischer Haltearbeit und zur Verstärkung der anfänglichen Dysfunktion.

Morphologische Veränderungen im Muskel bei unphysiologisch erhöhtem Dauertonus. Das Substrat ist der klinisch bekannte und tastbare Muskelhypertonus, die Myogelose oder der sog. „Trigger Point", und entspricht verschiedenen Schweregraden einer hypoxisch geschädigten Muskulatur. Wie beschrieben, führt die schmerzreflektorische Dauerkontraktion der Muskulatur mit relativem O_2-Mangel über Ischämie, Hypoxie und Azidose zur degenerativen Schädigung der Muskelfibrille mit wellenförmiger Struktur, Verlust der Querstreifung, Anhäufung von Nuklei und weiterer Destruktion. Diese Veränderungen können – wie Faßbender (1975) gezeigt hat – bis zu einer völligen Muskelzellnekrose führen. Er fand elektronenoptisch alle Phasen des Parenchymuntergangs, d.h. von der Zerstörung der kontraktilen Substanz im Bereich der I-Bande einzelner Myofibrillen bis zur totalen Nekrose ganzer Muskelfasern.

Im Einzelnen werden vier Stadien unterschieden:
- *Stadium I.* Schwellung der Mitochondrien, mottenfraßähnliche Zerstörung der Myofilamente im Bereich der I-Bande.
- *Stadium II.* Untergang der Myofilamente im Bereich der I-Bande (die Z-Streifung bleibt noch erhalten). In größeren Arealen ist die regelrechte Struktur der Sarkomere (das Sarkomer ist die kleinste Einheit einer Myofibrille zwischen zwei Z-Scheiben) völlig aufgehoben und Sarkomerreste liegen unregelmäßig durcheinander.
- *Stadium III.* Isolierte Kondensation einzelner Myofilamente bis zur großflächigen Verklumpung zahlreicher Myofibrillen.

- *Stadium IV.* Die kontraktile Substanz ist völlig aufgelöst, es bleibt nur feingranuliertes nekrotisches Material zurück.

Dieser Degenerationsprozess ist offenbar nicht von den histologischen Kennzeichen der Entzündung begleitet, jedoch wurden histochemisch Glykogenansammlungen gefunden. Dies gilt als Indiz für eine stattgefundene Hypoxie, weil dabei der Glykogenabbau vermindert ist. Mittels O_2-Elektrode ließ sich diese Hypoxie im Trigger Point auch direkt nachweisen, aber nicht in den Regionen außerhalb. Histochemisch ließ sich auch der Mangel an ATP nur im Trigger Point nachweisen. Außerdem fanden sich hier metachromatische Substanzen, deren Bedeutung noch fraglich ist. Dies lässt darauf schließen, dass noch nicht alle morphologischen Fragen im Zusammenhang mit Trigger Points gelöst sind. Verdienstvoll ist jedoch der theoretische Versuch, den kontinuierlichen Übergang von der funktionellen Tonuserhöhung im Muskel bis zur totalen Muskelzellnekrose klarzustellen.

> **Fazit für die Praxis**
>
> In der Muskulatur resultiert eine *sekundäre Tonuserhöhung* im Rahmen der engen neuroreflektorischen Kopplung innerhalb des Achsenorgans, wobei als *gemeinsame motorische Endstrecke* auf das α-Motoneuron alle sensorischen Einflüsse mit der einzig möglichen Konsequenz der Tonuserhöhung umgeschaltet werden. Dies führt im Muskel zur relativen *Ischämie*, d.h. zur Beeinträchtigung der kapillaren Durchströmung. Weitere Folgen sind *Hypoxie, Azidose* und *Myalgie*. Durch eine positive Rückkopplung kommt es zur Entgleisung in eine *schmerzreflektorische Dauerkontraktion*, was die führende klinische Symptomatik bestimmt. Die hypoxisch geschädigte Muskulatur zeigt *Degenerationszeichen* und alle Stadien des Gewebsuntergangs bis zur völligen Nekrose der kontraktilen Substanz.

4.3 Reflektorische Veränderungen in der Muskulatur und im Bindegewebe

4.3.1 Muskuläre Veränderungen

> **Definition**
>
> Es handelt sich um Zonen mit pathologisch gesteigerter Eigenreflexerregbarkeit in der Muskulatur.

Klinisches Erscheinungsbild

Es finden sich unterschiedlich ausgeprägte Tastbefunde:
- *Reflektorischer Hypertonus.* Flächig oder umschrieben (strohhalm- bis bleistiftdick bzw. dattelkernförmig) in der Ausdehnung.
  Beide sollen in Narkose verschwinden, und elektromyographisch lassen sich Aktionspotentiale im Sinne einer fehlenden Entspannung (sog. Pseudospontanaktivität) ableiten.
- *Myogelosen.* Der Name leitet sich vom „Gelzustand" der Muskulatur ab, der gegenüber dem „Solzustand" eine Konsistenzerhöhung darstellt. Andere frühere Arbeitshypothesen sprechen von Quellung und Kontraktur der Muskelfasern und Schädigung infolge Durchblutungsstörungen (Hansen u. Schliack 1962). Offenbar handelt es sich um das Substrat, was Faßbender als Untergang der Myofibrillen beschrieben hat (s. Abschn. 4.2.5, „Morphologische Veränderungen im Muskel bei unphysiologisch erhöhtem Dauertonus"). Die Konsistenz soll sich in Narkose nicht ändern; elektromyographisch lassen sich keine Muskelaktionspotentiale ableiten, was auf den Verlust von sowohl elektrischen als auch kontraktilen Erscheinungen schließen lässt.
- *Maximalpunkte* (Synonym: muskuläre Hyperalgesie). Palpation (auch Bewegung bzw. willkürliche Muskelanspannung) löst den Schmerz aus, der einen dumpfen, unangenehmen, in die Tiefe gehenden Charakter hat.

Befundaufnahme
Folgende muskuläre Veränderungen lassen sich feststellen:
- *Muskulärer Hypertonus.* Die zusammengelegten Finger der palpierenden Hand werden relativ flach aufgelegt (allerdings nicht so flach wie bei Tastung bzw. Verschiebung einer Bindegewebszone, s. Abschn. 4.3.2), d.h. Mittel- und Endglieder werden gestreckt und die Grundglieder ganz gering gebeugt. Die Muskulatur wird dann mit geringem Druck der Fingerspitzen (wiederum etwas stärker als bei Bindegewebszonen) flächig abgesucht (**Abb. 4.13**). Man fühlt einen deutlichen, derben Widerstand gegenüber der Umgebung, der bei stärkerem Druck noch zunimmt, d.h. die Muskulatur reagiert bei Fingerdruck mit Spannungserhöhung. Bei ganz umschriebener – strohhalm- bis bleistiftdicker, einige Zentimeter langer – Tonuserhöhung tastet man mit steilgestellten Fingern und man fühlt einen dattelkernförmigen Hypertonus, oft, wenn auch nicht immer, mit Schmerzen und Abwehrbewegung verbunden.
- *Myogelose.* Der 2.–4. Finger einer Hand werden in gleicher Weise zusammengelegt und im Grundgelenk gebeugt. Durch flächiges Streichen quer zur Faserrichtung wird der Muskel durchgetastet. Die Myogelose ist härter als der Hypertonus, sie springt unter dem tastenden Finger weg (sog. schnappende Palpation), es kommt zu keiner weiteren Konsistenzzunahme bei äußerem Druck; jedoch häufig – wenn auch nicht immer – zur Schmerzäußerung.
Prädilektionsstellen sind nach Kohlrausch (1959) die gefäßarmen Muskelränder bzw. Muskel-Sehnen-Übergänge.
- *Maximalpunkte.* Es sind Stellen mit besonderer Schmerzempfindlichkeit, sie sind jedoch nicht nur auf die Muskulatur (Mackenzie 1911) beschränkt, sondern sie finden sich gleichermaßen in der Haut (Head-Zone), im Bindegewebe und im Bereich des Periosts. Der Begriff Maximalpunkt sagt nichts über die Lokalisation oder die Genese aus. Er wurde bisher als sog. überwertige Reflexzone aufgefasst.

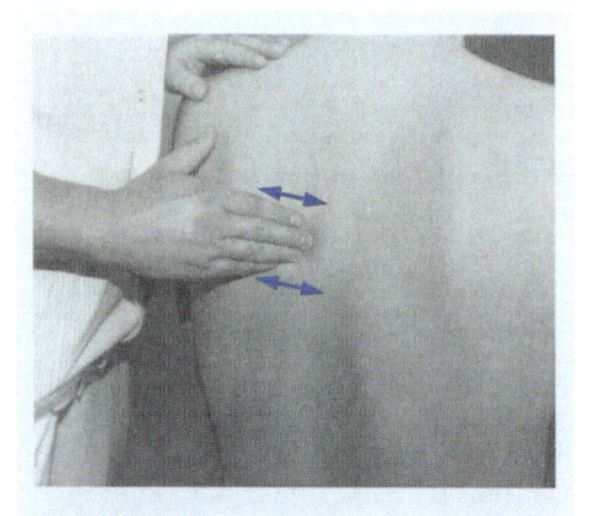

Parallelen zum Tastbefund: Myofasziale Trigger Points
Die Bezeichnungen Fibrositis (Gowers 1904), Maximalpunkt bzw. maximaler Schmerzpunkt (Mackenzie 1911), Muskelhartspann, Muskelhärte bzw. Myogelose (Lange 1931) und myofaszialer Trigger Point (erstmalig in den 50er Jahren des vorigen Jahrhunderts in der englischen Literatur, zitiert in Travell u. Simons 1983) beziehen sich ganz offensichtlich auf das gleiche Substrat.

> **Definition**
> Unter einem *myofaszialen Trigger Point* versteht man eine hyperirritable Stelle im Muskel – innerhalb einer streifenförmigen Tonuserhöhung – gelegentlich auch in der Muskelfaszie (d.h. bindegewebige Lokalisation). Der Trigger Point entwickelt sich – im Falle von unterhaltenden Faktoren – zu einem selbst unterhaltenden Herd neuromuskulärer Übererregbarkeit.

Lokaler Druck triggert den myofaszialen Schmerz; lokal, strahlenförmig oder in beträchtliche Entfernung vom ursprünglichen Punkt übertragen (sog. „referred pain"). Dieser ausstrahlende Schmerz dient zur Unterscheidung von Definitionsvarianten:
- Der *latente Trigger Point* zeigt nur die lokale Empfindlichkeit,
- der *aktive Trigger Point* ist mehr irritabel und erzeugt ausstrahlende Schmerzen.

Abb. 4.13
Durchtasten der Muskulatur auf Hypertonus bzw. Myogelosen

„Referred pain"

Mechanismus und Ausbreitungszone lassen sich nicht präzise erklären. Der „referred pain" ist zwar empirisch für jeden Muskel vorhersagbar, jedoch weder einer segmentalen, noch einer peripher-neurogenen Ausbreitung folgend. Am ehesten plausibel erscheint die radiäre Ausbreitung (sog. Target-Zone) entlang des betreffenden Muskels oder als sog. Kettentendomyose auch Gelenke überspringend (Satelliten-Trigger-Points). Innerhalb dieser Referenzzone finden sich vasomotorische, sekretorische und andere vegetative Phänomene.

Diagnostische Kriterien

Es ergeben sich keine charakteristischen Laborwerte oder röntgenologischen Veränderungen. Trigger Points sind lediglich durch exakte klinische Untersuchung zu differenzieren, d. h. die betroffenen Strukturen müssen herausgetastet werden. Folgende Kriterien dienen der *diagnostischen Sicherung*:
- anamnestische Episoden von muskulärer Überanstrengung bzw. Muskeltraumen (auch: Mikrotraumen),
- exakte Schmerzlokalisation durch den Patienten,
- eingeschränkte passive Dehnbarkeit des Muskels (verkürzter bzw. kontrakter Muskel),
- Muskelschwäche bzw. schmerzbedingter Kraftverlust,
- „jump sign"; der Patient zuckt beim Ertasten zusammen und/oder verbalisiert Unbehagen,
- umschriebene, bandförmige Tonuserhöhung im Muskel palpabel,
- „local twitch response"; Muskelzuckung, ausgelöst durch den Druck bei schnappender Palpation,
- Druck auf den Trigger Point erzeugt – zweifelsfrei reproduzierbar – den übertragenen Schmerz.

Ätiologie bzw. unterhaltende Faktoren

Insgesamt kann alles, was Muskelspasmen erzeugt, auch Trigger Points hervorrufen und unterhalten:
- *Mechanischer Stress, Muskelüberbeanspruchung oder chronische Überlastung*: als ständige unphysiologische Muskelkontraktion bei Beinverkürzung, Beckenasymmetrie, funktioneller Skoliose, Fußdeformitäten. Erinnert sei an die enge neuroreflektorische Kopplung zwischen Gelenk und dazugehöriger Muskulatur.
- *Fehlerhafter Bewegungsablauf*: z. B. nach Verletzungen mit Schonhaltung, nach Immobilisation,
- *Haltungsfehler* oder schlecht angepasste Sitzmöbel,
- *artikuläre Dysfunktion*: z. B. Blockierungen der Wirbelsäule, Gelenkfehlstellungen, Kontrakturen,
- *viszerosomatische Reflexe* bzw. Schmerzen vom Herz oder von Eingeweiden des Abdomens ausgehend, wie in der Segmentlehre postuliert.

Tipp Aktive Trigger Points bewirken oft ungenügende Erfolge nach Manipulation und umgekehrt werden Trigger Points durch eingeschränkte Gelenkbeweglichkeit unterhalten.

Histologische Befunde

Lichtmikroskopische Befunde zeigten kein für Trigger Points typisches Substrat. Mittels O_2-Elektrode fand sich eine Hypoxie lediglich im Trigger Point, nicht im restlichen Muskel. Histochemisch wurde ein Mangel an ATP ebenfalls nur im Trigger Point nachgewiesen; außerdem fanden sich hier metachromatische Substanzen, deren Bedeutung noch fraglich ist. Erinnert sei an die hieran passfähigen elektronenoptischen Befunde Faßbenders (1975). Er fand wellenförmig degenerierte Myofibrillen, Verlust der Querstreifung, Verklumpung der Myofibrillen und weitere Destruktion bis zur totalen Nekrose.

Theorie zur Entstehung

Travell u. Simons (1983) beschreiben die Initialphase der Trigger Points folgendermaßen:
- *Muskuläre Überbeanspruchung* führt zur Zerreißung des sarkoplasmatischen Retikulums – im Sinne einer Mikrotraumatisierung – mit Freisetzung von Ca-Ionen, die in Gegenwart von ATP den kontraktilen Aktin-Myosin-Mechanismus aktivieren. Dies erzeugt die tastbare Tonuserhöhung, d. h. Muskelanspannung ganz ohne elektrische Erscheinungen und ohne elektromyographisch nachweisbare Aktionspotentiale.
- Die *anhaltende Muskelkontraktion* beeinträchtigt die Blutzirkulation im Muskel. Eine weitere Annahme unterstellt, dass durch die Mikrotraumatisierung Serotonin freigesetzt wird. Dies verursacht Vasokonstriktion mit umschriebenem Ödem und extravasaler Plättchenaggregation.

- Eine *lokale Azidose* bewirkt zweierlei:
  - Zusammen mit der anhaltenden Muskelkontraktion wird ein lokaler Vasokonstriktionsreflex ausgelöst, der die lokale Zirkulation weiter reduziert.
  - Durch die lokale Azidose werden die muskulären Nozizeptoren gereizt. Es kommt zum Schmerz, zur lokalen „twitch response" und zum „jump sign".

Falls die Traumatisierung nachlässt und das sarkoplasmatische Retikulum sich erholt, normalisiert sich die kontraktile Aktivität wieder.

> **Fazit für die Praxis**
>
> Insgesamt ist die Ähnlichkeit der Befunde bemerkenswert: Was in der Massageliteratur mit „Muskelhartspann" und „Myogelosen" bezeichnet wurde, heißt heute *myofaszialer Trigger Point*. Das Substrat scheint dasselbe zu sein. Ähnlich verhält es sich auch mit dem therapeutischen Ansatz für die Dehnung und die Hyperämie des Muskels; bei Travell u. Simons (1983) durch Stretching und Kältespray, nach altem Massageverständnis durch dehnende und hyperämisierende Handgriffe (s. Abschn. 4.4). Beides führt zum Abtransport der lokalen Stoffwechselschlacken und der sensibilisierenden Schmerzsubstanzen sowie zur Beseitigung der sympathischen Reflexvasokonstriktion.

4.3.2 Bindegewebige Veränderungen

> **Definition**
>
> Bindegewebszonen werden als Funktionsstörungen im Unterhautbindegewebe (analog den Head- oder Mackenzie-Zonen) beschrieben, über deren Ursachen bisher nichts bekannt ist. Von der Ausdehnung her ist das gesamte Unterhautbindegewebe betroffen, einschließlich der darüber liegenden Oberhaut und der darunter liegenden Muskelfaszie.

Bindegewebszone: Was ist das?

Über eine *segmentale Gliederung* des Bindegewebes ist bisher nichts bekannt. So wie Dermatome und Muskelzonen nicht übereinander liegen und sich topographisch nicht entsprechen, entsprechen sich auch Dermatome und die vegetativen Efferenzen für die Haut nicht. Im Gegenteil, sie sind auf komplizierte Weise gegeneinander verschoben (Hansen u. Schliack 1962). Es wurde angenommen, dass die Bindegewebszonen in irgendeinem Zusammenhang mit der vegetativen Innervation stehen (efferente bzw. motorische Versorgung von Schweißdrüsen, Gefäßnerven und Piloarrektoren). Das bedeutet aber, dass Bindegewebszonen *nicht* mit Dermatomschemata in Verbindung gebracht bzw. sog. Bindegewebszonen *nicht* mit Head-Zonen gleichgesetzt werden können. Ebenso sind bei dieser gegeneinander verschobenen segmentalen Zuordnung *diagnostische Rückschlüsse* aus der Bindegewebszone auf segmental zugehörige innere Organe (entsprechend den Dermatomschemata) nicht erlaubt – auch nicht angesichts heutiger diagnostischer Möglichkeiten bei inneren Erkrankungen.

Die Ausbreitungsgebiete der *ausstrahlenden Schmerzen*, die bei der mechanischen Reizung von Halswirbelbandscheiben von ventral oder lateral (Operationen nach Cloward, Diskographien an der vorderen Zirkumferenz der Bandscheibe) entstehen, erinnern im Verteilungsmuster an die ursprünglichen *Head-Zonen* (d. h. ovalär und paravertebral, nicht als streifenförmige Dermatome). Diese Schmerzausbreitungsgebiete wurden als vegetative Zonen gedeutet und dann mit den sog. Bindegewebszonen gleichgesetzt.

Zur *Stoffwechselfunktion des Bindegewebes* ist bekannt, dass Bindegewebszellen (Fibroblasten, Fibrozyten, Makrophagen, Mastzellen) Folgendes bewirken:
- *Sekretion der bindegewebigen Interzellularsubstanz* (Elastin, Kollagen, Mukopolysaccharid-Proteinkomplexe, heute Glykosaminglykane genannt), deren In-vivo-Funktion derzeit völlig unklar ist; sie bestimmen jedoch weitgehend den Funktionszustand der Haut und des Unterhautzellgewebes; z. B. binden 1 g Substanz etwa 100 ml Wasser.
- *Bildung von Faserproteinen*, die die Faserstärke bestimmen; ferner die extrazelluläre Aggregation der Kollagenmoleküle zu Fibrillen, die mechanische Verfestigung der Fibrillen und ihre Quervernetzung.

Wenn durch irgendeine Noxe (denkbar wäre eine Kapillarschädigung) das mesenchymale Gleichgewicht gestört wird, könnte daraus eine Stoffwechselsituation resultieren, in der die situationsgerechte Biosyntheserate bindegewebiger Interzellularsubstanz und die Bildung makromolekularer Strukturen verändert ist.

Es ist jedoch nicht bekannt, welche Mesenchymreaktion der Bindegewebszone zugrunde liegt.

Klinisches Erscheinungsbild

Es besteht ein Elastizitätsverlust des Unterhautbindegewebes hinsichtlich:

- *Konsistenz.* Die Gewebsfestigkeit (Gewebsturgor) kann vermehrt sein; das Gewebe fühlt sich unelastisch und derb an; es ist schwer, eine Falte abzuheben (Spannungsvermehrung).
  Der Turgor kann vermindert sein; das Gewebe fühlt sich weich und schlaff an (Spannungsverlust). Hauptursache dieser Turgorveränderungen dürften Fehlsteuerungen des Gefäßnervensystems sein. Eine Aufquellung ist durch Flüssigkeitsansammlung im Bindegewebe denkbar.
- *Oberflächenrelief.* Sichtbar sind bandförmige oder flächige Einziehungen (entsprechen Entquellungen der Grundsubstanz). An den Rändern dieser Einziehungen finden sich Quellungen (auch weiche oder derbe Schwellung genannt) als Ausdruck eines vermehrten Flüssigkeitsgehalts. Einziehungen und Quellung sollen auf diese Weise meist vergesellschaftet auftreten.
- *Verschieblichkeit.* Die tangentiale Verschieblichkeit ist durch Verhaftung mit der darunter liegenden Muskelfaszie eingeschränkt; der Weg bis zur Verschieblichkeitsgrenze ist gering, es ist auch keine Falte abhebbar. Die Ursache der Verhaftung ist unklar; die Widerstände beim Durchziehen des Gewebes sind vielleicht dadurch bedingt, dass die Bindegewebsfasern selbst durch Wasserbindung aufquellen und einen Elastizitätsverlust erleiden. Eventuell handelt es sich um Restzustände von lokalen Stoffwechselveränderungen.
  Bei fehlender Verhaftung lässt sich das Unterhautgewebe in tangentialer Richtung vermehrt verschieben; es ist ein längerer Weg bis zur Verschieblichkeitsgrenze zurückzulegen, das Gewebe lässt sich mühelos in Falten abheben.
  Die Verschieblichkeit spielt sich im Wesentlichen zwischen Unterhautzellgewebe und Muskelfaszie (sog. tiefe Verschieblichkeit) ab; bei Kindern soll es zusätzlich noch eine Verschiebemöglichkeit zwischen Haut und Unterhaut (sog. obere Verschiebeschicht) geben.

- *Maximalpunkt.* Er ist innerhalb des konsistenzvermehrten Unterhautgewebes lokalisiert und durch eine weitere „Spannungssteigerung" charakterisiert. Auf einen Dehnungsreiz reagiert er „empfindlich mit gesteigertem Schneidgefühl". Beim Abheben einer verhafteten Gewebsfalte verspürt der Patient einen dumpfen oder ziehenden Schmerz in der Tiefe.

Bedeutung der Bindegewebszonen

Die Deutung bindegewebiger Strukturveränderungen sollte wegen ihres ungeklärten Zustandekommens mit äußerster Zurückhaltung erfolgen. Insbesondere ist der Krankheitswert von Bindegewebszonen nicht unumstritten, was durch die folgenden klinischen Phänomene illustriert werden soll:

- Aus der Bindegewebszone ergibt sich nach dem Selbstverständnis der Bindegewebsmassage ein *Hinweis auf die Akuität* des erkrankten – segmental zugehörigen – inneren Organs: Je akuter die Erkrankung, desto ausgeprägter die Veränderungen in der Körperdecke. Allerdings gilt für die *Praxis:* Jedes akute Krankheitssymptom, sowohl eines inneren Organs als auch der Körperdecke, gilt als Kontraindikation für jede Massage. Insofern ist nicht nur der theoretische Zusammenhang fraglich, es ergibt sich auch keine praktische Konsequenz.
- Die beschriebenen *bindegewebigen Gewebsveränderungen bleiben immer bestehen*, unabhängig von der postulierten Erkrankung des inneren Organs, durch die sie primär ausgelöst sein sollen. Das macht ihren Krankheitswert wiederum fraglich. Die Gewebsveränderungen sind in diesen Fällen konstitutionell bedingt und können jedenfalls durch Bindegewebsmassage nicht beseitigt werden.
- Die *trophischen Verhältnisse in der Körperdecke bzw. die Gewebselastizität* haben durchaus eine therapeutische Bedeutung: Verhaftetes oder auch zu schlaffes Gewebe kann im trophischen Zustand verbessert werden; verhaftetes Gewebe wird wieder verschieblich, schlaffes Gewebe wird gestrafft.
  Durch die Bindegewebsmassage lässt sich erwiesenermaßen die örtliche Durchblutung anregen, erkennbar an der sichtbaren Rötung bzw. Streifung nach der Behandlung. Dieser Effekt ist am ehesten durch sympathische Einflüsse auf die Vasomotorik der Haut erklärbar.

- *Gewebsverhaftungen* im Zusammenhang mit weichteilrheumatischen Erkrankungen oder nach Weichteiltraumatisierung – im Rahmen von Frakturen oder anderen Traumen – sind durchaus möglich. Sie sind nicht ohne klinische Relevanz und stellen eine Indikation zur Bindegewebsmassage dar.
- Nach dem Selbstverständnis der Bindegewebsmassage ist die *vegetative Färbung der beobachteten Begleitbeschwerden* auffällig. Beschrieben werden:
    - kalte, livid verfärbte Haut,
    - kalte Hände und kalte Füße,
    - Neigung zur Verstopfung (im Zusammenhang mit der Menstruation, auf Reisen, bei Erwartungsspannung),
    - Neigung zu Durchfällen bei seelischen Belastungen (Examen),
    - schmerzhafte Regelblutung und Dysmenorrhoe,
    - Neigung zu sekundärer Amenorrhoe,
    - Abneigung gegen fette Speisen (schon beim Gedanken daran),
    - Völlegefühl und Magendruck bei seelischer Belastung, bei hastigem Essen und bei kalten Speisen,
    - Herzklopfen und Herzunruhe,
    - Atembeklemmungen beim Liegen auf der linken Seite,
    - Kopfschmerzen und Migräne,
    - Konzentrationsschwäche und Schlafstörungen,
    - Parästhesien und Absterben der Finger.

Bei dieser Auflistung, die von Fachvertretern im Zusammenhang mit der Indikation zur Bindegewebsmassage stammt, wird deutlich, dass die Symptome denen einer vegetativen Labilität entsprechen.

Befundaufnahme

Von Dicke (1954) wurde erstmals auf folgende Veränderungen (bei Erkrankungen der Gefäße, der inneren Organe und bei „Rheumatismus") hingewiesen:
- weiche Schwellung,
- derbe Schwellung (Quellung bzw. Quellzone),
- derbe Eindellung/Einziehung (Verhaftung zwischen Unterhaut und darunter liegender Muskelfaszie); entweder streifen- bzw. bandförmig oder mehr flächig.

Das Substrat dieser Konsistenzänderung ist offenbar ein unterschiedlicher Wassergehalt des Gewebes. Unklar bleibt, wie diese Zustände zustandekommen und wie das unterschiedliche Tastgefühl entsteht.

Wie werden bindegewebige Veränderungen erfasst?
Zur Befundaufnahme sind geeignet:
- Betrachtung der Bindegewebszonen,
- Tasten der Bindegewebszonen.

Betrachtung der Bindegewebszonen. Diese Möglichkeit ist besonders für den Rumpf geeignet, und hier besonders am Rücken ausgeprägt. Dazu ist eine aufrechte Sitzhaltung des Patienten und ein helles Seitenlicht notwendig, um das Oberflächenrelief gut beurteilen zu können. Die Raumtemperatur sollte ausreichend hoch sein, um ein Frösteln beim Patienten zu vermeiden.

Einziehungen oder Schwellungen (an den Rändern der Eindellung) über Gesäß, Hüften, Kreuzbein, zwischen und auf den Schulterblättern sind gut sichtbar; selten paravertebral, an der vorderen Rumpfwand und an den Extremitäten vorhanden.

Alle sog. Bindegewebszonen sind durch Fehlhaltungen der Wirbelsäule und andere Asymmetrien (Händigkeit mit geringen Differenzen in der Ausbildung der Muskulatur), Ödeme, Hautveränderungen (Sklerodermie, auch bei zentralnervösen Störungen u. ä.) mitverursacht.

Tasten der Bindegewebszonen. Es gibt mehrere Möglichkeiten, die Bindegewebszonen zu ertasten:
- Mit dem 2.–4. Finger der flach aufgelegten Hand wird unter ganz leichtem Druck *die Haut und das Unterhautgewebe durchgetastet*. Die gesunde Haut ist elastisch und eindrückbar; bei derber Schwellung ist der Widerstand erhöht und die Eindrückbarkeit herabgesetzt.
- *Fassen und Abziehen einer Hautfalte an korrespondierenden Stellen des Rückens* (sog. Kibler-Falte). Die Hautfalte wird zwischen Daumen und Zeigefinger (Daumen unten) so gut wie möglich gefasst und von der Unterlage weggezogen (**Abb. 4.14**). Die Untersuchung erfolgt bimanuell und zu Vergleichszwecken auf der rechten und linken Körperseite gleichzeitig. Die Hautfalte darf nicht entgleiten, darf aber auch nicht gequetscht werden. Das Abziehen gelingt bei Verhaftungen weniger gut, gleichzeitig verspürt der Patient ein dumpfes Druckgefühl. Bei starker Verhaftung ist es unmöglich, eine Hautfalte überhaupt zu fassen.

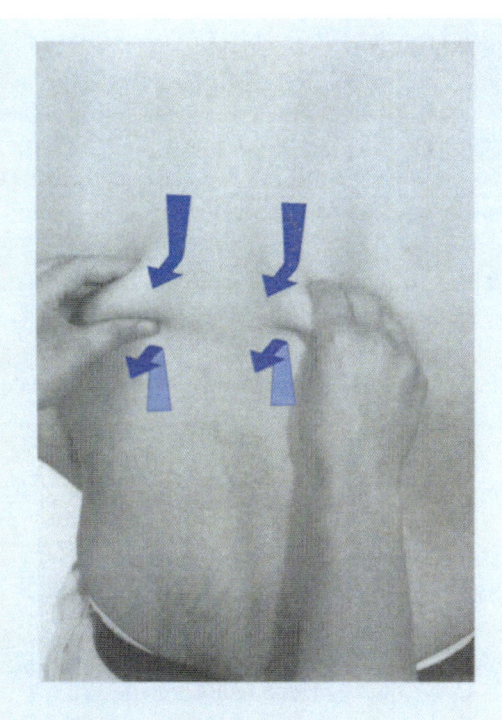

Abb. 4.14
Abheben der sog. Kibler-Falte

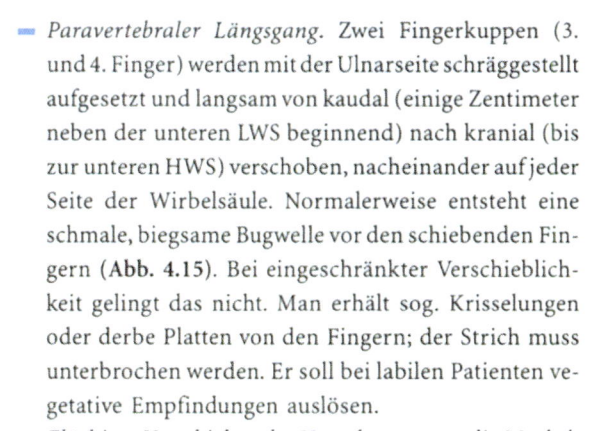

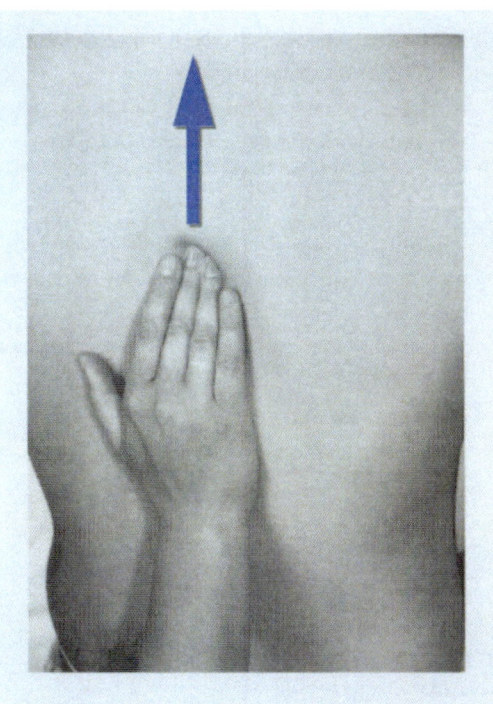

Abb. 4.15
Paravertebraler Längsgang (sog. diagnostischer Strich)

- *Paravertebraler Längsgang.* Zwei Fingerkuppen (3. und 4. Finger) werden mit der Ulnarseite schräggestellt aufgesetzt und langsam von kaudal (einige Zentimeter neben der unteren LWS beginnend) nach kranial (bis zur unteren HWS) verschoben, nacheinander auf jeder Seite der Wirbelsäule. Normalerweise entsteht eine schmale, biegsame Bugwelle vor den schiebenden Fingern (**Abb. 4.15**). Bei eingeschränkter Verschieblichkeit gelingt das nicht. Man erhält sog. Krisselungen oder derbe Platten von den Fingern; der Strich muss unterbrochen werden. Er soll bei labilen Patienten vegetative Empfindungen auslösen.
- *Flächiges Verschieben der Unterhaut gegen die Muskelfaszie.* Die Fingerkuppen der leicht gebeugten und zusammengelegten Finger 2–4 werden flächig – gleichzeitig an korrespondierenden Stellen – aufgelegt und in kleinen Schüben gegen die darunter liegende Muskulatur bis zur Grenze der Verschieblichkeit verschoben und nicht weiter (**Abb. 4.16**). Die Verschiebungsmaße sind kleiner bei Verhaftungen der Gewebe miteinander, der zurückgelegte Weg ist länger bei geringer Verhaftung.

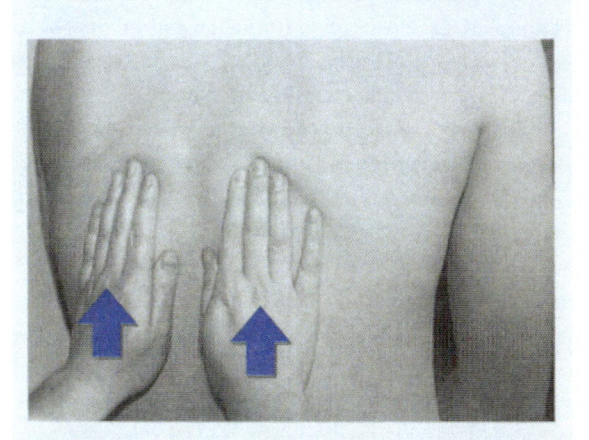

Abb. 4.16
Flächiges Verschieben der Unterhaut gegen die Muskelfaszie

Dieses flächige Verschieben wendet man auf bestimmten Prädilektionsstellen an:
- Auf dem Kreuzbein von kaudal nach kranial,
- von seitlich an die Kreuzbeinränder heran,
- auf den Darmbeinkämmen und von oberhalb und unterhalb an diese heran,
- von oberhalb des Kreuzbeins in Richtung auf die paravertebrale lumbale Muskulatur beidseits,
- auf der paravertebralen Muskulatur (Quadratus lumborum) weiter kranial im Bereich der unteren und mittleren BWS paravertebral beidseits,
- zwischen den Schulterblättern,
- im Bereich der unteren HWS paravertebral beidseits.

Individuelle Unterschiede

Der Grad der Verschieblichkeit ist abhängig
- vom Konstitutionstyp,
- vom Lebensalter,
- von der Körperregion.

Konstitutionstyp. *Leptosome* haben weiches, elastisches, gut verschiebliches (fettarmes) Gewebe. Beim *Pykniker* ist das Unterhautbindegewebe vorwiegend am Stamm fettreicher, hat einen höheren Quellungsgrad und ist dadurch weniger gut verschieblich. Durch Fettleibigkeit wird die Verschieblichkeit beeinträchtigt.

Wenn das Unterhautfettgewebe in seiner Beschaffenheit konstitutionell geprägt ist, hat die unterschiedliche Verschieblichkeit keinen Krankheitswert und stellt auch keine therapeutische Indikation dar.

Lebensalter. *Kleinkinder* haben kräftiges, schlecht verschiebliches Gewebe. *Greise* dagegen weisen schlaffes und „leeres" Unterhautbindegewebe auf. Jenseits des 50. Lebensjahrs nimmt die Verschiebbarkeit der Haut zu, desgleichen die Hautfaltendicke.

> **Wichtig !**
> Für jüngere Menschen gilt: Je dicker die Hautfalte (in Abhängigkeit vom Fettansatz), desto geringer die Verschieblichkeit.

Körperregion. *Schlechtere Verschieblichkeit* findet sich am Gesäß, über dem M. glutaeus maximus, über der Fascia lumbodorsalis, im Winkel zwischen Darmbeinkamm und Wirbelsäule. Auch an den Extremitäten und im Gesicht ist sie gering. Eine *gute Verschieblichkeit* ergibt sich dagegen normalerweise am Brustkorb.

Parallelen zum Tastbefund: Pannikulose

In der Klassifikation rheumatischer Krankheitsbilder ist die Bindegewebszone als Läsion der Körperdecke nicht enthalten. Stattdessen findet sich der Begriff der *Pannikulose*.

Zur *Symptomatologie* der Pannikulose gehören:
- Matratzenphänomen (kleinflächige Einziehungen der Haut),
- Orangenschalenphänomen (großporige Haut),
- erschwerte Verschieblichkeit der Haut gegenüber der Subkutis,
- Verdickung und Induration der Subkutis,
- Druck-, Roll- und Kneifschmerzhaftigkeit,
- Druckpunkte,
- schneidende Spontan- oder Berührungsschmerzen, die nach Traumen bzw. nach Kälte- oder Wärmeeinwirkung verstärkt in Erscheinung treten.

Prädilektionsstellen für die Pannikulose sind:
- die Lumbosakral- und Glutealgegend,
- der Rücken,
- die Schulter-Nacken-Gegend,
- die Außenseiten von Oberarmen und Oberschenkeln.

Insgesamt handelt es sich also um Körperregionen, in denen auch Bindegewebszonen beschrieben sind.

Als *Ursache* können angesehen werden:
- Übergewicht,
- hormonelle Faktoren (die Erkrankung betrifft fast ausschließlich Frauen),
- psychische Faktoren,
- möglicherweise bestehen auch Beziehungen zu statischen Störungen des Achsenorgans – zumindest legt die Lokalisation der Affektionen diese Vermutung nahe.

Histologisch fanden sich keine Veränderungen, die über die einer lokalen Adipositas hinausgehen. Es bestehen Ödembildungen in den Fettläppchen, die zu Druckerscheinungen auf die Bindegewebssepten führen. Denkbar ist auch ein Zusammenhang zum Polymerisationsgrad der Glykosaminglykane, die einer hormonellen Steuerung unterliegen und zu einer Änderung des Wasserbindungsvermögens des Bindegewebes führen.

Vergleicht man nunmehr die Beschreibung der Bindegewebszone mit der Symptomatologie der Pannikulose, so ergibt sich eine überraschende Übereinstimmung, d. h. eine Ähnlichkeit der Bilder. Deshalb stellt sich durchaus die Frage, ob nicht der Pannikulose und der Bindegewebszone dasselbe Substrat zugrunde liegt und sie daher eigentlich identisch sind?

> **Fazit für die Praxis**
>
> Bindegewebszonen sind nicht klar definiert. Zum *Erscheinungsbild* gehören Schwellungen und Einziehungen der Haut und des Subkutangewebes. Es finden sich ein unterschiedlicher Turgor (Quellungszustand) und ein verbackenes Unterhautbindegewebe mit mangelnder Verschieblichkeit auf der darunter liegenden Muskelfaszie; das Ganze ist außerdem abhängig von der Konstitution und vom Lebensalter.
> - Die *Ursache dieser Veränderungen* ist nicht bekannt. Denkbar sind Stoffwechselstörungen des Mesenchyms, möglicherweise als Kapillarschädigung oder Beeinträchtigungen der Diffusion innerhalb der bindegewebigen Grundsubstanz. Weiterhin können Wassergehalt und Polymerisationsgrad der Glykosaminglykane oder Fettablagerungen im Subkutangewebe zu Gewebsverhaftungen und Konsistenzänderungen beitragen.
> - *Diagnostische Rückschlüsse* aus bestimmten Bindegewebszonen (Magenzone, Blasenzone, arterielle Beinzone u.a.) auf Erkrankungen innerer Organe sind nicht belegt und rein spekulativer Natur.
> - Als *medizinischer Krankheitsbegriff* sind Bindegewebszonen nicht allgemein anerkannt. Dagegen ist die Ähnlichkeit zur Pannikulose (Matratzenphänomen, Orangenschalenhaut, bestimmte Prädilektionsstellen) sehr auffallend; möglicherweise handelt es sich um das gleiche Substrat.

> - Aus therapeutischer Sicht sind Gewebsverhaftungen im Unterhautbindegewebe ein massagepflichtiger Befund in der Körperdecke und stellen eine *Behandlungsindikation* dar, unabhängig von ihrer unklaren Entstehungsweise und ihrer fraglichen Zuordnung zum inneren Organ.

4.4 Grundlegende Massagehandgriffe

> **Definition**
>
> Bei der Massage handelt es sich um eine mechanische Manipulation bzw. Stimulation der Weichteilgewebe (Haut, Unterhautbindegewebe, Muskulatur, Ligamente, Sehnen, Periost) in relativ monotoner, sich wiederholender repetitiver Weise durch rhythmisch applizierte Druck- bzw. Kraftentfaltung mit Streichungen, Reibungen und Dehnungen in wechselnder Richtung, mit dem Ziel, Muskeln, Kreislauf (lokale und allgemeine Zirkulation) und Nervensystem zu beeinflussen bzw. zu stimulieren.

Zu den grundlegenden Handgriffen zählen:
- Streichung,
- Knetung,
- Reibung,
- Klopfen,
- Vibrationen,
- dehnende Handgriffe.

4.4.1 Streichung („effleurage")

Der Handgriff

Die Hand wird leicht streichend über die Hautoberfläche geführt, die Bewegung ist rhythmisch, Kontaktaufnahme und Loslassen geschehen nicht abrupt. Streichungen erfolgen nur über großen Flächen, die Bewegungsführung sollte den anatomischen Gegebenheiten des Muskels entsprechen. Die Kontaktfläche zwischen Hand und Massagegebiet soll möglichst groß sein, deshalb wird im Allgemeinen die innere Handfläche benutzt (**Abb. 4.17**).

Abb. 4.17 Streichung

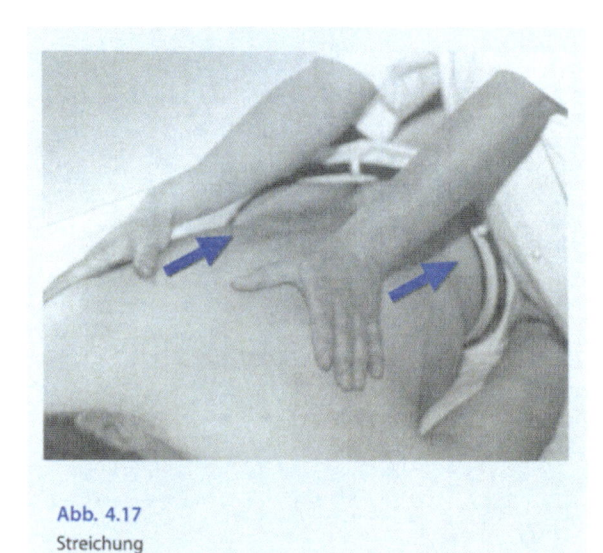

Manche Autoren gebrauchen auch den Handballen, die Handkante, den Daumenballen, die Fingerspitzen oder die Knöchel. Die Handfläche bietet jedoch den besten Kontakt und kann der Kontur der Behandlungsflächen folgen. Die Muskeln sollen entspannt sein.

Technik und Varianten

Die Streichungen beginnen nicht mit voller Kraft, sondern allmählich zunehmend während der Sitzung. Der *Druck* variiert von einer leichten Berührung bis zu einem intensiveren Griff. Manche Autoren empfehlen zu Beginn der Streichung einen leichten Druck, der über dem Muskelbauch ansteigt und gegen Ende wieder abnimmt. Von anderer Seite wird zur Unterstützung des Blutrückstroms empfohlen, die Kraft bei der Streichung distal zu beginnen und nach proximal zunehmen zu lassen.

Die Streichung kann oberflächlich oder tief sein. Bei der *oberflächlichen Streichung* ist die Kraftrichtung nicht von Bedeutung, da der Druck zu gering ist, um einen mechanischen Effekt hevorzurufen. Bei der *tiefen Streichung* ist die Richtung der Kraftentwicklung wichtig, denn das Hauptziel ist die Unterstützung des Blutrückflusses. Deshalb sollte die Richtung der Streichung definitiv zentripetal (d. h. von distal nach proximal) sein. Vereinzelt wird auch eine zentrifugale Streichrichtung mit dem Blutfluss in den Arterien begründet.

Bei Streichung tiefer und fleischiger Muskeln und bei Hypertonus bzw. Hartspann des Muskels wäre eine *druckunterstützte Knöchelstreichung* (Mittelgelenke oder Grundgelenke) denkbar. Bei Kindern, Jugendlichen oder Greisen (mit geringem Gewebswiderstand) sollte besser eine Fingerstreichung angewendet werden.

Ausführungsarten der Streichung sind:
— Ein- oder Beidhandstreichung (abhängig von der Ausdehnung des Muskels),
— Streichung mit beschwerter Hand (die andere Hand liegt quer auf dem Rücken der streichenden Hand),
— Hand-über-Hand-Streichung (bei großen Muskelgruppen).

Wirkungsweise

Handstreichungen wirken relativ oberflächennah, z. B. auf die flächigen und breiten Rückenmuskeln (Latissimus oder Trapezius; ungenügend dagegen auf die kleinen Rückenstrecker). Die *flache Streichung* führt zur Hautreizung, bei *Streichung unter Druck* kommt eine Reibungskomponente hinzu. Die Haut ist gerötet, verursacht durch die Erweiterung der Hautkapillaren als Ausdruck einer lokalen Durchblutungssteigerung. Ungleich verteilte Rötung zeigt entweder falsche Strichführung oder lokale Durchblutungsstörung an. Bereits bei gering druckunterstützter Streichung und bei Strichführung von peripher nach zentral resultiert die Ausstreichung (bzw. Auspressung) des Gewebes mit vermehrtem Abstrom von Lymphe und Blut. Bei normalen venösen Zirkulationsverhältnissen wird zwar das Kapillar- und Venolenbett leergestrichen, der Blutstrom ansonsten aber nicht beeinflusst. Eine depletorische Wirkung tritt besonders bei verminderter Blutströmungsgeschwindigkeit auf. Der Lymphstrom wird dagegen in jedem Fall beschleunigt, in der Haut und auch im Unterhautbindegewebe. Bei Erythembildung der Haut soll der Lymphabstrom beeinträchtigt werden (Vodder 1967); allerdings kommt es bei vorsichtiger Streichung (nicht Reibung!) zu keiner Hautrötung.

Der bewirkte Übertritt von Flüssigkeit aus den Geweben in die Blutbahn führt zur Zunahme der Serum-Plasma-Menge (Abnahme von Erythrozyten und Hämatokrit nach Ganzmassage), ebenso zur Anregung der Diurese. Mittels Isotopen-Clearance-Untersuchungen konnte nach kräftiger Streichmassage des Unterarms bzw. Unterschenkels die Abtransportrate auf ungefähr das Doppelte des Ruhewerts (genau gesagt: auf das 1,9fache) gesteigert werden; der Effekt ist aber nur vorübergehend und auf die Massagezeit selbst beschränkt. Der Abtransport ist schon 2 min nach Behandlungsende geringer und sogar negativ gegenüber dem Ruhewert, bedingt durch das Wiederauffüllen des venösen und Kapillarbettes.

Die Durchblutungsverbesserung der Haut ist plethysmographisch nachweisbar. Ob es auch im Unterhautbindegewebe und in der Muskulatur zur Durchblutungsänderung kommt, ist umstritten; jedoch ist Haut und Muskulatur plethysmographisch ohnehin nicht zu trennen.

> **Wichtig!**
> Durch die Streichung lässt sich eine beruhigende und entspannende Wirkung erzielen, hervorgerufen durch die Reizung sensibler Nervenendigungen der Haut über das vegetative Nervensystem.

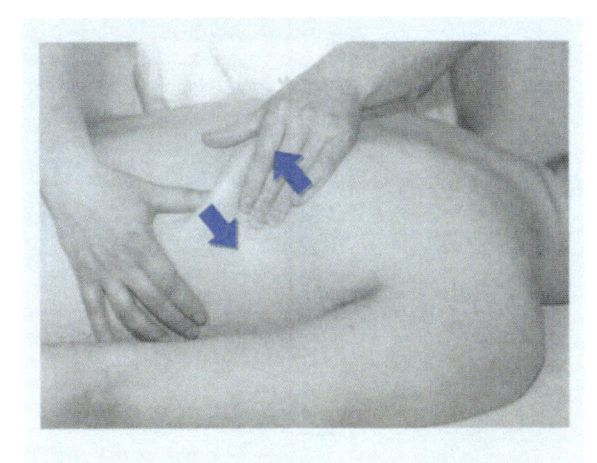

Abb. 4.18
Knetung

Bewertung
Generell ist eine Zirkulationsverbesserung beim Patienten anzunehmen, und zwar am deutlichsten sofort nach Beendigung der Streichung. Insgesamt ist die Durchblutungsverbesserung jedoch nur gering, und eine noch so geringfügige Übungsbehandlung zeigt einen stärkeren Bluteinstrom. Die Flachhandstreichung dient häufig als einleitender oder abschließender Handgriff (bei Massagebeginn bzw. Massageende) oder als Zwischengriff zwischen anderen Griffanwendungen.

4.4.2 Knetung („petrissage")

Der Handgriff
Die Hand nimmt quer oder schräg zum Muskelverlauf das Gewebe auf und führt alternierende Dehnungen, Verwringungen und Ausdrückungen aus, wobei die Bewegung nicht fortschreitet; das massierte Gewebe wird ausgepresst (**Abb. 4.18**).

Der Handgriff gliedert sich in drei Phasen:
- *Fassen des Muskels* quer zur Faserrichtung,
- *Abheben der gefassten Muskulatur* von der Unterlage,
- *rhythmische Knetung* zwischen Daumen und Fingern (wobei hauptsächlich die Hohlhand Kontakt mit dem Gewebe hat).

Das massierte Gewebe wird nach Mennell (zitiert in Beard u. Wood 1964) ausgepresst „wie eine Wurst" (synonyme Bezeichnungen lauten: komprimiert, gedrückt, gequetscht). Dabei werden Muskelgruppen, Einzelmuskeln oder größere Portionen eines Muskels ausgepresst; entweder zwischen Daumen und übrigen Fingern, zwischen zwei Händen oder zwischen dem Daumen der einen und den Fingern der anderen Hand. Im englischen Sprachgebrauch wird außerdem zwischen Knetung und Petrissage unterschieden, wobei die Definition nicht klar ist, die Unterschiede nicht groß und die Auffassungen teilweise kontrovers sind.

Technik und Varianten
Die *Petrissage* wird auf verschiedene Weise beschrieben. Das Gewebe soll weich gegriffen, angehoben und sanft gequetscht werden. Danach gleitet die Hand über die Haut zum nächsten Gebiet; die generelle Fortbewegungsrichtung ist von distal nach proximal (zentripetal). Der Druck ist je nach Autor sanft, fest, variabel, leicht, alternierend (d. h. verstärkt und gelockert). Gegriffen wird Haut, Unterhautgewebe und Muskulatur.

Der *Hauptunterschied zur Knetung ist die Distanz*, um die das Gewebe angehoben wird; sie ist bei der Knetung größer als bei der Petrissage. Mennells *Variante der Knetung* lautet:
- mit zwei Händen an den gegenüberliegenden Seiten der Gliedmaße ausgeführt,
- Kontakt mit der Handinnenfläche,
- geringer Druck.

Die Hände arbeiten mit einer zirkulären Bewegung in gegensätzlicher Richtung von proximal nach distal.

Die Kompression soll bei der Knetung vertikal sein; bei der Petrissage mehr lateral. Diese Unterschiede erscheinen belanglos.

Die technisch beste Ausführung ist die *Zweihandknetung*. Hierbei gibt es folgende drei Varianten:
- *Parallelknetung*. Beide Hände arbeiten mit der beschriebenen Muskelfassung gleichzeitig, aber gegensinnig. Die Hände bilden ein gegenseitiges Widerlager: Die eine Hand zieht den Muskelbauch heran, die andere drückt mit dem Daumen dagegen. Es resultiert eine S-förmige Verwringung mit sehr gutem Dehneffekt.
- *Wechselknetung*. Zwischen rechts und links erfolgen im Wechsel praktisch Einhandknetungen.
- *Doppelknetung*. Beide Hände arbeiten gleichsinnig, der Griff ist langsamer, kräftiger und tiefer reichend.

Wichtige Varianten der Knetung sind Rollung und Walkung.
- *Rollung*. Hand bzw. Daumen liegen mit ihrer Längsachse genau in der Muskelfaserrichtung; der Muskel wird so umfasst, dass er hin- und hergerollt werden kann bzw. mit dem Daumen aus seinem Bett herausgerollt wird. Üblich ist die Beidhandtechnik, entweder beide Hände gleichzeitig oder nacheinander. Das Ergebnis ist eine nachhaltige Dehnung kontrakter Muskelgruppen. Bereits Ling empfahl eine rollende Bewegung bei der Knetung.
- *Walkung*. Grifffassung wie bei der Zweihandknetung, jedoch locker und nachgiebig. Die Bewegung ist sehr rasch, schüttelnd, sie ist groben Vibrationen ähnlich. Der Effekt ist intensiv detonisierend.

Wirkungsweise
Die Knetung wirkt durchblutungsfördernd, entschlackend und detonisierend:
- *Durchblutungssteigerung*. Der kräftige Druck bei der Knetung (ähnlich, nur geringer ausgeprägt, auch bei sog. druckunterstützter Streichung) führt zum Dermographismus, einer Kapillarerweiterung, die auf der direkten mechanischen Beeinflussung der Gefäße, der Gefäßnervengeflechte oder auf Axonreflexen beruhen soll. Die 101-Jod-Natrium-Hippurat-Clearance des Unterarms stieg nach Knetung auf das 2,3fache (Vergleiche bei Streichung: das 1,9fache); ähnliche Resultate erbrachte die Messung der 133-Xenon-Elimination des Skelettmuskels (als Zeichen für die Muskeldurchblutung).
- *Entschlackung/Entmüdung*. Neben der verstärkten Kapillarisierung kommt es zum mechanischen Auspressen des Muskelbauches und damit auch der Venen und Lymphgefäße. Dies führt zum beschleunigten Abtransport von Stoffwechselprodukten wie Milchsäure u.ä.; ebenso zur deplethorischen Wirkung mit Steigerung der Serumplasmamenge, wie bei der Streichung beschrieben. Beim Ergometerbelastungsversuch mit 6 min Arbeit und 10 min Pause (davon 8 min Unterschenkelmassage) kam es zur Beschleunigung der Erholungsprozesse im Muskel, so dass die Belastbarkeit sich vergrößerte und die Sauerstoffaufnahme anstieg.
- *Knetung (auch Walkung und Rollung)*. Sie beeinflusst die Dehnungsrezeptoren des Muskels (Muskel- und Sehnenspindeln), und kräftige Dehnung eines hypertonen Muskels bewirkt eine reflektorische Tonussenkung über den tonischen myostatischen Reflexbogen. Bei normotoner Muskulatur ist keine Beeinflussung anzunehmen. Eine Tonussteigerung bei hypotoner Muskulatur erscheint spekulativ und ist eher unwahrscheinlich, ebenso eine Vermehrung von Muskelmasse und Kraft.

> **Wichtig!**
>
> Durch die mechanische Bearbeitung des Muskels wird eine Dehnung von fibrösen Gewebssträngen, Verklebungen und Adhärenzen im Muskelgewebe erreicht.

Bewertung
Die Knetung ist muskelwirksam, weil sie tiefer reichend ist als die Streichung. Auch die Hautdurchblutung wird durch die Knetung stärker angeregt. Die Beidhandknetung wirkt nachhaltiger als die Einhandknetung.

Zur Lösung fibröser Adhärenzen wirkt die Zirkelung (sog. „deep friction") allerdings effektiver (s. Abschn. 4.4.3).

4.4.3 Reibung (Friktion bzw. Zirkelung)

Die Handgriffe.
Es werden Handgriffe mit unterschiedlichem Angriffspunkt subsummiert:
- Reibung,
- Zirkelung,
- zirkuläre Effleurage.

Reibung. Reibung ist eine schnelle Hin- und Herbewegung auf der Haut, die mit dem Handballen, dem Daumenballen, den Finger- oder Daumenkuppen oder den Knöcheln (Dorsalseite der wie zum Faustschluss gebeugten Mittelgelenke) des II.–V. Fingers ausgeführt wird. Die Bewegung ist linear gleitend, vorwiegend längs – aber auch quer – zur Längsachse der Gliedmaße, von Gelenk zu Gelenk (**Abb. 4.19**). Damit ist sie einer langen Streichung unter Druck ähnlich.

Zirkelung. Zirkelung ist eine kreisförmige Reibung (kreisende Friktion), wie mit einem Zirkel geschlagen, kleinflächig und örtlich umschrieben. Es werden eine Fingerspitze oder mehrere Fingerspitzen bzw. die Daumenkuppe oder der Handballen eingesetzt (Fingerknöchel sind möglichst zu vermeiden). Es handelt sich um einen statischen Handgriff, die Finger bleiben an Ort und Stelle. Die Bewegung schreitet bei der Zirkelung also nicht fort, sondern es werden kreisförmige umschriebene Friktionen unter Druck – unabhängig vom Faserverlauf der Muskulatur – spiralig in die Tiefe geführt.

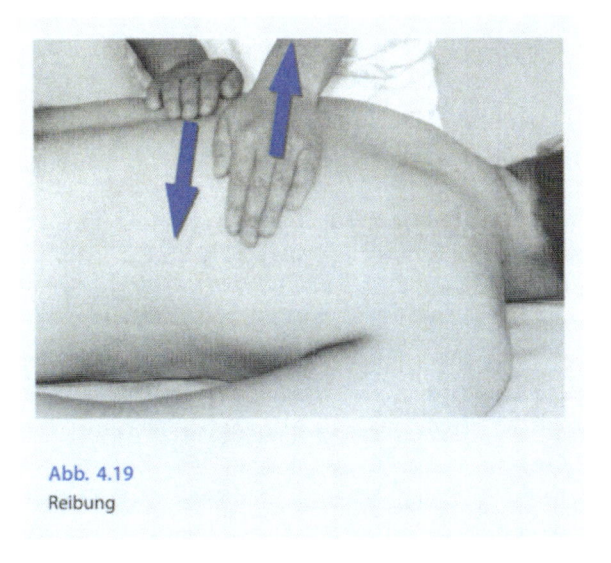

Abb. 4.19 Reibung

Zirkuläre Effleurage. Zirkuläre Effleurage (fortschreitende Zirkelung) ist eine Mischung aus Reibung und Zirkelung; es sind gleitende Friktionen in Faserrichtung. Zunächst handelt es sich um eine normal angesetzte umschriebene Zirkelung, die als zentripetal und linear fortschreitende Bewegung weiter fortgeführt wird.

Technik und Varianten
Reibung. Sie verläuft wie eine Streichung auf der Haut (in beschriebener Weise mit Hand- und Daumenballen, Finger- oder Daumenkuppen oder Knöcheln):
- entweder linear über Gliedmaßen oder Rücken zentripetal, immer herzwärts und relativ großflächig,
- oder als relativ kräftiges Reiben mit den Knöcheln (analog der Knöchelstreichung),
- über ausgedehnte Muskelflächen (Rücken) im Zick-Zack-Verlauf blitzschnell ausgeführt,
- zirkulär fortschreitend entsprechend dem Muskelverlauf als gleitende Friktionen.

Alle *lang ausgeführten Reibungen* sind prinzipiell der Streichung analog, nur kräftiger. Die Hand gleitet über die Haut und die Reibung ereignet sich zwischen der Handfläche des Behandlers und darunter liegender Haut des Patienten (entsprechend dem Bindegewebsstrich von Dicke 1954).

Bei den *zirkulär ausgeführten Reibungen* bleiben Hand- oder Daumenballen in Kontakt mit der Haut und bewegen Haut und Unterhaut gegen das darunter liegende Gewebe. Die Reibung ereignet sich hierbei zwischen oberflächlich und tiefer gelegenen Geweben.

Diese beiden Variationsmöglichkeiten hängen vom Anwendungsgebiet der Friktion ab: Kleine umschriebene Gewebsbefunde oder Behandlungsgebiete erfordern die umschriebene Form der Friktion (Hand- bzw. Daumenballenreibung); bei großen Flächen bzw. bei Muskeln wird die lang ausgeführte bzw. zirkulär fortschreitende Reibung angewendet.

Zirkelung. Sie besteht aus kleinen, zirkulären Bewegungen, kreisförmig oder elliptisch, unabhängig vom Muskelverlauf gestaltet, dabei spiralig in die Tiefe geführt und wird hauptsächlich über Myogelosen angewendet. Diese Form der Reibung ist nicht der Streichung, sondern der Knetung verwandt. Die Gelotripsie (Lange 1931) ist eine Zirkelung mit einem energisch reibend-quetschenden

Handgriff der Fingerknöchel, wobei die getasteten Verhärtungen quasi zerrieben werden sollten.

Die Anschauungen der Autoren über den aufgewendeten Druck variieren zwischen leicht (Kohlrausch 1959) bzw. leicht, jedoch zunehmend mit der Tiefe (Mennell, zitiert in Beard u. Wood 1964) über moderat bis zu hart (Lange 1931). Der Druck wechselt je nachdem, ob oberflächliche oder tief liegende Gewebe gerieben werden sollen. Auch nach Hoffa (Hoffa et al. 1985) sollte der Druck bei der Friktion in die Tiefe penetrieren, also abhängig von der Tiefe des Massagegebiets bzw. -befunds sein. Die Technik der Friktion beginnt deshalb mit dem Aufsuchen der entsprechenden Gewebsverhärtung und der Festlegung, ob sie oberflächlich oder tief lokalisiert ist. Daraus lässt sich dann ableiten, ob die Hautoberfläche oder umschriebene Veränderungen bzw. tief liegende Gewebe beeinflusst werden sollen und welche Techniken erfolgversprechend sind: oberflächliche und flächige Reibungen oder umschriebene und tiefe Zirkelungen.

„Deep friction" nach Cyriax. Im englischsprachigen Raum als der wichtigste Massagehandgriff überhaupt anerkannt, da er zu den tief liegenden Geweben des Bewegungssystems penetriert und am Muskel, an den Ligamenten und an den Sehnen eingesetzt werden kann. Adhäsionen (posttraumatisch oder auch nach wiederholten Mikrotraumen in Form des sog. Überlastungsschadens) führen zur schmerzhaften Vernarbung oder Kontraktur und sind eine häufige Ursache von Bewegungseinschränkungen und/oder Schmerzen.

Die tiefe Friktion in transversaler Richtung (im rechten Winkel zur Längsachse des Faserverlaufes) imitiert durch den massierenden Finger die normale Beweglichkeit der Struktur, die infolge der Traumatisierung bzw. Ruptur gestört ist.

Die Massagetechnik basiert nach Cyriax (1980) auf folgenden Tatsachen:
- Die Physiotherapeutin benötigt eine *korrekte Diagnose*, der Sitz der Läsion muss vom Arzt auf Fingerbreite genau angegeben werden.
- Der *Finger bleibt im festen Kontakt mit der Haut*, so dass die oberflächlichen Strukturen gegen die tiefen bewegt werden.
- Der *Faserverlauf der betroffenen Strukturen muss bekannt sein*, damit die Friktionen im rechten Winkel dazu ausgeführt werden können.
- Die *Friktion muss mit genügendem Ausschlag erfolgen*, d.h. die Bewegung des massierenden Fingers muss entfernt von der Läsion beginnen, die Struktur kreuzen und bis zum entgegengesetzten Rand aufrechterhalten werden.
- Die *Passage des Fingers muss lebhaft genug* sein und der *Druck* muss *genügend hart* sein, um die Struktur adäquat zu mobilisieren.
- Die *Lagerung des Patienten* muss den *besten Zugang zur Läsion* ermöglichen und *behandelte Sehnen* müssen *gespannt, massierte Muskeln* jedoch *entspannt* sein.

Der Effekt der tiefen Friktion ist, den Muskel zu mobilisieren, wobei das Vorgehen bei akuten oder chronischen Stadien dasselbe ist. Es ist beabsichtigt, im *Anfangsstadium* Adhärenzen zu verhindern oder in *chronischen Stadien* adhärentes Narbengewebe zu zerteilen bzw. aufzubrechen. Wenn nach der passiven Wiederherstellung der vollen Beweglichkeit die adäquate aktive Kontraktion erfolgt, können sich diese Adhärenzen nicht wieder ausbilden; allerdings sind bis zur Heilung der Verletzung im Muskel Kontraktionen gegen starken Widerstand wegen der Rezidivgefahr kontraindiziert. Der Muskel muss während der Behandlung relaxiert sein (durch Lagerung in voller Verkürzung des Muskels und durch bewusste Relaxation trotz der schmerzhaften Prozedur), denn es kommt darauf an, den Muskel in sich durchzubewegen. Das bedeutet, dass im Bereich der schmerzhaften Narbe jede Faser von der Nachbarfaser separiert und quasi weggezogen werden muss, und dies gelingt nur bei voller Relaxation.

Normalerweise besteht bei den *Ligamenten* ebenfalls eine gewisse Beweglichkeit im rechten Winkel zur Längsachse, mit der das Band die knöcherne Struktur überspannt, und die nach Traumatisierung wiederherzustellen ist. Bei frischen Bänderrissen geschieht dies durch ganz leichte Friktionen, in chronischen Fällen mit dem Ziel, restriktive Adhäsionen durch die Manipulation zu rupturieren.

Bei *Tendosynovitis* (Sehnenscheidenentzündung) als Resultat einer Überbeanspruchung beruht das Phänomen des Krepitierens auf Rauigkeiten der gleitenden Flächen zwischen Sehne und Sehnenscheiden. Während das auslösende Trauma eine Längsreibung ist, stellt die Behandlung nach Cyriax eine Querreibung dar: entweder die Sehne wird straff gehalten und die Therapeutin bewegt die Sehnenscheide gegen diese feste Basis, oder die Sehne ist entspannt, und Sehne samt Sehnenscheide werden insgesamt gegen das darunter liegende Gewebe gerollt. Die tiefen Friktionen haben hierbei nach Cyriax ihr bevorzugtes Anwendungsgebiet.

Bei *Tendomyosen/Insertionstendopathien* ist die Wirkung dieser Technik nicht ohne weiteres verständlich, denn es existieren an den zumeist kurzen Sehnenansätzen keine Sehnenscheiden. Vielleicht lassen sich auch hier Narben an der Insertionsstelle am Knochen aufbrechen, was aber voraussetzt, dass sich tenoperiostale Risse ereignet haben. Dies ist allerdings hypothetisch.

In der deutschen Massageliteratur hat die Technik nach Cyriax noch nicht die notwendige Beachtung gefunden, sie hat sich jedoch empirisch bei Tendomyosen der Sehnenansätze im Bereich von Schultergelenk, Ellenbogen-, Hüft-, Knie- und Fußgelenk bewährt.

Wirkungsweise

Die Effekte sind überwiegend lokal begrenzt und mechanischer Art. Es werden Unverschieblichkeiten im Gleitgewebe der Muskeln gegeneinander, der Sehnen und Sehnenscheiden, des Band-Kapsel-Apparats und von Operationsnarben (sog. Narben-Massage) gelöst.

> **Wichtig !**
>
> Nach Cyriax ist die tiefe Friktion geeignet, Adhärenzen oder Narben nach Traumen oder Mikrotraumen innerhalb des Muskels zu lösen, indem jede Faser von ihrer Nachbarfaser abgezogen und quasi separiert wird.

Der massierende Finger imitiert das normale Bewegungsverhalten der Struktur, die eine Läsion erlitten hat. Unerwünschte Adhäsionen können sich nicht oder nicht wieder ausbilden, sofern nach der Massage am Muskel eine aktive Bewegung erfolgt. Am Ligament-Kapsel-Apparat erfolgt dagegen eine passive Bewegung, während bei Sehnen eine nachfolgende Schonung vor Überanstrengung angezeigt ist.

Stretching des Muskels verbreitert nicht den Abstand zwischen den Einzelfasern; im Gegenteil, sie liegen bei Dehnung näher beisammen. Falls interfibrilläre Adhäsionen überhaupt aufgebrochen werden können, dann nicht durch Stretching, sondern nur durch kräftige Querdehnung bzw. Verbreiterung des Muskels. Tiefe transverse Friktionen sollen die Mobilität eines Muskels in derselben Weise wieder herstellen, wie durch die passive Bewegung eine Gelenkkontraktur mobilisiert werden kann.

Ob die *tiefe Friktion* in der Lage ist, auch bei Insertionstendopathien Adhärenzen zwischen den Sehnenfasern (die dort naturgemäß sehr eng beieinander liegen) zu lösen, bleibt zunächst offen. Nach Traumen am Kapsel-Band-Apparat ist die Effleurage ohnehin zu Beginn der Behandlung wichtiger als die Technik nach Cyriax; erst später – nach der Ödembeseitigung – spielen vorsichtige Friktionen und aktive Übungen eine Rolle.

Dass tiefe Friktionen als schmerzhafter Massagehandgriff schmerzlindernd wirken, ist nicht über die Gate-control-Theorie (s. Abschn. 3.2 „Zur Gültigkeit der Gate-control-Theorie") zu erklären. Der gesamte sensorische Input unterliegt zunächst einer Beeinflussungsmöglichkeit auf spinaler Ebene, d. h. es kommt zum Ansteigen oder zur Verringerung der Fortleitung nervöser Impulse aus der Peripherie über das Rückenmark zum ZNS. Der Grad der Schmerzbeeinflussung wird von der relativen Aktivität der dicken Fasern im Vergleich zu der in den dünnen Fasern bestimmt; d. h. Aktivität in den dicken Fasern wirkt also hemmend. Impulse von Mechanorezeptoren sind vorrangig in der Lage, andere Sensationen zu verringern und im Sinne des Verdeckungseffekts nach Lullies (1973/74) die Weiterleitung von Schmerzreizen zu hemmen. Dieser vereinfachte – und im Gegensatz zur Gate-control-Theorie in dieser Form bisher von neurophysiologischer Seite unwiderlegte – Mechanismus darf möglicherweise für die meisten Massagereize angenommen werden.

Für brüske und schmerzhafte Massagereize, z. B. die tiefen Friktionen, gilt jedoch eher eine andere, die *deszendierende Form der Schmerzhemmung*. Bei stark schmerzhaften Reizen kommt es zur Erregung bestimmter Hirnareale (periaquäduktale Grausubstanz im Zwischenhirn), die als zentrale inhibitorische Kontrollinstanzen wirken und endogene Opiate (morphinähnliche Substanzen) absondern, die ihrerseits schmerzhemmend im spinalen Bereich wirken.

Die *Hyperämie nach kräftigen Friktionen oder Zirkelungen* besteht nicht nur in einer vorübergehenden Beschleunigung des Blutstroms wie bei der Längsstreichung, sondern sie ist stärker und länger anhaltend infolge der Ausschüttung vasoaktiver Substanzen nach der kräftigen mechanischen Beanspruchung der Gewebe. Der Druck, der erforderlich ist, um Histamin aus Mastzellen freizusetzen, ist mit 5 kg/cm^2 beziffert worden. Histamin und andere gefäßerweiternde Stoffe bewirken eine erhebliche Hautrötung, die bis zur Urticaria factitia führen kann.

Die dadurch ausgelöste *lokale Durchblutungssteigerung* erlaubt in der ischämisch beeinträchtigten Muskulatur eine Durchbrechung des früher beschriebenen verhängnisvollen Circulus vitiosus: Ischämie – Hypoxie – Schmerz – weitere Drosselung der kapillaren Durchströmung, was bis zum Parenchymuntergang führen kann.

Im Rahmen der Hautrötung kann es bei dazu disponierten Personen auch zur *Permeabilitätssteigerung der Gefäße mit Hämatombildung* kommen. Diese Gewebsblutungen werden ebenfalls auf die mechanische Beeinflussung der Kapillaren zurückgeführt.

In der *Gelotripsie* (Lange 1931) wurden diese Annahmen bereits in den 30er Jahren zumindest teilweise vorweggenommen. Ob man wirklich eine Myogelose zerreiben kann, sei dahingestellt. Unabhängig davon, ob man die verbesserte Kapillarisierung oder auch den Effekt der „counter irritation" zur Erklärung heranzieht, es bleibt der mechanische Reiz, der im ischämisch geschädigten Gebiet den Heilungsprozess in Gang bringt.

Letztlich kann durch hart angesetzte Reibungen die *Wachreaktion* gesteigert werden, dagegen wirken großflächige und rhythmische Streichungen entspannend und schlaffördernd.

Bewertung

Nach Cyriax sind tiefe Friktionen bzw. Zirkelungen die bei weitem wichtigsten Handgriffe der Massagetechnik, denn sie penetrieren zu den tief liegenden Geweben des Bewegungssystems. Wird bei tief sitzenden Strukturen eine oberflächliche Massage oder bei lokalen Läsionen ein diffuser Handgriff angewendet, ist kein therapeutischer Nutzen zu erwarten. Einerseits ist die Konzentration auf ein eng umschriebenes Behandlungsgebiet ein therapeutischer Vorteil, andererseits besteht die Gefahr, dass eine wertlose Behandlung resultiert, wenn mit dem eng umschriebenen Handgriff nicht ganz exakt der Sitz der Läsion erreicht wird.

Bevorzugtes Anwendungsgebiet der *Zirkelung* sind umschriebene Verhärtungen der Muskulatur (sog. Myogelosen); spezielle empirische Indikationen der *tiefen Friktionen* sind wohl definierte und exakt lokalisierte Läsionen periartikulärer Bänder (z. B. Längsbänder am Knie, tibiotalare Ligamente, Quadrizepsansatz an der Patella) bzw. Insertionstendopathien (Mm. supraspinatus, subclavius, biceps, psoas, tibialis anterior, peronaeus, ischiokrurale Muskeln).

Der aufgewendete Druck hängt von der Tiefe ab, in der sich die Läsion befindet, und damit auch von der Fettschichtdicke der Patienten.

4.4.4 Klopfen (Tapotement, Perkussion)

Die Handgriffe

Es sind alternative Handgriffe mit einer harten Technik, die für bestimmte Personengruppen (kachektische oder schwer krank gewesene Patienten, Kleinkinder, Greise) ohnehin nicht in Betracht kommen. Sie sollen der Vollständigkeit halber erwähnt werden und bestehen in:

- Klopfungen mit:
  - den Fingerkuppen,
  - den Fingerknöcheln,
  - der Faust,
- Klatschungen mit der Hohlhand,
- Hackung mit der ulnaren Handkante bzw. mit der Kleinfingerballenkante (mit geschlossenen oder gespreizten Fingern) (**Abb. 4.20**).

Technik und Varianten

Klopfungen werden ausgeführt als:
- *Fingerkuppenklopfung*. Die Hände liegen entweder nebeneinander oder mit den Handrücken zueinander gedreht und die Fingerkuppen II–IV bzw. I–V klopfen rasch federnd und in gleichem Rhythmus auf den Muskel.
- *Fingerknöchelklopfung*. Die Finger II–V werden gebeugt. Die Klopfung wird mit den (proximalen oder distalen) Fingermittelgelenken ausgeführt.
- *Faustklopfung*. Die Finger werden zur Faust geballt. Es wird entweder mit der Breitseite der Faust oder mit der Kleinfingerballenseite (Ulnarseite) der Faust geklopft.

Abb. 4.20 Klopfen

allerdings als sehr fragwürdig anzusehen. Man erreicht durch einen harten Schlag allenfalls eine kurze Muskelzuckung im Sinne des Muskeleigenreflexes, wobei die Vorstellung besteht, dass durch die Kontraktion der Arbeitsmuskulatur eine erhöhte γ-Hintergrundaktivität in den Muskelspindeln, die zur Tonuserhöhung beiträgt, zum Verschwinden gebracht werden kann. Ebenso wenig, wie man durch Knetungen oder harte Vibrationen eine Tonuserhöhung im Muskel erzielen kann, kann man auch durch stärkere und spektakuläre Handgriffe dem Muskel nicht zu mehr Kraft verhelfen. Genauso lässt sich im umgekehrten Fall eine reflektorische Tonuserhöhung im Muskel, der durch Knetungen oder dehnende Handgriffe nicht zu beeinflussen war, durch Hackung oder Klatschung vermindern. Die Klatschung ist neben ihrer Nutzlosigkeit zudem noch sehr unangenehm für den Patienten.

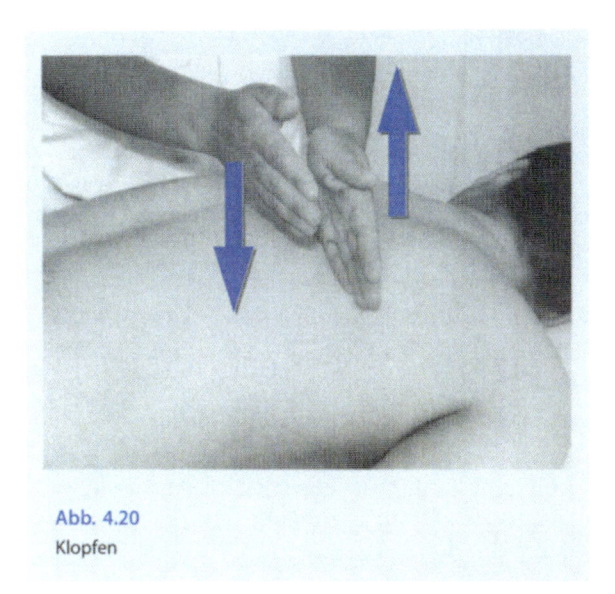

Alle genannten Klopftechniken können als gleichzeitige Zweihandtechnik, als wechselseitige Zweihandtechnik oder als Einhandtechnik (einige Minuten rechte Hand, dann einige Minuten linke Hand) ausgeführt werden.

Bei der *Klatschung* werden die Hände zur Hohlhand gewölbt, und beide Hände klatschen abwechselnd oder gleichzeitig auf den Körper. Der Aufprallton ist bei der Hohlhand tiefer, beim Flachhandschlag (auch als Patschung bezeichnet) höher, was aber ausschließlich von psychologischem Wert ist.

Für die *Hackung* werden die Hände parallel gehalten und die Handflächen zueinander gekehrt, wobei entweder die gesamte ulnare Handkante oder nur die Kleinfingerballenkante auf den Körper auftrifft. Werden die Finger in der Ausgangsstellung gespreizt gehalten, federn sie beim Aufschlagen zusammen und die Hackung fällt etwas leichter aus als bei geschlossenen Fingern, was jedoch kaum von Bedeutung ist. Es sind wiederum die Beidhandwechselhackung oder die gleichzeitige Beidhandhackung möglich. Der Schlag kann quer oder längs zur Faserrichtung erfolgen.

Wirkungsweise
In der älteren Massageliteratur findet sich die Vorstellung, dass klopfende Handgriffe stimulierend wirken, zur Tonisierung bei atrophischer Muskulatur beitragen und bei poliomyelitischen und peripheren Lähmungen die Muskeln für die spätere Nervenregeneration erhalten. Dies ist

Bewertung
Hackende und klopfende Handgriffe werden in der Regel am Ende der Behandlung angeschlossen; sie haben einen vorwiegend psychologischen Effekt und sind ohne realen therapeutischen Wert. Klopfungen in jeder Form sind in der üblichen Praxis abzulehnen. Ob die vermeintlich kraftspendende Wirkung der weichen Hackungen in der Sportmassage von Bedeutung ist, sei dahingestellt.

4.4.5 Vibrationen (Erschütterungen)

Der Handgriff
Es handelt sich um feine Schüttelimpulse der Hand, die auf die Muskulatur übertragen werden. Die Technik wurde von Kohlrausch ausgearbeitet, der sich auf Teirich-Leube (1968) bezieht; sie hat den arretierten Finger am M. erector trunci vibrieren lassen.

Vibrationen sind feine Schüttel- bzw. Zitterbewegungen. Wenn die Bewegungen etwas gröber und die Zitterfrequenz etwas geringer werden, entstehen die vibrationsähnlichen Erschütterungen, die mitunter auch als grobe bzw. große Vibrationen bezeichnet werden.

Hier ist der Übergang zu den feinen Fingerspitzenklopfungen (s. Abschn. 4.4.4), dabei liegen 3–4 Fingerkuppen sehr locker am Gewebe und es werden weiche Schläge, elastisch und federnd, aus dem Handgelenk ausgeführt.

Technik und Varianten

Vibrationen werden durch rhythmische Anspannungen der gesamten Arm- und Schultermuskeln erzeugt, und von der Hand flächig auf den Körper übertragen. Der Behandler zittert mit seinem gesamten Arm und die Hand verliert niemals den Kontakt mit dem Gewebe (**Abb. 4.21**). Die Technik ist schwierig zu erlernen und auszuüben; es werden entweder andere – den Masseur weniger anstrengende – Griffe dazwischen geschaltet oder die Vibrationen werden am Ende einer Sitzung angeschlossen; in der Regel stehen sie nicht für sich allein.

Die Entscheidung, welche Variante der Vibration Anwendung findet, richtet sich im Allgemeinen nach der betroffenen Körperregion. Feine Vibrationen sind über *Muskeln und Muskelansätzen* zur lokalen Beeinflussung des Muskeltonus bei verspannter Muskulatur richtig, während am *Thorax* im Rahmen der Atemmassage gröbere Vibrationen bzw. Erschütterungen bzw. Fingerspitzenklopfungen über der Brustwand angewendet werden.

Wirkungsweise

Generell wird von einer *tonussenkenden Wirkung* der Vibrationen ausgegangen, bestätigt durch ihre Anwendung bei spastischer Muskulatur in der Krankengymnastik.

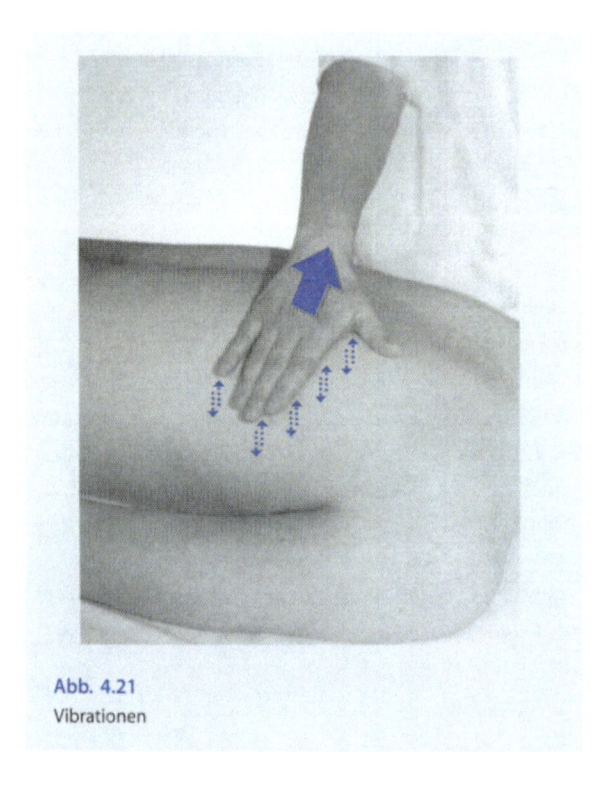

Die Relaxation verspannter Muskulatur ist bei Hartspann oder zur lokalen Beeinflussung von Insertionstendomyosen nützlich, ebenso bei Verspannungen der Nacken- und Schultermuskulatur beim Wirbelsäulensyndrom.

Experimentell wurde nachgewiesen, dass somatosensorisch evozierte Potentiale des N. medianus in ihrer Amplitude vermindert sind, wenn gleichzeitig eine apparative Vibrationsmassage der Handmuskeln erfolgt. Theoretisch denkbar ist durch die Reizung des Vibrationssinns eine Erregung der dicken, myelinisierten Ia-Fasern, die an den Hinterhörnern zur Schmerzhemmung im Sinne der Gatecontrol-Theorie führen und darüber hinaus eine verminderte Eigenreflexerregbarkeit des Muskels bewirken.

Im Rahmen der Atemtherapie – bevorzugt während der Ausatmung – dienen die Vibrationen zur *Sekretmobilisation und zur verbesserten Expektoration*. Die Entleerung des Sekrets – kombiniert mit Lagerungsdrainage entsprechend der befallenen Segmente – ist bei Bronchiektasen, chronisch-obstruktiven Ventilationsstörungen, vor und während der Sekretabsaugung auf Intensivtherapiestationen und postoperativ von Bedeutung, jeweils mehrmals täglich ausgeführt. Der Behandler benutzt die Schwerkraft und die Vibration, um das Sekret aus der unempfindlichen Lungenperipherie nach den sensibleren zentralen Bronchien zu bewegen, von wo aus der Hustenanfall ausgelöst werden kann.

Bewertung

Fachmännisch ausgeführte Vibrationen wirken sedierend und sind für den Patienten sehr angenehm. Deshalb ist es nicht gerechtfertigt, ihren therapeutischen Wert in Frage zu stellen, wie von einigen Autoren versucht wurde. Die durchblutungssteigernde Wirkung ist sicher gering und bleibt sogar hinter der einfachen Streichung zurück. Unbestritten ist aber die *tonusvermindernde Wirkung bei verspannter Muskulatur* und ohne Alternative die *sekretmotorische und sekretolytische Wirkung bei schleimig-eitrigem Bronchialsekret*.

Die *apparative Vibrationsmassage* dient vorwiegend kosmetischen Zwecken und ersetzt nicht den Wert der manuellen Erschütterung. Allerdings wäre denkbar, dass Vibrationsapparate ihre Berechtigung bei fettleibigen Personen haben, bei denen die gezielten manuellen Vibrationen des Masseurs ohnehin nicht die Muskulatur erreichen, die von einer mehr oder minder dicken Fettschicht überlagert ist.

Abb. 4.21 Vibrationen

Außerdem setzen manche Behandler das Massagegerät auf die eigene Hand und übertragen dadurch indirekt und etwas gemildert die apparativen Vibrationen auf den Patienten. Dies kann als Erleichterung bei dem technisch schwierigen Handgriff angesehen werden.

4.4.6 Dehnende Handgriffe

Einzelne Autoren geben Griffe zur Faszienbehandlung, zur dehnenden Streichung oder zur Hautverschiebung an; die Handgriffe sind einander ähnlich und Prioritäten schwer zu entscheiden. Bei integrativer Betrachtung der Massagemethoden geben sie ein Beispiel für die Fortentwicklung der Massagehandgriffe. Dehnende Elemente mögen in den früheren Grifftechniken im Ansatz schon vorhanden gewesen sein, und später wurden sie von den Spezialmassagen als spezielle Faszientechniken verfeinert. Sie gehören nicht ausschließlich zur Behandlung von Bindegewebe, sondern ganz essentiell zur Behandlung der Muskulatur, und wurden schließlich in die sog. klassische Massage reintegriert.

Hautverschiebungen
Haut und Unterhautbindegewebe werden von der Muskelfaszie abgehoben, um sie gegeneinander verschiebbar zu machen, besonders wenn starke Verklebungen bestehen.

Beschreibung der Handgriffe
Es existieren mehrere Varianten:
- rollende Hautverschiebung,
- kreisende Hautverschiebung,
- parallele Hautverschiebung.

Rollende Hautverschiebung (Abb. 4.22). Der Griff wurde aus der Befunderhebung (sog. Kibler-Falte) abgeleitet. Zwischen Daumen auf der einen und Zeige- und Mittelfinger auf der anderen Seite wird – genügende Abhebarkeit vorausgesetzt – eine Hautfalte gefasst und über die Körperoberfläche gerollt, indem sich Zeige- und Mittelfinger vorwärts bewegen und der Daumen nachfolgt.

Kreisende Hautverschiebung (Abb. 4.23). Die Fingerkuppen der leicht gespreizten Finger werden aufgesetzt,

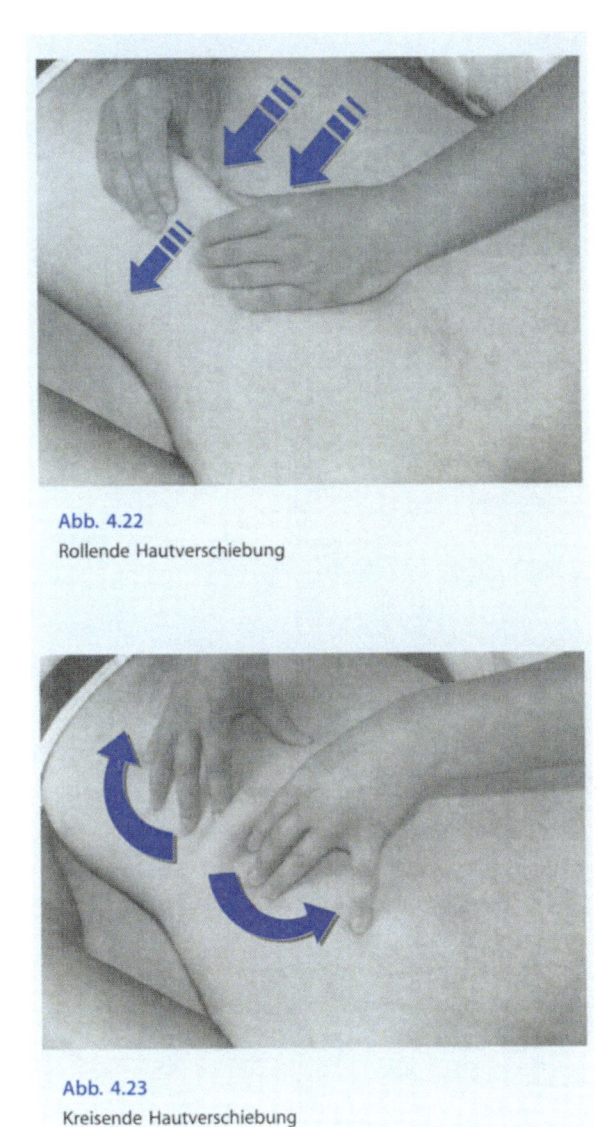

Abb. 4.22
Rollende Hautverschiebung

Abb. 4.23
Kreisende Hautverschiebung

führen kreisende Bewegungen aus, und die Haut wird in kleinen Kreisen gegen die Unterlage verschoben.

Parallele Hautverschiebung (Abb. 4.24). Beide Hände werden mit weit abgespreiztem Daumen und zusammengelegten übrigen Fingern beidseits der Wirbelsäule (oder auch auf einer Rückenseite) senkrecht und so aufgesetzt, dass zwischen beiden Händen eine Hautfalte entsteht. Werden jetzt die Hände gegeneinander verschoben, kommt es zur Mobilisierung des Unterhautbindegewebes gegen die darunter liegende Muskulatur. Der Handgriff gleicht vollständig dem Sägegriff der Segmentmassage.

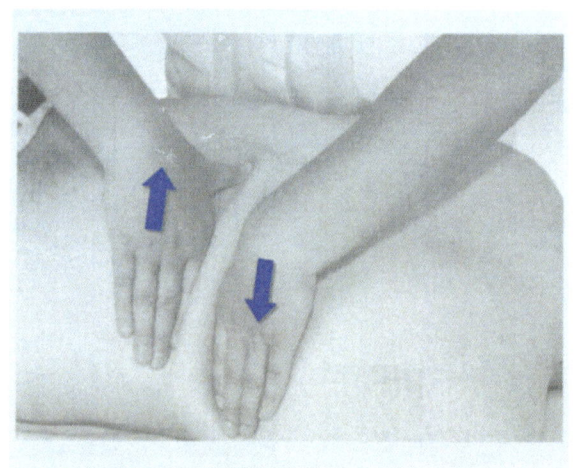

Abb. 4.24 Parallele Hautverschiebung

Wirkungsweise
Die Wirkungsweise entspricht der bei den bindegewebswirksamen Handgriffen.

Bewertung
Es ergeben sich ganz eindeutig Berührungspunkte mit der Bindegewebsmassage. Die *rollende Hautverschiebung* ist nur durchführbar, wenn das Gewebe so weit verschiebbar ist, dass eine Hautfalte überhaupt abgehoben werden kann. Wenn die Gewebsschichten stark miteinander verbacken sind, gelingt das nicht. Dann ist der adäquate Handgriff ganz eindeutig der bindegewebige Zug.

Die *parallele Hautverschiebung* bzw. der *Sägegriff* werden großflächig über dem Rücken wirksam; in dieser Form bietet die Bindegewebsmassage keine Alternative.

Tiefe dehnende Streichung (nach Hamann 1987)
Der Handgriff
Die Hände dringen von der Oberfläche in die tieferen Gewebsschichten vor und bewirken in Form eines druckunterstützten Zug- oder Dehnreizes eine Verschiebung im Unterhautbindegewebe, besonders an Muskelrändern, aber auch an Faszien, Sehnen und Bändern.

Technik
Am Muskelrand liegen die Kuppen des 2.–4. Fingers und gleiten kranialwärts bzw. nach proximal. Dabei üben die Fingerkuppen am Muskelrand einen dehnenden Druck aus. Er ist relativ gering, durch flach oder steil gestellte Finger variabel zu gestalten und erzeugt kein Schneidgefühl. Der Dehnreiz kann auch auf Unterhautbindegewebe, Sehnen oder Bänder appliziert werden. Der Griff ähnelt dem nachfolgend beschriebenen Fasziendehngriff.

Fasziendehngriff (nach Hamann 1987)
Eine spezielle Faszientechnik (Anhakstriche) ist von Dicke (1954) und Teirich-Leube (1968) entwickelt und für die Bindegewebsmassage reklamiert worden. Die Fasziendehnung gehört streng genommen zur Behandlung der Muskulatur dazu. Der Muskel wird von beiden Rändern her behandelt, und der Griff trägt zur Tonusherabsetzung des Muskels bei.

Der Handgriff mit technischen Varianten
- *Tangentialer Fasziendehngriff.* Die Fingerkuppen versuchen, unter den Muskelrand zu kommen. Es wird ein langsam dehnender Schub am lateralen wie auch am medialen Muskelrand schräg nach aufwärts (bzw. proximal/kranial) ausgeübt.
- *Senkrechter Fasziendehngriff.* Die Hand greift quer über den Muskel, 3–4 Fingerkuppen auf dem einen, der Daumen auf dem anderen Muskelrand. Die Finger tasten sich tief unter den Muskel und ziehen seine Ränder mitsamt der Faszie ohne Pressen, sondern nur mit geringer Druckanwendung nach oben. Der Griff eignet sich für gut fassbare Muskelbäuche wie M. biceps femoris oder M. gastrocnemius. Es bestehen Ähnlichkeiten zur abhebenden Knetung.

Wirkungsweise
Die Wirkungen der dehnenden Streichung und des Fasziendehngriffes ähneln einander:
- Hinsichtlich bindegewebiger Adhäsionen innerhalb des Muskels selbst oder in seiner Umgebung tragen diese Dehngriffe *zum Aufbrechen von Verklebungen* bei und erinnern entfernt an die kräftigeren tiefen Friktionen.
- Dehnungen der kontraktilen Fasern des Muskels führen zum *Ansprechen der Sehnenspindeln*. Bei kräftiger passiver Verlängerung eines Muskels (Verlängerungsreaktion der Sehnenspindeln) werden die phasischen und tonischen Eigenreflexe unterdrückt, die sonst bei passiver Dehnung zur Kontraktion der Muskelfaser führen würden. Die Sehnenspindeln wirken auf diese Weise eigenreflexhemmend auf a_2-Motoneu-

rone und tragen zur Tonusverminderung im Muskel bei.

Bewertung
Dehnende Streichungen an Muskelrändern ähneln in manchem den Anhakstrichen der Bindegewebsmassage. Sie sind jedoch nicht nur bindegewebs-, sondern auch muskelwirksam und gehören zur Behandlung der Muskulatur dazu. Sie ähneln innerhalb der muskelwirksamen Griffe der abhebenden Knetung, was beim senkrechten Fasziendehngriff besonders deutlich wird.

Unterhautfaszienstrich nach Hoffa
(Hoffa et al. 1985)
Diese Technik wird bei Verklebungen der Muskelfaszien untereinander empfohlen, ferner zwischen Muskelfaszie einerseits und Sehne bzw. Periost andererseits.

Der Handgriff
Die Technik entspricht dem tiefen Bindegewebsmassagestrich. Der 3. und 4. Finger wird etwa 60° schräg gegen die Strichrichtung aufgesetzt und kranial geschoben. Anwendungsgebiete sind:
- neben dem Knochen gelegene Muskelränder,
- der Erector trunci neben den Dornfortsätzen,
- generell Muskelränder (M. quadriceps femoris, M. deltoideus, Mm. biceps und triceps brachii usw.).

Schmerzen während der Behandlung oder das Auftreten von Hämatomen werden in Kauf genommen.

Wirkungsweise und Bewertung
Der Unterhautfaszienstrich ähnelt dem tangentialen Fasziendehngriff nach Hamann. Auch die Anwendungsgebiete an geeigneten Muskelrändern sind deckungsgleich. Ebenso wie die vorangegangenen Griffe übt er einen dehnenden Einfluss auf die Muskelränder aus, ist dadurch muskulär wirksam und kann ebenso wie die anderen Griffe bei Knetungen der Muskulatur unterstützend eingesetzt werden. Welcher der angeführten dehnenden Handgriffe den kräftigsten Dehnreiz ausübt, ist schwer zu entscheiden, vielleicht scheint dies am ehesten auf den senkrecht ansetzenden Griff zuzutreffen. Ob der dehnende Zug (der Bindegewebsmassage) oder der dehnende Schub (wie hier beschrieben) wirksamer ist, ist ohnehin unentschieden und entbehrt einer plausiblen Erklärung.

> **Fazit für die Praxis**
>
> Bei *vergleichender Betrachtung der Handgriffe* lässt sich die klassische Massage auf einige wenige Griffe reduzieren, die in verschiedenen Varianten angewendet werden:
> - *Streichung* und *Reibung* sind nur oberflächlich wirksam:
>   - Die Streichung (Ausstreichung) wirkt als Zirkulationshilfe mit vermehrtem Abstrom von Blut und Lymphe; es wurde daraus die Lymphdrainage abgeleitet.
>   - Die Reibung (oberflächliche Reibung) ist der Streichung analog, nur intensiver; dabei kommt es zur Hautrötung.
> - *Knetung* und *Friktion* penetrieren zu den tieferen Gewebsschichten und sind muskelwirksam:
>   - Bei der Knetung kommt es zur Durchblutungssteigerung auch in der Muskulatur, ferner zum verstärkten Auswascheffekt auf Stoffwechselendprodukte und Milchsäure, schließlich zur Dehnung von Muskel- und Sehnenspindeln mit Tonussenkung in der verspannten Muskulatur.
>   - Friktionen bzw. Zirkelungen („deep friction") werden spiralig in die Tiefe geführt; sie tragen mechanisch zur Lösung fibröser Adhäsionen bei und dienen der Behandlung umschriebener muskulärer Verhärtungen (Myogelosen, schmerzhafte Muskeldruckpunkte, sog. Trigger Points). Die Hyperämie ist durch die Ausschüttung vasoaktiver Substanzen intensiver und länger anhaltend.
>   - *Klopfungen* (Tapotements) sind sehr undifferenziert und von fraglichem therapeutischen Wert. Sie können nicht zur Tonisierung atrophischer oder gelähmter Muskeln beitragen. Allerdings kann durch einen kräftigen Schlag eine Muskelzuckung (im Sinne des Muskeleigenreflexes) ausgelöst werden, und die Kontraktion der sog. Arbeitsmuskulatur vermag eine γ-Hintergrundaktivität in einem verspannten Muskel zu durchbrechen.
>   - *Vibrationen* und *dehnende Handgriffe* sind primär kein Bestandteil der klassischen Massage, sie sind später hinzugekommen, und zwar aus Spezialmassagen (s. Abschn. 4.5) abgeleitet:

- Vibrationen stammen aus der Krankengymnastik und tragen zur Tonussenkung in spastischer oder verspannter Muskulatur bei. Thoraxvibrationen sind unentbehrlich zur Sekretmobilisation im Rahmen der Atemtherapie.
- Dehnende Handgriffe bestehen in verschiedenen Formen der Hautverschiebung und in mehreren Varianten der dehnenden Streichung, die vorwiegend an Muskelrändern (sog. Faszientechnik) angreifen. Sie sind damit bindegewebswirksam (bei Verklebungen), auch muskelwirksam (dehnender Einfluss auf Muskel- und Sehnenspindeln).

4.5 Abgeleitete Spezialmassagen

Aus den aufgeführten grundlegenden Massagehandgriffen haben sich im Laufe der Zeit verschiedene Spezialmassagen entwickelt. Die wichtigsten sind:
- Bindegewebsmassage,
- Segmentmassage,
- Periostbehandlung,
- manuelle Lymphdrainage.

Es handelt sich um bestimmte Grifftechniken und -kombinationen, die alle von den Handgriffen der klassischen Massage abstammen, jedoch weiterentwickelt worden sind und sich verselbständigt haben. Neue, spezifische und ausgefeilte Techniken sind hinzugekommen und Überholtes konnte eliminiert werden; vorausgesetzt, dass sich die Spezialmassagen ihrer Herkunft bewusst bleiben und kein Alleinvertretungsanspruch erhoben wird, ist dies eine positive Weiterentwicklung. Die neu hinzugekommenen Massagetechniken haben zu Anregungen für die sog. klassische Massage geführt. Dadurch haben sich die ursprünglichen Handgriffe fortentwickelt und sind moderner geworden, so dass die Beschreibungen, die Ling im 18. Jh. gegeben hat, zwar teilweise noch zutreffen, mit der heutigen Technik aber häufig nicht mehr übereinstimmen. Die ursprünglichen Handgriffe werden zwar noch als klassische Massage bezeichnet, sie sind aber nicht „klassisch" im eigentlichen Sinne des Worts geblieben und entsprechen der Massage von einst nicht mehr.

4.5.1 Bindegewebsmassage

Technik

Sie wurde von Dicke (1954) gefunden und wirkt als Zugreiz im verspannten Gewebe der Körperdecke. Mit den Ulnarseiten der Fingerkuppen des 3. und 4. Fingers wird tangential zur Körperoberfläche das Unterhautzellgewebe auf seiner Unterlage (meistens der Muskulatur) in Form einer Bugwelle des mehr oder weniger verhafteten Gewebes bis zur Grenze der Verschieblichkeit gezogen (**Abb. 4.25**). Diese Verschiebegrenze wird vom Masseur als Widerstand gespürt und vom Patienten als Dehnung bzw. Spannungsgefühl empfunden. Wird dieser Widerstand an der Verschieblichkeitsgrenze überschritten, verspürt der Patient einen verstärkten Dehnungsreiz (oft als Schneidgefühl beschrieben), was als grundlegend betrachtet wird, um vorhandene Gewebsverhaftungen zu lösen. Dies wird als sog. therapeutischer Zug bezeichnet, der eigentlich eine tiefe Streichung ist. Das anfänglich vorhandene Schneidgefühl nimmt nach einer oder mehreren Sitzungen allmählich ab und ist nach einer erfolgreichen Behandlung nicht mehr auslösbar, d. h. wenn die Gewebsspannung geringer geworden und die Verhaftungen beseitigt sind, nimmt die Verschieblichkeit des Gewebes wieder zu.

Das anfängliche Schneidgefühl ist umso deutlicher ausgeprägt, je höher die Gewebsspannung und je fester die Verhaftung ist. Es ist abhängig:
- von der *Empfindlichkeit* des Patienten,
- von der *Schnelligkeit*, mit der der Zug ausgeführt wird,

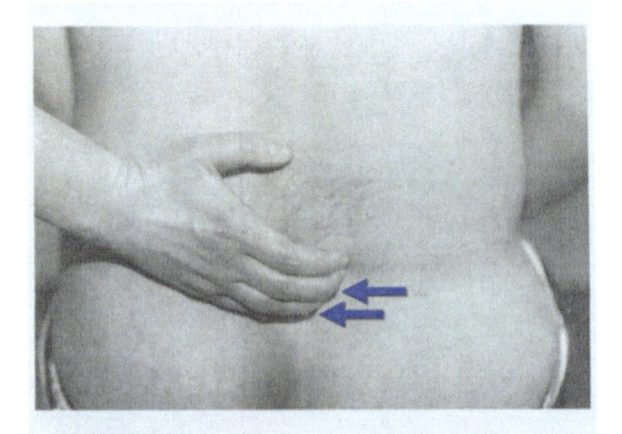

Abb. 4.25
Anhakstriche der Bindegewebsmassage am Kreuzbeinrand

- von der *zurückgelegten Distanz*, d. h. davon, ob der Zug über einen kurzen Weg wirksam ist oder deutlich über die Verschieblichkeitsgrenze hinaus ausgeführt wird,
- von der *Häufigkeit*, mit der ein und derselbe Zug in einer Sitzung wiederholt wird.

Wirkungsweise

Es lassen sich örtliche und allgemeine Reaktionen beobachten.
- *Örtliche bzw. mechanische Wirkungen.* Folge des sog. therapeutischen Zugs ist die Dermographie. Man unterscheidet die Dermographia rubra (strichförmige Hautrötung), Dermographia alba (Negativbild der D. rubra) und Dermographia elevata (Quaddelbildung). Je stärker die Gewebsspannung, desto stärker auch die Hautreaktion. Sie lässt in dem Maße nach, wie die Verhaftung und auch das Schneidgefühl nachlässt, das am Ende der Behandlungsserie nur noch flüchtig oder nicht mehr auszulösen ist. Es werden auch petechiale Blutungen beschrieben, die am ehesten Ausdruck eines Gefäßfaktors bzw. eines gleichzeitig bestehenden latenten Blutungsübels sind bzw. sein können. Ob die strichförmigen Hautrötungen zu einer allgemeinen Kreislaufreaktion führen können, wird davon abhängen, ob diese lokalen Gefäßreaktionen an einer kleinen Hautoberfläche oder großflächig (wie bei ausgedehnten Streichungen) auftreten. Bei großen Flächen wären auch Änderungen der Herzfrequenz und des Herzminutenvolumens denkbar.
Unklar ist auch, welche Rolle die Zugwirkung für den Wasserhaushalt, für die Stoffwechselfunktionen des Bindegewebes und für die immunologischen Vorgänge im Körper spielt.
Für die Zellulitis, deren Symptome der sog. Bindegewebszone so auffallend ähnlich sind, dürfte der Bindegewebszug der adäquate therapeutische Reiz sein; natürlich abgesehen von einer Reduzierung der Fettmasse zugunsten der Muskelmasse.
- *Allgemeinwirkungen.* Sie bestehen in vegetativen Begleitreaktionen, die sich wiederum unterteilen lassen (Bühring 1983) in:
  - Sympathische Frühreaktionen (während der Behandlung): Sie bestehen in spontaner Schweißabsonderung (unabhängig von der Körper- und Raumtemperatur) und Piloarrektion (Gänsehaut; meist ganz flüchtig) ohne Frösteln.
  - Parasympathische Spätreaktionen (1–2 h nach der Behandlung): Sie äußern sich in einem angenehmen Entspannungs- bzw. Müdigkeitsgefühl, das zum sofortigen Hinlegen zwingt (dem muss nachgegeben werden; es hat keinen Zweck, diese Müdigkeit überwinden zu wollen), ferner in vermehrtem Harndrang, einem allgemeinen Wärmegefühl u. ä. Diese vegetativen Begleitreaktionen werden im Laufe der Behandlungsserie schwächer und verschwinden schließlich ganz mit verbesserter Gewebsspannung.

Das „Behandlungszeremoniell" sollte auf diese Begleitumstände ausgerichtet sein. Die Bindegewebsmassage erfolgt – wie andere Massagen auch – in der zweiten Vormittagshälfte oder am Nachmittag, damit der Patient die Möglichkeit erhält, sich anschließend hinzulegen (mit 20 min Nachruhe ist das nicht abzufangen!). Will man als therapeutische Möglichkeit Schlafstörungen beeinflussen, sollte der Patient abends behandelt werden.

Bedeutung und Bewertung

Folgende Besonderheiten bedürfen der Erläuterung:
- *Vegetative Begleitreaktionen.* Die beschriebenen vegetativen Begleitreaktionen werfen die bis jetzt unbeantwortete Frage auf, ob es sich dabei tatsächlich um die Folgen der Bindegewebsmassage handelt, oder ob sich vegetativ labile Patienten besonders für die Bindegewebsmassage eignen, indem sie mit derartigen Reizen gut ansprechbar, stark reagibel und dadurch therapeutisch beeinflussbar sind; besonders dann, wenn die vegetative Labilität Grade erreicht hat, die bereits einen Krankheitswert haben. Das Letztere erscheint wahrscheinlicher, jedoch ist beides denkbar, indem vegetative Reaktionen bei vegetativ labilen und bei vegetativ gut ansprechbaren Personen besonders ausgeprägt sind.
Normalerweise reagieren Gefäße auf einen mechanischen Reiz hin mit einer Dilatation bzw. Hyperämie, die hier Dermographismus genannt wird. Diese völlig normale Reaktion ist auch ganz unabhängig von Bindegewebsmassage oder anderen Massagen zu beobachten, und deshalb kein Effektivitätskriterium.
- *Lokaler Gewebsbefund.* Der lokale Gewebsbefund bei Verhaftungen im Unterhautfettgewebe bzw. Unterhautbindegewebe und bei der sog. Zellulitis ist zweifelsfrei eine Indikation für Bindegewebsmassage, da es

logisch ist, verhaftetes Bindegewebe zu lockern. Allerdings ist zu beachten: Durch den Zug des Fingers im Gewebe wird die Bindegewebsfaser einer Zugbelastung unterworfen. Dabei ist nicht erkennbar, wo die tolerierbare Belastungsgrenze der einzelnen Faser liegt, so dass es durchaus zu einer Mikrotraumatisierung mit Zerreißung kommen kann. Vielleicht ist die Quaddelbildung ein Hinweis darauf?

Die erwünschte Verschieblichkeit des subkutanen Bindegewebes geht mit einer Lockerung einher, bei der automatisch eine maximale Verschieblichkeit angestrebt wird, ohne dass eine definitive Grenze dafür bekannt ist. Das „leere" Unterhautfettgewebe bei alten Menschen ist maximal locker bzw. verschieblich, was aber nicht die therapeutische Zielsetzung sein kann.

– *Reflektorische Fernwirkung.* Im Vergleich zu den Unsicherheiten bei den rein lokalen Mechanismen der Bindegewebsmassage sind deren oft zitierte reflektorische Fernwirkungen noch weniger geklärt. Zunächst ist es diagnostisch problematisch, aus umschriebenen Verhaftungen in der Körperdecke auf Erkrankungen innerer Organe zurückschließen zu wollen. Zwar kann man nach der klinischen Erfahrung von der Existenz kutiviszeraler Reflexe ausgehen, eine rein segmentale Deutung sog. Fernwirkungen ist allerdings fraglich; und zwar hauptsächlich wegen der Unsicherheiten in der Segmentzuordnung eines bestimmten Punkts der Körperoberfläche: *Wo lässt sich das Bindegewebe segmental einordnen?* Dermatom, Myotom und efferente vegetative Versorgung der Gefäße und der Haut sind nicht deckungsgleich, denn bei der segmental-innervatorischen Versorgung der Extremitäten innerhalb der Segmente C5–C8 und L3–L4 existieren ungeklärte Lücken. Plausibler erscheint daher der Versuch, statt organbezogener Reflexzusammenhänge besser vegetativ ausgelöste und beeinflussbare Krankheitsbilder bzw. vegetativ labile Patienten therapeutisch zu beeinflussen.

Dass der Tastbefund des Unterhautbindegewebes bzw. der trophische Zustand der Körperdecke nicht notwendigerweise mit dem Zustand des inneren Organs in Verbindung stehen muss, resultiert auch aus der folgenden Beobachtung: Von Bindegewebsmasseuren wird immer wieder darüber berichtet, dass Bindegewebszonen, die mit den Eingeweideorganen in Verbindung stehen sollen, auch nach einer erfolgreichen Massageserie weiter bestehen und nicht zu beseitigen sind. Ihr Vorhandensein könnte – ganz unabhängig vom inneren Organ – damit rein lokalen Faktoren bzw. Gesetzmäßigkeiten unterliegen.

Das oft beobachtete *Hypnoid nach Bindegewebsmassage* ist unbestritten eine vegetative Begleitreaktion, die aber nicht auf die Bindegewebsmassage beschränkt ist, sondern auf den psychischen Wirkungen der Massage ganz allgemein beruht. Durch das völlig entspannte Sitzen oder Liegen, unterstützt durch die bewusste Zuwendung des Masseurs zum erkrankten Körperteil des Patienten, kommt es zur Einengung des Bewusstseins, zur Tonussenkung in der Muskulatur und zur Ermüdung. Der Masseur sollte diese betonte körperliche und psychische Entspannung – wie bei anderen konzentrativen Entspannungstechniken auch – am Ende wieder bewusst zurücknehmen.

4.5.2 Segmentmassage

Jeder Teil des Körpers kann als krankheitsauslösender und krankheitsunterhaltender Faktor wirken, nicht nur das innere Organ, sondern auch die Gewebe der Körperdecke und des Skeletts. Wenn die verschiedenen Reflexzonen untereinander in Verbindung stehen (entsprechend den Auffassungen über die segmentalen Zusammenhänge) und wenn jede Veränderung ein Störfaktor sein kann, dann ist jede Teilmassage im bisherigen Sinne unzweckmäßig. Vielmehr müssen alle Gewebe der Körperdecke bzw. muss der ganze Körper behandelt werden. Werden nur einzelne Gewebsschichten (Bindegewebe, Periost) bzw. Teilerscheinungen (schmerzhafte Maximalpunkte) behandelt, sind möglicherweise schnelle Erfolge zu erzielen, die jedoch nicht von Dauer sein können, da die anderen reflektorischen Veränderungen unbehandelt bleiben und weiterhin als Störfaktor wirken können (Gläser u. Dalicho 1972).

Technik
Folgende Forderungen werden an eine zielgerichtete Massage gerichtet:
- der vollständige Gewebsbefund an der gesamten Körperdecke wird festgestellt,
- jede reflektorische Veränderung in den einzelnen Geweben wird mit dem adäquaten Handgriff bearbeitet.

Bereits Kohlrausch (1959) forderte eine gezielte Behandlung sämtlicher veränderter Gewebe, da nur so ein therapeutischer Effekt erzielt werden könne. Es verwundert also umso mehr, dass diese grundsätzliche Erkenntnis bisher nur bei der Segmentmassage zur Grundlage des therapeutischen Vorgehens gemacht wurde.

Tipp
Adäquate Handgriffe für die verschiedenen Gewebsveränderungen

- *Muskulärer Hypertonus*. Vibrationen; als kombinierte Handgriffe:
  - Anschraubgriff: Anknetung des Erector trunci an die Wirbelsäule heran, von Segment zu Segment, stets unter Zug.
  - Rollgriff: Anrollen des langen Rückenstreckers an die Wirbelsäule heran.
  - Schubgriff: schiebende und schwingende Bewegung des Handballens auf dem Rückenstrecker, von kaudal nach kranial.
- *Myogelosen*. Friktionen; als kombinierter Handgriff:
  - Friktionen unter Zug, hautverschiebend.
- *Bindegewebe*. Streichungen und Reibungen; als kombinierte Handgriffe:
  - Sägegriff: großflächige Hautverschiebung zwischen den beiden steilgestellten Händen.
  - Zuggriff: Zug auf das Unterhautbindegewebe in der Umgebung der Dornfortsätze.
  - Zwischendornfortsatzgriff: kleine hautverschiebende Kreisungen der Fingerspitzen neben den Dornfortsätzen.
- *Periost*. Zirkelnde Friktionen.

Allgemeines Vorgehen

Besonders aussichtsreich ist die Massage der Segmentwurzeln (gemeint sind die Austrittsstellen der Spinalnerven neben der Wirbelsäule), denn erfahrungsgemäß hat die Behandlung, ausgehend von den Segmentwurzeln, die nachhaltigste funktionelle Wirkung.

Dabei sollte Folgendes berücksichtigt werden:
- Die kaudalen Segmente werden vor den höheren Abschnitten behandelt,
- zuerst werden die oberflächlichen, später die tief liegenden Gewebstastbefunde bearbeitet.

Beschreibung der kombinierten Handgriffe:
Zur Rückenbehandlung gehören:
- Anschraubgriff,
- Rollgriff,
- Zwischendornfortsatzgriff,
- Sägegriff,
- Schubgriff,
- Zuggriff,
- Schulterblattumrandung,
- Ober- und Untergrätenmuskel,
- Vibrationen.

Anschraubgriff (Abb. 4.26). Der 2.–5. Finger legt sich von lateral an den Erector trunci und führt unter Zug kreisende und schraubende Bewegungen des gesamten Muskelwulsts an die Wirbelsäule heran aus. Die Wirbelsäule bildet den natürlichen Widerstand, der Kleinfingerballen dient als Halt, und in dieser Form arbeitet sich die Hand von Segment zu Segment, von kaudal nach kranial, stets unter Zug, bis zur Halswirbelsäule empor.

Rollgriff (Abb. 4.27). Der rechte Daumen wird kaudal neben den langen Rückenstreckern angelegt, er liegt damit parallel zum Muskelrand, und der linke Daumen wird kranialwärts des rechten in gleicher Weise angesetzt (gilt für die linke Rückenhälfte des liegenden Patienten; auf der rechten Patientenseite liegt der linke Daumen kaudal). Die Rückenstrecker liegen wie eine Rolle vor den beiden Daumen. Unter Druck und durch eine leichte Drehbewegung

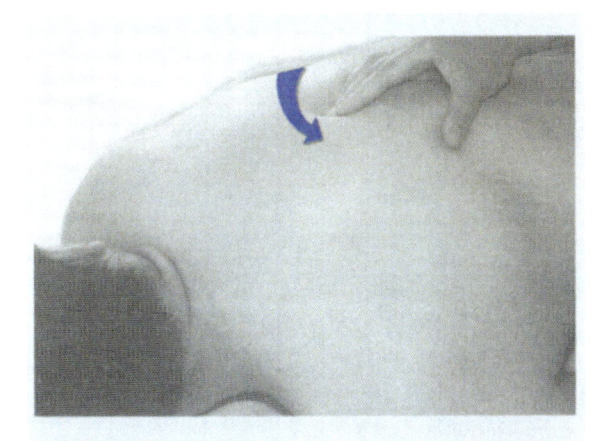

Abb. 4.26
Anschraubgriff

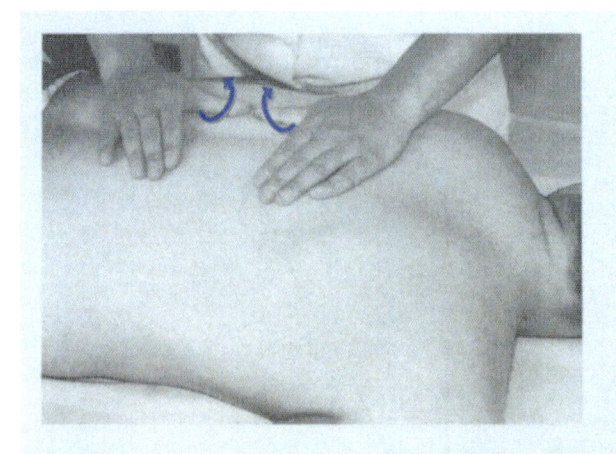

Abb. 4.27
Rollgriff

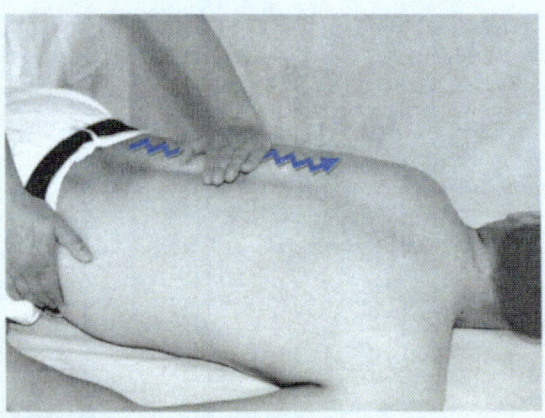

Abb. 4.29
Schubgriff

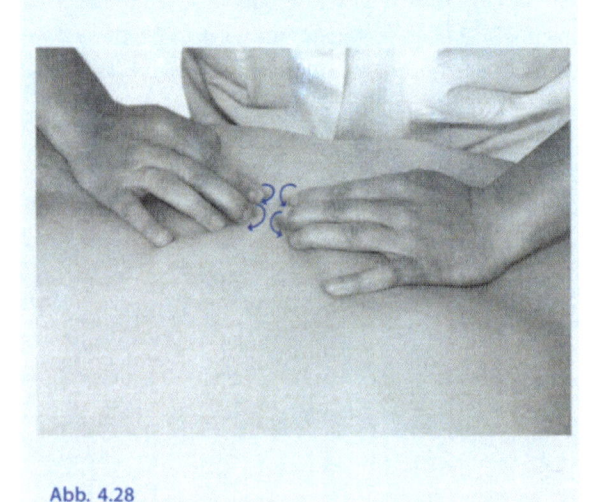

Abb. 4.28
Zwischendornfortsatzgriff

fortsatz in die Tiefe. Sämtliche Dornfortsätze werden auf diese Weise von kaudal nach kranial behandelt.

Sägegriff (Abb. 4.24). Daumen und Zeigefinger beider Hände werden gespreizt und großflächig beidseits der Wirbelsäule so angesetzt, dass zwischen den Händen ein Hautwulst entsteht. Nun werden beide Hände in Sägebewegungen gegeneinander verschoben. Das zwischen den beiden Händen gefasste Haut- und Unterhautbindegewebe wird im Ganzen verschoben, die Finger bleiben im Kontakt mit der Haut und dürfen nicht gleiten. Der Rücken wird von kaudal nach kranial durchgearbeitet.

Schubgriff (Abb. 4.29). Die rechte Hand fixiert das Becken des Patienten und die Finger umfassen die Darmbeinschaufel. Die linke Hand schraubt sich mit dem Handballen in der Lendengegend an die Wirbelsäule heran und liegt mit dem Daumenballen auf dem Rückenstrecker. Jetzt erfolgt ein Schub aus der Schulter des linken Arms, so dass der linke Handballen in einer schiebenden und schwingenden Bewegung die Rückenstrecker von kaudal nach kranial durcharbeitet. Die rechte Hand übt dabei einen leichten Gegenzug aus. Zur Behandlung der Gegenseite werden die Hände gewechselt.

Zuggriff (Abb. 4.30). Zeige- und Mittelfinger der rechten Hand werden zu einem „V" gespreizt und so angelegt, dass der unterste Dornfortsatz zwischen beiden Fingern liegt und die Fingerkuppen nach kaudal zeigen. Die linke Hand

der Daumen (bzw. Hände) lässt man die Muskulatur an die Wirbelsäule heran- und wieder abrollen.

Zwischendornfortsatzgriff (Abb. 4.28). Die Kuppen beider Mittel- und Zeigefinger werden so über der Wirbelsäule angesetzt, dass immer ein Dornfortsatz zwischen diesen vier Fingerspitzen liegt. Es muss eine senkrechte und eine waagerechte gleich große Hautfalte entstehen, in deren Kreuzungspunkt der Dornfortsatz liegt. Jede Hand führt nun kleine kreisende und gegensinnig hautverschiebende Bewegungen durch und arbeitet sich neben dem Dorn-

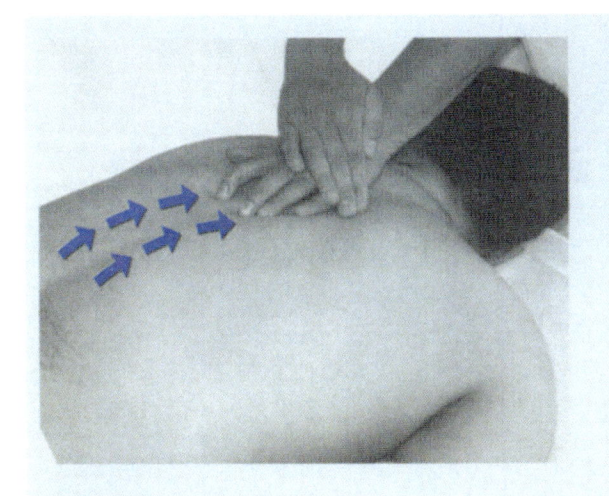

Abb. 4.30
Zuggriff

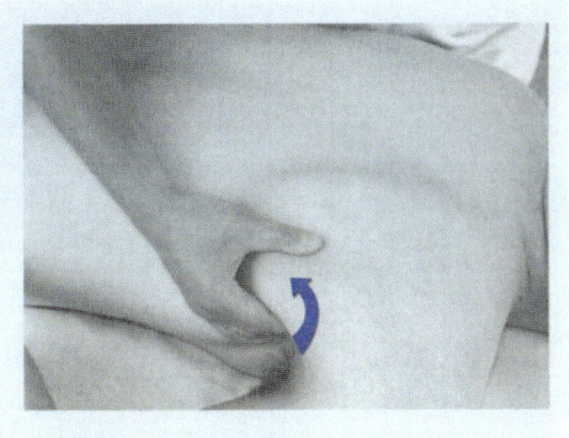

Abb. 4.31
Schulterblattumrandung: Anhaken des Latissimusrands

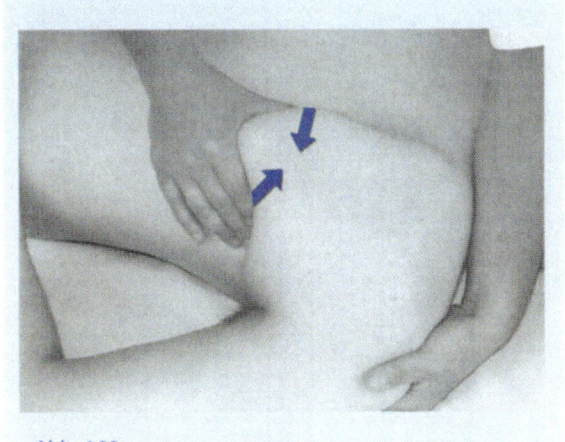

Abb. 4.32
Schulterblattumrandung: Durcharbeiten des Schulterblattwinkels

wird beschwerend auf die rechte aufgelegt. Durch Zug aus der Schulter des rechten Arms wird jetzt die Haut samt Unterhautbindegewebe unter Zug genommen und die beiden Finger gleiten von Querfortsatz zu Querfortsatz segmentweise von kaudal nach kranial.

Schulterblattumrandung (Abb. 4.31–4.34). Der 2.–5. Finger der rechten Hand haken sich in der hinteren Achselhöhle am Ansatz des M. latissimus dorsi ein und führen unter Zug kleine hautverschiebende Friktionen entlang des lateralen Schulterblattrands bis zum unteren Schulterblattwinkel durch. Dann arbeiten Daumen und Zeigefinger die Muskulatur in der Umgebung des Schulterblattwinkels durch, wobei die andere Hand einen leichten Zug nach dorsal ausführt und das Schulterblatt in Flügelstellung bringt. Anschließend werden mit dem Daumen Friktionen entlang des medialen Schulterblattrands nach kranial ausgeführt. Von dort erfolgen hautverschiebende Friktionen und Knetungen mit dem Daumen entlang dem Trapeziusrand bis zur Halswirbelsäule.

Ober- und Untergrätenmuskel (Abb. 4.35). Es werden von lateral nach medial hautverschiebende Friktionen in drei Etagen (ein Arbeitsgang auf dem M. supraspinatus, zwei Arbeitsgänge auf dem M. infraspinatus) durchgeführt; die flach aufliegenden Fingerbeeren des 2.–4. Fingers führen dabei kleine Zirkelungen aus, die Finger müssen fest aufliegen und die Haut mit verschieben.

Vibrationen (Abb. 4.21). Mit der flach aufgelegten Hand werden feine Vibrationen der gesamten Rückenmuskulatur durchgeführt. Die Bewegungsrichtung der Hand verläuft von lateral nach medial, von der seitlichen Rumpfwand an die Wirbelsäule heran; beide Rückenhälften werden nacheinander in mehreren Etagen großflächig vibriert.

Diese Vibrationen bilden zugleich den Abschluss der gesamten Rückenbehandlung, die im Liegen ausgeführt wird und bei der alle beschriebenen Handgriffe in der angegebenen Reihenfolge auf jeder Rückenseite zweimal hintereinander angewendet werden (**Abb. 4.36**).

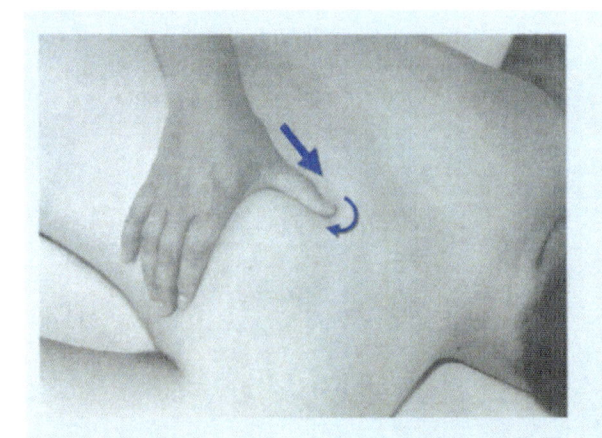

Abb. 4.33
Schulterblattumrandung: Friktionen entlang des medialen Schulterblattrands

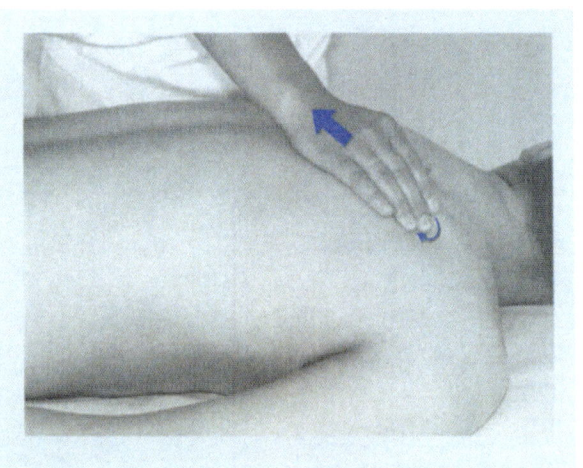

Abb. 4.35
Hautverschiebende Friktionen auf den Mm. supra- et infraspinatus

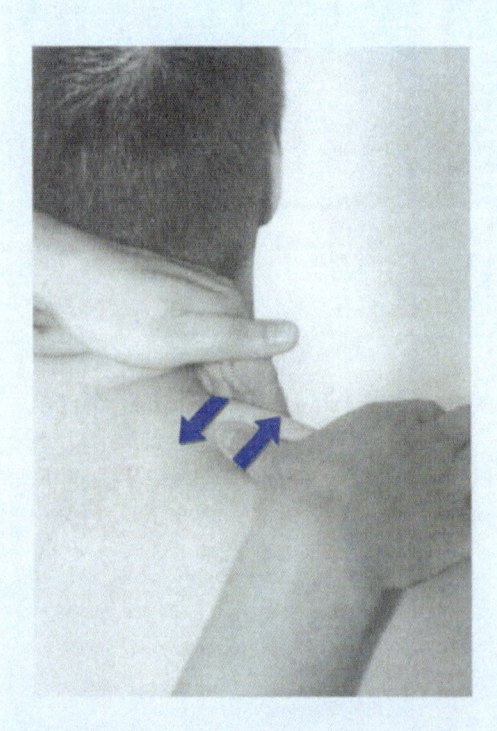

Abb. 4.34
Schulterblattumrandung: Fingerspitzenknetungen des Trapeziusrands

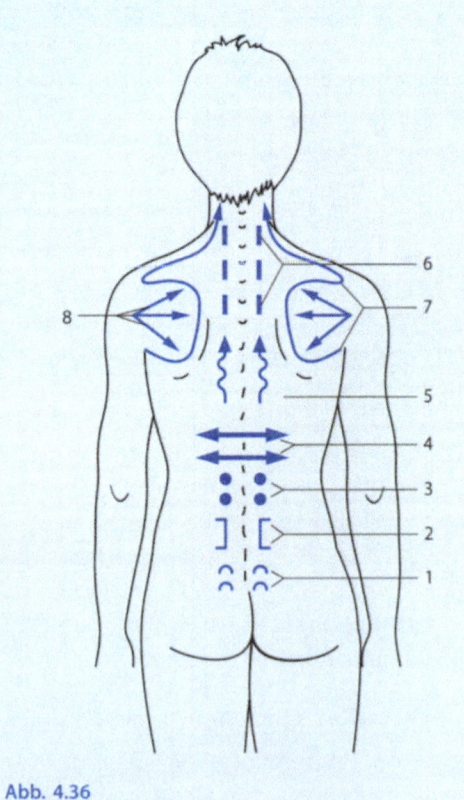

Abb. 4.36
Zusammenfassung: Aufbau der Rückenbehandlung.
1. Anschraubgriff, 2. Rollgriff, 3. Zwischendornfortsatzgriff, 4. Sägegriff, 5. Schubgriff, 6. Zuggriff, 7. Schulterblattumrandung, 8. Behandlung der Ober- und Untergrätenmuskeln, 9. Vibration der Rückenmuskulatur

Spezielle Handgriffe für schwer zugängliche Muskeln. Sie finden sich nicht in anderen Massageformen, denn sie sind eine Besonderheit der Segmentmassage:
- *Friktionen des M. subscapularis.* Die Fingerspitzen der massierenden Hand schieben sich soweit wie möglich unter das Schulterblatt, während das Schulterblatt durch die Gegenhand in Flügelstellung gebracht wird.
- *Friktionen des M. iliacus.* Die Kuppen des 2.–4. Fingers haken sich rechts und links am ventralen Rand des Darmbeinkamms am Ursprung des M. iliacus ein (eine Hautfalte muss dazu mit erfasst werden). Die Finger gleiten mit leichten Friktionen an der Innenseite des Darmbeinkamms nach hinten bis zum Ansatz des M. quadratus lumborum.

Hautverschiebende Friktionen (Abb. 4.37 und 4.38). Kleine, tastende Friktionen, immer unter Zug ausgeführt, dienen zur Bearbeitung der Interkostalmuskulatur (am Sternum beginnend), der Nackenmuskulatur (am Schulterblatt beginnend, dem oberen Trapezius folgend bis zur Linea nuchae), der Hinterhaupt- und Scheitelgegend (vorsichtige tastende Friktionen der Kopfschwarte) und der Stirn.

Die Kreuzbeinbehandlung besteht in Streichungen und hautverschiebenden Friktionen, von der lateralen Kante des Kreuzbeins bis zur Crista sacralis, längs und quer ausgeführt.

Wirkungsweise

Körperdecke, andere zum Segment gehörige Gewebe und inneres Organ sind zu einem Funktionskreis vereint, in dem jedes einzelne Teil das andere beeinflussen kann. Im Störfall sind stets alle Gewebe im zugehörigen Segment, wenn auch mehr oder weniger stark ausgeprägt, betroffen, so dass gewisse reflektorische Erscheinungen (muskulär, bindegewebig, periostal) vorherrschen können.

Reflektorisch ausgelöste Veränderungen können auch rückläufig wirken und Krankheitserscheinungen unterhalten, selbst wenn die auslösende primäre Krankheitsursache bereits abgeheilt ist. Nur die Beseitigung möglichst aller verselbständigter Störfaktoren bzw. reflektorischer Erscheinungen vermag die Krankheit günstig zu beeinflussen.

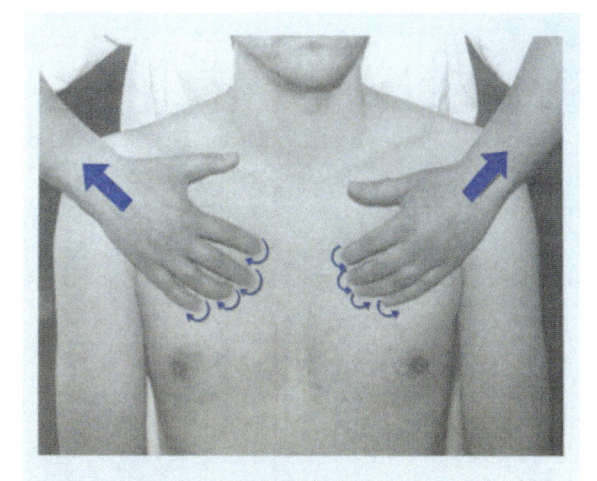

Abb. 4.37
Hautverschiebende Friktionen der Interkostalmuskulatur

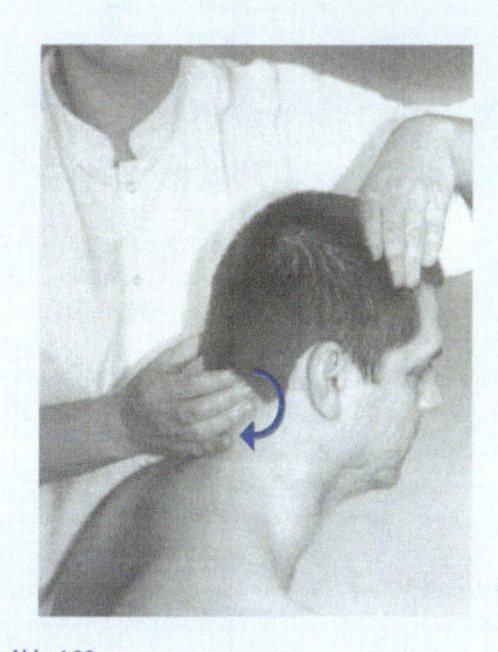

Abb. 4.38
Friktionen der Nackenmuskulatur

Gewisse klinische Erfahrungen bestätigen im Allgemeinen die Richtigkeit dieser Annahme:
- Keine akute Erkrankung eines inneren Organs verläuft ganz ohne viszeroviszerale Reflexe (Hansen u. Staa von 1938).
- Von der Haut aus sind Einwirkungen auf innere Organe möglich, das belegen die therapeutischen Erfolge der Hydrotherapie, bei Einreibungen, des Heusacks u. ä.

Was bedeuten diese segmentalen Veränderungen in der Körperdecke? Das akut erkrankte innere Organ führt reflektorisch zur vermehrten Muskelspannung und zur Hyperalgesie, z. B. „defense musculaire". Demnach wäre eine therapeutische Einflussnahme über die Massage der Körperdecke widersinnig und jede äußere Therapie wäre erst dann indiziert, wenn die primäre akute Organerkrankung abgeklungen ist. Es sei denn, es bestehen nach einer überstandenen Erkrankung noch *Verspannungen bzw. verselbständigte Störungen im Segment*, die nun rückwirkend zu funktionellen Organerkrankungen führen könnten. Ebenso denkbar ist auch eine *reflektorische Verknüpfung zwischen Achsenorgan und Körperdecke*, die zur Muskelverspannung und anderen reflektorischen Phänomenen geführt hat, ebenfalls segmental bedingt, jedoch ganz ohne Beteiligung eines inneren Organs.

Entsprechend der klinischen Beobachtung treten die muskulären Veränderungen immer zuerst auf, die bindegewebigen Einziehungen erst danach. Die reflektorischen Krankheitszeichen (d. h. Muskelverspannungen) treten immer vor den algetischen auf, sind auch häufig ohne sie vorhanden, jedoch nie umgekehrt (Hansen u. Staa von 1938). Das ist insofern verständlich, da zunächst reflektorische Verspannungen vorhanden sein müssen, bevor sie bei Verstärkung des Reizes (zunehmende Erregung) zur bewussten Schmerzempfindung führen.

Für das Verständnis der Segmentwurzeln bzw. zentralen Rolle der Wirbelsäule als bevorzugter Angriffsort der Massagehandgriffe sind folgende *Beobachtungen seitens anderer Fachgebiete* nützlich:
- Beim *autogenen Training* gilt das Schulter-Nacken-Gebiet als spezifisches Rezeptorfeld für zentrale und periphere reflektorische Koppelungen des Sympathikus (bestimmte Reize führen zur generalisierten Erregung der Piloarrektoren und zu affektiv gefärbten Sensationen).
- In dieser Zone werden phylogenetisch vorgebildete und generalisierte Tonusverminderungen ausgelöst, wodurch einem *Muttertier das Tragen ihrer Jungen* ermöglicht wird. Durch das Packen des Tiers in der Nackengegend wird ein immobilisierender Zustand erreicht.
- In der *manuellen Therapie* wird dem zervikothorakalen Übergang der Wirbelsäule eine Schlüsselfunktion eingeräumt: Blockierungen der kleinen Wirbelgelenke kommen hier auffallend häufig vor, andererseits wird durch deblockierende Maßnahmen an dieser Stelle die Statik der gesamten Wirbelsäule beeinflusst.

Bedeutung und Bewertung

Die anderen Massagetechniken berücksichtigen entweder einzelne Gewebe (Bindegewebe, Periost) oder nur Teilerscheinungen (Maximalpunkte). Einseitige Techniken können immer nur zum Teilerfolg führen, denn bei den reflektorischen Veränderungen im Segment sind meist mehrere gleichwertige Phänomene vorhanden, die alle berücksichtigt und beseitigt werden müssen. Wenn dagegen reflektorische Veränderungen in anderen als den behandelten Gewebsschichten bestehen bleiben und weiterhin als Störfaktor wirken, kann ein rascher Erfolg bzw. eine schnelle Schmerzlinderung nicht von Dauer sein.

Es ist eine alte klinische Erfahrung, dass trotz vollständiger Beseitigung bindegewebiger Erscheinungen der endgültige Erfolg ausbleibt, wenn ein muskulärer Hypertonus weiterbesteht.

Die *Segmentmassage* bietet sehr vorteilhafte muskuläre Kombinationsgriffe für den Rücken. Dies trifft nicht auf bindegewebige Verhaftungen im lumbodorsalen Bereich zu, hier dürfte die Technik der Bindegewebsmassage konkurrenzlos sein. Der tangentiale Zugreiz ist zwar etwas völlig Neues, allerdings ist die optimale Technik für bindegewebige Veränderungen (Zug oder Schub?) noch nicht definitiv geklärt; die Segmentmassage bietet innerhalb ihrer Kombinationen sowohl Zug- als auch Schubgriffe an.

Bei der Periostbehandlung wird eine rhythmische Druckbehandlung vorgeschlagen, die kleinen zirkelnden Friktionen der Segmentmassage sind dem vergleichbar, scheinen wegen der Kombination unter Zug jedoch der adäquate Handgriff zu sein.

Als *überzeugendster Handgriff der Segmentmassage gilt die Schulterblattumrandung.* Dabei sind dehnende Techniken, Knetungen und Friktionen wirkungsvoll vereint. Auch die häufig verwendeten *Friktionen unter Zug* (wie alle Handgriffe unter Zug) sind einmalig in der Segmentmassage und wirkungsvoller als Zirkelung und Hautverschiebung für sich allein. Letztlich sind auch die *Zirkelungen auf der Kopfschwarte* bei Spannungskopfschmerz äußerst effektiv.

4.5.3 Periostbehandlung

> **Definition**
>
> Bei der Periostbehandlung handelt es sich um eine von Vogler u. Krauss (1975) weiterentwickelte Methode, die in einer punktförmig umschriebenen Druck-„Massage" auf dem Periost zugänglicher Knochenflächen oder -vorsprüngen besteht.

Schmerzhafte Periostpunkte wurden bereits früher mit ähnlichen Techniken behandelt: In der *Reflexmassage nach Barczewski (1911)* werden vibrierende Druckbewegungen bzw. schnell aufeinanderfolgende Druckstöße beschrieben. Die *Nervenpunktmassage nach Cornelius (1933)* bzw. die *Tastmassage von Ruhmann (1934)* wandten umschriebene Friktionen an schmerzhaften „Nervenpunkten" an. Dieses empirische Vorgehen stellt sich aus heutiger Sicht als durchaus erfolgreich heraus, wenn auch die theoretischen Begründungen von damals sich heute nicht mehr nachvollziehen lassen. Die *Segmentmassage* mit ihren zirkelnden Friktionen am Periost knüpft ebenfalls an diesem gemeinsamen Ursprung an.

Technik

Bei der Durchführung der Periostbehandlung ist auf Folgendes zu achten:
- Tastbefund,
- zugrunde liegende Gewebsveränderungen,
- Hauptlokalisation,
- Angriffspunkt,
- Massagetechnik,
- Reizstärke.

Tastbefund. Periostpunkte sind umschriebene Stellen mit erheblicher Druckschmerzhaftigkeit und geringer Ausdehnung (wenige cm^2).

Zugrunde liegende Gewebsveränderungen. Nach der Beschreibung der Erstautoren (Vogler u. Krauss 1975) sind es Verdickungen des Periosts bzw. dellenartige Defekte.

Hauptlokalisationen. Sie finden sich okzipital, interkostal bzw. sternal: an Knochenvorsprüngen, Sehnenansätzen und anderen periartikulären Strukturen sowohl am Stamm als auch an peripheren Extremitätengelenken (Schulter- und Ellenbogengelenke, Beckenkamm, Trochanter major, Knie- und Fußgelenke).

Angriffspunkt. Die Handgriffe wirken direkt am Ort der Erkrankung – in Abhängigkeit von der Lokalisation des Prozesses – sofern die Schmerzempfindlichkeit gegenüber der relativ kräftigen mechanischen Beanspruchung nicht zu groß ist. Ansonsten geht man – wie bei anderen umschrieben wirksamen Massagehandgriffen auch – vom Rand des schmerzhaften Gebiets im Verlaufe einiger Sitzungen allmählich auf die Zone des größten Schmerzes (Maximalpunkt) über.

Massagetechnik (Abb. 4.39). Knochen, die eine starke Weichteilbedeckung (Muskulatur, auch Fettsucht) aufweisen, scheiden für die Behandlung aus. Es wird auf den Knochen ein Druck von 1–15 kg ausgeübt, und zwar

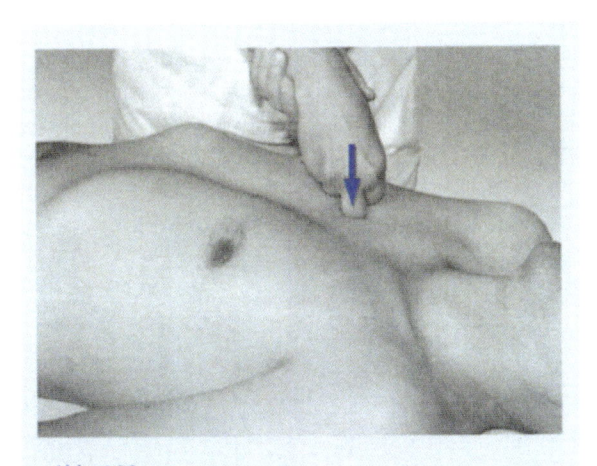

Abb. 4.39
Periostbehandlung

entweder mit dem Fingerknöchel (Fingergrundgelenk bzw. proximales Interphalangealgelenk des Zeigefingers) oder mit der Fingerkuppe (Daumen, Zeigefinger oder Mittelfinger). Mit dem Knöchel kann ein relativ kräftiger Druck ausgeübt werden (erinnert sei an die Gelotripsie, s. Abschn. 4.4.3), während mit der Fingerbeere eine vorsichtigere Kraftentfaltung möglich ist. Der behandelnde, druckbeschwerte Finger führt kleine umschriebene Zirkelungen aus, mit einem Durchmesser von ungefähr 5 mm. Der Druck wird während der Behandlung rhythmisch an- und abschwellend gestaltet. Jede Phase der Druckerhöhung bzw. des Nachlassens beträgt ca. 5–10 s. Die gleiche Körperstelle wird ungefähr 3 min lang massiert. Für den Thorax gilt, dass sich der Druck dem Atemrhythmus (normale Atemfrequenz vorausgesetzt) anzupassen hat: Die Drucksteigerung kommt mit der Ausatmungsphase, während der Einatmung geht man zurück. Die empfohlenen Knetungen bzw. Ausstreichungen der darüber liegenden Weichteilgewebe als Abschlussmaßnahmen über jedem behandelten Periostpunkt unterstreichen die von der Segmentmassage erhobene logische Forderung, dass alle tastbaren Befunde in allen Gewebsschichten angegangen werden müssen; die Behandlung darf nicht auf das Periost beschränkt bleiben.

Reizstärke. Die Periostbehandlung kann schmerzhaft sein, der Schmerz muss aber erträglich bleiben. Hautrötungen im Behandlungsgebiet (vasomotorische Reaktionen) werden häufig über Maximalpunkten beobachtet und bedeuten, dass die Behandlung vorsichtig erfolgen muss. Ausgesprochen unangenehme Schmerzempfindungen und schmerzbedingte Muskelverspannungen sollten vermieden werden; in diesen Fällen ist es besser, sich aus der Umgebung allmählich an den Maximalpunkt „heranzuarbeiten".

Wirkungsweise

Unklar ist, ob ein Druckreiz der genannten Art *trophische Veränderungen* (d.h. Gewebshypertrophie) am Periost oder am Knochen auslösen kann. Die Architektur der Knochenbälkchen passt sich zwar den statischen Verhältnissen an und ist während des ganzen Lebens veränderlich, und mechanische Einwirkungen auf den Knochen (Druck oder Zug) gelten als adäquater Reiz für das Stützgewebe. Es ist aber noch vollkommen unklar, ob sich durch den Druck der Periostmassage (wie von den genannten Erstautoren postuliert) osteoblastische Prozesse beeinflussen lassen. Therapeutisch erstrebenswert ist dies bei Osteoporose, ausbleibender Kallusbildung oder Dystrophie des Knochens (Sudeck III).

Das *Periost* ist reichlich mit Mechanorezeptoren und freien Nervenendigungen ausgestattet. Auch über reizlosen Knochenflächen bzw. -vorsprüngen entsteht nach einigen Periostbehandlungen eine Konsistenzzunahme und Schwellung (am ehesten infolge vermehrter Gewebsexsudation) und eine örtliche Schmerzhaftigkeit. Beides geht spontan wieder zurück, verschwindet aber auch nach einigen Behandlungen wieder.

An *schmerzhaften Periostpunkten* entsteht während einer Behandlung ein bohrender Schmerz von erheblicher Intensität, u. U. mit Ausstrahlungen. Er ist vom aufgewendeten Massagedruck und von der Ausprägung des vorbestehenden Schmerzes abhängig. Mitunter weist der durch die Behandlung hervorgerufene Schmerz einen anderen Charakter auf als der vorhandene Dauerschmerz. Es ist auch möglich, dass durch den gesteigerten Dauerschmerz im Bereich eines Maximalpunkts die Periostbehandlung undurchführbar wird, prinzipiell ist es im Einzelfall ungewiss, ob durch die Periostbehandlung eine Linderung oder eine Steigerung der primären Schmerzhaftigkeit ausgelöst wird. Die alte Erklärung der Schmerzbekämpfung durch „counter irritation" beruht auf der Beobachtung, dass der stärkere Schmerz den schwächeren Reiz aufhebt. Unklar ist, ob auch der schwächere Reiz eine Hemmung auf den stärkeren auszuüben vermag. Der Gegenreiz ist im Allgemeinen in der Nähe der primären Schmerzempfindung am wirksamsten. Deshalb verlegt man den behandelten Massagepunkt möglichst nahe an das hyperalgetische Gebiet heran, um auch den eigentlichen Maximalpunkt so bald wie möglich behandeln zu können.

Schmerzbekämpfung durch einen schmerzhaften Gegenreiz ist nach heutigen Erkenntnissen über die deszendierende Schmerzhemmung zu erklären: Unter dem Einfluss des schmerzhaften Massagedrucks werden in der periaquäduktalen Grausubstanz des Zwischenhirns endogene Opiate (sog. Endorphine) freigesetzt, die auf Rückenmarkebene etwaige einlaufende Schmerzimpulse modulieren können.

Insgesamt konkurrieren damit drei Erklärungsversuche zur *Wirksamkeit der Periostbehandlung*:

- Es ist vollkommen spekulativ, ob der Druck auf das Periost als der adäquate Reiz für *osteoblastische Vorgänge* am Knochen gelten kann.
- Das dem Tastbefund (Verdickungen bzw. dellenartige Defekte im Periost) zugrunde liegende *histologische Substrat* ist ungeklärt. Unter dem Einfluss des Massagereizes sind Gewebsexsudation und Freisetzung algogener bzw. vasoaktiver Substanzen denkbar, die eine resorptive Entzündung in Gang setzen, die dann ihrerseits auch den zugrunde liegenden chronisch proliferativen oder entzündlichen Prozess beeinflussen wird oder kann.
- Die Schmerzbekämpfung am Maximalpunkt ist durch die *deszendierende Schmerzhemmung* mühelos erklärbar.

Bedeutung und Bewertung

Die Handgriffe bei der Periostbehandlung sind ausschließlich auf das Periost (bzw. den Knochen) wirksam. Die zirkulären Friktionen sind geeignet, schmerzhafte Befunde am Periost und der hier ansetzenden Sehnen, Bänder oder Gelenkkapseln zu beeinflussen. Das technische Vorgehen unterscheidet sich nicht prinzipiell von anderen tiefen zirkulären Friktionen (Cyriax, Segmentmassage). Segmentale Fernwirkungen auf andere, insbesondere innere Organe werden von den Verfechtern der Methode zwar postuliert; über die segmentale Gliederung des Bindegewebes und Knochens ist jedoch nichts bekannt, so dass vom Periost ausgehende segmental-reflektorische Impulse überwiegend spekulativ sind.

Eine vorwiegend parasympathikotone Erregungslage des vegetativen Nervensystems als physiologische Fernwirkung wäre zwar denkbar, ist aber nicht nur für die Periostbehandlung typisch, sondern kann auch für andere Massagehandgriffe postuliert werden.

Vorausgesetzt, es sind ausschließlich Periostpunkte vorhanden und es liegen keine weiteren massagepflichtigen Befunde in den übrigen Geweben vor, gehören zu den bevorzugten *Indikationen* der Methode:
- *Schmerzhafte Periostpunkte am Thorax* bei chronisch-ischämischer Herzkrankheit wie auch bei atypischen Sternokardien.
- *Periostpunkte am Hinterhaupt* bzw. an *anderen Stellen des Schädels* bei Migräne und anderen Spannungskopfschmerzen.
- *Reizsyndrom am Periost* bei funktionellen Gelenkblockierungen, arthrotischen Gelenkveränderungen und statischen Fehlbelastungen, auch am Fuß; sonstige proliferative bzw. weichteilrheumatische Prozesse am Periost bzw. in Gelenknähe.
- *Osteoporosen* oder toxische, alkoholische und diabetische *Polyneuropathien*. Ob sie – wie von den Autoren Vogler u. Krauss (1975) angegeben – eine ernsthafte Indikation bilden, soll dahingestellt bleiben; ein Versuch wäre bei diesen ansonsten schlecht beeinflussbaren Leiden allenfalls gerechtfertigt.
- *Pseudoradikuläres Schmerzsyndrom der Wirbelsäule* bzw. *ausstrahlende Schmerzen am Stamm oder den Extremitäten*. Sofern der Verdacht besteht, dass die Schmerzen von der Wirbelsäule mitbedingt sind – stellen sie keine bevorzugte, sondern allenfalls eine eingeschränkte Indikation dar, zumal bei diesen Läsionen meist außerdem muskuläre Befunde vorhanden sind, die ebenfalls als behandlungspflichtig gelten.

4.5.4 Manuelle Lymphdrainage

Exkurs Die deplethorische Wirkung von entstauenden Massagehandgriffen ist einerseits eine 1885 von Esmarch gemachte und seitdem bekannte Erfahrung, allerdings kam es bei Lymphödemkranken nach konventioneller Massage immer zur Verschlimmerung ihres Leidens. Als erster hat Winiwarter 1892 auf die entödematisierende Wirksamkeit von weichen Griffen (weicher als bei der üblichen Massage) hingewiesen und auch Kohlrausch hat mit schonender Technik das Ödem bei frischen Distorsionen in wenigen Tagen geheilt. 1936 wurden von Vodder leichte streichende Handgriffe als manuelle Lymphdrainage bezeichnet und 1969/1972 gründete Asdonk seine Lehranstalt und Klinik. In der Folgezeit wurden abgewandelte Griffkombinationen vorgestellt und um bekannte Elemente einer entstauenden Therapie (Hochlagerung, Bandagierung, Muskelkontraktionen in der Bandage) erweitert.

Technik

Der Daumen einerseits und die übrigen vier Finger andererseits führen eine kreisende Bewegung (gleichsinnig oder gegensinnig kreisend) auf dem ödematösen Gewebe mit einem abwechselnd stufenlos ansteigenden und abfallenden Druck durch und wirken damit auf leicht wegdrückbare Gewebsschwellungen ein. Der Druck entspricht dem einer oberflächlichen (nicht druckunterstützten tiefen!) Effleurage. Im Rahmen eines in sich abgerundeten Behandlungsaufbaus werden die aus der klassischen Massage bekannten Ausstreichungen des Behandlungsgebiets miteinbezogen. Prinzipiell leitet sich die Lymphdrainage daher zwar von der Ausstreichung her, ihre differenzierten Handgriffe unterscheiden sich jedoch von der herkömmlichen Massage in mehreren wesentlichen Details:

- Der *Massagedruck* ist relativ schwach (30–40 mm Hg), so dass es zu keiner Hyperämie kommt.
- Die *Handgriffe* werden im Allgemeinen großflächig und kreisförmig angesetzt, und der *Druck* soll stufenlos allmählich zunehmen und wieder abnehmen.
- Die *Bewegungsabfolge* ist langsamer, da der Druck mehrere Sekunden lang aufrechterhalten werden soll (der Spontanfrequenz der Lymphangiome von 10/min angepasst).
- Die *Griffe* werden an der gleichen Stelle mehrmals (ca. 6 mal) hintereinander durchgeführt, danach im benachbarten Gebiet als dynamisch fortschreitende Kreisbewegung.
- Im Gegensatz zur Ausstreichung der klassischen Massage wird bei der Lymphdrainage *stets das proximale vor dem distalen Behandlungsgebiet ausgestrichen*, um für den Flüssigkeitsabtransport aus den distalen Stauungsgebieten Raum zu schaffen.

Der *topographische Behandlungsaufbau* gestaltet sich daher nach folgenden Gesichtspunkten:

- Zunächst Anregung der Lymphvasomotorik durch die beschriebene Grifftechnik im vorgeschalteten intakten Abflussgebiet,
- danach Bildung von Lymphgefäßkollateralen und Fibroselockerung am Rand des Ödemgebiets, d. h. Beseitigung einer sog. Abflussbarriere,
- zuletzt Abtransport des Lymphödems aus dem Stauungsgebiet selbst.

Wirkungsweise

Venen und Lymphgefäße, die beiden Rücklaufsysteme, haben die Aufgabe, die aus dem Kapillarsystem abfiltrierten Gewebsflüssigkeiten und Eiweißmoleküle wieder abzutransportieren.

Folgende Kräfte sind von Bedeutung:
- Wirkungen des Blutdrucks,
- Starlingsches Gleichgewicht,
- Wirkungen der osmotischen Kräfte,
- Wirkungen der hydrostatischen Kräfte,
- Lymphkapillaren und Lymphbildung,
- Lymphvasomotorik.

Wirkungen des Blutdrucks. Die Kapillarwand verhält sich wie eine semipermeable Membran. Zur Ultrafiltration aus den Kapillaren benötigt man einen Druck, der diejenige Kraft überwindet, mit der die Eiweißmoleküle das Wasser festhalten (Druckultrafiltration).

Der Druck im Gefäßsystem ist dem Querschnitt (Durchmesser) des Gefäßes direkt und der Länge des Gefäßes umgekehrt proportional.

Die auffälligste Druckreduktion im Gefäßsystem (von 85 mm Hg auf 30 mm Hg) findet in den präkapillaren Arteriolen statt. Dabei gilt (**Abb. 4.40**):

- Für den *arteriellen Schenkel*:

  Kapillardruck > kolloidosmotischer Sog Plasma; es kommt zur Druckultrafiltration ins Gewebe (d. h. Versorgung mit Plasma und allen gelösten Mikromolekülen).

- Für den *venösen Schenkel*:

  Kapillardruck < kolloidosmotischer Sog Plasma; es kommt zur Reabsorption (Flüssigkeitsstrom in umgekehrter Richtung, d. h. Entsorgung).

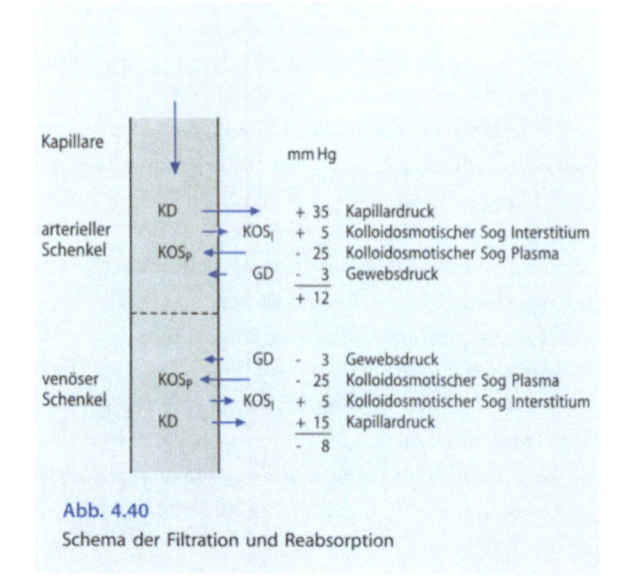

Abb. 4.40
Schema der Filtration und Reabsorption

Starlingsches Gleichgewicht. Bei den verschiedenen Tierspezies ist der mittlere Kapillardruck wie auch der kolloidosmotische Druck unterschiedlich hoch. *Aber:* Bei allen Spezies ist der durchschnittliche Kapillardruck und der kolloidosmotische Druck ungefähr identisch.

Wirkungen der osmotischen Kräfte. Eine Rückresorption von Flüssigkeit ins venöse Gefäßsystem kann nur erfolgen, solange eine Differenz im Eiweißgehalt des Bluts und dem des Gewebes besteht. Ist der Eiweißgehalt im Gewebe zu groß und nähert er sich dem des Bluts, ist der osmotische Sog auf beiden Seiten der Kapillare gleich, es besteht keine Möglichkeit mehr zum Flüssigkeitseinstrom in die Kapillare. Die Reabsorption ist gleich Null, und das gesamte Ultrafiltrat wird zur lymphpflichtigen Last, d. h. es muss über das Lymphsystem abtransportiert werden.

> **Wichtig!**
>
> Kapillardruck (KD) und kolloidosmotischer Sog der Gewebsflüssigkeit (KOS_J) bewirken eine Filtration. Gewebsdruck (GD) und kolloidosmotischer Sog der Bluteiweiße (KOS_P) bewirken die Reabsorption. Je nachdem, welche dieser Kräfte überwiegen, kommt es zur Ödembildung bzw. zur Entödematisierung (Rückresorption).

Wirkungen der hydrostatischen Kräfte. Das Gefäß wird durchströmt, solange die Füllungskräfte größer als die Kompressionskräfte des Gewebes sind. Werden jedoch die Kompressionskräfte größer, wird das Gefäß nicht mehr durchströmt. Als 5. Kraft kommt der Massagedruck hinzu: Er addiert sich zum Gewebsdruck und kann das Gefäß komprimieren. Dann steigt der Blutdruck (BD) so lange an, bis er größer ist als die Kompressionskräfte. Die Kapillare wird wieder durchblutet, und sie filtriert, aber unter erhöhten Druckbedingungen.

Lymphkapillaren und Lymphbildung. Die Venen können aufgrund der dargestellten reabsorptiven Kräfte nur Gewebsflüssigkeit aufnehmen. Die Lymphkapillaren können infolge ihres großen Lumens (ungefähr 10 mal größer als der Kapillardurchmesser) und ihrer relativ großporigen Wand außer Flüssigkeit noch große Eiweißmoleküle (körpereigene Plasmaproteine wie Antigene und Antikörper), Fremdeiweiß und Eiweiß aus Körperzellen bei Verletzung aufnehmen, ebenso verschiedene Zellen (Erythrozyten, immunkompetente Langerhans-Zellen, bei Entzündung neutrophile Granulozyten), Bakterien (lebendige oder abgetötete), Krebszellen und anorganische Teilchen (Staub, Farbstoffe, Tusche).

Ungefähr die Hälfte der zirkulierenden Eiweißmenge im Organismus (ca. 150–200 g) verlässt in 24 h die Blutbahn, durchströmt das Interstitium und wird durch die Lymphkapillaren reabsorbiert (sog. extravaskuläre Zirkulation der Plasmaproteine).

Hinzu kommt die Filtration von ca. 20 l Wasser als Lösungsmittel für die Eiweißkörper; ungefähr 10% dieser Wasserlast (ca. 2 l) werden ebenfalls von den Lymphkapillaren aufgenommen.

Dies alles zusammen bildet die sog. lymphpflichtige Last.

Lymphvasomotorik. Erhöhtes Nettoultrafiltrat (bei Hyperämie) und erhöhte Permeabilität von Eiweißkörpern (bei Entzündung) führt zur Druckerhöhung im Interstitium. Bei ansteigendem Gewebsdruck werden die Kollagenfibrillen (Korbfasern und Gitterfasern) der Lymphkapillaren angespannt, das Lumen passiv erweitert, und es kommt gleichzeitig zur Eröffnung der Flatterventile (das sind Spaltbildungen zwischen den Endothelien) der primären Lymphkapillaren. Dadurch wird der Zustrom von Flüssigkeiten und Eiweißmolekülen besser ermöglicht.

Ein *Lymphangion* ist der Abschnitt zwischen zwei Klappen, das einen eigenen Schrittmacher mit einer Eigenfrequenz von etwa 10 Kontraktionen pro Minute besitzt, reguliert durch das vegetative Nervensystem und selbst sezernierte Prostaglandine. Durch die autonome Kontraktion der glatten Muskelzellen in der Lymphgefäßwand kommt es zur rhythmischen Pulsation des Lymphangions. Dabei schließt sich die rückwärtige Klappe und die zentrale Klappe wird eröffnet; die Lymphe wird in zentripetaler Richtung zum Ductus thoracicus weitergeleitet.

Hilfsmechanismen sind Muskelpumpe, Arterienpulsation, Bewegungen der Eingeweide und Sog durch die Einatmung im Brustraum. Vermehrte Füllung und Anstieg des Binnendrucks fördert die Lymphvasomotorik, ebenso mechanische Reize (Verziehung und Kompression) von außen; sie dienen als Grundlage für die manuelle Lymphdrainage.

Die manuelle Lymphdrainage wirkt wie folgt:
- Ein *von außen auf die Haut einwirkender Druck* (Gummistrumpf, Massage) führt zur Entödematisierung, denn der Außendruck steigert den Gewebsdruck und dieser wirkt reabsorptiv. Voraussetzung ist, dass der Eiweißgehalt der Gewebsflüssigkeit kleiner ist als der des Bluts. Neben der verstärkten Reabsorption kann es zu einer unerwünschten kompressiven Wirkung auf das Gefäß kommen, wodurch der filtrative Blutdruck steigt.
- Der *optimale Massagedruck* wird der Druck sein, der zwar die Reabsorption erhöht, jedoch das Blutgefäß eben noch nicht komprimiert. Der *normale Reabsorptionsdruck* wird durch den Massagedruck als Zusatzkraft zwar erhöht, er darf den Füllungsdruck im Innern der Kapillare aber nicht übersteigen, so dass die Kapillare eröffnet bleibt und die Perfusion ermöglicht wird.
- Die kreisförmigen Handgriffe der Lymphdrainage führen zu einer Verziehung und Dehnung der kleinen Lymphgefäße, was ihre Füllung begünstigen soll. Die *abwechselnden Sog- und Druckperioden* wirken in ähnlicher Weise. Der Sog erleichtert die Füllung, der Druck verstärkt den Pumpeffekt. Die Wanddehnung ist offenbar der adäquate Kontraktionsreiz für die glatten Muskelzellen. Außerdem sollen die autonomen Pulsationen der Lymphangione durch die Grifftechnik nach einer Latenz von etwa 6 s zur Verstärkung der Kontraktionen angeregt werden, die dann noch stundenlang anhalten.

Was ist bei der manuellen Lymphdrainage verboten?
- Alle *stärkeren Druckeinwirkungen*, z.B. die üblichen Handgriffe der klassischen Massage, Bindegewebsmassage, Akupressur o.ä., weil sie traumatisierend auf die kleinen Lymphgefäße wirken.
- Alle *hyperämisierenden Maßnahmen*, z.B. Wärme- und Kälteanwendungen, heiße Bäder oder Fangopackungen, Kurzwellendiathermie, Sauna u.ä., weil sie die Filtration steigern und zur Vergrößerung der reabsorptionspflichtigen bzw. lymphpflichtigen Last beitragen.
- Alle *rigorosen passiven krankengymnastischen Techniken* wegen der möglichen Traumatisierung.

Erlaubt sind jedoch aktive Muskelkontraktionen in der Bandage, da durch den Muskelbauch wechselnde Gewebsdrücke erzeugt werden, die auf die Lymphgefäße einwirken.

Bedeutung und Bewertung

Die übliche Ödemtherapie mit Natriumbeschränkung und/oder Diuretika ist bei reinen Wasseransammlungen im Gewebe (Anasarka) angezeigt; versagt aber, wenn es sich um eiweißreiche Ödeme handelt oder wenn eine mechanische Beeinträchtigung des Lymphabflusses vorliegt (Lymphödem). Hier hilft nur die manuelle Lymphdrainage, d.h. die Methode ist ohne Alternative.

Indikationen

Für Lymphödeme ist die eingeschränkte Transportkapazität der Lymphgefäße für die sog. lymphpflichtige Last charakteristisch; das sind die anfallende Gewebsflüssigkeit, abfiltrierte Eiweißmoleküle, Gewebstrümmer (nach Traumen), Blutbestandteile (bei Hämatomen) oder Bakterien (bei Entzündungen).

Ursachen können sein:
- *primäre Fehlanlage* (Hypoplasie) des Lymphsystems (selten),
- *sekundäre Lymphödeme* (90% aller Lymphödeme), hauptsächlich:
    - nach Radikaloperation mit Ausräumung der regionären Lymphknoten (am häufigsten nach Mastektomie),
    - nach Bestrahlung der Lymphknoten mit Fibrose und Einengung der Lymphbahnen,
    - nach stattgefundener Entzündung der Lymphabflusswege (Erysipel, Lymphangitis),
    - bei Phlebödem mit Verlegung des venösen Abflusses. Infolge des erhöhten venösen Füllungsdrucks wird weniger Gewebswasser in den venösen Schenkel reabsorbiert, das Flüssigkeitsaufkommen für die Lymphkapillaren nimmt zu, und es kann allein dadurch (bei sonst völlig intakten Lymphkapillaren) zur dynamischen Insuffizienz der Lymphtransportkapazität kommen. Manuelle Lymphdrainage dient als Zusatzbehandlung; auch bei Ulcus cruris varicosum,
    - bei traumatischen Ödemen (Operationen, Frakturen, Sudeck, Verbrennungen), die mit einer Zerstörung von Lymphgefäßen einhergehen und im Allgemeinen eiweißreich sind; Hämatomen (Blutbestandteile sind lymphpflichtige Last!); Ödemen

nach Immobilisation oder Lähmungen (verminderter Blut- und Lymphabfluss durch das Fehlen der Muskelpumpe); Lipödemen (ödematisiertes Fettgewebe; mit Adipositas vergesellschaftet).

Relative Indikationen zur Lymphdrainage als Mitbehandlung bei:
- *entzündlichen Ödemen* (nicht im akuten, sondern beginnend im proliferativen Stadium und zur Narbenlockerung),
- *chronisch-rheumatischen Ödemen* (ebenfalls im proliferativen und Narbenstadium). Ziel ist der Auswascheffekt für pathologische Eiweiße (Antigen-Antikörper-Komplexe) und die Vermeidung der Fibrosen,
- *kardialem Ödem* (bei ungenügendem Effekt einer Digitalis- bzw. Diuretikatherapie),
- *orthostatischem Ödem* und *pathologischem Schwangerschaftsödem* (bei stärkeren Beschwerden).

Kontraindikationen

Frische Thrombosen (Latenz von 4–6 Wochen beachten) und akut bakterielle Entzündungen einschließlich Lymphadenitis.

Bei akuter Herzinsuffizienz (vermehrter Rückstrom) und bei lokalem Tumorrezidiv (zunächst operative und zytostatische Therapie, evtl. Bestrahlungsbehandlung abwarten) ist Vorsicht geboten.

Fazit für die Praxis

Bei *vergleichender Betrachtung der Spezialmassagen gegenüber der klassischen Massage* ergeben sich folgende differentialtherapeutische Schwerpunkte:
- *Bindegewebsmassage.* Finden sich Verklebungen im Unterhautbindegewebe (Einziehungen und mangelnde Verschieblichkeit der Haut oder Verbackensein mit der darunter liegenden Muskelfaszie, auch als Bindegewebszonen bezeichnet), so sind bindegewebige Anhakstriche (über bestimmten Prädilektionsstellen) zur Lösung der Verklebungen und zur Mobilisierung der verhafteten Gewebsbezirke indiziert. Die Bindegewebsmassage ist hierbei konkurrenzlos, denn keine andere Massageform bietet ähnlich wirksame Handgriffe; allerdings nur, wenn es sich ausschließlich um bindegewebige Befunde handelt. Bestehen auch muskuläre Veränderungen, so ist die Bindegewebsmassage unwirksam, da sie oberhalb der Gewebspathologie angreift.
- *Segmentmassage.* Die alleinige Behandlung nur einzelner Gewebsschichten (Bindegewebe, Periost) bzw. von Teilbefunden (schmerzhafte Maximalpunkte) ist unzweckmäßig; vielmehr müssen alle massagepflichtigen Befunde in allen Geweben behandelt werden, und zwar mit dem adäquaten Handgriff.
Es werden Handgriffe für jeden Gewebsbefund vorgestellt (bindegewebig, muskulär oder periostal wirksam); dazu äußerst effektive Kombinationsgriffe für die Wirbelsäule (Anknetung des Erector trunci unter Zug, hautverschiebende Friktionen unter Zug für Muskulatur und Periostpunkte), die zu einem Behandlungsaufbau für den Rücken zusammengestellt sind, den keine andere Massageform in vergleichbarer Weise bietet. Dieses kombinierte Vorgehen gegen Tastbefunde in allen Gewebsschichten der Körperdecke ist einmalig in der Segmentmassage und wirkungsvoller als Zirkelung und Hautverschiebung für sich allein wie bei der klassischen Massage.
Neben der Rückenbehandlung existieren noch kleine hautverschiebende Friktionen für die Nackenmuskulatur (vom Schulterblatt bis zur Linea nuchae) und Kopfschwarte, für die Interkostalmuskulatur bzw. Periostpunkte an den Rippen und für den Beckenkamm. An den Extremitäten ist Segmentmassage und klassische Massage identisch.
- *Periostbehandlung.* Eine umschriebene punktförmige Druckmassage (ganz ähnlich der Segmentmassage) wird auf schmerzhaften Knochenvorsprüngen (Periostpunkte genannt) angewandt, um durch den relativ kräftigen Druck der Fingerknöchel (oder der Fingerbeere) schmerzhafte Maximalpunkte zu inaktivieren. Das histologische Substrat der Periostverdickungen ist nicht geklärt, entspricht aber am ehesten einer verstärkten Exsudation. Vorausgesetzt, es handelt sich ganz ausschließlich um schmerzhafte Druckpunkte am Knochen, ist die Methode bei schmerzhaften Periostpunkten indiziert:

- am Thorax als Auslöser von atypischen Stenokardien,
- am Hinterhaupt bzw. an der Schädelkalotte bei Migräne oder vertebragenem Kopfschmerz,
- an den unteren Extremitäten (Fuß, Knie) bei statischen Fehlbelastungen bzw. auch am Schulter- oder Ellenbogengelenk (Ansatztendoperiostosen).

Liegen massagepflichtige Befunde auch in anderen Schichten der Körperdecke vor (Bindegewebe, Muskulatur), so ist die alleinige Periostbehandlung unzweckmäßig. Stattdessen sollten die kombinierten Handgriffe der Segmentmassage Anwendung finden.

- *Lymphdrainage*. Die Handgriffe leiten sich von den Ausstreichungen der klassischen Massage her; die Behandlungstechnik ist allerdings weicher (es darf keine Hautrötung eintreten!), das Zeitmaß ist langsamer (der Spontanfrequenz der Lymphangione angepasst), mit mehrfachen Wiederholungen an der gleichen Stelle (zur Anregung der Lymphvasomotorik), dynamisch fortschreitend von zentral nach peripher (die klassische Ausstreichung erfolgt von peripher nach zentral), ergänzt um weitere entstauende Maßnahmen (Hochlagerung, Kompression, Muskelkontraktionen in der Bandage). Bei Lymphödem (und einer Reihe anderer Ödeme) ist die Methode absolut überzeugend und ohne Alternative.

4.6 Therapeutische Wirkungen der Massage

Es besteht eine Kombination aus:
- *mechanischen Effekten*: Entleerung der oberflächlichen Blutgefäße,
- *reflektorischen Effekten*: Lösung von Muskelspasmen,
- *psychischen Effekten*: es ist eine angenehme Anwendung.

Denkbar ist auch eine Klassifizierung in lokale und generalisierte Effekte.

Mennells (zitiert in Beard u. Wood 1964) Warnung lautet: Es ist leichter, eine Behinderung in die Psyche des Patienten hineinzureiben, als eine aus der Gliedmaße herauszureiben.

Im Einzelnen sind folgende Wirkungen vorhanden:
- Einflüsse auf die Haut,
- Einflüsse auf die Muskulatur,
- Einflüsse auf den Kreislauf,
- Einflüsse auf die Lymphgefäße,
- Einflüsse auf die Baucheingeweide.

4.6.1 Einflüsse auf die Haut

Massage steigert die Perspiratio insensibilis und die Talgdrüsenproduktion; die Haut wird dadurch weicher, geschmeidiger und elastischer. Der trophische Zustand und das Aussehen der Haut verbessern sich.

Teilweise wird auch eine verbesserte Blutzirkulation in der Haut diskutiert: Die Hauttemperatur stieg – wenn nicht generell, so doch bei empfindlichen Personen, und bei Frauen stärker als bei Männern – um 2–3 °C an, verbunden mit einer Abnahme des elektrisch gemessenen Hautwiderstands.

Offenbar besteht ein direkter mechanischer Effekt auf die vasomotorischen Nerven.

Falls sich Narbengewebe oder Adhärenzen gebildet haben, können sie mechanisch (durch Dehnung und Friktionen) aufgebrochen werden und die Narben werden weicher. Diese sog. Narbenmassage wird für ein besseres kosmetisches Ergebnis nach Operationen am Augenlid, bei Keloiden, postoperativem Ektropion, bei überkorrigierter Ptosis oder überkorrigiertem Entropion empfohlen.

In der Literatur besteht keine einheitliche Meinung zur Aktivierung der Gewebslipolyse: Als Folge des mechanischen Drucks soll es zur Abgabe von Katecholaminen durch die Nervenendigungen und dadurch zur Lipolyse kommen. Bei einer besseren Beweglichkeit und Verschieblichkeit der Haut reduziert sich dadurch der Druck auf die anderen subkutanen Strukturen wie Faszien, Venen und Lymphgefäße.

4.6.2 Einflüsse auf die Muskulatur

Die Muskelkraft kann *direkt* nur durch aktive Übungstherapie – nicht durch Massage – gesteigert werden. Durch die abwechselnde Kontraktion und Relaxation wirkt der Muskel als unterstützende Pumpe bei der Vorwärtsbewegung des Bluts und der Lymphe; bei der Kontraktion wird das Blut ausgetrieben und während der Erschlaffung füllen sich die muskulären Kapillaren wieder auf. Diese intermittierende Aktivierung des Blut- und Lymphstroms kann möglicherweise auch durch rhythmische Massage (Knetung) erreicht werden. Bei inaktiven und gelähmten Muskeln ist der Austausch nutritiver Elemente gestört. Wenn eine Kontraktion nicht möglich ist, stellt die Massage einen unentbehrlichen Ersatz bei der artifiziellen Aktivierung der Zirkulation dar.

Die Muskelermüdung (nach erschöpfender Muskelarbeit, nach längerer Inaktivität oder nach Elektrostimulation) wird durch Massage in der Erholungsphase rascher beseitigt als durch gleich lange Pausen ohne Massage. Durch den verbesserten Blutfluss und zirkulatorischen Austausch kommt es zur rascheren Abgabe von Stoffwechselprodukten und Wiederauffüllung der verlorenen Nährstoffe: Die massierten Muskeln sind geschmeidiger und flexibler und dadurch in der Lage, mehr Arbeit zu leisten als die unmassierten; diese bleiben steif.

Die Massage ist somit indirekt an der Arbeitsfähigkeit und Steigerung der Kontraktionskraft beteiligt. Daraus ergibt sich die Konsequenz, dass Phasen von Übungstherapie und Massage abwechselnd eingesetzt werden, wie bereits im Sport üblich.

Nach Muskelverletzungen wurde tierexperimentell der Einfluss von Muskelmassagen untersucht. Gequetschte und danach *nichtmassierte Muskeln* zeigten mikroskopisch folgende Veränderungen:

- Längsdissoziation der Fibrillen,
- Verdickung bzw. Hyperplasie des Bindegewebes, Vergrößerung der Blutgefäße und Hyperplasie der Adventitia,
- interstitielle Hämorrhagien.

Am verletzten, jedoch *massierten Muskel* fanden sich:

- normales Erscheinungsbild mit größerer Muskelmasse bzw. -umfang (gegenüber den nichtmassierten Kontrollen),
- keine sekundären Fibrosen,
- keine Verdickungen der Adventitia,
- keine Zeichen von Hämorrhagien.

Nach Denervation des Muskels sind Atrophie und Degeneration unvermeidlich, sie können durch die Massage nicht verhindert werden. Die Muskelfasern schrumpfen, die Querstreifung verschwindet, später werden die desintegrierten Muskelzellen durch Bindegewebe und Fett ersetzt.

Die Wiederherstellung der Muskelfunktion hängt ab vom Verhältnis funktionsfähiger Muskelfasern zur Menge des fibrösen Gewebes, welches die degenerierten Muskelfasern ersetzt hat.

Beim immobilisierten, verletzten, zentral gelähmten und peripher denervierten Muskel kommt es zur Fibrose; der Muskel ist in seiner Ruhelänge verkürzt, er verliert seine Plastizität und es kommt zur Kontraktur infolge der Herausbildung fibröser Strukturen und Adhäsionen. Durch die Massage (Knetung, Friktion) wird es möglich, Zug auf dieses fibröse Gewebe auszuüben, Adhäsionen zu verhindern oder zu beseitigen und damit ein größeres Regenerationsvermögen bei Reinnervation aufrechtzuerhalten.

Durch die besser erhaltenen kontraktilen Eigenschaften kann der reinnervierte und massierte Muskel rascher zu seiner normalen Funktion zurückkehren.

4.6.3 Einflüsse auf den Kreislauf

Es lassen sich Veränderungen der lokalen Blutzirkulation und allgemeine Kreislaufwirkungen unterscheiden.

Lokale Blutzirkulation

Die Massage wirkt ganz allgemein als Zirkulationshilfe, denn durch den Druck auf die Venen, auf oberflächliche – und wenn der Druck stark genug ist – auch auf tiefer gelegene, wird die Flüssigkeit in die Richtung gepresst, in die der Druck wirkt. Die Massage dient dadurch als zusätzliche vis a tergo für Blut- und Lymphstrom; sie fördert die mechanische Entleerung der Gefäße und die Vorwärtsbewegung der darin enthaltenen Flüssigkeit, vergleichbar einer Saug-Druck-Pumpe. Beobachtung der oberflächlichen Venen demonstriert dieses „Spiel" – ihren Kollaps und die Wiederauffüllung – analog den Handgriffen des Masseurs. Insgesamt betrifft diese Zirkulationshilfe neben den oberflächlich und tief gelegenen Venen auch die Lymphgefäße, die Arteriolen und die Kapillaren des massierten Gebiets.

Unmittelbare Folge ist eine *lokale Hyperämie*; denn Massage steigert die arterielle Zirkulation durch den beschleunigten Rückfluss aus den Venen. Diese aktive Hyperämie betrifft Haut wie auch Muskulatur, die Zahl der in den oberflächlichen Gefäßen zirkulierenden Erythrozyten steigt um 40–50% an.

Ein Versuch am Rattenohr zeigte eine gesteigerte Zirkulationsgeschwindigkeit korpuskulärer Elemente, die Diapedesis von Leukozyten war vermehrt. Dadurch resultiert ein besserer Stoffaustausch zwischen Blut und Gewebsflüssigkeit mit Antransport von Nährstoffen und Abtransport von Ermüdungs- und Entzündungsstoffen.

Interessanterweise führt die *Kombination von oberflächlicher Massage mit einer hyperämisierenden Einreibung* zu einem prolongierten Anstieg der Hauttemperatur, nicht jedoch der Muskeldurchblutung (diese stieg nur bei tiefer Muskelmassage, allerdings auch ohne durchblutungsfördernde Einreibung).

An den Kapillaren verursacht ein *geringer Druck* eine sofortige, allerdings vorübergehende Dilatation der Kapillargefäße, ein *kräftiger Druck* bewirkt eine mehr ausdauernde Dilatation. Oberflächenmikroskopisch wird hierbei eine größere Zahl von Kapillaren sichtbar: In einem Gebiet, wo nur einige wenige Kapillaren offen sind, werden durch den Massagedruck nahezu alle kleinen Gefäße sichtbar; die Kapillaren werden durch den steigenden Blutfluss eröffnet, und an der Gefäßwand zeigen sich vermehrte Haftung und Emigration von Leukozyten. Im Tierversuch (Frösche, Säugetiere) wurde eine Zunahme des Kapillardurchmessers und ein Ansteigen der Permeabilität der Kapillaren bestätigt.

Am Zustandekommen der *peripheren Vasodilatation* sind nach allgemeiner Ansicht zwei Faktoren beteiligt:
- ein mechanischer Effekt auf die Kapillaren und
- die Produktion gefäßerweiternder Substanzen.

Unklar ist, ob der Einfluss der Massage auf die Kapillaren ein direkter mechanischer oder ein reflektorischer Effekt ist; vielleicht beides gemeinsam, zumindest nicht zu trennen. Sanfte zentripetale Streichungen scheinen ein zu schwacher Reiz für die vasomotorische Nervenversorgung der Hautgefäße zu sein; erst die kräftigere und prolongierte Massage führt zu einer Hyperämie. Welcher Art die durch die Reizung sensibler Nervenendigungen ausgelösten Reflexe tatsächlich sind, muss offen bleiben; denn eine tiefe Muskelmassage bringt (anhand oszillometrischer Indizes) zwar ein Ansteigen des Blutflusses auch in der unbehandelten homologen (gleichseitigen) Extremität, nicht jedoch in der kontralateralen Gliedmaße.

Einen wesentlichen Einfluss auf die periphere Vasodilatation haben *gefäßaktive Substanzen*; diese Stoffe sind in niedrigen Dosen vasoaktiv, in hohen Dosen algogen. Zu diesen Substanzen zählen
- Bradykinin,
- Serotonin,
- Histamin.

Die Vorstufen finden sich in
- Plasma,
- Thrombozyten,
- Mastzellen.

Die Nozizeptoren im Muskel sind durch normale Muskeltätigkeit (Kontraktion im physiologischen Bereich, auch Dehnung) nicht zu aktivieren, sehr gut jedoch durch die genannten schmerzauslösenden Substanzen. Alle Nozizeptoren haben zwar eine dominierende Empfindlichkeit (für eine bestimmte der genannten Substanzen), sind im Prinzip aber polymodal, d. h. auch auf andere Weise erregbar (beispielsweise durch starkes Quetschen oder durch starken Zug reizbar). Außerdem sind sie sensibilisierbar oder desensibilisierbar durch andere als den eigenen Stoff (beispielsweise sensibilisiert Serotonin gegenüber Bradykinin, desensibilisiert jedoch gegenüber Histamin). Alle drei Substanzen werden außerdem durch Prostaglandine sensibilisiert und durch Azetylsalizylsäure desensibilisiert.

Wenn man von der Durchblutungsverbesserung während der Massage ausgeht, dann ist es wahrscheinlich, dass es zur Ausschwemmung schmerzauslösender Substanzen kommt. Dies zieht eine Deaktivierung (Hemmung) der nozizeptiven Muskelafferenzen nach sich.

Die Zunahme der Erythrozyten in den oberflächlichen, sichtbaren Gefäßen um 40–50% (infolge vermehrter Abgabe aus der Milz) spricht für humorale Einflüsse.

Allgemeine Kreislaufwirkungen

Während der Massage steigt der venöse Rückstrom zum Herzen aus den Venen an, die arterielle Zirkulation wird beschleunigt, gleichzeitig kommt es zum Ansteigen von Herzfrequenz und/oder Schlagvolumen. Diese *allgemeinen Kreislaufwirkungen* sind phasen- und zeitabhängig (analog dem Auspressen und dem Wiederauffüllen des Gefäßbetts) und abhängig von der Größe des behandelten Gebiets. Tiefe Petrissage (Knetung) verursacht einen kurzen initialen Anstieg des arteriellen Blutdrucks, später kommt es im Nettoergebnis zum Absinken des systolischen und diastolischen Blutdrucks und der Pulsfrequenz. Der zentrale Venendruck ist erwartungsgemäß zunächst ansteigend; später wieder abfallend.

Tiefe Knetmassage an der Hundeextremität brachte einen deutlichen Anstieg des venösen Rückflusses, danach erfolgte (noch vor Beendigung der Massage) ein ziemlich rasches Absinken unter den Normalwert. Der Blutdruck glich sich nach Beendigung der Massage langsam wieder an den Normalwert an. Damit ist wahrscheinlich gemacht, dass es für kurze Zeit zu einer kompletten Blutentleerung der massierten Extremität kommt, anschließend folgt ein größerer Zufluss frischen Bluts. Das aktuelle Blutvolumen, das durch die massierte Extremität hindurchfließt, ist somit vorübergehend deutlich erhöht, langfristig jedoch nicht größer als normal. Dies betrifft auch den Blutfluss in der schlaff gelähmten Extremität (z. B. nach Poliomyelitis).

Tipp Kurze, dafür häufigere Massageanwendungen sind therapeutisch effektiver als lang dauernde Anwendungen.

4.6.4 Einflüsse auf die Lymphgefäße

Lymphkapillaren befinden sich in der Haut und im Unterhautzellgewebe. Durch das Vorhandensein von Klappen in den Lymphgefäßen wird der Lymphstrom in eine bestimmte Richtung geleitet. Der Lymphfluss selbst ist von *Kräften außerhalb des Lymphsystems* abhängig:
- Gravitation,
- Gewebsdruck,
- Muskelkontraktionen,
- passive Bewegungen,
- Massage.

Falls Lymphgefäße verschlossen oder zerstört sind, ist es möglich, oberflächliche Kollateralen zu eröffnen.

Der Lymphfluss ist sehr gering, wenn ein Muskel ruht. Auch der Einfluss der Haltung ist offensichtlich: der Lymphabfluss in einer abschüssigen, ruhenden Extremität ist praktisch vernachlässigbar gering. Jedoch ist es möglich, durch aktive oder passive Übungen, Hochlagern oder Massage den Lymphfluss zu steigern. Tierexperimentell sind bei Injektion von Farbstoffen in die Haut, das Subkutangewebe, die Muskulatur, die Gelenke und die serösen Höhlen die Absorption und der Abtransport der Farbpartikel nach Massage beschleunigt. Dabei ist *tiefes Streichen weniger effektiv als oberflächliches*. Die Beobachtung von Lymphgefäßen am narkotisierten Tier zeigt, dass der Lymphstrom stagniert, wenn nicht massiert wird. Vergleicht man den Einfluss von Massage, passiven Bewegungen und Elektrostimulation auf den Lymphabfluss bei Hunden, so ist ein Anstieg des Lymphstroms bei allen Verfahren zu beobachten, am wirksamsten ist die Massage. Beim tierexperimentellen (hypoproteinämischen) Ödem an der Hinterpfote bringt die Massage einen Anstieg des Lymphabflusses und eine Reduktion im Umfang der Gliedmaße.

Tipp Wenn Gewebsflüssigkeit und Lymphe stagnieren – beim eiweißarmen Stauungsödem, wie auch beim eiweißreichen Lymphödem – ist Massage die beste artifizielle Methode zur Mobilisierung von Gewebs- und Lymphflüssigkeit. Sie kann ebenso zur Behandlung von Ödemen nach Frakturen eingesetzt werden. Während der Massage sollte sich das entsprechende Körperteil in Hochlagerung befinden.

4.6.5 Einflüsse auf die Baucheingeweide

Während abdominalchirurgischer Eingriffe kommt es zur Paralyse des Darms bei intensiver mechanischer Stimulation; dies lässt sich auch tierexperimentell bestätigen. Wegen der lockeren Aufhängung des Darms (mit Ausnahme von Duodenum und fixierten Teilen des Kolons) wird der Darm bei Druck von außen weggleiten, und es ist unmöglich, auf den Dünndarm irgendeinen Effekt (im Sinne der beschleunigten Passage o. ä.) auszuüben. Möglicherweise gelingt es, durch Massage der Bauchwandmuskulatur, die Peristaltik des Dickdarms anzuregen und einen verbesserten Abgang von Flatus und Faezes zu bewirken; dies wäre reflektorischer Natur als Antwort auf den mechanischen Druck. Der klinische Effekt gilt aber als unsicher.

> **Fazit für die Praxis**
>
> Kurz gefasst, sind folgende Massageeffekte zu beobachten:
> - *Haut*:
>   - Verbesserung der Trophik und der Blutzirkulation,
>   - Aufbrechen von Fibrosen und Adhärenzen (Narbenmassage),
>   - vielleicht auch Aktivierung der Gewebslipolyse.
> - *Muskulatur*:
>   - Zirkulationshilfe beim inaktiven oder gelähmten Muskel,
>   - Intensivierung der Erholungsphase nach erschöpfender Muskelarbeit (Pausenmassage), indirekt dadurch Steigerung der Muskelkraft,
>   - Verhinderung sekundärer Fibrosen am traumatisierten Muskel,
>   - Aufbrechen von Fibrosen und Adhärenzen am denervierten und zentral gelähmten Muskel; dadurch Erhaltung der kontraktilen Eigenschaften.
> - *Lokale Hyperämie* (betrifft Haut und Muskulatur):
>   - Zahl der Erythrozyten steigt an,
>   - vermehrte Kapillarisation (größere Zahl von Kapillaren) und Dilatation der Kapillaren mit erhöhter Kapillarpermeabilität (insgesamt vermehrter Zustrom frischen Bluts und vermehrter Stoffaustausch zwischen Blut und Gewebsflüssigkeit); ausgelöst durch Druck (direkte mechanische Beeinflussung) auf die Kapillaren, möglicherweise zusätzlich reflektorisch und durch Freisetzung gefäßerweiternder Substanzen.
>   Erhöhte Zirkulationsgeschwindigkeit zellulärer Elemente und vermehrte Diapedesis von Leukozyten.
> - *Allgemeine Kreislaufwirkung*:
>   - Aktivierung der Zirkulation durch mechanische Entleerung von Blut- und Lymphbahnen (druckunterstützte Streichung als vis a tergo), besonders bei Plethora,
>   - vorübergehender Anstieg des venösen Rückstroms zum Herzen und Anstieg des zentralen Venendrucks.

> Beides ist nach dem Leerstreichen durch Wiederauffüllen des Kapillarbetts vermindert.
> - *Lymphabstrom*:
> Wird angeregt, und zwar passiv durch das Ausstreichen der Lymphgefäße und aktiv durch Anregung der Lymphvasomotorik.

4.7 Dosierung, Verordnung und Anwendung

4.7.1 Reiz-Reaktions-Problematik

Die Schwierigkeiten bei der Dosierung der Massage rühren daher, weil zwei unterschiedliche *Primärfaktoren* für die Massageverordnung wichtig sind:
- *Gewebspathologie*. Sie ist oftmals nicht genau bekannt. An ihrer Stelle wird dann der sog. Gewebstastbefund verwendet, der nur ein schwaches Abbild liefert.
- *Erwartete Therapieresultate*. Die Zielsetzung steht zwar im theoretischen Anspruch fest, im konkreten Fall ist der Einfluss des Massagehandgriffs aber wenig umrissen.

Durch die Massage wird ein Reiz gesetzt, auf den der Organismus reagieren soll. Diese *Reizbeantwortung* hängt von zwei Faktoren ab:
- von der *Reizdosis* der Massage,
- vom *Reaktionsvermögen* des Organismus.

Das Problem besteht nun darin, die Dosis des Therapeutikums „Massage" dem Allgemeinzustand des Patienten anzupassen. Dies erfolgt vorwiegend aus Erfahrungswerten; es gibt keine Formel für das Vorgehen, da die Massage von Dosierungsgrößen abhängt, die nicht exakt messbar sind. Folgendes Beispiel soll die Schwierigkeiten verdeutlichen:

> **Beispiel**
>
> Falls nicht eine feststehende, spezifische Behandlungszeit für jeden Massagehandgriff bzw. für jede Behandlung festgelegt wird, birgt schon der zeitliche Aspekt eine Unsicherheit hinsichtlich einer ineffektiven Behandlung wie auch hinsichtlich der Gefahr einer Überdosierung.

In dieser unbefriedigenden Situation hilft nur die genaue Beobachtung der Reaktionen des Patienten.

Reizdosis der Massage
Sie wird von folgenden Einzelkomponenten der Massagetechnik bestimmt:
- Größe der Behandlungsfläche,
- Dauer der Behandlung,
- Häufigkeit der Wiederholung,
- Art des Handgriffs,
- Reizintensität des Handgriffs.

Größe der Behandlungsfläche. Die Reizintensität, d. h. die Zahl der manuell gereizten Rezeptoren steigt mit der Flächenausdehnung und mit der Anzahl der Gewebsschichten, insgesamt mit der Größe des behandelten Raums (sog. räumliche Bahnung). Obwohl der Befund auf eine kleine Fläche lokalisiert sein kann, finden sich häufig Störungen auch im benachbarten Gebiet; die Behandlung sollte daher nicht auf das gestörte Areal allein beschränkt werden. Dies ist für die Dosis wie auch für die Verordnung wichtig.

> **Beispiel**
> Bei der Massage einer Schulteraffektion ist nicht nur das Schultergelenk selbst involviert. Um die Behandlung effektiver zu gestalten, müssen alle Muskeln, die auf das Schultergelenk wirken, behandelt werden, ferner die Halswirbelsäule und die Armmuskeln.

> **Wichtig!**
> Behandlungszeit und Wiederholungshäufigkeit hängen ebenfalls voneinander ab. Wird öfter behandelt, verkürzen sich die Zeiten, bei seltener Behandlung verlängern sie sich.

Dauer der Behandlung. Mit längerer Behandlungsdauer nimmt bei gleich bleibender Behandlungsfläche der Absolutbetrag der Reizsetzung auf die Rezeptoren zu. Durch zeitliche Bahnung der wiederholt gereizten Rezeptoren kommt es ebenfalls zur Reizsummation, u. U. zur verstärkten Empfindlichkeit (s. Abschn. 4.7.1 „Zusammenhänge zwischen Reizdosis und Reaktionslage"). Als mittlere Behandlungszeiten sind 20–30 min anzusehen, die verkürzt oder verlängert werden können.

> **Wichtig!**
> Größe der Behandlungsfläche und Behandlungszeit sind voneinander abhängig: Ein kleines umschriebenes Gebiet wird nur kurz behandelt, die Behandlung einer größeren Fläche dauert länger.

Häufigkeit der Wiederholung. Aus der Sicht des Behandlers wie des Patienten ist die tägliche Massagebehandlung günstig. Manche Autoren halten es allerdings für sinnvoller, 2 mal täglich (oder noch öfter) zu behandeln und die Gesamtbehandlungszeit kürzer zu gestalten, als für die einmalige Behandlung am Tag vorgesehen ist. Ausgedehnte Anwendungen bzw. Ganzmassagen können allerdings nur einmal täglich verabreicht werden. Mitunter kann es notwendig werden, bei Regulationsstörungen oder wegen anfänglich überschießender Reaktionen die Dosis zu verringern. Diese Patienten werden weniger häufig behandelt (einen Tag oder auch mehrere Tage Pause).

Art des Handgriffs. Nach der klinischen Erfahrung und durch wissenschaftliche Ergebnisse ist anerkannt, dass *kräftige Streichungen* den venösen Rückstrom steigern, jedoch bei induriertem Gewebe nicht so effektiv sind wie dehnende Knetungen. Myogelosen verlangen wiederum *kräftige Knetungen* oder harte Friktionen.

> **Wichtig!**
> Die einzelnen Massagegriffe entfalten eine ganz unterschiedliche Reizintensität auf die reflektorischen Gewebsveränderungen.

Die Feststellung, dass für adäquate Reize der Schwellenwert der Rezeptoren niedriger liegt als für inadäquate Reize, ist überwiegend theoretisch und hilft praktisch nicht weiter.

Reizintensität des Handgriffs. Schwierig zu definieren ist die aufgewandte Kraft bzw. der genaue Betrag des Drucks pro Quadratzentimeter Körpergewebe. Sie variieren von der leichten Streichung bis zum Druck von mehreren Kilopond bei kräftigen Friktionen. Die *Intensität eines Reizes* muss einen gewissen Schwellenwert überschreiten, um überhaupt wirksam zu werden. Ein starker Druck (bei

Friktionen oder Tapotements) erzeugt einen starken Reiz, und Tonus und Schmerz steigen an; ein leichter Druck (bei Knetungen oder Walkungen) ist ein schwacher Reiz, dieser fördert die Relaxation und verringert den Schmerz.

Auch die *Geschwindigkeit*, mit der der Handgriff ausgeführt wird, beeinflusst den Totalbetrag des gesetzten Reizes innerhalb einer bestimmten Zeit, weshalb für die Abschätzung der Reizdosis eine definierte, gleich bleibende Geschwindigkeit bei allen Handgriffen wichtig ist.

> **Wichtig !**
> Rasch ausgeführte Streichungen bzw. Friktionen wirken stimulierend, langsame Bewegungen dagegen beruhigend.

Schließlich ist die *dehnende Komponente des Handgriffes* ein Intensitätsfaktor, beispielsweise bei dehnender Streichung, Faszdehngriffen oder bei Knetung, die sämtlich zur Reizung von Dehnungsrezeptoren im Muskel führen.

Reaktionsvermögen des Organismus

Die Reaktion auf einen Reiz hängt ab:
- von Konstitution, momentaner Kondition und Alter des Patienten,
- vom Gewebstastbefund (Gewebspathologie).

Bekanntlich fällt die Wirkung eines unspezifischen Heilmittels ganz unterschiedlich aus, je nachdem, wie die allgemeine und die momentane Reaktionslage beschaffen ist. Das individuelle Reaktionsvermögen kann sich dabei ändern und hängt von folgenden Faktoren ab:
- Konstitutionstyp,
- Kondition,
- Alter des Patienten,
- Krankheitsart und -stadium,
- Kombination mit anderen medikamentösen bzw. physiotherapeutischen Mitteln,
- individuelle Faktoren.

Konstitutionstyp. Die Unterschiede im Reaktionsvermögen der verschiedenen Individuen haben zur Beschreibung bestimmter Reaktionstypen geführt. Sie beruhen auf Merkmalen des Körperbaus, auf der vegetativen Reaktionslage (sympathische oder parasympathische Grundeinstellung) oder auf der Reaktionsgeschwindigkeit (besonders auf einen hydrotherapeutischen Reiz). Trotzdem ergibt sich hieraus wenig Sicherheit für die Reaktionsweise bei der Massage, denn es gibt selten „reine Typen", die vermeintlich typischen Charakteristika werden bei einer Krankheit verwischt, und die unterschiedliche Fettschichtdicke beeinflusst ganz wesentlich die Reaktionsweise.

Als grobe Anhaltspunkte dienen:
- Bei *Leptosomen* darf die Schmerzgrenze nicht überschritten werden,
- *Pykniker* sind im Hinblick auf Schmerzen eher belastbar,
- *Sympathikotone* vertragen kräftige Reize,
- *Parasympathikotone* erfordern ein vorsichtiges Herangehen.

Kondition. Die momentane Reaktionsfähigkeit des Patienten unterliegt folgenden Faktoren:
- Umwelteinflüssen,
- anderen durchgemachten Krankheiten (akute Erkrankungen, Verletzungen, chirurgische Eingriffe),
- hormonellen Einflüssen (Menstruation),
- Tagesrhythmen,
- Einflüssen durch Klima, Nahrungsaufnahme, Schlafentzug oder Erschöpfung nach körperlichen Belastungen.

Alter des Patienten. Sehr junge, aber auch ältere Patienten verlangen eine Dosiserniedrigung und sollten generell kürzer behandelt werden. Regulationsfähigkeit der Organe (Gefäßsystem, Kreislauf, Temperaturregelung), Festigkeit und Elastizität der Gewebe nehmen mit *zunehmendem Alter* ab, die gesamte Belastbarkeit ist geringer.

Bei *Jugendlichen* besteht dagegen eine größere vegetative Labilität, die Reaktionen treten rascher ein und die Reaktionsweise ist überschießend. Personen im *jungen Erwachsenenalter* (bis zu 30 Jahren) verlangen intensive Massagereize, die *mittleren Altersstufen* zwischen 30 und 50 Jahren sprechen auf mittelstarke Reize am besten an. Wird die Behandlung bzw. die Zahl der Handgriffe allerdings zu stark reduziert, besteht die Gefahr der Unterdosierung.

Krankheitsart und -stadium. Die Reizempfindlichkeit der Rezeptoren bzw. die Wertigkeit der reflektorischen Veränderungen ändert sich:
- *Mit der Dauer der Erkrankung.* Sie ist bei akuten Erkrankungen und Verletzungen höher, bei chronischen Erkrankungen oder bei zurückliegenden Einflüssen (Zusammenhang zur Kondition) geringer.
- *Mit dem Gewebsbefund.* Bei stark irritierten Maximalpunkten laufen die reflektorischen Verbindungen intensiver ab. Durch die zugrunde liegende pathologische Erregung liegt eine sog. Reflexbahnung vor, der Reflexbogen ist sensitiver gestimmt, und es werden bereits schwache Reize weitergeleitet. Gleich hohe Reizintensitäten desselben Therapeutikums können durch räumliche oder zeitliche Bahnung eine Sensibilisierung des Organismus bewirken, so dass immer stärkere Reaktionen ausgelöst werden.
Bei weniger irritierten, sog. unterwertigen Zonen ist die Empfindlichkeit der Rezeptoren und Reflexverbindungen geringer.
- *Mit der Entfernung vom Krankheitsort.* Die Reizschwelle der Rezeptoren bzw. ihre Ansprechbarkeit auf Massagereize nimmt mit zunehmender Entfernung vom Krankheitsort ab. Dies ist an der vegetativen Gefäßreaktion oder am Schmerz erkennbar.
- *Im Laufe der Behandlung.* Wiederholte Massageanwendungen führen zur Summation der Einzelreize. Bei wiederholter bzw. lang dauernder Reizeinwirkung auf die Rezeptoren kommt es zur peripheren Adaptation (Gewöhnung) an den Reiz und dadurch indirekt zur Verringerung der Reizintensität. Das hat zur Folge, dass für dieselbe Reizwirkung die Reizintensität erhöht werden muss.

Diese Veränderungen werden an den Lokalsymptomen erkennbar, was die genaue Beobachtung des Patienten voraussetzt.

Kombination mit anderen medikamentösen bzw. physiotherapeutischen Mitteln. Dämpfende Medikamente können das Reaktionsvermögen herabsetzen. Die gleichzeitige Verordnung belastender Therapieverfahren (große Hydrotherapie, Sauna, intensive Übungstherapie) können das Reaktionsvermögen des Patienten erschöpfen und stören dann die Massagewirkung.

Individuelle Faktoren. Folgende, für jeden Patienten individuell bedeutsame Faktoren können die Wirkung der Massage beeinflussen:
- *Beruf* des Patienten (körperlich schwer arbeitende Menschen verlangen stärkere Reize bzw. sprechen schwächer an als Intellektuelle),
- *Gewohnheiten* (gleichsinnig wirken sportliches Training, abhärtende Maßnahmen der häuslichen Selbstbehandlung oder extreme Klimagewohnheiten),
- *psychische Einflüsse* (Stress, soziale Unsicherheit, familiäre Disharmonie).

Zusammenhänge zwischen Reizdosis und Reaktionslage

Bei der Massage müssen die folgenden drei beteiligten Einflussfaktoren einander angepasst werden:
- Massagedosis,
- Gewebspathologie,
- Reaktionslage.

Für die genannten Faktoren, die sämtlich veränderlich und nicht immer scharf umrissen sind, helfen folgende Erfahrungswerte bei der praktischen Ausgestaltung:
- einschleichender Beginn,
- überschießende Reaktionen,
- nachlassende Reaktion,
- Änderung der Reaktionslage,
- Beobachtung des Patienten,
- Beurteilung der Bekömmlichkeit,
- Behandlungsziel und Erfolgsbeurteilung.

Einschleichender Beginn. Die Behandlung beginnt üblicherweise einschleichend mit weichen Handgriffen im wenig gestörten Gebiet – man kann auch auf der gesunden Seite beginnen – und schreitet je nach Verträglichkeit in die schmerzhafte Region vor. Im gestörten Gebiet (Maximalpunkt) werden zunächst kleinflächige Griffe angewandt, hinsichtlich Reizstärke (Druck, Kraft, Dehnungskomponente) schwache bis mittelstarke. Nachdem die Umgebung der schmerzhaften Körperregion auf diese Weise vorbehandelt ist, wird die Reizintensität allmählich erhöht und der Maximalpunkt direkt und intensiv angegangen.

Überschießende Reaktionen. Wenn Regulationsstörungen beim Menschen bestehen, treten sie zu Beginn der

Behandlungsserie auf, besonders bei Patienten mit vegetativer Dysregulation, nach schweren Allgemeinerkrankungen und nach akuten oder auch nach chirurgischen Erkrankungen, die zur Beeinträchtigung der Kondition geführt haben. Die Reizempfindlichkeit ist hoch und die Reaktionen sind intensiv und ausgiebig. In diesen Situationen können folgende Störungen eintreten:

- *Verschlechterung des Lokalbefunds.* Falls eine Verschlimmerung eintritt, ist damit nach der 2. und 3. Einzelbehandlung zu rechnen, besonders bei hoher Behandlungsfrequenz (2 oder noch häufigere Behandlungen am Tag). In diesen Fällen helfen größere Abstände zwischen den Behandlungen (Massage alle 2 Tage bzw. nach größeren Pausen von 3–5 Tagen). Die erhöhte Reizempfindlichkeit nimmt in der Regel bald wieder ab, und die Behandlungshäufigkeit kann wieder auf den ursprünglichen Wert gesteigert werden.
- *Deutliche Allgemeinreaktionen.* Sie treten besonders bei zu langer Massagedauer auf, was durch Verkürzung der Einzelbehandlung, weniger durch größeren Abstand zu beseitigen ist.

Hauptsächlich sind die Zahl der Sitzungen und die Behandlungsdauer die vorwiegenden Dosierungsinstrumente, um einer Verschlechterung der lokalen oder allgemeinen Krankheitssymptome zu begegnen; dies ist aktuell von der Therapeutin zu entscheiden.

> **Wichtig !**
>
> Die gleiche Reizdosis kann besonders bei kurzen Intervallen (von Stunden) zu immer stärkeren Reaktionen führen (Reaktionsweise bzw. -geschwindigkeit werden intensiver). Diese Sensibilisierung (Gegenteil der Adaptation) ist ungewöhnlich und sollte Anlass zur erneuten Arztkonsultation und zum Überdenken von Diagnose und Therapie sein.

Nachlassende Reaktion. Adaptation als Gewöhnung der Rezeptoren an den Reiz tritt bei guter Verträglichkeit im Allgemeinen relativ bald ein; die anfänglich hohe Reaktionsempfindlichkeit des Patienten nimmt wieder ab, die Reaktionen des Patienten (lokal und allgemein) sind weniger intensiv und werden schwächer. Der Reiz hat seine Wirkung eingebüßt. Um die gleiche Wirkung zu erreichen, muss die Reizdosis erhöht werden.

Änderung der Reaktionslage. Durch die einmalige Anwendung eines unspezifischen Behandlungsmittels soll eine geringe und vorübergehende Änderung der Reaktionslage des Organismus herbeigeführt werden. Die wiederholte Anwendung ein und desselben Heilmittels stößt jeweils auf eine andere Reaktionslage. Bei intakter Reaktion und richtigem Intervall zwischen den Einzelreizen wird durch die Gewöhnung bzw. Adaptation (Resistenz der Rezeptoren gegen den Reiz) eine Reizsteigerung erforderlich, um die gleiche Reaktion zu erreichen. Liegen die Intervalle zwischen den Behandlungen dagegen zu weit auseinander (mehrere Tage oder Wochen), so ist die vorübergehende Wirkung des vorangegangenen Reizes ausgelöscht, so dass die Reaktionsfähigkeit wieder dieselbe ist wie bei der vorangegangenen Behandlung.

Beobachtung des Patienten. Die sorgfältige Beobachtung der Reaktionen des Patienten (Lokaleffekt und Allgemeinreaktion) ist aus folgendem Grund wichtig: Wenn nicht gelegentlich das Vorhandensein von Überdosierungserscheinungen zu beobachten ist, kann durchaus angenommen werden, dass eine unterdosierte Behandlung erfolgt ist, die eine Verschiebung der Reaktionslage nicht bewirken kann.

Ist der Behandler in ein Gespräch mit dem Patienten verwickelt oder anderweitig abgelenkt, so ist die Konzentration auf die Behandlung gestört, was entweder zur ineffektiven oder auch zur riskanten Durchführung der Handgriffe führt.

Beurteilung der Bekömmlichkeit. Zu Beginn jeder Behandlung sollte der Patient nach etwaigen Reaktionen auf die vorangegangene Sitzung gefragt werden, z. B. *Allgemeinbefinden, Änderung der lokalen Beschwerden,* evtl. *Schlafstörungen.* Das Gesamtbefinden des Patienten muss gebessert sein, eventuell auftretende Schmerzen während der Massage müssen am Ende der Behandlung abgeklungen sein und dürfen nicht über Nacht anhalten oder die vasomotorische Hautreaktion darf nicht über eine Hautrötung im behandelten Gebiet hinausgehen.

Die Behandlungsdauer (Einzelbehandlung und Häufigkeit) ist nicht nur zu Beginn, sondern ständig den beschriebenen Erfordernissen anzupassen. Falls der Arzt den Patienten nicht häufig genug sieht, sollte der Masseur über die Reaktionen des Patienten – oder ihr Ausbleiben – berichten.

Behandlungsziel und Erfolgsbeurteilung. Ziel der Behandlung ist es, durch periodische Wiederholung eines Reizes die gestörte Organfunktion immer in demselben Sinne zu beeinflussen.

Wieviele Einzelbehandlungen dafür notwendig sind, hängt vom Eintreten eines bleibenden Besserungseffekts ab. Das Ende der Behandlungsserie ist erreicht, wenn alle erfassbaren reflektorischen Erscheinungen beseitigt sind.

In dieser Situation wird der Vorteil von Kombinationsgriffen, beispielsweise der Segmentmassage, deutlich: Abgesehen davon, dass eine isolierte Massage eines bestimmten Gewebes (Bindegewebe, Muskulatur, Periost) ohnehin nicht möglich ist, da bei jedem tiefer greifenden Handgriff nervale Rezeptoren in praktisch allen Geweben (bereits Haut und Unterhautzellgewebe) getroffen werden, ist die Wahrscheinlichkeit, dass alle erfassbaren reflektorischen Gewebsveränderungen beseitigt sind, größer, wenn alle Gewebsschichten beachtet werden – und nicht nur das Bindegewebe oder das Periost isoliert.

Man kommt ohne spektakuläre Techniken aus, denn es wird versucht, für jedes Gewebe den adäquaten Handgriff auszusuchen, für den die Reizschwellen der betreffenden Rezeptoren theoretisch tiefer liegen müssten.

Das Behandlungsziel, alle erfassbaren Veränderungen zu beseitigen, ist nahezu deckungsgleich mit der Forderung von Travell u. Simons (1983), vorhandene Trigger Points in den Zustand der Inaktivierung zurückzuführen.

Tabelle 4.2 Wirkfaktoren der Massage	
Faktoren der Reizdosis (Details der Massagetechnik)	Faktoren der Reaktionsweise (Individuelle Reizantwort)
– Größe der Behandlungsfläche	Konstitution
– Art und Intensität des Handgriffs	Momentane Kondition und Alter des Patienten
– Behandlungsdauer	Krankheitsart und -stadium
– Wiederholungshäufigkeit (Intervall)	Kombinationsbehandlung
– Größe der Serie	Beruf, Gewohnheiten, psychische Einflüsse

> **Fazit für die Praxis**
>
> Alle beteiligten Faktoren für die Wirkung der Massage sind in **Tabelle 4.2** zusammengefasst, dabei stehen alle Details der Massagetechnik (des Reizes) und die individuellen Faktoren der Reaktionsweise (d.h. der Reizantwort) des Patienten einander gegenüber.

4.7.2 Praktische Durchführung

Empfindlichkeiten und Schmerzen während der Behandlung

Die Massage ist eine angenehme Form der Behandlung, sie sollte deshalb eigentlich niemals Schmerzen verursachen bzw. andere negative Folgen (Schwellungen oder Ekchymosen) aufweisen. Von dieser allgemeinen Auffassung weichen lediglich die „deep-friction"-Technik ab und hinsichtlich der Gewebsblutungen die Bindegewebsmassage.

Bindegewebsmassage, Periostbehandlung und *Heilmassage* beginnen nicht sofort in empfindlichen Gebieten, schmerzhaften Gewebsabschnitten oder an Maximalpunkten. Im Gegenteil, diese Stellen werden bei den ersten Behandlungen ausgespart und erst später einbezogen. Es kann auf der gesunden Körperseite begonnen werden, und je nach Verträglichkeit schreitet man in das gestörte Gebiet vor. Maximalpunkte benötigen mitunter mehrere vorbereitende Behandlungen der Umgebung. Allerdings werden auch gegenteilige Auffassungen vertreten: Maximalpunkte können – besonders bei isoliertem Vorkommen – direkt bzw. von ihrer unmittelbaren Umgebung her behandelt werden. Wahrscheinlich ist eine übertriebene Ängstlichkeit nicht nötig; auch wäre es falsch, aus Angst vor der Auslösung von Schmerzen die Massage nur oberflächlich auszuführen oder nur gesundes Gewebe zu massieren.

Die *Schmerzverstärkung als Reaktion* tritt gewöhnlich im Laufe der ersten 2–3 Behandlungen auf. Deshalb ist es ratsam, im Zweifelsfall anfangs mit einschleichender Intensität zu beginnen (es werden zunächst schwache und mittelstarke Reize verwendet). Die Adaptation erfolgt relativ rasch, und es kann die Reizintensität (hinsichtlich Druck, Kraft oder Dehnung) erhöht werden.

Scheitert in Einzelfällen auch dieses Vorgehen an der Schmerzempfindlichkeit des Patienten, so ist die prinzipielle Anwendbarkeit der Massage in Frage zu stellen, da die erforderlichen Reize (beispielsweise auf tiefer liegende Rezeptoren) nicht gesetzt und die wünschenswerten Reaktionen nicht ausgelöst werden können.

Selbstverständlichkeiten für einen verantwortungsvollen Masseur sind die Forderungen, Vorsicht und Sorgfalt in schmerzhaften oder empfindlichen Gebieten walten zu lassen, ferner bei Verletzungen und dort, wo Nerven und Blutgefäße direkt unter der Körperoberfläche liegen (Axilla, Ellenbeuge, Kniekehle).

Hämatome werden bei rigorosen Techniken in Kauf genommen. Abgesehen davon, dass offenbar Mikrotraumatisierungen des Gewebes – deren Nutzen völlig in Frage steht – die Ursachen sind, ist bei Verdacht auf Blutungsübel beim Patienten (niedrige Thrombozytenzahlen oder abnorme Gefäßreaktion mit Purpura) bzw. bei Einnahme von gerinnungshemmenden Medikamenten (nach Myokardinfarkt oder nach tiefen Venenthrombosen) äußerste Vorsicht bei intensiven Massagetechniken geboten. Die Verordnung des behandelnden Arztes sollte entsprechend gekennzeichnet sein.

Vegetative Reaktionen

Sie sind Begleiterscheinungen der Massage und nicht die primäre Massageindikation (was die häufig zitierte sog. vegetative Gesamtumschaltung relativiert). Allgemeinerscheinungen wie *Kopfschmerz, Herzklopfen* oder *Schlaflosigkeit* gelten als unerwünschte Fehlreaktionen. Sie sind ein allgemeines Dosisproblem der Massage und besonders bei Patienten mit vegetativer Dysregulation (Stress, Schlafentzug, durchgemachte akute Erkrankungen) zu erwarten. Man kann versuchen, sie zu umgehen bzw. durch einen größeren Abstand zwischen den Behandlungen (2–3 Tage Pause) im vertretbaren Rahmen zu halten.

Müdigkeit und *Einschlafen* werden dagegen bei der Bindegewebsmassage als günstig angesehen. Sie gelten als parasympathische Spätreaktionen, und es sollten die Patienten, die in dieser Weise sehr stark reagieren, die Zeit für eine ausgiebige Nachruhe erhalten. Die Behandlungszeit kann auch auf den Nachmittag bzw. späten Vormittag verlegt werden; dies ermöglicht dem Patienten, sich nach der Behandlung 1–2 Stunden hinzulegen.

Begleitreaktionen sind ein allgemeines Dosisproblem und nicht durch 20 min Nachruhe abzufangen. Allerdings gibt es auch anders lautende Meinungen, die besagen, dass die Behandlung zu stark oder zu lang war, wenn der Patient anschließend übermäßig ermüdet ist.

Häufigkeit und Dauer der Behandlung

Nach allgemein übereinstimmender Ansicht sollte die *Massage einmal täglich* erfolgen; wenn schnellere Erfolge erwünscht sind, und die Kondition des Patienten es erlaubt, kann sie auch 2 mal täglich durchgeführt werden; allerdings nur bei lokaler Massage, nicht bei der umstrittenen sog. Ganzmassage. Noch häufigere Sitzungen, wie 3- bis 4 mal täglich (bei Verletzungen, akuten Erkrankungen o. ä.) bringen keinen zusätzlichen Effekt, weil dann die jeweilige Einzelbehandlungszeit soweit verkürzt werden muss, dass wieder dieselbe oder sogar eine kürzere Gesamtbehandlungszeit resultiert.

Eine *seltenere Behandlungsfrequenz* (2- bis 3 mal wöchentlich) ist günstig, wenn ein langsames Abgewöhnen von der Massage erforderlich wird; d. h. die zweite Hälfte bzw. das letzte Drittel der Massageserie werden 3- bis 2 mal wöchentlich verabfolgt.

Den Abstand zwischen zwei Massagen auf 2–3 Tage zu vergrößern ist auch gerechtfertigt, wenn bei ungenügender Kondition des Patienten (vegetative Dysregulation, Stress, Schlafentzug, überstandene schwere Allgemeinerkrankungen oder andere akute Krankheiten) überschießende bzw. Fehlreaktionen, d. h. zu starke Allgemeinreaktionen bzw. Verschlimmerungen des Lokalbefunds, auftreten.

Für die *Dauer der Einzelbehandlung* gelten folgende Regeln:
- *Rückenmassage*: 20 min Dauer sind ausreichend.
- *Massage einer Körperregion (Teilmassage Arm oder Bein)*: 12–15 min.
- *Lokale Massage kleinerer Gebiete*: 8–10 min sollten nicht überschritten werden.
- *Bindegewebsmassage*: 20–30 min.

Eine Ganzmassage dauert mehr als eine halbe Stunde, je nach Autor sind es 40–50 min. Dies gilt jedoch als das Äußerste an Behandlungsdauer; längere Einwirkungen führen nur zu starken und ungewollten Allgemeinreaktionen.

> **Wichtig !**
>
> Allgemein gilt: *Massagedauer* 10–30 min in Abhängigkeit von der Größe des Areals.

Es gibt auch die alte Erfahrung, dass der Masseur in den ersten Sitzungen sowohl die Gewebsbefunde als auch die Reaktionen des Patienten kennenlernen muss. Lässt er sich bei diesen ersten Behandlungen etwas mehr Zeit (auf die Zeiteinheit kommen damit weniger Massagegriffe als sonst), werden Fehlreaktionen (lokaler und allgemeiner Art) eher vermieden, und es kommt nicht vor, dass die ganze Behandlung später als zu unverträglich abgesetzt werden muss.

> **Wichtig !**
>
> *Dauer der Serie*: Die Zahl der Sitzungen ist nicht unnötig zu prolongieren. Sobald als möglich sollte auf aktive Bewegungsübungen übergegangen werden.

Allerdings sind meistens 15–20 Behandlungen in 3 Wochen erforderlich. Eine Serie über 4 oder gar 6 Wochen hinaus auszudehnen, ist sinnlos. Vor einer erneuten Behandlungsserie muss in jedem Falle eine Pause eingelegt werden, die mindestens ebenso sein muss wie die vorangegangene Serie selbst. Bei Frauen kann während der Menstruation vorsichtshalber ausgesetzt werden.

Kombinationsmöglichkeiten

Die Massage kann die aktive Übungstherapie nicht ersetzen, sie kann jedoch helfen, passiv oder aktiv unterstützte Bewegungsübungen vorzubereiten. Sie sollte generell damit zeitlich kombiniert werden, wie es von einigen Massageformen geübt wird, beispielsweise durch *kapseldehnende Handgriffe* an der Schulter im Rahmen der Zentrifugalmassage bzw. durch *dehnende Handgriffe* im Bereich der Nackenmuskulatur. Auch im Zusammenhang mit *Atemgymnastik* ist Massage sehr sinnvoll.

Heißluft mit Massage ist dagegen wissenschaftlich nicht begründbar, auch nicht die Kombination mit der sog. heißen Rolle.

Die zeitliche *Kombination mit belastenden Allgemeinbehandlungen* (große Hydrotherapie, auch Sauna) ist nur bei intakter Reaktionslage bzw. bei robusten Individuen möglich, ansonsten aber zu vermeiden; die alternierende Behandlung an versetzten Tagen allerdings ohne Einschränkung möglich. Ebenso sind Kombinationen mit anderen Lokalbehandlungen aus gleicher Indikation (Elektrotherapie, Ultraschall, lokale Infiltration) nicht brauchbar.

Lagerung des Patienten

Notwendig sind eine entspannte Lagerung des Patienten und genügend Bewegungsfreiheit für den Masseur; für beide sollte ihre Stellung möglichst bequem sein. Eine wichtige Voraussetzung ist die Massage im Liegen, denn den Muskeln muss jegliche Haltearbeit abgenommen werden. Auch die Gelenke sollten fest aufliegen. Ursprung und Ansatz des Muskels sind in Mittelstellung des Gelenks einander am besten angenähert. Einen Muskel in gedehntem Zustand massieren zu wollen ist nicht vorteilhaft, da von Gelenken in Endstellung leichter Sensationen bzw. Schmerzen ausgehen können. Außerdem können im gedehnten Muskel Verspannungen schlechter getastet werden, und eine Druckeinwirkung auf einen tief liegenden Muskel kann nur übertragen werden, wenn alle darüber liegenden Gewebe entspannt sind.

Auch für den unterstützenden *Einfluss der Schwerkraft* auf den venösen Rückstrom ist die Lagerung des Patienten bedeutsam: Liegen mit entspannter Bauchmuskulatur und hoch gelagerten bzw. unterstützten Beinen fördert den lymphatischen und venösen Rückstrom aus den distalen Abschnitten der Extremitäten. Bei Ödemen wird allgemein die Hochlagerung des Körperteils während der Massage empfohlen.

Alle *bedeckenden und beengenden Kleidungsstücke* sollten im Massagegebiet wie auch proximal davon abgelegt werden. Wegen etwaiger Unterkühlungsgefahr braucht der Patient sich nicht unnötig weit zu entkleiden.

Zur *Hautbeschaffenheit* gilt, dass der Patient gewaschen sein sollte. Warzen und Naevi sind auszulassen, im Bereich von Hauterkrankungen ist jede Massage verboten.

Gleich bleibend ruhiges Tempo der Massagehandgriffe ist wichtig, allzu hastiges Vorgehen ist ungünstig. Alle Handgriffe werden nicht zu schnell, gleichmäßig und sich rhythmisch wiederholend ausgeführt. Streichungen, wenn sie beruhigend wirken sollen, werden langsam, sanft, mit einem Tempo von 5–6 cm/s ausgeführt; großflächige Streichungen dauern mindestens 3 s. Rasche und kräftige Streichungen wirken stimulierend.

Als grobe Richtlinie für die Dauer der Massagehandgriffe gilt:
- *Knetungen*: Ungefähr für 1–2 s durchführen.
- *Zirkelungen*: Pro Sekunde 2–3.

Der Masseur steht während der Behandlung, ohne Einschränkung der Bewegungsfreiheit. Lediglich bei der klassischen Form der Bindegewebsmassage können beide sitzen: Der Patient mit dem Rücken zum Behandler.

Verordnung von Gleitmitteln

Die Meinungen dazu sind äußerst kontrovers: Von den meisten Masseuren werden sie abgelehnt, von einigen für nötig erachtet. Für die *trockene Massage ohne Gleitmittel* sprechen:
- die Behandlung ist sauberer,
- das Tastgefühl der Hand ist besser,
- der Kontakt mit der Haut ist fester,
- der Griff intensiver.

Die *Hauptargumente für oder gegen Gleitmittel* kommen aus der Erfahrung und nicht von wissenschaftlicher Untermauerung. Tatsächlich sollte die Entscheidung, ob und welches Gleitmittel verwendet wird, dem Behandler überlassen bleiben, und zwar in Abhängigkeit von der Hautbeschaffenheit: Sehr trockene, spröde oder schuppende Haut verlangt etwas Öl; bei schnell transpirierenden Patienten ist ein trocknendes Talkumpuder sinnvoll. Irgendwelche Wirkstoffzusätze sind dabei völlig entbehrlich, sie stören nur bei der Beurteilung des Massageeffekts.

Salben, Cremes, Öle und Seife setzen allerdings die Haftung der massierenden Hand auf der Haut soweit herab, dass eine Tiefenwirkung vermindert wird. Besonders für die tiefen Friktionen müssen die Haut des Patienten und die Finger des Behandlers eine feste Einheit bilden, was durch Öle und Cremes behindert wird, da sie die Haut zu gleitend machen.

Talkumpuder wird von manchen Masseuren als angenehm empfunden, es soll das Tastgefühl nicht beeinträchtigen und zumindest Knetungen zulassen. In der Bindegewebs- und Segmentmassage werden Gleitmittel prinzipiell als unnötig erachtet.

Vibrationsgeräte

Sie erzeugen in der Regel nur sehr undifferenzierte Erschütterungen, ohnehin keine Dehnungen, Streichungen oder Knetungen. Sie sind deshalb therapeutisch nicht sehr effektiv und ersetzen nicht die tastende Hand und die feinen Vibrationen des Masseurs. Bei *mageren, kachektischen oder schwer kranken Patienten* können sie wegen ihrer groben und undifferenzierten Erschütterungen beschwerdeverstärkend wirken und daher nicht eingesetzt werden. Gelegentlich wird eine gemilderte Form als indirekte maschinelle Vibration empfohlen, indem der Apparat auf die Hand des Masseurs aufgesetzt wird, die dann die Erschütterungen auf den Patienten überträgt.

Eine brauchbare Anwendungsmöglichkeit von Vibrationsgeräten ergibt sich jedoch bei sehr *fettleibigen Personen*; bei mehreren Zentimetern Fettschichtdecke kann ein differenzierter Massagehandgriff ohnehin nicht in die Tiefe gelangen, und die manuelle Massage ist dabei ziemlich wirkungslos. Hier können Vibrationsgeräte ohne Schaden verwendet werden.

Zusammenwirken zwischen Arzt und Masseur

Von grundlegender Bedeutung für das Gelingen der Behandlung ist der enge Kontakt zwischen Arzt und Behandler mit genügendem Informationsfluss in beiden Richtungen. Ungünstig sind Gefälligkeitsverordnungen (womöglich bei unklarer Diagnose), mit denen der Masseur dann allein gelassen wird.

Die *Verordnung des Arztes hat zur Voraussetzung*:
- ausführliche Krankheitsdiagnose einschließlich Krankheitsstadium,
- Akuität bzw. Heftigkeit der Organerkrankung bzw. des Lokalbefunds.

Im Idealfall erfolgt die Beurteilung des Gewebstastbefunds durch den Arzt; Cyriax (1980) fordert die Angabe über die Lokalisation der Läsion auf den Zentimeter genau!

Voraussetzung von Seiten des Masseurs:
- sachgemäße Befunderhebung und befundgerechte Durchführung der Massage,
- dabei schematische oder rein mechanische Ausführung der Griffe vermeiden,

- Information an den Arzt über erhobene zusätzliche Befunde, sonstige Auffälligkeiten oder ungewöhnliche Reaktionen des Patienten im Behandlungsverlauf,
- Mitteilung über auffallend therapieresistente Beschwerden, die nicht ins Konzept passen und die ggf. die Überprüfung der Diagnose notwendig machen.

Jedem verantwortungsbewussten Arzt werden derartige Hinweise eines erfahrenen Masseurs willkommen sein. Es ist am besten, wenn der Arzt und der Masseur den Behandlungsplan und alle individuellen Besonderheiten direkt am Patienten gemeinsam besprechen. Dies ist allerdings nur in der Klinik realisierbar.

> **Fazit für die Praxis**
>
> Eine *präzise Verordnung* für den Masseur muss enthalten:
> - eine genaue Krankheitsdiagnose,
> - eine exakte Bezeichnung des Massagegebiets,
> - die Art der Handgriffe (ob oberflächlich oder tief, ob Bindegewebs-, Muskel- oder Periostmassage) und
> - die gewünschten Effekte.

Tipp
Allgemeine Verordnungshinweise
Der Arzt muss den Patienten gesehen haben, er kennt die Diagnose der Krankheit, die Art der Verletzung oder die Gewebspathologie. Nur auf dieser Grundlage ist zu entscheiden, ob die Massage hilfreich in der Behandlung ist. Um diese Entscheidung treffen zu können, sollte er:
- die Massagearten und ihre Indikationen beherrschen,
- die Prinzipien, die speziellen Methoden der Anwendung und die Massageeffekte kennen,
- von den Grenzen und Gefahren der Methode Kenntnis haben,
- eine gute Technik beurteilen können.

Diese Voraussetzungen erlauben dann eine wissenschaftliche Verordnung und eine nahezu ideale Verschreibung. Massage ist kein Allheilmittel, sie sollte dort eingesetzt werden, wo ein vernünftiger Nutzen erwartet werden kann. Je nachdem, ob die Anwendung nützlich oder gefährlich erscheint, ergeben sich Indikationen bzw. Kontraindikationen, desgleichen sinnvolle Kombinationen mit anderen Formen der Physiotherapie.

> **Wichtig !**
>
> Massage ist wirkungsvoll, aber zeitaufwendig. Sie muss deshalb exakt indiziert und sinnvoll in den Behandlungsplan eingebaut sein mit dem Bestreben, baldmöglichst aktivierende Elemente und Selbsthilfemaßnahmen des Patienten einzubeziehen, möglichst mit dem Ziel seiner Unabhängigkeit von der medizinischen Einrichtung.

4.8 Indikationen und Kontraindikationen

4.8.1 Massagepflichtige Befunde

Veränderungen in der Körperdecke
Sie bestehen aus
- örtlichen Veränderungen,
- reflektorischen Veränderungen.

Örtliche Veränderungen in den Geweben der Körperdecke. Sie haben ihre Ursache am häufigsten in Erkrankungen des Bewegungsapparats selbst oder in äußeren Einflüssen (Überlastungsschäden, Kälte, Nässe und andere Witterungseinflüsse, Mikrotraumatisierung, äußere Verletzungen). Lokale Wirkungen sind Tonuserhöhungen der Muskulatur, Durchblutungs- und Stoffwechselbeeinträchtigungen, Schmerz und Funktionsbehinderungen.

Behandelbare Folgen in der Körperdecke stellen die Hauptbehandlungsindikationen für die Massage: Verbackensein im Unterhautbindegewebe (Pannikulose) und in der Muskulatur, Hypertonus (strang- oder spindelförmig), Hartspann (flächig), Myogelosen (längere Zeit bestehend, Ausdruck lokaler Stoffwechselstörungen, eng umschrieben und scharf abgrenzbar, sehr hart) bzw. im heutigen Sprachgebrauch Tendomyose oder myofaszialer Trigger Point.

Reflektorische Veränderungen. Sie sind in ihrem Erscheinungsbild relativ konstant, praktisch identisch mit den beschriebenen örtlichen Veränderungen und von ihnen phänomenologisch nicht zu unterscheiden. Dadurch werden sie zur Quelle des Irrtums: Sie werden als Ausdruck krankhafter Veränderungen der inneren Organe aufgefasst, sowohl bei akuten, als auch bei chronischen oder funktionellen Erkrankungen der Eingeweide. Grundlage ist die Erkenntnis, dass nicht das innere Organ allein erkrankt, sondern dass der gesamte segmentale Reflexkreis irritiert ist mit reflektorischen Zeichen in der Peripherie. Die Beobachtung viszeroviszeraler Reflexe (Begleitpankreatitis bei Gallensteinleiden, Erbrechen und Störungen der Darmmotilität beim Ileus und Kreislaufsymptome bei der Uretersteinkolik) oder die Feststellung der Bauchdeckenspannung als viszeromuskulärer Reflex („defense musculaire") bei einer akuten Appendizitis berechtigen allerdings nicht zur Massage (weder zur theoretischen Erklärung noch zu ihrer praktischen Durchführung). Auch die umgekehrte Meinung, dass chronisch irreparable Zustände (Herzvitien, alte Pleuraschwarten, fixierte Emphyseme) keine Reflexerscheinungen mehr verursachen und daher keine Massageindikationen sind, bedarf der Korrektur: Entscheidend ist der Gewebsbefund in der Körperdecke. Wenn massagepflichtige Befunde vorhanden sind, sollen sie behandelt werden (unter Beachtung der Kontraindikationen); gleichgültig, ob örtlich oder reflektorisch bedingt, denn in ihrem Erscheinungsbild sind sie sowieso nicht voneinander zu trennen und ob im Einzelfall ein funktioneller Zusammenhang zum inneren Organ tatsächlich existiert, ist ohnehin nicht sicher belegt.

Die entscheidenden Indikationen sind demnach alle der Massage zugänglichen Veränderungen in der Körperdecke, unabhängig von ihrer Herkunft.

4.8.2 Indikationen, nach Krankheitsgruppen geordnet

Degenerative Veränderungen der peripheren Gelenke (Arthrosis deformans)

Die *Arthrose* bezeichnet einen morphologisch irreparablen Endzustand. Schon während der präarthrotischen Deformität des Gelenks kommt es zum Reizzustand mit reflektorischen Tendomyosen der auf das Gelenk einwirkenden Muskulatur, besonders der Muskelansatzstellen am Periost in Gelenknähe. Die zunehmende Knorpeldegeneration vermindert die Druckaufnahmefähigkeit, diese erzeugt eine Schonhaltung mit vermindertem Bewegungsumfang und Inaktivitätsatrophie der das Gelenk bewegenden Muskulatur.

Streckmuskeln sind früher und stärker betroffen als *Beugemuskeln* (an Knie und Hüfte kommt es zur Beugekontraktur). Dies führt zur ungleichmäßigen Muskelatrophie mit Störung des muskulären Gleichgewichts (d. h. hypertone und atrophisch-bindegewebig degenerativ veränderte Muskulatur sind nebeneinander vorhanden) und zur Gelenkfehlstellung mit Kapsel- und Bänderzerrung. Dieser Gelenkreizzustand zieht weitere ausstrahlende Schmerzen nach sich, zunehmende Tonusveränderungen im Muskel, Durchblutungsdrosselung und Inaktivitätsschwund der kontraktilen Elemente. Zwischen den muskulären Verspannungen, der Durchblutungsdrosselung und den regressiven Veränderungen an den Gelenkflächen besteht ein Circulus vitiosus.

Muskelmassagen aller am Gelenk ansetzenden Muskeln führen zum Aufbrechen der Verklebungen im intramuskulären Bindegewebe (Perimysium internum); durch Dehnung der Muskelspindeln kommt es zur Tonusherabsetzung (die Wirkung der Muskelzange auf das Gelenk wird vermindert), und die gedrosselte intramuskuläre Durchblutung wird gesteigert. Dies sind die Voraussetzungen für aktive Bewegungsübungen der Agonisten und der Antagonisten. Durch Kräftigungsübungen wird das muskuläre Gleichgewicht wieder hergestellt, und die Alltagsbelastungen werden ohne rasche Ermüdung oder Überbeanspruchung besser kompensiert. Wiederholte Behandlungen in regelmäßigen Abständen ermöglichen eine verlängerte Gebrauchsfähigkeit des Gelenks.

Erkrankungen der Wirbelsäule

Behandlungsindikation sind vorwiegend muskuläre Störungen infolge beeinträchtigter Mechanik oder fehlerhafter Statik:

- Degenerative Veränderungen der Zwischenwirbelscheiben und der kleinen Wirbelgelenke,
- Formveränderungen der Wirbelsäule,
- funktionelle Blockierungen der kleinen Wirbelgelenke, Iliosakralfugen und Kopfgelenke.

Degenerative Veränderungen der Zwischenwirbelscheiben und der kleinen Wirbelgelenke (Osteochondrose, Spondylarthrose). Die Verschmälerung der Zwischenwirbelräume führt zu Störungen der Mechanik der Wirbelsäule mit Gelenkfehlstellung an den kleinen Wirbelgelenken und dem Auftreten von Scherkräften im Gelenkbereich wie bei der Arthrose der Extremitätengelenke. Als Folge der unphysiologischen Kapselzerrung und Bewegungseinschränkung besteht das lokale Grundmuster wiederum aus:

- reflektorischer Verspannung in der autochthonen Rückenmuskulatur (je nach dem Ausmaß der primären Störung als umschriebener oder flächenhafter Hypertonus) und
- ausstrahlenden Schmerzen (Bewegungsschmerz, Druckschmerz, Ruheschmerz).

Formveränderungen der Wirbelsäule (Kyphose, Skoliose). Störungen der Statik der Wirbelsäule führen ebenfalls reflektorisch zur Anspannung der autochthonen Rückenmuskulatur. In diesem Fall mit dem Ziel, die aufrechte Haltung zu kompensieren: Der Rundrücken führt zur vermehrten Halslordose, eine lumbale Skoliose zur thorakalen Gegenkrümmung. Die Folgen der unphysiologischen Dauerbeanspruchung der Muskulatur auf dem Krümmungsscheitel sind denen der degenerativen Veränderungen vergleichbar:
- Tonuserhöhung,
- rasche Ermüdbarkeit,
- Durchblutungs- und Stoffwechselbeeinträchtigung,
- bindegewebige Fixierung.

Funktionelle Blockierungen der kleinen Wirbelgelenke, Iliosakralfugen und Kopfgelenke. Sie sind häufig die Ursache sog. statisch bedingter Rückenschmerzen. Vorrang haben *manuelle Therapie* bzw. *chiropraktische Maßnahmen*. Die *Segmentmassage* schafft bei heftigen Fehlverspannungen in der Umgebung durch deren Minderung oft erst die Voraussetzungen zur manuellen Therapie. Sie kann auch beitragen, Blockierungen zu lösen:
- wenn manuelle Therapie nicht möglich ist oder nicht erfolgreich war,
- bei hoher Rezidivhäufigkeit wegen weiterhin bestehender Fehlverspannungen in der segmentalen Muskulatur,
- bei altersbedingten Kontraindikationen für sog. harte Manipulationstechniken (Altersosteoporose, partiell fixierte Fehlstellungen).

Weichteilbedingte Erkrankungen

Hierbei handelt es sich um einen unklaren Oberbegriff zahlreicher heterogener schmerzhafter Krankheitserscheinungen mit extraartikulärer Lokalisation:
- lokale Stoffwechselstörungen,
- Entesopathien,
- kombinierte weichteilrheumatische Erkrankungen.

Lokale Stoffwechselstörungen. Bei ausgeprägten Wirbelsäulenveränderungen finden sich lokale Stoffwechselstörungen im Bindegewebe wie Pannikulose oder bindegewebige Mitbeteiligung. Die reflektorische Tonuserhöhung der Muskulatur ist das lokale Grundmuster, später wird das subkutane Bindegewebe über der Wirbelsäule miteinbezogen, und am Ende sind Haut, Unterhautbindegewebe und darunter liegende verspannte Muskulatur schwartig miteinander verbacken und erfordern bindegewebswirksame Handgriffe.

Entesopathien. Entesopathien (Synonyme sind: Tendopathien, Periostosen, Tendoperiostosen, Insertionstendinosen, Tendomyosen, Tendinitis, Tenoperiostitis) werden als lokale Überlastungsschäden an den Sehnen, Sehnenansätzen oder Muskelsehnenübergängen angesehen, wobei Mikrotraumatisierungen der überbeanspruchten Gewebe anzunehmen sind. Primär sind die Ursachen des Überlastungsschadens abzustellen. An der betroffenen Muskulatur sind detonisierende Handgriffe erforderlich, und für das traumatisierte Sehnengewebe selbst sind tiefe Friktionen bzw. periostwirksame Zirkelungen (Periostbehandlung, Segmentmassage) angebracht.

Spezielle Lokalisationen (modifiziert nach Cyriax 1980) sind:
- Supraspinatussehne,
- lange Bizepssehne,
- Quadrizepsansatz an der Patella,
- Muskelansätze der Handextensoren und -flexoren,
- Muskelsehnenübergänge der ischiokruralen Muskelgruppen (Hamstrings) und der Fußheber (M. tibialis anterior und Fibularisgruppe).

Bei Tendovaginitis (für alle anderen Massageformen ist lokale Massage kontraindiziert) empfiehlt Cyriax ebenfalls tiefe transversale Friktionen.

Kombinierte weichteilrheumatische Erkrankungen (Periarthropathie, Kettentendomyosen, sog. Pseudoradikulärsyndrom). Sie werden als muskuläre Überlastungsschäden derselben Art von Mikrotraumatisierung auf dem Muskel angesehen, denn wiederholte Zerrungen führen zur Fibrose. Durch die tiefen Friktionen bzw. Zirkelungen sollen etwaige bindegewebige Adhäsionen aufgebrochen werden, damit sich die Beweglichkeit des Muskels verbessert. Friktionen bzw. Zirkelungen dieser Art werden von der klassischen Massage, der Segmentmassage und von Cyriax (1980) angegeben.

Der Rücken muss mitbehandelt werden:
- Wenn Symptome an den peripheren Extremitätengelenken von der Wirbelsäule mitbedingt sind.
- Wenn auch nur der Verdacht besteht, dass von der Wirbelsäule aus ein Gelenk irritiert ist (z. B. bei Periarthropathia humeroscapularis oder bei ausstrahlenden Schmerzen ins Bein).
- Bei reflektorischem Hartspann der Rückenmuskulatur infolge weit entfernt sitzender Störungen (im Beckenbereich oder bei Fehlstatik des Fußes).

Verletzungsfolgen

Die Massage dient nicht der Behandlung von Verletzungen, sondern zur Nachbehandlung der Traumafolgen an der Muskulatur, die durch Bewegungstherapie allein nicht zu kompensieren sind. Nicht der Knochenbruch erfordert eine Massage, sondern die Folgen der langen Ruhigstellung – je länger sie gedauert hat, umso dringender!

> **Cave**
> Der Masseur darf keine Verletzung eigenmächtig behandeln, bevor nicht der Arzt den Auftrag dazu in Form einer Verordnung erteilt hat.

Als *Verletzungsfolgen* können auftreten:
- Frakturen,
- Distorsionen,
- Luxation,
- Kontusion.

Frakturen. Durch die Ruhigstellung im Gipsverband kommt es zur Inaktivitätsatrophie und zum Tonusverlust in der Muskulatur, gleichzeitig zur Verklebung der kapsulären, periartikulären, tendinösen und intramuskulären bindegewebigen Strukturen. Diese Nebenerscheinungen nach Ruhigstellung können zur Ursache einer Gebrauchsminderung der traumatisierten Gliedmaßen werden und sind ein dankbares Anwendungsgebiet der Massage, denn es werden dadurch erst die Voraussetzungen für eine aktive Übungsbehandlung geschaffen, die nicht ohne vorbereitende Massage erfolgen sollte. Für Cyriax ist die Mobilisierung der Gelenkbänder in ihrer Längsachse durch tiefe Friktionen quer zum Band auf dem darunter liegenden Knochen zusammen mit passiven Gelenkübungen die Methode der Wahl, damit sich Adhäsionen gar nicht erst ausbilden können.

Distorsion (Verstauchung). Erforderlich sind Ruhigstellung und Kompressionsverband, besonders wenn ein Gelenkerguss vorhanden ist. Dann folgt eine Massage der das Gelenk bewegenden Muskulatur, einschließlich der Sehnen und Bänder und die passive Mobilisierung des Gelenks. Zuletzt wird die aktive Übungstherapie eingesetzt; denn nur eine kräftige Muskulatur kann die nach einem Erguss zu weit gewordene Gelenkkapsel kompensieren.

Luxation (Verrenkung). Zunächst wird das verletzte Gelenk ruhiggestellt. Danach erfolgt das gleiche Vorgehen wie bei Distorsion bzw. Fraktur.

Kontusion (Prellung). Wenn die Haut intakt ist und keine größeren Hämatome vorliegen, kann das posttraumatische Ödem durch Lymphdrainage unmittelbar behandelt werden.

Gefäßerkrankungen und neurotrophe Störungen

Dazu gehören:
- Funktionelle Durchblutungsstörungen,
- Angioneuropathie,
- Angioorganopathien,
- Venenerkrankungen.

Funktionelle Durchblutungsstörungen. Die harmlose funktionelle vasomotorische Labilität (Akrozyanose, Digitus mortuus) spricht am günstigsten auf Bindegewebsmassage an.

Angioneuropathie. Raynaud-Symptomatik bei progressiver Sklerodermie, anderen Systemerkrankungen und Morbus Sudeck ist ebenfalls eine bedeutsame Indikation für Bindegewebsmassage, da eine Dysregulation der nervalen Steuerung im Vordergrund steht, die als behandelbar gilt.

Angioorganopathien (Arteriosklerose, Endangitis obliterans, diabetische Mikroangiopathie, Periarteriitis nodosa). Claudicatio-intermittens-Symptomatik erfordert in erster Linie aktive Bewegungstherapie im Intervallprinzip, da die Muskelkontraktion den stärksten durchblutungsfördernden Reiz darstellt. Aber auch bei arteriosklerotischer Verschlusskrankheit sind zusätzliche Gefäßspasmen anzunehmen (bzw. nicht auszuschließen), die auf einem erhöhten Sympathikotonus beruhen. Derartige zusätzliche Regulationsstörungen sprechen auf Massage an, und es kommt zur Kapillarerweiterung, sofern das Sympathikusüberwiegen zurückgedrängt werden kann.

Günstig sind dabei Handgriffe, die im Segmentwurzelbereich angreifen (Bindegewebsmassage, Segmentmassage) und nicht nur lokal an der Extremität, da hier durch intensive Handgriffe mit Hyperämie u. U. ein Blutbedarf geschaffen würde, der bei fortgeschrittener Arteriosklerose durch das zuführende Gefäß nicht gedeckt werden könnte.

Außerdem sind häufig Muskelhärten und Myogelosen in den Extremitätenmuskeln nachweisbar, die die Gehstrecke zusätzlich einschränken. Sie erfordern allerdings eine lokale Bearbeitung, sofern die Durchblutungsreserve es zulässt. Dadurch wird das Gehvermögen verbessert und außerdem die Neubildung von Kollateralen angeregt.

Venenerkrankungen. Bei chronisch-venöser Insuffizienz (Varizen, ödematöse Schwellungen nach rezidivierender Thrombophlebitis bzw. Phlebothrombose), statischen und posttraumatischen Stauungszuständen hilft die deplethorische Wirkung der Ausstreichungen bzw. der Lymphdrainage; allerdings unter strenger Indikationsstellung und nach sicherem Ausschluss thrombotischer und thrombophlebitischer Komplikationen.

Lymphstauungen werden mit speziellen Handgriffen der Lymphdrainage beseitigt.

Akut-entzündliche Arthritiden

Chronisch-rheumatische Polyarthritis, arthritischer Reizzustand bei Arthrose oder andere infektiöse Arthritiden spielen sich ganz wesentlich an der Gelenkkapsel ab und verlangen Ruhigstellung bzw. Gelenkschutz. Die adäquate Beweglichkeit des Gelenks ist außerdem schmerzbedingt verhindert, was insgesamt zur bindegewebigen Schrumpfung der Gelenkkapsel (Gelenkkontraktur) führt. Muskuläre Folgen sind Atrophie und bindegewebige Schrumpfung (Muskelkontraktur); dadurch entstehen zusätzliche Beschwerden und die Bewegung des Gelenks wird behindert.

Nach dem Abklingen des entzündlichen Reizzustands und nach Lockerung der Immobilisation ist für beide Veränderungen eine Massage erforderlich. Zusammen mit passiven Gelenkübungen und manualtherapeutischen Mobilisationstechniken können dadurch die Bewegungs- und Belastungseinschränkungen behoben werden.

Kopfschmerz

Von primärer Bedeutung ist die Klärung der Diagnose und nicht die Massage. Häufig findet sich jedoch eine Kombination mit vegetativen Symptomen und/oder psychische Alteration; hier kann die Massage wertvoll sein.

Bevorzugte Indikationen sind dabei:
- Kopfschmerzen nach Schädeltraumen,
- echte Migräne und Spannungskopfschmerz,
- Erkrankungen der HWS mit spondylogenem Kopfschmerz.

Fast regelmäßig finden sich stark schmerzhafte Maximalpunkte in der Gegend der Linea nuchae terminalis inferior et superior (Ansatz der Nackenmuskulatur) und Periostpunkte im Bereich der Schädelkalotte. Nackenmuskulatur und Schädeldecke sollten in die Behandlung miteinbezogen werden (nur bei der Segmentmassage üblich). Sehr wirkungsvoll sind auch *dehnende Streichungen der Nackenmuskulatur* in Rückenlage des Patienten, was eine gleichzeitige Extensionswirkung auf die HWS hat und von keiner der vorgestellten Massageformen für erforderlich gehalten wird. Stattdessen beginnt die *Bindegewebsmassage* die Behandlung nach Schädeltraumen im Beckenbereich, gelangt später zu Strichen zwischen den Schulterblättern und bezieht auch die Periostpunkte im Bereich des Schädels nicht mit ein, was ein wenig erfolgversprechender Weg zu sein scheint.

Psychonervale Störungen

Wenn, wie behauptet wird, Allgemeinwirkungen der Massage auf vegetativ-reflektorischen Reaktionen des Körpers beruhen, dann ist die Massage bei folgenden Indikationen als Zusatzbehandlung denkbar (besonders, wenn Befunde in der Körperdecke vorhanden sind):
- *Schlafstörungen* und zur *Beruhigung des Patienten* (Behandlung in den Abendstunden),
- *psychoneurotischen Patienten*; allerdings nur nach vorheriger psychologischer bzw. psychiatrischer Konsultation, damit durch die Massage nicht schädliche psychische Trends intensiviert werden,

– *psychovegetativer Dysregulation* bzw. bei *psychovegetativ gefärbten Beschwerden der inneren Organe*. Beispiele dafür sind:
  – neurovegetativ bedingte Herzsensationen und atypische Stenokardien,
  – funktionelle Magen-Darm-Störungen,
  – konstitutionell bedingte habituelle Obstipation,
  – Reizkolon,
  – vegetativ gefärbte Urogenitalsensationen (Pollakisurie, Restharngefühl, Spasmen beim Wasserlassen),
  – neurovegetative Beschwerden im kleinen Becken (Dysmenorrhö, Parametropathia spastica, klimakterische und postoperative Beschwerden).

Leistungssteigerung durch Sportmassage

Eine Intensivierung der Erholungsprozesse in der besonders belasteten Muskulatur lässt sich erreichen, und zwar jeweils in den Pausen zwischen zwei Übungsphasen. Die Massage kann aber nicht die Muskelkraft direkt steigern.

Periphere Nervenläsionen

Wenn eine berechtigte Aussicht auf Reinnervation (nach erfolgreicher Nervennaht oder nach Neurolyse eines umwachsenen Nervs) besteht, muss die von dem betreffenden Nerv versorgte Muskulatur in der Zeit bis zum Einsprossen der Achsenzylinder im funktionsfähigen Zustand erhalten werden. Dem dienen muskulär wirksame Handgriffe zum Aufbrechen eventuell vorhandener bindegewebiger Verwachsungen und die Elektrotherapie zur Erhaltung der Kontraktionsfähigkeit der Muskulatur.

> **Fazit für die Praxis**
>
> *Hauptindikationen* für eine Massage sind:
> - Degenerative, chronisch-rheumatische und funktionelle Erkrankungen der peripheren Gelenke und der Wirbelsäule.
> - Weichteilrheumatische Erkrankungen (Periarthropathia humeroscapularis, Epikondylitis) und andere der Massage zugängliche Befunde in der Körperdecke (Hartspann, Myogelosen, Periostpunkte).
> - Folgezustände nach Verletzungen (Frakturen, Distorsionen, Luxationen, Kontusionen).
> - Arterielle und venöse Durchblutungsstörungen und neurodystrophe Begleitsymptome (Morbus Raynaud, Morbus Sudeck) bei anderen Grundkrankheiten.

> **Tipp**
> Differentialtherapeutische Erwägungen
> - *Arthrosen der Extremitätengelenke.* Es sind muskelwirksame Handgriffe gefragt (als Vorbehandlung vor aktiven Bewegungsübungen). In Betracht kommen klassische Massage oder Segmentmassage (beide sind in ihrer Technik an den Extremitäten identisch). Bestehen zusätzlich schmerzhafte Insertionstendinosen, empfehlen sich die tiefen Friktionen nach Cyriax bzw. Handgriffe der Periostbehandlung. Diese Handgriffe sind in allen anderen Massageformen nicht enthalten. Die Bindegewebsmassage bleibt oberhalb der Gewebspathologie.
> - *Zustand nach Arthritis.* Besonders nach Arthritis an Hand- und Fußgelenken müssen muskuläre (Zirkelungen, Friktionen, dehnende Streichungen) wie auch kapsuläre bzw. periartikuläre Folgezustände (tiefe Friktionen, periostale Zirkelungen) angegangen werden. Die Bindegewebsmassage ist dafür weniger geeignet.
> - *Rückenbeschwerden.* Bei Rückenbeschwerden – gleich welcher Ursache (sog. banale Wirbelsäulenbeschwerden, Fehlhaltungen oder Überlastungsschäden, funktionelle Blockierungen, degenerative Ursachen oder Folgezustände nach entzündlichen Erscheinungen) – wird die Segmentmassage angesichts ihrer Kombinationsgriffe am Rücken von keinem anderen Massageverfahren erreicht oder gar übertroffen. Die klassische Massage kann zwar muskuläre Befunde angehen (am Rücken aber wesentlich undifferenzierter als die Segmentmassage) und die Bindegewebsmassage die bindegewebigen Verhaftungen, allerdings erscheint jedes Vorgehen für sich allein nicht ausreichend zu sein. Die Bindegewebsmassage empfiehlt beispielsweise bei Lumbago ausschließlich die periphere Behandlung der Extremitäten unter Auslassung der Valleix-Druckpunkte, was bei derart isoliertem Vorgehen nicht zum Erfolg bei Rückenbeschwerden führen kann.
> - *Weichteilrheumatische Erkrankungen.* Je nach Lokalisation der weichteilrheumatischen Erkrankungen (Entesopathien, Tendomyosen, Tendoperiostosen u. ä.) sind entweder muskuläre Zirkelungen, Friktionen oder dehnende Streichungen wirksam oder tiefe Friktionen nach Cyriax bzw. die Periostbehandlung. Wesentlich und wirksam sind die tiefen Friktionen, unabhängig von ihrer Herkunft oder Bezeichnung.

Die Segmentmassage hat den Vorteil, dass bei allen weichteilrheumatischen Erkrankungen die Wirbelsäule miteinbezogen wird. Dies ist bei der Bindegewebsmassage zwar auch der Fall, allerdings fehlen ihr die tief greifenden muskelwirksamen Friktionen. Deshalb kann sie nicht in der gleichen Weise erfolgreich sein.

– *Posttraumatische Folgezustände.* Bindegewebige Verklebungen bestehen nicht nur in der Gelenkkapsel, sondern in allen bindegewebigen und muskulären (auch intramuskulären) Strukturen. Der Zugreiz der Bindegewebsmassage ist offenbar für alle diese Adhäsionen nicht ausreichend. Deshalb empfiehlt sich folgendes Vorgehen:
  - *Klassische und Segmentmassage* (an den Extremitäten identisch) bei allen muskulären Folgezuständen.
  - *Tiefe bindegewebswirksame Friktionen* für alle periartikulären und ligamentären Strukturen.

– *Funktionelle Gefäßerkrankungen.* Die Bindegewebsmassage scheint das erfolgversprechende Verfahren zu sein. Bei *arteriosklerotischen Gefäßerkrankungen* der Beine ist die Entscheidung zugunsten eines Verfahrens schwierig: Klassische Massage und Segmentmassage unterscheiden sich an den Beinen nicht; die Segmentmassage bezieht ebenso wie die Bindegewebsmassage die Segmentwurzeln mit ein. Dies ist sicher vorteilhaft und fehlt bei der klassischen Massage. Falls man von *zusätzlichen Gefäßspasmen* ausgeht, ist eine bindegewebswirksame segmentale Mitbehandlung unentbehrlich. Wenn – wegen *stark eingeschränkter Durchblutungsreserve* – an der Beinmuskulatur selbst nicht behandelt werden kann, ist ohnehin nur ein rein segmentales Vorgehen möglich.

– *Kopfschmerzen.* Es kann Bindegewebsmassage wie auch Segmentmassage in Betracht kommen. Die Segmentmassage bietet jedoch mehr, da sämtliche in der Körperdecke nachweisbaren Befunde (die Nackenmuskulatur selbst wie auch ihre Ansatzstellen an der Linea muchae, Periostpunkte der Schädelkalotte) bearbeitet werden.

– *Vegetativ gefärbte Krankheitsbilder.* Bei vegetativ gefärbten Krankheitsbildern bzw. sog. funktionellen Störungen der inneren Organe konkurrieren Bindegewebsmassage und Segmentmassage und bieten auf die Segmentwurzeln wirksame Handgriffe an. Die Wertung zwischen beiden ist schwierig und vielleicht auch nicht allzu bedeutsam, da es sich bei diesen Störungen nicht um eine Hauptindikation zur Massage handelt. Folgende Gründe sprechen zugunsten der Bindegewebsmassage: Zum einen reklamieren ihre Vertreter diese Indikationen für sich und betrachten sie als „ihre" eigenen und speziellen Anwendungsgebiete, und zum anderen scheinen psychovegetative Personen eher und besser auf Bindegewebsmassage anzusprechen. Allerdings wird man sich beim Vorhandensein betont muskulärer oder periostaler Befunde auf die besser wirksamen Handgriffe besinnen.

– *Atemtherapie.* Es sind besonders solche Handgriffe gefragt, die helfen, den Thorax aus seiner Starre zu befreien, die Verkrampfung der Atemmuskulatur und der Atemhilfsmuskeln zu lockern und schmerzhafte Periostpunkte abzubauen. Werden diese Veränderungen in der Körperdecke beseitigt, lässt sich die Ventilation verbessern. Der Dauererfolg hängt bei chronisch-unspezifischen bronchopulmonalen Erkrankungen bzw. beim Asthma bronchiale wesentlich von den auslösenden Ursachen ab.
Weitere Einsatzmöglichkeiten in der Atemtherapie sind:
  - Dehnen von Pleuraschwarten,
  - Lagerungsdrainagen und
  - Vibrationen zur Sekretmobilisation.

Alle dazu erforderlichen Handgriffe finden sich in der klassischen Massage bzw. in der Segmentmassage, sie fehlen in der Bindegewebsmassage.

– *Narben.* Im Rahmen der kosmetischen bzw. Gesichtschirurgie erfordern Narben spezielle dehnende, vorwiegend oberflächliche (in Abhängigkeit von der Tiefe der Adhärenzen) Handgriffe, die aus ganz umschriebenen feinen rollenden bzw. rotierenden Bewegungen des Gewebes zwischen den Fingern bestehen.

– *Ödeme und Rückflussförderung.* Streichungen bzw. Ausstreichungen sind bei Ödemen und zur Rückflussförderung die adäquaten Handgriffe. Das schwer beeinflussbare Lymphödem lässt sich jedoch nur mit den speziellen Handgriffen der Lymphdrainage mobilisieren.

4.8.3 Kontraindikationen

Es bestehen Einschränkungen bei folgenden Erkrankungen:
- Alle *akuten und fieberhaften Allgemeinerkrankungen* verbieten in jedem Falle die Massage.
- Akute *Entzündungen der inneren Organe* bzw. alle akuten inneren Erkrankungen (akute Appendizitis, akute Cholezystitis oder Pankreatitis, Peritonitis nach Perforation), die unverzügliches chirurgisches Eingreifen erfordern.
- Lokale Massage *bakteriell entzündeter Gewebe der Körperdecke*; die Infektion könnte ausgebreitet werden.
- *Reizzustand eines Gelenks* mit den Zeichen der akuten Gelenkentzündung (Schwellung, Rötung, Überwärmung, Bewegungseinschränkung) bei chronisch-rheumatischer Polyarthritis, infektiöser, gichtiger oder traumatischer Arthritis und Bursitis.
- *Frische Verletzungen* (Gelenkdistorsionen, Bandverletzungen, Gelenk- und Blutergüsse), die der Ruhigstellung bedürfen. Eine Massage darf erst erfolgen, wenn die Diagnose und Ursache abgeklärt, das akute Stadium abgeklungen und vom behandelnden Arzt die Behandlung erlaubt ist.
- Am Skelett *akute Osteomyelitis, schwere Osteoporose, Osteomalazie, primäre* oder *metastatische Tumoren*.
- An der Wirbelsäule *Entzündungen* und *Tumoren* der Wirbel und des Rückenmarks, des Beckens und der Genitalorgane; bei radikulärer Symptomatik infolge Nervenwurzelkompression; bei *Missbildungen* sind lediglich Schmerzen eine Indikation.
- *Verkalkungen der Weichteile* wie Myositis ossificans, Kalkdepot in der Supraspinatussehne (obwohl letzteres nach Cyriax keine Kontraindikation).
- Lokale Massage bei *Thrombophlebitis, Phlebothrombose, Varizen*; wohl aber Massage des Segmentwurzelgebiets.
- *Tendovaginitis am Handgelenk*; Druck auf Nervengewebe (Karpaltunnelsyndrom).
- *Allgemeine Hauterkrankungen* im Massagegebiet, mit Ausnahme der Sklerodermie und der Psoriasis-Arthritis.
- *Kardiale* und *nephrogene Ödeme*.

Die Massage bringt keinen Vorteil bei *schmerzlosen neurologischen Bewegungsstörungen* und bei *Spastik*; der Hautreiz führt zur Tonuserhöhung, mit Ausnahme der Vibration.

Fraglich ist die *Massage des Bauches* (um die Tätigkeit des Dickdarms anzuregen; die Förderung des Stuhlgangs ist nicht bestätigt) und der weiblichen Brust (es ist ein Drüsenkörper und kein Muskel).

4.9 Literatur

Barczewski B (1911) Hand- und Lehrbuch meiner Reflexmassage für den praktischen Arzt. Goldschmidt, Berlin

Beard G, Wood EC (1964) Massage. Principles and Techniques. WB Saunders, Philadelphia

Birkmayer W (1972) Aspekte der Muskelspastik. Huber, Bern

Bühring M (1983) Theoretische Grundlagen der Bindegewebsmassage. Z Phys Ther 35:263–270

Cornelius A (1933) Die Nervenpunkte, ihre Bedeutung und Behandlung. Lehmanns, München

Cyriax JH (1980) Clinical applications of massage. In: Rogoff JB (ed) Manipulation, Traction and Massage, 2nd edn, Chapt 7. Williams & Wilkins, Baltimore

Dicke E (1954) Meine Bindegewebsmassage, 2. Aufl. Hippokrates, Stuttgart

Faßbender HG (1975) Pathologie rheumatischer Erkrankungen. Springer, Berlin Heidelberg New York

Gläser O, Dalicho WA (1972) Segmentmassage, 4. Aufl. Thieme, Leipzig

Gowers WR (1904) Lumbago: its lessons and analogues. Brit Med J 1:117–121

Hamann A (1987) Massage in Bild und Wort, 5. Aufl. Verlag Volk und Gesundheit, Berlin

Hansen K, Schliack H (1962) Segmentale Innervation. Ihre Bedeutung für Klinik und Praxis. Thieme, Stuttgart

Hansen K, Staa H von (1938) Reflektorische und algetische Krankheitszeichen der inneren Organe. Thieme, Leipzig

Head H (1898) Die Sensibilitätsstörungen der Haut bei Visceralerkrankungen. Hirschwald, Berlin

Hoffa A, Gocht H, Stork H, Lüdke HJ, Storck U (1985) Technik der Massage,15. Aufl. Enke, Stuttgart

Kohlrausch W (1959) Reflexzonenmassage in Muskulatur und Bindewebe, 2. Aufl. Hippokrates, Stuttgart

Knotzl (1926) Halbseiten-Fremdreflexe als diagnostische Wegweiser. Klin Wschr 39:1036, Wien

Lange M (1931) Die Muskelhärten (Myogelosen). Ihre Entstehung und Heilung. Lehmanns, München

Leube H, Dicke E (1950) Massage reflektorischer Zonen im Bindegewebe bei rheumatischen und inneren Erkrankungen, 4. Aufl. Fischer, Jena

Lullies H, Trincker D (1973/74) Taschenbuch der Physiologie, 3. Aufl. Fischer, Stuttgart

Mackenzie J (1911) Krankheitszeichen und ihre Auslegung (übersetzt aus dem Englischen). Kabitzsch, Würzburg

Ruhmann W (1934) Die Tastmassage, ihre Anwendung und Wirkungsweise bei den Weichteilrheumatismen. Thieme, Leipzig

Teirich-Leube H (1968) Grundriß der Bindegewebsmassage, 4. Aufl. Fischer, Jena

Travell JG, Simons DG (1983) Myofascial Pain and Dysfunction. The Trigger Point Manual. Williams & Wilkins, Baltimore

Vodder E (1967) Manuelle Lymphdrainage. In: Quilitzsch G (Hrsg) Taschenbuch für Massage. Haug, Heidelberg

Vogler P, Krauss H (1975) Periostbehandlung Kolonbehandlung. Zwei reflextherapeutische Methoden, 4. Aufl. Thieme, Leipzig

Bewegungstherapie

5.1 Allgemeine Grundlagen 253

5.2 Therapeutische Beeinflussung des Bewegungsablaufs 263

5.3 Allgemeine Bewegungsmerkmale 269

5.4 Kleine Gangschule nach Klein-Vogelbach 273

5.5 Muskuläre Fazilitationstechniken 277

5.6 Stemmführung nach Brunkow 296

5.7 Behandlung nach Bobath 301

5.8 Literatur 310

5 Bewegungstherapie

5.1 Allgemeine Grundlagen
- 5.1.1 Begriffsbestimmung 253
- 5.1.2 Mechanik der Bewegung 253
- 5.1.3 Motorik und Koordination 258
- 5.1.4 Muskelkraft und Muskelarbeit 260

5.2 Therapeutische Beeinflussung des Bewegungsablaufs
- 5.2.1 Bedeutung, Voraussetzungen und Ziele der Übungstherapie 263
- 5.2.2 Funktionsbehinderungen am Bewegungsapparat 264
- 5.2.3 Techniken der Bewegungstherapie 265

5.3 Allgemeine Bewegungsmerkmale
- 5.3.1 Erfassen des Bewegungsablaufs (Bewegungsbeschreibung) 269
- 5.3.2 Anwendung der Bewegungsmerkmale in der physiotherapeutischen Bewegungsschulung 271

5.4 Kleine Gangschule nach Klein-Vogelbach
- 5.4.1 Schrittauslösung 274
- 5.4.2 Spurbreite 274
- 5.4.3 Abrollen des Fußes über seine funktionelle Längsachse 274
- 5.4.4 Längsachse des Beins 274
- 5.4.5 Kraftübertragung vom Standbein auf das Becken 275
- 5.4.6 Armpendel 275
- 5.4.7 Schrittlänge und Gangtempo 276

5.5 Muskuläre Fazilitationstechniken
- 5.5.1 Propriozeptive neuromuskuläre Fazilitation (PNF) 277
- 5.5.2 Komplexbewegungen nach Kabat 283

5.6 Stemmführung nach Brunkow
- 5.6.1 Neurophysiologische Grundlagen 297
- 5.6.2 Prinzipien des reflektorisch gesteuerten Haltungsaufbaus 297
- 5.6.3 Behandlungstechniken 298
- 5.6.4 Praktische Durchführung 299

5.7 Behandlung nach Bobath
- 5.7.1 Neurophysiologische Grundlagen 301
- 5.7.2 Einfluss der Haltungsreflexe 301
- 5.7.3 Charakterisierung der Spastik 304
- 5.7.4 Ausgewählte Behandlungstechniken 305
- 5.7.5 Praktische Durchführung 307
- 5.7.6 Indikationen und Kontraindikationen 310

5.8 Literatur

5.1 Allgemeine Grundlagen

5.1.1 Begriffsbestimmung

Es gibt mehrere Bezeichnungen für diese Behandlungsform, die aber alle das Wesentliche des Begriffes nur ungenau wiedergeben.

Übungsbehandlung (syn. Übungstherapie), angelehnt an das englische „therapeutic exercise", betont das motorische Lernen, d. h. den Vorgang des Bewegungslernens. Bewegungslernen ist das Zusammenwirken kognitiver und sensomotorischer Faktoren im motorischen Lernprozess.

Hauptelement ist das Üben, die Übungswiederholung mit dem bewussten Aufsuchen optimaler Bewegungsmuster und -varianten, besonders beim Üben koordinativer Fähigkeiten.

Krankengymnastik (syn. Heilgymnastik); abgeleitet vom schwedischen „sjukgymnastik" (das schwedische „sjuk", das englische „sick" und das deutsche „siech" sind gleich bedeutend), betont die Konzentration auf den Krankheitsprozess oder das gestörte Bewegungsverhalten. Gymnastik leitet sich von den Gymnasien her (griechisch „gymnos" heißt nackt), das sind die dem Heilgott Asklepios geweihten Bade- und Turnanlagen; man pflegte dort nackt zu turnen. Nicht gleich lautend, aber praktisch gleich bedeutend ist das Wort *Heilgymnastik*; im Gegensatz zur Krankengymnastik betont es nicht den krankhaften Befund, sondern das medizinische Ziel der Genesung.

Kinesitherapie (syn. Bewegungstherapie) als neutral gehaltener Begriff beinhaltet den therapeutisch gezielten, methodisch differenzierten und nach medizinischen Gesichtspunkten dosierten Einsatz von Bewegungsabläufen (oder: körperlichen Übungen) zur Erhaltung, Förderung oder Wiederherstellung körperlicher Leistungsfähigkeit, besonders des Bewegungssystems (Conradi u. Brenke 1993).

Das schließt Krankengymnastik, Ergotherapie und Sport mit ein, obwohl naturgemäß zwischen Übungsbehandlung mit Kranken und sportlichem Training erhebliche Differenzen bestehen.

Erst das Ziel unterscheidet viele Übungen von der allgemeinen Gymnastik vorbeugenden Charakters oder vom Sport.

> **Definition**
> *Bewegungstherapie* ist das planmäßige körperliche Üben von Bewegungsabläufen mit bestimmten medizinischen Zielsetzungen.

Die bisher noch unzureichende wissenschaftliche Aufarbeitung der Bewegungstherapie hat sicherlich mit dazu geführt, dass sich eine Vielzahl von Schulen zur Bewegungsbehandlung etabliert haben, die sich in der Methodik teilweise erheblich unterscheiden, teilweise aber sinnvoll ergänzen. Allerdings haben sie alle keine einheitliche Theorie des Bewegungsverhaltens hervorgebracht.

Ob sich bei der Komplexität des menschlichen Bewegungsverhaltens eine einheitliche Theorie überhaupt darstellen lässt, mag dahingestellt bleiben. Vor Einseitigkeiten in der Darstellung kann jedoch nur der kritische Vergleich aller nutzbringenden Therapieansätze im Rahmen des Behandlungskonzepts bewahren, um auch ohne einheitliche Theorie des Bewegungsverhaltens zu einer *praktischen Wertung der vielfältigen Techniken* zu gelangen; denn die sinnvolle Kombination verschiedener Methoden ist auch in anderen Bereichen der Physiotherapie durchaus üblich.

5.1.2 Mechanik der Bewegung

Bewegung in den Gelenken tritt entweder als Ergebnis von Schwerkraft oder von Muskelkraft auf.

Schwerkraft

Sie wirkt ständig auf den Körper ein, und wenn ihr nicht entgegengewirkt wird, fällt er zu Boden. Die aufrechte Körperhaltung wird durch die Kontraktion zahlreicher Muskeln, der sog. *Anti-Schwerkraft-Muskeln* ermöglicht. Diese Muskulatur ist ständig aktiv, und Entspannung ist erst dann möglich, wenn nicht mehr gegen die Schwere gearbeitet werden muss.

Daraus ergeben sich folgende Konsequenzen für die Übungstherapie:

- Bei *Bewegungsübungen in der horizontalen Ebene* (s. Abschn. „Bewegungsachsen und -ebenen") minimiert sich die Schwerkraft, und der äußere Widerstand reduziert sich auf den Reibungswiderstand der Unterstützungsfläche.

- Durch *manuelle Unterstützung* lässt sich die Schwerkraft völlig ausschalten, was für ganz schwache Muskeln wichtig ist, die nicht in der Lage sind, Bewegungen gegen die Schwerkraft auszuführen. Gleiches gelingt durch die schwerelose Aufhängung im Schlingenkäfig oder durch Bewegungsübungen unter Wasser (Auftrieb).
- *Aufwärtsbewegungen in der Senkrechten* (Zehenstand) gelingen durch Muskelkraft, die die Schwerkraft überwindet.
- *Abwärtsbewegungen* (Zurückgehen aus dem Zehenstand) *mit der Schwere* werden durch Muskelkraft gebremst.

Gleichgewicht

Ein ständiger Einsatz von Muskelkraft ist nicht nur zur Aufrichtung gegen die Schwerkraft notwendig, sondern auch zur Erhaltung des Gleichgewichts. Ein fester Körper befindet sich dann im Gleichgewicht, wenn er an seinem Schwerpunkt unterstützt wird. Der *Schwerpunkt des menschlichen Körpers* wird in der Gegend des 2. Sakralwirbels angenommen; allerdings verschiebt sich die Lage des Schwerpunkts mit jeder Haltungsänderung.

Unterstützungsfläche

Sie ist die Auftrittsfläche der Füße einschließlich der Fläche, die sich zwischen den beiden Fußabdrücken befindet (Abb. 5.1).

Das Gleichgewicht des Körpers ist dann *stabil*, wenn der Schwerpunkt tief liegt und die Schwerelinie ins Zentrum der Unterstützungsfläche fällt. Es wird *zunehmend labiler*, je höher der Schwerpunkt liegt und je näher die Schwerpunktlinie an den Rand der Unterstützungsfläche fällt.

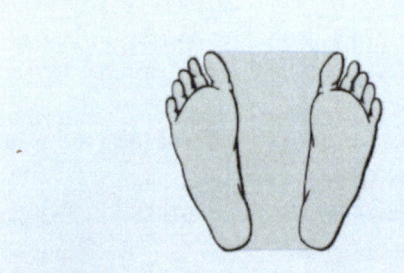

Abb. 5.1 Unterstützungsfläche am stehenden Menschen

> **Wichtig!**
>
> Kriterien zur Beurteilung des normalen *Bewegungsablaufs* sind:
> - Bewegungsrhythmus,
> - Bewegungsabfolge (-tempo und -präzision),
> - Bewegungsumfang (Kraft und Stärke des Bewegungsausschlags).
>
> Sie machen die Harmonie der Bewegung aus (gekürzt nach Meinel u. Schnabel 1998).

Bewegungsachsen und -ebenen

Die Gelenkachse ist eine Linie, die durch das Gelenk verläuft und um die eine Bewegung stattfindet. Sie durchbohrt senkrecht eine Fläche, die Bewegungsebene, in der die Bewegung abläuft.

Die *Sagittalebene* verläuft durch die Sagittalnaht des Schädels und teilt den Körper in eine rechte und eine linke Hälfte; sie wird von der frontalen Achse (durch beide Gehörgänge verlaufend) senkrecht durchbohrt. Die *Frontalebene* verläuft parallel zur Stirn; sie wird durch eine sagittale Achse (von vorne nach hinten durchs Hüftgelenk verlaufend) senkrecht durchbohrt.

Die *Horizontalebene* verläuft parallel zum Horizont und teilt den Körper in eine obere und eine untere Hälfte. Die dazugehörige Bewegungsachse verläuft dazu senkrecht (vertikal), d.h. durch die Längsachsen der Gliedmaßen.

> **Wichtig!**
>
> Die wichtigsten *Gelenkbewegungen* sind:
> - *Abduktion und Adduktion* (von Schulter- und Hüftgelenken). Sie verlaufen in einer frontalen Ebene um eine sagittale Achse.
> - *Flexion und Extension* (von Ellenbogen- und Kniegelenken). Sie verlaufen in einer sagittalen Ebene um eine frontale Achse.
> - *Rotation* (des Brustkorbs auf dem Becken oder der Gliedmaßen). Sie verläuft in der horizontalen Ebene um eine senkrechte (vertikale) Achse.

Bewegungstempo

Jede Bewegung hat ein natürliches Tempo, das von der Länge der Hebel abhängt. In diesem normalen Tempo sollten auch die Übungen ausgeführt werden:
- *Langsamere Bewegungen* brauchen mehr Bewegungskontrolle und vermehrte Haltearbeit, damit größere Muskelanstrengungen.
- *Endgradige Bewegungen* erfordern mehr Zeit und eine verlangsamte Übungsgeschwindigkeit.
- *Schnellere Bewegungen* verlangen ebenfalls vermehrte Muskelarbeit, es wird aber der Schwung der Bewegung ausgenutzt.
- *Schnell ausgeführte Übungen* (sog. Stoffwechselgymnastik) sind zwar für Herz und Kreislauf anregend; es fehlt allerdings die Zeit für endgradige Gelenkstellungen.

Trägheit

Trägheit ist der Widerstand oder die Kraft eines Körpers gegen eine Veränderung seines Ruhe- oder Bewegungszustands. Ein sich bewegender Körper (ein Mensch beim Gehen) wird sich mit gleicher Geschwindigkeit weiterbewegen, wenn er nicht durch eine Krafteinwirkung daran gehindert wird.

Wird eine Bewegung begonnen, muss zunächst die Anfangsträgheit überwunden werden. Ist der Körper einmal in Bewegung, kostet es weniger Kraft, einfach fortzufahren, als die Trägheit bei Temposteigerung oder beim Abbremsen zu überwinden.

Atrophische oder *teilgelähmte Muskulatur* kann zu schwach sein, um die Anfangsträgheit zu überwinden. Wenn sie dabei aber manuell unterstützt wird, kann die entwickelte Kraft ausreichend sein, um die Bewegung weiterzuführen.

Reibungswiderstand hemmt eine Bewegung auf der Unterlage; er kann durch eine glatte Fläche oder einen Ball vermindert werden.

Hebelgesetze

Im menschlichen Bewegungssystem bestehen Hebel aus einem oder zwei Hebelarmen (Knochen), die sich um einen festen Drehpunkt (Gelenk) bewegen.

Mit Hilfe von Hebeln lassen sich Kräfte vergrößern oder verkleinern (Kraftvergrößerung durch die Brechstange). Der eine Hebelarm wird als *Kraftarm* (Muskelansatz), der andere als *Lastarm* (Einwirkung der Schwerkraft oder eines Gegenstands, der gehoben werden soll) bezeichnet. Es gibt verschiedene Arten von Hebeln, die sich durch die unterschiedliche Lage des Drehpunkts bzw. durch verschiedene Länge von Kraft- und Lastarm unterscheiden:

- *Zweiarmiger Hebel.* Kraft und Last greifen auf verschiedenen Seiten vom Drehpunkt an; d.h. der Drehpunkt befindet sich zwischen Kraft und Last, entweder in der Mitte (Beispiel Schädelbasis, **Abb. 5.2 a**) oder seitlich verschoben (Beispiel Achillesferse, **Abb. 5.2 b**).
- *Einarmiger Hebel* (häufiger vorkommend). Der Drehpunkt befindet sich am Ende des Hebels, außerhalb des Angriffspunkts der Kräfte; d.h. Kraft- und Lastarm befinden sich auf der gleichen Hebelseite, oder anders formuliert, an einem einzigen Hebelarm greifen mehrere Kräfte in verschiedener Richtung an (**Abb. 5.3 a**). Beim einarmigen Hebel kann der Kraftarm wie auch der Lastarm der längere Hebel sein. Das bedeutet, dass die Muskelkraft entweder am langen oder am kurzen Hebelarm ansetzt.

Beide Hebelarten arbeiten oft synergistisch an ein- und derselben Extremität (**Abb. 5.3 b**).

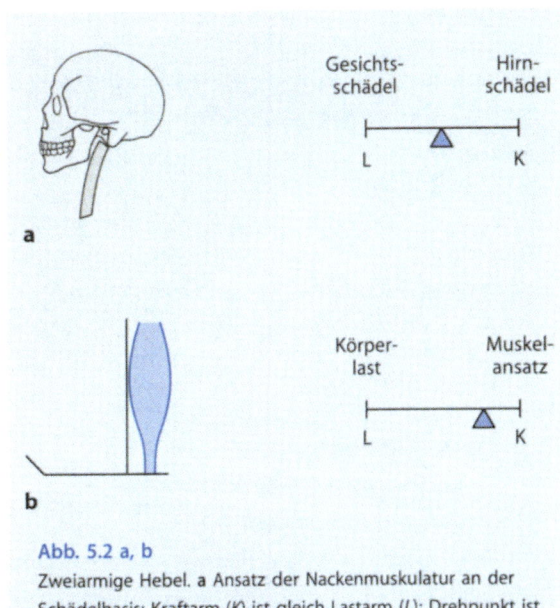

Abb. 5.2 a, b
Zweiarmige Hebel. a Ansatz der Nackenmuskulatur an der Schädelbasis: Kraftarm (K) ist gleich Lastarm (L); Drehpunkt ist in der Mitte. b Ansatz des M. triceps surae am Fersenbein: Kurzer Kraftarm (K) langer Lastarm (L); Drehpunkt ist seitlich verschoben

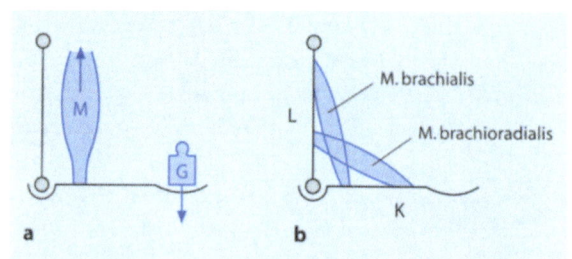

Abb. 5.3 a, b
Einarmige Hebel. a Ansatz des M. biceps brachii am Unterarm: Die Muskelkraft (M) setzt am kurzen Hebelarm an und muss bedeutend größer als die Last des Gewichtes (G) sein. b Ansatz der übrigen Unterarmbeuger: Der Kraftarm ist entweder kurz (M. brachialis) oder lang (M. brachioradialis). Das Drehmoment beim kurzen Kraftarm ist hoch. Ein langer Kraftarm ist mechanisch zwar vorteilhafter, aber das Drehmoment ist kleiner

An *Maschinen* erzeugt man mit kleinen Kräften genügend große Drehmomente durch einen großen Abstand des Kraftansatzes (Kraftarms) zum Drehpunkt; ein großer Kraftarm ist mechanisch günstiger als ein kurzer. Am *Skelett* ist es meist umgekehrt: Der betreffende Muskel setzt näher am Drehpunkt an und der Kraftarm ist kürzer als der Lastarm. Dadurch werden größere Muskelkräfte erforderlich, um Bewegungen zu erzeugen. Dieser Hebel ist mechanisch zwar ungünstiger; es erhöhen sich jedoch Tempo und Bewegungsausmaß (Hebel der Geschwindigkeit); außerdem ist eine geringere Muskelverkürzung (Hub der Muskelkontraktion) erforderlich.

> **Wichtig!**
> Die näher beim Drehpunkt ansetzende *Muskelkraft* muss immer größer sein als die weiter entfernt ansetzende *Gewichtskraft*; d. h. die von dem Muskel aufzubringenden Kräfte müssen immer größer sein als die von außen einwirkenden Kräfte.

Drehmomente am Skelett

Die Gleichgewichtsbedingung am Hebel lautet:

Kraft × Kraftarm = Last × Lastarm

(einfachste Form des Hebelgesetzes).

Das Drehmoment ist ein Vektorprodukt aus der angreifenden Kraft (oder Last) und der Länge des Hebels, an dem beide angreifen. Das System befindet sich dann im Gleichgewicht, wenn die angreifenden beiden Drehmomente entgegengesetzt gleich groß sind bzw. wenn sie sich zu Null addieren.

Die *Wirkung der Muskulatur auf das Skelett* hängt von folgenden *Bedingungen* ab:
- Von der Kraftentwicklung (d. h. vom Querschnitt und von der Hubkraft des Muskels).
- Vom Ansatzwinkel des Muskels am Knochen.
- Von der Hebelarmlänge (d. h. wie weit ist der Muskelansatz von der Gelenkachse entfernt?).

Die Muskelkraft wirkt am stärksten, wenn sie im rechten Winkel am Knochen angreift. Diese gelenkbewegende Komponente nimmt bei verkleinertem Zugwinkel (d. h. stumpfem Gelenkwinkel) wieder ab, weil ein Teil der Kraft dann dazu dient, den Knochen in Richtung Gelenk zu ziehen (d. h. das Gelenk zu komprimieren). Diese Gelenkkompression hat eine gelenkstabilisierende Wirkung; sie ist am größten, wenn der Muskelzug annähernd parallel zur Längsachse des Knochens angreift. Bei einem Winkel von 180° ist die gelenkbewegende Komponente vollkommen ausgeschaltet, es werden lediglich die Gelenkflächen gegeneinander gedrückt.

> **Wichtig!**
> Der Muskel hat in einer Mittelstellung zwischen maximaler Dehnung und maximaler Verkürzung seine größte Hub- bzw. Bremskraft.

Wird der Angriffswinkel des Muskels größer als ein rechter Winkel (d. h. spitzer Gelenkwinkel), so nimmt die Muskelkraft und die gelenkbewegende Komponente ebenfalls wieder ab. Gleichzeitig ist auch die gelenkstabilisierende Wirkung des Muskelzugs geringer, da es nicht zur Kompression, sondern zur Distraktion des Gelenks kommt. Dieses Gelenk wird instabil.

Konsequenzen bei der Durchführung von Widerstandsübungen

Die Hebelgesetze sind bei Übungen zur Stärkung der Muskelkraft wie auch bei Übungen für instabile Gelenke wichtig. So wie die Muskelkraft bei einem Ansatzwinkel von 90° am größten ist, so ist auch ein Widerstand am effektivsten, wenn er im rechten Winkel angreift. Der Widerstand nimmt bei spitzwinkliger (<90°) oder stumpfwinkliger (>90°) Gelenkstellung ab; der Gelenkschutz wird jedoch bei stumpfwinkliger bzw. axialer Gelenkstellung größer und bei spitzwinkliger Gelenkstellung kleiner.

Beispiel
Bei instabilem Kniegelenk ist Widerstand gegen die Kniestreckung schon bei 90° gebeugtem Knie kontraindiziert. Dagegen kann der Widerstand bei fast gestrecktem Knie (stumpfer Gelenkwinkel) angreifen, z. B. beim Treten eines Bettfahrrads in dieser Stellung.

Da der Kraftarm (Muskelansätze) unveränderlich ist, kann man den Widerstand variieren, und zwar durch die Stärke der Last und die Länge des Lastarms (Entfernung des angreifenden Widerstands vom Drehpunkt Gelenk). Nimmt die Muskelkraft zu, verstärkt man entweder den Widerstand oder man verlängert den Hebelarm.

Beispiel
- Der *Widerstand gegen die Armabduktion im Schultergelenk* kann entweder oberhalb des Ellbogens gesetzt werden (kurzer Lastarm, die Bewegung wird leichter) oder er kann bei gestrecktem Arm unterhalb des Ellbogens am Unterarm angreifen (langer Lastarm, die Bewegung ist erschwert).
- Die *Hüftbeugung gegen die Eigenschwere des Beins* kann mit gebeugtem Kniegelenk erfolgen (Bewegungserleichterung) oder das Anheben des Beins erfolgt mit gestrecktem Kniegelenk (längerer Lastarm bedeutet Erschwernis).

Folgende Beispiele sollen diese Zusammenhänge näher erläutern:
- Schädelbasis,
- Bizeps,
- ischiokrurale Muskulatur.

Schädelbasis. Der Drehpunkt Atlantookzipitalgelenk befindet sich etwa in der Mitte der Schädelbasis; damit ist bei aufrechter Haltung das Gewicht des Kopfes gut austariert. Der Kraftarm ist die Nackenmuskulatur des M. erector trunci (Aufrichten des Kopfes), der Lastteil der Gesichtsschädel. Diese Erkenntnis ist für das Haltungsturnen wichtig: Bei Kyphose im zervikothorakalen Übergang und gestreckter HWS wird der Kopf zu weit nach vorne geschoben. Durch diese Vorverlagerung ist das Gleichgewicht gestört, das Gewicht des Gesichtsschädels überwiegt und die Nackenmuskulatur ist zur vermehrten Haltearbeit verurteilt. Das führt zu Verspannungen (**Abb. 5.4a**).

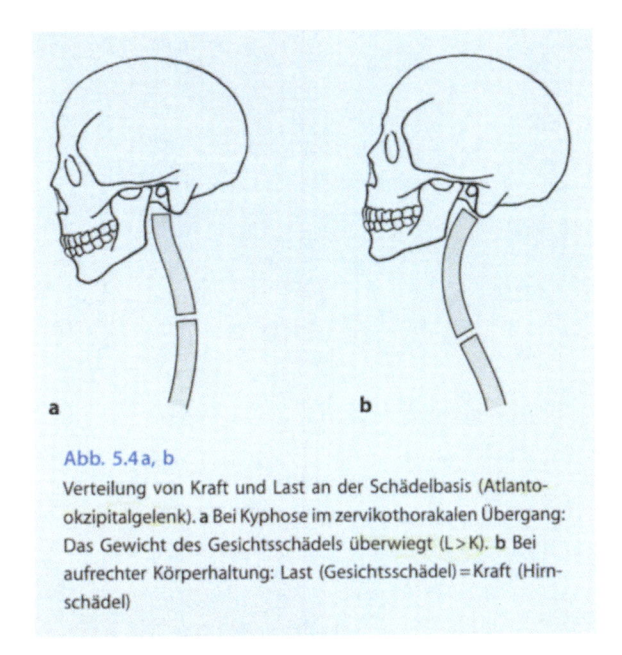

Abb. 5.4a, b
Verteilung von Kraft und Last an der Schädelbasis (Atlantookzipitalgelenk). a Bei Kyphose im zervikothorakalen Übergang: Das Gewicht des Gesichtsschädels überwiegt (L > K). b Bei aufrechter Körperhaltung: Last (Gesichtsschädel) = Kraft (Hirnschädel)

Abhilfe lässt sich schaffen durch:
- das Aufrichten des Kopfes (der Scheitel ist der höchste Punkt!),
- den Ausgleich der Kyphose im zervikothorakalen Übergang (wenn möglich!),
- die Kräftigung der tiefen Halsbeuger und die Wiederherstellung des austarierten Gleichgewichts (**Abb. 5.4b**).

Bizeps. Die Muskelkraft setzt an einem sehr kurzen Hebelarm (K = 30 mm) an. Sie muss deshalb viel größer sein als die Gewichtskraft (L = 30 cm). Diese Verhältnisse sind für die Kraftübertragung am Skelett typisch (**Abb. 5.5a**).

Durch den rechtwinkligen Ansatz der Bizepssehne am Unterarm wird ein relativ großes Drehmoment erzeugt. Bei gestrecktem Arm ist bei gleicher Muskelkraft das Drehmoment wesentlich kleiner, weil die Sehne praktisch parallel zur Knochenachse verläuft (ganz nahe am Drehpunkt). Dafür erhöht sich die stabilisierende Wirkung auf das Gelenk (**Abb. 5.5b**).

Am Unterarm greift der M. brachioradialis mit langem Kraftarm an (eine eher seltene Konstellation: die Kraftwirkung ist hoch, das Drehmoment geringer). Gemeinsam mit dem M. biceps brachii (umgekehrt geringere Kraftwirkung, dafür ein hohes Drehmoment) ergibt sich die Funktionsfähigkeit des Unterarms und der Hand.

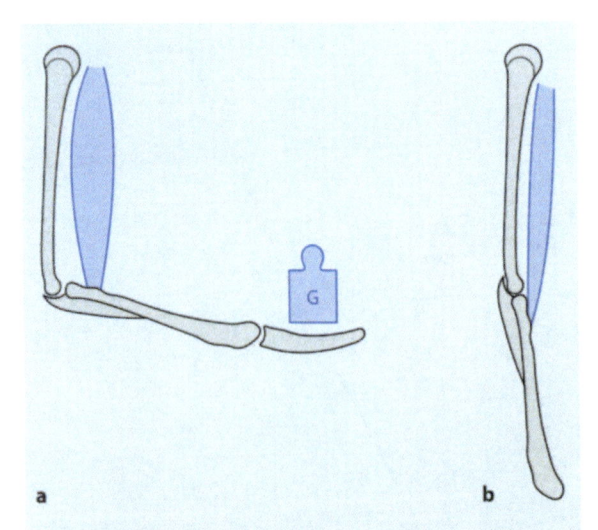

Abb. 5.5 a, b
Drehmomente des M. biceps brachii. Gebeugter Unterarm: Rechtwinkliger Ansatz des M. biceps brachii am kurzen Kraftarm; das erfordert einen hohen Kraftaufwand, erzeugt aber ein hohes Drehmoment. b Gestreckter Unterarm: Stabilisierende Wirkung auf das Ellenbogengelenk; bei gleicher Muskelkraft wesentlich kleineres Drehmoment

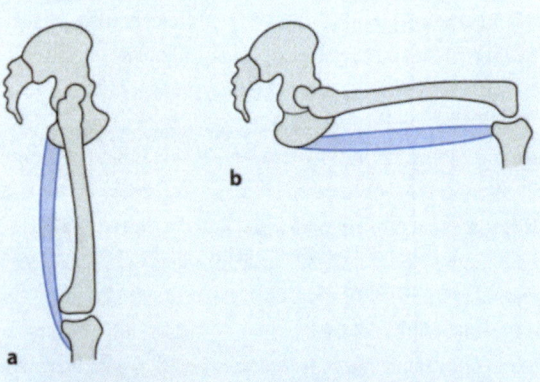

Abb. 5.6 a, b
Drehmomente der Hamstrings. a Gestrecktes Knie: Gelenkstabilisierende Wirkung und Beckenaufrichtung für das Standbein. b Gebeugtes Knie: Rechtwinkliger Ansatz am Unterschenkel ist mechanisch günstig für die Kniebeugung (hohes Drehmoment)

Ischiokrurale Muskulatur. Bei *gestrecktem Bein* ergibt sich eine stabilisierende Wirkung im Kniegelenk für das Standbein (**Abb. 5.6 a**). Bei *gebeugtem Kniegelenk* ist die Kraftwirkung geringer, dafür ergibt sich aber ein hohes Drehmoment (**Abb. 5.6 b**).

5.1.3 Motorik und Koordination

Unter *Motorik* versteht man das bewusste Hervorbringen von Bewegungen seitens des Organismus mit dem Ziel der Fortbewegung oder anderer zweckbestimmter Handlungen, stets in Abhängigkeit von der Umwelt (Schwerkraft, Trägheit, Reibungswiderstände). Anders formuliert: das geordnete Zusammenspiel innerer und äußerer mechanischer Kräfte als psychophysisch gewollte und gesteuerte Verhaltensweise.

Aktive Kraftentfaltung wie auch *passive Beweglichkeit* sind abhängig von:
— der Vielgliedrigkeit des Skelettsystems, d. h. von den Bewegungsmöglichkeiten der Gelenke,
— der passiven Belastbarkeit und Elastizität der Muskeln, Sehnen und Bänder,
— den biochemischen und biomechanischen Vorgängen der Muskelkontraktion, durch die die Bewegung hervorgerufen wird.

Unter *Koordination* (wörtl.: Zusammenordnung) versteht man das geordnete Zusammenwirken einzelner Bewegungsfunktionen im Interesse des harmonischen Gesamtablaufs, in Gestalt des aktuellen Wechselspiels von Agonisten und Antagonisten, stets im Zusammenhang mit den äußeren Kräften, alles im Sinne der Verbesserung und Ökonomisierung der Bewegung.

Koordinationsstörungen (Ataxie, Tremor, Adiadochokinese) fallen zwar sofort ins Auge, das Gesamtphänomen ist jedoch vielschichtig und bisher kaum durchschaubar. Um eine Koordinationsstörung zu beurteilen, muss auf das Raum-, das Zeit- und das Kraftmaß geachtet werden. Die Übungen sind dann auf diese Einzelfaktoren abzustellen.

Die praktische Behandlung von Koordinationsstörungen gehört deshalb zu den schwierigsten Aufgaben der Therapeutin. Neben der räumlichen und zeitlichen Koordination und der Muskelkraft sind weitere Bewegungsmerkmale wie Bewegungsrhythmus, Bewegungsübertragung, Bewegungsfluss, Bewegungspräzision und Bewegungsumfang (s. Kap. 5.3.2) zu beobachten und für die Übungsgestaltung zu berücksichtigen.

In einer älteren Theorie (Anochin, zitiert nach Meinel u. Schnabel 1998) sind dazu einige Feststellungen ganz allgemeiner Natur enthalten. Es werden *mehrere Teilbereiche der motorischen Koordination* unterschieden:
- Bewegungswahrnehmung (Informationsaufnahme) und Afferenzsynthese (aufgrund früherer Wahrnehmungen),
- Bewegungsvorstellungen (abrufbare gespeicherte Bewegungsprogramme),
- Bewegungsprogrammierung als Schlüsselmechanismus des motorischen Verhaltens (Bewegungsprogramm und Bewegungsantizipation),
- Sollwert-Istwert-Vergleich.

Bewegungswahrnehmung (kinästhetische Sensorik). Sie besteht zunächst aus den *Propriozeptoren*:
- im Muskel (Längenmessung),
- in den Sehnen (Spannungskontrolle) und
- in den Gelenken (Gelenkwinkeländerung, sog. Gelenkgefühl).

Hinzu kommen Informationen über die Orientierung im Raum:
- *Afferenzen aus dem Vestibularisapparat.* Lage des Kopfes im Schwerefeld der Erde, Bewegungsrichtung und -beschleunigung, Einhalten des Gleichgewichts.
- *Visuelle Afferenzen aus der Umgebung.* Abhängig vom intakten Gesichtsfeld.
- *Direkte optische Kontrolle über die Ausgangsstellung* des Körpers und die Extremitäten.

Diese theoretisch anmutende Aufzählung wird sofort praxisrelevant, wenn man vor der Aufgabe steht, einen bettlägerig gewordenen Blinden zu mobilisieren.

Bewegungsgedächtnis und -vorstellungen. Sie sind *aufgrund früherer Wahrnehmungen gespeicherte Bewegungsprogramme*, die als abrufbare Abbilder von Bewegungserfahrungen die Grundlage für erneute Programmierungen bilden.

Es genügt ein nervaler Anstoß, um aufgrund der Bewegungsvorstellung einen gedanklichen koordinativen Bewegungsablauf auszulösen. Bei Sportlern konnte elektromyographisch eine motorisch unterschwellige Innervation der beteiligten Muskeln nachgewiesen werden, sogar in der richtigen zeitlichen Reihenfolge.

In der Bewegungsvorstellung sind Bewegungsabläufe offenbar nicht nur hinsichtlich der detaillierten zeitlichen Abfolge, sondern auch der Intensität (Kraft) und der Richtung des Bewegungsausschlags gespeichert.

Bewegungsprogrammierung. Sie setzt nicht nur die bisherigen Erfahrungen des Bewegungsgedächtnisses voraus, sondern auch die *Vorwegnahme (Antizipation) des Handlungsergebnisses*. Als Grundlage der Programmierung wird das Vorhandensein eines grundlegenden inneren Modells der motorischen Abläufe angesehen, das durch die sensomotorische Regelung modifiziert werden kann.

Aus der Bewegungsvorstellung heraus entsteht der Entschluss zur tatsächlichen Durchführung.

Sollwert-Istwert-Vergleich. Um den Bewegungsablauf koordiniert verwirklichen zu können, muss die ablaufende Bewegung mit dem motorischen Programmentwurf ständig verglichen werden. Als Vergleichsmöglichkeit dient eine sog. *Efferenzkopie*, die von jedem efferenten Nervenimpuls im Zentralnervensystem hinterlassen wird. Diese Kopie entsteht gleichzeitig mit dem Entwurf des Bewegungsprogramms und bildet die Grundlage für die Beurteilung der afferenten und reafferenten Wahrnehmungen auf Übereinstimmung bzw. Nichtübereinstimmung mit dem Programmentwurf.

Dadurch kann die stattfindende Bewegung ständig durch korrigierende Impulse im Ablauf verändert werden.

Über das neurophysiologische Substrat und die zentralen Funktionsmechanismen besteht allerdings keine Klarheit, weder hinsichtlich der Bewegungsprogrammierung, noch im Hinblick auf die hypothetische Efferenzkopie.

Konsequenzen für die Übungstherapie

Dem Patienten muss Gelegenheit gegeben werden, sein *Körpergefühl zu erspüren*. Grundlage dazu ist das bewusste „Erfühlen" und – sofern möglich – das Aussprechen seiner Bewegungswahrnehmung. Die folgenden praktischen Anwendungsmöglichkeiten entstammen bekannten motorischen Erkenntnissen (Meinel u. Schnabel

1998), und interessanterweise werden dadurch Anschauungen aus den 20er Jahren bestätigt. Elsa Gindler sprach seinerzeit von „Körpertastarbeit" und nutzte das Erspüren von Bewegungsabläufen der Atemtechnik.

Es gilt, alle Möglichkeiten zu nutzen, um dem Patienten Einzelheiten seines Bewegungsablaufs bewusst zu machen und das Empfinden der eigenen Bewegungen zu schärfen, um dadurch indirekt seine Bewegungsvorstellung zu entwickeln und zu fördern. Dazu dienen:

- *Bewusstes Beobachten* des eigenen Bewegungsablaufs, *Hinlenken der Aufmerksamkeit* und *Konzentration* auf die Bewegung.
- *Verbale Umsetzung des Erspürten*, d.h. sprachliche Wiedergabe der wahrgenommenen Bewegungsempfindung.
- *Entwicklungsstand der Bewegungsvorstellung beim Patienten* versuchen zu *eruieren*, um ihn nicht zu überfordern. Bei sensorischen Störungen sollen seine Bewegungswahrnehmungen wie auch die sprachliche Wiedergabe erkundet werden.

Sind die Reaktionsbereitschaft und Vigilanz (Bewusstseinshelle) des Patienten noch begrenzt, dann wirken zu intensive sprachliche Anforderungen (Kommandos) nur verwirrend, sie erzeugen fehlerhafte Bewegungsabläufe und sind demotivierend.

> **Wichtig !**
> Nur das bringt den Patienten vorwärts, was er verstehen, geistig verarbeiten und auch in eine Bewegung umsetzen kann.

Koordinative Fähigkeiten können bei der Bewegungstherapie nicht direkt bewusst gemacht werden, sondern nur indirekt über die afferente Bewegungswahrnehmung erlernt werden. Die sensorische Information wird durch häufige Wiederholung verfeinert, so dass der Patient anhand der Bewegungsempfindung Abweichungen vom gewünschten Bewegungsablauf erkennen und in eine verbesserte Bewegungsausführung umsetzen kann.

5.1.4 Muskelkraft und Muskelarbeit

Eine Bewegung entsteht durch die Krafteinwirkung der Muskulatur auf die knöchernen Hebel des Skeletts; u. U. müssen dabei äußere Kräfte überwunden werden. Der Bewegungsausschlag wird durch die Richtung der einwirkenden Kräfte (Muskelzug verschiedener Muskeln) bestimmt.

> **Wichtig !**
> *Aktive Bewegung* ist das Ergebnis einer Muskelkontraktion.
> *Passive Bewegung* entsteht durch die Einwirkung äußerer Kräfte (Schwerkraft, Hand der Physiotherapeutin, Übungsgewichte).

Formen der Muskelkontraktion

Es existieren folgende Möglichkeiten:
- Isometrische Muskelkontraktion,
- isotonische Muskelkontraktion,
- auxotonische Muskelkontraktion,
- konzentrische Muskelkontraktion,
- exzentrische Muskelkontraktion.

Isometrische Muskelkontraktion. Konstante Länge des Muskels (iso = gleich, metrum = Maß); reine Kraft- bzw. Spannungszunahme ohne Verkürzung des Muskels.

Sie wird auch als *statische Muskelarbeit* bezeichnet; es kontrahieren sich mehrere Muskelgruppen gleichzeitig, um Gelenkstabilität oder Gleichgewicht zu erhalten (stabilisierende Haltearbeit). Wichtig ist das korrekte Zusammenspiel von Agonist und Antagonist, damit kein Bewegungsausschlag zu Stande kommt. Durch das gleichzeitige Anspannen aller Muskeln besteht die Möglichkeit, muskuläre Dysbalancen oder muskuläre Schwächen auszugleichen; gleichzeitig können Übungen angebahnt werden, die wegen Schmerzen oder Bewegungseinschränkungen in den Gelenken nicht möglich sind. Die Bewegungstoleranz verbessert sich, wenn kleine Bewegungsausschläge mit Haltemomenten eingeschaltet werden.

Die *Intensität dieser Übung* lässt sich beliebig steigern oder vermindern.

Isotonische Muskelkontraktion. Konstante Spannung des Muskels, jedoch mit Änderung der Muskellänge; entweder Verkürzung oder Verlängerung des Muskels. Sie wird auch als dynamische Muskelarbeit bezeichnet; d. h. Anspannung des Muskels mit gleichzeitigem Bewegungsausschlag.

Auxotonische Muskelkontraktion. Mischform aus isometrischer und isotonischer Kontraktion (Unterstützungszuckung). Sie geht mit Spannungserhöhung und Verkürzung des Muskels einher. Entweder findet zunächst eine isotonische Verkürzung bis zur maximalen Annäherung statt oder eine Spannungszunahme, bis die Kraft zum Anheben der Last (oder Überwinden des Widerstands) ausreicht. Danach erfolgt eine Verkürzung des Muskels.

Konzentrische Muskelkontraktion. Isotonische Kontraktion mit aktiver Verkürzung des Muskels, Bewegungsausschlag in Richtung des Muskelzugs; d. h. die Muskelansätze nähern sich einander, sie werden gegen das Zentrum gezogen (Abb. 5.7 a).

Exzentrische Muskelkontraktion. Isotonische Kontraktion des Muskels, jedoch mit Verlängerung. Der Bewegungsausschlag erfolgt entgegengesetzt zum Muskelzug; d. h. die Muskelansätze werden auseinandergezogen (weg vom Zentrum). Ursache ist eine äußere Kraft, die stärker ist als die Muskelkraft (Abb. 5.7 b). Der Muskel arbeitet zwar dieser äußeren Kraft entgegen, die Bewegung erfolgt jedoch in Richtung dieser Kraft, entgegengesetzt zur Muskelkraft. Demnach handelt es sich um eine kontrolliert verlaufende aktive Verlängerung des Muskels, die den Bewegungsausschlag abbremst.

Volles Bewegungsausmaß. Spielraum zwischen maximaler Verkürzung des Muskels bei aktiver Kontraktion und maximaler Dehnung bei passivem Einwirken äußerer Kräfte.

Mittleres Bewegungsausmaß. Der Muskel ist weder vollständig verkürzt, noch vollständig gedehnt; er hat hier seine größte Hubkraft bzw. Bremskraft.

Komplexe Bewegungsmuster

Für eine *effektive funktionelle Bewegung* sind folgende Einzelfaktoren von Bedeutung:
- ein bestimmtes Bewegungsausmaß,
- ein gewisses Bewegungstempo,
- eine bestimmte Bewegungsrichtung,
- eine stabile Fixation proximaler Gelenke,
- ein stabiles Gleichgewicht.

Die meisten funktionellen Bewegungen erfordern Bewegungen in mehreren Gelenken und die ergänzende Tätigkeit zahlreicher Muskeln, sog. *Komplexbewegungen*. Die Kontraktion eines einzigen Muskels mit Ansatz an einem einachsigen Gelenk ist eher die Ausnahme (sog. achsengerechtes Üben). Es arbeiten zusammen:
- *Agonist* (Wettkämpfer). Ein Muskel mit definierter Funktion kontrahiert sich und erzeugt die für eine Bewegung erforderliche Kraft.
- *Antagonist* (Gegenspieler). Er wirkt dem Agonisten entgegen und bremst bzw. kontrolliert eine bestimmte Bewegung.
- *Synergist* (Mitspieler). Er unterstützt eine bestimmte Bewegung oder fixiert (bei mehrgelenkigen Muskeln) ein bestimmtes Gelenk.
- *Kokontraktion*. Bedeutet Kräftegleichgewicht, d. h. gleichzeitige Kontraktion aller Muskeln, die ein bestimmtes Gelenk überbrücken.

Die *Aktionsfolge* bei funktionellen Bewegungsabläufen geht gewöhnlich *von distal nach proximal*; d. h. bei Be-

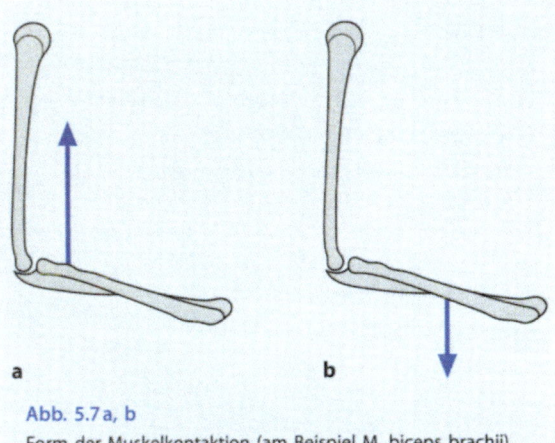

Abb. 5.7 a, b
Form der Muskelkontaktion (am Beispiel M. biceps brachii).
a Konzentrisch: Muskelursprung und -ansatz nähern sich einander. b Exzentrisch: Muskelursprung und -ansatz entfernen sich voneinander.

wegungsketten gehen von Händen und Füßen die meisten Antriebsreize und die effektivste Kontrolle für koordinierte funktionelle Bewegungen aus.

Funktionelle Organisation der Muskeltätigkeit

Muskelfasern kontrahieren sich stets unter dem Einfluss von Nervenimpulsen, die ihnen über die motorischen Nervenfasern übermittelt werden.

Die funktionelle Organisation erfolgt über die sog. *motorischen Einheiten*. Diese bestehen aus einer motorischen Vorderhornzelle im Rückenmark, ihrem langen Fortsatz, der die efferente Nervenfaser bildet, und allen von ihr motorisch versorgten Muskelfasern. Diese motorischen Einheiten sind unterschiedlich groß:

— *Sie sind klein* bei Muskeln, die mit hoher Präzision arbeiten (Augenmuskeln: 5–10 Muskelfibrillen).
— *Sie sind groß* bei Muskeln, die mit hoher Kraft arbeiten (M. gastrocnemius: 4000–5000 Muskelfibrillen).

Die Bezirke der einzelnen motorischen Einheiten liegen nicht abgegrenzt nebeneinander, sondern sie überlappen sich. Jeder Muskel verfügt aber andererseits über unterschiedlich viele motorische Einheiten:

— *Präzisionsmuskeln* haben viele kleine motorische Einheiten,
— *Kraftmuskeln* haben weniger, dafür aber große motorische Einheiten.

Die Bedeutung dieses gemischten Aufbaus liegt darin begründet, dass sich die gesamte motorische Einheit praktisch gleichzeitig (synchron) kontrahiert. Der Muskel muss aber seine Kontraktion nach Kraftentwicklung, Hubhöhe und Schnelligkeit variieren. Dies geschieht dank der nachfolgend beschriebenen funktionellen Organisation auf zweierlei Weise:

— *Abstufung der Anzahl der in Aktion befindlichen motorischen Einheiten*. Bei höherer Kraftentfaltung werden neue motorische Einheiten rekrutiert, d. h. es erfolgen Impulse aus einer größeren Zahl motorischer Vorderhornzellen.
— *Änderung der Entladungsfrequenz der Nervenimpulsaktivität*. Mit zunehmender Kontraktion wird die Impulsfrequenz der motorischen Vorderhornzellen immer größer bis zu mehreren Hundert Impulsen pro Minute. Diese hohe Impulsfrequenz kann allerdings nur vorübergehend aufrechterhalten werden, und zwar aus Gründen der maximalen Leitfähigkeit im schnell leitenden Nerven (das Limit liegt hier bei maximal 500 Impulsen/sec) und aus metabolischen Gründen vonseiten der Muskelfasern.

Jede einzelne motorische Einheit wird rekrutiert und anschließend wieder aus dem „Spiel" herausgenommen, damit sie sich erholen kann. Zudem kontrahieren sich die aktivierten motorischen Einheiten nicht in der gleichen Phase, sondern stets asynchron. Die Kontraktion des Gesamtmuskels ist daher immer der Mittelwert der gerade tätigen motorischen Einheiten, die sich in verschiedenen Kontraktions- bzw. Erschlaffungsphasen befinden. Dadurch ist gewährleistet, dass auch bei langsamer Impulsfrequenz (unterhalb der Verschmelzungsschwelle von etwa 20 Kontraktionen/s) eine gleichmäßige Muskelkontraktion resultiert. Würden sich alle motorischen Einheiten völlig synchron kontrahieren, käme es zum Muskelzittern, weil die Einzelzuckungen erkennbar würden.

> **Fazit für die Praxis**
>
> *Menschliche Bewegung* wird durch vielfältige Formen der Muskelkontraktion möglich: Unter dem Einfluss der Hebelgesetze werden am Skelett Drehmomente erzeugt, und zwar in festgelegten Drehpunkten mit bestimmten Bewegungsrichtungen (genannt Abduktion/Adduktion, Flexion/Extension und Rotation).
> *Motorik* wird als das geordnete Zusammenwirken mechanischer Kräfte hervorgebracht, zwar achsengerecht, aber zusammengeführt zu komplexen, funktionell sinnvollen Bewegungsmustern, möglichst ermüdungsresistent und unter Berücksichtigung äußerer Einflüsse (wie Schwerkraft, Trägheit, Reibungswiderstand). Insgesamt als gewollte und zentral gesteuerte Verhaltensweise.

5.2 Therapeutische Beeinflussung des Bewegungsablaufs

5.2.1 Bedeutung, Voraussetzungen und Ziele der Übungstherapie

Eine Übungsbehandlung dient im Allgemeinen dazu, die Funktionsfähigkeit, besonders des Bewegungssystems nach Verletzungen oder Krankheiten, wiederherzustellen.

Der Begriff *Übungstherapie* betont dabei das motorische Lernen; mit dem Begriff Krankengymnastik wird die behandlungsbedürftige krankhafte Störung betont.

Durch Übung sollen sowohl einfache aktive Bewegungen wie auch komplexe funktionelle Tätigkeiten im positiven Sinne beeinflusst werden; denn *Funktionsverluste behindern* den Patienten in seinen Alltagsaktivitäten. Die Bewegungsabläufe sollen leichter, sicherer und zweckmäßiger vonstatten gehen. Ziel der Übungsbehandlung ist dabei die *Wiederanpassung folgender beteiligter Organe an ihre Funktion*:

- Nervensystem,
- Muskulatur,
- Knochen,
- Gelenke,
- Gefäßsystem.

Ausweichmuster erfüllen zeitweilig einen nützlichen Zweck (durch das Schmerzhinken wird die Belastung reduziert); sie sollen sich beim Patienten aber nicht festsetzen, da sie weniger effektiv sind als die normalen Bewegungsmuster. Durch den wiederholten Gebrauch sind Ausweichbewegungen mitunter schwer wieder zu korrigieren, wenn sie nicht mehr gebraucht werden. Ist für den Patienten die Rückkehr zum normalen Muster nicht möglich, muss allerdings versucht werden, das bleibende Defizit durch den Einsatz von Ausgleichsbewegungen zu kompensieren.

Durch *psychische Ermutigung* wird der Patient zur aktiven Mitarbeit angeregt. Es wird versucht, seinen ganzen psychophysischen Einsatz zu mobilisieren. Dabei kann an kleine Erfolge angeknüpft und der Patient ermutigt werden, die wiedergewonnenen Fähigkeiten zur Ausführung funktionell wertvoller Alltagsanforderungen umzusetzen. Die dabei gestellten Aufgaben müssen für den Patienten immer erreichbar bleiben und dürfen niemals aussichtslos erscheinen. Psychologische Aspekte der Übungsbehandlung können mitunter derart in den Vordergrund treten, dass ein krankengymnastisches Ziel nicht mehr erkennbar ist, sondern zur esoterischen Ersatzhandlung umfunktioniert wird.

Zu den *Voraussetzungen einer funktionellen Bewegung* zählen:

- Normales Bewegungsausmaß der passiven Strukturen (Gelenke, Bänder).
- Leistungsfähigkeit (Hubkraft und Dehnbarkeit) der Muskulatur.
- Intakte Koordination; in der Regel miteinander kombiniert.

Spezielle Funktionsbehinderungen müssen erkannt und herausgestellt werden, ihnen wird in der Behandlung der Vorzug gegeben.

Die *Ziele der Übungstherapie* leiten sich aus den funktionellen Anforderungen an das Bewegungssystem ab:

- Vergrößerung des passiven Bewegungsumfangs.
- Zunahme der Muskelkraft und Abbau der Atrophie.
- Verbesserung der zentralen Steuerung (Antrieb, Koordination, Automatismen).

Darüber hinaus gibt es *weitere Ziele mit anderen Angriffspunkten*:

- Atemtherapie (Atemlenkung zur Pneumonieprophylaxe, Abbau von Fehlatemformen, Abhustentechnik).
- Thromboseprophylaxe (Muskelkontraktionen im Kompressionsstrumpf zur Steigerung des venösen Rückflusses).
- Stoffwechselgymnastik ohne besondere Berücksichtigung pathologischer Strukturen (allgemeine Muskelaktivität beim Diabetiker, besonders während der Einstellungsphase, aber auch bei sonstig geschwächten Kranken, zum allmählichen Aufbau der Leistungsfähigkeit).
- Auswirkungen der Inaktivität bei bewusstlosen Patienten müssen gemindert werden (Druck- und Lagerungsschäden, Gelenkfehlstellung, Thoraxvibrationen vor dem Absaugen).
- Wochenbettgymnastik (Entspannungsübungen, Beckenbodengymnastik).

5.2.2 Funktionsbehinderungen am Bewegungsapparat

Zu den therapeutisch wichtigen Defiziten zählen:
- Muskelatrophie,
- muskuläre Kontraktur,
- Gelenkkontraktur,
- Lähmungen,
- arterielle Durchblutungsstörungen.

Muskelatrophie. Der Muskel entwickelt nicht genügend Spannung, d. h. er ist zu lang, um den von ihm bewegten Hebelarm auch endgradig zu stabilisieren.

Die Kontraktionskraft des *eingelenkigen Muskels* (M. biceps brachii) ist damit eindeutig definierbar; für die Beurteilung genügt nicht eine ausreichende Hubkraft im mittleren Bewegungsausmaß, sondern es ist die hinreichende aktive Fixation der Hebelarme auch am Endpunkt des Bewegungsspielraums ausschlaggebend.

Zweigelenkige Muskeln haben ihre optimale Arbeitslänge bei proximaler Dehnung bzw. Verlängerung, dann erreichen sie am distalen Gelenk ihre beste auxotonisch-konzentrische Hubkraft. Ist ein zweigelenkiger Muskel zu lang, kann er bei proximaler Verkürzung am distalen Gelenk u. U. noch genügend Spannung entwickeln. Bringt man ihn jedoch in Annäherung im Bereich des proximalen Gelenks, wird distal seine Muskelschwäche besonders deutlich sichtbar. Dies ist für die Beurteilung des Muskelfunktionstests wichtig.

Ursachen sind periphere oder zentrale Lähmung, Inaktivität und Immobilisation, traumatisch bedingter Abriss des Muskelansatzes am Knochen (Tuberkulumabriss) o. a.

Muskuläre Kontraktur. Bei einer Verkürzung bzw. Kontraktur lässt sich der Muskel nicht soweit dehnen, dass der gesamte passive Bewegungsspielraum der Gliederkette (Knochen bzw. Hebel und dazugehörige Gelenke) in vollem Umfang ausgenutzt werden kann.

Das hat *Folgen für die passiven Strukturen*: Die ausreichende muskuläre und ligamentäre Fixation eines Gelenks ist von grundlegender Bedeutung für dessen Funktionsfähigkeit und Langlebigkeit; ein kontrakter Muskel bedeutet jedoch immer, dass sein Antagonist überdehnt ist und es werden die passiven Strukturen des benachbarten Gelenks übermäßig strapaziert. Dadurch leiden sowohl Statik als auch harmonische Bewegungsabläufe mit dem ökonomischen Wechsel von Anspannung und Entspannung.

Gelenkkontraktur. Es liegt eine passive Bewegungseinschränkung eines Gelenks vor, das nicht im vollen Bewegungsspielraum beweglich und damit der muskulären Kontraktur verwandt ist. Üblicherweise versteht man darunter ein Gelenk, das sich nicht in eine neutrale Stellung bringen lässt, z. B. ein Knie, das nicht gestreckt werden kann. Entscheidend sind demnach die Beweglichkeit im Funktionsbereich und eine etwaige Fehlstellung des Gelenks.

Die *primäre Ursache* ist – von wenigen Ausnahmen (Gelenkfrakturen mit knöcherner Anschlagsperre) abgesehen – immer weichteilbedingt:
- *Myogen bzw. fibrös.* Bei der spastischen Lähmung ist der Muskel ständig kontrahiert. Er wird kontrakt und verkürzt (fibrosiert) und zieht das Gelenk in die Fehlstellung.
- *Neurogen.* Bei der schlaffen Lähmung kommt es zum Übergewicht der nicht gelähmten Antagonisten oder die Schwerkraft führt zur Deformation.
- *Dermatogen.* Besonders nach Verbrennungen kann es zu schrumpfenden Hautnarben in den Beugefalten kommen.
- *Iatrogen bzw. tendogen.* Die Fehlstellung ist lagerungsbedingt (der Druck der Bettdecke kann bereits zum Spitzfuß führen!) oder wird infolge fehlender physiotherapeutischer Nachbehandlung (nach Verletzungen, Operationen oder anderweitig bedingter Ruhigstellung) ausgelöst.
- *Ischämisch.* Es liegt eine Muskelnekrose mit bindegewebigem Umbau und Verkürzung vor.
- *Arthrogen bzw. kapsulär.* Nach entzündlichen oder degenerativen Gelenkerkrankungen verödet der Gelenkspalt, es kommt zur bindegewebigen Vernarbung der Gelenkkapsel und der periartikulären Strukturen (bindegewebige Ankylose).
- *Knöchern.* Als Endzustand liegt ein knöcherner Durchbau (Ankylose) vor.

Lähmungen. Damit es bei einem gelähmten Muskel (zentral gelähmt oder peripher denerviert) nicht zu bleibenden Defiziten kommt, muss eine physiotherapeutische Behandlung erfolgen:

- *Massage* (besonders Friktionen) zum Aufbrechen von Fibrosen.
- *Elektrotherapie* (ggf. Exponentialstromtherapie) zur Erhaltung der Kontraktionsfähigkeit.
- *Passives Durchbewegen des betroffenen Gelenks* möglichst im vollen Bewegungsausmaß. Dies sollte allerdings in sehr vorsichtiger Weise erfolgen, damit es nicht zur Überbeanspruchung der passiven Strukturen kommt, weil die muskuläre Stabilisierung des Gelenks weggefallen ist.

Arterielle Durchblutungsstörungen. Die muskuläre Leistungsfähigkeit ist eingeschränkt und muss durch dosierte Muskelkontraktionen distal des Verschlusses nach dem Intervallprinzip verbessert werden. Nur das Stadium IV nach Fontaine bedarf zunächst der Ruhigstellung und ist stark kontrakturgefährdet.

Tiefe Venenthrombosen werden heute nur noch kurz ruhig gestellt, lysiert und unter Kompression rasch wieder mobilisiert.

5.2.3 Techniken der Bewegungstherapie

Der Bewegungsablauf ist entweder aktiv oder passiv bzw. eine Mischung aus beiden Anteilen:
- *Aktive Bewegung* entsteht durch willkürliche Muskelarbeit, die nur der Schwerkraft unterliegt, die auf den bewegten Körperteil einwirkt.
- *Passive Bewegung* entsteht durch äußere Kräfte, die erforderlich sind, wenn sich der Muskel aktiv nicht kontrahieren kann.

„Aktiv" versteht sich immer im Hinblick auf die Muskulatur und heißt, dass jeweils diejenigen Muskeln eingesetzt werden, die für die betreffende Bewegung zuständig sind; also Beuger für die Beugung und Strecker für die Streckung.

Der Patient macht „aktiv" eine Anstrengung, um eine „passive" Bewegung eines behandlungsbedürftigen Gelenks oder eines kontrakten Antagonisten hervorzurufen.

Aktiv ausgeführte Bewegungen

Sie erfolgen immer durch die *eigene Muskelkraft des Patienten*, ohne Unterstützung von außen und ohne Widerstand durch äußere Kräfte, außer der Schwerkraft. Aktive Übungen bieten den Vorteil, dass bei geschickter Übungsgestaltung durch die Physiotherapeutin sich der Patient die Übung zu eigen macht, und er selbständig üben kann. Für die Mitarbeit des Patienten ist die intakte willkürliche Kontrolle erforderlich, besonders bei zentralen Ausfällen.

Krankengymnastische Prinzipien
- Wichtige *motorische Funktionen werden bevorzugt behandelt*, damit der Patient in die Lage versetzt wird, seine normale Alltagsaktivität wieder auszuführen. Damit wird seine Muskelkraft normalerweise ausreichend erhalten.
- *Nachteilig* an diesen sog. freien Übungen ist, dass häufig nur *ungenügende Anforderungen an das neuromuskuläre System gestellt werden*, wenn es sich um Kraftzuwachs für geschwächte Muskeln oder endgradige Bewegungsausschläge für die Gelenke handelt. Herrscht muskuläre Unausgeglichenheit, werden häufig Ausgleichsbewegungen statt normaler Muster benutzt, wenn die Übung nicht laufend und sorgfältig überwacht wird.
- Die meisten Bewegungen werden nur im *mittleren Bewegungsausmaß* durchgeführt, d. h. es erfolgen keine endgradigen Ausschläge, wie für die intakte Gelenkbeweglichkeit wünschenswert wäre. *Rhythmisch schwingende Übungselemente* mit endgradigen Bewegungsausschlägen, zusammen mit Nachfedern an der Bewegungsgrenze helfen, den Bewegungsspielraum zu vergrößern.
- Übungen, die im *falschen Rhythmus* ausgeführt werden (zu schnelle oder zu langsame Aktionsfolge) führen ebenfalls zur *Abnahme des Bewegungsausmaßes*.

Jede Bewegung hat ihren *eigenen Rhythmus*, der mit der Länge der Hebel und mit dem Wechselspiel von Agonist und Antagonist zusammenhängt und die Ermüdung der Muskulatur auf ein Minimum verringert. Dieser Rhythmus ist altersabhängig, d. h. im Alter werden alle Bewegungen langsamer.

Einsatzmöglichkeiten. Durch schwere Allgemeinerkrankungen geschwächte Patienten sollen durch diese allgemeine Mobilisation in die Lage versetzt werden, ihren gewohnten Alltagsbelastungen wieder gewachsen zu sein:
- *Koordinative Leistungen* werden geübt, indem das natürliche Muster und die normale Funktion von Mus-

kelgruppen verwendet werden. Besonders durch die häufige Wiederholung einer Übung lässt sich die Koordination verbessern. Der Bewegungsablauf wird harmonischer, die Bewegung verlangt weniger Anstrengung und Konzentration vonseiten des Patienten. Die zunehmende Fähigkeit, eine wieder erlernte Bewegung ausführen und kontrollieren zu können, stärkt auch sein Selbstvertrauen.

- Ermüdung verschlechtert die Koordination und wird durch rhythmisch alternierende Anspannung (bzw. Entspannung) von *Agonist und Antagonist* oder rhythmisch pendelnde Bewegungsmuster verhindert. Diese funktionell determinierte Form der Entspannung ist wirksamer als alle sog. aktiven Entspannungstechniken.
- *Willkürliche Bewegung* entsteht als Antwort auf einen bewussten zentralen Impuls zur Bewegungsausführung, im Ergebnis als willkürliche Muskelkontraktion.
- *Unwillkürliche Bewegung* entsteht bei Störungen in der Sensorik bzw. Motorik oder als Antwort auf einen inadäquaten sensorischen Reiz.

Passiv ausgeführte Bewegungen
Die Anwendung äußerer Kräfte wird notwendig, wenn der Muskel nicht zur aktiven Kontraktion fähig ist.

Krankengymnastische Prinzipien.
- *Einfaches passives Durchbewegen der Gelenke*, wenn aktive Bewegungen unmöglich sind, z. B. bei Bewusstlosigkeit, zentraler Parese, auch bei peripherer Lähmung und bei mangelnder Mitarbeit des Patienten aus anderer Ursache. Die passiv durchgeführte Bewegung dient dazu, den vollen Bewegungsausschlag in den Gelenken und die notwendige Dehnbarkeit der Muskulatur zu erhalten.
- Ist der Muskel verspannt oder verkürzt (ungenügende Dehnbarkeit, sog. myogene Kontraktur) und dadurch der passive Bewegungsspielraum eingeschränkt, wird der *antagonistische Muskel maximal zur Kontraktion gebracht*; der verkürzte Agonist wird passiv gedehnt und dient gleichzeitig als Widerstand (Prinzip der reziproken Innervation).
- *Forciertes manuelles Nachdehnen eines verkürzten (kontrakten) Muskels* zur Verbesserung des Bewegungsspielraums; der betroffene verkürzte Muskel wird „aktiv" mit maximalem Widerstand belastet, anschließend Entspannung und passives manuelles Nachdehnen.
- *Arthrogene Kontrakturen* werden durch Lagerung, Dehnung und manuelle Gelenktechniken angegangen.

Einsatzmöglichkeiten. Um das freie Bewegungsausmaß zu vergrößern, werden forcierte passive Bewegungen benötigt. Bei schmerzhaften Gelenken erfolgt zunächst eine ganz geringfügige (quasi isometrische) Kontraktion des agonistischen Muskels gegen einen ebenso geringen Widerstand mit anschließendem millimeterweisem passivem Nachdehnen in die antagonistische (gesperrte) Richtung; verbunden mit vorsichtigen Gelenkmanipulationen (Distraktion des Gelenks, gegenseitiges Verschieben der Gelenkflächen in lateraler und dorsoventraler Richtung).

> **Wichtig !**
>
> *Distraktionen am Gelenk* fazilitieren die passive Beweglichkeit.
> *Kompression des Gelenks* fazilitiert die aktive Bewegung.

Nur auf diese Weise lässt sich die Wiederherstellung des Bewegungsausmaßes in den steifen Gelenken erreichen; knöcherne Ankylosen sind damit natürlich nicht behandelbar!

Aktiv-passiv ausgeführte Bewegungen
Bei mangelnder Muskelkraft (Atrophie) oder bei ungenügender Koordination zur Ausführung einer Bewegung müssen äußere Kräfte zur Kompensation hinzukommen. Dazu sind Übungen mit aufgehobener bzw. herabgesetzter Schwerkraft geeignet:
- manuell unterstützte Bewegungen,
- Unterwassergymnastik,
- Aufhängung im Schlingentisch.

Krankengymnastische Prinzipien
- Der *leistungsgeschwächte Muskel* soll mit maximaler Anstrengung versuchen, die Bewegung zu erzeugen. Die unterstützende Kraft von außen dient dazu, diese Maximalanstrengung und damit die Bewegung zu vergrößern – nicht, sie zu ersetzen. Ansonsten ergäbe sich eine rein passiv ausgeführte Bewegung.

- Je nach *Bewegungsausmaß* ist diese Unterstützung *unterschiedlich groß*: Am meisten muss die Bewegung zu Beginn zur Überwindung der Anfangsträgheit unterstützt werden, weniger intensiv im mittleren Bewegungsausmaß, und wieder stärker am Ende der Bewegung zur vollen Ausschöpfung des Bewegungsausmaßes.
- Der *Patient* muss das *Bewegungsmuster verstanden* haben. Er wird durch passive Bewegung des geschwächten Glieds damit vertraut gemacht oder auch durch aktive Kontraktion der kontralateralen Extremität.
- Vorausgegangene Dehnung des geschwächten Muskels liefert über den *myostatischen Reflex* einen kräftigeren Anreiz zur Muskelkontraktion. Wiederholter Stretch erhöht die Muskelkraft.
- Die *Unterstützung für die betroffene Extremität* muss dauernd aufrechterhalten werden, um die Schwerkraft wirkungsvoll auszugleichen. Die manuelle Unterstützung durch die Physiotherapeutin bietet (gegenüber der Aufhängung im Schlingentisch) den Vorteil, dass sie sich in jeder Phase der Bewegung dem aktuellen Kraftvermögen des Patienten anpassen kann.
- Die *Hand der Therapeutin* soll so platziert sein, dass die Bewegungsrichtung automatisch vorgegeben wird, z. B. auf dem Handrücken des Patienten, wenn eine Dorsalextension verlangt wird. Durch taktile Hautreize über dem geschwächten Muskel (in diesem Fall über den Hand- und Fingerextensoren) lässt sich die Kontraktionskraft fazilitieren.
- Von einem *schwachen Muskel* kann man keine andauernde Kontraktion erwarten; man begnügt sich anfangs mit kurzen und raschen Zuckungen. Wenn die Kraft zunimmt, kann das Bewegungstempo abnehmen. Die Wiederholungshäufigkeit hängt von der Ermüdung des Muskels ab.
- Bei *Muskelschwäche mehrgelenkiger Muskeln* wird anfangs der Muskel am proximalen Gelenk gedehnt, am distalen Gelenk angenähert, um eine endgradige Verkürzung zu erzielen. Allmählich wird die proximale Dehnung vermindert mit dem Ziel, eine endgradige aktive Fixierung des distalen Gelenks auch bei geringer proximaler Dehnung zu erreichen.
- Der *antagonistische Muskel* sollte maximal entspannt sein, um den Kontraktionsversuch des geschwächten nicht zu behindern. Für die Ausgangslage gilt daher, dass Ursprung und Ansatz des Antagonisten einander angenähert sein sollen (geführte Dorsalextension des Fußes bei gebeugtem Kniegelenk).

Einsatzmöglichkeiten. Das Hauptanwendungsgebiet dieser Übungen sind *neuromuskuläre Schädigungen im frühen Stadium*. Eine ergänzende Unterstützung verhilft den geschwächten Muskeln zu mehr Kraft und hilft auch beim Üben der Koordination durch häufiges Wiederholen des Musters mit allmählich verringerter Unterstützung.

Tipp Der Wirkungsgrad der Übungen auf Muskeln und Gelenke lässt sich noch erhöhen, wenn während der geführten Bewegung manuelle Widerstände (sog. Führungswiderstand) eingesetzt werden.

Übungen gegen Widerstand

Eine äußere Kraft greift an den Körperhebeln an und wirkt der Muskelkontraktion entgegen. Dadurch wird der intramuskuläre Tonus erhöht und der Muskel antwortet mit Kraftzuwachs und Hypertrophie.

> **Wichtig!**
>
> *Muskuläre Leistungsfähigkeit* hängt von folgenden Faktoren ab:
> - Kraft,
> - Volumen,
> - Ausdauer,
> - Schnelligkeit der Kontraktion,
> - Koordination.

Alle fünf Faktoren stehen miteinander im Zusammenhang und können teilweise durch Widerstands-, teilweise durch Repetitionsübungen trainiert werden.

Kraft ist die Fähigkeit, äußere Widerstände zu überwinden. Maximaler Widerstand ruft eine maximale Kontraktion hervor. Die Zahl der Repetitionen ist dagegen gering, um den Widerstand so groß wie möglich halten zu können (starker Widerstand, geringe Repetition).

Volumen gilt als Anzeichen von Hypertrophie; Kraftzuwachs geht mit einer Zunahme der Muskelmasse einher.

Ausdauer entwickelt sich aufgrund wiederholter Kontraktionen; d. h. die Anzahl der Kontraktionen – nicht die

Höhe des Widerstands – ist der entscheidende Faktor (leichter Widerstand, häufige Repetitionen). Außerdem machen sich Trainingseffekte allgemeiner Natur bemerkbar:

- metabolische Anpassung und verbesserte Kapillarisierung der Muskulatur;
- Abnahme der Herzarbeit für die gleiche Leistung;
- verringerter Sauerstoffbedarf des trainierten Muskels.

Koordination verbessert das Zusammenspiel agonistischer und antagonistischer Muskelgruppen und erleichtert den Bewegungsablauf.

Grundlage des Bewegungsmusters ist immer eine zweckdienliche funktionelle Bewegung. Der Bewegungsablauf muss dem Patienten geläufig sein und wird zuvor als passive oder als aktive, freie Übung ausgeführt. Falls der äußere Widerstand zu hoch ist, kann er auf die Fähigkeit des Muskels zur koordinativen Leistung störend einwirken.

Krankengymnastische Prinzipien

- *Äußerer Widerstand* erfordert die Stabilisierung der beanspruchten Hebel. Volle Muskelkraft bei der Stabilisierung des einen (proximalen) Hebels ist Voraussetzung für die Funktion des bewegungserzeugenden Muskels am anderen (distalen) Hebelarm. Wird jedoch die Bewegung auf Nachbargelenke übertragen, müssen zusätzliche Hilfsmittel zur Fixation (manuelle Grifftechnik, Gurte) der Bewegungsrichtung in dem durch die Widerstandsübung beanspruchten Gelenk eingesetzt werden.
- Der *Widerstand* sollte so gesetzt werden, dass der Druck auf die Körperstelle des Patienten in Richtung der hervorgerufenen Bewegung ausgeübt wird. Der richtige Widerstand ist entscheidend für den Erfolg der angewandten Widerstandsübung.
- Die *Muskelkraft* schwankt in den verschiedenen Bereichen des Bewegungsausmaßes: Im Allgemeinen kann der Muskel seine größte Kraft entfalten, wenn er voll gedehnt ist, d. h. in seinem äußeren Bewegungsausmaß.
  Der mechanische Wirkungsgrad wird andererseits durch den Zugwinkel der Ansatzsehne bestimmt; d. h. er ist am größten, wenn die Sehne im rechten Winkel angreift. Dies ist nicht im äußersten, sondern im mittleren Bewegungsausmaß der Fall. Die relative Bedeutung dieser Faktoren variiert zudem zwischen den einzelnen Muskelgruppen. Allein durch den manuellen Widerstand können diese feinen Unterschiede in der Kraftentfaltung in jedem Bereich des Bewegungsausmaßes gefühlt und durch dosierten Widerstand entsprechend ausgeglichen werden. Mechanische Widerstände leisten das nicht; sie können allerdings leichter (als die manuellen) gemessen werden, wodurch sich der Behandlungsfortschritt beim Kraftzuwachs besser dokumentieren lässt.
- Die *charakteristischen Techniken für Widerstandsübungen* sind:
  - *Anspannen – Entspannen* („Contract – Relax"): auxotonische (isotonische mit Widerstand) Kontraktion mit anschließender Entspannung. Das Bewegungsausmaß ist möglichst endgradig.
  - *Halten – Entspannen* („Hold – Relax"): Isometrische Kontraktion mit anschließender Entspannung. Diese „Haltemomente" können in jedem beliebigen (geeigneten oder erwünschten) Punkt des Bewegungsbereiches eingeschaltet werden. Der Widerstand bewirkt, dass der Muskel in allen Bereichen des Bewegungsausmaßes zur statischen Arbeit angeregt wird.

> **Wichtig!**
> *Übungen mit starkem Widerstand und geringe Repetition bewirken Kraftzunahme und Hypertrophie des Muskels.*
> *Übungen mit leichtem Widerstand und häufiger Repetition sind bei Gelenkaffektionen (Osteoarthrose) geeigneter.*

Einsatzmöglichkeiten. Die gleichzeitige *Gelenkdistraktion* erleichtert die passive Beweglichkeit; bei Gelenkschmerzen lässt die Reizung der Gelenkrezeptoren nach und muskuläre Verspannungen werden abgebaut. *Gelenkkompression* (bei reizlosen Gelenken und jüngeren Patienten) fazilitiert dagegen die aktive Bewegung.

Bei rheumatischer Polyarthritis sind statische Kontraktionen, die mit häufiger Wiederholung im schmerzfreien Bereich des Bewegungsausmaßes ausgeführt werden, zur Aufrechterhaltung der muskulären Leistungsfähigkeit geeignet.

> **Fazit für die Praxis**
>
> Vorrangiges Ziel der Bewegungstherapie ist der Ausgleich von Funktionsverlusten nach Verletzungen oder Krankheit und das Wiederherstellen der alten Funktionsfähigkeit.
>
> *Funktionsbehindernd wirken:*
> - Mangelnde Muskelkraft oder Lähmung.
> - Eingeschränkte Dehnbarkeit der bindegewebigen Strukturen (kontrakte Gelenke, verkürzte Muskulatur).
> - Fehlende koordinative Steuerung.
>
> *Fehlerhaften Bewegungsabläufen wird mit geeigneten Techniken entgegengewirkt:*
> - Aktive Bewegungen, ausgeführt durch eigene Muskelkraft.
> - Passive Bewegungen, wenn eine aktive Kontraktion nicht möglich ist, zur Erhaltung der Gelenkbeweglichkeit. Dem dienen vorsichtige Gelenkmanipulationen (Distraktion, Lateralverschiebung, Kompression) und passives Nachdehnen in die gesperrte Richtung.
> - Übergangsweise passiv-aktiv geführte Bewegungen unter Herabsetzung der Schwerkraft.
> - Widerstandsübungen gegen äußere Widerstände zwecks Kraftzuwachs.
> - Koordinationsverbesserung durch häufige Wiederholung.

5.3 Allgemeine Bewegungsmerkmale

Ausgangspunkt ist stets die Grundstruktur eines Bewegungsmusters, die es zu beschreiben gilt, und ihre therapeutische Anwendung bei der Bewegungsschulung. Die *funktionelle Grundstruktur einer Bewegung ist immer aufgabenbezogen*: Dem Körper muss zunächst ein zentraler Bewegungsimpuls erteilt werden (biomechanisches Prinzip der Anfangskraft), der im Interesse der angestrebten motorischen Leistung möglichst optimal ausgenutzt werden soll (funktionelles Prinzip der ökonomischen Arbeitsweise). Danach muss der Körper, wenn er sich während der Bewegung in einem labilen Gleichgewichtszustand befunden hat, wieder zu einer stabilen statischen Ruhelage abgebremst werden (Rückkehr zur Ausgangslage).

Bewegungsharmonie

Harmonie ist zunächst kein differenziertes Bewegungsmerkmal (s. Abschn. 5.3.2), sondern ein ästhetisches Kriterium für das Ebenmaß der natürlichen Haltung und Bewegung. Bewegungsharmonie vereinigt in sich das Zusammenspiel aller Bewegungsmerkmale in ihrer Vielfalt und Differenziertheit im Sinne der vollkommenen Beherrschung und der ökonomischen Ausführung des Bewegungsauftrags (-ablaufs).

Gestörte Harmonie bedeutet im Allgemeinen eine mangelnde Gesamtkoordination und ein gestörtes Zusammenspiel der Einzelkräfte – die Bewegung verliert ihre Differenziertheit und gerät außer Kontrolle. Es kommt zur unvollkommenen und unökonomischen Bewegungsausführung, zur inadäquaten Belastung der passiven Strukturen und zur Ermüdung der Muskulatur.

5.3.1 Erfassen des Bewegungsablaufs (Bewegungsbeschreibung)

Bestimmte Details dienen der Beschreibung des normalen Bewegungsablaufs, die sich vor allem auf die räumliche Gestaltung (Dynamik) und den zeitlichen Ablauf einer bestimmten Bewegung beziehen. Es sind mehrere Einzelkomponenten zu berücksichtigen:
- Bewegungsrhythmus,
- Bewegungsempfinden,
- Bewegungsübertragung zwischen den Körperabschnitten.

Bewegungsrhythmus

Rhythmus ist die charakteristische *zeitliche Gliederung eines Bewegungsablaufs*. Grundlegendes Merkmal jeder menschlichen Bewegung ist der ständige, fließende Wechsel zwischen Anspannung und Entspannung; dem liegt die reziproke, d. h. die alternierende Innervation von Agonisten und Antagonisten durch das Zentralnervensystem zu Grunde. Aus den innewohnenden mechanischen Kenngrößen (Länge der Hebel, Anordnung und Kraft der Muskelschlingen) ergibt sich dadurch für jede Bewegung ein charakteristischer zeitlicher Ablauf. Jede Bewegung hat ihren eigenen Rhythmus, der damit zum Grundprinzip der wechselseitigen Muskelkoordination erhoben wird.

> **Wichtig!**
>
> Der *Bewegungsrhythmus* wird *durch den Bau des menschlichen Bewegungsapparats geprägt*. Dabei sind beteiligt:
> - Gelenkmechanik,
> - Hebellänge,
> - Anordnung der Muskelketten,
> - Wechsel der Bewegungsrichtung,
> - reziproke Innervation von Agonisten und Antagonisten durch das ZNS.
>
> Dies sind die Voraussetzungen für einen rhythmisch-alternierenden Bewegungsablauf.

Dies ist kein Zufall: Der Mensch ist auf eine möglichst hohe ökonomische Arbeitsweise des motorischen Systems angewiesen. Skelettmuskeln können lange Zeit ohne Ermüdung arbeiten, vorausgesetzt, es wechseln Kontraktion und Entspannung regelmäßig ab. *Verschiebt sich das zeitliche Verhältnis von Anspannung und Entspannung zu stark in Richtung Anspannung,* resultiert eine unvollständige Erholung, und es kommt zur vorzeitigen und vollständigen Ermüdung des Muskels. Dagegen verringert ein Arbeitsrhythmus mit regelmäßigen Ruhepausen die Ermüdung des Muskels auf ein Minimum.

Verschiebt sich der zeitliche Wechsel zu stark zugunsten der Entspannung bzw. Erholung, wird zu viel Energie für die statische Haltearbeit beansprucht, und durch die mangelhafte Aktionsfolge nimmt der motorische Wirkungsgrad wiederum stark ab.

> **Wichtig!**
>
> Eine *optimale rhythmische Grundstruktur* stellt eine geringere Belastung des Bewegungssystems dar, es wird keine Muskelkraft verschwendet.

Eine rhythmisch-alternierende Muskeltätigkeit schafft gleichzeitig die günstigsten Bedingungen für den *Blutrückstrom* und den *Lymphabtransport*: Während der Muskelkontraktion wird durch die Kompression der größeren Venen der Rückfluss gefördert, während der Muskelerschlaffung kommt dagegen der Abstrom aus dem Kapillargebiet in die größeren Venen in Gang. Dieselbe Druck- und Sogwirkung ist auch für die Lymphgefäße von Bedeutung. Schließlich ist bekannt, dass während der Kontraktionsphase die kapillare Durchströmung des Muskels gedrosselt wird und der *Auswascheffekt der Stoffwechselendprodukte* nur während der Entspannungsphase vonstatten gehen kann; bei Dauerkontraktion ermüdet der Muskel sehr schnell. Auch der *Atemrhythmus* ist mit dem Bewegungsrhythmus verknüpft.

Bewegungsempfinden

Wie erfolgt der erste Schritt? Dem Körper muss ein Bewegungsimpuls erteilt werden, die biomechanische Anfangskraft. Voraussetzung für Planung und Innervation (d. h. das Schaffen der Anfangskraft) ist allerdings eine innere *Bewegungsvorstellung,* die wiederum nur durch kinästhetische Empfindungen bzw. Rückmeldungen während der Bewegung selbst aufgebaut werden kann. Anders ausgedrückt: Das Erfühlen oder Ertasten der eigenen Bewegung erfordert die Durchführung dieser Bewegung, ansonsten kann keine Rückmeldung erfolgen. Große Bedeutung kommt dabei dem *Bewegungsrhythmus* zu; d. h. der rhythmische Wechsel von Anspannung und Entspannung sollte dem Patienten bewusst gemacht werden. Dadurch wird sein rhythmisches Empfinden sensibilisiert, und er wird aufgrund seiner kinästhetischen Bewegungsrückmeldung zur willentlichen, bewussten Ausgestaltung der Bewegung angeregt. Die gute Vordehnung einer Muskelgruppe durch rhythmische Hin- und Herbewegung fazilitiert dabei die maximale Muskelkraft.

Dem entspricht beim Sport die Ausholbewegung. Das Ausholen bedeutet ein Vorfühlen der Bewegung; die dabei auftretenden kinästhetischen Empfindungen (Afferenzen) dienen der koordinierten Innervation der geplanten Bewegung, d. h. ihrer Bahnung und Steuerung (Meinel u. Schnabel 1998).

Unter *ideomotorischer Reaktion* versteht man die Übertragung von Bewegungsmustern oder -rhythmen auf andere Personen (beispielsweise von der Therapeutin auf den Patienten). Dadurch kann der Aufbau einer inneren Bewegungsvorstellung unterstützt werden: Bei der Rhythmusübernahme kommt es zur Mitinnervation der Muskulatur und die zunächst passive Wahrnehmung des Bewegungsvorgangs führt zu motorischen Innervationsbildern, die im Prinzip einer realen stattgehabten Bewegung entsprechen. Das quasi abgelaufene Bewegungsmuster wird durch die kinästhetische Afferenz ordnungsgemäß rückgemeldet und trägt nun seinerseits zur inneren Bewegungsvorstellung bei.

Bewegungsübertragung zwischen den Körperabschnitten

Es werden Einzelkräfte aus den Extremitäten auf den Körperstamm übertragen und umgekehrt vom Stamm auf die Extremitäten. Dabei entstehen Bewegungsaufgaben, die im Folgenden erläutert werden.

Rumpfnahe Muskelgruppen. Die großen *rumpfnahen Muskelgruppen* (Becken- und Schultergürtel) werden zum *Bewegungsantrieb* eingesetzt: Sie haben einen großen Muskelquerschnitt (im Vergleich zu den distalen Extremitätenmuskeln) mit höherem Kraftmoment, und sind dadurch geeignet, Trägheitskräfte zu Beginn einer Bewegung zu überwinden. Der erste Schritt beginnt stets damit, dass das Schwungbein im Hüftgelenk nach vorne gebracht wird. Die *distalen Beinmuskeln* haben beim Aufsetzen des Fußes die Aufgabe einer *kontrollierten Abbremsfunktion* bzw. nach dem Abrollen des Fußes die *Kraftübertragung beim Abdrücken des Beins*. Die Hauptarbeit wird jedoch von den kräftigen, aber langsamer anspringenden *proximalen Muskeln* geleistet, das ist eine *schwunghafte Beschleunigung des Schrittbeins*.

Über den Rumpf erfolgt nun die *Schwungübertragung* vom Bein auf den gleichseitigen Arm, d. h. es muss auch die Anfangsträgheit des Schwungarms überwunden werden, wodurch der Körper nach vorne gebracht wird. Durch die Schwungkraft einzelner Körperabschnitte (Beine, Arme) wird die Fortbewegung unterstützt.

Körperstamm. Der Körperstamm, speziell der Brustkorb, ist das *stabilisierende Zentrum der Bewegung*; die aus der Peripherie ankommenden Bewegungsimpulse müssen dynamisch stabilisiert werden, durch muskuläre Fixation der Gelenke in beliebiger Stellung. Diese Fixation wird während der alternierenden Beinbewegungen beim Gehen (mit wechselnder Unterstützungsfläche und ständiger Schwerpunktverlagerung) und bei ausgreifenden Armbewegungen oder manuellen Tätigkeiten gebraucht.

Der Unterbau ist mobil und die Kraftübertragung über das Becken auf den Stamm und die Wirbelsäule muss ständig statisch wie auch dynamisch stabilisiert werden, damit der Brustkorb hinreichend fixiert ist.

Außerdem hat der Körperstamm als Schwungmasse eine *richtungsgebende Funktion* bei der Fortbewegung.

Ferner ist wichtig, dass der frontotransversale Brustkorbdurchmesser rechtwinklig zur Fortbewegungsrichtung stehen muss; beim Gehen stellen die Beine zwar den festen Bodenkontakt her, es kommt aber zur ständig alternierenden Kraftübertragung und zur rhythmischen Verlagerung der Unterstützungsfläche.

Kopf. Der Kopf hat *Steuerfunktion* und reguliert von kranial die Wirbelsäuleneinstellung und Haltung („Kopf hoch"). Die gute Beweglichkeit der Halswirbelsäule ermöglicht die optische Orientierung über die Fortbewegungsrichtung, und Orientierungspunkte werden fixiert. Denken wir an Wilhelm Busch: „Warum soll ich nicht beim Gehen", sprach er, „in die Ferne sehen, schön ist es auch anderswo und hier bin ich sowieso." Das In-die-Ferne-Sehen gehört zum aufrechten Gang (zitiert nach Klein-Vogelbach 1995). Daneben wirken die Labyrinth-Stellreflexe sowie die symmetrischen (beidseitigen) und asymmetrischen (einseitigen) tonischen Halsreflexe bei der Raumorientierung mit.

5.3.2 Anwendung der Bewegungsmerkmale in der physiotherapeutischen Bewegungsschulung

Die im vorhergehenden Abschnitt beschriebenen Merkmale sind für die Übungsgestaltung ausschlaggebend. Gemeint sind zunächst:
- Bewegungsrhythmus,
- Bewegungsempfinden,
- Bewegungsübertragung.

Bewegungsrhythmus. Er ist ein wesentliches Grundelement der Koordination; will man die Koordination verbessern, muss der Bewegungsrhythmus geschult werden. Der erste Schritt ist das Aufnehmen des richtigen Grundrhythmus durch den Patienten; Feinheiten bei der differenzierten Bewegung oder Körperhaltung folgen später. Es hat nicht nur jede Bewegung ihren eigenen Rhythmus; dieser natürliche Rhythmus ist zugleich altersabhängig; er ist bei Kleinkindern anders als bei einer älteren Person.

Wichtige *Details beim Einprägen des Grundrhythmus* sind:
- Wie ist das Bewegungsausmaß (nimmt es ab bei zu schnell ausgeführter Bewegung)?
- Wann erfolgt der hauptsächliche Krafteinsatz, der Wechsel der Bewegungsrichtung, die Anspannungs- und Entspannungsphasen, die Arm- und Beinkoordination, die Schrittgestaltung, die Zeittakt- und Wiederholungshäufigkeit?

Der Grundrhythmus wird von der Therapeutin vorgegeben und muss beim motorischen Üben vom Patienten aufgenommen werden. Das bedeutet, der Grundrhythmus wird zur mehr oder weniger bewussten Gestaltung des Bewegungsablaufs eingesetzt und kann durch Sprach- und ggf. Musikrhythmus noch gefördert werden.

Als *Hilfsmittel bei der Rhythmusschulung* dienen:
- rhythmische Sprechweise, die den Bewegungsrhythmus wiedergibt,
- Musikbegleitung als zusätzliche Information,
- Gruppenrhythmus als Methode der Kommunikation:
  - das rhythmische Empfinden wird sensibilisiert und
  - wirkt zugleich emotional auf den Patienten.

Gruppenrhythmus bezieht sich nicht nur auf die Gruppengymnastik. Es ist vor allem die *Übungsgruppe Patient – Physiotherapeutin* gemeint; sie vermittelt den Grundrhythmus durch Körperkontakt mit dem Patienten, unterstützt durch Sprechweise und Musikbegleitung.

In einer größeren Therapiegruppe ergibt sich selbstverständlich auch die Möglichkeit, den Rhythmus als kommunikatives Element zur bewussten Bewegungsformung zu nutzen.

Bewegungsempfinden. Der rhythmische Zugang zur Bewegungsempfindung (kinästhetische Grundlage bzw. Erfahrung) ist für den Patienten eine ungleich wichtigere Information als der optische (Selbstbeobachtung im Spiegel) oder der akustische (Kommando) Zugang.

Der Mensch strebt bei jeder Tätigkeit zu einem gleichmäßigen Rhythmus, der nicht ständig wechseln sollte. Das gilt allgemein für die ökonomische Arbeitsweise des Bewegungsapparats und besonders für die Leistungsfähigkeit bei Dauerleistungen wie das rasche Gehen. Hier ist der individuelle Bewegungsrhythmus, also das korrekte zeitliche Verhältnis von Anspannung und Entspannung, von ausschlaggebender Bedeutung.

Bewegungsübertragung. Die *Extremitätenbewegung* beginnt auf der Schwungbeinseite (offene Gliederkette) in der kräftigen rumpfnahen Muskulatur und setzt sich nach distal hin fort. Auf der Stützbeinseite erfolgt die Kraftübertragung umgekehrt von distal nach proximal. Auf ein zweckmäßiges Armpendeln ist zu achten, denn dadurch kommt es zur Schwungübertragung von den Gliedern auf den Rumpf. Auch der alternierende Einsatz von rechter und linker Körperhälfte und die wechselnde Gewichtsverteilung des Körpers sind Bestandteile einer ökonomischen Arbeitsweise und dienen einer schwunghaften und fließenden Fortbewegung. Ziel ist ein kontinuierlicher Antrieb bei Lokomotionsbewegungen.

Die *tonischen Halsreflexe* werden durch Propriozeptoren in der Halsmuskulatur ausgelöst. Sie sind zwar nicht immer vorhanden, für die Bewegungsschulung bedeutet dies aber:
- *Streckung des Kopfes* führt zur Tonuserhöhung in den Rückenstreckern und Armstreckern.
- *Vorbeugen des Kopfes* führt zur Tonuserhöhung in den Beugern.

Die *einseitigen (asymmetrischen) tonischen Nackenreflexe* werden ausgenutzt bei:
- Verdrehung des Rumpfes (Verwringung des Schultergürtels gegenüber dem Beckengürtel),
- beim Einsatz diagonal ziehender Muskelschlingen beim Laufen. Dadurch wird die Schwungbewegung der Gliedmaßen ausgelöst und gefördert.

Schließlich ist beim Gehen noch auf die *Wiederholungskonstanz des Schrittzyklus* zu achten. Normalerweise sind Schrittlänge und Schrittfrequenz ganz konstant und weisen kaum eine Abweichung vom Mittelmaß auf. Bei ungeübten Patienten ist die Koordinationsleistung des sensomotorischen Systems noch ungenügend ausgeprägt, und es finden sich Unregelmäßigkeiten, z. B. ruckartiger Bewegungsablauf, Unterbrechungen oder Verzögerungen beim Krafteinsatz, plötzliche Beschleunigungs- oder Richtungsänderungen.

> **Wichtig!**
>
> Die Grundstruktur im Bewegungsablauf ist funktionell, d.h. aufgabenbezogen. *Zum Erfassen und zur Beschreibung* des normalen Bewegungsablaufs dienen im Wesentlichen:
> - Bewegungsrhythmus,
> - Bewegungsempfinden und
> - Bewegungsübertragung,
>
> die miteinander zusammenhängen.

Es gibt noch weitere Details im zeitlichen Ablauf und bei der räumlichen Dynamik einer Bewegung. Dabei handelt es sich um:
- Bewegungsgenauigkeit,
- Bewegungsumfang,
- Muskelkrafteinsatz.

Bewegungsgenauigkeit. Das millimetergenaue Erreichen eines räumlichen Zielpunkts, auch das Schreiben, setzt eine *präzise, gleichzeitige Beherrschung mehrerer Muskelgruppen* (z. B. Agonist und Antagonist, dazu proximale Haltemuskulatur) voraus. Für Patienten mit Tremor eine schier unerreichbare Herausforderung. Es ist bisher Sache der therapeutischen Erfahrung – nicht der wissenschaftlichen Beweisführung – ob es besser ist, die Bewegung zunächst langsam und präzise zu üben, um sie später schnell zu machen; oder umgekehrt zuerst schnell zu üben und später die notwendige Zielgenauigkeit und Präzision dazuzunehmen. Ziel ist jedenfalls, beim Patienten eine gute Koordination zu erreichen.

Bewegungsumfang. Das *Ausmaß des Bewegungsumfangs* wird definiert durch:
- endgradige Gelenkstellung,
- räumliches Ausgreifen der Extremitäten und
- Weglänge des Bewegungsumfangs insgesamt.

Das Optimum muss durch vergleichende Betrachtung ermittelt werden, denn *Optimum ist nicht gleich Maximum*; man denke nur an eingeschränkte Gelenkbeweglichkeit! Außerdem kann bei großem Bewegungsumfang die Bewegungspräzision leiden; deshalb versucht der Mensch normalerweise, durch Bewegungen geringeren Umfangs die Bewegungspräzision zu erhöhen.

Muskelkrafteinsatz. Eine Bewegung wird durch die Muskelkraft hervorgebracht; das ist bei Muskelatrophien oder schmerzbedingtem Kraftverlust ganz deutlich erkennbar. *Ausreichende Muskelkraft* muss als elementare Voraussetzung vorhanden sein und sie muss in den Gesamtablauf eingeordnet werden können, d.h. sie *muss koordiniert werden nach*:
- Stärke,
- Richtung und
- zeitlichem Einsatz.

> **Fazit für die Praxis**
>
> Ein *effektives Bewegungsmuster* wird folgendermaßen *charakterisiert*:
> - ein bestimmtes Bewegungsausmaß und eine bestimmte Bewegungsrichtung,
> - hervorgerufen durch die Tätigkeit mehrerer Muskeln und die Bewegung in mehreren Gelenken,
> - bei gleichzeitiger stabiler Fixation in den proximalen Körperabschnitten und bei stabilem Gleichgewicht.
>
> *Kriterien zur Beurteilung des Bewegungsablaufs* sind:
> - Bewegungsrhythmus,
> - Bewegungsabfolge (-tempo, -präzision),
> - Bewegungsumfang (Kraft und Stärke des Bewegungsausschlags).
>
> Sie machen die Harmonie der Bewegung aus (gekürzt nach Meinel u. Schnabel 1998).

5.4 Kleine Gangschule nach Klein-Vogelbach

Man lässt den Patienten völlig unbeeinflusst ungefähr 100–120 Schritte pro Minute gehen und beobachtet, ob der Schrittautomatismus in irgendeiner Weise gestört ist. Im Einzelnen muss auf folgende Details geachtet werden:
- Schrittauslösung,
- Spurbreite,
- Abrollen des Fußes über seine funktionelle Längsachse,
- Längsachse des Beins,
- Kraftübertragung vom Standbein auf das Becken,
- Armpendel,
- Schrittlänge und Gangtempo.

5.4.1 Schrittauslösung

Wie erfolgt der erste Schritt? An Erklärungsversuchen mangelt es nicht: Beispielsweise ist der Vorfußtrippler oder das Anheben des Schrittbeins genannt worden. Genaugenommen wissen wir nicht, wie der Schrittautomatismus in Gang gesetzt wird. Ganz offensichtlich ist ein *zentraler Impuls erforderlich*, ausgehend von den beschriebenen inneren Bewegungsvorstellungen. Weiterhin muss das Körpergewicht auf den Vorfuß des Standbeins verlagert werden, und es muss die Innenrotation des Beckens auf dem fixierten Standbein erfolgen. Nur dadurch kann die andere Beckenhälfte nach vorne gebracht werden und mit ihr auch das Schwungbein. Nachdem die Anfangsträgheit überwunden worden ist, wird auch die Schwungmasse nach vorne verlagert.

Währenddessen rollt der Fuß des Standbeins nach vorne ab und bevor hier der Zehenabdruck erfolgt, hat das Schwungbein mit der Ferse aufgesetzt und der Zyklus wechselt auf die andere Körperhälfte.

5.4.2 Spurbreite

Man beobachtet beim Patienten von hinten, ob die Ferse des Schwungbeins beim Überholen des Standbeins an dessen medialem Malleolus vorbeigeführt wird, ohne ihn zu berühren. Bei *normaler Spur* braucht das Gewicht von Rumpf und Kopf nicht auf dem Standbein nach seitlich verschoben zu werden. Beim *Seemannsgang* (Breitspurgang) bewegt sich der Oberkörper nach lateral zur Standbeinseite; das kostet mehr Gleichgewichts- und Haltearbeit, geht von der Vorwärtsenergie verloren, verkürzt die Schrittlänge und verlangsamt den Gang.

5.4.3 Abrollen des Fußes über seine funktionelle Längsachse

Bei der Betrachtung der Spurbreite achtet man auch darauf, ob der Patient die Ferse des Schwungbeins mit ihrem lateralen Teil (in Supination) aufsetzt und sein Vorfuß ein wenig nach außen zeigt. Die Schwungphase des Spielbeins beginnt automatisch mit Außenrotation im Hüftgelenk, da ja diese Beckenhälfte bei der Schrittanbahnung nach vorne gebracht wurde. Das Abrollen des Fußes verläuft dann in seiner funktionellen Längsachse, d. h. von der Außenseite der Ferse auf das Großzehengrundgelenk zu (pronatorische Verschraubung). Die Stabilisierung des Quer- und Längsgewölbes erfolgt durch die Sehne des M. tibialis posterior, die Zehenflexoren und die Peronaeusgruppe. Anatomische Längsachse und funktionelle Längsachse des Fußes dürfen maximal 11° differieren. Ist die Abweichung größer, d. h. sind die *Vorfüße zu weit nach außen* gestellt, erfolgt das Abrollen in Eversion, der Abrollweg ist verkürzt, und es kommt zum Einknicken der hinteren Fußlängsachse nach Art des Knick-Platt-Fußes, und das Längsgewölbe bricht ebenfalls mit ein.

Steht der *Vorfuß dagegen zu sehr nach innen*, liegt die Belastung zu stark auf dem lateralen Fußrand. Der Fuß hat die Tendenz, nach außen umzukippen. Außerdem ist das Hüftgelenk bereits innenrotiert und die Innendrehung des Beckens auf der Standbeinseite wäre gestört.

> **Wichtig!**
>
> Bei Fehlstellung des Fußes kommt es zur Kontraktur der Fußflexoren (häufige Ursache der Hammerzehen), u. U. mit Beschwerden in den antagonistischen Dorsalextensoren.

5.4.4 Längsachse des Beins

Für eine gute axiale Belastung des Beins müssen oberes Sprunggelenk-, Knie- und Hüftgelenk übereinander stehen, d. h. die Füße befinden sich am Boden im selben Abstand wie die Hüftgelenke.

Die Divergenz der funktionellen Fußlängsachse um 11° von der anatomischen Längsachse muss durch Außenrotation in den Hüftgelenken erfolgen. Die Kniegelenke dürfen nicht weiter medial als der mediale Fußrand stehen; bei Abweichungen der Kniegelenke aus der Sagittalebene ist ein korrektes Abrollen der Füße nicht möglich.

Bei *Valgusstellung des Kniegelenks* erfolgt der Bodenkontakt der Füße an der medialen Seite, und der Vorfuß steht in Pronation. Bei *Varusstellung des Knies* berührt der Fuß mit der Außenseite den Boden, und der Vorfuß steht zu stark in Supination. Beim *Genu recurvatum* fehlt die stabilisierende Wirkung des M. quadriceps auf das Kniegelenk.

> **Wichtig !**
>
> Es ist immer darauf zu achten, dass die Gewichtsbelastung des Beins ohne Achsenabweichungen erfolgt.

5.4.5 Kraftübertragung vom Standbein auf das Becken

Während der Patient auf der Stelle tritt, wird beurteilt, ob das Becken auf der Spielbeinseite absinkt (Trendelenburg-Phänomen). Normalerweise sind die Hüftabduktoren kräftig genug, um sogar etwas überschießend zu kontrahieren: Die Verbindungslinie zwischen den Spinae iliacae bleibt nicht nur horizontal, sondern steigt zur Spielbeinseite hin gering an.

Beim *Schritt* wird die Beckenhälfte mit der Spielbeinseite nach vorne gebracht, d. h. auf dem Standbein erfolgt im Hüftgelenk eine Innenrotation. Der Trochanterdrehpunkt des Hüftgelenks auf der Standbeinseite darf sich nicht nach hinten (aus der Fortbewegungsrichtung) verschieben. Er muss am Ort verbleiben bzw. nach vorne wandern, und zwar im Moment der Hyperextension des Hüftgelenks beim Abdrücken des Standbeins. Eine rückläufige Bewegung des Trochanters lässt sich bei Flexionskontraktur des Hüftgelenks beobachten (eingeschränkte Extensionstoleranz), wobei sich die Schrittlänge verkürzt.

Insgesamt muss das Becken auf dem Standbein in Abduktion und Innenrotation fixiert werden mit ausreichend Bewegungsspielraum in Richtung Hyperextension.

Durch das Becken werden die alternierenden Aktivitäten der Beine (Innenrotation auf dem Standbein) auf den Brustkorb übertragen, und durch ständige geringe Stellungsänderungen im lumbothorakalen Übergang wird die Wirbelsäule verformt. Brustkorb mit anhängendem Schultergürtel und Kopf werden als Schwungmasse nach vorne gebracht. Dabei bleibt der Brustkorb in sich stabil; d.h. der quere Brustkorbdurchmesser hält sich senkrecht zur Fortbewegungsrichtung. Weicht er auf der Standbeinseite nach rückwärts aus, d. h. dreht sich der Brustkorb aus der Fortbewegungsrichtung, weist das darauf hin, dass die potentielle Beweglichkeit der LWS bei der Kraftübertragung vom Becken auf den Brustkorb gestört ist.

Beim Treten auf der Stelle muss ein Wechsel im lumbalen Tonus erfolgen. Man tastet den Muskeltonus im M. quadratus lumborum und stellt auf der Spielbeinseite einen erhöhten Tonus fest, der anzeigt, dass die freischwebende Beckenhälfte samt Spielbein vom Brustkorb mit gehalten wird. Tastet man auch auf der Standbeinseite einen persistierenden lumbalen Tonus, zeigt das an, dass die Drehbeweglichkeit in den Hüftgelenken und der Lendenwirbelsäule gestört ist (Klein-Vogelbach 1995).

Es ist auch klar erkennbar, dass es ungünstig wäre, die Körperlängsachse beim Schritt in Vorlage zu bringen; denn dann müßte die gesamte Wirbelsäule fallverhindernd in Extension stabilisiert werden. In aufrechter Haltung ist die Lendenwirbelsäule aber potentiell besser beweglich und kann die Beckendrehung besser ausgleichen.

5.4.6 Armpendel

Diese *Bewegung wird besser Armschwung genannt*, weil der Arm nicht am Ort pendelt, sondern aktiv schwungvoll nach vorne gebracht wird. Die Arme sind zur dynamischen Bewegung determiniert, und zwar durch ihre relativ lockere Aufhängung am Brustkorb. Sie haben beim Gehen die Aufgabe, angesichts der Ungleichgewichte von Becken und Beinen die Balance zu halten und den Gang sicherer zu machen.

Kurz nach dem Spielbein schwingt der Arm der Gegenseite (Spielarm) nach vorne in die Fortbewegungsrichtung; zusammen mit Brustkorb und Kopf (auf dem Standbein) wirken alle als beschleunigende, mehr Vorlast auslösende Gewichte.

Am Spielarm werden die distalen Abschnitte nach vorne gebracht, später folgt der Schultergürtel mit dem Thorax. Am Standarm beginnt die Bewegung proximal; Brustkorb und Schultergürtel werden nach vorne bewegt, die Hand bleibt am Ort (stehendes Pendel) und folgt später nach. Insgesamt erfolgt die Drehung des Schultergürtels gegenläufig zur Drehung des Beckens.

Es ist ferner zu beurteilen, ob nur der Unterarm des Patienten pendelt; in diesem Fall wäre der Hebel zu kurz. Ursache für ein verstärktes Unterarmpendel ist die krumme Körperhaltung mit nach hinten gezogenen gebeugten Oberarmen und nach vorne geschobenem Kopf.

Die Arme sollen im Gegenpendel in parallelen Ebenen schwingen; dies ist nur machbar, wenn der frontotransversale Brustkorbdurchmesser genau quer zur Fortbewegungsrichtung steht. Ist beim Patienten keine Rotationstoleranz in der LWS/untere BWS vorhanden, dreht sich der Brustkorb mit dem Becken und das parallele Armpendel ist gestört.

5.4.7 Schrittlänge und Gangtempo

Sie sind individuell verschieden, beide hängen aber miteinander zusammen. Normal sind 100–120 Schritte pro Minute. Geht man *zu langsam*, muss mehr Halte- und Gleichgewichtsarbeit erfolgen. Außerdem muss beim sehr langsamen Gehen jeder Schritt neu angesetzt werden, da der Schrittautomatismus aufgehoben ist. Geht man *zu schnell*, werden die Schritte kürzer und der Bewegungsablauf wird ebenfalls unökonomisch.

Die *Schrittlänge* ist normalerweise rechts und links gleich lang. Unterschiedliche Schrittlänge bedeutet *Hinken*, die *Ursachen* können verschieden sein:
- Paresen,
- mangelnde Gelenkbeweglichkeit,
- Schmerzen,
- Beinlängendifferenz.

Verkürzt ist immer der Schritt des gesunden Beins, denn das kranke Bein kann nicht normal abrollen oder die Standphase ist schmerzbedingt verkürzt. In dieser Zeit ist das gesunde Bein nicht in der Lage, das kranke zu überholen, es setzt neben dem kranken Bein auf dem Boden auf (Nachstellschritt).

Umgekehrt kann das kranke Bein, wenn nicht gerade im Hüftgelenk behindert, zum Schritt ausholen, weil es während der Schwungphase nicht belastet ist. Der gesunde Fuß kann währenddessen gut abrollen; dadurch wird der Schritt größer ausfallen.

Der große Schritt erfordert eine große weit ausholende Bewegung mit größerer Entfernung von Muskelursprung und -ansatz. Das bedeutet auf dem Standbein:
- Kräftige Kontraktion der Innenrotatoren und bessere Dehnung der Außenrotatoren.
- Kräftige Kontraktion der Hüftextensoren mit besserer Dehnung der Hüftflexoren.

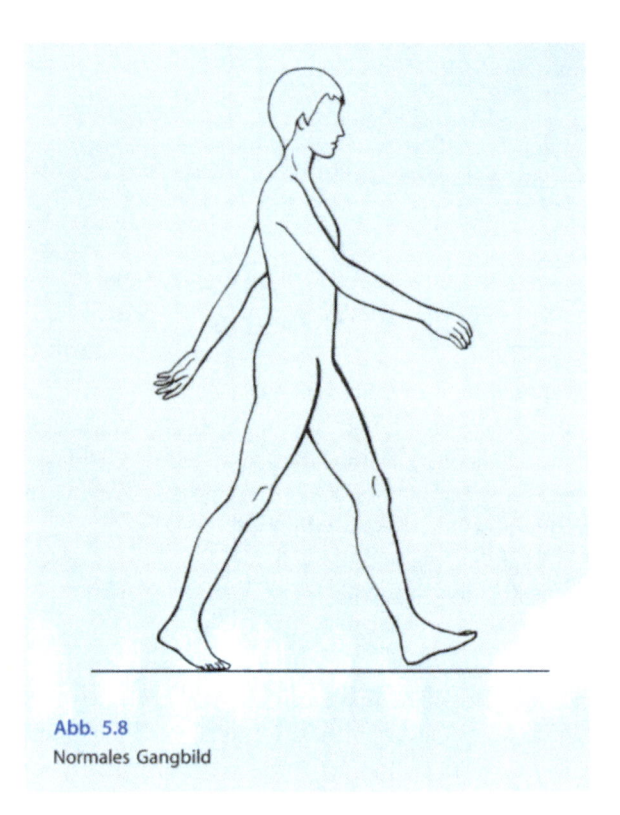

Abb. 5.8 Normales Gangbild

Die Funktionsfähigkeit des Beckens erfordert neben der horizontalen Fixation im Hüftgelenk (Trendelenburg) zusätzlich folgende Fähigkeiten:
- *Auf dem Standbein*:
  – die mühelose Innenrotation,
  – genügend Bewegungstoleranz in Richtung Extension/Hyperextension.
- *Auf dem Schwungbein*:
  – die mühelose Flexion (besonders beim Treppensteigen),
  – hinreichende Außenrotation beim Nachvornebringen des Beins.

Bei Teilversteifungen im Becken etablieren sich Hinkmechanismen, z. B. bei Flexionskontraktur im Hüftgelenk. Dabei verkürzt sich automatisch die Schrittlänge.

Harmonisches Gangbild. Zu einem *harmonischen Gangbild* gehören (**Abb. 5.8**):
- Gute Fixation des Beckens auf dem Standbein in Innenrotation und geringer Abduktion mit genügend Bewegungsspielraum in Richtung Hyperextension.

- Korrektes Abrollen des Fußes über die funktionelle Längsachse.
- Gewichtsbelastung des Beins in seiner Längsachse ohne Achsenabweichung.
- Ausreichende Rotationstoleranz der LWS in aufrechter Haltung, damit sich Becken- und Schultergürtel gegenläufig drehen können.
- Ökonomische Schrittlänge und Schritttempo ohne Seitabweichung (Breitspurgang).

Gangfehler. Welche *Gangfehler* sind z. B. bei dem Model auf dem Laufsteg zu beobachten (**Abb. 5.9**)?
- *Kreuzschritt*: Der rechte Fuß stellt sich vor den linken, die Spur verläuft im Zick-Zack-Kurs.
- Das Abrollen des Fußes über die funktionelle Längsachse ist bei *hochhackigen Schuhen* unmöglich; eine geringe Außenrotation des Schrittbeins ist vorhanden (dagegen wird aber beim klassischen Ballett verstoßen!).
- *Positives Trendelenburg-Phänomen*: Das Becken auf der Spielbeinseite (linkes Bein) sinkt erheblich ab.
- Die *Kraftübertragung vom Becken auf den Brustkorb ist gestört*: Zur Rotation der LWS kommt noch eine (unnötige) linkskonvexe Verbiegung; die linke Schulter wird hochgezogen und die linke Brustkorbseite wird nach hinten (aus der Fortbewegungsrichtung) gedreht.
- *Kein Armpendel*: Die Arme hängen schlaff herunter. Stattdessen müsste der linke Arm schwungvoll nach vorne gebracht werden. Mitunter (nicht auf dieser Abbildung) kann man auch ein unmotiviertes Zappeln mit den Unterarmen beobachten. Beides kann sich keinesfalls stabilisierend auf den Gang auswirken.

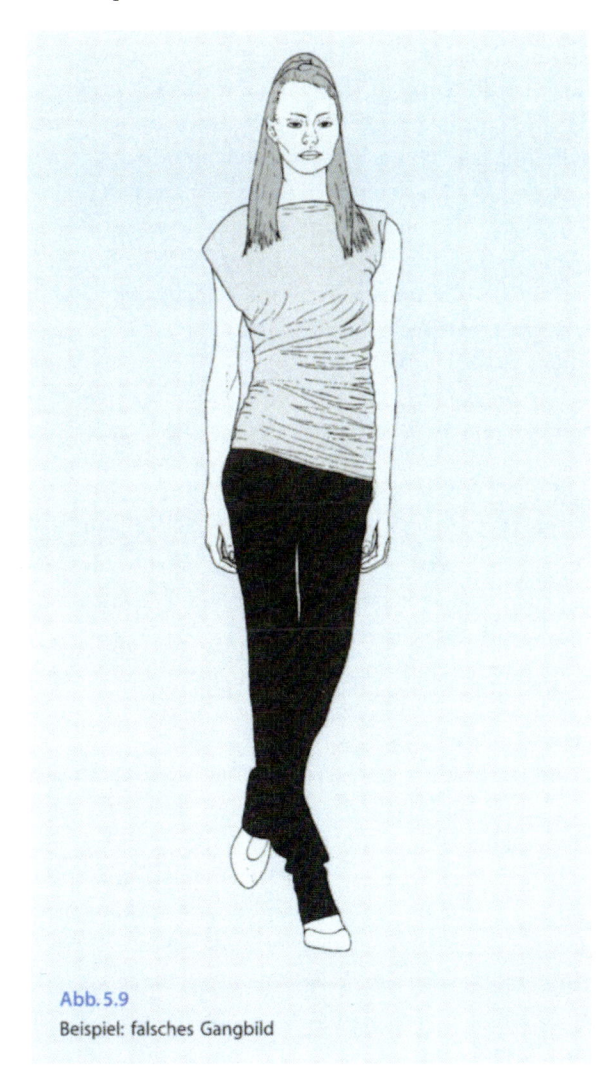

> **Tipp**
> **Einsatzbereiche der Gangschule**
> Therapeutische Konsequenzen ergeben sich bei Gangstörungen jeglicher Art, die anhand des dargestellten Untersuchungsablaufs gefunden worden sind. Ziel ist die Normalisierung des gestörten Gangbilds.

5.5 Muskuläre Fazilitationstechniken

5.5.1 Propriozeptive neuromuskuläre Fazilitation (PNF)

Unter propriozeptiver neuromuskulärer Fazilitation versteht man alle Maßnahmen, die dazu dienen, die funktionelle Beweglichkeit (Muskelkraft, Gelenkstabilität, Ausdauer) des Patienten zu erleichtern und zu verbessern. Die heute gängigen bewegungstherapeutischen Techniken – hervorgegangen aus der sog. Kontrakturbehandlung, ergänzt durch Erfahrungen aus der Behandlung von Polio-Patienten – werden unter dem Begriff propriozeptive neuromuskuläre Fazilitation (PNF) zusammengefasst.

Abb. 5.9 Beispiel: falsches Gangbild

Allerdings ist dieser Begriff nicht genau definiert, denn:
- Jede Form der Bewegungstherapie wird immer propriozeptiv und neuromuskulär sein.
- Es fehlt die Gelenkkomponente, denn auch von den Gelenkrezeptoren gehen reflektorische Impulse aus. Es müsste daher richtiger heißen: „arthroneuromuskulär".
- Nicht nur die Propriorezeptoren, auch die Exterorezeptoren (Mechanorezeptoren der Haut) werden gereizt: durch manuellen Kontakt, Grifftechnik und Führungswiderstand.
- Die beschriebenen Fazilitationstechniken könnten in den Gelenken theoretisch auch achsengerecht erfolgen; sie werden jedoch stets in den spiralig-diagonalen Bewegungsmustern nach Kabat angewendet. PNF und Komplexbewegungen gehören zusammen.
- Andere neurophysiologisch verwandte Fazilitationstechniken sind: Brunnstrom, Brunkow, Rood, Temple-Fay (er nannte es neuromotorische Reflextherapie), Vojta.

> **Wichtig!**
>
> Stimulation der Motorik ist ein Grundprinzip bei der Behandlung muskulärer Probleme bzw. Schwächen. *Schwerpunkte* sind:
> - der Abbau pathologischer Bewegungsmuster,
> - die Verbesserung funktioneller Bewegungsabläufe,
> - die Steigerung von Muskelkraft und -ausdauer,
> - die Herstellung des muskulären Gleichgewichts und Koordinationsschulung; insgesamt die Verbesserung der sensomotorischen Leistungsfähigkeit.

Behandlungsprinzipien

Zum Fazilitieren einer Bewegung sind geeignet:
- Führungswiderstand,
- Verstärkungseffekte,
- Gelenkdistraktion und -approximation,
- Muskeldehnung.

Führungswiderstand

Man versteht darunter die Führung der aktiven Bewegung des Patienten durch geeigneten manuellen Kontakt und optimalen Widerstand.

Widerstand stimuliert die Muskelkontraktion, verbessert die motorische Kontrolle und verfeinert das Bewegungsgefühl des Patienten.

> **Wichtig!**
>
> Angepasster Widerstand (Johnstone 1992) ist besser als maximaler Widerstand (Kabat 1952, Knott u. Voss 1962).

Art und Intensität des Widerstands hängen von den Möglichkeiten des Patienten ab. Die Zunahme der aktiven Muskelkraft steht in direktem Zusammenhang zur Intensität des Widerstands. Nicht nur der agonistische Muskel ist betroffen, es verstärken sich durch propriozeptive Reflexe auch die Kontraktionen in den Synergisten desselben Gelenks wie auch in assoziierten Synergisten von Bewegungsketten über Gelenke hinweg. Auch in den Antagonisten – die normalerweise gehemmt sind – kann durch geeignete Techniken (s. Abschn. 5.5.2) die Aktivität erhöht werden.

Der *Widerstand gegen eine isotonische Muskelkontraktion* (konzentrisch oder exzentrisch) soll so dosiert sein, dass eine Bewegung fließend und koordiniert ablaufen kann.

Der *Widerstand gegen eine isometrische Kontraktion* kann abwechselnd gesteigert oder verringert werden; die eingenommene Position muss aber vom Patienten stets noch kontrolliert werden können. Schmerzen oder Ermüdungserscheinungen müssen vermieden werden.

Verstärkungseffekte

Gemeint ist das Überfließen („overflow") der Stimulation von einer Muskelgruppe auf andere oder von einer Körperhälfte auf die andere.

Dieses Überfließen motorischer Impulse verläuft immer in synergistischen Bewegungsmustern (Muskelketten). Sie werden zur Stimulierung von schwachen Muskeln eines Musters ausgenutzt, wenn den stärkeren unter den Synergisten einer Gruppe ein Widerstand entgegengesetzt wird.

Je stärker der Widerstand, umso intensiver ist auch der Verstärkungseffekt und die muskuläre Antwort.

Es folgen einige *Beispiele für Verstärkungseffekte*:

Beispiel
- Stimulierung von Bewegungen an der gelähmten Seite durch Widerstand gegen Muskelkontraktionen an der kontralateralen gesunden Seite.
- Fazilitieren der Rumpfflexoren durch Widerstand an den Hüftflexoren und umgekehrt auch der Extensoren.
- Die Außenrotation der Schulter lässt sich durch Widerstand gegen die Außenrotation (Supination) des Unterarms intensivieren.
- Widerstand gegen die Flexionsmuster von Bein und Rumpf verringert die Spannung in den Extensoren von Bein und Rumpf.

Gelenkdistraktion und -approximation

Traktion ist eine passive Verlängerung einer Extremität oder des Rumpfes. Durch die Entlastung der Gelenkrezeptoren kommt es zur Tonusverminderung in der das Gelenk bewegenden Muskulatur. Dieser Einfluss ist wichtig bei:
- Gelenkschmerzen,
- peripheren Arthrosen,
- Spastik,
- Tonuserhöhung in der Rumpfmuskulatur (Pusher-Typ bei spastischer Hemiparese).

Die dynamische Muskelaktivität wird dadurch vor allem fazilitiert; die Traktion lässt sich daher auch mit Widerstand kombinieren.

Approximation (Kompression) eines Gelenks kann schnell oder langsam progressiv ausgeführt werden. Sie führt zur Reizung der Gelenkrezeptoren und erhöht den Muskeltonus speziell in der Haltemuskulatur. Diese Technik ist geeignet, die Gelenkstabilität zu fördern und eine bessere Gewichtsübernahme durch die Anti-Schwerkraft-Muskeln zu erreichen. Die Gelenke müssen dazu richtig positioniert sein bzw. der Körper muss sich in gewichttragender Position befinden. Gegen die ausgelöste muskuläre Antwort kann zusätzlich Widerstand gegeben werden.

> **Wichtig !**
> Die *Distraktion* eines Gelenks oder einer Extremität fazilitiert die dynamische Beweglichkeit.
> Die *Kompression* (Approximation) eines Gelenks oder einer Extremität fazilitiert die Stabilität.

Muskeldehnung
(Verlängerungsreaktion und Stretchreflex)

Die gängige Lehrmeinung besagt: Die Dehnung bzw. Verlängerung eines Muskels ruft eine intensive Fazilitation hervor, sowohl im gedehnten Muskel selbst als auch in den Synergisten und in den synergistisch assoziierten Muskelketten über ein oder mehrere Gelenke hinweg.

Beispiel
- Die Dehnung der Unterschenkelmuskulatur dehnt auch die Hüftmuskulatur.
- Die Dehnung einer Muskelkette des Beins dehnt auch die Rumpfflexoren bzw. -extensoren.

Vom *Stretch-Reflex* spricht man, wenn der gedehnte Muskel unter Spannung steht. Er wird ausgelöst, indem in einem bereits vorgedehnten Muskel zusätzlich eine rasche, weitere Dehnung durch einen kurzen Schlag mit der ulnaren Handkante erfolgt. Die durch den Dehnreflex ausgelöste funktionelle Antwortreaktion hat eine kurze Latenzzeit. Die Physiotherapeutin sollte deshalb einen kurzen Moment (den Bruchteil einer Sekunde) warten und dann der Muskelkontraktion, die auf den Stretch folgt, einen angepassten Widerstand entgegensetzen. Das Spüren eines Widerstands zusammen mit den verbalen Instruktionen der Therapeutin verstärkt die willkürliche Intention des Patienten und unterstützt die Effektivität der Reflexreaktion.

> **Wichtig !**
> Nach Kabat (1952) ist der *Stretchreflex* die einzige Möglichkeit, um in einem äußerst schwachen Muskel eine nennenswerte Kontraktion zu fazilitieren.

Weitere Möglichkeiten der PNF
Zum Fazilitieren einer Bewegung sind außerdem geeignet:
- manueller Hautkontakt,
- verbale Kommunikation,
- visuelle Stimulation,
- zeitliche Abfolge (Timing).

Manueller Hautkontakt
Der Hautkontakt durch die Hand der Physiotherapeutin stimuliert die sensiblen Rezeptoren beim Patienten und signalisiert die Richtung des Bewegungsablaufs. Nicht nur ein Widerstand gegen die Bewegung stimuliert die Muskelkontraktion, sondern auch jeder mechanische Druck auf den Muskel, z.B. fördert Druck gegen den Rumpf die Rumpfstabilität.

Eine ausgefeilte Grifftechnik soll absichern, dass der gegebene Widerstand genau in der Bewegungsrichtung des Patienten ansetzt. Ebenso wichtig ist die adäquate Ausgangslage des Patienten hinsichtlich der Bewegungsrichtung wie auch seiner Stabilität.

Verbale Kommunikation
Zusammen mit dem passiven Bewegungsablauf verdeutlichen sie dem Patienten den gewünschten Bewegungsablauf. Die Kommandos sollen kurz und präzise gegeben werden, notfalls mehrmals wiederholt.

Der Patient wird aufgefordert, den eigenen Bewegungsablauf oder die eigene Haltung mit den Augen zu verfolgen und notfalls zu korrigieren. Dieses nonverbale visuelle Feedback steigert die Koordination und Motivation.

> **Beispiel**
> Wenn der Patient die Schulter-Arm-Bewegung mit Streckung – Abduktion – Außenrotation mit den Augen verfolgt, kommt es zur Drehung und Extension des Kopfes, und die Rumpfaufrichtung wird fazilitiert.

Zeitliche Abfolge (Timing)
Timing bedeutet, dass zu einer funktionell gut koordinierten Bewegung ein festgelegter Ablauf bei der Kontraktion mehrerer Muskeln unabdingbar ist, d.h. dass *bei einem fazilitierten Bewegungsablauf die richtige Reihenfolge der gesetzten Reize wichtig* ist.

Das Problem ist nur, dass viele ausgereifte und gut koordinierte Bewegungen des Erwachsenen offenbar von distal nach proximal ablaufen (sog. periphere Bewegungsantriebe). Auch bei den Gleichgewichtsreaktionen nimmt man an, dass sie von der Fußmuskulatur aus gesteuert werden. Andererseits wirken Rumpfbewegungen zu Phasenbeginn im Sinne der Anfangskraft, und kräftige, ausladende Bewegungen der Arme und Beine (auch die Schrittanbahnung) gehen von großen, rumpfnahen Muskeln aus, verlaufen also von proximal nach distal. Damit wird die Rolle des Timing relativiert. Bereits Kabat (1952) wies darauf hin, dass die Fußheber (Dorsalextension des Fußes) am besten stimuliert werden können, wenn in Hüft- und Kniegelenk kräftige Haltearbeit geleistet wird, so dass eine Bewegung nur im Fußgelenk selbst stattfinden kann.

Behandlungstechniken
Ziel ist es, funktionelle Bewegungen und die Kraft (bzw. Entspannung) der Muskulatur zu fördern. Hierzu werden konzentrische, exzentrische und isometrische (statische) Muskelkontraktionen verwendet, die mit einem abgestuften Widerstand kombiniert und durch weiter fazilitierende Maßnahmen ergänzt werden.

Diese Techniken werden eingesetzt, um:
- das *passive Bewegungsausmaß* zu erweitern (Entspannungstechniken),
- die *Muskelkraft* zu erhöhen (Stimulationstechniken),
- die *Bewegungskontrolle* zu verbessern (Kombinationsbewegungen),
- einer *vorzeitigen Ermüdung der Muskulatur* vorzubeugen (alternierende Kontraktionen).

> **Wichtig!**
>
> Die Techniken umfassen im Einzelnen:
> - Rhythmische Bewegungseinleitung,
> - Agonistische Umkehr,
> - Antagonistische Umkehr,
> - Rhythmische Stabilisierung – Entspannen,
> - Wiederholter Stretch,
> - Anspannen – Entspannen („Contract – Relax") – passives Weiterziehen,
> - Halten – Entspannen („Hold – Relax") – passives Weiterziehen.

Rhythmische Bewegungseinleitung (Initiierung)

Charakteristik. Rhythmische Bewegungen innerhalb des angestrebten Bewegungsspielraums; zunächst rein passiv, danach aktiv oder aktiv gegen Widerstand.

Beschreibung. Die Bewegungen werden mehrmals hintereinander durch die Physiotherapeutin durchgeführt. Die Muskulatur des Patienten soll ganz locker und erschlafft bleiben; er konzentriert sich ganz auf die Bewegungsempfindung und versucht, den passiven Bewegungsablauf zu erspüren. Allmählich soll der Patient mithelfen und aktiv in die konzentrische Richtung ziehen; bei der Rückkehr in die Ausgangsstellung arbeitet der Patient exzentrisch mit. Zuletzt kommt der Widerstand der Therapeutin gegen die aktive Bewegung hinzu.

Zielsetzung
- Hilfestellung bei der Bewegungseinleitung, d. h. Erlernen der Bewegung.
- Bewegungsgefühl und Koordination (bei unkoordinierten und unrhythmischen Bewegungen, z. B. Ataxie oder Rigor) verbessern.
- Entspannung.

Agonistische Umkehr (gegen Führungswiderstand)

Charakteristik. Langsame konzentrische, exzentrische und stabilisierende Kontraktionen der Agonisten ohne Entspannung (auch als langsame Umkehr bezeichnet).

Beschreibung. Der aktiven Bewegung des Patienten wird ein überwindbarer Widerstand entgegengesetzt. Zunächst erfolgt eine konzentrische Muskelanspannung durch den Patienten, in der Endstellung die Stabilisierung. Anschließend folgt die exzentrische Kontraktion, d. h. der Patient soll sich langsam wieder in die Ausgangsstellung zurückbringen lassen, der Widerstand greift jedoch unverändert am Agonisten an. Bei Ermüdung des Patienten sollen antagonistische Umkehrtechniken folgen.

Zielsetzung
- Muskulatur kräftigen.
- Aktiven Bewegungsspielraum vergrößern.
- Bewegungskontrolle und Koordination verbessern.

Antagonistische Umkehr

Charakteristik. Aktive Kontraktionen (dynamische Muskelarbeit), die ohne Pause von einer in die andere Richtung wechseln (auch dynamische Umkehr genannt).

Beschreibung. Der agonistischen Bewegungsrichtung des Patienten setzt die Physiotherapeutin einen überwindbaren Widerstand entgegen. Am Ende der aktiven Bewegung soll der Patient ohne Pause die Richtung ändern und in die antagonistische Richtung ziehen, die Physiotherapeutin setzt der neuen Bewegung wiederum Widerstand entgegen. Die Umkehr kann so oft wie nötig wiederholt werden, und sie kann an jedem Punkt des Ablaufs (nicht unbedingt am Bewegungsende) erfolgen.

Zielsetzung
- Muskulatur kräftigen.
- Aktiven Bewegungsspielraum vergrößern.
- Bewegungskontrolle (wie bei agonistischer Umkehr) verbessern.

Rhythmische Stabilisierung – Entspannen

Charakteristik. Alternierende isometrische Kontraktionen gegen ausreichenden Widerstand der Physiotherapeutin, so dass ein Bewegungsausschlag verhindert wird.

Beschreibung. Der Patient wird aufgefordert, in einer bestimmten Bewegungsposition zu bleiben und aktiv eine isometrische Kontraktion des Agonisten zu halten. Die Physiotherapeutin steigert allmählich den Widerstand, darf aber die erreichte Stabilität nicht durchbrechen (es darf zu keiner, allenfalls einer sehr geringfügigen Bewegung kommen). Wenn der Patient den Widerstand der Therapeutin vollständig erwidert, wird er verringert, die Therapeutin wechselt den Handgriff und setzt der antagonistischen (entgegengesetzten) Bewegung des Patienten erneut Widerstand entgegen, allmählich gesteigert, wiederum bis zur vollständigen Stabilisierung durch den Patienten. Dieser Wechsel wird so oft wie möglich wiederholt. Am Ende folgt Muskelentspannung.

Varianten. Die rhythmische Stabilisierung kann *mit den Umkehrtechniken* (agonistische oder antagonistische Umkehr) *kombiniert* werden. Dabei wird der Bewegungsausschlag soweit verringert, bis der Patient eine bestimmte Position stabilisieren kann. Die zweite Möglichkeit besteht darin, *rein isometrisch*, ohne jeden vorhergehenden dynamischen Bewegungsablauf, in Mittelstellung oder Nullstellung eines Gelenks zu stabilisieren.

Diese zweite Variante ist bei Gelenkschmerzen oder anderweitig eingeschränkter Gelenkbeweglichkeit von Bedeutung. Im Anschluss an die Stabilisierungstechnik soll sich der Patient weiter in die eingeschränkte Richtung bewegen.

Zielsetzung
- Gelenkstabilität erhöhen.
- Muskelkraft und -balance (vor den eigentlichen muskelkraftverstärkenden Techniken) stärken.
- Aktive und passive Bewegungsmöglichkeiten verbessern.
- Geeignet bei Gelenkschmerzen während der Bewegung.

Stretch (zu Beginn oder während der Bewegung)
Charakteristik. Am noch ruhenden, vorgedehnten Muskel wird eine schnelle, kurze zusätzliche Dehnung (mit der ulnaren Handkante) ausgeführt und ein Dehnreflex ausgelöst. Dieser Stretchreflex lässt sich auch in einem schon unter Kontraktionsspannung stehenden Muskel auslösen.

Beschreibung. Der Muskel (oder eine Muskelkette) wird in Vordehnung gebracht. Danach erfolgt eine kurze manuelle weitere Dehnung des Muskels (ohne dass sich an der Gelenkstellung etwas ändert). Im selben Moment der Auslösung des Stretchreflexes bekommt der Patient die Anweisung zum Anspannen der vorgedehnten Muskulatur. Dadurch resultiert die Kombination von Reflexantwort und bewusster Muskelkontraktion.

Soll der Muskel während einer Bewegung wiederholt gedehnt werden, setzt die Physiotherapeutin dem Bewegungsablauf Widerstand entgegen. Im Verlauf der Bewegung stretcht sie die unter Spannung stehende Muskulatur durch kurzzeitige Widerstandserhöhung mit kurzem Bewegungsausschlag entgegen der Bewegungsrichtung (in Richtung Ausgangsposition). Die Kontraktionsspannung des gestreckten Muskels muss aufrechterhalten werden; der Patient soll mit aller Kraft in die vorgegebene Richtung weiterziehen und während des Stretches weder entspannen noch eine Umkehrbewegung ausführen. Vor einem neuen Stretch soll er Gelegenheit haben, die Bewegung weiterzuführen.

Zielsetzung
- Bewegungseinleitung fazilitieren.
- Muskulatur kräftigen.
- Bewegungsausmaß verbessern.

Insgesamt wird der Patient zu einer stärkeren Kontraktion angeregt.

Anspannen – Entspannen („Contract – Relax") – passives Weiterziehen
Charakteristik. Geringe isotonische (dynamische) Muskelkontraktion gegen Widerstand mit Entspannung und anschließendem Nachdehnen in die eingeschränkte Bewegungsrichtung. Die Technik ist zur Behandlung verkürzter (kontrakter) Muskulatur geeignet.

Beschreibung. Bei Beugekontraktur wird das Gelenk, zu dem die verkürzte Muskulatur gehört, entweder aktiv vom Patienten (gegen Widerstand) oder passiv von der Physiotherapeutin in die maximal erreichbare Streckstellung gebracht. Danach wird der verkürzte Muskel in die agonistische Bewegungsrichtung, d. h. in die Beugung angespannt. Das Ausmaß der von der Therapeutin zugelassenen Bewegung ist nur geringfügig. Die Spannung muss mindestens 5 s gehalten werden, danach erfolgt Entspannung der Muskulatur. Dann wird das Gelenk weiter in die Streckung bis zur neuen, maximalen Bewegungsgrenze gezogen, und zwar entweder passiv von der Therapeutin, oder aktiv gegen leichten Widerstand. Die Übung soll mehrfach wiederholt werden, bis keine weitere Verbesserung des Bewegungsausmaßes erreichbar ist.

Zielsetzung. Vergrößerung des Bewegungsspielraums bei muskulär und artikulär bedingter Bewegungseinschränkung.

Halten – Entspannen („Hold – Relax") – passives Weiterziehen
Charakteristik. Isometrische (statische) Muskelkontraktion gegen Widerstand mit anschließender Entspannung.

Beschreibung. Bewegung des Körperteils bis zum passiv erreichbaren Ende oder bis zur gerade noch schmerzfrei erreichbaren Bewegungsgrenze. Diese Bewegung kann passiv oder aktiv gegen leichten Widerstand (wegen der reziproken Hemmung) durchgeführt werden. Am Bewegungsende soll der Patient seine Muskulatur langsam, entsprechend dem steigenden Widerstand der Physiotherapeutin, anspannen und die Spannung 5 s halten; weder Patient noch Therapeutin dürfen eine Bewegung zulassen. Danach erfolgt eine langsame Entspannung durch langsame Abnahme des Widerstands. Diese Technik eignet sich für Agonisten und Antagonisten gemeinsam (im Sinne der isometrischen Kontraktion). Einsetzbar sind aber auch alternierende Kontraktionen der Agonisten und Antagonisten (Zusammenhang zu Anspannen – Entspannen) oder rhythmische Stabilisierung (s. Abschn. „Rhythmische Stabilisierung"). Stets müssen aber sowohl Widerstand der Physiotherapeutin als auch Kontraktionskraft des Patienten unterhalb der Schmerzgrenze bleiben.

Zielsetzung. Vergrößerung des aktiven und passiven Bewegungsspielraumes bei artikulären Bewegungseinschränkungen oder Schmerzen.

> **Wichtig !**
> *Wiederholungen sind das effektivste Element des PNF-Programms; wie oft die jeweilige Übung wiederholt werden kann, hängt vom aktuellen Muskelbefund ab.*

Wiederholungen finden sich besonders bei den Techniken *rhythmische Bewegungseinleitung* und *Stabilisierung, agonistische* und *antagonistische Umkehr, Anspannen – Entspannen.*

Wiederholte Kontraktionen lassen sich aber auch als *aktive Bewegungsübungen gegen die Eigenschwere* (ohne sonstigen Führungs- oder Bewegungswiderstand) durchführen; sogar im Sinne des Ausdauertrainings (dann mit wenigstens 10–15 Wiederholungen).

Tipp
Einsatzbereiche der verschiedenen Techniken
- *Einleiten und Erlernen einer Bewegung*:
  - rhythmische Bewegungseinleitung,
  - wiederholter Stretch zu Beginn oder während der Bewegung.
- *Stärkung von Muskelkraft und Stabilität*:
  - agonistische oder antagonistische Umkehr,
  - rhythmische Stabilisierung,
  - wiederholter Stretch zu Beginn oder während der Bewegung.
- *Verbesserung des Bewegungsspielraums*:
  - rhythmische Stabilisierung,
  - Anspannen – Entspannen („Contract – Relax"),
  - Halten – Entspannen („Hold – Relax").
- *Verminderung von Schmerzen und Entspannung*:
  - rhythmische Stabilisierung,
  - Halten – Entspannen („Hold – Relax").

5.5.2 Komplexbewegungen nach Kabat

Propriozeptive neuromuskuläre Fazilitation bedeutet Förderung und Verbesserung von Aktionen des neuromuskulären Systems durch Reizung der Extero- und Propriorezeptoren. Die dazu in Abschn. 5.5.1 beschriebenen bewegungstherapeutischen Techniken müssen innerhalb eines funktionell sinnvollen Bewegungsmusters umgesetzt werden.

Funktionelle Bewegungsabläufe
Komplexbewegungen bestehen aus *Bewegungssynergien*. Sie sind für einen normalen Bewegungsablauf und eine gut koordinierte zielgerichtete Motorik charakteristisch. Durch das gleichzeitige Aktivieren von Agonisten, Antagonisten und Synergisten ergibt sich ein sinnvoller therapeutischer Ansatz zur Behandlung muskulärer Probleme, denn dadurch besteht die Möglichkeit, motorische Aktivitäten zu üben, die wegen Schmerzen, Bewegungseinschränkungen oder muskulärer Schwäche ansonsten nicht möglich wären.

Komplexbewegungen haben einen *spiraligen* (d.h. drehenden, längsrotatorischen) und einen *diagonalen Charakter*, bezogen auf einen bestimmten Drehpunkt.

Jedes diagonal-spiralige Muster besteht aus drei Bewegungskomponenten, ist also dreidimensional:
- *Sagittalebene*:
  - Flexion – Extension.
- *Frontalebene*:
  - Adduktion – Abduktion.
- *Horizontalebene*:
  - Außenrotation (kombiniert mit Supination),
  - Innenrotation (kombiniert mit Pronation).

Anstelle der achsengerechten Bewegung (Abb. 5.10 a) besser kombinierte Bewegungen (Abb. 5.10 b)

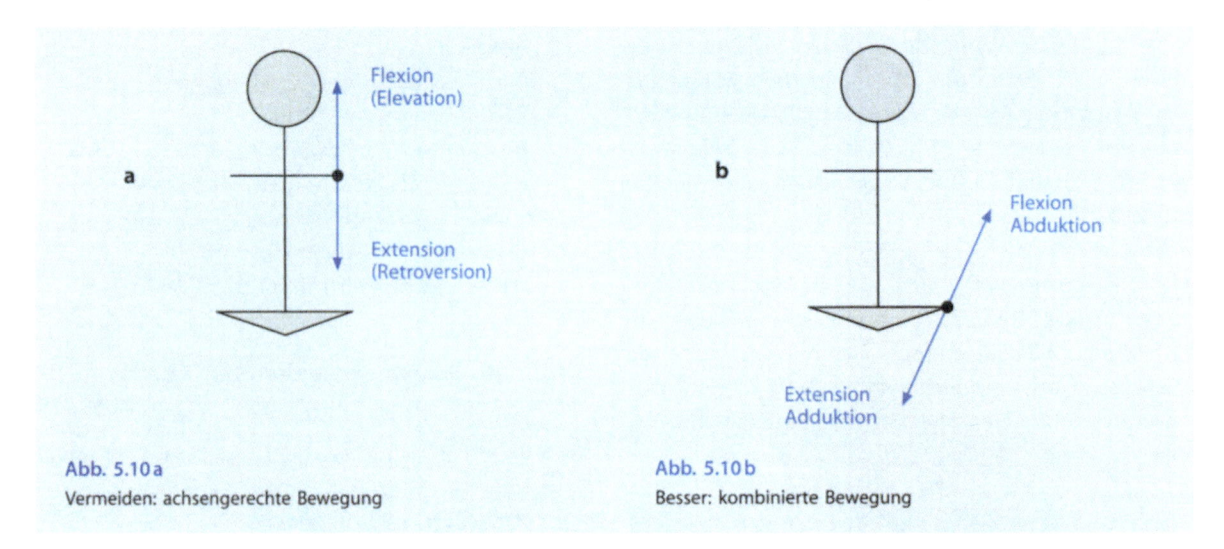

Abb. 5.10 a Vermeiden: achsengerechte Bewegung

Abb. 5.10 b Besser: kombinierte Bewegung

Erst die Verschmelzung dieser Aktionskomponenten ermöglicht eine fließende Bewegung; und Koordination bedeutet nichts anderes als eine geregelte Abfolge von Muskelaktionen.

Komplexbewegungen leiten ihr diagonales Bewegungsmuster aus den anatomischen und funktionellen Gegebenheiten her, denn unsere Muskulatur ist immer schräg angeordnet und lässt sich durch diagonale Bewegungen sowohl optimal dehnen als auch verkürzen. Deshalb sind zum Training der Muskulatur diese Bewegungsmuster gut geeignet.

In der *diagonalen Bewegungsspur* hat der gesunde Mensch seine größte Kraft; das legen Sportarten wie Kugelstoßen oder Golf mit ihrem charakteristischen Bewegungsmuster nahe. Auch beim Gehen beobachten wir Diagonalbewegungen des Beckens durch die Rotation der LWS oder die pronatorisch-innenrotatorische Längsverschraubung des Beins.

Nach Ansicht mancher Autoren werden Komplexbewegungen stets spiralig mit einer Extremitätenrotation von distal her eingeleitet, was jedoch nicht unwidersprochen geblieben ist: Ob primär eine Drehung der Extremitätenenden stattfindet oder nicht, hängt in erster Linie von der Art und der Richtung des gesetzten Führungswiderstands ab.

> **Wichtig!**
> Komplexbewegungen sind Bewegungssynergien. Sie sind für einen normalen funktionellen Bewegungsablauf charakteristisch.

Dehnungsreiz

Komplexbewegungen erfordern zweckmäßige Ausgangsstellungen zur maximalen Dehnung einer bestimmten Muskelgruppe (einschließlich ihrer Synergisten). Dadurch ergibt sich eine intensive propriozeptive Reizung und eine stärkere Reaktion. Die *Ausgangsposition eines bestimmten Musters* bedeutet immer die völlige Dehnung für eine Muskelgruppe, die *anschließende Bewegung in die Endstellung* des Muskels bedeutet immer die völlige Verkürzung derselben Muskelgruppe. Jede intensive Kontraktion eines Agonisten ruft eine zunehmende Reaktionsbereitschaft des Antagonisten (ausgelöst durch dessen Dehnung) hervor. Dies entspricht dem Prinzip der *reziproken Innervation* nach Sherrington (1906), und der daraus resultierende Wechsel in der Übungsfolge wirkt zugleich erholend für den Patienten.

Der Dehnreiz ist bei Innervationsschwäche wichtig, bei normaler Innervation ist er unnötig. Bei total gelähmten Muskeln ist eine extreme Dehnlagerung kontraindiziert; auch bei akuten Erscheinungen (floride Gelenkentzündung, frische Lähmungen) ist die Dehnung zu vermeiden.

> **Wichtig!**
>
> Bei allen akuten Krankheitserscheinungen des neuromuskulären Systems ergibt sich eine eingeschränkte Bewegungsbreite unter Weglassung des Dehnreizes.

Dosierter Widerstand

Bei gestörter Innervation muss der Widerstand für den Patienten maximal sein, um ein Überfließen („overflow") der Innervation von einem kräftigeren Muskel auf einen schwächeren zu erreichen. Dieser Verstärkungseffekt ist der wichtigste Faktor innerhalb der Komplexbewegungen.

Was ist maximaler Widerstand? Bei einer isotonischen Bewegung muss der Widerstand für den Patienten überwindbar sein. Er muss die Möglichkeit haben, bei vollem Krafteinsatz die Extremität langsam, aber fließend innerhalb des vollen Bewegungsausschlags zu bewegen.

Bei einer isometrischen Bewegung ist der maximale Haltewiderstand derjenige, der gegeben werden kann, ohne das Haltemoment – wieder bei vollem Krafteinsatz des Patienten – zu brechen.

> **Wichtig!**
>
> *Jeder einzelne Muskel* soll sich aus der maximalen Dehnung heraus bis zu seiner völligen Verkürzung kontrahieren.
> - Die *maximale Dehnung* geschieht im Zusammenspiel mit den gegenüberliegenden Antagonisten.
> - Die *völlige Annäherung* geschieht im Zusammenspiel mit seinen Synergisten.

Tipp Für die praktische Gestaltung des Widerstands bei Osteosynthesen (mit eingeschränkter Belastbarkeit) gilt:
- *Übungsstabile Osteosynthesen* gestatten ein aktives Üben gegen Führungskontakt bzw. gegen die Eigenschwere (entspricht dem Muskelfunktionstest Stufe 3).
- *Teilbelastungsfähige Osteosynthesen* gestatten ein Üben gegen leichten Widerstand (entspricht Stufe 4).
- *Voll belastungsstabile Osteosynthesen* können ohne Einschränkungen gegen kräftigen bzw. maximalen Widerstand beübt werden (entspricht Stufe 5).

Bei *stark eingeschränkter Muskelkraft* (unter Stufe 3) kann überhaupt kein Widerstand gegeben werden; geeignete Kontraktionshilfen sind:
- Dehnungsreflex (Stretch),
- Gelenkapproximation,
- Muskelknetung,
- Streichen,
- Bürsten oder Reiben der Haut über dem Muskel und seiner Sehne, ggf. auch mit Eis.

Abfolge der Muskelaktion: Von distal nach proximal oder umgekehrt?

Kabat hat postuliert, dass der normal koordinierte Mensch seine Bewegung mit einer Rotation einleitet und sie dann von distal nach proximal ablaufen lässt. Dieses Muster entspräche der richtigen Abfolge.

Die *Begründung* dafür lautet:
- Distale Körperabschnitte wie Hände und Füße empfangen die meisten Reize für die Motorik.
- Wenn durch übermäßig gesetzten Widerstand Finger- und Handgelenke nicht bewegt werden können, kann auch in den proximalen Gelenken keine Bewegung stattfinden.

Es wurde bereits dargelegt, dass die einleitende Rotation eine Frage des Führungswiderstands ist; es wäre hinzuzufügen: Sie ist außerdem abhängig von der Länge des Hebelarms und keineswegs nur eine Frage der Bewegungseinleitung!

Es gibt *weitere Gründe, die gegen einen Ablauf der Muskelkontraktionen von distal nach proximal sprechen*:
- Zuerst muss die motorische Kontrolle (d.h. sichere Fixierung) der Extremitäten in den proximalen, rumpfnahen Gelenken gesichert sein. Wenn proximale Muskelschwächen bestehen, kann distal kein funktionell sinnvoller Bewegungsablauf zustande kommen.
- In die Kombinationsmuster der Komplexbewegungen werden Haltungs- und Stellreflexe einbezogen und ausgenutzt. Die Impulse dazu gehen von Muskeln des Stamms bzw. von der rumpfnahen Muskulatur aus. Das motorisch noch unterentwickelte Kleinkind leitet seine Bewegungsversuche vom Rumpf her ein, und auch beim Erwachsenen – gesund oder mit Halbseitenlähmung – wird das Drehen im Bett vom Rumpf her begonnen.

– Von anderen Bewegungsabläufen, beispielsweise der Armelevation oder der Schritteinleitung, ist bekannt, dass die primären Bewegungsimpulse stets von den großen rumpfnahen Muskeln ausgehen, denn nur diese kräftige Muskulatur mit vergleichsweise größerem Querschnitt ist in der Lage, die Anfangsträgheit zu überwinden.

Durch all diese Beobachtungen wird die innerhalb der Komplexbewegungen postulierte rotatorische Bewegungseinleitung wie auch die von distal nach proximal ablaufenden Bewegungsmuster vollständig relativiert.

Aufbau der Kombinationsmuster
Bei den Komplexbewegungen stehen sich generell jeweils die Ausgangsstellung und die Bewegungsrichtung (Endstellung) gegenüber:

$$\text{Ausgangsstellung} \xrightleftharpoons[\text{Gegenbewegung}]{\text{Grundbewegung}} \text{Bewegungsrichtung (Endstellung)}$$

Das bedeutet folgenden Bewegungsablauf (Beispiel linke Hüfte):
– *Grundbewegung (agonistisches Muster)* (**Abb. 5.11 a**):

$$\text{aus der Ausgangsstellung} \xrightarrow{\text{in die}} \text{Bewegungsrichtung}$$

Abb. 5.11 a
Grundbewegung (agonistisches Muster)

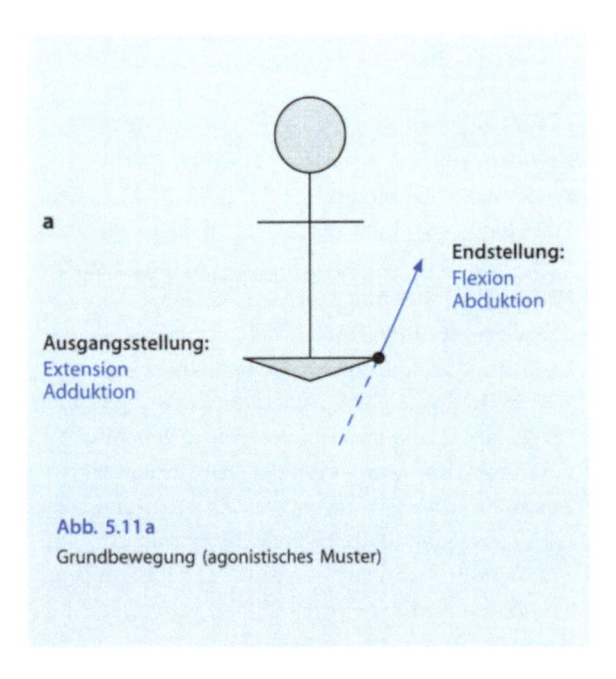

– *Gegenbewegung (antagonistisches Muster)* (**Abb. 5.11 b**):

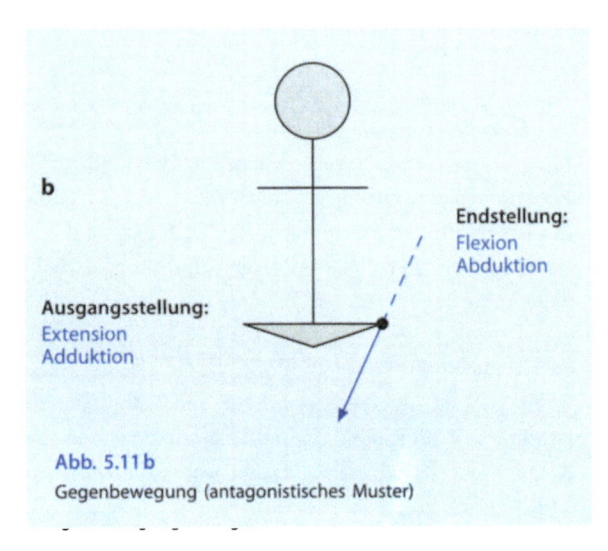

$$\text{aus der Bewegungsendstellung} \xrightarrow[\text{in die}]{\text{zurück}} \text{Ausgangsstellung}$$

Abb. 5.11 b
Gegenbewegung (antagonistisches Muster)

Beinmuster
Hüfte
An der Hüfte (proximaler Drehpunkt) sind folgende Bewegungen kombiniert (**Abb. 5.12 a und b**):
1. Bewegungsrichtung (genannt 1. Diagonale):

$$\text{Aus der Extension} \xrightleftharpoons[\text{zurück in die}]{\text{in die}} \text{Flexion}$$

– kombiniert mit:
  – Abduktion (rechtes Bein)
  – Adduktion (linkes Bein)
– kombiniert mit:
  – Adduktion (rechtes Bein)
  – Abduktion (linkes Bein)

2. Bewegungsrichtung (genannt 2. Diagonale):

$$\text{Aus der Extension} \xrightleftharpoons[\text{zurück in die}]{\text{in die}} \text{Flexion}$$

– kombiniert mit:
  – Adduktion (rechtes Bein)
  – Abduktion (linkes Bein)
– kombiniert mit:
  – Abduktion (rechtes Bein)
  – Adduktion (linkes Bein)

5.5 Muskuläre Fazilitationstechniken

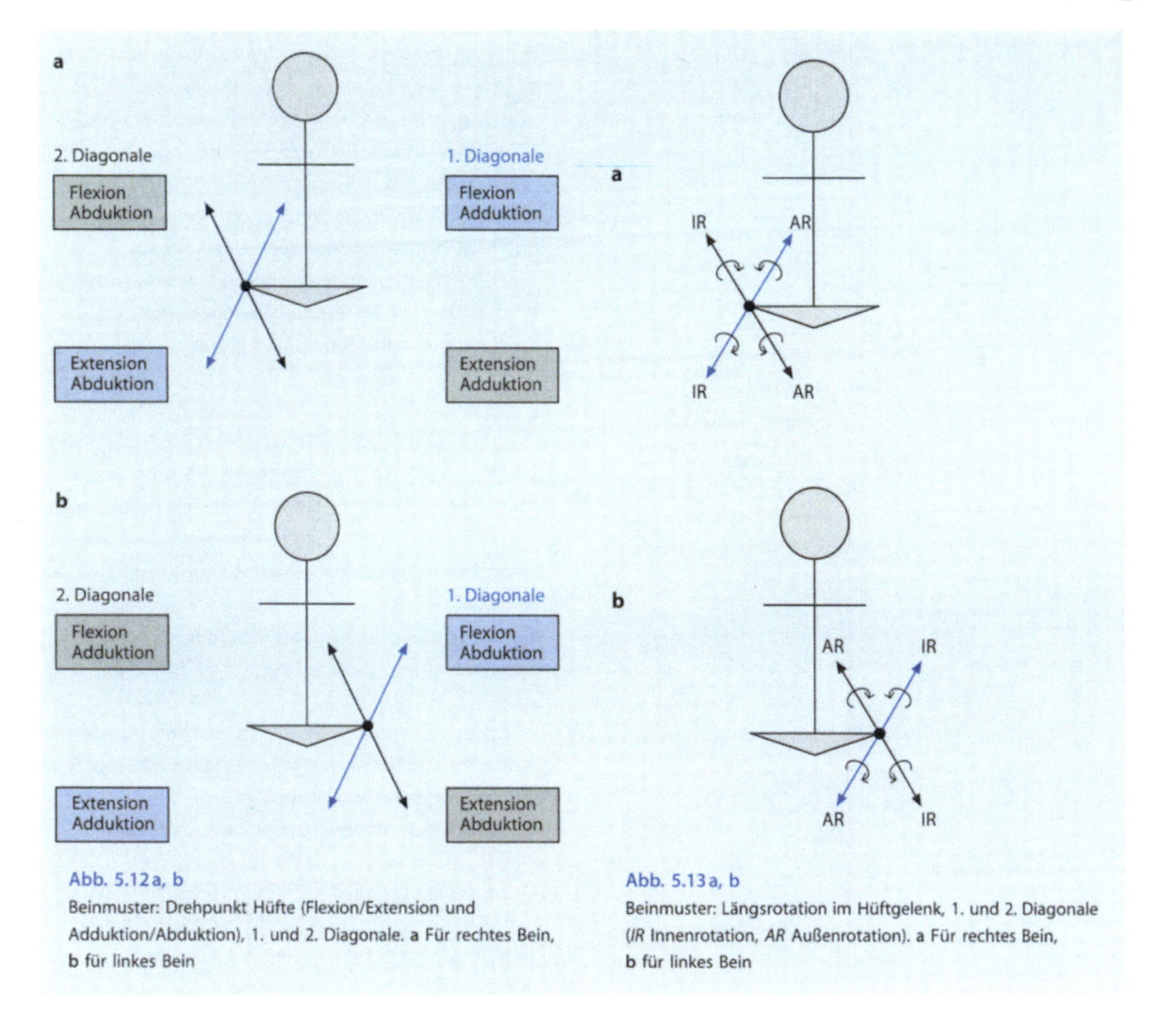

Abb. 5.12 a, b
Beinmuster: Drehpunkt Hüfte (Flexion/Extension und Adduktion/Abduktion), 1. und 2. Diagonale. a Für rechtes Bein, b für linkes Bein

Abb. 5.13 a, b
Beinmuster: Längsrotation im Hüftgelenk, 1. und 2. Diagonale (*IR* Innenrotation, *AR* Außenrotation). a Für rechtes Bein, b für linkes Bein

An der Hüfte (proximaler Drehpunkt) sind in der 1. wie auch in der 2. Diagonale *immer* folgende Muster kombiniert (**Abb. 5.13 a** und **b**):
- Abduktion mit Innenrotation,
- Adduktion mit Außenrotation.

Das bedeutet, bei den Bewegungsmustern der Hüfte fehlen Adduktion/Innenrotation und Abduktion/Außenrotation.

Fuß
Am Fuß (distaler Drehpunkt) sind in der 1. wie auch in der 2. Diagonale *immer folgende Kombinationen* vorhanden (**Abb. 5.14 a** und **b**):
- Hüftflexion mit Dorsalextension am Fuß,
- Hüftextension mit Plantarflexion am Fuß.

Außerdem sind kombiniert:
- Hüftadduktion/-außenrotation mit Supination (Inversion) am Fuß,
- Hüftabduktion/-innenrotation mit Pronation (Eversion) am Fuß.

Die *Fußstellung* ist demnach stets *vom Hüftmuster abhängig*:

- *Flexionsmuster der Hüfte* (auch Flexion der Knie!) bedingt *Dorsalextension der Füße*. Dabei führt:
  - das innenrotierte Bein am Fuß eine Eversion,
  - das außenrotierte Bein am Fuß eine Supination (Inversion geht bei Dorsalextension nicht!) aus.
- *Extensionsmuster Hüfte* (auch Extension der Knie!) bedingt *Plantarflexion der Füße*. Dabei führt:
  - das innenrotierte Bein am Fuß eine Pronation (Eversion geht bei Plantarflexion nicht!),
  - das außenrotierte Bein am Fuß eine Inversion aus.

Knie

Am Knie (mittlerer Drehpunkt) sind verschiedene Muster möglich: Knie (ebenso wie Ellenbogen) können fest bleiben oder aber mitbewegt (gebeugt oder gestreckt) werden.

Es sind zwei Möglichkeiten denkbar, gültig für beide Diagonalen:
- Knieflexion aus dem gestreckten Bein heraus,
- Knieextension aus dem gebeugten Bein heraus.

Für Übungen mit einem Bein lauten die Kombinationsmöglichkeiten der *Kniebewegung mit dem Hüftmuster*:
- Hüftflexion mit gestrecktem Knie,
- Hüftextension mit gebeugtem Knie.

Die *Rotationsbewegungen* in den mittleren Gelenken (Knie und Ellenbogen) erfolgen stets in der gleichen Richtung wie an der Hüfte oder Schulter, unabhängig davon, ob das Kniegelenk gestreckt oder gebeugt wird:
- Innenrotation mit Pronation,
- Außenrotation mit Supination.

Unteres Rumpfmuster

Es handelt sich um ein bilaterales Beinmuster, denn die unteren Extremitäten sind ein günstiger Hebelarm für LWS und Becken und für den lumbosakralen Übergang. Deshalb kommen Drehungen für die LWS und das Becken hinzu (**Abb. 5.15 a, b** und **5.16 a, b**).

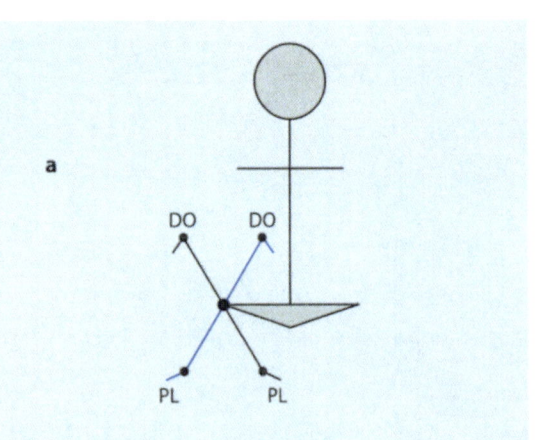

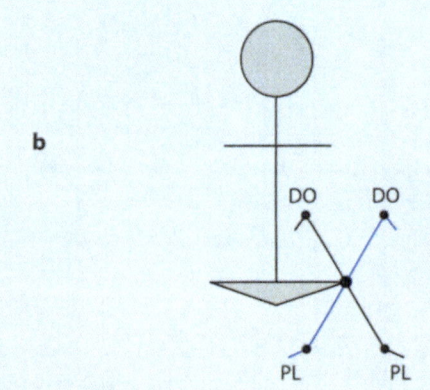

Abb. 5.14 a, b
Beinmuster: Drehpunkt Fußgelenk, 1. und 2. Diagonale (*DO* Dorsalextension, *PL* Plantarflexion). **a** Für rechten Fuß, **b** für linken Fuß

5.5 Muskuläre Fazilitationstechniken

rechtes Bein

Hüftgelenk
Flexion
Adduktion
Außenrotation

LWS
Beugung und Rotation
nach links

Becken
Beckenrotation nach links
Beckenkamm nach links
a seitlich oben hochgezogen

linkes Bein

Hüftgelenk
Flexion
Abduktion
Innenrotation

rechtes Bein

Hüftgelenk
Extension
Abduktion
Innenrotation

LWS
Streckung und Rotation
nach rechts

Becken
Beckenrotation nach rechts
Beckenkamm nach rechts
b seitlich unten gedrückt

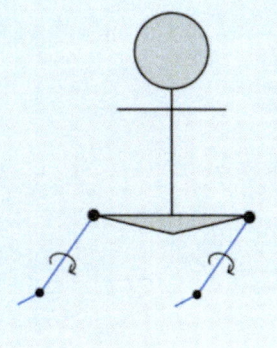

linkes Bein

Hüftgelenk
Extension
Adduktion
Außenrotation

Abb. 5.15 a, b
Unteres Rumpfmuster, bilaterales Beinmuster 1. Diagonale. **a** Agonistisches Muster für beide Beine (Bewegungsrichtung nach links), Flexion mit Rotation nach links. **b** Antagonistisches Muster für beide Beine (zurück in die Ausgangsstellung), Extension mit Rotation nach rechts

rechtes Bein

Hüftgelenk
Flexion
Abduktion
Innenrotation

LWS
Beugung und Rotation nach rechts

Becken
Beckenrotation nach rechts
Beckenkamm nach rechts
a seitlich oben gezogen

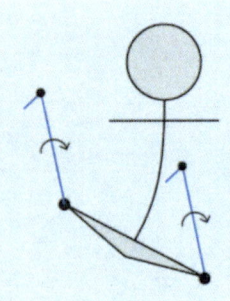

linkes Bein

Hüftgelenk
Flexion
Adduktion
Außenrotation

rechtes Bein

Hüftgelenk
Extension
Adduktion
Außenrotation

LWS
Streckung und Rotation nach links

Becken
Beckenrotation nach links
Beckenkamm nach links
b seitlich unten gedrückt

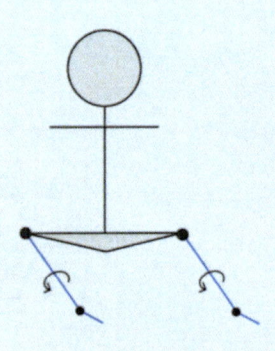

linkes Bein

Hüftgelenk
Extension
Abduktion
Innenrotation

Abb. 5.16.a, b
Unteres Rumpfmuster, Bilaterales Beinmuster, 2. Diagonale. **a** Agonistisches Muster für beide Beine (Bewegungsrichtung nach rechts), Flexion mit Rotation nach rechts. **b** Antagonistisches Muster für beide Beine (zurück in die Ausgangsstellung), Extension mit Rotation nach links

Armmuster

Ganz analog den beschriebenen Beinmustern stehen sich am Arm gegenüber (Bewegungsablauf am Beispiel linkes Schultergelenk):

– *Grundbewegung (agonistisches Muster)* (**Abb. 5.17 a**):

$$\text{aus der Ausgangsstellung} \xrightarrow{\text{in die}} \text{Bewegungsrichtung (Endstellung)}$$

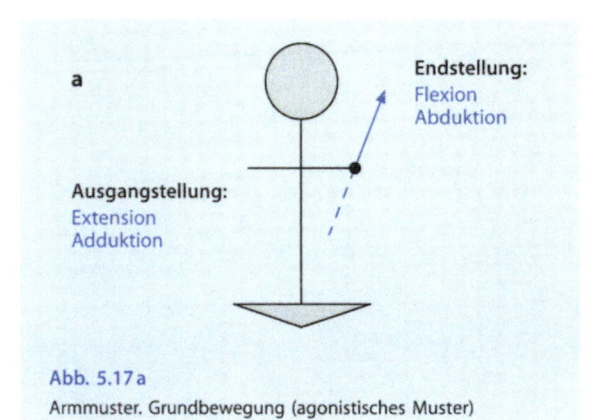

Abb. 5.17 a
Armmuster. Grundbewegung (agonistisches Muster)

– *Gegenbewegung (antagonistisches Muster)* (**Abb. 5.17 b**):

$$\text{aus der Bewegungsendstellung} \xrightarrow[\text{in die}]{\text{zurück}} \text{Ausgangsstellung}$$

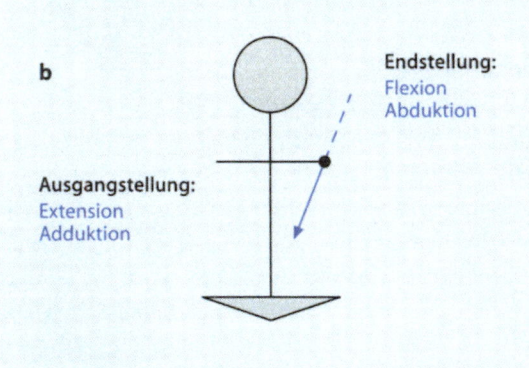

Abb. 5.17 b
Gegenbewegung (antagonistisches Muster)

Schulter

An der Schulter (proximaler Drehpunkt) sind folgende Bewegungen kombiniert (**Abb. 5.18 a, b**):

1. *Bewegungsrichtung (genannt 1. Diagonale):*

$$\text{aus der Extension} \xrightleftharpoons[\text{zurück in die}]{\text{in die}} \text{Flexion}$$

– kombiniert mit:
  – Abduktion (rechter Arm)
  – Adduktion (linker Arm)

– kombiniert mit:
  – Adduktion (rechter Arm)
  – Abduktion (linker Arm)

2. *Bewegungsrichtung (genannt 2. Diagonale):*

$$\text{aus der Extension} \xrightleftharpoons[\text{zurück in die}]{\text{in die}} \text{Flexion}$$

– kombiniert mit:
  – Adduktion (rechter Arm)
  – Abduktion (linker Arm)

– kombiniert mit:
  – Abduktion (rechter Arm)
  – Adduktion (linker Arm)

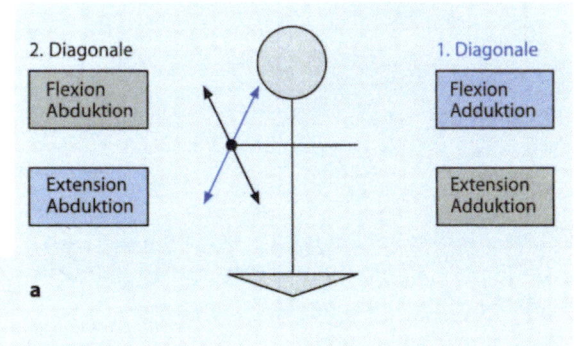

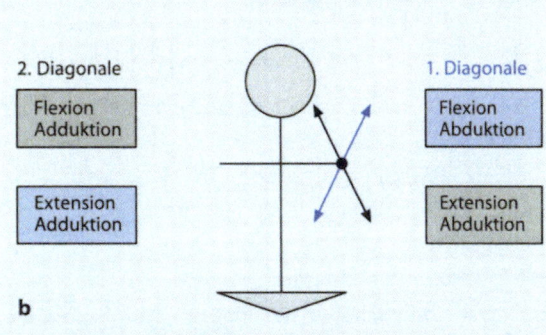

Abb. 5.18 a, b
Armmuster: Drehpunkt Schultergelenk (Flexion/Extension und Adduktion/Abduktion), 1. und 2. Diagonale.
a Für rechten Arm, **b** für linken Arm

Abb. 5.19a, b
Armmuster: Längsrotation im Schultergelenk, 1. und 2. Diagonale (*AR* Außenrotation, *IR* Innenrotation).
a Für rechten Arm, b für linken Arm

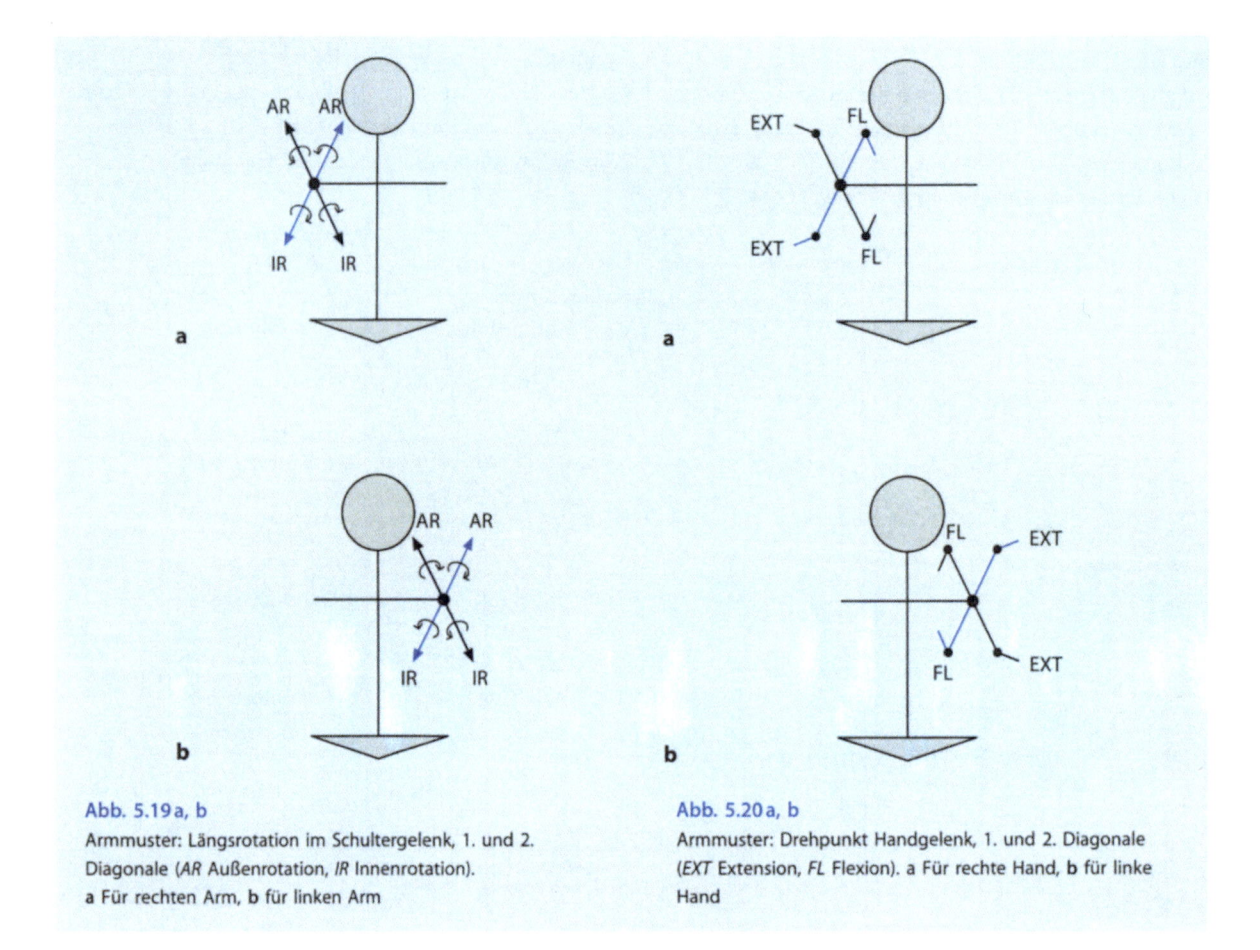

Abb. 5.20a, b
Armmuster: Drehpunkt Handgelenk, 1. und 2. Diagonale (*EXT* Extension, *FL* Flexion). a Für rechte Hand, b für linke Hand

Außerdem sind sowohl in der 1. als auch in der 2. Diagonale immer folgende Rotationen in der Längsachse kombiniert (**Abb. 5.19a** und **b**):
– Flexion mit Außenrotation,
– Extension mit Innenrotation.

Hand
An der Hand (distaler Drehpunkt) sind kombiniert (**Abb. 5.20a** und **b**):
– Adduktion Schulter mit Flexion im Handgelenk.
– Abduktion Schulter mit Extension im Handgelenk.

Ferner sind immer kombiniert:
– Innenrotation Schulter/Ellenbogen mit Pronation Handgelenk.
– Außenrotation Schulter/Ellenbogen mit Supination Handgelenk.

Bei regelhafter Anwendung entstehen dadurch beim bilateralen Armmuster differierende Handstellungen und funktionell wenig sinnvolle Kombinationen.

Ellbogengelenk
Am Ellenbogen (mittlerer Drehpunkt) sind (analog dem Beinmuster) verschiedene Kombinationen möglich: Die Ellenbogengelenke bleiben fest oder können bewegt (gebeugt oder gestreckt) werden. Es sind prinzipiell zwei Möglichkeiten denkbar; gültig für beide Diagonalen:
– Ellenbogenflexion aus dem gestreckten Arm heraus.
– Ellenbogenextension aus dem gebeugten Arm heraus.

Die Ellenbogenstellung erfolgt immer analog der Handstellung:
– Bei Extension des Ellenbogengelenks gleichzeitig Extension des Handgelenks (auch beim adduzierten Arm!).

- Bei Flexion des Ellenbogengelenks gleichzeitig Flexion des Handgelenks (auch bei abduziertem Arm!).

Die Rotationsbewegungen in den mittleren Gelenken (Ellenbogen, Knie) erfolgen stets in der gleichen Richtung wie an der Schulter bzw. Hüfte, unabhängig davon, ob das Ellenbogengelenk gebeugt oder gestreckt ist:
- Innenrotation mit Pronation,
- Außenrotation mit Supination.

Oberes Rumpfmuster

Es handelt sich um ein bilaterales Armmuster, um mit dem Hebelarm der oberen Extremitäten sowohl HWS wie auch Schultergürtel zu bewegen.

Bei exakter und völlig regelhafter Durchführung der postulierten Kombinationen entstehen völlig unterschiedliche Handstellungen von rechtem und linkem Arm; darauf ist schon hingewiesen worden (**Abb. 5.21 a, b** und **5.22 a, b**).

Insgesamt sind sämtliche Armmuster nicht nur in Rückenlage möglich, sondern auch in Seitlage (mit Unterarmstütz des anderen Arms), im Sitzen, auf der Matte im Knie- oder Vierfüßlerstand (mit Abstützen durch den anderen Arm).

Bezieht man aber den freien Umgang mit den Kombinationsmöglichkeiten mit ein, ergeben sich funktionell wie bewegungsmäßig sinnvolle Muster, und es lassen sich die oben dargestellten ungünstigen Kombinationen ver-

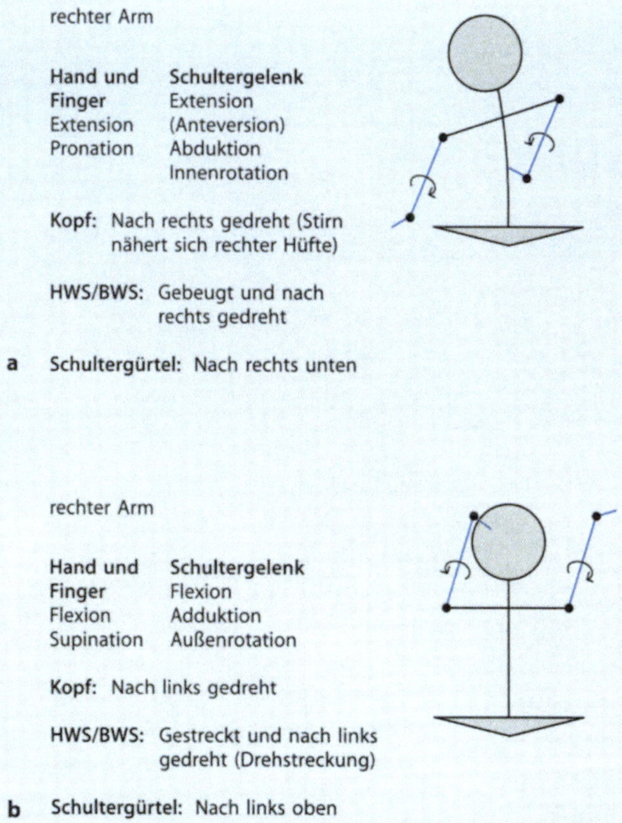

a

rechter Arm

Hand und Finger	Schultergelenk
Extension	Extension
Pronation	(Anteversion)
	Abduktion
	Innenrotation

Kopf: Nach rechts gedreht (Stirn nähert sich rechter Hüfte)

HWS/BWS: Gebeugt und nach rechts gedreht

Schultergürtel: Nach rechts unten

linker Arm

Schultergelenk	Hand und Finger
Extension	Flexion
(Retroversion)	Pronation
Adduktion	
Innenrotation	

b

rechter Arm

Hand und Finger	Schultergelenk
Flexion	Flexion
Supination	Adduktion
	Außenrotation

Kopf: Nach links gedreht

HWS/BWS: Gestreckt und nach links gedreht (Drehstreckung)

Schultergürtel: Nach links oben

linker Arm

Schultergelenk	Hand und Finger
Flexion	Extension
Abduktion	Supination
Außenrotation	

Abb. 5.21 a, b
Oberes Rumpfmuster, bilaterales Armmuster 1. Diagonale. **a** Agonistisches Muster für beide Arme (Bewegungsrichtung nach rechts), Wirbelsäulenflexion mit Rotation nach rechts. **b** Antagonistisches Muster für beide Arme (zurück in die Ausgangsstellung), Wirbelsäulenextension mit Rotation nach links

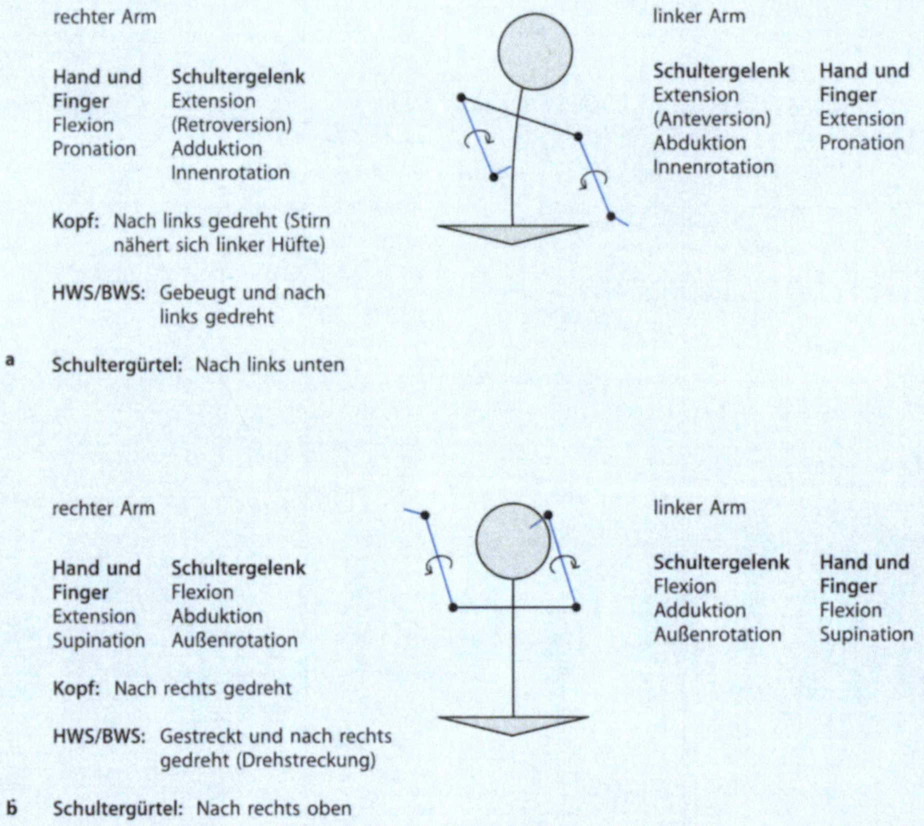

rechter Arm

Hand und Finger: Flexion, Pronation
Schultergelenk: Extension (Retroversion), Adduktion, Innenrotation

linker Arm

Schultergelenk: Extension (Anteversion), Abduktion, Innenrotation
Hand und Finger: Extension, Pronation

Kopf: Nach links gedreht (Stirn nähert sich linker Hüfte)

HWS/BWS: Gebeugt und nach links gedreht

a Schultergürtel: Nach links unten

rechter Arm

Hand und Finger: Extension, Supination
Schultergelenk: Flexion, Abduktion, Außenrotation

linker Arm

Schultergelenk: Flexion, Adduktion, Außenrotation
Hand und Finger: Flexion, Supination

Kopf: Nach rechts gedreht

HWS/BWS: Gestreckt und nach rechts gedreht (Drehstreckung)

b Schultergürtel: Nach rechts oben

Abb. 5.22 a, b
Oberes Rumpfmuster, bilaterales Armmuster 2. Diagonale. a Agonistisches Muster für beide Arme (Bewegungsrichtung nach links), Wirbelsäulenflexion mit Rotation nach links. b Antagonistisches Muster für beide Arme (zurück in die Ausgangsstellung), Wirbelsäulenextension mit Rotation nach rechts

meiden. Weiterhin werden Arm- und Beinmuster wieder gleichlautend.

Variationsmöglichkeiten des Musters

Das derzeitige Regelwerk der Komplexbewegungen ist einerseits in der Anwendung sehr kompliziert, andererseits entstehen dadurch Unstimmigkeiten in den Bewegungsmustern und es finden sich außerdem Beispiele für Diskrepanzen zu anderen bewegungstherapeutischen Konzepten, was sich nachteilig für den Patienten auswirken kann.

Beispiele dafür sind:
- Bewegungsmuster für die Hüfte,
- unteres Rumpfmuster,
- bilaterales Armmuster.

Bewegungsmuster für die Hüfte. Bei den Bewegungsmustern für die Hüfte existiert zwar nicht die Kombination Adduktion/Innenrotation, aber die übrigen Komponenten eines spastischen Musters (Streckspastik der Beine) bei Hemiparese sind vorhanden; nämlich beim Streckmuster:
- Hüft- und Knieextension,
- Innenrotation des Beins,
- Plantarflexion/Pronation des Fußes.

Der **Bobath-Therapeut wird dieses Muster meiden!**

Andererseits wäre die Kombination Abduktion/Außenrotation des Beins ein wichtiges antispastisches Lagerungsmuster, ergänzt durch geringe Flexion im Hüft- und Kniegelenk und Dorsalextension/Eversion im Fußgelenk. Stattdessen findet sich bei der Außenrotation immer die Fußpronation. Das gehört aber zur Fehlstellung der Streckspastik Beine.

Unteres Rumpfmuster. Beim unteren Rumpfmuster, d. h. bei gleichzeitiger Flexion wie auch Extension beider Beine (sowohl nach rechts als auch nach links), befindet sich jeweils das eine Bein in der Abduktion, das andere in der Adduktion. Dabei ist das abduzierte Bein in der Innenrotation, das adduzierte im selben Moment in der Außenrotation. Auch die Stellung der Füße differiert zwischen rechts und links.

Bilaterales Armmuster. Beim bilateralen Armmuster entstehen differierende Handstellungen beim Vergleich zwischen rechtem und linkem Arm, hier verdeutlicht am Beispiel 1. Diagonale:
- *Flexionsmuster Schulter* (entspricht der Extension Wirbelsäule mit Rotation nach links):
  - *Rechter Arm*:
    Schultergelenk: Adduktion und Außenrotation,
    Handgelenk: Flexion und Supination.
  - *Linker Arm*:
    Schultergelenk: Abduktion und Außenrotation,
    Handgelenk: Extension und Supination.
- *Extensionsmuster Schulter* (entspricht der Flexion Wirbelsäule mit Rotation nach rechts):
  - *Rechter Arm*:
    Schultergelenk: Abduktion und Innenrotation,
    Handgelenk: Extension und Pronation.
  - *Linker Arm*:
    Schultergelenk: Adduktion und Innenrotation,
    Handgelenk: Flexion und Pronation.

Das wirkt unnötig kompliziert, ist neurophysiologisch nicht belegbar und außerdem unterscheidet sich damit das bilaterale Armmuster vom bilateralen Beinmuster; dort ist die Dorsalextension/Plantarflexion des Fußes beiderseits gleichlautend und stets mit der Hüftflexion/-extension kombiniert.

Freier Umgang mit allen Kombinationsmöglichkeiten
Das starre Regelsystem der Komplexbewegungen und die Überbetonung des krankengymnastischen Details lassen sich durch den völlig freien Umgang mit allen Kombinationsmöglichkeiten umgehen: Man kombiniert sämtliche Bewegungsrichtungen in den drei Armgelenken völlig frei miteinander, gültig für beide Diagonalen und ganz unabhängig von den komplizierten Vorschriften, stets nur den Möglichkeiten des Patienten angepasst. Frei variabel sind nunmehr am:
- *Schultergelenk*: Extension – Flexion mit Abduktion – Adduktion und mit Innenrotation – Außenrotation.
- *Ellenbogengelenk*: Flexion – Extension mit sämtlichen Schulterstellungen.
- *Handgelenk*: Flexion – Extension entweder gleich lautend zum Ellenbogengelenk oder auch gegensätzlich (d. h. Handextension beim gebeugten Ellenbogengelenk oder umgekehrt).

Lediglich die Längsrotation des Arms entspricht der Schulterstellung und erfolgt in der gleichen Richtung, also:
- *Innenrotation der Schulter,* kombiniert mit Pronation Unterarm und innenrotatorischer Handstellung (d. h. Pronation).
- *Außenrotation der Schulter,* kombiniert mit Supination Unterarm und außenrotatorischer Handstellung (d. h. Supination).

Vorteile der freien Kombinationsmöglichkeiten
- Funktionell wie bewegungsmäßig ergeben sich sinnvolle Muster.
- Die funktionell unsinnige Pronation des Unterarms bei Außenrotation des Arms oder die Supination bei innenrotierter Schulter sind ausgeschlossen.
- Arm- und Beinmuster werden wieder gleich lautend.

Insgesamt werden die Komplexbewegungen viel praxisfreundlicher und lassen sich den Möglichkeiten bzw. motorischen Defiziten des Patienten besser anpassen.

Praktische Durchführung
Gestaltung der Komplexbewegungen
Die beschriebenen Bewegungsmuster werden je nach Notwendigkeit und Vermögen des Patienten durchgeführt:
- als passive Bewegungen im vollen Ausmaß, um die Gelenke durchzubewegen oder um Bewegungshemmungen festzustellen,
- oder als passiv-aktiv geführte Bewegung,

– oder als aktive (freie) Bewegung,
– oder als Bewegung gegen Widerstand.

Bei den Übungen kann der volle Bewegungsausschlag zurückgelegt werden, oder nur ein Teil des Bewegungswegs.

Widerstand wird nur gegen die kräftigen (proximalen oder distalen) Bewegungskomponenten gesetzt; gleichzeitig benötigen die geschwächten Bewegungsanteile jedoch häufig manuelle Unterstützung, damit der Patient den vollen Bewegungsausschlag erreichen kann.

Ziel der Übungstherapie ist die koordinierte Ausführung des jeweiligen Bewegungsmusters unter Ausnutzung des vollen Bewegungsausschlags bei wohlausgewogenen Kraftverhältnissen; allerdings unter der stillschweigenden Voraussetzung, dass bestimmte Bewegungskombinationen in der Therapie auch dem sog. funktionellen Bewegungsmuster entsprechen. Defizite im neuromuskulären System werden wieder auftrainiert, indem mehrere Bewegungskomponenten (Kombinationsmuster) eines Muskels unter Beteiligung von zwei oder mehr Gelenken einbezogen werden. Dadurch sollen vorhandene motorische Anlagen durch Reizsetzung und Reizbeantwortung aktiviert werden.

> **Tipp**
> **Einsatzbereiche der Fazilitationstechniken**
> Hierzu zählen alle Defizite im neuromuskulären System, die sich in reflektorisch ausgelöster Muskelschwäche, gestörter Koordination, eingeschränkter Gelenkbeweglichkeit oder muskulärer Verspannung äußern.

Die notwendigen aktiven Übungen müssen zur bestmöglichen Entwicklung von Muskulatur, Koordination und Ausdauer beitragen. Bewegungssynergien sind dazu besonders geeignet; denn durch diese Zusammenarbeit werden stärkere Muskelkräfte ausgenutzt, um schwächere zu kräftigen. Eine fließende Bewegung beinhaltet immer die Kombination mehrerer Aktionskomponenten; d. h. jeder Muskel wird von anderen Muskeln seiner Gruppe unterstützt, und umgekehrt unterstützt er die Wirkung anderer, ihm verwandter Muskeln.

> **Wichtig !**
> Leistungsschwäche eines Muskels innerhalb seiner Gruppe vermindert die Kraft des Bewegungsablaufs und stört Koordination und Bewegungsfluss. Das gleiche gilt für muskuläre oder artikuläre Kontrakturen.

Spezielle Indikationen und Kontraindikationen
Muskulärer Kraftzuwachs ist indiziert bei:
– Schlaffen Paresen durch Ausfälle im peripheren Nervensystem (Zustand nach Poliomyelitis, partielle Denervation oder allmählich zurückkehrende Reinnervation von Muskeln).
– Partiellen Rückenmarkläsionen (Para- und Tetraparesen) infolge von Tumoren, Polyradikulitis (Guillain-Barré-Syndrom), anderen entzündlichen oder degenerativen Erkrankungen.
– Zustand nach entzündlichen oder degenerativen Gelenkerkrankungen mit arthrogener Atrophie der Muskulatur.
– Allgemeine Muskelatrophie bei Bettlägerigkeit.
– Verletzungen und postoperativen Zuständen am Bewegungsapparat, die mit Muskelatrophie einhergehen.

Kontraindiziert sind diese Techniken bei Spastik (besser: Behandlung nach Bobath) oder bei akuten Gelenkaffektionen (besser: Gelenkschutz bzw. isometrisches Üben) mit postisometrischer Relaxation (sog. PIR-Technik).

5.6 Stemmführung nach Brunkow

> **Definition**
> Stemmführung beabsichtigt die Reflexaktivierung (Bahnung und Automatisierung) normaler Bewegungsmuster und gehört damit streng genommen zu den PNF-Techniken.

Ziel ist die reflexogene Haltungsänderung: Durch bewusste motorische Kontrolle der Hand- und Fußgelenke über die Aktivierung distaler Muskelketten bis zur Steuerung der autochthonen Rücken- und Rumpfmuskulatur.

5.6.1 Neurophysiologische Grundlagen

Roswitha Brunkow (Bold et al. 1989) hatte im Eigenversuch – nach einem Unfall vorübergehend im Rollstuhl sitzend – beim Stemmen mit den Armen eine Auswirkung auf die Aufrichtung im Rumpfgebiet beobachtet.

Reflexaktivierungen der Muskulatur sind als propriozeptive neuromuskuläre Fazilitation (PNF) bekannt: Die Therapeutin setzt am Körper einen Reiz und provoziert damit eine gesetzmäßige motorische Reaktion.

Physiotherapeutisch lässt sich das zur Erleichterung (Fazilitation, Bahnung) einer mangelnden Willkürbewegung ausnutzen, und zwar stets im Rahmen eines definierten Bewegungsmusters.

Wie soll man sich diese Reflexbahnung vorstellen? Die willkürliche isometrische Kontraktion aus den Akren strahlt aus, proximal- und axialwärts in den Körper hinein mit Auswirkungen auf das Axisorgan. Die Stemmführung von der Hand strahlte nach Auffassung von Frau Brunkow auch in die Beine aus; analog hat sie dann eine *Stemmführung der Beine* entwickelt: Dorsalextension der Füße mit Abstemmen durch die Fersen.

Ausgangspunkt ist ein peripherer Reiz, eine willkürliche isometrische Kontraktion an den Akren; die Hand stützt sich auf und wird mit voller Kraft in die Dorsalextension gezogen, die Finger sind in den Interphalangealgelenken halb gebeugt, und diese aktive Kontraktion wird bewusst isometrisch gehalten. Die Muskeltonuserhöhung strahlt in den Unterarm aus; auch die übrigen Gelenke (Ellenbogen- und Schultergelenk) müssen muskulär abgesichert sein, d. h. es kommt zur synergistischen (agonistisch-antagonistischen) Kokontraktion sowohl der Strecker als auch der Beuger. Das Ganze erfolgt in bestimmten Gelenkstellungen, d. h. die Mittelgelenke (Ellenbogen- und Kniegelenke) sind gering gebeugt: leichte Außenrotation und geringe Abduktion im Schultergelenk. Dadurch wird die Wirbelsäule im thorakalen und zervikalen Bereich aufgerichtet und die Rumpfhaltung ist sicherer. Diese dynamische Stabilisierung der Wirbelsäule ist Voraussetzung für alle Körperbewegungen mit Schwerpunktverlagerung, damit keine muskulären Dysbalancen oder einseitige Beanspruchungen der passiven Strukturen (Bandscheiben) entstehen.

> **Wichtig!**
>
> *Grundlage der Brunkow-Technik*: Starker Einstrom propriozeptiver Impulse von peripher (Hände und Füße) mit agonistisch-antagonistischer Kokontraktion der Extremitätenmuskeln in bestimmten Winkelstellungen. Diese Aktivität wird nach proximal weitergeleitet und führt zur Tonisierung der rumpfaufrichtenden Muskulatur und zur Stabilisierung der Wirbelsäule (Haltungsverbesserung).

5.6.2 Prinzipien des reflektorisch gesteuerten Haltungsaufbaus

Zahlreiche therapeutische Systeme bedienen sich der Reflexaktivierung zur Bahnung von Bewegungsmustern (sog. „pattern"); allerdings mit ganz unterschiedlichen Ansätzen:

- *Kabat (1952)*: Er beschrieb die bekannten diagonalspiraligen Muskelketten mit Bewegungseinleitung von peripher (s. Abschn. 5.6). Der Reflexweg verläuft von distal nach proximal.
- *Bobath (1998)*: Sie hat neben den reflexhemmenden Ausgangsstellungen bei Spastik die tonischen (symmetrischen und asymmetrischen) Nackenreflexe – wenn vorhanden – zur Bewegungseinleitung benutzt. Der Reflexweg verläuft von zentral nach peripher (s. Abschn. 5.8).
- *Brunkow (Bold et al. 1989)*: Das Aufrichten des Kleinkinds geschieht gegen die Erdschwere. Dieses Sich-Aufrichten entspricht nach Brunkow dem Hochstemmen und sie sprach ausdrücklich vom „Nachholbedarf an frühkindlichen Bewegungsabläufen". Dabei müssen Schulter- und Hüftgelenke muskulär synergistisch abgesichert werden.
- *Gindler (1989)*: Sie betonte schon sehr viel früher die sog. peripheren Atemantriebe. Das entspricht einer Anregung der Motorik von den Akren her. Gleichzeitig sollte der Patient lernen, den Bewegungsablauf zu erspüren („Körpertastarbeit").
- *Rood (1956)*: Die Technik von Rood arbeitet mit Hautreizen über den Extensoren der Hand, die nach proximal gerichtet sind. Alle Reize erfolgen in Richtung der Muskelkontraktion.

Hautreize aktivieren nach heutiger Ansicht Motoneurone im spinalen Bereich.
- *Voijta (1988)*: Er beruft sich auf Neugeborenenreflexe:
  - Der *Fersenreflex* ist in den ersten Lebenswochen regelmäßig vorhanden: Reflexstreckung des Beins nach Klopfen auf die Ferse; das Fußgelenk ist dabei in rechtwinkliger Stellung und das Bein halbgebeugt (wie bei der Stemmführung nach Brunkow).
  - Der *Handreflex* ist allerdings nicht beim normalen Neugeborenen, sondern nur beim pathologischen Säugling (mit zentralen Koordinationsstörungen) vorhanden: Nach Handeinstellung und Klopfen in die Handwurzel kommt es zur Streckreaktion des Arms, und zwar mehr auf der Seite, zu der das Gesicht gedreht ist.

Beide Reflexe sind phasischen Charakters, lösen jedoch tonische Muskelaktionen aus. Frau Brunkow dachte (in Anlehnung an die fötale Motorik) an irgendwelche im Stammhirn lokalisierte Reflexaktivitäten. Um welche Reflexe es sich genau handeln könnte, wusste sie nicht. Unklar ist auch, ob es sich möglicherweise um spinale, polysegmentale Reflexe handelt.

> **Wichtig!**
>
> Die *Haltungsinnervation der Rumpfmuskulatur* wird weitgehend propriozeptiv geregelt. Durch Willkürimpulse ist die autochthone Rückenmuskulatur nur wenig steuerbar; der einzelne Muskel kann nicht isoliert angespannt werden.

5.6.3 Behandlungstechniken

Stemmführung bedeutet Aktivierung eines Reflexmechanismus mit Streckeigenschaften der oberen und unteren Extremitäten. Der Mechanismus ist durch aktive oder passive Einstellung der Extremitätenenden aktivierbar, d. h. Einleitung des Stemmens von den Handwurzeln oder Fersen her, evtl. unterstützt durch zusätzliche Hautreize. Dadurch werden bestimmte, konstante Muskelketten aktiviert, die an der Aufrichtung und Stabilisierung des Körpers beteiligt sind.

Handhaltung beim Stemmen

Die *Mittelhand* befindet sich in *maximaler Dorsalextension* (d. h. die Hand wird aktiv mit voller Kraft in die Dorsalextension gezogen), die Finger in den Interphalangealgelenken sind halb gebeugt. Der Fixpunkt ist dabei die Handwurzel, die in die Unterlage gedrückt wird. Dies führt zur Auslösung der propriozeptiven Reize. Das Stemmen erfolgt von der Handwurzel aus; allmählich verstärkt sich die Dorsalextension. Der Patient stemmt von distal nach proximal und die *Reflexaktivierung setzt sich fort in die*
- Extensoren des Unterarms,
- Abduktoren und Außenrotatoren des Oberarms und zuletzt
- in die dorsale Rumpfmuskulatur.

Die Dorsalextension des Handgelenks muss willkürlich mit voller Konzentration gehalten werden, ebenso die Winkelstellung in den Ellenbogen- und Schultergelenken. Nach der Fixierung des Schultergelenks werden anschließend die *Flexoren aktiviert*:
- Flexoren des Unterarms,
- Flexoren und Adduktoren des Oberarms,
- zuletzt ventrale Hals- und Thoraxmuskulatur bis in die Bauchmuskulatur.

Die Anspannung der Muskulatur sollte dem Patienten bewusst gemacht werden, d. h. die Physiotherapeutin sollte die gewünschte Muskelspannung fühlen (erspüren) lassen. Diese Tonisierung sollte sich auch ohne tatsächliches Stützen auf die Handwurzel fühlen lassen, wenn man nur die Hand in ähnlicher Stellung hält (sog. gedachter Widerstand) und sich ganz bewusst auf die bloße Handhaltung konzentriert. Die bessere Auswirkung lässt sich allerdings beim tatsächlichen Stützen auf die Handwurzel beobachten.

> **Wichtig!**
>
> Stemmen ist eine Sonderform der propriozeptiven neuromuskulären Fazilitation.

Fußstellung beim Stemmen

Das Fußgelenk befindet sich in maximaler Dorsalextension, die Zehen sind locker gestreckt. Der Fixpunkt ist die Ferse, sie wird (in Rückenlage) in die Unterlage gedrückt. Der Körper wird unter Halten der Dorsalextension nach kranial gestemmt; die physiologische Lendenlordose bleibt erhalten, ebenso die Winkelstellung in Knie- und Hüftgelenken.

Die Muskelaktivierung setzt sich axialwärts fort:
- in die Extensoren des Unterschenkels,
- in die ventrale Oberschenkelmuskulatur,
- bis in die Bauchmuskulatur.

Nach Stabilisierung des Knie- und Hüftgelenks werden anschließend noch *folgende Muskeln aktiviert*:
- M. triceps surae (synergistisch zur Kniestreckung),
- ischiokrurale Muskeln (dienen nicht der Kniebeugung, sondern der Hüftstreckung),
- Glutealmuskulatur (wirkt hüftgelenkstabilisierend) und zuletzt
- die gesamte dorsale Rumpfmuskulatur bis zum Kopf.

Die Weiterleitung der Muskelspannung bis zum Rumpf muss dem Patienten bewusst gemacht werden, damit er sie nachempfinden kann.

> **Wichtig !**
>
> Die *antagonistischen Strecker* werden gehemmt und inaktiv, wenn es in einem Gelenk durch Fazilitation zum funktionellen Überwiegen der Beuger kommt.

Die bewusste, maximale Anspannung antagonistischer Muskelgruppen (Kokontraktion) dient der Tonisierung der körperaufrichtenden Muskulatur; d.h. die Streckfunktionen sind der Streckreaktion auf dem Standbein vergleichbar. Außerdem müssen die proximalen Extremitätengelenke und die autochthone Rückenmuskulatur optimal muskulär abgesichert sein, um die Haltung zu verbessern und die dynamische Stabilität im Rumpf zu erhöhen.

Zusätzliche manuelle Hilfen

Stemmführung bedeutet in erster Linie Fazilitation der Extensoren. Deren Aktivität wird durch exterozeptive Hautreize auf der Streckermuskulatur (Rood 1956) unterstützt. Folgende *Handgriffe* werden benutzt:
- Hautwischen,
- tiefes Streichen,
- weiches, großflächiges Streichen,
- Druck-Stauch-Impulse.

Hautwischen. Flüchtiger, von distal nach proximal gerichteter Hautkontakt über der Haut der Extensoren (Hand- und Fingerextensoren, Fußheber), die die Dorsalextension einleiten.

Tiefes Streichen. Langsames, tiefes Eindringen des Daumenballens und der Fingerkuppen auf den genannten Extensoren – dieselben Muskelgruppen und dieselbe Richtung wie beim Hautwischen.

Weiches, großflächiges Streichen. Die Flexorengruppe des Unterarms bzw. den M. triceps surae betreffend; flach aufgelegte locker angepasste Handfläche; von proximal nach distal gerichtet.

Druck-Stauch-Impulse. Zur verbesserten Dorsalextension setzt die Physiotherapeutin zwei Finger (Zeigefinger und Daumen) an der Dorsalseite des Handgelenks auf und führt Druck-Stauch-Impulse in Richtung Handwurzel aus. Dieser Handgriff ist auch am oberen Sprunggelenk (über der Sehne des M. tibialis anterior und des M. extensor digitorum longus) anwendbar; die Stauchimpulse führen dann in Richtung Ferse.

5.6.4 Praktische Durchführung

Allgemeine Hinweise

Die Physiotherapeutin beginnt entweder mit der Dorsalextension der Hände oder der Füße; nie alle 4 Extremitäten gleichzeitig. Dem Patienten sollte die Weiterleitung der Muskelspannung zum Rumpf bewusst gemacht werden, damit er sie nachempfinden kann. Das Stemmen der Extremitäten und ihrer Beugewinkel werden unter Augenkontrolle des Patienten ausgeführt.

Bei *Asymmetrien im Muskeltonus* ist eine möglichst symmetrische Stellung zu erarbeiten; d.h. ausgewogenes Gleichgewicht im Tonus der Rumpfmuskulatur. Die Körperstellung muss symmetrisch gehalten werden können.

Bei *Spastik* (spastische Hemiparese, spastischer Spitzfuß) besteht das Problem, dass die Akren *passiv* in die Ausgangsstellung für die Stemmführung gebracht werden müssen; dabei darf nicht in die Hohlhand oder an die Fußsohle gegriffen werden. Es besteht aber die Möglichkeit der propriozeptiven Hautreizung, durch Druck am Handgelenk (Dorsalseite) die passive Einstellung und den Druck in die Unterlage herbeizuführen. Mit der passiven Einstellung der spastischen Hand in die Stemmhaltung hatte Brunkow nach eigenem Bekunden aber kaum Erfolg. Außerdem förderte die Innenrotation des Arms im Schultergelenk beim Stemmen die unerwünschte Beugespastik des Rumpfes, wobei der Kopf folgte. Die passive Außenrotation des Arms in der Schulter allerdings förderte die Streckreaktion des Rumpfes und Kopfes, was je nach Ausprägung der Nackenreflexe erwünscht sein kann (s. Abschn. 5.8).

Der Patient wird angehalten, beim Stemmen die *Atmung* gleichmäßig weiterlaufen zu lassen. Pressen beim Atmen sollte vermieden werden. Insbesondere darf beim Anspannen der Bauchmuskulatur die Zwerchfellbeweglichkeit nicht beeinträchtigt werden. Zwischendurch müssen ausreichende Pausen zum gelösten Atmen eingelegt werden.

Dosierung der Stemmführung
Bei korrekter Ausführung anfangs 2×5 min; kann allmählich auf 2×20 min gesteigert werden.

Ausgangsstellungen zur Stemmführung
Die wichtigsten Ausgangsstellungen sind:
- Rückenlage,
- Bauchlage.

Rückenlage. Die *Beine* sind soweit angestellt, dass die Fußsohlen gerade noch Bodenkontakt haben (stumpfer Winkel in den Kniegelenken); die *Arme* liegen auf.

Die *Hände* befinden sich in Dorsalextension, die *Ellbogen* sind leicht gebeugt, die *Schultergelenke* gering abduziert und außenrotiert. Das Stemmen erfolgt nach kranial bis zur BWS und HWS.

Danach werden die Füße in die Übung miteinbezogen: Die Mittelfüße werden in die Dorsalextension gezogen; vom Kalkaneus aus wird nach kranial gestemmt. Die Winkelstellung in Knie- und Hüftgelenken wird beibehalten (kann allenfalls durch die Streckung etwas geringer werden). Das Stemmen wird solange gehalten, bis die Reflexaktivierung im Rücken wahrgenommen wird. Die HWS bleibt gestreckt; es erfolgt keine Reklination des Kopfes. Während des Stemmens beachtet der Patient folgende *Anweisungen*:

- ruhig weiteratmen,
- den Bauch nicht einziehen,
- das Becken nicht kippen,
- eine Kyphose der LWS vermeiden, die physiologische Lendenlordose soll beibehalten werden.

Bauchlage. Wenn es für den Patienten zumutbar ist, d. h. *nicht* bei kompletter Hemiparese oder bei Wirbelsäuleninstabilität, liegt er auf der Matte, analog dem Liegestütz mit seitlich aufgestützten Armen und gestrecktem Nacken. Seinen Kopf und Rumpf hebt er leicht von der Unterlage ab.

Weitere Varianten. Hat der Patient Fortschritte gemacht und kann stabil sitzen oder stehen, können die Stemmübungen in folgenden Körperpositionen fortgeführt werden:
- *Sitz auf dem Hocker.* Beine stemmen gegen den Fußboden, Arme stemmen gegen einen gedachten Widerstand; umgekehrte Variante:
- *Sitz auf der Untersuchungsliege.* Hände stemmen seitlich am Körper gegen die Unterlage, Füße stemmen gegen einen gedachten Widerstand.
- *Stemmen im Stand.* Armstemmführung beidseits gegen den gedachten Widerstand; Beinstemmführung im Einbeinstand mit dem angehobenen Bein gegen den gedachten Widerstand.

> **Wichtig!**
> Wenn die Streckreaktion funktioniert und eine symmetrische Körperhaltung beibehalten wird, kann die Stemmführung reduziert werden.

> **Tipp**
> Einsatzbereiche der Stemmführung
> Für folgende Behandlungssituationen ist diese Technik einsetzbar:
> - *Extrapyramidale Syndrome* (Torsionsdystonie, Torticollis spastica, Morbus Parkinson), den klinischen Erfahrungen von Brunkow entsprechend;
> - *Hemiplegie beim Erwachsenen*,
> - Säuglinge mit infantiler Zerebralparese, möglicherweise als Option, es gibt andere Verfahren;
> - *Periphere Paresen*,
> - *Entlastung der Wirbelsäule* (Skoliosen, Diskopathien: Letztere als „erfreuliche Gebiete" bezeichnet),

– *Tumordestruktion oder Kompressionsfrakturen von Wirbelkörpern*, wenn diese operativ stabilisiert sind bzw. wenn eine funktionelle Behandlung gerechtfertigt erscheint (Erfahrungen des Autors).

5.7 Behandlung nach Bobath

5.7.1 Neurophysiologische Grundlagen

Allgemeines zur Funktion und Plastizität des ZNS
Aufgabe des Gehirns ist die Perzeption, Integration und Koordination aller Reize aus der Umwelt und dem eigenen Körper. Diese Reize werden wahrgenommen und daraus wird die Bewegungsreaktion abgeleitet. Die These von der *Plastizität des Gehirns* beinhaltet: Verlorene Funktionen neu zu entwickeln und zu üben, um bisher ungenutzte Hirnregionen zur Übernahme von Funktionen zerstörter Regionen zu veranlassen. Ungenutzte Potentiale von zerebralen Leistungen des Patienten müssen von der Physiotherapeutin erkannt werden.

Die integrativen Funktionen des ZNS werden durch psychische Energie, Willen und Intellekt modifiziert. Sie werden durch vorbestehende Alterssklerose, Senilität und Verwirrtheit beeinträchtigt.

> **Definition**
>
> *Desintegration des Gehirns* bedeutet die Störung des Informationsflusses (Sensibilität, Propriozeption usw.) aus linker und rechter Körperhälfte und von zentral nach peripher.

Das bedeutet für den Patienten:
- *Verlust des Bewegungsgedächtnisses* (des Bewegungsentwurfs) und seiner Koordination.
- *Verlust des symmetrischen Körperschemas* und *der Körpermitte* und *gestörten Bezug zur betroffenen Seite*. Die Gewalt über eine Körperhälfte ist verloren gegangen; der Patient zieht sich auf seine gesunde Hälfte zurück; das Gleichgewicht und die normalen Haltungsreflexmechanismen sind gestört.
- *Verlust neuropsychologischer Leistungen*: Hemianopsie, Aphasie, Amnesie, Agnosie.

Hierarchische Ordnung im ZNS
Die phylogenetisch jüngeren Gehirnabschnitte sind den älteren übergeordnet; jüngere Zentren hemmen die älteren in ihrer Aktivität. Je höher ein Hirnzentrum integriert ist, desto mehr Hemmwirkung geht von ihm aus. Primitivreflexe (aus niederen Zentren) sind beim Gesunden zwar nicht dominant, aber vorhanden, und können normale Willkürbewegungen verstärken bzw. beeinflussen.

Der Ausfall höherer Hirnzentren führt zur Enthemmung phylo- und ontogenetisch älterer, einstmals physiologischer, jetzt aber pathologischer Reflexe. Diese sog. *Primitivreflexe* (tonische Nackenreflexe) werden nach der Hirnschädigung wieder dominant, da die übergeordnete Leistung (= Hemmung) wegfällt.

Außerdem können durch die Hirnschädigung reife Reflexe gehemmt sein (statisch-tonische Körperstellreflexe und Gleichgewichtsreaktionen), bei denen aufgrund des vielfältigen Reizes zahlreiche Muskelgruppen beteiligt sind; die Reaktion tritt als unbewusste Bewegung in Erscheinung.

> **Wichtig!**
>
> Die 4 Ebenen der hierarchischen Ordnung im ZNS sind:
> – spinale Reflexe,
> – statisch-tonische Reflexe,
> – Körperstellreaktionen,
> – Gleichgewichtsreaktionen.

5.7.2 Einfluss der Haltungsreflexe

Normale Haltungsreflexmechanismen
Dazu gehören:
- Körperstellreflexe,
- Gleichgewichtsreaktionen,
- automatische Koordination der gesamten Muskulatur.

Körperstellreflexe. Sie entwickeln sich im Säuglingsalter durch die Rotation um die eigene Körperachse (Umdrehen, Vierfüßlerstand, Aufsitzen) und werden später in komplexere Aktivitäten integriert (Gleichgewichtsreaktionen und bei willkürlichen Bewegungen, die das Gleichgewicht destabilisieren). Durch die Schwerkraft und den Druck der Unterlage ausgelöst, werden sie lebenslang gebraucht; sie ermöglichen im Liegen das Umdrehen oder im Sitzen das senkrechte Ausrichten des Kopfes und der Schultern auf dem Becken.

Wenn diese Reflexe vermindert oder verloren gegangen sind, ist das Drehen auf die kranke Seite erschwert, und das aufrechte Sitzen ist unmöglich. Man findet in diesen Fällen außerdem:
- *in der Seitlage*:
    - Tonus der Beuger der oben liegenden Seite ist erhöht,
    - Tonus der Strecker der unten liegenden Seite ist erhöht,
- *im Sitzen*:
    - Abstützreaktion fehlt.

Gleichgewichtsreaktionen. Diese automatischen, unbewussten Bewegungen, um die Balance zu halten, sind mit den Körperstellreaktionen verwandt. Stehen bedeutet für den Körper eine besonders instabile Lage; die Gleichgewichtsreaktionen entwickeln sich beim Kind zuletzt. Jede Schwerpunktverlagerung erfordert eine Haltungsanpassung; bei jeder Instabilität – wenn wir zu fallen drohen – erfolgen unbewusste Muskelkontraktionen zur Kompensation.

Automatische Koordination der gesamten Muskulatur. Sie erlaubt die kontrollierte Bewegung gegen die Schwerkraft. Wird eine gesunde Extremität gegen die Schwere passiv angehoben und plötzlich losgelassen, fällt sie nicht herab, sondern wird aktiv gehalten. Mit den Gleichgewichtsreaktionen überschneidet sich die automatische Koordination, z. B. beim Gehen auf zwei Beinen. Hier muss nicht nur das Gleichgewicht gehalten werden, es wird gleichzeitig die Vorwärtsbewegung eingeleitet und kontrolliert.

Abnorme Haltungsreflexmechanismen
Dazu gehören:
- symmetrische tonische Nackenreflexe,
- asymmetrische tonische Nackenreflexe,
- enthemmte Stützreaktionen.

Falls sie auftreten, sind sie beim Hemiplegiker die Hauptgründe für die gestörte normale Beweglichkeit.

Symmetrische tonische Nackenreflexe. Diese Reflexe werden bei Bobath *assoziierte Reaktionen* genannt. Es handelt sich um tonische Haltungsreflexe, die in der Muskulatur ausgelöst werden und der willkürlichen Kontrolle entzogen sind. Es entsteht eine Tonuserhöhung in der Extremität; bei gleichzeitig bestehender Spastizität rufen diese Reflexe das spastische Muster hervor:
- *Bei Kopfbeugung* kommt es zur Beugespastik in den Armen und zur Streckspastik in den Beinen.
- *Bei Kopfstreckung* umgekehrt.

Asymmetrische tonische Nackenreflexe. Wie die assoziierten Reaktionen handelt es sich um enthemmte tonische Reflexe, die der höheren kortikalen Kontrolle entzogen sind.

Durch Kopfdrehung zur Seite wird ausgelöst:
- *gesichtsseitige Extremität*: Streckertonus ist erhöht,
- *gesichtsabgewandte (hinterkopfseitige) Extremität*: Beugertonus ist erhöht.

Die Stärke der Reaktion schwankt:
- Bei *schwerer Spastik* erfolgt die sofortige Reaktion mit gesichtsseitiger Streckung.
- Bei *geringer Spastik* kann die Reaktion verzögert, also langsamer einsetzen (Latenzzeit tonischer Reflexe!) und weniger betont ausfallen; mitunter wird sie nicht beobachtet.

Die Reaktion wird stärker, wenn der Patient seinen Kopf aktiv dreht und noch ausgeprägter, wenn die Rotation gegen kräftigen Widerstand erfolgt. Die Widerstandsprüfung gegen die passive Beugung (während der gesichtsseitigen Streckreaktion) bzw. gegen die passive Streckung (gegen die hinterkopfseitige Beugereaktion) deckt die Tonusveränderung aber auf.

> **Wichtig!**
> Alle tonischen Nackenreflexe und assoziierten Reaktionen beeinflussen sich gegenseitig und können kombiniert geprüft werden.

Enthemmte Stützreaktion. Die *normale positive Stützreaktion* ist durch die gleichzeitige Kontraktion von Beugern und Streckern charakterisiert, ausgelöst durch den plötzlichen Druck auf den Fußballen (Kontakt des Fußes mit dem Boden beim Gehen). Agonisten und Antagonisten arbeiten synchron.

Als Ergebnis werden die Gelenke durch Kokontraktion hinreichend fixiert, ausreichend für eine genügende dynamische Stabilität des Beins. Die Fixierung lässt aber genügend Spielraum für die weitere Mobilität.

Dagegen entsteht beim *Spastiker* eine reine Streckerreaktion ohne kontrollierte Anspannung der Beuger. Die normale Stützreaktion unterliegt nicht mehr der höheren Kontrolle und wird durch den Streckspasmus zur überschießenden Reaktion.

> **Wichtig !**
>
> *Massenbewegungen* (Brunnstrom 1970) und *assoziierte Reaktionen* (Knott u. Voss 1962) sind Maßnahmen zur Kräftigung schwacher Muskeln. Sie sind bei zentralen Läsionen und bei dominanten tonischen Reflexen ungeeignet (Bobath 1998).

Konsequenzen aus dem Wegfall höherer Hirnzentren

Es existieren verschiedene Möglichkeiten:
- Primitivreflexe werden enthemmt (d.h. sie können wieder auftreten),
- reife Reflexe werden gehemmt (d.h. sie können gestört sein).

Enthemmung der Primitivreflexe

Dazu gehören
- symmetrischer tonischer Nackenreflex,
- asymmetrischer tonischer Nackenreflex.

Symmetrischer tonischer Nackenreflex
- *Beugung*   Armstrecker Tonus ↓
 des Kopfes: Beinstrecker Tonus ↑
- *Streckung*   Armstrecker Tonus ↑
 des Kopfes: Beinstrecker Tonus ↓

Es hilft die bildliche Vorstellung einer Katze, die unter einem Zaun hindurchkriecht.

Asymmetrischer tonischer Nackenreflex
- *Kopfdrehung*   Tonus Strecker   ↑
 zur Gesichtsseite: Tonus Beuger   ↓
- *Kopfdrehung*   Tonus Strecker   ↓
 zur Gegenseite: Tonus Beuger   ↑

Kraftverstärkende Wirkung dieser Reflexe: *Gesicht abwenden* bringt mehr Kraft in den Armbeugern, *Gesicht zuwenden* bringt mehr Kraft in den Armstreckern.

Hemmung reifer Reflexe

Dazu gehören
- optischer Stellreflex,
- Labyrinthstellreflex,
- Nackenreflexe und Körperstellreaktionen.

Optischer Stellreflex. Die Augenkontrolle dient der Beibehaltung der richtigen Körperstellung, d.h. es werden Kopf und Körper senkrecht in der Umgebung ausgerichtet.

Labyrinthstellreflex. Wenn optische Reize ausfallen (Verbinden der Augen), geschieht dasselbe, allerdings übernehmen dann statische Rezeptoren im Innenohr die Aufgabe der richtigen Körpereinstellung. Sie bringen den Kopf in die Senkrechte.

Außerdem wird die Kopf- und Körperstellung von den Propriozeptoren der Gelenke und Muskeln (Druck der Unterlage) gesteuert.

Die Einzelkomponenten sind schwer voneinander zu trennen, der Einfluss der Teilfaktoren ist unklar.

Nackenreflexe und Körperstellreaktionen. Wenn der Kopf beim Gesunden im Liegen passiv zur Seite gedreht wird, folgen Schultergürtel und Rumpf automatisch in die Richtung des Kopfes. Wird der Schultergürtel gedreht, folgen Becken und Bein reflektorisch nach. Wenn das Becken gedreht wird, folgen Schultergürtel und Arm reflektorisch nach.

Bedeutung der Sensorik

Dazu gehören
- Bewegungsgefühl,
- Körpergefühl,
- sensorische Defizite.

Bewegungsgefühl. Durch das propriozeptive System wird während der Bewegung in jedem Moment die Körpermuskulatur widergespiegelt; als Antwortreaktion wird daraus die motorische Ausgabe (Efferenz) hergeleitet. Willkürbewegungen sind zwar gewollt und bewusst eingeleitet; sie sind aber zugleich auch eine Antwort auf sensorische Reize (Propriozeptoren in Muskeln, Sehnen und Gelenken, Oberflächensensibilität, Exterozeptoren wie Sehen und Hören). Es besteht ein ständiges Feedback.

> **Wichtig !**
>
> Bewegung ist Sensomotorik: die Sensorik leitet die Motorik.

Körpergefühl. Der Mensch fühlt seine Bewegung. Zusätzlich muss er die räumliche Umgebung und sich selbst im Raum wahrnehmen. Durch die Sensorik wird im Gehirn sowohl ein Abbild der Umwelt als auch ein Abbild des eigenen Körpers entworfen.

Bobath (1998) zitiert die sog. Schaltungsregel (Magnus 1924), die besagt, dass der sich laufend ändernde Zustand der Körpermuskulatur während einer Bewegung ständig ins ZNS hineinprojiziert wird und die motorische Antwort modifiziert. Damit ergibt sich die Möglichkeit, die motorischen Aktivitäten von der sensorischen Seite her therapeutisch zu beeinflussen.

Sensorische Defizite. Zusätzliche Wahrnehmungsstörungen beeinträchtigen die Fähigkeit des Patienten, eine Bewegung einzuleiten. Die wichtigsten sensorischen Störungen betreffen:
- das Sehen,
- das Hören,
- die Oberflächensensibilität und
- die Tiefensensibilität.

Ist die *Sensorik intakt*, fühlt der Patient sein Bein als unbeweglich und schwer. Bei *gestörtem Bewegungsgefühl* weiß er nicht, wie er sich bewegen soll; er fühlt nur seinen jetzigen Zustand als abnorm. Ist seine *Sensorik gestört*, fühlt er nicht einmal, dass das Bein steif und schwer ist. Das sensorische Defizit kann bis zur kompletten Agnosie einer Gliedmaße gehen.

Folgende Störungen können vorhanden sein:
- *Hemianästhesie.* Hierunter versteht man den totalen Verlust der Perzeption aus der betroffenen Seite, die manchmal von einer Unbewusstheit (Neglect) der ganzen gelähmten Seite begleitet ist. Der Patient zeigt kein Interesse für die Bewegungsunfähigkeit der betroffenen Seite, es fehlt der Wunsch nach Bewegung.
- *Hemianopsie.* Sie kann zeitweilig, aber auch dauernd vorhanden sein. Der Patient sieht Gegenstände nicht und ignoriert sie.

Das Empfindungsvermögen des Patienten sollte von Zeit zu Zeit getestet werden, um differenzieren zu können, inwieweit das motorische Defizit auf das sensorische zurückzuführen ist; aber auch, um Veränderungen im Krankheitsverlauf zu erkennen.

Bei sensorischem Defizit muss eine sensorische Stimulation erfolgen: Oberflächenreize durch Eis, Bürsten, tiefes Ziehen (Rood 1956) oder Gelenkkompression (s. PNF) sind dazu geeignet. Außerdem muss der Patient das verloren gegangene Gefühl für die Bewegung wiedererlernen; nur durch das Fühlen der Bewegung kann er erfassen, wie sie ausgeführt wird.

> **Wichtig !**
>
> *Kompletter sensorischer Ausfall* bedeutet:
> - eine schlechte Prognose für die funktionelle Wiederherstellung,
> - oftmals begleitet von einem unverändert eingetrübten Bewusstseinszustand,
> - mitunter auch anhaltende Inkontinenz.

Nach der Erfahrung von Bobath war die Handfunktion beim älteren Patienten nur zu verbessern, wenn er kein sensorisches Defizit hatte, d. h. noch ein Reha-Potential vorhanden war.

5.7.3 Charakterisierung der Spastik

> **Definition**
>
> Spastizität ist die Zunahme von statischen und der Verlust von dynamischen Elementen der Bewegung. Sie wird durch abnorme Haltungsreflexmechanismen mit übertrieben statischer Funktion auf Kosten der dynamischen Haltungskontrolle ausgelöst.

Bei der Spastik sind nicht einzelne Muskeln betroffen, sondern der Patient ist im spastischen Muster fixiert. Seine Haltung und Bewegung sind stereotyp und typisch „Wernicke-Mann". Bobath (1998) hat auf die enge Relation von Spastizität und Bewegung hingewiesen: Starke Spastik macht Bewegung unmöglich, das spastische Muster ist nur unter großer Anstrengung vom Patienten zu ändern. Trotz intakter Sensorik (vielleicht auch wegen des normalen sensorischen Inputs, besonders von Muskel- und Sehnenspindeln) kann er lediglich mit abnormen Mustern oder abnormen Haltung reagieren.

Man unterscheidet:
- Spastisches Beugemuster Arm,
- spastisches Streckmuster Bein,
- Haltungsreaktionen bei Spastik.

Spastisches Beugemuster Arm. *Es besteht aus*:
- Retraktion und Depression der Schulter.
- Kontraktion der Seitbeuger des Rumpfes.
- Innenrotation des Arms im Schultergelenk.
- Flexion im Ellenbogengelenk.
- Flexion und Pronation im Handgelenk.
- Ulnarabweichung von Hand und Fingern.

Varianten sind:
- Außenrotation des Arms.
- Flexion und Supination im Ellenbogengelenk.
- Finger gebeugt oder gestreckt und adduziert, zusammen mit
- extremer Beugung im Handgelenk.

Spastisches Streckmuster Bein. Es entsteht durch dorsale Drehung und Hochziehen des Beckens, dadurch Außenrotation des Beins (gelegentlich auch Innenrotation, dann aber ohne die Beckenverlagerung) trotz Streckspastik. Streckung von Hüfte und Knie, Supination (Flexion) des Fußes, Plantarflexion der Zehen.

Haltungsreaktionen bei Spastik. Die normalen Haltungsreaktionen, d.h. die Anpassung der Muskeln an die Schwere, geht verloren. Die spastischen Beuger und Depressoren des Schultergürtels (Arm) bzw. die spastischen Strecker (Bein) unterdrücken die normale Haltungsaktivität ihrer Antagonisten: Bei Bewegung mit der Schwere können sie nicht entspannen, da sich die spastische Kontraktion mit zunehmender Dehnung gegen Ende des Bewegungsausschlags noch verstärkt. Das führt zur totalen Hemmung der Antagonisten, d.h. der Muskeln, die eigentlich gegen die Schwere halten sollten. Deshalb kann der Patient bei Abwärtsbewegung des Arms oder Beins die Bewegung in keinem Punkte anhalten oder umkehren.

Es ist ein typisches Zeichen von Spastik, dass die Kontraktion eines Muskels nicht reziprok die Entspannung seines Antagonisten auslöst, denn es besteht eine automatische Kokontraktion durch den Dehnreflex: Am Arm führen die spastischen Beuger zur Überdehnung der antagonistischen Strukturen, dadurch werden diese auch vermehrt innerviert. Andererseits ist die Schwäche der Heber (Elevatoren) des Arms oder der Beuger des Beins nur relativ; sie entspricht der von den spastischen Gegenspielern gleichzeitig ausgehenden Hemmung.

Spastik verhindert das Auslösen der automatischen Körperstell- und Gleichgewichtsreaktionen auf der betroffenen Seite; der Patient verlagert daher nur ungern sein Körpergewicht (beim Sitzen, Stehen oder Gehen) auf diese Seite. Zugleich vermeidet er alle Bewegungen, die eine schnelle Haltungskontrolle erfordern.

> **Fazit für die Praxis**
>
> Spastizität ist sowohl *Enthemmung abnormer Muster früherer Entwicklungsstufen* als auch *Zunahme assoziierter Reaktionen anstelle der höheren kortikalen Kontrolle*. Die Spinalmotorik und Reflexaktivität des Rückenmarks, die der Kontrolle des Hirnstamms und des Kortex nicht mehr unterliegt, reagiert mit gestörter plastischer Anpassung. Die Folge sind abnorme Synergien bzw. Massenbewegungen.
> *Spastik ist kein konstantes Phänomen*; sie nimmt bei Anstrengung, Aufregung, Angst und Überforderung zu: der Patient ist vollständig im pathologischen Bewegungsmuster gefangen.

5.7.4 Ausgewählte Behandlungstechniken

Reflexhemmende Ausgangsstellungen
Sie sind geeignet, der tonischen Reflexaktivität entgegenzuwirken. Man versucht, die Spastik zu reduzieren, indem man ihren Mustern entgegenarbeitet, d.h. die abnormen Muster werden umgekehrt und passiv von der Physiotherapeutin gehalten. Dazu gehören:
- *Kopfdrehung* zur befallenen Seite.
- *Armlagerung*: Gestreckt, abduziert, außenrotiert, auf Kissen gelagert. Das Schultergelenk ist unterpolstert, Hand und Finger sind gestreckt.

- *Beinlagerung*: Hüftgelenkunterpolsterung (verhindert Beckenrotation nach dorsal und Außenrotation im Hüftgelenk), die Knie sind leicht gebeugt (Knierolle), der Fuß im Volleyballschuh (kein Bettkasten, denn dadurch verstärkte Streckspastik).

> **Wichtig !**
>
> Das abgeleitete Bewegungsmuster lautet:
> - Liegt das *betroffene Bein unten*, ist Beugung notwendig. Liegt es oben, erfolgt die Streckung mit Schrittanbahnung im Liegen.
> - Liegt der *betroffene Arm unten*, ist die Streckung erleichtert, und es kann kein Beugemuster einschießen.
> - *Seitlage*: Der Tonus der Beugemuskeln ist auf der oben liegenden Seite erhöht, der Tonus der Streckmuskeln ist auf der unten liegenden Seite erhöht.

Stimulation der Haltungsreaktionen

Der Mechanismus der Haltungsreflexe muss möglichst normalisiert sein, bevor man vom Patienten gezielte Bewegungen erwarten kann. Die Stütz- und Gleichgewichtsreaktionen werden zuerst im Liegen, danach im Sitzen und zuletzt im Stand stimuliert.

Auf die Rumpfstabilisierung im Liegen folgen diagonal-spiralige Rumpfbewegungen mit Drehen auf die Seite. Ist der Patient auf der gelähmten Seite gelagert, stützt er sich beim Umdrehen auf seinen betroffenen Unterarm. Dabei kann er auch Gleichgewichtsreaktionen üben.

Später versucht der Patient das Aufrichten (besser über die betroffene Seite als über die gesunde Seite) und stabiles Sitzen mit gestrecktem Arm. Dabei sollten die Gleichgewichtsreaktionen des Rumpfes beachtet werden: Gewichtsverlagerung im Sitz nach seitlich auf die betroffene Hüfte (Üben der Stützreaktion der Arme) und nach vorne auf beide aufgestellten Beine.

Wenn der Sitz stabilisiert ist, folgt das Aufstehen und das Üben der Gleichgewichtsreaktionen der Beine. Dabei wird auch der Einbeinstand auf dem betroffenen Bein mit Anheben des gesunden Beins versucht.

> **Wichtig !**
>
> Zuerst die Stützmotorik, danach die Zielmotorik üben.

Reflexhemmende Bewegungsmuster

Die schon erwähnten reflexhemmenden Ausgangsstellungen bilden die Grundlage für die Stabilität, davon ausgehend werden dynamische Muster angewandt. Sie hemmen ebenfalls die abnormen Muster, erleichtern aber gleichzeitig das Wiedererlernen aktiver, willkürlicher Bewegungen.

Wichtigste reflexhemmende Bewegungsmuster gegen den *Beugespasmus* im *Rumpf und Arm* sind:
- Streckung von Hals und Wirbelsäule.
- Außenrotation des Arms in der Schulter.
- Streckung des Ellenbogens und des Handgelenks mit Supination und Abduktion des Daumens.

Wichtigste reflexhemmende Bewegungsmuster gegen den *Streckspasmus* im *Bein* sind:
- Das Bein in der Hüfte aus der Extension in die Flexion; außerdem Abduktion und Außenrotation des Beins.
- Kniegelenk aus der Streckung in die leichte Beugung.
- Distal Dorsalextension des Fußgelenkes und der Zehen.
- Zusätzlich Rumpfdrehung: Rotation des Schultergürtels gegen das Becken und umgekehrt.

Anfangs versucht der Patient diese Muster im Liegen, und zwar aus den entsprechenden Ausgangsstellungen heraus. Die Bewegungen erfolgen zunächst passiv, dann passiv-aktiv geführt unter Abnahme der Schwere, danach zunehmend aktiv; später in völlig analoger Weise auch im Sitzen, zuletzt auch im Stehen.

Die Physiotherapeutin sollte während der Bewegung die abnormen Muster sowohl proximal als auch distal an bestimmten Punkten kontrollieren, d. h. die Gliedmaßen halten, um die Spastik zu reduzieren. Proximal sind das Nacken, Wirbelsäule, Schulter- und Beckengürtel, distal Fußgelenk und Zehen sowie Handgelenk und Finger.

Kontrolle der Extremitäten gegen die Schwere (sog. Technik Halten bzw. Stabilisieren)

Bewegungselemente wie das Heben des herabhängenden Arms oder das Anheben des gestreckten Beins sind funktionell außerordentlich wichtig.

Die Kontrolle wird erarbeitet, indem die Physiotherapeutin zunächst den Arm passiv anhebt oder das Bein beugt und abwartet, bis gegen diese passive Veränderung der Stellung kein spastischer Widerstand mehr fühlbar ist. Danach wird die Gliedmaße Stück für Stück nach unten bewegt und der Patient sollte in jeder Position halten. Kann er es nicht, führt die Therapeutin die Extremität wieder ein Stück nach oben. Mit dieser Technik kann im Liegen begonnen werden, später wird dann im Sitzen oder Stehen trainiert.

Das Prinzip dieser Übung ist, zunächst die Kontrolle über das Gewicht der Extremität in jeder Phase des Bewegungsablaufs zu erarbeiten und danach die Technik umzukehren: Die Extremität mit denselben Muskeln anheben, die während der Abwärtsbewegung mit der Schwere aktiv waren. Sobald der Patient so weit ist, dass er die Position halten kann, benötigt er nur noch eine geringe Unterstützung. Diese sollte möglichst distal an den Fingern oder dem Handgelenk bzw. an den Zehen oder dem Fußgelenk erfolgen.

Anschließend folgt das Halten und Stabilisieren der Extremitäten in verschiedene Stellungen des Schulter- und Hüftgelenks: Adduktion/Abduktion, Innenrotation/Außenrotation mit gestrecktem oder gebeugtem Knie/Ellenbogengelenk.

Die verfügbaren Techniken müssen an den jeweiligen Patienten in seiner besonderen Situation angepasst werden. Das bedeutet, sie sollten am Patienten ausprobiert und auf ihre Wirkung hin getestet werden. Die Behandlungsmethoden sind Werkzeuge, daher austauschbar. Die exakte Beobachtung des Patienten während der Therapie zeigt den Effekt:
- Besserung?
- Wirkungslos?
- Spastikverschlimmerung?

> **Wichtig!**
>
> *Einschätzung des Therapieeffekts am Patienten:*
> - Haltungstonus in verschiedenen Körperhaltungen.
> - Koordination von Haltungs- und Bewegungsmustern.
> - Funktionelle Fähigkeiten/Unfähigkeiten.

Die Realisierung von Haltung und Bewegung durch den Patienten wird von der Physiotherapeutin ständig beurteilt und mit dem ursprünglichen Behandlungsziel verglichen. Die Fähigkeiten des Patienten erlauben die Modifizierung und Weiterschreibung des Behandlungsplans.

5.7.5 Praktische Durchführung

Beurteilung und Einschätzung des Patienten
Betrachtung von Bewegungsmustern
Bewegung ist nicht die Aktivierung einzelner Muskeln oder Muskelgruppen, sondern Entwurf und Ausführung eines kompletten Bewegungsmusters (sog. Pattern), bestehend aus zahlreichen Muskeln, die zusammenarbeiten, um aufstehen, zugreifen und gehen zu können. Bewegung im Raum setzt Tonus und Haltung voraus, die beide der Schwerkraft entgegenwirken.

Um eine sinnvolle Bewegung durchführen zu können, müssen folgende *Voraussetzungen* erfüllt sein:
- Der Mensch kann seine Haltung im Raum einnehmen (Tonus und Koordination der Muskulatur).
- Die Haltung des Körpers kann sich der Bewegung dauernd anpassen (Stütz- und Haltungsreaktionen).
- Das Gleichgewicht wird auch im Stehen (instabile Lage) gehalten: Bei geringer Schwerpunktverschiebung kommt es zur Bewegung des Fußes und damit zur Erweiterung der Basis, damit das Lot innerhalb der Grundfläche bleibt. Alle Reaktionen treten als unbewusste Bewegung in Erscheinung.
- Das Körper- und Bewegungsgefühl muss ausgeprägt sein. Die dazu gehörigen Rezeptoren betreffen:
  - die Oberflächen- und Tiefensensibilität,
  - die Propriozeptoren der Muskulatur (besonders Nackengebiet),
  - den Vestibularisapparat,
  - die Augen als Kompensationsmechanismus.

> **Wichtig !**
>
> Die Behandlung nach Bobath ist eine Methode, die auf der Einschätzung von Bewegungsmustern beruht.

Vielfältigkeit und Nachweis normaler Muster

Funktionelle Bewegungen jeglicher Art, von der automatischen Haltungskontrolle bis zur präzise koordinierten Geschicklichkeitsbewegung, setzen die vielfältigsten Kombinationsmöglichkeiten von totalen Mustern (aus früheren Entwicklungsstufen) mit hoch entwickelten selektiven Bewegungen voraus. Dies hängt von der Fähigkeit eines Muskels oder einer Muskelgruppe ab, entweder ganz isoliert zu kontrahieren oder synergistisch kombiniert in ganz verschiedenen Kombinationen mitzuarbeiten, und nicht nur als Teil eines totalen Musters.

Diese These ist ein wesentlicher Beitrag Bobaths zu einer allgemeinen Bewegungstheorie.

> **Wichtig !**
>
> Der Gesunde bewegt sich in vielen verschiedenen Mustern. Die wenigen Bewegungsmuster des Hemiplegikers sind abnormal und stereotyp. Man erkennt ihn an seiner typischen Haltung und Bewegung (Wernicke-Mann).

Beim Gesunden spürt man keinen erhöhten Widerstand gegen die passive Bewegung und er entspannt nicht, wenn er bewegt wird, sondern kontrolliert das Eigengewicht der Gliedmaßen. Lässt die Therapeutin die Unterstützung plötzlich weg, fällt die Extremität nicht herunter, sondern wird gehalten. Reagiert der Patient auf diese normale Art bei passiver Bewegung, wird angezeigt, dass er diese Bewegung (oder einen Teil davon) normal kontrollieren und ohne fremde Hilfe ausführen kann.

Defizite des Hemiplegikers

Zur Spastik (als sog. Plus-Symptom) kommen motorische Defizite (sog. Minus-Symptome):

- Das Problem des Hemiplegikers ist zunächst der *Mangel an selektiver Bewegung*: Das Beugen des Zeigefingers bei gestrecktem Arm bedeutet, dass der Rest des Beugemusters gehemmt werden muss. Die Aufspaltung dieses totalen Musters macht die selektive Bewegung erst möglich. Hinzu kommen die automatischen Haltungsreaktionen als Teil jeder Bewegung: Sie bilden den Hintergrund für willkürliche und selektive Bewegungen.
- Die *Unfähigkeit* des Hemiplegikers, *willkürliche Bewegungen auszuführen*, beruht außerdem auf dem Defizit an normalen Haltungsmustern.

Jede willkürliche Bewegung benötigt den automatischen Haltungshintergrund; die Agonisten sind für den bewussten, willentlichen Teil der Bewegung verantwortlich („der Agonist gibt die Melodie an innerhalb der Bewegungsharmonie"), alle anderen Komponenten des synergistischen Musters finden unbewusst statt.

Tests auf Spastizität

Spastische Reaktionen äußern sich auf zweierlei Weise: Bei *passiver Bewegung gegen das spastische Muster* spürt man einen *Widerstand*. Am Arm (Beugespastik) findet sich der Widerstand bei allen Streckbewegungen (Finger, Hand- und Ellbogengelenk). Am Bein (Streckspastik) umgekehrt bei allen Beugebewegungen (Hüftgelenk, Knie, Dorsalextension von Sprunggelenk und Zehen). Am ausgeprägtesten sind die Reaktionen jeweils am Ende des passiven Bewegungsspielraums.

Ist der Widerstand gegen die passive Bewegung sehr heftig, kann vom Patienten überhaupt keine Bewegung erwartet werden. Tritt der Widerstand nur an bestimmten Stellen des Bewegungsablaufs auf, kann er möglicherweise die weniger gehemmten Bewegungsabschnitte aktiv kontrollieren, jedoch mit erhöhter Anstrengung. Hier besteht eine therapeutische Ansatzmöglichkeit.

Bei *passiver Bewegung in die Richtung des spastischen Musters* spürt man die *Mithilfe*, d. h. die Kontraktion des spastischen Agonisten. Es äußert sich als Mitziehen in die Beugung (bei Beugespasmus) bzw. als plötzliches Einschießen einer Streckbewegung (bei Streckspasmus).

Tests auf Tonusverlust

Ein Tonusverlust äußert sich beim Patienten auf vielfältige Weise:

- Bei *schlaffer Lähmung* fühlen sich die Gliedmaßen unnatürlich schwer an, ohne jeglichen Tonus (den normalen sog. plastischen Widerstand) und völlig schlaff. Die Muskelschwäche kann vom Patienten auch vorgetäuscht sein:

- Sie ist nur relativ zum übermäßig großen Widerstand des spastischen Gegenspielers; Tonusreduzierung bei der Spastik bewirkt stärkere Kraftentfaltung.
- Die Muskelschwäche kann vom sensorischen Ausfall herrühren (taktil und/oder propriozeptiv); durch kräftige sensorische Reizung (alle Formen der propriozeptiven neuromuskulären Fazilitation) lässt sich u. U. eine wirkungsvollere Kontraktion provozieren.

> **Wichtig!**
> Spastik spürt man als erhöhten Widerstand bei Bewegung gegen das spastische Muster oder als übermäßige Hilfe bei Bewegung in Richtung des spastischen Musters.
> Mangel an Tonus (schlaffe Lähmung) äußert sich durch übermäßiges Gewicht. Spastik und schlaffe Lähmung können bei demselben Patienten kombiniert vorkommen; entweder in verschiedenen Extremitäten oder in verschiedenen Phasen des Bewegungsumfangs.

- Wenn bei Patienten mit einer gewissen Willkürbewegung die normale Haltungsreflextätigkeit fehlt, kann es zu verschiedenen *Kombinationsmöglichkeiten aus Spastik und Schlaffheit* kommen:
    - Auslösung abnormer Haltungsreflexe durch Enthemmung tonischer Reflexe anstelle der normalen Haltungsreaktionen am Rumpf,
    - veränderte Haltearbeit an den Extremitäten.
- Bei Spastik entwickelt sich *kaum Inaktivitätsatrophie*. Die Muskeln sind kräftig, können aber nicht isoliert oder in anderen Mustern eingesetzt werden, sondern nur im totalen Beugemuster (am Arm) gegen den Widerstand der Strecker (oder umgekehrt am Bein).
- Es *fehlt die normale reziproke Hemmung des Antagonisten*, stattdessen kommt es zu dessen Kokontraktion durch den Dehnreflex. Dabei wird der spastische Agonist wie auch der gedehnte Antagonist mit vermehrter Intensität innerviert.

Behandlungsaufbau

Das Hauptproblem bei Hemiplegie ist die abnorme Muskelkoordination bei der Haltungskontrolle und beim Bewegungsmuster. Deshalb sind die Hauptziele der Behandlung:

- *Kontrolle über die spastischen Muster*, d. h. die Hemmung bzw. Verhinderung der abnormen Reflexmuster, die die normalen Muster stören. Man versucht, die Spastik zu reduzieren, indem man ihren Mustern entgegenarbeitet.
- *Bahnung und Einführung statisch-kinetisch normaler Haltungsreflexmechanismen* (d. h. höher integrierter Körperstellreflexe und Gleichgewichtsreaktionen), die eine willkürlich-funktionelle Aktivität zulassen.
- Bei Schwäche oder Lähmung von Muskeln, was ebenso zum begrenzenden Faktor bei Bewegungen werden kann, müssen *gelähmte Muskeln* durch die Behandlung *gekräftigt* werden.
- Bei sensorischem Defizit oder bei verloren gegangener Erinnerung an frühere Bewegungsmuster ist der *sensorische Input zu steigern*: Dem Gehirn, damit es reagieren kann, vermehrt Reize anbieten (auch Elektrotherapie!), wenn möglich, optische Kontrolle einsetzen.

Während der Behandlung wird der Patient passiv durchbewegt und in eine normale Ausgangsstellung gebracht. Dabei setzt die Therapeutin stets taktile Stimulation ein. Sie muss bei der Therapie Halbseitenverlust (Neglect) berücksichtigen und tritt deshalb prinzipiell von der kranken Seite an den Patienten heran. Die Lagerung auf der betroffenen Seite schafft Reize; schmerzhafte Reize sollten jedoch vermieden werden, denn sie können die Spastik verstärken.

Das Gebiet zwischen Kontrolle und Kontrollverlust ist der Behandlungsspielraum, in dem der Patient sich bewegen muss, um etwas zu lernen. Die Schwierigkeit kann durch die Körperlage (erst im Liegen, dann im Sitz), durch den Einfluss der Schwerkraft (unter Abnahme der Schwere bzw. gegen die Schwere) und durch die Art der Bewegung (passiv – aktiv geführt, Bewegungsausmaß und -geschwindigkeit, Haltemomente) modifiziert werden.

Für das therapeutische Vorgehen sind zwei Fragen wichtig:

- *Welche Reflexe* sind beim Patienten vorhanden? Damit soll festgelegt werden, wie stark die Primitivreflexe ausgeprägt und ob die statisch-tonischen Körperstellreaktionen (sog. reife Reflexe) vermindert sind.

– *Welche Muster* beherrscht der Patient (besonders solche, die er funktionell braucht)?

Tipp
Therapeutische Einsatzbereiche der Bobath-Technik
– Hemmung von Spastizität,
– Stimulierung normaler Haltungsreaktionen,
– Bahnung selektiver Bewegungen.

Die einzelnen Übungselemente werden je nach dem Ausprägungsgrad von Plus- und Minussymptomen, d. h. Lähmungs- und Kontrolldefiziten auf der einen und Spastizität und Enthemmung auf der anderen Seite, eingesetzt. Wenn eine Überkompensation durch die gesunde Seite besteht, wird die betroffene Seite des Patienten konsequent miteinbezogen, bis Bilateralität wieder gewährleistet ist. Deshalb sollte die Therapeutin *in der Frühphase möglichst wenig an Kompensation durch die gesunde Seite zulassen*.

Falls *Primitivreflexe* (d. h. Enthemmung) vorhanden sind, wird deren Einfluss zurückgedrängt. Beispielsweise provoziert die Beugung des Kopfes (führt zu Beugung der Arme bzw. Streckung der Beine) das falsche Muster (Wernicke-Mann). Aus diesem Grund sollte der Patient keinen Bettzügel (Kopf gebeugt beim Hochziehen) verwenden, denn er fördert die Spastik wie auch assoziierte Reaktionen.

Die *Blickwendung* zum betroffenen (beübten) Arm erhöht den Tonus in den Streckern (bei Unterarmextension). Am Bein ist die Blickrichtung umgekehrt: Der Patient wendet das Gesicht ab, um den Tonus in den Beugern zu erhöhen.

5.7.6 Indikationen und Kontraindikationen

– Mobilisierung Erwachsener bei erschwerten Bewegungsmöglichkeiten (besonders durch Spastik) nach zerebrovaskulärem Insult oder Schädel-Hirn-Trauma.
– Fazilitation höherer Bewegungsformen (Haltungsaufbau und Zielmotorik).

Kontraindikationen sind nicht bekannt.

5.8 Literatur

Bobath B (1998) Die Hemiplegie Erwachsener, 6. Aufl. Thieme, Stuttgart
Bold RM, Grossmann A, Block R (Hrsg) (1989) Stemmführung nach R. Brunkow, 5. Aufl. Enke, Stuttgart
Brunnstrom S (1970) Movement therapy in hemiplegia. A neurophysiological approach. Harper & Row, Hagerstown
Buck M, Beckers D, Adler SS (2001) PNF in der Praxis – Eine Anleitung in Bildern, 4. Aufl. Springer, Berlin Heidelberg New York
Conradi E, Brenke R (Hrsg) (1993) Bewegungstherapie. Ullstein, Mosby, Berlin
Gindler E (1989) Die Gymnastik des Berufsmenschen. In: Stolze Z: Die konzentrative Bewegungstherapie. Grundlagen und Erfahrungen, 2. Aufl. Springer, Berlin Heidelberg New York
Johnstone M (1992) Der Schaganfall-Patient, 2. deutsche Aufl. Fischer, Stuttgart
Kabat H (1952) Studies on neuromuscular dysfunction: The role of central facilitation in restoration of motor function in paralysis. Arch Phys Med 33:521
Klein-Vogelbach S (1995) Gangschulung zur Funktionellen Bewegungslehre. Springer, Berlin Heidelberg New York
Klein-Vogelbach S (2000) Funktionelle Bewegungslehre. Bewegung lehren und lernen, 5. Aufl. Rehabilitation und Prävention 1. Springer, Berlin Heidelberg New York
Knott M, Voss DE (1962) Komplexbewegungen. Fischer, Stuttgart
Magnus R (1924) Körperstellung. Springer, Berlin
Meinel K, Schnabel G (1998) Bewegungslehre – Sportmotorik, 9. Aufl. Sportverlag, Berlin
Ratschow M (1959) (Hrsg) Angiologie. Pathologie, Klinik und Therapie der peripheren Durchblutungsstörungen. Thieme, Stuttgart
Rood M (1956) Neurophysical mechanism utilise in treatment of neuromuscular dysfunction. Am J Ocup Ther 10:220–224
Sherrington C (1906) The Integrative Action of the Nervous System. Ch Scriber's Sons, New York
Sherrington C (1947/1961) The Integrative Action of the Nervous System, 2nd edn. Yale University Press, New Haven
Voijta V (1988) Die zerebralen Bewegungsstörungen im Säuglingsalter 5. Aufl. Enke, Stuttgart

Kryotherapie

6.1 Definition und methodische Abgrenzung 313

6.2 Physiologische Wirkungen der Kryotherapie 313

6.3 Kältemedien und Applikationsmethoden 324

6.4 Indikationen 329

6.5 Kontraindikationen 332

6.6 Literatur 332

6 Kryotherapie

6.1 Definition und methodische Abgrenzung

6.2 Physiologische Wirkungen der Kryotherapie
6.2.1 Einflüsse der Kälte auf Muskelspindeln 313
6.2.2 Einflüsse der Kälte auf periphere Nerven und die neuromuskuläre Übertragung 316
6.2.3 Einflüsse der Kälte auf den Skelettmuskel (Muskelkraft, Ausdauer, Koordination) 317
6.2.4 Einflüsse der Kälte auf die Blutgefäße 318
6.2.5 Einflüsse der Kälte auf Entzündung und Gewebsstoffwechsel 321

6.3 Kältemedien und Applikationsmethoden
6.3.1 Eiswürfelmassage/Eisabtupfung 324
6.3.2 Eischips (Eisplättchen, Eisbröckchen, Brucheis) 324
6.3.3 Kühlkompressen/Kryopacks 325
6.3.4 Eisteilbad 325
6.3.5 Kühlspray 326
6.3.6 Kaltluft/flüssiger Stickstoff 326
6.3.7 Kaltmoorpackung 327
6.3.8 Frottiertuchmethoden 328

6.4 Indikationen
6.4.1 Allgemeine Einsatzmöglichkeiten 329
6.4.2 Klinische Anwendungsbereiche 329

6.5 Kontraindikationen

6.6 Literatur

6.1 Definition und methodische Abgrenzung

Unter Kryotherapie ist nicht nur die lokale Eisbehandlung zu verstehen, sondern es gehören neben Eis noch andere Temperaturträger (Kaltluft, Wasser) dazu.

> **Definition**
>
> Kryotherapie ist die therapeutische Nutzung einer lokalen Kälteapplikation mittels Eis, Kaltluft oder Wasser mit dem Ziel des Wärmeentzugs.

Sie ist damit ein Teilgebiet der Thermotherapie, abgegrenzt von anderen Anwendungsbereichen, die nicht zur Kryotherapie gezählt werden:
- *Hydrotherapie*, eine mildere Form des Wärmeentzugs, da als Temperaturträger vorwiegend Wasser (nicht Eis) benutzt wird und sich die Anwendungstemperatur deutlich oberhalb des Gefrierpunkts befindet.
- *Kältekammer*, bei der es sich nicht um einen lokalen, sondern um einen allgemeinen Wärmeentzug handelt, der durch die kurze Einwirkungszeit aber nicht zu einer Absenkung der Körperkerntemperatur führt.
- *Allgemeine Hypothermie*, ein großflächiger Wärmeentzug (bzw. Kaltanwendung) mit dem Ziel, die Körperkerntemperatur zu erniedrigen.
- *Kryochirurgie*, eine zwar lokale, aber sehr erhebliche Kälteanwendung mit dem Ziel, durch Vereisung Gewebe zu zerstören.

Die Grenzen zwischen den Anwendungsbereichen der Kälte sind nicht immer scharf, wie folgende Beispiele zeigen:

> **Beispiel**
>
> - Bei Fieber lässt sich auch mit eiskaltem Wasser (Wasser mit Eisstückchen) eine allgemeine Hypothermie erreichen.
> - In der Kältekammer, obwohl eine allgemeine Anwendung, kommt es trotzdem nicht zur Erniedrigung der Körperkerntemperatur.

Der *Umfang des Wärmeentzugs*, d. h. ob nur eine lokale Temperaturerniedrigung oder allgemeine Hypothermie vorliegt, hängt von folgenden Faktoren ab:
- *Angewandte Temperatur* bzw. *Temperaturträger*:
  - Wasser: 12–15 °C,
  - Eis: –1 °C,
  - Kaltluft: –180 °C.
- *Anwendungsdauer*:
  - Kurzzeitanwendung (Dauer bis 3 min). Es kommt lediglich zur Absenkung der Hauttemperatur.
  - Langzeitanwendung (länger als 5 min). Es wird auch eine Temperaturerniedrigung in der Tiefe (Muskulatur, Gelenk) erreicht.
- *Ausdehnung der Anwendung*:
  Es kann sich um eine rein lokale oder allgemeine Temperaturerniedrigung handeln.

> **Fazit für die Praxis**
>
> Kryotherapie bedeutet lokaler Wärmeentzug; vom Temperaturbereich her zwischen Hydrotherapie und Kältekammer gelegen.

6.2 Physiologische Wirkungen der Kryotherapie

6.2.1 Einflüsse der Kälte auf Muskelspindeln

Die Antwortreaktionen der Muskel- und Sehnenspindeln bilden die theoretische Grundlage für daraus abgeleitete *klinische Indikationen*:
- lokale Muskeltonuserhöhung,
- zentral ausgelöste Spastik,
- neuromuskuläre Fazilitation.

Das Antwortverhalten der Muskelspindeln folgt präzise dem vorherrschenden Temperaturverlauf, d. h. je kühler der Muskel bzw. die Spindel, umso niedriger die Entladungsrate.
- Die Antwortreaktion *isolierter Muskelspindeln* steigt linear und völlig parallel dem Temperaturanstieg im Bereich von ca. 3 °C bis zur maximalen Antwort bei 32 °C. Oberhalb davon fällt die Reaktionsempfindlichkeit der Muskelspindeln wieder ab.

- Bei Temperaturveränderung des *gesamten Muskels* verläuft bei Aufzeichnung der Muskelspindelafferenzen (sowohl Blütenrispen- als auch Anulospiralrezeptoren) die Entladungsrate wiederum parallel dem Temperaturverlauf: je kühler der Muskel, desto niedriger ist die Entladungsrate. Dies bedeutet keinen Einfluss auf die Nervenleitung, denn der Effekt ist auch bei selektiv gekühlten Spindeln nachweisbar.
- *Sehnenspindeln* (Golgi-Organe) zeigen dasselbe temperaturabhängige Entladungsmuster wie Muskelspindeln.

Exkurs Die *Kälteantwort der Muskelspindeln* ließ sich folgendermaßen quantifizieren: Bei einer Variation der Muskeltemperatur fand sich die maximale Entladungsrate bei 32 °C und fiel bei Abkühlung allmählich ab. Wenn man in diesem Bereich eine Muskeldehnung aufrecht erhält, wird die Antwortreaktion der Muskelspindelendigungen parallel zur Abkühlung reduziert.
- Bei der Messung der *minimalen Dehnungsrate*, die eine einzige Spindelentladung hervorruft, fand sich, dass bei Temperaturerniedrigung die erforderliche Dehnung, um eine Antwort zu erhalten, deutlich anstieg.

Muskeltonussenkung oder neuromuskuläre Fazilitation?

Eine *Eisapplikation auf die Hautoberfläche* (Anwendungsdauer bis zu 10 min) führt zur signifikanten Temperatursenkung in der Haut, gleichzeitig kommt es zur Amplitudenerhöhung des H-Reflexes. H-Reflex-Steigerung bedeutet gesteigerte Aktivität der α-Motoneurone, zugleich kommt es zur anfänglichen Verstärkung der Spastik.

Bei *längerer Dauer der Eisapplikation* (kontinuierliche Anwendung von Eispacks über mindestens 20 min) kommt es auch in der Tiefe zur Temperatursenkung (die Muskeltemperatur wurde 2,3 cm unter der Hautoberfläche gemessen). Währenddessen war die Hauttemperatur auf 20 °C abgefallen.

Bei diesen niedrigen Temperaturen verschwinden Klonus und Spastik (überprüft an Patienten mit Läsionen des oberen Neurons und mit Spastik). 60 min nach Abnahme des Eispacks hat sich die Muskeltemperatur noch nicht wieder normalisiert.

Wenn sich die Temperaturabnahme auch in der Tiefe der Muskulatur ereignet, kommt es zur Abnahme der Spindelaktivität mit Reduzierung der Empfindlichkeit der γ-Motoneurone; eine Verringerung der Spindelaktivität bewirkt eine Abnahme des Muskeltonus.

Worauf beruht der unterschiedliche Einfluss der Kälte auf die Spindelaktivität bzw. den Muskeltonus?

Klonus und Spastik werden erst dann vermindert, wenn die Muskeltemperatur deutlich absinkt. Der *Effekt der Kälte* lässt sich folgendermaßen erklären:
- Beeinflussung der α-Mechanismen führt zur Tonuserhöhung,
- Beeinflussung der γ-Mechanismen führt zur Tonussenkung.

„Mechanismus" beinhaltet die Reizung der Exterorezeptoren oder der Spindelendigungen und die Änderung der Entladungsfrequenz der Spindelafferenzen oder der motorischen α- bzw. der sympathischen γ-Efferenzen.

Eine Beeinflussung des Muskeltonus erfolgt durch:
- *Reizung der Exterorezeptoren* der Haut. Dies führt reflektorisch zu einer Aktivitätserhöhung in den α-Motoneuronen, dadurch entsteht über die motorischen Efferenzen eine Tonuserhöhung im Muskel.
- *Abkühlung der Muskelspindeln*. Sie bewirkt reflektorisch eine Hemmung der γ-Motoneurone; diese führt zur Tonussenkung in der Muskulatur.

Bisher ist nicht nachgewiesen, dass durch Reizung der Hautrezeptoren sympathische Efferenzen zu den Spindeln ausgelöst werden, um ihre Empfindlichkeit zu reduzieren. Im Gegenteil: Es ist eher unwahrscheinlich, dass es bei längerer Reizung der Hautrezeptoren reflektorisch zur Beeinflussung der γ-Zellaktivität im Rückenmark kommt.

Eine Senkung des Muskeltonus kommt dadurch zustande, dass die sog. γ-Schleife an verschiedenen Stellen beeinflusst werden kann:
- *Kühleffekt auf intrafusale Muskelfasern*; diese bewirken eine verringerte Entladungsrate im Anulospiralrezeptor.
- *Kühleffekt direkt auf sensorische Spindelendigungen* mit Beeinträchtigung in den Membranstabilitäten durch Kälte, analog den Veränderungen am Axon (s. Abschn. 6.2.2) oder bei elektrischer Reizung.

- Eine direkte *Beeinflussung der sympathischen Efferenzen*, die die Spindelempfindlichkeit vermindern: Kurzzeitige elektrische Reizung des sympathischen Grenzstrangs steigert die Spindelempfindlichkeit, während intensivere und kontinuierliche Stimulation die Spindelempfindlichkeit vermindert.

Auf dieselbe Weise wäre ein direkter Kälteeinfluss auf die γ-Efferenz denkbar. Es resultiert eine verringerte Reflexaktivität, damit eine reduzierte Spindelempfindlichkeit und als Konsequenz eine Reduktion des Muskeltonus.

> **Wichtig !**
>
> Der Einfluss der Kälteapplikation auf die Nervenmembran ähnelt dem bei Elektrotherapie: eine direkte elektrische Depolarisation erhöht die Spindelentladung und umgekehrt: eine Hyperpolarisation reduziert die Spindelaktivität oder bringt sie ganz zum Verschwinden.

Therapeutische Konsequenzen

Eisapplikation, besonders Eismassage, führt zur *Stimulation der Exterorezeptoren* der Haut. Es resultiert reflektorisch eine Fazilitation der α-Motoneuronenentladung, sobald sich die Temperatursenkung in der Haut manifestiert. Ausdruck der erhöhten α-Motoneuronenaktivität ist eine Amplitudenzunahme des H-Reflexes. Die therapeutische Ausnutzung erfolgt als neuromuskuläre Fazilitationstechnik (PNF) zur muskulären Kräftigung.

Beim Temperaturabfall im subkutanen Fettgewebe – was u. U. mit einer anfänglichen Steigerung der Muskeltemperatur verbunden ist – kommt es zum *vorübergehenden Anstieg der Spastizität im Muskel* und zum *Klonus*.

Kontinuierliche Eisapplikation (20 minütige Auflage eines Eispacks) führt zur *Abnahme der Gewebstemperatur auch in der Tiefe* (gemessen im Muskelgewebe 2,3 cm unter der Hautoberfläche). Wenn die Muskeltemperatur deutlich gefallen ist (die Haut muss dauerhaft auf mindestens 20 °C abgekühlt sein), resultieren daraus folgende *Veränderungen*:

- abnehmende Erregbarkeit der Motoneurone,
- der Achillessehnenreflex nimmt ab,
- Klonus und Spastik sind vermindert oder verschwinden ganz,
- der passive Widerstand des gekühlten Muskels gegen Dehnung ist reduziert.

Die Kraft des abgekühlten Muskels (s. Abschn. 6.2.3) nimmt zwar nicht zu, aber die *Antagonistenfunktion verbessert sich* um mehr als 50%, weil der Antagonist nicht mehr durch den spastischen Agonisten behindert ist.

Der tonusvermindernde Effekt hält ungefähr 90 min an, denn 60 min nach Abnahme eines Eispacks (von 20 min Dauer) hatten sich sowohl die Muskeltemperatur als auch die Spastizität noch nicht wieder normalisiert. Diese *lange Wirkungsdauer* ist physiotherapeutisch bedeutungsvoll, da eine gewisse Zeitspanne zur Verfügung steht, während der passive und aktive Bewegungsübungen durchgeführt werden können, ohne dass die Spastik dabei stört.

> **Fazit für die Praxis**
>
> - *Kälteapplikation*, die allein oder hauptsächlich die Hauttemperatur erniedrigt, ist nicht effektiv zur Herabsetzung des Muskeltonus. Kühlung der Haut fazilitiert die Exterorezeptoren, den H-Reflex und die α-Motoneuronenentladung, was zur muskulären Reedukation durchaus sinnvoll sein kann.
> - Klonus und Spastik werden erst dann vermindert, wenn die Muskeltemperatur deutlich abnimmt. Eine längere Dauer der Eisapplikation (20–30 min) ist daher wichtig. Dabei ist zu beachten, dass Techniken zur Eisapplikation, die allein die Temperatur in der Haut verringern, ungeeignet sind, um den spastischen Tonus zu reduzieren; denn damit ist keine Temperatursenkung in der Tiefe zu erwarten. Es besteht eine gute Kombinationsmöglichkeit mit Bewegungsübungen.
> - Allerdings reagierten nicht alle Patienten mit spastischer Hemiparese in gleicher Weise auf eine 20 minütige Kälteapplikation auf den M. triceps surae. In einigen wenigen Fällen kam es nicht zum Nachlassen von Klonus und Spastik, was auf die Komplexität der der Spastik zugrunde liegenden neuralen Mechanismen zurückzuführen ist.

6.2.2 Einflüsse der Kälte auf periphere Nerven und die neuromuskuläre Übertragung

Die beschriebenen Effekte bilden die theoretische Grundlage für daraus abgeleitete *klinische Anwendungsgebiete*:
- Schmerzbekämpfung,
- indirekte Muskeltonussenkung.

Blockierung der Impulsfortleitung

Die Vulnerabilität von Nervenfasern gegenüber Kälte scheint ganz entscheidend vom Durchmesser und Myelinisierungsgrad der Faser abzuhängen. Prinzipiell kann jede Nervenfaser durch Kälte beeinflusst werden, allerdings sind schwach myelinisierte Fasern (γ-Efferenzen) zuerst beeinflussbar, später auch stark myelinisierte Fasern (α-Efferenzen); zuletzt auch nichtmyelinisierte Fasern (diese letzteren sind jedoch primitiver organisiert). Die motorische Nervenleitgeschwindigkeit nimmt bekanntermaßen mit fallender Temperatur ab. Es wurden Werte um ca. 2 m/s Geschwindigkeitsabnahme pro 1 °C Temperaturrückgang im Bereich von 36–23 °C kalkuliert.

Unter 20 °C steigt die Reizschwelle für eine erfolgreiche elektrische Stimulation (zur Auslösung eines fortgeleiteten Aktionspotentials), und die Nervenleitgeschwindigkeit nimmt weiter ab. *Unter 10 °C* steigt die elektrische Reizschwelle rapide an, und die Nervenblockadetemperatur liegt bei 7,6–9,1 °C, abhängig davon, ob es sich um schnell oder langsam leitende Fasern handelt. Kurz danach, *bei 5 °C*, wird auch der neuromuskuläre Übergang blockiert. Zuvor sind mit *abnehmender Temperatur* die *Miniatur-Endplattenpotentiale* verändert:
- die Amplitude und die Dauer steigen an,
- die Frequenz nimmt allmählich ab.

Auch nach Blockierung der Nervenfortleitung ist es jedoch möglich, durch direkte elektrische Stimulation des Muskels eine Muskelkontraktion auszulösen. Die Herabsetzung bzw. Blockierung der Impulsfortleitung im afferenten und im efferenten Nerv lässt eine Beeinflussung der Membraneigenschaften aller Fasern vermuten, möglicherweise durch Inaktivierung gewisser Ionenträger. Das Membranruhepotential wird durch Kälte anscheinend aber nicht beeinflusst.

Sensorische Fasern für Propriozeption und Sensibilität sind relativ unempfindlich gegen Kälte, da es sich um myelinisierte, großkalibrige Fasern handelt. Oberflächenanalgesie tritt bei Hauttemperaturen von 13,5 °C auf. Wenig myelinisierte, dünne Fasern (Schmerzleitungsfasern) werden bereits bei höheren Temperaturen blockiert.

Beeinflussung durch Schmerzmediatoren und Schmerzrezeptoren

Als *Entzündungsmediatoren* gelten folgende chemische Substanzen:
- Histamin,
- Serotonin,
- Prostaglandine,
- Azetylcholin.

Sie haben unterschiedliche Angriffspunkte und wirken teilweise konform, teilweise gegensätzlich. Obwohl ihre Rolle im Einzelnen noch nicht geklärt ist, werden sie in hoher Konzentration auch für die Entstehung von Schmerzen verantwortlich gemacht.

Ausgehend von der Beobachtung, dass man bei Abkühlung (nahe dem Gefrierpunkt) eine herabgesetzte bzw. keine Gefäßantwort auf iontophoretisch zugeführtes Adrenalin und Noradrenalin mehr erhält, wird angenommen, dass die *Ansprechbarkeit der Rezeptoren* (in der Gefäßwandmuskulatur und auch anderswo) für diese Substanzen herabgesetzt ist. Als *Erklärungsmöglichkeiten* kommen in Betracht:
- Kälte setzt die Ansprechbarkeit der Rezeptoren, die normalerweise auf diese Substanzen (in genügend hoher lokaler Konzentration) mit Schmerzerzeugung reagieren, herab; analog der herabgesetzten Ansprechbarkeit der Rezeptoren in der Gefäßwand auf vasokonstriktorische Substanzen (Substanz P, Adrenalin/Noradrenalin).
- Kälte vermindert die Freisetzung dieser Substanzen aus den polymodalen Rezeptoren; obwohl dies aber eher unwahrscheinlich erscheint, da die Substanz P nach Lewis (die ähnliche Eigenschaften aufweist) durch Kälte vermutlich erst freigesetzt wird.
- Vielleicht werden diese Stoffe in irgendeiner Weise auf metabolischem Weg gebremst (der gesamte Gewebsstoffwechsel wird durch Kälte vermindert, s. Abschn. 6.2.4 „Antiphlogistische Wirkung der Kälte").

Nozizeptive Schmerzrezeptoren sind in großer Anzahl auch in Gelenkkapseln und Ligamenten lokalisiert, und sie werden auch hier durch Entzündungsmediatoren

– durch krankhafte Vorgänge im Gewebe freigesetzt bzw. aktiviert – sensibilisiert oder bei genügend hoher Konzentration direkt erregt. Jede weitere, auch einfache mechanische Einwirkung, z. B. eine normale Bewegung, wirkt am sensibilisierten Schmerzrezeptor nun als überschwelliger Reiz, und es kommt zur Impulsübertragung von Mechano- und von nozizeptiven Rezeptoren zum Rückenmark.

Schmerzfasern sind langsam leitende (20 m/s), dünne Aδ-Fasern; sie leiten Nozizeption und Kaltempfindung, und sie adaptieren nur langsam und unvollständig. Die absolute Refraktärzeit dieser langsam leitenden Fasern beträgt ungefähr 100 ms. Diese Refraktärphase dauert nach dem 2. Impuls noch länger, besonders bei niedrigen Temperaturen.

Die *Gate-control-Theorie* (s. Abschn. 3.2) kann jedenfalls nicht zur Erklärung des schmerzstillenden Effektes herangezogen werden, da durch die Kälte vor allem die dünnen, langsam leitenden Schmerzfasern erregt werden, und nicht die dicken, rasch leitenden Aβ-Fasern. Auf der Reizung dieser zuletzt genannten Fasern der Oberflächensensibilität beruht nach dieser Theorie jedoch der schmerzstillende Effekt.

Therapeutische Konsequenzen

Der analgetische Effekt lässt sich erklären durch:
- Eine *direkte schmerzstillende Wirkung der Kälte* auf Schmerzfasern und -rezeptoren. Die Schmerzschwelle wird um 30–40% angehoben, bereits nach 4–5 min. *Kälteeinwirkung*, getestet mit einem elektrisch ausgelösten Schmerzreiz.
- Einen *indirekten Einfluss*, indem bei Verringerung einer schmerzhaften Muskeltonuserhöhung (myofasziale Trigger Points) oder durch Abnahme der Schwellung (nach Trauma oder bei entzündlichem Ödem) eine Schmerzreduktion zu erwarten ist.
- *Hyperstimulations-Analgesie* („counter irritation"): ein intensiver Kältereiz (Chloräthylspray) direkt auf den Schmerzpunkt, vielleicht auch die Kältekammer bei generalisierter Fibromyalgie, führt möglicherweise zur Endorphinfreisetzung im Zwischenhirn im Sinne der deszendierenden Schmerzhemmung auf Rückenmarksebene.

Zu *tiefer liegenden Schmerzrezeptoren* (beispielsweise in der Gelenkkapsel) liegen bisher keine Untersuchungen vor. Prinzipiell ist aber davon auszugehen, dass Kälteeffekte auf alle Nervenfasern übertragbar sind. Es kommt nur darauf an, tiefer gelegene Strukturen durch geeignete Kältemedien und genügend lange Anwendungsdauer zu kühlen. Klinisch hat sich die Kältevorbehandlung vor Kontrakturprophylaxe und -therapie jedenfalls bewährt.

6.2.3 Einflüsse der Kälte auf den Skelettmuskel (Muskelkraft, Ausdauer, Koordination)

Die Messung von Muskelkraft, Ausdauer und Koordination dient als Grundlage zur Beantwortung der Frage, ob auch die Muskelkraft beeinflusst wird, wenn durch Kälte eine zentral ausgelöste Muskelspastik ausgeschaltet und eine lokale Muskeltonuserhöhung vermindert werden kann.

Abnahme der Kontraktionskraft

Die elektrische Stimulationsfrequenz, die erforderlich ist, um am Skelettmuskel eine tetanische Dauerkontraktion hervorzurufen, wird mit abfallender Temperatur niedriger. Anders ausgedrückt, am gekühlten Muskel erniedrigt sich die Fusionsfrequenz bzw. die Fusion der Einzelkontraktion ist ausgeprägter. Gleichzeitig nimmt die maximale tetanische Kraftentwicklung ab, getestet am Säugetiermuskel.

Wahrscheinlich entstehen die beobachteten Effekte durch direkte Beeinflussung des kontraktilen Mechanismus selbst.

Exkurs Wird am Menschen ein Arm in Eiswasser gebracht, fällt – verglichen mit der kontralateralen, nichtgekühlten Extremität – die Kontraktionskraft beim Faustgriff ab.

Die maximale Ausdauer, getestet am menschlichen Unterarmmuskel, findet sich bei einer Muskeltemperatur von 27 °C. Bei Temperaturen unter 27 °C kann die Kontraktionskraft nur kurze Zeit aufrecht erhalten werden; mit sinkender Temperatur immer weniger.

Möglicherweise besteht dieselbe Beeinträchtigung des kontraktilen Mechanismus oder eine gestörte Koordination mit der neuromuskulären Kontrolle. Bei Temperaturen über 27 °C steigt die Stoffwechselrate mit vermehrter Anhäufung von Stoffwechselmetaboliten und infolgedessen mit einem früheren Einsetzen der Ermüdung.

Muskelkoordination und Geschicklichkeit verschlechtern sich bei Kälteexposition (sowohl bei Ganzkörperhypothermie als auch bei lokaler Temperatursenkung einer Extremität); die Fähigkeit zu Geschicklichkeitsübungen (Klötze aufsetzen, Knoten ausführen) ist gegenüber Kontrollübungen, die bei normaler Temperatur ausgeführt werden, verringert.

Für eine gestellte Aufgabe steigt bei Kühlung des Muskels die Ausführungszeit. Dieser Geschicklichkeitsverlust ereignet sich, noch bevor die Kontraktionskraft sich vermindert.

Therapeutische Konsequenzen
Spastik und Klonus nehmen durch Kälte ab. Auch wenn die Kraft des gekühlten Muskels nicht verbessert wird, ist die Kraft der Antagonisten um mehr als 50% gesteigert, da die Antagonistenfunktion nicht mehr durch den spastischen Agonisten beeinträchtigt wird.

Bei einem Teil der Patienten mit spastischer Hemiparese nimmt jedoch auch die Kraft des gekühlten Muskels um ungefähr ein Drittel des Ausgangswerts zu.

Dass der funktionelle Status bei spastischen Patienten nicht in jedem Fall verbessert werden kann, erklärt sich aus der Kompliziertheit der spastischen Bewegungsstörung.

6.2.4 Einflüsse der Kälte auf die Blutgefäße

Erkenntnisse über die Gefäßreaktion bilden die theoretische Grundlage für daraus abgeleitete *Indikationen*:
- Ödemabschwellung und
- Hämatomreduktion.

Die physiologische Wirkung beruht auf dem einfachen Zusammenhang, dass eine lokale Kälteapplikation mit einer peripheren Vasokonstriktion beantwortet wird, und zwar primär im Dienste des Wärmehaushalts, um eine unkontrollierte Wärmeabgabe zu vermeiden, wodurch die gleich bleibende Körperkerntemperatur (Homöothermie) beeinträchtigt werden könnte. Stellglied sind vasomotorische Regulationsmechanismen der kleinen Blutgefäße in der Peripherie, vorwiegend der Arteriolen und geringer auch der Venolen, nicht der Kapillaren; denn diese besitzen keine Muskulatur und verhalten sich überwiegend druckpassiv.

Zustandekommen der Vasokonstriktion
Die lokale Vasokonstriktion weist folgende Charakteristika auf:
- Eine *direkte Kälteeinwirkung auf die oberflächlichen Blutgefäße ist zunächst lokal begrenzt* und erfolgt wahrscheinlich weniger durch eine Temperatureinwirkung auf die sympathischen Gefäßnerven, sondern auf die kleinen Blutgefäße direkt; denn die Reaktion ist auch am sympathektomierten Tier vorhanden und gleichermaßen an isolierten Arterien in vitro nachweisbar (s. Abschn. 7.2.3 „Lokale Gefäßreaktionen").
- Die *sofortige reflektorische Vasokonstriktion* wird vermittelt durch sympathische efferente Nervenfasern:
  - entweder durch primäre Reizung von Kälterezeptoren bzw. polymodalen Rezeptoren mit Impulsübermittlung durch somatische afferente Nervenfasern, über einen spinalen Segmentreflex und Umschaltung auf sympathische efferente Nervenfasern,
  - oder durch direkte Kälteeinwirkung auf die sympathischen Fasern,
  - oder auch durch Überspringen auf Axonkollateralen (sog. Axonreflex); dies ist aber hypothetisch.
- Je nach Ausdehnung und Intensität des Kaltreizes ist die *reflektorische Vasokonstriktion nicht lokal begrenzt*, sondern generalisiert, d.h. es sind auch die übrigen Hautgebiete im Sinne der sog. konsensuellen Reaktion im Dienste der Temperaturregelung betroffen.

Diese rasch einsetzende – sowohl lokale als auch generalisierte – Vasokonstriktion ist wegen der kurzen Latenzzeit am ehesten durch spinale Segmentreflexe ausgelöst. Die Afferenzen können sich auf Rückenmarkebene durch Segmentkollateralen (Längsverbindungen nach unten oder oben) über 2–3 Segmente ausweiten und erklären damit die Generalisierung der Vasokonstriktionsreaktion.

- Eine *verzögerte generalisierte Vasokonstriktion* wird humoral über den Hypothalamus vermittelt, was die längere Latenzzeit erklärt. Hier enden sensible Afferenzen aus den Temperaturrezeptoren der Haut und aus der A. carotis interna. Außerdem wird die Bluttemperatur im Hypothalamus selbst registriert, wenn er durch das aus der Haut abströmende gekühlte Blut durchflossen wird.

Im *hinteren Teil des Hypothalamus* soll sich das körpertemperatursteigernde Zentrum befinden; es wird durch die Herabsetzung der Blut- bzw. Kerntemperatur stimuliert und setzt wärmeproduzierende Stoffwechselprozesse und eine allgemeine Vasokonstriktion in Gang.

Im *vorderen Teil des Hypothalamus* befindet sich dagegen das Zentrum, das die Körpertemperatur herabsetzt. Es wird durch eine erhöhte Körperkerntemperatur gereizt und setzt die Wärmeabgabe in Gang (Trnavsky 1986). Ferner bestehen Nervenverbindungen zum Vasomotorenzentrum in der Medulla oblongata mit dem Ziel der Durchblutungskonstanz der Gewebe und der Blutdruckregulation.

Schließlich besteht ein Zusammenhang zur Lewis-Reaktion (sog. „hunting response", s. Abschn. 6.2.4 „Lewis-Reaktion").

Reaktive Hyperämie nach Unterkühlung

Wird eine intensive und langdauernde Kaltanwendung wieder entfernt, so kommt es – ebenso wie bei hydrotherapeutischen Kaltreizen – zur reaktiven Vasodilatation im Anwendungsgebiet. Sie setzt nach Wegfall des Kaltreizes allmählich ein, verstärkt sich innerhalb von 15–20 min und klingt innerhalb von 60 min wieder vollständig ab; verläuft insgesamt prolongierter gegenüber kürzeren Kalt- oder Warmreizen.

Nach wie vor ist die klinisch wichtige Frage strittig, ob sich bei lokaler Kaltapplikation die Vasokonstriktion auch in tiefer liegenden Gewebsschichten (Muskulatur, Gelenk) ereignet. Tierexperimentell gibt es dazu widersprüchliche Ergebnisse. Der Temperaturabfall in der Tiefe erreignet sich einerseits durch den Wärmeentzug mittels Konduktion (Wärmeleitung), andererseits reflektorisch. Voraussetzung ist deshalb stets eine langfristige Kaltapplikation. Der *Wärmeentzug durch Konduktion* hängt davon ab, ob sich über den tiefen Strukturen eine starke Fett- oder Weichteildecke befindet; ein peripheres Extremitätengelenk wird sich somit leichter unterkühlen lassen als das Hüftgelenk bei Adipösen.

Ob sich *neuroreflektorisch* in der Tiefe eine Vasokonstriktion bzw. eine gegenläufige Vasodilatation abspielt, hängt auch von der Gesamtwärmebilanz des Körpers ab. Verkleinert sich bei *intensiven Kaltreizen* mit sinkender Oberflächentemperatur (zur Vermeidung unkontrollierter Wärmeverluste) der homöotherme Körperkern, zählen oberflächlich gelegene Muskulatur und periphere Gelenke zur poikilothermen Schale, die die Umgebungstemperatur annimmt, d. h. es kommt zur Vasokonstriktion mit Unterkühlung dieser Strukturen.

Dehnt sich umgekehrt bei *Wärmestau* der homöotherme Körperkern aus, wird die poikilotherme Schale dünner und tiefer gelegene Gewebe zählen zum Kern und nehmen Kerntemperatur an. Sie reagieren thermoregulatorisch gegensätzlich mit Vasodilatation und werden dadurch besser beheizt bzw. nicht gekühlt.

Schließlich ist zu bedenken, dass bei segmentalen Reflexen die sensiblen Afferenzen der Kaltrezeptoren auf sympathische efferente Neuronen umgeschaltet werden, die in der Regel adrenerg wirken, d. h. eine Vasokonstriktion hervorrufen. Unklar ist, ob in der Gefäßperipherie bzw. in der tiefer gelegenen Muskulatur auch cholinerge sympathische Fasern existieren. Diese würden dann eine Vasodilatation hervorrufen.

Therapeutische Konsequenzen

Der Einfluss einer Kälteapplikation auf die Blutgefäße bildet die physiologische Grundlage zur therapeutischen Nutzung bei der Behandlung von Traumen und Entzündungen; denn die lokale Vasokonstriktion nach Kälte ist der primäre Mechanismus zur Minderung des traumatischen (Schwellung und Blutung nach Trauma) wie auch des entzündlichen Ödems. Der Schmerz wird ebenfalls vermindert, und zwar:

- *direkt* durch den Kälteeffekt auf sensorische Endigungen und/oder Schmerzfasern,
- *indirekt* durch Verringerung der schmerzhaften Schwellung und der reflektorischen Tonuserhöhung im Muskel.

Exkurs Das *posttraumatische Ödem* (nach Fraktur) ließ sich mittels Hydrotherapie (Wasser von 12 °C) nicht beeinflussen; das entzündliche Ödem ließ sich durch Applikation von Eis und Kältegelpacks reduzieren. Allerdings hängt der Effekt vom ödemauslösenden experimentellen Agens und vom Zeitpunkt ab, zu dem das Ödem gemessen wird und die Kälteapplikation einsetzt. Sofort nach dem Trauma angewendet, konnte Kälte die Entstehung des Ödems zwar nicht vollständig verhindern (es bestand eine Tendenz zur Zunahme), nach Absetzen der

Kühlung kam es jedoch zum signifikanten Anstieg des Ödems.

Klinische Studien belegen, dass sich kleinere, frische Verletzungen und Gelenkdistorsionen bei Bandagierung und Eisbehandlung schneller zurückbilden als bei Bandagierung allein.

▬ **Exkurs** *Verbrennungsfolgen im Tierexperiment* werden durch Kälte gehemmt: die Schwere der Verbrennung ging zurück, die Heilungszeit verkürzte sich; milde, oberflächliche Verbrennungen (II. Grades) reagierten am besten. Die Verzögerung der Kälteexposition um 2 Tage (nach der Verbrennung) bewirkte das Gegenteil: die Schwere der Verbrennungsfolgen nahm zu, die Heilungszeit verzögerte sich.

Erfahrungen an 150 Patienten mit Verbrennungen, bei denen die verbrannten Gebiete so schnell wie möglich in Eiswasser (mit Hexachlorophen) gebadet wurden, erbrachten, dass der Schmerz sofort nachließ, Rötung und Blasenbildung waren sichtlich verringert. Die lokale Kühlung wurde kontinuierlich fortgeführt und – bei Unterbrechung – erneut eingesetzt, wenn der Schmerz wieder auftrat.

Entscheidend ist der zeitliche Beginn: die Kälte sollte so schnell wie möglich appliziert werden; die exsudative Komponente kann offenbar zurückgedrängt werden. Kältebehandlung mit einer Verzögerung von nur 2 min nach tierexperimenteller Verbrennung konnte die Ödemausbildung nicht verhindern und verschlechterte die Resorptionsbedingungen.

Argumente gegen eine Kryotherapie bei traumatischem und entzündlichem Ödem und bei Verbrennungen

Es fehlt nicht an kritischen Stimmen, die besagen, dass das Ödem bei Verletzungen durch Permeabilitätssteigerung der Kapillaren und durch Gewebszerstörung entsteht. Eine Permeabilitätssteigerung der Kapillaren und der Lymphgefäße ist auch durch Eis selbst zu erzielen und führt dann auch beim Gesunden zur Schwellung.

Falls durch Eis eine Gewebszerstörung hervorgerufen wird (bei Chloräthylspray ohne weiteres denkbar), wird eine resorptive Entzündungsreaktion angeregt.

Diese negativen Effekte der Eisbehandlung lassen sich – zumindest teilweise – durch Bandagierung und Hochlagerung begrenzen.

Die Deutung dieser unterschiedlichen Meinungen ist durch folgende *Unklarheiten bei der Kryotherapie* erschwert:
- Wird die Gewebstemperatur auch in der Tiefe vermindert?
- Ist das Gewebsvolumen (Schwellung) verringert oder vermehrt?
- Wie verlaufen die vasomotorischen Reaktionen im Einzelnen:
  - Ist im Kapillarbereich die Durchströmung vermehrt oder verringert?
  - Sind Perfusionsdruck und Filtrationsrate erhöht oder erniedrigt?
  - Wie reagiert das Lymphsystem bei Gewebsschäden und Erhöhung der lymphpflichtigen Last?

Der *therapeutische Wert der Kryotherapie* ist damit relativiert:
- Bei *Sportverletzungen* macht die Kälteapplikation nur in den ersten 15–20 min einen Sinn und auch nur bei leichteren Verletzungen. Bei zu spätem Einsetzen zeigt sie offenbar keinen Effekt mehr.
- Beim *entzündlichen Ödem* sind entscheidende Anwendungsbedingungen noch nicht geklärt; die Wirkung hängt offensichtlich ganz entscheidend vom tierexperimentellen Entzündungsmodell ab.
- Bei *Verbrennungen* dürfte das Eiswasserbad nur in Ausnahmefällen innerhalb der ersten Minuten verfügbar sein.

> **Wichtig!**
>
> Den therapeutischen Wert beim Ödem bestimmen:
> – das auslösende Agens,
> – die Art der Kälteapplikation und
> – der Zeitpunkt der Anwendung.

Lewis-Reaktion („hunting response")

Das Eintauchen eines Fingers in eiskaltes Wasser führt zum Wärmeentzug. Sobald die Hauttemperatur auf 15–18 °C abgesunken ist, kommt es bei Fortbestehen der Kälteeinwirkung in gewissen zeitlichen Abständen zur plötzlichen Vasodilatation im stark unterkühlten Gebiet mit Anstieg der Hauttemperatur um 5 °C; wahrscheinlich als Schutz vor Gewebsschäden und im Dienste einer notdürftigen Durchblutung. Diese *zyklische Kältedilatation* tritt das erste Mal nach 2–6 min intensiver Kälteapplikation ein; die Häufigkeit dieser zyklischen Vasodilatation ist von der einwirkenden Temperatur abhängig, und sie ereignet sich bei längerer Kalteinwirkung in Intervallen von 15–30 min.

▬ Exkurs Lewis erklärte 1930 das Zustandekommen folgendermaßen: Intensivere, potentiell gewebsschädigende Kaltreize verursachen die Freisetzung der H-Substanz (einer chemisch nicht weiter definierten Substanz; entspricht wohl der heute bekannten Substanz P, die aus polymodalen Rezeptoren freigesetzt wird). Bei genügender Konzentration wird eine Vasodilatation ausgelöst; entweder wirkt die Substanz selbst prinzipiell gefäßerweiternd oder sie ist reflektorisch ausgelöst durch Reizung polymodaler Rezeptoren oder auch infolge des hypothetischen Axonreflexes. Vielleicht sind auch hier cholinerge sympathische Efferenzen oder adrenerge Fasern mit β-Rezeptoren beteiligt. Die Vasodilatation bewirkt ein Auswaschen der Substanz H, es kommt wieder zur Vasokonstriktion mit erneuter Bildung der Substanz H, und der Zyklus beginnt von neuem.

Er ist wahrscheinlich als Schutzmechanismus peripherer Gefäßabschnitte vor schädigender Kälteeinwirkung zu verstehen.

Die Lewis-Reaktion ist auch bei zervikaler Sympathektomie vorhanden, nicht aber bei Patienten mit einem denervierten Arm. Dies lässt darauf schließen, dass die Gefäßdilatation durch somatosensorische Afferenzen vermittelt wird.

Das Ausmaß der Lewis-Reaktion ist unterschiedlich zwischen kälteadaptierten (Eskimos) und nicht kälteadaptierten Personen (Mitteleuropäer).

Bei *Kälteakklimatisierten* (Eskimos) ist die Hauttemperatur an den Fingern niedriger, der Temperaturgradient Finger/Unterarm ist größer und die zyklische Kältedilatation ist insgesamt weniger ausgeprägt; an den Fingerspitzen jedoch deutlicher als am Unterarm, d. h. die Fingerspitzen erwärmen sich bei Kältedilatation rascher.

Ansprechbarkeit der Gefäßwand gegenüber gefäßaktiven Substanzen

Isolierte Arterien in vitro reagieren bei normaler Temperatur auf vasokonstriktorische Medikamente, bei Abkühlung aber nicht mehr, d. h. sie sprechen nicht mehr auf von außen zugeführte gefäßaktive Substanzen an, wenn sie bis knapp über den Gefrierpunkt abgekühlt werden.

▬ Exkurs Eine Adrenalin- und Noradrenaliniontophorese des Zeigefingers führte nach 45 min praktisch zu einer totalen Durchblutungsdrosselung. Diese so behandelten Finger reagierten beim Eintauchen in Eiswasser nach wenigen Minuten mit einem ausgeprägten Durchblutungsanstieg.

Insgesamt scheint der Verlust der Ansprechbarkeit der Gefäßwand auf vasokonstriktorische Substanzen der wesentliche Mechanismus für die zyklische Kältedilatation bei Temperaturen knapp oberhalb des Gefrierpunkts zu sein. Wärmebestrahlung nach gleichartiger Iontophorese bewirkte keine Vasodilatation.

6.2.5 Einflüsse der Kälte auf Entzündung und Gewebsstoffwechsel

Kaltanwendungen dienen der Entzündungshemmung bei akuter rheumatischer Entzündung und der Schmerzlinderung/Funktionsverbesserung bei kombinierten weichteilrheumatischen Läsionen.

Antiphlogistische Wirkung der Kälte

Bei der *akut-rheumatischen Gelenkentzündung* werden Entzündungsmediatoren freigesetzt, und es kommt dadurch:
- zur Gefäßdilatation,
- zur kapillaren Hyperämie,
- zur erhöhten Gefäßwandpermeabilität,
- zur Steigerung der Leukozyten- und Lymphozytenemigration,
- zum vermehrten Gewebsmetabolismus mit erhöhtem Stoffumsatz,
- zur lokalen metabolischen Azidose und
- zur erhöhten Gewebstemperatur.

Hitzeapplikation direkt auf das Gelenk verschlimmert die aktuelle entzündliche Reaktion, *Kälteapplikation* hingegen reduziert die entzündliche Reaktion.

Durch Kälteapplikation kommt es zur *Senkung der Gewebstemperatur*. Der Gewebsstoffwechsel ist temperaturabhängig, d. h. er ist im gekühlten Gebiet niedriger. Venöses Blut – das normalerweise zu 70% O_2-gesättigt ist – hat, wenn es aus gekühlten Gebieten stammt, eine O_2-Sättigung von über 80%. Die generelle chemische Reaktionsfähigkeit nimmt bei einer Temperatursenkung von 10 °C um die Hälfte ab (Trnavsky 1986).

Möglicherweise wird auch die Freisetzung und die Aktivität von Entzündungsmediatoren gehemmt, und es kommt auch dadurch zur Verminderung der Entzündungserscheinungen. Voraussetzung dafür ist allerdings eine fortlaufende, keine zu heftige Kaltapplikation; im Anschluss an eine intensive und kurzfristige Kaltapplikation kommt es stets zur reaktiven Hyperämie, und diese kann eine Verstärkung der Entzündungssymptome bewirken.

Die *Enzymaktivität knorpelzerstörender Fermente* wird durch Kälte ebenfalls gehemmt. Bei akuter Synovialitis und rheumatischer Polyarthritis werden vermehrt kollagenabbauende Kollagenasen freigesetzt, und diese zerstören die Kollagenfasern des Knorpels. Bei höherer Gelenktemperatur sind diese knorpeldestruierenden Enzyme aktiver, während sie bei einer Temperatursenkung von 3 °C in ihrer Aktivität auf ein Viertel reduziert werden (Harris u. McCroskery 1974). Denkbar wäre, dass auch weitere gewebszerstörende Prozesse (beispielsweise bei Morbus Sudeck im Stadium I) durch den reduzierten Gewebsmetabolismus gebremst werden.

Kälteeffekte am Entzündungsmodell

Beim Tier in generalisierter Hypothermie (mit Senkung der Körperkerntemperatur) blieben die beobachteten Entzündungszeichen (Inflammation, Kapillarpermeabilität, zelluläre Antwortreaktion) hinter den erwarteten lokalen Entzündungsreaktionen zurück.

Obwohl Kryotherapie nicht mit Hypothermie gleichzusetzen ist, sind die Beobachtungen auf klinische Situationen mit Bekämpfung der Exsudation und Entzündungssymptome anwendbar.

Am experimentellen Entzündungsmodell Rattenpfote (Schmidt et al. 1979) kann das entzündliche Ödem durch Applikation von Eis und Kryogelpacks gemildert werden; der günstige Effekt auf die Ödemreduktion hängt vom ödemauslösenden Agens und vom Zeitpunkt ab, an dem das Ödem gemessen und die Kälte aufgebracht wird; insgesamt von Anwendungsbedingungen, die schwer auf die rheumatische Entzündung am Menschen übertragbar sind.

Bei bakterieller Entzündung sind die toxische Reaktion und die Ausdehnung nach Kälteapplikation vermindert, möglicherweise auch destruktive Gewebsschäden.

Eine definitive Klärung der Frage, ob ein entzündliches Ödem durch Kälte günstig beeinflusst werden kann, steht insgesamt jedoch noch aus.

Therapeutische Konsequenzen

Aus klinischer Sicht ergeben sich folgende Anwendungsgebiete:

- Am *rheumatischen Gelenk* (mit erhöhter Gelenktemperatur) werden knorpeldestruierende Kollagenasen in ihrer Aktivität gehemmt; außerdem kommt es zur Besserung der subjektiven Symptomatologie: Rückgang der Gelenksteifigkeit, Linderung der Schmerzen, Verbesserung der Beweglichkeit.
- Bei *aktivierter Arthrose* (mit Überwärmung) am Kniegelenk gelten gleichartig dieselben Kriterien.
- Bei *akuter Periarthritis des Schultergelenks* (subakromiale bzw. subdeltoide Bursitis) wird Kälte ebenfalls bevorzugt: die Schmerzen werden gelindert und die Schwellung verringert. Hitze verstärkt entzündliche Reaktionen und kann die Schmerzen akut verstärken.
- *Sudeck-Atrophie* im frühen Stadium ist durch eine exzessive Durchblutungssteigerung gekennzeichnet; Kälte reduziert die Vasodilatation, senkt die Gewebstemperatur und drosselt den Metabolismus; möglicherweise lassen sich dadurch weitere Gewebszerstörungen vermeiden.

Sobald das Stadium der exzessiven Hyperämie überwunden ist, sollte die Kälteapplikation ausgesetzt werden; denn in späteren Stadien der Krankheitsentwicklung dominieren Vasospasmen.

Anwendung von Kälte oder Wärme?

In *akuten Krankheitsstadien* ist Kälte besser wirksam, und Wärme kann die Symptome verschlimmern. In *chronischen Krankheitsstadien* ist Wärme besser wirksam, und Kälte wird schlechter vertragen.

Die kontroverse Betrachtung Kälte gegen Wärme hilft jedoch nicht weiter bei Krankheitsbildern, bei denen Verbesserungen sowohl nach Kalt- als auch nach Warmanwendungen erreicht worden sind (jeweils im Vergleich mit einer Kontrollgruppe ohne die entsprechende Therapie). Dazu gehören:

- *Chronische* (nicht akute) *Wirbelsäulensyndrome*: Zervikal-, Thorakal-, Lumbalsyndrom, „low back pain".
- *Kniegelenkarthrosen*: Schmerzbesserung war bei einem Teil der Patienten durch Kälte, beim anderen Teil durch Wärme zu erreichen.
- *Arthrose der kleinen Hand- und Fingergelenke*: Die alternierende Anwendung von Wärme und Kälte (als Wechselbäder) führt zur Durchblutungssteigerung und zur Schmerzlinderung und Besserung der Beweglichkeit.
- *Steifigkeitsuntersuchungen an Fingergelenken von Rheumatikern* (außerhalb der exsudativen Phase) erbrachten eine vermehrte Gelenksteifigkeit gegenüber Gesunden. Bei Erwärmung der rheumatischen Gelenke nahm die Steifigkeit ab, bei Kühlung erhöhte sie sich. Das erhärtet die alte klinische Erfahrung, dass Rheumatiker im chronischen Stadium die Wärme besser vertragen als Kälte.

Die logische Schlussfolgerung kann nur lauten:

- Kälte und Wärme phasengerecht bzw. im Wechsel anwenden, kombiniert mit Bewegungsübungen.
- Passives Durchbewegen im schmerzfreien Raum (bzw. Kontrakturbehandlung) nach Kryotherapie.
- Aktive Bewegung im vollen Bewegungsausmaß nach Wärmebehandlung.

Dies gilt analog auch für alle Krankheitsbilder, die im akuten Stadium mit Kälte behandelt werden: Kälte wird mit passiven Bewegungsübungen kombiniert; Wärme folgt später, zusammen mit aktiven Bewegungen.

Tabelle 6.1 Wirkungsmechanismen im Überblick

Wirkungsmechanismen der Kryotherapie	Gültigkeit
- Schmerzschwellenanhebung von Nozizeptoren	Nachgewiesen
- Blockierung der Schmerzfortleitung in dünnen, wenig myelinisierten Aδ-Fasern	Nachgewiesen
- Verminderte Ansprechbarkeit von Chemorezeptoren gegenüber algogenen Substanzen (sog. Entzündungsmediatoren); vielleicht auch verminderte Freisetzung von Serotonin u.a. algogenen Substanzen aus polymodalen Rezeptoren	Teilweise nachgewiesen, aber denkbar
- Muskeltonussenkung durch Abkühlung von Muskelspindeln; dies führt zur Verminderung der afferenten Entladungen	Nachgewiesen
- Vielleicht auch als direkter Kälteeinfluss auf sympathische γ-Efferenzen	Denkbar
- Reflektorische Vasokonstriktion der kleinen Blutgefäße (Arteriolen und Venolen)	Nachgewiesen

6.3 Kältemedien und Applikationsmethoden

Um die Kälte auf den Organismus wirken zu lassen, stehen verschiedene Materialien als Temperaturträger zur Verfügung, die sich in ihren thermophysikalischen Eigenschaften (Wärme- bzw. Kälteaufnahme- und -bindungsvermögen, Wärmeleitfähigkeit bzw. Wärmeentzugsvermögen) teilweise erheblich unterscheiden, so dass die verschiedenen Medien für bestimmte Anwendungsbereiche speziell geeignet bzw. speziell ganz ungeeignet sind.

6.3.1 Eiswürfelmassage/Eisabtupfung

Ein Plastikbecher wird mit Wasser gefüllt, ein Holzspatel hineingestellt (er dient später als Haltegriff) und im Gefrierfach eingefroren.

Physikalische Gegebenheiten
Man erhält keine gleichmäßige Kühlung, die Anwendung ist in der Regel kurz (20–30 s) mit ebenso langen Pausen dazwischen; insgesamt etwa 10 min, dann folgt Übungsbehandlung. Es kommt innerhalb weniger Minuten zum deutlichen Absinken der Hauttemperatur; der Patient hat zunächst ein Kältegefühl, später Gefühllosigkeit. Der Wärmeentzug ist durch das Bewegen des Kälteträgers größer als im Eisteilbad, obwohl sich die physikalischen Eigenschaften der Kältemedien nicht nennenswert unterscheiden. Allerdings hat der Eiswürfel durch seinen Aufenthalt im Tiefkühlfach tiefere Ausgangstemperaturen als Eiswasser, dessen Temperatur knapp oberhalb des Gefrierpunkts liegt.

Anwendungstechnik
Das zylindrische oder kegelstumpfförmige Eisstück (Eis am Stecker!) wird mit einem Handtuch umwickelt und ebene Körperregionen werden durch langsames, flächiges Hin- und Herstreichen mit dem Eisstück unter leichtem Druck gekühlt. Nachteilig ist die Schmelzwasserbildung (muss vom Handtuch aufgesogen werden).

Vorteilhaft sind die gute Dosierungsmöglichkeit (durch unterschiedliche Pausenlänge) und ein sehr guter analgetischer Effekt, der besonders vor Bewegungstherapie geeignet ist.

Temperaturverlauf
Die Hauttemperatur sinkt infolge der Minustemperatur des Eiswürfels sehr rasch (innerhalb von 5 min) auf Werte von 3–5 °C; vergleichbar einem tief gekühlten Kryogel; und sinkt dann – auch bei weiterer Eisabtupfung – nicht weiter ab. Die Schnelligkeit des Temperaturabfalls hängt von der Kontaktzeit des Eises mit der Hautoberfläche ab, d. h. von der Größe der Behandlungsfläche und von etwaigen Pausen zwischen den Anwendungen. Die Wiedererwärmung nach beendetem Eiskontakt geht erwartungsgemäß ebenso rasch vonstatten wie die Abkühlung; jedoch liegen dazu keine Messungen vor.

6.3.2 Eischips (Eisplättchen, Eisbröckchen, Brucheis)

Charakteristik
Das Eis ist körnig und schüttfähig, die Temperatur beträgt ungefähr –0,5 °C. Dies reicht völlig aus und ist praktisch ideal; denn kälteres Eis friert zusammen und braucht für die Erzeugung mehr Energie.

Die Kälteleistung entsteht beim Tauvorgang von 0 °C Eis zu 0 °C Wasser; das Eis benötigt Wärme, um auftauen zu können, diese wird dem Gewebe entzogen (natürlich auch der umgebenden Luft, die aber ein schlechter Wärmeleiter ist).

Physikalische Gegebenheiten
Das Wasser-Eis-Gemisch ist ein günstiges Medium wegen
— der *guten Wärmeaufnahmekapazität*: Die Temperatur wird knapp oberhalb des Nullpunkts gehalten, bis das letzte Eis geschmolzen ist; dies dauert relativ lange;
— der *guten Wärmeleitfähigkeit* (oder Wärmeentzugsvermögen): dem Körper wird leicht die Wärme entzogen.

Die Beimischung von Salzen führt zur Gefrierpunktdepression und dadurch zu Anwendungstemperaturen unter 0 °C.

Anwendungsvorteile ergeben sich daraus nicht; im Gegenteil, es besteht eine größere Gefahr von Kälteschäden.

Anwendungstechnik

Die Eischips werden in ein Frottiertuch eingepackt; nachteilig sind dabei das Herausfallen der Eisstückchen und die Schmelzwasserbildung mit unangenehmem Nässegefühl.

Besser ist es daher, das Brucheis mit etwas Wasser in einen kältebeständigen Plastikbeutel (Polyäthylenbeutel für Tiefkühltruhen) einzufüllen und mit Klebestreifen fest zu verschließen. Auf die Haut kommt vorsichtshalber ein dünnes Leinentuch; empfohlen wird auch das Einölen der Haut als Schutz vor Kälteschäden. Die Anwendung auf Knochenvorsprüngen (Akromion, Tibiakante) ist wegen des auszulösenden Periostschmerzes zu vermeiden.

Temperaturverlauf

Die Hauttemperatur wird innerhalb von 10 min um etwa 10 °C gesenkt (von etwa 30 °C auf etwa 20 °C), und diese erniedrigte Hauttemperatur wird mindestens 30 min gehalten (es muss allerdings noch körniges Eis im Beutel vorhanden sein).

6.3.3 Kühlkompressen/Kryopacks

Sie sind industriell gefertigt und bestehen aus
- Alkohol-Wasser-Mischungen,
- Salzmischungen,
- hydrierten Silikaten,
- Paraffinen oder
- Peloiden.

Charakteristik

Bezüglich des Inhalts und der Größe der Kompresse bestehen Unterschiede zwischen den verschiedenen Herstellern. Dadurch variieren die Anwendungsbedingungen, weshalb man sich an die Vorschriften des Herstellers halten sollte.

Physikalische Gegebenheiten

Die Wärmeleitfähigkeit ist im Allgemeinen niedriger als Wasser, das bedeutet gleichmäßigere und langsamere Kälteabgabe. Die Kältespeicherung (d. h. Wärmeaufnahmevermögen) ist vom Kältemedium abhängig, daraus ergeben sich unterschiedliche Zeiten bis zur Erwärmung der Kompresse.

Der *Wärmeentzug* der verschiedenen Kompressen hängt im Wesentlichen ab
- vom Packungsmedium,
- von der Packungstemperatur und
- von der Packungsdauer (d. h. Wiedererwärmungszeit).

Anwendungstechnik

Die Kühlkompresse wird im Kühlfach (je nach Empfehlung des Herstellers) bei -1 °C bis -20 °C gelagert. Die Kühlzeit beträgt im Allgemeinen 2-3 Stunden. Günstig ist die gute Flexibilität der Kompresse, d. h. sie ist gut an die Körperoberfläche anmodellierbar.

Sie wird mit Elastikbinden oder Klettbändern befestigt, bei größeren Gelenken auch mehrere Kompressen im Verbund. Sie können nach Oberflächendesinfektion bis zu 100 mal wieder verwendet werden.

Temperaturverlauf

Die Hauttemperatur sinkt (bei einer Kompresse mit günstigen physikalischen Eigenschaften) innerhalb von 10 min von ca. 30 °C auf ca. 15 °C, die Maximaldifferenz beträgt damit ungefähr 15 °C; danach langsame Wiedererwärmung von Haut und Kompresse, d. h. die Kompresse muss gewechselt werden.

6.3.4 Eisteilbad

Charakteristik

Kaltes Leitungswasser wird mit Brucheis aus dem Eisbereiter im Verhältnis 2:1 gemischt und in speziellen Arm- oder Fußbadewannen verabreicht. Die Temperatur des Eiswassers beträgt nach dem Durchmischen 0,5–1,0 °C; sie bleibt relativ lange Zeit konstant auf diesem niedrigen Wert; zumindest so lange, bis das letzte Eis geschmolzen ist. Erst dann kommt es zur allmählichen Erwärmung.

Physikalische Gegebenheiten

Es kommt zum intensiven Wärmeentzug mit raschem Absinken der Hauttemperatur, u. U. bis zum Kälteschmerz; daher nur kurzfristig anwenden.

Anwendungstechnik

Das Eisteilbad ist für Hand-, Ellenbogen- und Fußgelenke beim akuten Schub einer chronisch-rheumatischen Polyarthritis oder beim akuten Gichtanfall geeignet, ggf. auch bei akuter Bursitis (Schleimbeutelentzündung) oder Epikondylitis; insgesamt bei Lokalisationen an den Extremitäten, die eine Anwendung in Arm- oder Fußbadewannen zulassen. Hand oder Fuß werden für 10–30 s eingetaucht, danach abgetrocknet und die Wiedererwärmung abgewartet, ggf. mehrfach hintereinander im Intervall.

Günstiger als die einfache Nachruhe ist die Wiedererwärmung durch aktive Bewegung: Wenn es vom Befund her möglich ist, erfolgt die Kombination mit Übungstherapie, ebenfalls im Intervall, insgesamt bis 20 oder 30 min Dauer.

Temperaturverlauf

Die Hauttemperatur kann bis auf 6 °C herabgesetzt werden, das bedeutet einen beträchtlichen Wärmeentzug.

Es sind die gleichen wie bei der Hydrotherapie:
- Bei der Anwendung darf *kein Kälteschmerz* auftreten,
- es muss eine *ausgeglichene Wärmebilanz* vorliegen (d. h. nur bei gut vorgewärmtem Körper: die betreffende Körperpartie muss sich warm anfühlen);
- während der Kaltapplikation den Patienten gut einhüllen (d. h. *keinen unkontrollierten Wärmeverlust* an anderer Stelle);
- auf *gute Wiedererwärmung* achten (am besten durch aktive Bewegungstherapie).

6.3.5 Kühlspray

Charakteristik

Die Zusammensetzung der Sprühmittel ist unterschiedlich (Mischungen aus Chloräthyl und Aerosolen), ebenso deren Wirksamkeit und der Druck, mit dem sich das Sprühmittel auftragen lässt.

Physikalische Gegebenheiten

Es gilt das Prinzip der Verdunstungskälte, diese führt zum erheblichen lokalen Wärmeentzug. Es entstehen rasch Kälteschäden, deshalb nicht zu lange aufsprühen!

Anwendungstechnik

Der Kältespray wird aus 15–20 cm Entfernung so lange aufgesprüht, bis auf der Haut ein feiner Eisfilm auftritt, u. U. zwei- bis dreimalige Wiederholung im Intervall.

Die Anwendung erfolgt vorwiegend in der Sportmedizin (auf dem Sportplatz); wird auch bei Wadenkrämpfen – kombiniert mit kräftigen Knetungen der Wadenmuskulatur – empfohlen.

Nicht zu lange aufsprühen; nie bei offenen Wunden oder bei Abschürfungen anwenden.

6.3.6 Kaltluft/flüssiger Stickstoff

Charakteristik

Stickstoff wird aus der Erdatmosphäre in Luftzerlegungsanlagen unter Kompression und Abkühlung auf –196 °C gewonnen und in Gasflaschen vom Erzeuger zum Anwender transportiert.

Die Gerätetechnik zur N_2-Verdampfung bietet zwei Varianten:
1. Der flüssige Stickstoff geht bei Austritt (Dekompression) in den gasförmigen Aggregatzustand über und muss durch ein Gebläse auf die Haut gebracht werden.
2. Nach dem Tauchsiederprinzip verdampft der Stickstoff bei Wärmezufuhr innerhalb der Flasche und strömt unter Überdruck selbständig aus dem Ventil.

Physikalische Gegebenheiten

Die Austrittstemperatur beträgt –100 °C bis –180 °C; bei Kaltluftgeräten –30° bis –40 °C. Der Austrittsschlauch (3–4 m Länge) oder die Gliedmaßen des Patienten müssen zur Vermeidung von Erfrierungen bewegt werden.

Die sichtbaren weißen Nebel entstehen durch die Wasserdampfkondensation infolge der Kälte. Die Kompressorluft (Gebläsemethode) muss trocken sein, ansonsten bildet sich sehr rasch Stickstoffschnee auf der Haut.

Zu den *Vorsichtsmaßnahmen* am Gerät zählen:
- Temperaturanzeige bis –180 °C,
- Überwachung der O_2-Konzentration in der Raumluft,
- flüssiger Stickstoff darf andernorts nicht entweichen (ggf. Handschuhe),
- der Luftstrom des Gebläses muss genügend groß sein.

Anwendungstechnik

Verlässliche Daten zur geeigneten Temperaturwahl und Strömungsgeschwindigkeit des austretenden Stickstoffs existieren nicht. Für die Applikationsdauer bzw. Dosierung gelten:
- *Schmerzreaktion des Patienten* (bis zum Auftreten des Kälteschmerzes),
- *Sichtkontrolle durch den Therapeuten* (keine Erfrierungen),
- *Behandlungszeit 1-3-5 min pro Gelenk.* Maximal 5-6 Gelenke pro Sitzung; bei zu ausgedehnter Kaltluftbehandlung resultiert eine zu starke Gesamtauskühlung.

Trockene Kälte wird vom Patienten (besonders vom Rheumatiker) besser vertragen als kalte Nässe.

Häufige Behandlungen sind erforderlich, möglichst mehrmals täglich ungefähr im 3-Stunden-Rhythmus (Fricke 1987), da die Wirkung ca. 2-3 Stunden anhält (s. Abschn. 6.4.2). Dadurch ergibt sich eine gute Kombinationsmöglichkeit mit krankengymnastischer Übungsbehandlung zur Funktionsverbesserung und Muskelkraftsteigerung.

In der Praxis gut anwendbar bei:
- *Rheumatikern*, die unter dem Kaltgasstrom Hand- und Fingerbewegungen ausführen;
- *schmerzhaften WS-Syndromen* (HWS, BWS, LWS) im Rahmen einer Gruppentherapie; lokale Kaltluftbehandlung kombiniert mit Gymnastik.

Alle Kaltgasgeräte haben den Nachteil, dass sie kostenintensiv sind.

Temperaturverlauf

Die Hauttemperatur sinkt innerhalb weniger Minuten vorübergehend auf minimal 17 °C (Ausgangspunkt bei Rheumatikern mit mittlerer Prozessaktivität ca. 36 °C); vergleichbare Werte fanden sich auch beim Gesunden. Bei beiden Gruppen war der Ausgangswert nach 15 min bereits wieder erreicht (Fricke 1988).

Exkurs In eigenen Untersuchungen sank die Hauttemperatur nach 2 maliger Kaltgasapplikation (N_2 von -180 °C mit 5 min Abstand zwischen beiden Anwendungen) für 30 s unmittelbar nach der 2. Applikation auf 10 °C; die Ausgangstemperatur von ca. 32 °C war nach 10 min wieder erreicht.

6.3.7 Kaltmoorpackung

Charakteristik

Peloide („pelos" bedeutet Schlamm) sind entweder organischen (Moor) oder anorganischen (Fango) Ursprungs, wobei Moor dem Fango in wärmephysikalischer Hinsicht überlegen ist.

In bestimmten Badeorten steht Moor als ortsgebundenes Heilmittel zur Verfügung und kann in seiner natürlichen, breiigen Form in gekühltem Zustand direkt auf die Haut aufgetragen werden.

Darüber hinaus gibt es Einwegfertigpackungen (auf einer Plastikunterlage befindet sich eine Moorschicht, darüber eine dünne Vliesschicht für den Hautkontakt) bzw. die Moorbereitstellung in entsprechend großen Plastikbeuteln, in denen (wie in einem Gefäß) das Kaltmoorkneten als Heimbehandlung durchgeführt werden kann (Manupack).

Physikalische Gegebenheiten

Moor ist zwar ein schlechter Wärmeleiter, es hat aber ein hohes Kältebindungsvermögen. Es dauert relativ lange, um das Moor im Kühlschrank auf 3 °C abzukühlen. Damit befindet sich das Kältemedium im risikoarmen Plusbereich. Diese Temperatur wird lange gehalten, und das Moor erwärmt sich nur langsam, da der Wärmeübergang aus dem Körper nur verzögert, dafür aber lang anhaltend vonstatten geht. Dadurch ist der Wärmeentzug sehr schonend, weshalb Moor für akut-entzündliche Gelenkprozesse besonders geeignet erscheint.

Anwendungstechnik

Das Kaltmoor wird im Moorbadeort in geeigneten Gefäßen bereitgestellt (bzw. im Plastikbeutel bei Heimanwendung). Beim sog. Kaltmoorkneten führt der Patient aktive Bewegungstherapie gegen den konsistenzabhängigen Widerstand des Moors aus.

Die Behandlungszeit kann 20-30 min betragen; Kälteschäden sind nicht zu befürchten.

Temperaturverlauf

Die Hauttemperatur sinkt von ca. 32 °C nach 10 min auf ca. 20 °C, danach kommt es zur weiteren Temperatursenkung. Nach 30 min Packungsdauer beträgt die Hauttemperatur ca. 15 °C. Die reaktive Wiedererwärmung geschieht ebenfalls nicht plötzlich, sondern ganz allmählich, und 30 min nach Abnahme der Packung ist die Ausgangstemperatur noch nicht erreicht, die Hauttemperatur beträgt ungefähr 27 °C (Noelle 1985).

6.3.8 Frottiertuchmethoden

Es gibt zwei Varianten:
- Frottiertücher werden *kurz in Eiswasser* getaucht, gering ausgewrungen, aufgelegt bzw. anmodelliert und leicht angedrückt. Der Wechsel des Frottiertuchs erfolgt alle 2–3 min, dazwischen Übungsbehandlung.
- Frottiertücher werden in *2–3%ige Kochsalzlösung* getaucht, ausgewrungen und im Tiefkühlfach eingefroren. Es werden auch höherprozentige NaCl-Lösungen empfohlen (1 kg Kochsalz auf 5 l Wasser) mit dem Ziel der weiteren Gefrierpunktdepression und der besseren Kältebindung. Falls die Handtücher bei der Entnahme zu steif gefroren sind, werden sie kurz mit kaltem Wasser abgespült, danach sind sie flexibel und gut anmodellierbar. Sie bleiben 3–5 min auf der Haut, bis das Eis geschmolzen ist; dazwischen erfolgt eine Übungstherapie.

Nachteilig ist die rasche Erwärmung der Tücher, der zum häufigen Wechsel zwingt. Ungünstig ist auch die Schmelzwasserbildung.

Physikalische Gegebenheiten

Sie entsprechen den verwendeten Wärmeträgern (Eiswasser, s. Abschn. 6.3.4 bzw. Salzlösung, s. Abschn. 6.3.2). Insgesamt gelten die Frottiertuchmethoden als Notlösung.

Tabelle 6.2 Anwendungsbereiche der verschiedenen Kälteträger

Kälteträger	Anwendungszeit	Verlauf der Hauttemperatur	Anwendungsbereich
– Eiswürfelmassage/ Eisabtupfung	Kurzfristig	Rasches Absinken auf 3–5 °C	PNF zur Muskelkräftigung
– Eischips im Plastikbeutel	Langfristig	Allmähliches Absinken auf 10 °C	Analgetischer und antispastischer Effekt vor Bewegungstherapie
– Kühlkompression/ Kryopacks	Langfristig	Allmähliches Absinken auf 15 °C	Analgetischer und antispastischer Effekt vor Bewegungstherapie
– Eisteilbad	Kurzfristig mit Intervall	Rasches Absinken auf 6 °C	Akute Gelenkentzündung (periphere Gelenke)
– Kühlspray	Kurzfristig mit Intervall	Sehr rasches Absinken (bis zum Kälteschaden!)	Sportmedizin, frische Traumen
– Kaltluft/flüssiger N₂	Kurzfristig	Kurzfristig rasches Absinken auf 10–17 °C	Gleichzeitig mit aktiven Bewegungsübungen
– Kaltmoorpackung	Langfristig	Ganz allmähliches Absinken auf 15 °C	Schonende Abkühlung bei akuten Gelenkentzündungen
– Frottiertuchmethoden	Kurzfristig mit Intervall	Rasches Absinken auf 15 °C	Kombiniert mit Bewegungsübungen

6.4 Indikationen

6.4.1 Allgemeine Einsatzmöglichkeiten

Der *therapeutische Einfluss* der Kaltanwendung *beruht* auf folgenden *Wirkungen*:
- Schmerzlinderung (analgetisch), direkt oder indirekt,
- Muskeltonussenkung (muskeldetonisierend),
- Muskelkräftigung (muskeltonisierend), beides je nach Läsion, Anwendungsdauer und Tiefenwirkung,
- Ödemabschwellung (antiexsudativ),
- Entzündungshemmung (antiphlogistisch),
- Stoffwechselverlangsamung (antidestruktiv).

Die *Herabsetzung der Gewebstemperatur* ist prinzipiell *geeignet* bei:
- Muskeltonuserhöhung (zentral bei Spastik, lokal beim myofaszialen Trigger Point),
- Ödem und Blutung (mechanisches und/oder thermisches Trauma, auch postoperativ),
- schmerzbedingten Bewegungseinschränkungen (Gelenkkontraktur, aktivierte Arthrose, extraartikuläre weichteilrheumatische Läsionen),
- Entzündungen (akut-rheumatisch oder bakteriell, chronisch-proliferierend).

Ziel der Kryotherapie ist es, eine Funktionsverbesserung zu erreichen. Deshalb sollte sie nie allein angewandt werden, sondern stets in Kombination mit krankengymnastischen und anderen Maßnahmen.

6.4.2 Klinische Anwendungsbereiche

Reflexfazilitation der Muskulatur (muskeltonisierende Wirkung)
Kryotherapie unterstützt die muskuläre Kräftigung bei partieller Lähmung (zentral oder peripher) und bei schmerzreflektorischer Bewegungseinschränkung (Wirbelsäulenlokalsyndrome bzw. Radikulärsyndrome). Die Reizung der Kaltrezeptoren bei kurzfristiger Kühlung der Haut führt reflektorisch zur vermehrten α-Motoneuronenentladung (u. U. mit Zunahme der Spastik).

Effekte. Die zusätzliche sensorische Hautstimulation (Eiswürfelmassage, Eisabreibung) wirkt im Sinne einer neuromuskulären Fazilitationstechnik (PNF) als Anreiz bei Wiedererlernungsvorgängen bei zentralnervöser Dysfunktion (Rood 1956) und zur muskulären Reedukation; möglichst kombiniert mit aktiver Muskelanspannung.

Muskeltonussenkung (muskeldetonisierende Wirkung)
Spastik bei Läsionen des ZNS (unabhängig von der Genese)
Eine muskeldetonisierende Wirkung ist von Bedeutung bei:
- spastischer Hemiparese,
- Paraparese bzw.
- Zerebralparese.

Durch die Kryotherapie kommt es zu folgenden *klinischen Verbesserungen*:
- Spastik und Klonus nehmen ab oder verschwinden ganz,
- der Widerstand gegen Dehnung ist vermindert,
- die aktive Willkürbeweglichkeit ist erhöht,
- das Gangbild ist verbessert; allerdings nur bei ungefähr zwei Drittel aller Patienten.

Entscheidend ist die Senkung der Muskeltemperatur; alle Eisapplikationstechniken, die allein die Hauttemperatur senken, sind ungeeignet.

Um die Spastik erfolgreich behandeln zu können, ist es wichtig:
- das geeignete Kältemedium auszuwählen (Kryopacks, nicht Kaltgas),
- genügend lange Anwendungsdauer einzuhalten (mindestens 20–30 min).

Effekte. Nach beendeter Kaltapplikation hält der muskeldetonisierende Effekt 60–90 min an. In dieser Zeit des herabgesetzten Muskeltonus sind passive Techniken und aktive Bewegungsübungen möglich, ohne dass die Spastik dabei stört. Das Übungsprogramm sollte mindestens eine halbe Stunde dauern.

Andere empfohlene Techniken, wie das Eintauchen der Extremität in Eiswasser für 3–5 s oder die Frottiertuchmethode für 8–10 min auf die spastische Muskulatur, dürften zur wirksamen Muskeldetonisierung nicht ausreichend sein.

Multiple Sklerose
Wärme wird bei dieser Erkrankung bekanntlich schlecht vertragen. Bei Multipler Sklerose wurde deshalb empfohlen, folgende Methoden anzuwenden:
– die Frottiertuchmethode (10 min lang auf die spastischen Adduktoren),
– das Eintauchen der Extremität für 10 min in 10 °C kaltes Wasser oder – im Sinne einer allgemeinen Hypothermie mit Senkung der Körpertemperatur um 2–3 °C – Vollbäder mit einer absteigenden Wassertemperatur von 26–21 °C für 20 min.

Effekte. Etwa zwei Drittel der Patienten berichten über eine Verbesserung der allgemeinen Beweglichkeit und Bewegungskoordination und ein Nachlassen der Spastik.

Dabei ist zu berücksichtigen, dass es sich um eine Erkrankung mit ausgeprägten Spontanänderungen handelt. Fraglich ist auch, ob mittels 10 min Eisapplikation eine nennenswerte Temperaturabnahme in der Muskulatur erreichbar ist. Anfänglich kann die Spastik sogar verstärkt sein!

Ödemabschwellung (antiexsudative Wirkung)
Frische Sportverletzungen
Bei Zerrungen am Band- und Gelenkapparat, Gelenkdistorsion oder Kontusion von Weichteilen, Muskulatur und Gelenken kommt es durch die Vasokonstriktion zur Verringerung von Ödem und Blutung, indirekt auch zur Schmerzbekämpfung. Üblicherweise wird die Kälteanwendung mit Bandagierung und/oder Hochlagerung kombiniert.

Entscheidend für den Erfolg der Behandlung ist das sofortige Einsetzen der Kaltapplikation: Bei frischen Traumen wurde das Eintauchen in Eiswasser für 10 s empfohlen, anschließend 10 s Pause; in den ersten 2–3 Tagen so oft wie möglich.

Es können auch Eis- oder Kryopacks mehrmals (3- bis 4 mal) täglich appliziert werden.

Effekte. Ödem, Blutung, Schmerzen und Bewegungseinschränkung wurden vermieden, die Rehabilitationsphase ist verkürzt.

Neuerdings gibt es Gegenstimmen zum Nutzen der Kryotherapie; wahrscheinlich ist der Effekt entscheidend von der Einhaltung der Randbedingungen abhängig.

Verbrennungen (oberflächlich, II. Grades)
Die betroffene Körperstelle sollte sofort ins Eiswasserbad, fortlaufend für einige Stunden. Hierzu werden die verbrannten Stellen eingetaucht, bis der Schmerz verschwindet, danach wird eine Pause eingelegt. Sobald der Schmerz wieder auftritt, erfolgt erneutes Eintauchen.

Effekte. Die Verbrennungsfolgen (Schmerz, Rötung, Blasenbildung) sind verringert.

Entscheidend ist das sofortige Einsetzen unmittelbar nach der Verbrennung; jede Verzögerung der Kryotherapie verschlechtert den Effekt.

Operationsfolgen
Kälteapplikation wird postoperativ nach Synovektomien an der Hand bzw. nach Meniskektomie oder nach prothetischem Kniegelenksersatz empfohlen. Sie erfolgt entweder durch 15 minütiges Eintauchen der Extremität in Eiswasser (Hand) oder Eis- bzw. Kryopacks mit anschließender Krankengymnastik.

Effekte. Ob sich ein postoperatives Ödem wirklich vermeiden lässt, ist eher unwahrscheinlich; eine uneingeschränkte Indikation stellt jedoch die postoperative Rötung und Überwärmung dar.

Schmerzbekämpfung (analgetische Wirkung) bei kombinierten weichteilrheumatischen Läsionen
Akute Schmerzzustände am Bewegungsapparat
Es handelt sich um:
– schmerzhafte Muskelverspannungen im Bereich der Wirbelsäule,
– akutes Zervikal-Thorakal-Lumbalsyndrom,
– akute Bursitis,
– Tendomyose bzw.
– Periarthropathien.

Effekte. Die Schmerzschwelle wird sowohl in der Haut als auch in tiefer gelegenen Gelenkstrukturen angehoben (Rezeptorblockierungen).

Folgende *Voraussetzungen* sind erforderlich:
- längere Anwendungsdauer,
- geeignetes Kältemedium.

Eine *Kombination mit krankengymnastischen Techniken* beinhaltet passive Dehnübungen im schmerzfreien Raum, abwechselnd mit aktiver Willküranspannung im erreichten Bewegungsausmaß.

Gelenkkontrakturen
Kältetherapie ist für Knie-, Fuß-, Ellenbogen- und Schultergelenke geeignet, aber auch bei länger bestehenden Kontrakturen. Kryovorbehandlung ist vor Bewegungstherapie (Kontrakturbehandlung) unabdingbar, ggf. im Wechsel mit Warmanwendungen.

Effekte. Erweiterung des Bewegungsspielraums; Kryotherapie wirkt schmerzstillend und erleichtert die krankengymnastischen Techniken.

Myofasziale Trigger-Punkte
Jede schmerzbedingte Bewegungshemmung führt zum muskulären Ungleichgewicht (Dysbalance) mit unphysiologischer Dauerbeanspruchung anderer Muskelgruppen (oder anderer Abschnitte der Muskelkette). Dauerkontraktion bedeutet:
- Ischämie,
- Hypoxie,
- Azidose.

Diese verstärken den Schmerz, und es kommt zur Rekrutierung neuer motorischer Einheiten und zur weiteren Tonuserhöhung. Kälte unterbricht diesen reflektorischen Circulus vitiosus, indem durch Erhöhung der Schmerzschwelle der sensorische Input zum Rückenmark verringert wird und sich dadurch auch etwaige schmerzbedingte γ-Efferenzen vermindern (was für den myofaszialen Triggerpunkt zumindest sehr wahrscheinlich ist).

Effekte. Die Muskulatur wird lockerer und damit der Bewegungstherapie zugänglich.

Kälte wirkt über den analgetischen Effekt hinaus noch antiphlogistisch oder als Hyperstimulationsanalgesie; besonders, wenn die myofaszialen Trigger Points mittels Chloräthylspray und die generalisierte Fibromyalgie in der Kältekammer behandelt werden.

Entzündungshemmung (antiphlogistische Wirkung)

Akute rheumatische Gelenkentzündungen in der exsudativen Phase
Folgende Faktoren sind bedeutsam:
- Der gesamte Metabolismus wird infolge Herabsetzung der Gewebstemperatur vermindert,
- die entzündliche Reaktion wird gebremst,
- die Freisetzung und Aktivität von Entzündungsmediatoren wird gehemmt,
- knorpelzerstörende Kollagenasen werden in ihrer Aktivität verringert,
- möglicherweise lassen sich Gewebsdestruktionen ganz generell reduzieren.

Aktivierte Arthrose, Osteoarthritis, Gichtanfall
Effekte. Wenn Rötung und Überwärmung vorhanden sind, gilt die antiphlogistische Wirkung ganz analog; hinzu kommt ein schmerzstillender Einfluss.

Sudeck-Dystrophie
Die Kälteanwendung erfolgt ausschließlich im Stadium I, das durch Rötung, Überwärmung und Schmerz gekennzeichnet ist.

> **Cave**
> In späteren Stadien der Sudeck-Dystrophie darf die Kälteapplikation nicht angewandt werden!

Effekte. Sie sind analog den bisher genannten Wirkungen.

> **Fazit für die Praxis**
>
> *Hauptindikationen der Kryotherapie* sind
> - Neurologische Erkrankungen (muskuläre Reedukation, Muskeltonussenkung bei Spastik),
> - Erkrankungen des rheumatischen Formenkreises (akut-entzündliche Gelenkaffektionen, kombinierte weichteilrheumatische Läsionen),
> - Sportverletzungen.

6.5 Kontraindikationen

- Alle Formen der *Kälteunverträglichkeit*:
    - Kältehypersensibilität (nach subjektiver Angabe),
    - Kälteurtikaria (infolge Histaminfreisetzung),
    - Kältehämolysine, Kältehämagglutination, Kryoglobulinämie (besonders bei Kollagenosen zu erwarten).
- Alle Formen der *Durchblutungsstörungen* (organisch oder funktionell):
    - periphere arterielle Angioorganopathie,
    - Morbus Raynaud, Morbus Sudeck (ab Stadium II),
    - trophische Störungen der Haut.
- *Sonstige Kontraindikationen*:
    - Sensibilitätsstörungen im Behandlungsareal,
    - Hauterkrankungen im Behandlungsareal,
    - Nieren- und Blasenaffektionen,
    - Sichelzellanämie.

Insgesamt sind es wenige, aber durchaus beachtenswerte Gegengründe.

Vorsicht ist bei Temperaturträgern im Minusbereich (Chloräthylspray, flüssiger N_2) geboten; bei zu langer Anwendungsdauer droht die lokale Erfrierung.

Eis auf Knochenvorsprüngen kann einen Periostschmerz auslösen; wenn an diesen Stellen (Akromion, Patella) weder Schmerz- noch Entzündungsreaktionen nachweisbar sind, soll dort keine Eisapplikation erfolgen.

6.6 Literatur

Fricke R (1987) Kryotherapie bei Gelenkerkrankungen. Therapiewoche 37:3453–3459

Fricke R (1988) Lokale Kryotherapie bei chronisch entzündlichen Gelenkerkrankungen 3–4 mal täglich. Z Phys Med Baln Med Klin 17:196–202

Harris ED, McCroskery PA (1974) The influence of temperature and fibril stability on degradation of cartilage collagen by rheumatoid synovial collagenase. New Engl J Med 290:1–6

Lehmann JF, De Lateur BJ (1965) Cryotherapy. In: Licht SH: Therapeutic Heat and Cold, 2nd edn, Chapter 11. New Haven, CT

Noelle BM (1985) Kälte im Therapieverbund. Jahn & Ernst, Hamburg

Rood M (1956) Neurophysiological mechanism utilise in treatment of neuromuscular dysfunction. Am J Occup Ther 10:220–224

Schmidt Kl, Ott VR, Röcher G, Schaller H (1979) Zur Wirkung der Kälte auf Entzündungen: Tierexperimentelle Untersuchungen am Kaliödem, am Karageeinödem und an der Adjuvans-Arthritis der Ratte. Z Phys Med 1:22–28

Trnavsky G (1986) Kryotherapie, 2 Aufl. Pflaum, München

Hydrotherapie

7.1 **Physiologische Grundlagen** 335

7.2 **Wirkungsweise der Hydrotherapie** 345

7.3 **Besonderheiten der Kaltreize nach Kneipp** 356

7.4 **Klinische Anwendung der Hydrotherapie** 358

7.5 **Literatur** 375

7 Hydrotherapie

7.1 Physiologische Grundlagen
- 7.1.1 Körpertemperatur und ihre Regelung 335
- 7.1.2 Verteilung und Eigenschaften der Warm-Kalt-Rezeptoren 337
- 7.1.3 Isothermie im Körperkern 340
- 7.1.4 Periodische Schwankungen der Körpertemperatur 343

7.2 Wirkungsweise der Hydrotherapie
- 7.2.1 Konstitutionelle Einflüsse (Reaktionstypologie) 345
- 7.2.2 Vegetative Regulationsmechanismen 347
- 7.2.3 Wirkung thermischer Reize auf die periphere Gefäßregulation 349
- 7.2.4 Allgemeine Kreislaufwirkungen der Hydrotherapie 353

7.3 Besonderheiten der Kaltreize nach Kneipp

7.4 Klinische Anwendung der Hydrotherapie
- 7.4.1 Dosierung 358
- 7.4.2 Grundregeln für die praktische Durchführung 361
- 7.4.3 Hydrotherapeutische Techniken 362

7.5 Literatur

7.1 Physiologische Grundlagen

7.1.1 Körpertemperatur und ihre Regelung

Bei Warmblütern (Vögel, Säugetiere, Mensch) ist eine relativ konstante Körpertemperatur die Grundlage für alle biochemischen Reaktionen und alle Lebensvorgänge. Dies wird als *Isothermie* bezeichnet. Für wechselnde thermische Umweltveränderungen wie auch für unterschiedliche innere Wärmebildung stehen dem Körper thermoregulatorische Ausgleichsmechanismen zur Verfügung, denn jede Störung erfordert eine prompte thermische Gegenregulation.

Als *äußere Störgrößen* fungieren dabei wechselnde Umgebungs- bzw. Hauttemperaturen, aber auch hydrotherapeutische Reize. *Innere Störgrößen* sind Wärmebildung durch körperliche Arbeit (Muskelarbeit) und andere Stoffwechselvorgänge (besonders in der Leber).

Homöotherme Temperaturregelung

Wärmebildung und Wärmeabgabe müssen stets aufeinander abgestimmt sein, damit eine Anpassung an unterschiedliche Umgebungstemperaturen möglich wird. Unter Ruhebedingungen entspricht die Wärmebildung durch den Stoffwechsel genau dem Wärmetransport aus dem Körperinneren an die Körperoberfläche (sog. innerer Wärmestrom) und ebenso der Wärmeabgabe von der Hautoberfläche an die Umgebung (sog. äußerer Wärmestrom).

Dabei sind folgende Einzelfaktoren von Bedeutung:
- Konduktion,
- Konvektion,
- Wärmestrahlung,
- Wasserverdunstung.

Innerer Wärmestrom. Die durch den Stoffwechsel gebildete Wärme wird im Wesentlichen auf dem Blutweg zur Oberfläche transportiert (Wärmetransport = Konvektion), zum geringeren Teil auf dem Weg der direkten Wärmefortleitung in den Geweben (Wärmeleitung = Konduktion).

Äußerer Wärmestrom. Die *Wärmeabgabe durch die Körperoberfläche* erfolgt mittels Konduktion, Konvektion, Wärmestrahlung und Wasserverdunstung (bzw. -kondensation).

Konduktion (Wärmeleitung). Sie findet dort statt, wo ein *fester Kontakt zwischen Körper und Umgebung* besteht, beispielsweise zwischen Fußsohle und Unterlage. Sie hängt von der Wärmeleitfähigkeit des umgebenden Materials ab und betrifft nur einen Bruchteil des Wärmeübergangs.

Konvektion (Wärmetransport). Die der warmen Haut anliegende Luftschicht erwärmt sich, gleitet aufwärts und wird durch kühlere Luft (laminare Luftströmung über die Hautoberfläche) ersetzt. Voraussetzung dafür ist eine *Temperaturdifferenz zwischen Haut und Umgebung*. Etwa ein Drittel der Wärmeabgabe des unbekleideten Menschen beruht auf dieser natürlichen Konvektion.

Wärmestrahlung. Sie betrifft ungefähr zwei Drittel der Wärmeabgabe und ist nicht an ein leitendes Medium gebunden. Konduktion, Konvektion und Wärmestrahlung werden auch als *trockene Wärmeabgabe* zusammengefasst.

Wasserverdunstung. Bei Umgebungstemperaturen oberhalb der Körpertemperatur kann Wärme nur noch durch Wasserverdunstung abgegeben werden. Perspiratio insensibilis (extraglanduläre Wasserabgabe) ist die *Wasserdiffusion durch die Haut* bzw. *durch die Schleimhäute des Respirationstrakts*. Auf diese Weise können bis zu 20% der Wärmeabgabe erfolgen.

Allein die glanduläre Wasserabgabe (Schweißbildung) ist vegetativ steuerbar; der Verdunstung von 1 l Wasser entspricht etwa ein Drittel der gesamten Wärmeproduktion in Ruhe innerhalb eines Tags.

Physiologische Bedeutung der Homöothermie

Thermische Umweltreize auf den Körper rufen, wenn sie hinreichend groß sind, beträchtliche Wärmebewegungen zwischen dem Körperinneren und der Haut hervor. Dies ist mit deutlichen Kreislauf- und Stoffwechselleistungen verbunden. Anders ausgedrückt: Kreislauf- und Stoffwechselregulationen sind der Erhaltung einer konstanten Körpertemperatur nachgeordnet.

Thermophysiologisch gesehen scheint der Organismus am besten auf ein feuchtwarmes Tropenklima eingerichtet zu sein. Dafür sprechen die *gut ausgebildeten Regulationsmechanismen gegenüber Wärme* (u. a. zahlreiche Schweißdrüsen), und die Tatsache, dass der Mensch unbekleidet bei etwa 30 °C Außentemperatur unter Grundumsatzbedingungen zu leben vermag. Dagegen gelingt die Anpassung an Kälte nur durch besondere Verhaltensweisen, z. B. durch Kleidung und Behausung.

Der Kältereiz scheint der stärkere Reiz zu sein, da er höhere Ausgleichsleistungen verlangt.

Wärmeaustausch zwischen Körper und Umgebung
Die Richtung und die Intensität des Wärmetransports hängen von verschiedenen Faktoren ab:
- Für die trockene Wärmeabgabe: *vom Temperaturgefälle zwischen Körper und Umgebung.*
- Für die Wasserverdunstung: *vom Dampfdruckgefälle* (daher wird in der trockenen Sauna das Schwitzen angeregt).
- Von den *thermophysikalischen Kenngrößen* der am Wärmetransport beteiligten Medien (Luft oder Wasser).

Im Wasserbad sind Wärmestrahlung und Wasserverdunstung vernachlässigbar klein, es spielen nur Konduktion (Leitung) und Konvektion (Transport) eine Rolle. In feuchtwarmer Umgebung (dampfdruckgesättigt, beispielsweise russisches Dampfbad) wiederum haben Wasserverdunstung und Schweißbildung keine Bedeutung, es kommen nur Strahlung, Leitung und Wärmetransport in Betracht. Umgekehrt wird in der trockenen Sauna das Schwitzen angeregt.

Wird der Körper einer *Kältebelastung* ausgesetzt, reagiert er sofort mit einer Drosselung der Durchblutung in der Körperschale; dadurch wird die Wärmeabgabe gebremst. Außerdem wird die Wärmebildung über Stoffwechselvorgänge angeregt, wodurch einer Auskühlung vorgebeugt wird.

Die Muskelaktivierung (sog. Kältezittern) betrifft zunächst die periphere Muskulatur der Extremitäten, später kommt es zur zentralen Muskelaktivität am Rumpf, was thermophysiologisch viel effektiver ist. Bei kälteadaptierten Individuen geschieht diese chemische Temperaturregelung nicht durch das Kältezittern, sondern durch zitterfreie Regulation in der Muskulatur, in der Leber und (beim Menschen gering) im sog. braunen Fettgewebe. Durch Kälteexposition kann diese zitterfreie Form der chemischen Wärmebildung trainiert werden.

Eine *Wärmebelastung* des Körpers führt zur Einschränkung des Stoffwechsels und zur Forcierung der Wärmeabgabe; dem Körper stehen dazu folgende Möglichkeiten zur Verfügung:
- In der Haut kann ein großes *Kapillargebiet eröffnet* werden. Dadurch steigt die Hauttemperatur und in Folge dessen das Temperaturgefälle zur Umgebung (Voraussetzung vor allem für Konvektion und Strahlung).
- Gleichzeitig werden die *Schleimhauttemperatur der Atemwege erhöht*, das *Atemvolumen gesteigert* (Hecheln) und die *Perspiratio insensibilis kann zunehmen.*
- Letztlich besteht bei trockener Umgebungsluft (d. h. bei hohem Dampfdruckgefälle) die Möglichkeit der *Schweißbildung.*

Therapeutische Konsequenzen
Die *thermophysiologischen Regulationsmechanismen* des Organismus dienen dazu, sich wechselnden Umgebungstemperaturen anpassen zu können, gleichzeitig werden sie in der Hydrotherapie praktisch ausgenutzt.

Hydrotherapeutische Verfahren dienen als äußere Störgröße, indem durch sie gegenregulatorische Ausgleichsmaßnahmen angeregt werden. Alle biologischen Regelungen bedürfen der ständigen Störwirkung innerhalb der Regelgrenzen, um immer voll kompensationsfähig zu bleiben. Beim thermisch desadaptierten Menschen lassen sich diese Regulationsmechanismen mittels Hydrotherapie trainieren.
- Alle Behandlungen beruhen auf dem einfachen Zusammenhang, dass *nach Kälteeinwirkung eine periphere Vasokonstriktion der Haut auftritt*, wodurch die Wärmeabgabe vermindert wird. Dagegen resultiert *nach Wärmezufuhr eine Vasodilatation der Haut* mit vermehrter Wärmeabgabe. Diese gegenregulatorischen Maßnahmen sind zunächst lokaler Natur (auf das Gebiet der Einwirkung beschränkt), bei stärkerem Reiz entstehen auch Allgemeinwirkungen (sog. konsensuelle Reaktion), d. h. bei stärkerer Belastung der Ausgleichsfunktion wird die Gesamtwärmeregulation beansprucht.
- Die *periphere Durchblutung* (mit dem Stellglied Gefäßweite) *steht im Dienst dreier Regulationssysteme*:
  – Temperaturregelung,

- Stoffwechselbeeinflussung,
- Kreislaufregulation.

Die beiden Letzteren sind offenbar dem Wärmehaushalt untergeordnet.

- Bei der Einwirkung von hydrotherapeutischen Warmreizen müssen *beträchtliche Wärmemengen zwischen Haut und dem Körperinnern mit dem Blutstrom bewegt* werden, um Wärmebildung und Wärmezustrom bzw. Wärmeabstrom zu koordinieren. Kreislaufreaktionen sind der Durchblutungsgröße untergeordnet, so dass dadurch beträchtliche Kreislaufbelastungen im Interesse des Wärmehaushalts resultieren können.
- Bei stärkerer äußerer Luftbewegung entsteht eine *turbulente Luftströmung über der Haut*. Durch die daraus resultierende erzwungene Konvektion kommt es (gegenüber der natürlichen Konvektion) zu erheblichen Wärmeverlusten bis zur Unterkühlung durch den Luftzug. Hydrotherapeutische Maßnahmen können gestört werden, und es darf bei der Behandlung *keine* ungewollte Wärmeabgabe zugelassen werden.
- Im Rahmen der Hydrotherapie spielt das Muskelzittern keine wesentliche Rolle. Zudem gilt es als relativ unökonomische Aufheizungsmöglichkeit des Körperkerns, da durch die Zitterbewegung gleichzeitig die Wärmeabgabe erhöht wird. Die *zitterfreie Muskelarbeit ist eine ökonomischere Form der Wärmebildung*, wird als Adaptationsmechanismus jedoch erst nach lang dauernder allgemeiner Kälteexposition beobachtet.

7.1.2 Verteilung und Eigenschaften der Warm-Kalt-Rezeptoren

Als *Thermorezeptoren* fungieren freie Nervenendigungen im Unterhautgewebe (sog. Kalt- bzw. Warmpunkte). *Kältesensible Rezeptoren* existieren außerdem im Hypothalamus und in tiefen extrazerebralen Strukturen (Vertebralkanal). In der Körperoberfläche sind die Kältefasern wesentlich zahlreicher vorhanden und gleichmäßiger verteilt als die Wärmefasern; beide liegen relativ oberflächlich in der Haut, weniger als 1 mm tief; die kälteempfindlichen Nervenendigungen befinden sich dabei noch etwas oberflächlicher als die wärmeempfindlichen. Die Empfindungsschwellen bzw. -qualitäten sind für „kalt" besser als für „warm". Maßgeblich für die Tempe-

raturempfindung sind die unmittelbaren Umgebungstemperaturen der kutanen Thermorezeptoren. Beteiligt sind:
- Kaltrezeptoren der Haut,
- Warmrezeptoren im Körperinneren,
- Warmrezeptoren der Haut.

Kaltrezeptoren der Haut. Sie lösen bei ihrer Aktivierung (Temperatursenkung unter die Neutralzone) Gegenregulationen gegen die Kälte aus, bestehend aus *Vasokonstriktion* und *Steigerung der Wärmebildung*. Einer Steigerung der Körpertemperatur (nach körperlicher Arbeit oder als Folge überschießender Gegenregulationsprozesse) wird durch wärmesensible innere Thermorezeptoren entgegengewirkt.

Warmrezeptoren im Körperinneren. Sie werden bei steigender Wärmeproduktion (körperliche Arbeit) erregt, und es werden *Entwärmungsvorgänge* (Vasodilatation der Haut, Schwitzen) ausgelöst. Kälteaktivierung von Kaltrezeptoren in der Haut wirkt dem wiederum entgegen.

Warmrezeptoren der Haut. Sie werden bei körperlicher Arbeit nicht aktiviert, da bei Schweißsekretion die Hauttemperatur absinkt. Bei äußerer Erwärmung erfolgt die Auslösung von Entwärmungsvorgängen durch die Aktivierung kutaner wie auch innerer Warmrezeptoren.

> **Wichtig !**
>
> Die *Mechanismen der Kältegegenregulation*, ausgelöst durch Kaltapplikation auf der Haut, werden bei erhöhter Körperinnentemperatur abgeschwächt (infolge Aktivierung innerer Thermorezeptoren).
> Umgekehrt kommt es zur *Abschwächung von Wärmegegenregulationsmechanismen bei niedriger Hauttemperatur*. Die verschiedenen thermorezeptiven Afferenzen werden offenbar gegeneinander verrechnet.

Entladungsfrequenzen der Warm-Kalt-Rezeptoren

Allgemein erfolgen Dauerentladungen bei konstanten Temperaturen, die Entladungsrate ist proportional der Hauttemperatur (statisches Antwortverhalten). Während einer Änderung der Hauttemperatur kommt es zum Ansteigen oder Abfallen der Entladungsrate (dynamische Antwort).

Die *Entladungsrate eines Rezeptors* (d. h. seine Antwortreaktion) ist demnach vom Absolutwert der Temperatur (Proportionalfühler) und von der Geschwindigkeit der Temperaturänderung (Differentialfühler) abhängig. Warmrezeptoren und Kaltrezeptoren verhalten sich spiegelbildlich zueinander. Frequenzmaxima und Frequenzbreiten werden unterschiedlich angegeben (**Abb. 7.1**).

Warmrezeptoren reagieren zwischen ca. 30 und 48 °C, die maximalen Entladungsraten finden sich zwischen 40 und 45 °C, minimale Impulse bei 20–25 °C. Hitzeschmerz wird ab 43–44 °C ausgelöst.

Kaltrezeptoren reagieren zwischen ca. 15 und 35 °C, vereinzelt werden Werte bis 5 °C angegeben. Maximale Entladungsraten finden sich zwischen 16 und 27 °C, minimale Impulse bei 34–35 °C. Unterhalb 25 °C besteht eine unangenehme Kaltempfindung, unterhalb 17 °C kommt es zum Kälteschmerz. Oberhalb 45 °C werden die Kältefasern wieder aktiv. Dies ist bei heißen Bädern in Form einer paradoxen Kaltempfindung bekannt, verbunden mit Gänsehaut und Vasokonstriktion. In der thermischen Indifferenzzone von 30–36 °C entladen beide Faserarten.

Es besteht ein *zweifacher Reizübermittlungsmechanismus*: Beide Thermorezeptoren reagieren auf Temperatursteigerung bzw. -senkung im umgekehrten Sinne mit Frequenzsteigerung oder -verminderung. Bei konstanten Temperaturen erfolgen Dauerentladungen, und die Entladungsfrequenz ist proportional der Hauttemperatur. Bei plötzlicher Temperaturänderung reagieren die Impulsfrequenzen zunächst mit überschießenden Werten, so dass Regulationsmechanismen zur Erhaltung des Wärmegleichgewichts sofort einsetzen können (Differentialkomponente). Allmählich geht die Entladungsrate dann wieder auf eine stationäre Dauerfrequenz zurück, die der absoluten Hauttemperatur entspricht (Proportionalkomponente). Die starke Vasokonstriktion bei Kaltapplikation ist ein Zeichen für diese überschießende Erregung, die beim Aufhören des Reizes in eine überschießende Hemmung mit reaktiver Gefäßerweiterung übergeht. Damit ist auch erklärbar, dass hohe oder niedrige Wasser- und Lufttemperaturen nach kurzer Zeit bald weniger heiß oder kalt empfunden werden als zu Beginn der Exposition.

Wird eine kräftige, aber kurz dauernde thermische Gegenreaktion des Organismus angestrebt, muss hydrotherapeutisch infolge der dynamischen Empfindlichkeit der Kaltrezeptoren eine kurzfristige und deutliche Temperaturänderung an der Haut ausgelöst werden.

Thermische Indifferenzzone

Der Bereich zwischen 30 und 36 °C wird *Behaglichkeitszone* oder *thermische Indifferenzzone* genannt, es ist ein Temperaturbereich ohne besondere Temperaturempfindung, d. h. eine ursprüngliche Warm- oder Kaltempfin-

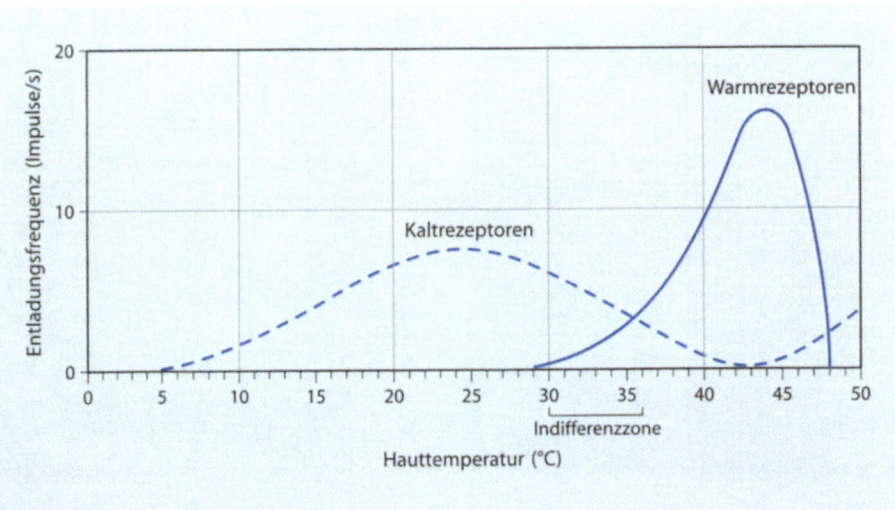

Abb. 7.1
Entladungsfrequenzen der Kalt-Warm-Rezeptoren

dung weicht nach kurzer Zeit einer neutralen Temperaturwahrnehmung. Die physiologischen Regulationen ruhen nicht, es fehlen lediglich grobe thermische Störungen. In der thermischen Indifferenzzone entladen beide Faserarten, allerdings umgekehrt proportional (spiegelbildliches Verhalten von Kalt- und Warmrezeptoren).

Es besteht eine *unterschiedliche thermoregulatorische Wertigkeit der verschiedenen Körperregionen*. Eine große Rolle spielen dabei *Gesicht* und *Extremitäten*, denn bei niedriger Extremitätentemperatur kann keine thermische Behaglichkeit eintreten. Offenbar kommt es zu einer *zentralen Summation der aus den Thermorezeptoren stammenden Impulse*. Ist die thermisch betroffene Hautstelle klein, so ist der Temperaturbereich der Indifferenzzone breiter; ist die Hautfläche groß, so wird der Bereich der Indifferenzzone schmaler. Die *Körpertemperatur* scheint ebenfalls auf die aktuelle Indifferenzzone Einfluss zu nehmen; denn die Thermoindifferenzwerte sinken im Tagesverlauf und steigen nachts wieder an, analog den tagesrhythmischen Schwankungen der Kerntemperatur.

Auch diese Regulationsmechanismen im Indifferenzbereich legen nahe, dass der Mensch von Natur aus auf tropische Temperaturen eingerichtet ist und nicht darauf, dass seine Hauttemperatur wesentlich unter 30 °C sinkt.

Bedingungen für Warm-Kalt-Empfinden

Bei Änderung der Hauttemperatur hängen die *Temperaturempfindungen*, d. h. das dynamische Verhalten der Rezeptoren, von folgenden Faktoren ab:
- absolute Temperaturdifferenz zum Indifferenzpunkt,
- Schnelligkeit der Temperaturänderung,
- bestehende Außentemperatur,
- Größe des gereizten Hautgebiets.

Absolute Temperaturdifferenz zum Indifferenzpunkt. Die Empfindung ist umso intensiver, je größer der Abstand vom Indifferenzpunkt ist. Wenn sich die Temperatur bei hydrotherapeutischer Einwirkung von der Indifferenztemperatur nur geringfügig unterscheidet, klingt die zunächst vorhandene Temperaturempfindung infolge der Adaptation der Rezeptoren bald wieder ab. Bei Temperaturen über 40 °C und unter 20 °C besteht jedoch auch nach Angleichung der Hauttemperaturen eine ständige Warm- oder Kaltempfindung.

Schnelligkeit (Zeitgradient) der Temperaturänderung. Bei *konstanter Ausgangstemperatur* hängt es von der Steilheit der Temperaturänderung ab, wann es zu einer Temperaturempfindung kommt. Die Empfindungsschwelle für eine stattgefundene Veränderung nimmt bei sehr langsamer Temperaturänderung ($<0,1$ °C/s = 6 °C/min) deutlich zu. Es muss um einige Grade abgekühlt werden, bis eine Kaltempfindung zustande kommt. Bei einer derart langsamen Abkühlung kann dem Körper ganz unbemerkt Wärme verloren gehen und die Haut beträchtlich abkühlen, ohne dass eine Rezeptormeldung ausgelöst wird.

Bestehende Ausgangstemperatur. Bei *konstanter Temperaturänderung* ist die Schwelle für eine Temperaturempfindung von der Ausgangstemperatur abhängig. Bei niedriger Ausgangstemperatur ist die Empfindungsschwelle für „kalt" gering; d. h. es braucht nur um 0,2 °C weiter abgekühlt werden, damit die Empfindung „kälter geworden" auftritt. Dagegen ist die Schwelle für eine Warmempfindung hoch; d. h. es muss ungefähr 1 °C erwärmt werden, bis die Empfindung „wärmer" eintritt. Umgekehrt genügt bei hoher Hauttemperatur nur eine geringe Erwärmung für eine Warmempfindung, dagegen muss die Körperoberfläche bis zum Eintritt einer Kaltempfindung stärker abgekühlt werden. Allgemein ausgedrückt ist die Haut umso kälteempfindlicher, je niedriger, und umso wärmeempfindlicher, je höher die Hauttemperatur ist.

Größe des gereizten Hautgebiets. Neben dem Absolutwert und dem Zeitgradienten der Temperaturänderung wird die Empfindungsschwelle noch von der *Größe des gereizten Hautareals* beeinflusst. Trifft der Kalt- oder Warmreiz auf ein kleines Gebiet, so ist die Empfindungsschwelle höher; ist die gereizte Fläche groß, liegt die Schwelle niedriger. Beides spricht für eine *räumliche Bahnung der Rezeptorsignale im Temperaturzentrum*.

Therapeutische Konsequenzen

Fieber bzw. unterkühlter Körper. Bei *Fieber* mit lästigem Wärmegefühl bringen kalte Wickel, kalte Kompressen und andere Kaltanwendungen ein angenehmes Gefühl der Abkühlung; bei intensivem Wärmeentzug lässt sich die Körpertemperatur um 1–2 °C absenken (Wadenwickel bei Fieber). Die gleichen Maßnahmen führen *beim unterkühlten Körper* (Wärmedefizit) zum Frösteln, was bei mangelnder Wiedererwärmungsfähigkeit schädlich werden kann. Gefäß- und Durchblutungsreaktionen nach thermischen Reizen sind sehr stark von der allgemeinen Wärmebilanz und der Umgebungstemperatur abhängig.

Die *wichtigste Regel der Hydrotherapie lautet* daher: Alle Kaltanwendungen dürfen nur bei gut vorgewärmtem Körper (mit ausgeglichener Wärmebildung, wenn Wärmegleichgewicht mit Behaglichkeitsempfindung herrscht) vorgenommen werden, ansonsten kommt es zur schädlichen Unterkühlung.

Sehr langsame Temperaturabnahmen. Sehr langsame Temperaturabnahmen können zu erheblicher *Abkühlung größerer Hautgebiete* führen, ohne dass es zu einer Kaltempfindung kommt. Dem Körper können ganz unbemerkt beträchtliche Wärmemengen verloren gehen, unterstützt durch die sog. erzwungene Wärmemitführung (Konvektion) infolge eines ganz leichten Luftzugs. Dieser Mechanismus ist ganz offensichtlich ein Teilfaktor beim Entstehen einer Erkältung.

Thermische Gegenreaktion. Der angewandte Kaltreiz muss stets einen deutlichen Abstand zur Hauttemperatur haben, um eine thermische Gegenreaktion auszulösen. *Temperaturen zwischen 30 und 36 °C* rufen keine Reaktionen hervor; *Temperaturen unter 23 °C* werden (unabhängig von der Hauttemperatur) stets als kalt empfunden. *Temperaturen zwischen 23 und 30 °C* wirken je nach Ausgangstemperatur der Haut als Reiz: Die Haut ist bei niedriger Hauttemperatur kälteempfindlicher und umgekehrt bei hoher Temperatur wärmeempfindlicher.

Ein- oder ausschleichende Dosierung. Durch ein- oder ausschleichende Dosierung thermischer Reize (insbesondere Warmreize) macht man sich die Adaptation der Rezeptoren zunutze, es lässt sich die *Erträglichkeitsgrenze der Wärme hinausschieben* und man erreicht *intensivere lokale und Allgemeinreaktionen des Organismus*, ohne die Wärmeregulationsmechanismen allzu stark zu belasten. Ferner *lassen sich brüske oder unerwünschte Reaktionen vermeiden*, beispielsweise die anfängliche paradoxe Vasokonstriktion bei mangelnder Reaktionsfähigkeit des Organismus oder bei sklerotischen Gefäßen.

Wärmezuführende Maßnahmen bzw. wärmeentziehende kalte Wickel. Bei *wärmezuführenden Maßnahmen* muss eine unnötige Wärmeabgabe vermieden werden, und eine Wärme- bzw. Dunstpackung verhindert ein schädliches Temperaturgefälle von der Haut- zur Umgebungstemperatur.

Umgekehrt findet bei *wärmeentziehenden kalten Wickeln* nur dann ein Wärmeabstrom statt, solange die Temperatur des Wickels niedriger als die Hauttemperatur ist.

Kältezittern bzw. Schwitzen. Im *Bereich zwischen Schwitzschwelle und Kälteschwelle* (Zitterschwelle) regelt der Körper die Temperatur mit Hilfe der Hautdurchblutung (Vasomotorik). Die Regulationsmechanismen, besonders gegen Kälte, sind begrenzt, so dass der Mensch versucht, durch Verhaltensweisen und Kleidung im Bereich der vasomotorisch regulierbaren Grenzen (Behaglichkeitsbereich) zu bleiben, da sowohl Kältezittern wie auch Schwitzen als unangenehm empfunden werden.

Bilaterale Reizapplikation. Ein *Warmreiz*, der zu gleicher Zeit auf beide Hände gegeben wird, hat eine niedrigere Schwelle, als wenn jeder Reiz für sich allein gegeben wird. Temperaturänderungen müssen als Reiz empfunden werden, um wirksam zu sein. Diese Abhängigkeit der Temperaturempfindung und auch der Gegenregulationsmechanismen von der Größe der gereizten Hautfläche (infolge räumlicher Bahnung der Rezeptorenentladungen im ZNS) wird zur Dosierung des hydrotherapeutischen Reizes ausgenutzt.

7.1.3 Isothermie im Körperkern

Thermophysikalisch gesehen besteht der Organismus aus einem homöothermen (gleich bleibend warmen) Körperkern und einer poikilothermen (wechselwarmen) Schale. Der Temperaturgradient zwischen Kern und Schale ist veränderlich, d. h. der Bereich, in dem Kerntemperatur herrscht, kann sich ausdehnen oder verkleinern. Wird bei Muskelarbeit die Wärmebilanz positiv, so erweitert sich die Zone mit Kerntemperatur, die Schale wird dünner, der Wärmedurchgang (sog. Wärmeübergangszahl) steigt. Bei kühler Außentemperatur wird der Körperkern kleiner, und die isolierende Schale ist dicker.

Zum *Körperkern* gehören:
- Brust- und Bauchhöhle,
- Gehirn,
- tiefer gelegene Skelettmuskulatur.

Die physikalisch günstigste Relation zwischen Körperkern und Oberflächengröße findet sich bei einem Körper mit Kugelform, denn eine Kugel weist die kleinste Oberfläche im Verhältnis zum Inhalt auf (bei zusammengekauerter Stellung oder mit angezogenen Beinen kühlt man weniger aus). Beim *Pykniker* ist ein relativ großer Kern von einer relativ kleinen Schale umgeben (eine Kugel hat die kleinste Oberfläche im Verhältnis zum Volumen). Umgekehrt wird beim *Astheniker* ein relativ kleiner Kern von einer relativ großen Schale umgeben.

Beim *Pykniker* ist die *Austauschfläche mit der Umgebung klein*, die Körperwärme bleibt erhalten, die Wärmeabgabe ist gering. Er schwitzt daher leicht, fühlt sich eher im Kalten wohl und verträgt Kaltanwendungen sehr gut.

Beim *Astheniker* ist die *Austauschfläche mit der Umgebung größer*, der Wärmeverlust ist demzufolge ausgeprägter, und die Körpereigenwärme geht leicht verloren. Er friert leicht, Wohlbefinden eher im Warmen, und er verträgt Heißanwendungen besser.

Insgesamt werden damit die individuellen Grenzen der thermischen Anpassungsfähigkeit erkennbar.

Hautdurchblutung und Wärmeaustausch

Die Wärmeabgabe an die Umgebung wird gesteuert durch:
- **den Wärmestatus des Gesamtorganismus.** Im thermischen Gleichgewicht ist der Wärmedurchgang durch die Schale der Wärmebildung im Körperinnern direkt proportional;
- **die Änderungen in der Hautdurchblutung.** Die Haut ändert ihre Wärmeleitfähigkeit in Abhängigkeit von der Durchblutungsgröße; der Wärmedurchgang hängt außerdem von der Dicke des subkutanen Fettpolsters ab;
- **die thermischen Kenngrößen** (s. Abschn. 7.1.3 „Wärmeübergangsbedingungen zwischen Körperoberfläche und umgebendem Medium").

Hautdurchblutung

Die in Ruhe gebildete Körperwärme muss zu etwa 75% mit dem Blutstrom bis in die Extremitäten transportiert werden (Wärmekonvektion), da die Gliedmaßen wegen ihrer großen Oberfläche günstigere Wärmeaustauschbedingungen bieten als der Stamm, dessen Hautdurchblutung relativ konstant ist. Am Unterarm variiert die Oberflächendurchblutung im Verhältnis von 1:6, an der Hand im Verhältnis bis 1:30 (bzw. bis 1:50) und an den Füßen sogar bis 1:500. Grundlage für diese Differenz zwischen minimaler und maximaler Durchblutung ist die *Eröffnung arteriovenöser Anastomosen*.

> **Wichtig !**
>
> Die Akren gelten als Effektoren der Hydrotherapie, während der Stamm (besonders Gesicht und Rücken) als Rezeptorfeld für die Wärmeregulation dient.

Vergleicht man eine Extremität im Teilbad mit derselben Stelle im Vollbad, so ergibt sich, dass der Wärmeaustausch im Teilbad größer ist als im Vollbad.

Folgen der unterschiedlichen Hautdurchblutung. Bei *Wärme* steigen Hautdurchblutung und Hauttemperatur, sie nähern sich der Kerntemperatur. Der isotherme Kern reicht bis zu den Extremitäten, und das Temperaturgefälle Kern – Schale ist gering.

Bei *Kälte* kommt es zur Vasokonstriktion, und die Hauttemperatur sinkt. Die Kerntemperatur herrscht nur noch im Inneren des Rumpfes und des Kopfes, die Extremitäten gehören indessen insgesamt zur Schale. Zwischen beiden kann ein Temperaturgefälle von 15–20 °C bestehen. Die gering durchblutete und schlecht wärmeleitende Körperschale wird zur isolierenden Hülle, und sie kann im Extremfall bis zu 50% des Gesamtkörpervolumens ausmachen.

Hauttemperatur und *Hautdurchblutung* stehen normalerweise in einem engen Wechselverhältnis und verhalten sich etwa kongruent, d. h. beide steigen bei Wärmezufuhr aus dem Inneren an oder fallen bei Unterkühlung ab. Andererseits brauchen sie einander nicht zu entsprechen, denn Hautfarbe und Hauttemperatur hängen von der Öffnung der subpapillären Plexus ab. Das sind die Abschnitte der Strombahn, die den Kapillaren (als terminaler Abschnitt) vor- bzw. nachgeschaltet sind. Die Hauttemperatur hängt von der Strömungsgeschwindigkeit im arteriellen Schenkel und von der Weite der arteriellen Plexus ab, während die Hautfarbe (hellrot bis zyanotisch) von der Strömungsgeschwindigkeit in den subpapillären venösen Plexus bestimmt wird.

Wärmeaustausch als Sparmechanismus

Durch ein Gegenstromprinzip übernimmt das kühlere Venenblut Wärme aus den Nachbararterien; je langsamer das Blut strömt und je tiefer die Umgebungstemperatur ist, desto beträchtlicher ist dieser Wärmekurzschluss. Die Bluttemperatur zwischen A. brachialis und A. radialis kann auf diese Weise um 8 °C absinken.

Das *Durchblutungsminimum an der Hand* scheint bei 24 °C Hauttemperatur erreicht zu sein. An den *Füßen* kann die Durchblutung noch weiter gedrosselt werden; sie beträgt dann nur etwa die Hälfte der Werte an der Hand.

Eine These von Ratschow besagt: Je peripherer ein Punkt ist, umso thermolabiler ist er; die Hauttemperatur am Fuß kann bei wechselnden Außentemperaturen durchblutungsbedingt um mehr als 20 °C schwanken, an der Hand vergleichsweise 12–15 °C.

> **Wichtig!**
>
> Die *Hauttemperatur an den Akren* hängt von folgenden Faktoren ab:
> — Umgebungstemperatur,
> — Durchblutungsgröße,
> — Stoffwechselumsatz (Nahrungsaufnahme, besonders Eiweiß),
> — Ausbildung des subkutanen Fettgewebes,
> — Kälteadaptationsgrad.

Wärmeübergangsbedingungen zwischen Körperoberfläche und umgebendem Medium

Der *Wärmeaustausch* hängt neben dem Temperatur- und Dampfdruckgefälle ganz entscheidend von den thermophysikalischen Kenngrößen der am Wärmeaustausch beteiligten Medien (Luft, Wasser) ab. Die gegenüber Luft intensivere Wärmewirkung des Wassers beruht auf der höheren Wärmeleitfähigkeit und dem besseren Wärmebindungs- und -haltungsvermögen (Wärmekapazität). Die *Wärmeleitzahl* (bzw. Wärmeeindringzahl) ist am besten für Wasser und wasserhaltige Peloide, am schlechtesten für Luft. Der Wärmeübergang von Wasser auf den Körper (oder umgekehrt der Kühleffekt des Wassers) ist sehr gut: Ein Bad von 25 °C wird als kalt empfunden (rasche Wärmeabgabe), Luft von 25 °C als warm (fehlender Wärmeübergang); in nassen Kleidern kühlt man sehr schnell aus.

Die *Wärmeleitzahl des Wassers* ist etwa 20-mal größer als die von Luft; die Isolationsfähigkeit der Haut ist auf 1/10 gegenüber Luft vermindert, was zu einer vermehrten Wärmeabgabe in kaltem Wasser (im Vergleich zu Luft) führt. Der Wärmeaustausch ist in den ersten Minuten sowohl bei kühlen als auch bei heißen Bädern besonders intensiv. Durch die Regulationsfähigkeit des Organismus kommt es bei einer Unterschreitung der Wassertemperatur von 33 °C zu einer ausgiebigen Vasokonstriktion. Obwohl das Durchblutungsminimum bei etwa 24 °C erreicht ist, ergibt sich dennoch eine beträchtliche Entwärmung.

Die *Toleranzpunkte der verschiedenen Medien* hängen ebenso von den Wärmeübergangsbedingungen ab. Sie betragen für:
- Wasser: 44–48 °C,
- Peloide: 50 °C,
- Sand: 52–55 °C,
- Paraffin: 55–60 °C,
- Luft: 100 °C und mehr.

Therapeutische Konsequenzen

Überwärmungsmaßnahmen. Bei Überwärmungsmaßnahmen *kann* zwar *temporär die Kerntemperatur gesteigert* werden; *es kommt allerdings zu keiner Sollwertverstellung im Regelzentrum*, und der Körper versucht, die Kerntemperatur konstant zu halten. Normalerweise ist es relativ schwierig, den Körper aufzuheizen. Es müssen beträchtliche Wärmemengen aufgewendet bzw. besonders wirksame Randbedingungen eingehalten werden, und nach Beendigung der Aufheizung kommt es rasch zur vermehrten Wärmeabgabe, die mit einem schnellen Rückgang der Körperkerntemperatur verbunden ist.

Äußere Kalt- und Warmanwendungen. Sie manifestieren sich hauptsächlich in der Hauttemperatur. Die *Körperschale* ist durch ihre poikilotherme Eigenschaft ganz erheblich an den Änderungen der thermischen Umgebungsbedingungen beteiligt. Die *Kerntemperatur* entspricht normalerweise nicht den wechselnden Umgebungstemperaturen. Bei sehr intensiven Kaltanwendungen kann es infolge überschießender gegenregulatorischer Maßnahmen sogar zu einem Anstieg der Rektaltemperatur kommen. Der *Anstieg der Kerntemperatur* ist umso anhaltender, je schneller und stärker die Hautdurchblutung gedrosselt und damit die Hauttemperatur abgesenkt wird.

Durch kurzfristige hydrotherapeutische Maßnahmen ändert sich die Wärmebilanz des Körpers nicht oder nur wenig. Die Situation im Wärmehaushalt erkennt man am besten an den Durchblutungsschwankungen der Akren an der unteren Extremität. Der *kalte Rückenguss kann die Regulierung der Gesamttemperatur am ehesten anregen*, während der kalte Wadenwickel einen wärmeentziehenden Effekt an den distalen Extremitäten bei Wärmeüberschuss im Organismus entfaltet. Vor Wärmeverlusten schützt dagegen am besten der gut eingehüllte Rumpf.

Verträglichkeit hydrotherapeutischer Maßnahmen. Die Hauttemperatur bestimmt die Verträglichkeit hydrotherapeutischer Maßnahmen: In *heißen Bädern* ist die Hauttemperatur umso niedriger, in *kalten Bädern* dagegen umso höher, je besser die Hautdurchblutung ist. Die höhere Durchblutung mildert die subjektive Empfindung auf den Temperaturreiz ab und bessert damit seine Verträglichkeit.

7.1.4 Periodische Schwankungen der Körpertemperatur

Die *Kerntemperatur* ist nicht völlig konstant. Es gibt *tagesrhythmische Schwankungen, monatliche Rhythmen* (Zyklus bei der Frau) und weitere – noch ungeklärte – *länger periodische Änderungen*, die wahrscheinlich infolge einer Sollwertverstellung im Regelzentrum zustande kommen.

Während des Nachtschlafs tritt eine allgemeine Herabsetzung der Erregbarkeit und Beruhigung ein. Diese vagotone Reaktionslage hält bis in den Morgen des nächsten Tages an. Ab Mittag tritt eine erhöhte Erregbarkeit mit Verschiebung der vegetativen Reaktionslage nach der sympathikotonen Seite ein. Dem entsprechen Schwankungen im Tagesgang der Körpertemperatur zwischen tags und nachts.

Tagesrhythmik der Körpertemperatur

Schwankungen im Tagesgang entsprechen dem vegetativen Grundtonus. Der Temperaturverlauf geht mit Aufheiz- und Entwärmungsphasen einher. Die *Aufheizphase* ereignet sich von 3.00–15.00 Uhr, anschließend folgt eine *Entwärmungsphase* von 15.00–3.00 Uhr. Gleichzeitig schwankt im Tagesverlauf die Lage des Indifferenzpunkts und damit der thermischen Indifferenzempfindung.

Ungefähr in der Mitte jeder Phase liegen die *thermischen Umschlagpunkte für hydrotherapeutische Reize*: Bei Kaltreizen während der Aufheizphase dauert die Wiedererwärmungszeit am längsten gegen 9.00 Uhr. Während der Entwärmungsphase geht nach Kaltreizen die Wiedererwärmung am raschesten gegen 21.00 Uhr vor sich. Während der Aufheizung besteht eine gesteigerte Kaltempfindlichkeit (der Kaltreiz ist gegenläufig), während der Entwärmung besteht dagegen eine gesteigerte Warmempfindlichkeit (der Warmreiz ist gegenläufig). Einzelheiten dazu finden sich in **Tabelle 7.1**.

Therapeutische Konsequenzen

Früher galt die allgemeine Regel, dass alle *stärkeren* hydrotherapeutischen Einwirkungen (Vollbäder) möglichst in den frühen *Vormittagsstunden* vorzunehmen sind, während kleinere Teilmaßnahmen (ansteigende Teilbäder) ohne Schaden auch am Nachmittag verabreicht werden können.

Modifikation. Diese Vorschrift kann folgendermaßen modifiziert werden: Vormittags ist der Kaltreiz gegenläufig, wirkt dadurch stärker, bedingt bei intakter Gegenregulation eine Forcierung der Aufheizung. Bei ungenügender Reizbeantwortung beansprucht die Wiedererwärmung deutlich längere Zeit. Beim allgemein geschwächten oder thermisch desadaptierten Patienten stellt der gleichlaufende Warmreiz den schwächeren Reiz dar. Anders ausgedrückt ist die *Wirkung von Kaltreizen vormittags wesentlich stärker als nachmittags oder abends* und wäre beim thermisch Untrainierten anfangs nachmittags zu bevorzugen.

Der *Warmreiz ist dagegen am Nachmittag gegenläufig*, wirkt dadurch stärker, regt den Körper bei intakter Gegenregulation zu einer Intensivierung der Entwärmungsvorgänge an, d. h. die Schwitzbereitschaft ist gesteigert. Der Warmreiz ist vormittags reizschwächer und wäre beim thermisch untrainierten Patienten bzw. zu Beginn einer Serie besser vormittags zu verabreichen.

Tabelle 7.1 Tagesrhythmische Schwankungen der Einzelgrößen des Wärmehaushalts. (Nach Hildebrandt 1962)

	Aufheizphase vormittags (3.00–15.00 Uhr)	Entwärmungsphase nachmittags (15.00–3.00 Uhr)
– Rektaltemperatur	Steigend	Sinkend
– Akraldurchblutung	Gedrosselt	Geöffnet
– Akraltemperatur	Sinkend	Steigend
– Kälteempfindlichkeit	Größer	Geringer
– Reaktion auf Kälte	Stärker	Schwächer
– Wiedererwärmungsdauer	Länger	Kürzer
– Wiedererwärmungstemperatur	Niedriger	Höher
– Wärmeempfindlichkeit	Geringer	Größer
– Reaktion auf Wärme	Schwächer	Stärker
– Schweißsekretion	Schwächer	Stärker

Fazit für die Praxis

- *Bedeutung der Isothermie*: Einhaltung einer konstanten Körpertemperatur trotz wechselnder Umgebungstemperaturen oder Wärmebildung durch Muskelarbeit.
- *Einfluss der äußeren Thermorezeptoren*: Es existiert ein zweifacher Reizübertragungsmechanismus. Registriert werden:
  - Absolutwert der gerade vorherrschenden Temperatur (Proportionalfühler),
  - Geschwindigkeit einer Temperaturänderung (Differentialfühler).

  Die Proportionalkomponente beinhaltet eine konstante Entladungsfrequenz entsprechend der momentanen Hauttemperatur. Die Differentialkomponente ist bei plötzlicher Temperaturänderung für eine rasche, gelegentlich auch überschießende Gegenregulation im Sinne einer sofortigen Reaktion verantwortlich.
- *Einfluss der inneren Thermorezeptoren*: Die Mechanismen der Kälteregulation, ausgelöst durch Kaltapplikation auf der Haut, werden bei erhöhter Körperinnentemperatur abgeschwächt. Umgekehrt kommt es zur Abschwächung von Vorgängen der Wärmegegenregulation bei niedriger Hauttemperatur.

  Die verschiedenen thermorezeptiven Afferenzen werden offenbar gegeneinander „verrechnet".
- *Wärmeaustausch mit der Umgebung*: Die individuellen Grenzen der thermischen Anpassungsfähigkeit sind durch Konstitution und Körperbau determiniert:
  - Beim *Pykniker* ist die Austauschfläche mit der Umgebung minimal, die Wärmeabgabe ist gering. Er verträgt Kaltanwendungen sehr gut.
  - Beim *Astheniker* ist die Austauschfläche mit der Umgebung größer. Er verträgt Heißanwendungen besser.
- *Haut- und Kerntemperatur*: Äußere Kalt- und Warmanwendungen verändern vor allem die Hauttemperatur. Die Kerntemperatur ändert sich bei wechselnden Umgebungstemperaturen normalerweise nicht; lediglich die poikilotherme Schale passt sich der Umgebungstemperatur an.

  Die Körperkerntemperatur ist jedoch nicht ganz konstant:
  - Vormittags (ab 3.00 Uhr morgens) findet eine Aufheizphase statt.
  - Nachmittags (ab 15.00 Uhr) findet eine Entwärmungsphase statt.

7.2 Wirkungsweise der Hydrotherapie

7.2.1 Konstitutionelle Einflüsse (Reaktionstypologie)

Unter *Konstitution* versteht man die Ganzheit der Person in ihren besonderen Reaktionsweisen (Saller 1960).

Um die Einflüsse des Körperbaus auf die Reaktionsweise gegenüber äußeren Reizen zu erklären, sind zahlreiche Einteilungsversuche gemacht worden.

Reaktionstypen nach Lampert
Für die Hydrotherapie ist folgende Unterteilung wichtig:
- A-Typ,
- B-Typ.

A-Typ (mikrokinetisch, hypoergisch). Allgemein treten die Reaktionen auf äußere Reize nicht stürmisch, sondern langsam ein (*Spätzünder*). Bis zum Ansprechen auf einen Reiz vergeht lange Zeit, und gegenüber wiederholten Reizen besteht eine relativ hohe Widerstandsfähigkeit.

Periodische Abläufe während einer Serienbehandlung oder einer Kur sind schwach ausgeprägt. In hydrotherapeutischer Hinsicht ist der A-Typ durch eine langsam anlaufende, schwache, aber lang anhaltende Reizbeantwortung charakterisiert. Wichtig ist die *Angleichung der akralen Hauttemperatur an die Umgebungstemperatur* (Vasokonstriktionstyp), d. h. es besteht eine Vasokonstriktionsneigung als Antwort auf Kaltreize. Früher wurde er dem Astheniker gleichgesetzt und als leptosom, hager, hypoton und blass beschrieben; er galt als besonders wärmehungrig bzw. kaltempfindlich.

> **Wichtig!**
> Der A-Typ entspricht nach neuerer Auffassung eher dem Pykniker (mit gut entwickeltem Unterhautfettgewebe) mit seiner geringeren Reagibilität auf hydrotherapeutische Reize.

B-Typ (makrokinetisch, hyperergisch). Allgemein besteht bei diesem Reaktionstyp eine rasche Reaktionsweise mit schnellem Ansprechen bzw. stürmischer Antwort auf einen Reiz (*Frühzünder*). Bereits auf kleine Einflüsse reagiert er stark, erholt sich aber schnell. Periodische Abläufe während einer Serienbehandlung oder einer Kur sind gut ausgeprägt.

In *hydrotherapeutischer Hinsicht* ist der B-Typ durch eine rasche, kräftige, aber kurzanhaltende Reizbeantwortung charakterisiert. Die *akrale Hauttemperatur liegt näher an der Kerntemperatur* (Vasodilatationstyp); er reagiert auf einen Kaltreiz vorwiegend mit Vasodilatation. Er wurde früher dem Pykniker gleichgesetzt (rundlich, plethorisch, hyperton, immer warm) und galt als wärmesatter bzw. wärmeempfindlicher Typ.

> **Wichtig!**
> Der B-Typ entspricht nach moderner Auffassung eher dem Leptosomen (mit geringer Fettschichtdicke).

Andere Einteilungsversuche
Für die Zuordnung zu Reaktionstypen ist anscheinend die *Ansprechbarkeit der Vasomotorenreaktion* entscheidend. Eine moderne und einfachere Erklärungsmöglichkeit bezieht sich auf die Hautschichtdicke.

Es gibt noch andere ähnliche Einteilungsversuche, die ebenso wie bei der Typologie nach Lampert auf dem Reaktionsverhalten gegenüber einem Kaltreiz beruhen:
- *Warmbt (1959).* Kälteempfindlicher Typ mit niedriger Akraltemperatur, stärkerer Abkühlung und geringerer Wiedererwärmung auf einen Kaltreiz. Wärmeempfindlicher Typ mit gegenteiligem Verhalten auf einen Kaltreiz (d. h. mit besserer Wiedererwärmung reagierend).
- *Heidelmann (1956).* Die akrale Wiedererwärmung nach Kaltreizen kann rasch oder verzögert eintreten. Das normale Reaktionsverhalten findet sich lediglich beim Übergangstyp; Abweichungen (d. h. ausgeprägtes Typenverhalten) werden bei Krankheiten beobachtet: Verlängerte Wiedererwärmungszeiten (sog. Arteriolenkonstriktionstyp) treten bei Akrozyanose auf, kurze Wiedererwärmungszeiten (Arteriolendilatationstyp) werden dagegen bei Hyperthyreose beobachtet.

Tabelle 7.2 Bisherige reaktionstypologische Einteilungsversuche in hydrotherapeutischer Hinsicht

	A-Typ	B-Typ
Warmbt (1959)	Kälteempfindlicher Typ (wärmehungrig)	Wärmeempfindlicher Typ (wärmesatt)
Hoff (1954)	Parasympathikotoner Typ	Sympathikotoner Typ
Kunze (1959)	Volumtyp	Drucktyp
Curry (1946)	Kaltfronttyp	Warmfronttyp
Klüken (1959)	Akropoikilothermer Typ (Fingerspitzentemperatur raumorientiert)	Akrohomöothermer Typ (Fingerspitzentemperatur kernorientiert)
Cordes (1972)	Kalttyp (Zehentemperatur niedriger)	Warmtyp (Zehentemperatur höher)

In den typologischen Kriterien miteinander verwandt sind die in **Tabelle 7.2** genannten Einteilungsversuche.

Betrachtet man jedoch die Wiedererwärmungszeiten für die Lampert-Typen, so findet man, dass der Λ-Typ sowohl auf Wärme wie auch auf Kälte prinzipiell verzögert reagiert, und dass der dicke A-Typ sowohl auf kalt als auch auf heiß etwas schwächer reagiert als der magere A-Typ. Der dicke B-Typ dagegen reagiert im warm-heißen Bereich verzögert gegenüber einer rascheren Kaltreaktion.

> **Wichtig!**
> Bei beiden Reaktionstypen fungiert die *Fettschichtdicke als Isolator* gegenüber thermischen Reizen.

Einfluss der Hautschichtdicke

Pirlet (1969) hat darauf hingewiesen, dass die thermische Reagibilität mit zunehmender Hautschichtdicke abnimmt. Damit reduzieren sich in hydrotherapeutischer Hinsicht die Unterschiede im Körperbau zwischen Asthenikern und Pyknikern auf die unterschiedliche Entwicklung des Unterhautfettgewebes.

Der *magere Mensch* reagiert bei Auskühlung oder gegenüber Kaltreizen mit einem rascheren und steileren Anstieg der akralen Temperatur – ausgelöst infolge erhöhter Wärmeproduktion durch den Stoffwechsel – und mit einem beschleunigten konvektiven Wärmetransport vom Körperkern zur Schale.

Adipöse Menschen reagieren auf Kaltreize vorwiegend über die periphere Vasokonstriktion. Die bessere Isolation durch die dickere Hautschicht erfordert keine so raschen Reaktionsweisen wie beim Mageren und beansprucht die Wärmeproduktion auch weniger.

Bei beiden Typen – Mageren wie Dicken – bleibt nach einem hydrotherapeutischen Reiz die Kerntemperatur zwar weitestgehend unverändert, die Stoffwechsel- und Kreislaufreaktionen sind jedoch umso stärker ausgeprägt, je magerer der Mensch ist.

Je dünner das subkutane Fettpolster, je geringer damit der konduktive Wärmewiderstand in der Körperschale ist, umso größer die Temperaturdifferenz Haut – Umgebung, und desto größer ist auch die Wärmeabgabe.

> **Wichtig!**
> Durch die *Fettschichtdicke* sind ganz eindeutig die individuellen Leistungsgrenzen des Wärmehaushalts markiert.

Diese Erklärungsmöglichkeit ist viel einfacher verwertbar und sie ist auch die Grundlage für die Korrektur, dass in hydrotherapeutischer Hinsicht nicht der A-Typ mit dem Astheniker gleichzusetzen ist, sondern dass umgekehrt der B-Typ dem Astheniker entspricht. Dieses Auswechseln der Typenbuchstaben führt nunmehr zu einer Zuordnung, die in **Tabelle 7.3** zusammengefasst ist.

Tabelle 7.3 Reaktionstypologie. (Nach Pirlet 1969)

A-Typ	B-Typ
– Wärmesatt	– Wärmehungrig
– Dick	– Mager
– Mikrokinetisch (thermisch schwach reagierend)	– Makrokinetisch (thermisch kräftig reagierend)

Allgemeine Bewertung

Die strenge Zuordnung zwischen den äußeren Merkmalen des Körperbaus und den daraus resultierenden Reaktionsweisen wurde relativiert durch:
- die korrekturbedürftige Tatsache, dass die *mikrokinetische Reaktionsweise* früher dem Astheniker (hager, blaß, fröstelnd) und das *makrokinetische Antwortverhalten* dem Pykniker (rundlich, plethorisch, warm) zugeschrieben wurde;
- die Beobachtung, dass *keine* sicheren Beziehungen zwischen den Reaktionstypen und der Reaktionsqualität bzw. dem Normalverhalten bestehen.

Auf die Reaktion des Patienten nach physiotherapeutischen Reizen ganz allgemein ist trotzdem sorgfältig zu achten. Man wird sich freuen, bei einem Patienten eine lehrbuchmäßige Reaktion zu erkennen; wenn nicht, dann spricht das weder gegen den Patienten noch gegen den physiotherapeutischen Reiz, sondern lediglich gegen allzu starre Einteilungsprinzipien.

Für die *medizinische Praxis* bleibt folgende altbewährte Regel:

> **Tipp** Zu Beginn einer neuen Behandlung den Patienten nach etwaigen Beschwerden als Folge der vorangegangenen Anwendung fragen (sog. Bekömmlichkeitstest), und aus der schwachen oder kräftigen Antwort die weitere Dosis ableiten.

Therapeutische Konsequenzen

Dosierung. Sofern die Typenmerkmale deutlich ausgeprägt sind, erfordert dies eine besondere Aufmerksamkeit bei der Dosierung: Beim mikrokinetischen (A-) Typ kann im Allgemeinen kräftig dosiert werden; beim makrokinetischen (B-) Typ dagegen schwach und niedrig.

Im Hinblick auf *hydrotherapeutische Reize* bedeutet dies:
- *für den A-Typ*: Temperaturreiz kräftig, behandelte Fläche groß, Einzelbehandlung und Intervall lang;
- *für den B-Typ*: Temperaturreiz mittel, behandelte Fläche klein, Einzelbehandlung und Intervall kurz.

Für *wechselwarme Reize* gilt:
- *Wärmehungriger (B-) Typ*: „Warm" lang, „kalt" kurz;
- *Wärmesatter (A-) Typ*: Bevorzugt kühl; warm, wenn überhaupt, nur kurz.

Gestaltung der Reizdosis. Für die Gestaltung der Reizdosis im Verlauf der Behandlungsserie gelten folgende Erfahrungen:
- Beim *mikrokinetischen (A-) Typ* muss nach einigen reaktionslos vertragenen Behandlungen die Dosis gesteigert werden, wenn ein Effekt erzielt werden soll.
- Beim *makrokinetischen (B-) Typ* sollte nach kurzzeitig erreichter Besserung die Dosis nicht weiter gesteigert, sondern beibehalten werden, mit der Tendenz zur bald möglichen Dosisreduzierung.

Kalte Extremitäten. Die Beobachtung, dass kalte Hände/Füße häufiger mit Krankheit als mit Gesundheit korrelieren seien (Cordes 1972), scheint fraglich; unbestritten ist jedoch, dass ständig kalte Extremitäten eine Indikation zur Hydrotherapie darstellen.

7.2.2 Vegetative Regulationsmechanismen

Autonome Allgemeinreaktionen

Die *sympathische Allgemeinreaktion* (nachweisbar mit dem „cold-pressure-test") besteht im Anstieg des Blutdrucks und einer Tachykardie nach Eintauchen einer Hand in eiskaltes Wasser.

Kälteadaptierte Personen (Eskimos, Hochseefischer) zeigten bei dem Test eine deutlich höhere Toleranz, d. h. es bestand eine schwächere sympathische Reaktion gegenüber Kälte als bei wenig adaptierten Menschen.

Die *parasympathische Allgemeinreaktion* (ausgelöst durch ein kaltes Gesichtsbad) führt durch Aktivierung des Parasympathikus zur Bradykardie und soll dem Tauchreflex der Meeressäuger entsprechen. Die Reizbeantwortung ist bei Eskimos und Weißen identisch.

> **Wichtig!**
>
> Die Kälteadaptation beim Menschen besteht in einer *Verringerung der sympathischen* und einer *Verstärkung der parasympathischen Antwortreaktion*.

Antagonismus zwischen Haut- und Muskeldurchblutung

Im Interesse der allgemeinen Kreislaufregulation und des peripheren Gefäßtonus verhält sich die Muskeldurchblutung gegensätzlich zur Hautdurchblutung – zumindest am Anfang des hydrotherapeutischen Reizes bzw. der Gegenregulation. Diese *Kopplung von Haut- und Muskeldurchblutung* bewirkt reflektorisch eine Vasokonstriktion in der Muskulatur bei Vasodilatation der Hautgefäße und umgekehrt; ausgelöst durch äußere thermische Störeinflüsse. Bei äußerer Abkühlung kommt es als Folge der Vasokonstriktion der Hautgefäße zur Steigerung der Muskeldurchblutung.

Im *warmen Vollbad* steigt die Gesamtdurchblutung der Haut auf 300%, während die Muskeldurchblutung auf 40% absinkt; *nach Abkühlung* nähern sie sich wieder den Ausgangswerten. Je höher die Hauttemperatur, desto geringer ist die Leistungsfähigkeit der Wadenmuskulatur und umgekehrt. Der periphere Gefäßtonus wird durch die sympathischen Gefäßnervengeflechte vermittelt, und die Arteriolen der Haut stehen unter einem starken vasokonstriktorischen Tonus. Bei einer äußeren Erwärmung und Reizung zentraler Thermorezeptoren im Hypothalamus kommt es zur Vasodilatation der Hautgefäße (möglicherweise durch eine Stimulierung hemmender Impulse aus dem vasokonstriktorischen Zentrum) infolge Verminderung des Vasokonstriktorentonus. Vasodilatatorische Fasern haben sich bisher nur in der Muskulatur nachweisen lassen, nicht jedoch in der Haut.

Dieser *Durchblutungsantagonismus* ermöglicht sowohl thermoregulatorische (Schutz gegen äußere thermische Einflüsse) als auch kreislaufregulatorische Umstellungsmaßnahmen (jede Blutdruckerhöhung geht mit einer Vasokonstriktion einher und jede Blutdrucksenkung mit einer Vergrößerung des Gefäßquerschnitts).

> **Wichtig!**
>
> Der Durchblutungsantagonismus dient der Aufrechterhaltung einer Durchblutungskonstanz bei Blutdruckschwankungen und ist bei Notfall- und Abwehrreaktionen des Körpers (die zur Steigerung der Muskeldurchblutung führen) von Bedeutung.

Die Einflüsse sind vielfältiger Art, denn die periphere Gefäßweite steht im Dienste der Thermoregulation, der Kreislauf- und Blutdruckregelung wie auch des Stoffwechsels.

Dastre-Morat-Regel

Es besteht ein Wechselspiel (Antagonismus) nicht nur zwischen Haut und Muskulatur, sondern auch zwischen Haut und inneren Organen (Brust- und Baucheingeweide); besonders dem Splanchnikusgebiet. Wegen der allgemeinen Kreislaufregulation kommt es bei *gleichmäßiger Erwärmung* der gesamten Hautoberfläche zur *Vasodilatation der Hautgefäße* mit konsekutiver Verschiebung des Blutvolumens aus den Blutspeichern des Bauchraums (Splanchnikusgebiet, tief gelegene Muskulatur und Nieren werden zwangsläufig gedrosselt) in die Körperdecke.

Bei *äußerer Abkühlung* kommt es umgekehrt zur *Vasokonstriktion der Haut* mit Gefäßerweiterung in den Kompensationsgebieten. Die Harnflut bei kalten Füßen scheint diese Regel zu bestätigen; deshalb sind bei Niereninsuffizienz auch äußere Wärmemaßnahmen kontraindiziert.

Es wurde behauptet, dass Herz und Gehirn dieser Regel nicht folgen; d. h. dass sich Haut-, Herz- und Gehirndurchblutung gleichsinnig verhalten (s. Abschn. 7.2.3 „Konsensuelle Reaktion"). Ob ein kutiviszeraler Reflexbogen zwischen Haut- und Eingeweidedurchblutung dafür verantwortlich ist, sei dahingestellt, und ist eher unwahrscheinlich. Unterbleibt jedoch diese Regulation (bei toxischer Schädigung des Kreislaufzentrums in der Medulla resultiert ein mangelndes Ansprechen der Arteriolen der Baucheingeweide), so droht nach ausgedehnten äußeren Wärmemaßnahmen (heißes Vollbad) der Kreislaufkollaps.

Lewis-Reaktion („hunting response")

Die Reaktion hat nichts mit der reaktiven Hyperämie nach Kaltanwendungen zu tun, sondern besteht in *rhythmischen arteriellen Dilatationen* bei lang anhaltender, örtlicher Kaltanwendung (Hand im Eiswasserbad von 6,5 °C) als paradoxe Kältedilatation. Der anfänglich erhöhte Vasokonstriktorentonus wird in rhythmischen Abständen von 20–25 min (je kälter, umso häufiger) unterbrochen und die Durchblutung wird freigegeben, erkennbar an der Rötung und Erwärmung der Haut. Diese vorübergehende Vasodilatation betrifft die zuführenden Arterien und Arteriolen und die abfließenden Venen, nicht jedoch die Kapillaren; denn sie stehen nicht unter einem vasokonstriktorischen Tonus, sondern erweitern sich druckpassiv. Auslösender Faktor ist wahrscheinlich die direkte Kälteeinwirkung auf die Gefäße, ohne Mitwirkung gefäßaktiver Substanzen. Diese dilatatorischen Phasen werden sogar trotz Gabe vasokonstriktorischer Medikamente beobachtet.

Es handelt sich um *rein lokale Prozesse*, bei denen auch nozizeptive Mechanismen mitwirken. *Starke Kühlung* führt zur Lähmung des Gefäßtonus mit Dilatation, bis die dadurch ausgelöste Erwärmung wieder eine Vasokonstriktion ermöglicht. Auch die versorgenden sympathischen (konstriktorischen) Nervengeflechte werden durch die Kälte gelähmt, was ebenfalls eine periodische Dilatation verursacht. Schließlich werden in der Phase der Minimaldurchblutung, unmittelbar vor einer potentiellen Gewebsschädigung, Stoffe freigesetzt, die sowohl Schmerzfasern stimulieren (es wird der Kälteschmerz ausgelöst) als auch eine direkte Gefäßdilatation bewirken. Diese Kältevasodilatation läuft auch an der denervierten Hand ab, was auf vorwiegend lokale Mechanismen hinweist.

Bei intakter Nervenversorgung erhöht sich mit sinkender Umgebungstemperatur die Reaktionsfolge der Kältedilatationen, d. h. die rhythmische Vasodilatation tritt in kürzeren Abständen (5 min) auf. Mit höherem Lebensalter lassen zeitliche Folge und Intensität nach.

> **Wichtig!**
>
> Die Lewis-Reaktion wird als Schutzmaßnahme gegen lokale Gewebsschäden durch Kälte aufgefasst und hat keine Bedeutung für die Hydrotherapie.

7.2.3 Wirkung thermischer Reize auf die periphere Gefäßregulation

Temperaturänderungen müssen als Reiz genügend groß sein, um wirksam zu werden und eine Reaktion im Organismus auszulösen. Je nach Reizstärke resultieren:
- *Lokale Wirkungen:* bei geringer Wirksamkeit des auslösenden Reizes.
- *Allgemeine Wirkungen:*
  - stärkere Beanspruchungen der Ausgleichsfunktionen,
  - Gesamtwärmeregulation wird einbezogen,
  - sog. konsensuelle Reaktion.

Am Zustandekommen der lokalen bzw. allgemeinen thermischen Ausgleichsreaktionen sind beteiligt:
- direkte Temperatureinwirkung auf die Gefäße,
- Bildung lokaler vasoaktiver Stoffe (humorale Wirkungen),
- lokale, spinale oder zentrale Reflexe infolge der Temperaturreizung von Warm- und Kaltrezeptoren der Haut,
- Einflüsse der Bluttemperatur über den Hypothalamus (konsensuelle Reaktion).

Das Eintauchen einer Gliedmaße in warmes Wasser führt zur Vasodilatation in den erwärmten Hautbezirken; das Eintauchen in kaltes Wasser zur Vasokonstriktion. Die *Hautdurchblutung steuert den konvektiven Wärmetransport*: Die durch Abkühlung bewirkte Vasokonstriktion vermindert die Wärmeabgabe durch die Haut und verringert den konvektiven Wärmetransport vom Körperkern zur Schale; das führt zur reaktiven Hyperämie.

Lokale Gefäßreaktionen
Es existieren folgende *Regulationsmechanismen*:
- Lokale Kältevasokonstriktion,
- lokale Wärmevasodilatation.
- reaktive Hyperämie.

Lokale Kältevasokonstriktion. Sie beruht auf:
- der direkten Kälteeinwirkung auf die Gefäßmuskulatur; denn die Vasokonstriktion bleibt nach Ausschaltung der vasokonstriktorischen sympathischen Innervation noch erhalten; auch isolierte Arterien mit glatter Muskulatur kontrahieren sich bei Abkühlung;

- *der nervalen Steuerung des Vasokonstriktorentonus über den Sympathikus.* Nach Sympathektomie ist die reflektorische Gefäßerweiterung nicht mehr auslösbar. Statt dessen wird eine zunächst ständige Vasodilatation beobachtet, die mit der Zeit aber reversibel ist, so dass eine zusätzliche humorale Steuerung wahrscheinlich wird.
- *den humoralen Regulationen durch vasoaktive Substanzen* (sog. Gewebshormone):
  - Bradykinin: Wird aus der Gewebsflüssigkeit freigesetzt und verursacht eine cholinerge Vasodilatation.
  - Histamin: Wird aus Gewebsmastzellen und basophilen Granulozyten freigesetzt und bewirkt eine gesteigerte Kapillarpermeabilität und erhöhte Durchblutung.
  - Adrenalin/Noradrenalin: Wird an den sympathischen Nervenendigungen etwa im Verhältnis 1:9 freigesetzt, wobei Noradrenalin an Haut und Muskeln synergistisch eine Vasokonstriktion bewirkt, während das Adrenalin am Durchblutungsantagonismus Haut – Muskulatur beteiligt ist und an der Haut eine Vasokonstriktion, am Muskel dagegen eine Vasodilatation auslöst.

Lokale Wärmevasodilatation. Das Nachlassen des adrenergen Vasokonstriktorentonus erweitert *primär* Arterien, Arteriolen und arteriovenöse Anastomosen, *sekundär* auch die Kapillaren. Die Abnahme des peripheren Gefäßwiderstands erhöht die Blutströmungsgeschwindigkeit, wodurch wiederum die Intensität der Hautrötung mitbedingt ist.

Bei *länger dauernder Wärmeeinwirkung* wird die Haut hochrot, oberflächliche und tiefe Gefäße füllen sich mit Blut, die Blutströmungsgeschwindigkeit steigt. Eine ausgeprägte arterielle Dilatation ist die Ursache der Hautrötung.

Reaktive Hyperämie. Im Anschluss an eine Kaltanwendung kommt es zu einer hellroten Hautfarbe, verbunden mit einem subjektiven Wärme- und Behaglichkeitsgefühl. Dies tritt ein, obwohl an der Haut ein Temperaturabfall – zugleich ein Rückgang der Wärmestromdichte – zu verzeichnen ist.

Als *Ursachen dieser reaktiven Hautrötung* werden derzeit angenommen:
- Mit der sinkenden Hauttemperatur ist eine Stoffwechselverlangsamung verbunden, wobei in der Haut weniger Sauerstoff verbraucht wird. Gleichzeitig ist bei erniedrigter Temperatur die O_2-Bindung an das Hämoglobinmolekül intensiver. Insgesamt ist die Sauerstoffausschöpfung des Bluts geringer, und es resultiert eine höhere O_2-Sättigung des abströmenden venösen Bluts.
- Gleichzeitig kommt es mit dem reaktiven Wärmerückstau (infolge der verringerten Wärmekonvektion vom Körperkern zur Schale) im Anschluss an den Kaltreiz zur arteriellen Dilatation.

Diese reaktive Hyperämie ist das angestrebte Ziel nach kurzen Kalt- oder Heißreizen. Bei Kneipp-Güssen ist ihr Auftreten zugleich ein Maß für die Dauer der Anwendung.

Ungenügende Farbreaktion, Ausbleiben der Hautrötung oder bläulich-livide bzw. marmorierte Haut treten bei *Störungen der Gefäßreaktion* (arteriosklerotische, diabetische, endangitische oder angiospastische Angiopathie) oder bei ungenügender Vorerwärmung auf. Bei allmählich ansteigender Temperatur tritt die beschriebene reaktive Gefäßerweiterung ohne vorherige Vasokonstriktion sofort und nachhaltig ein, was bei fehlender funktioneller Gefäßreaktion von Bedeutung ist.

Wechselspiel zwischen Vasokonstriktion und reaktiver Hyperämie. Bei kurz *dauernden Kaltreizen* (Kneipp-Güssen), bei *wechselwarmen Anwendungen* und bei *Blitzgüssen* (mit zusätzlicher mechanischer Komponente) kommt es – auf den Einwirkungsort begrenzt – zu einer hellroten, frischen Hautfärbung, verbunden mit subjektivem Wärmegefühl. Ein *plötzlicher starker Temperaturreiz* bewirkt an der Haut Vasokonstriktion, Blässe und Gänsehautbildung. Diese Sofortwirkung ist bei „kalt" oder „heiß" identisch und tritt bei Temperaturen von 15 °C wie auch bei 40 °C auf. Auf *plötzliche Heißreize* ist die Vasokonstriktion nur ganz kurz, auf *Kaltreize* hält sie länger an.

Wechselwarme Anwendungen und *Blitzgüsse* (zusätzliche mechanische Komponente durch den Wasserstrahl) stellen eine Reizverstärkung dar und führen zu sehr intensiven Hautrötungen. Sie setzen allerdings ein intaktes Vasomotorenspiel und Gefäßsystem voraus.

Konsensuelle (kollaterale, kontralaterale) Reaktion
Die *Haut ist der Hauptangriffspunkt bei Wasseranwendungen*, und im Hinblick auf die Durchblutungsgröße reagiert die Haut mit ihrer Vasomotorik als einheitliches Organ. Es kommt zur Verschiebung der Blutverteilung in Hautgebiete, die nicht unmittelbar von der Anwendung betroffen sind, und zwar im Sinne eines thermoregulatorischen Kompensationsvorgangs für den Fall, dass bei stärkeren thermischen Einflüssen (Abkühlung oder Überwärmung) die örtlichen Gefäßreaktionen für den Temperaturausgleich nicht mehr ausreichen. Es handelt sich demnach um *zentral vermittelte Fernwirkungen* (beschränkt auf die Extremitätenenden) im Dienste der Thermoregulation (zur Aufrechterhaltung der Homöothermie): Erwärmung einer Hand führt zur Durchblutungsverbesserung auch der anderen Hand (und umgekehrt bei Kaltreizen).

Das Zustandekommen erklärt man sich auf zweierlei Weise:
- *Direkte thermische Einflüsse*, d. h. über die Blutwärme zentralnervös ausgelöst. Die Fernwirkung tritt auf, wenn das Blut aus der erwärmten Extremität die allgemeine Zirkulation erreicht.
- *Indirekt nervale Einflüsse*, denn die vasomotorischen Fernwirkungen bleiben nach peripherer Sympathektomie oder Durchtrennung der thermischen Afferenzen an den Hinterwurzeln aus. Nach Sympathektomie sind die reflektorischen Einflüsse auf die Vasomotorik gestört.

Beeinflusst wird diese (sowohl bei kalt als auch bei warm) gleich lautende kontralaterale Durchblutungsänderung von den üblichen *Reizkriterien der Hydrotherapie*:
- Reizfläche,
- Reizstärke,
- Reizdauer,
- Reizort,
- Geschwindigkeit der Temperaturänderung,
- Ausgangstemperaturwert.

Bei *hoher Hauttemperatur und guter Durchblutung* sind diese Regulationsvorgänge gut ausgeprägt. Wenn bei *niedriger Hauttemperatur und schlechter Durchblutung* anschließend noch ein Kaltreiz folgt, fehlt die überschießende Reaktion (sowohl am gebadeten Arm wie auch konsensuell).

Eine *schlechte Durchblutung* verschiebt nach einem Kaltreiz die Wärmeversorgung weiter ins Defizit, während bei *guter Durchblutung* die Anfangswerte nach einem Kaltreiz sogar überschritten werden. Deshalb wurde eine zusätzliche Abhängigkeit der kontralateralen Reaktion vom Reaktionstyp angenommen; sie kann jedoch auch gegensinnig verlaufen: Beim Arteriolendilatationstyp nach Heidelmann (1956) steigt die Hauttemperatur beim kalten Handbad an der nicht gebadeten kontralateralen Seite. Beim Arteriolenkonstriktionstyp sinkt die Hauttemperatur an der kontralateralen Seite.

Klinische Anwendungsbeispiele
Eine gleichgerichtete vasomotorische Reaktion ist bei folgenden hydrotherapeutischen Anwendungen nachgewiesen:
- *Von einer Hand zur anderen Hand* beim Eintauchen in kühles oder heißes Wasser und beim Armbad *von einem Arm zum anderen Arm*. Die Temperatursteigerung ist am gebadeten Arm stärker ausgeprägt als am kontralateralen nicht gebadeten.
- *Vom Arm zum Fuß*. Das ansteigende Armbad führt zum Anstieg der Temperatur am Fuß (nicht am Unterschenkel!), anwendbar bei arterieller Verschlusskrankheit. Die Durchblutungszunahme nach einem ansteigenden Armbad betrug am gesunden Bein 70 %, am kranken Bein 50 % des Ausgangswerts.
- *Vom Unterschenkel zur Hand*. Durch Kniegüsse lassen sich Fernwirkungen bei Durchblutungsstörungen der Finger (Raynaud-Symptomatik) auslösen.
- *Durchblutungsantagonismus zwischen Hand und Rumpf*. Erwärmung einer Hand führt zur Durchblutungsverbesserung auch der anderen Hand, jedoch zur Abnahme der Rumpfdurchblutung (umgekehrte Verhältnisse bei Kaltreizen), wodurch die Wärmeabgabe über den Körperstamm (im Rahmen der Thermoregulation) verringert werden soll.

Therapeutische Konsequenzen
Heiße Auflagen auf den Leib. Sie wirken erfahrungsgemäß *krampflösend auf die Skelettmuskulatur* wie auch *auf die glatte Muskulatur der abdominellen Hohlorgane*.

Direkten thermischen Einflüssen sind die Bauchorgane nicht zugänglich, sondern allenfalls segmental-reflektorischen. Neben spasmolytischen Effekten auf die glatte Muskulatur sind reflektorische Wirkungen auf sog. übertragene Schmerzen und psychisch beruhigende Einflüsse anzunehmen. Der *Heißreiz dazu muss kräftig sein* (Kneipp-Heusack, heiße Rolle oder mit heißem Wasser gefüllte Gummiwärmflasche); das Heizkissen bewirkt zu wenig.

Warm- und Heißreize auf das Abdomen. Sie *führen nicht zu einer Durchblutungsverbesserung an den inneren Organen*. Wegen des Durchblutungsantagonismus zwischen Haut- und Eingeweidedurchblutung ist eher eine Durchblutungsverminderung anzunehmen.

Wahrscheinlich ziehen Wärme- oder Kälteeinwirkungen auf den Leib gewisse Durchblutungsschwankungen in der Tiefe nach sich, jedoch keine eindeutige oder länger anhaltende Änderung der Durchblutung in dieser oder jener Richtung. Es sind sowohl Durchblutungsverminderungen wie auch verstärkte Durchblutung der Darmserosa gefunden worden (ambivalente Wirkung; wahrscheinlich abhängig vom vegetativen Ausgangstonus und nicht von der Hauttemperaturänderung). Für die Magenschleimhaut ist allerdings eine Durchblutungssteigerung und ein Anstieg der Säureproduktion nach Kaltanwendung (Eisblase) auf den Leib beobachtet worden.

Direkte Erwärmung bzw. Abkühlung des Magens. *Direkte (orale) Erwärmung des Magens* regt die Magenperistaltik und die Säureproduktion an, *direkte Abkühlung* (Eismilch) wirkt dagegen hemmend. Die Splanchnikusdurchblutung steigt beim Trinken eiskalter Getränke, die akrale Durchblutung nimmt dabei ab. Kurzfristig gegenregulatorisch werden jedoch auch gegensätzliche Effekte beobachtet.

Interessant ist in diesem Zusammenhang die Frage, warum ein überhitzter, schwitzender Mensch beim Trinken kalter Flüssigkeiten mit einem zusätzlichen Schweißausbruch reagiert.

Normalerweise gilt zwar die Haut als Angriffsfläche für die Hydrotherapie, aber auch beim kalten Trinken werden dieselben Regulationen in Gang gesetzt. Je nach Ausgangslage und Wärmebilanz kommt es im Splanchnikusgebiet entweder zur lokalen Vasokonstriktion oder zur Steigerung der Durchblutung. Sind die Reaktionen rasch und überschießend, so ist auch die Hautdurchblutung mitbetroffen: Entweder gleichsinnig mit dem Splanchnikusgebiet oder auch reflektorisch gegenläufig wird die akrale Durchblutung gedrosselt. Bei positiver Wärmebilanz mit hoher Hauttemperatur kommt es dadurch zum reaktiven Wärmerückstau und zum Anstieg der Kerntemperatur, erkennbar am erneuten Schweißausbruch!

Direkte kalte und heiße Reize. Sie sind nur bei gesunden Gefäßen anzuwenden, denn es kommt stets zu einer primären *Vasokonstriktion mit Blutdrucksteigerung*. Bei rascher Temperaturänderung kommt es infolge der dynamischen Empfindlichkeit der Rezeptoren stets zu kräftigen und kurz dauernden thermischen Gegenreaktionen, d. h. die Gefäßreaktion erholt sich beim direkten Heißreiz zwar wieder, und beim Kaltreiz erfolgt die erwünschte Hyperämie. Der *Wirkungsverlauf ist jedoch stets zweiphasig*: erst *konstriktorisch*, dann *dilatatorisch*. Die rasche oder auch allmähliche Wiedereröffnung der Arteriolen ist abhängig:
- vom Reaktionstyp (Vasodilatations- bzw. Vasokonstriktionstyp),
- vom Tagesrhythmus und
- von der intakten Gefäßregulation.

Allmählich ansteigende Temperaturen. Bei allmählich ansteigender Temperatur tritt die *Gefäßerweiterung relativ rasch und nachhaltig* ein, zudem ohne Vasokonstriktion. Das bedeutet, die primäre Vasokonstriktion lässt sich vermindern, wenn man nicht mit zu different niedrigen oder hohen Temperaturen beginnt. Ist der Temperaturbeginn indifferent, bleibt sie vollständig aus.

Da arteriosklerotische Gefäße sowohl bei kalten als auch bei heißen Reizen mit einer anhaltenden Vasokonstriktion reagieren, empfiehlt sich in allen Zweifelsfällen immer der temperaturansteigende Reiz. Bei *peripheren arteriellen Durchblutungsstörungen und anderen vasokonstriktorischen Zuständen* sollte er nicht direkt erfolgen, sondern konsensuell von der gesunden oder besseren Gegenseite aus. Auch die konsensuellen Fernwirkungen sind bei langfristig temperaturansteigenden Bädern stärker ausgeprägt als beim Sofortreiz.

Temperaturansteigende Armbäder. Sie führen durch ihre relativ lange Anwendungszeit kreislaufregulatorisch zur *Verminderung des kardialen Schlag- und Minutenvolumens* und zur *Senkung des arteriellen Mitteldrucks*. Auch die Herzfrequenz nimmt bei langsamer Temperatursteigerung weniger zu als bei raschem Einpendeln auf den

gleichen Endwert. Das ansteigende Armbad ist deshalb gut anwendbar:
- bei Hypertonie,
- bei chronisch-ischämischer Herzkrankheit (ob eine echte Koronarerweiterung eintritt, sei dahingestellt) und
- zur muskulären Entspannung.

Ein- oder ausschleichende Dosierung thermischer Reize. Sie *führt zur Adaptation der Thermorezeptoren*, d. h. die vom Zeitgradienten abhängige Änderung der Temperaturempfindung klingt bei ganz allmählichem Anstieg bald wieder ab. Es lässt sich auch die Erträglichkeitsgrenze für Wärme hinausschieben, brüske und unerwünschte Reaktionen (primäre Vasokonstriktion) werden vermieden, und man erreicht intensivere Lokal- und Allgemeinreaktionen ohne allzu belastende Anregung der Kreislaufregulationsmechanismen bzw. der Wärmeregulation.

7.2.4 Allgemeine Kreislaufwirkungen der Hydrotherapie

Die *periphere Gefäßweite* ist *gemeinsamer Angriffspunkt im Rahmen der Thermoregulation wie auch bei der Kreislauf- und Blutdruckregelung*; demzufolge können:
- thermische Störeinflüsse sekundäre Kreislaufregulationen nach sich ziehen oder
- orthostatische Einflüsse bzw. Blutdruckänderungen über den peripheren Gefäßwiderstand Durchblutungsänderungen in der Haut hervorrufen.

Kreislaufreaktionen im Dienst der Wärmeregulation
Heißreiz. Beim Heißreiz (heißes Vollbad) *steigt der periphere Gefäßwiderstand zwar initial an*, es kommt aber rasch zur nachfolgenden Vasodilatation, und eine vermehrte Durchblutung in der Körperdecke ist nur möglich, wenn die Förderleistung des Herzens ansteigt. Dies kann bei allgemeiner Überwärmung ein Mehrfaches der Norm betragen und setzt eine anpassungsfähige Kreislaufregulation und eine kompensierte Herzleistung voraus. Je größer die Störung des Wärmehaushalts, desto mehr werden Herz- und Kreislaufleistungen in Anspruch genommen, und massive Hitzeanwendungen können den Kreislauf sehr belasten. Bei rein lokalen Durchblutungsänderungen ist die Kreislaufbelastung gering. *Im heißen Vollbad* wird die thermoregulatorische Kreislaufbelastung durch den hydrostatischen Einfluss modifiziert (beide wirken gegensinnig): *Beim Heraussteigen* ist die periphere Vasodilatation noch voll wirksam, während der hydrostatische Druck plötzlich wegfällt. Es kann zum Kreislaufkollaps kommen, was die Bedeutung der Schlussabkühlung nach Heißreizen drastisch unterstreicht.

Zunächst kommt es – unabhängig von der Temperatur – zum Anstieg der Herzfrequenz mit Steigerung des Herzminutenvolumens, und bei hoher thermischer Belastung (Hyperthermie) folgt dann der Anstieg des Schlagvolumens. Die Vasodilatation führt zu einer Erniedrigung des Blutdrucks; Tachykardie und vermehrtes Auswurfvolumen tragen dem vermehrten konduktiven Wärmetransport Rechnung.

Kaltreiz. Beim Kaltreiz (kaltes Tauchbad) *steigt der periphere Gefäßwiderstand schnell und beträchtlich an*; sowohl durch Kältevasokonstriktion als auch druckpassiv durch den hydrostatischen Druck des Vollbads. Beide Mechanismen wirken hier gleichsinnig und bewirken die Vasokonstriktion. Es kommt initial zum Anstieg des Blutdrucks, mehr des systolischen, weniger des diastolischen, und damit zur Zunahme der Blutdruckamplitude. Die Auswurfmenge des Herzens wird gleichzeitig vermindert; es kommt zur Abnahme der Herzfrequenz (auch als Kältebradykardie bezeichnet), vermutlich durch Druckrezeptoren ausgelöst und über Vagusefferenzen vermittelt. Insgesamt hängen alle sekundären Kreislaufreaktionen von der Intensität und der Dauer der auslösenden thermischen Belastung ab.

Durchblutungsänderungen infolge orthostatischer Kreislaufreaktionen
Im thermisch indifferenten Vollbad addiert sich der hydrostatische Druck zum Blutdruck, der periphere Gefäßwiderstand steigt unwesentlich an, und es resultiert ein geringer Anstieg des systolischen Blutdrucks um 5–10 Torr. Die Blutverschiebung aus dem Niederdrucksystem und dem Bauchraum führt zum vermehrten Rückstrom in Richtung Herz; es kommt aber weder zum Anstieg der Herzfrequenz noch des Schlagvolumens. Das Herz arbeitet bei einer relativ geringfügigen hämodynamischen Belastung unter Vaguseinfluss mit vermehrter Restblutmenge.

Orthostatische Kreislaufregulationen (Wechsel vom Liegen zum Stehen) führen zur Vasokonstriktion, *druckpassiv* der Venen und der Kapillaren, *vasoaktiv* auch der Arteriolen, um den für eine konstante Durchblutung erforderlichen Druck im Gefäßsystem aufrechtzuerhalten.

Diese *orthostatisch bedingte Vasokonstriktion* zieht automatisch folgende *thermoregulatorischen Sekundäreffekte* nach sich:
- Abnahme der Hauttemperatur mit reflektorischer Zunahme der Kerntemperatur.
- Änderung der elastischen Gefäßwiderstände mit dem beschriebenen Antagonismus zwischen Haut- und Muskeldurchblutung und zwischen Haut- und Eingeweidedurchblutung.
- Zur Sicherung der Durchblutungskonstanz ruhender Gewebe gehen Blutdrucksteigerungen zwangsläufig auch andernorts mit einer Vasokonstriktion und Blutdrucksenkungen mit einer Vasodilatation einher. Für die sog. Arbeitshyperämie gelten andere Regeln; dabei wird der Einfluss eines dritten Systems auf die periphere Gefäßregulation ersichtlich: der des Stoffwechsels.
- Bei zusätzlicher Erwärmung steigt die Auswurfleistung des Herzens, bei Abkühlung sinkt sie ab.

Tabelle 7.4 Einflüsse der Hydrotherapie und körpereigene Gegenregulation

A-Typ	B-Typ
— Hydrotherapeutische Reaktionstypologie	
Mikrokinetisch (thermisch schwach reagierend) wärmesatt dick	Makrokinetisch (thermisch kräftig reagierend) wärmehungrig mager
— Abgeleitete Dosierungsempfehlungen	
Temperaturreiz eher kräftig behandelte Fläche groß Einzelbehandlung länger Behandlungsserie länger mit Tendenz zur Dosissteigerung	Temperaturreiz eher schwach behandelte Fläche klein Einzelbehandlung kürzer Behandlungsserie kürzer mit Tendenz zur Dosisreduzierung
— Durchblutungsantagonismus zwischen verschiedenen Gefäßprovinzen im Interesse der Durchblutungskonstanz sowohl bei thermischen Störeinflüssen als auch bei Blutdruckänderungen	
Antagonismus zwischen Haut- und Muskeldurchblutung	Antagonismus zwischen Haut- und Eingeweidedurchblutung
Vasodilatation der Haut ↓ reflektorische Vasokonstriktion in der Muskulatur oder umgekehrt	Vasodilatation der Haut ↓ konsekutive Blutverschiebung aus dem Splanchnikusgebiet oder umgekehrt
Vasokonstriktion der Haut ↓ reflektorisch verbesserte Muskeldurchblutung Notfall- und Abwehrreaktion des Körpers	Vasokonstriktion der Haut ↓ Gefäßerweiterung in den Kompensationsgebieten des Bauchraums Harnflut infolge verbesserter Nierendurchblutung bei kalten Füßen

Tabelle 7.4 (Fortsetzung)

- Periphere Gefäßregulation in Abhängigkeit von der hydrotherapeutischen Reizintensität

Temperaturreiz gering ↓ lokale Wirkungen (örtlich begrenzte Reaktionen)	Temperaturreiz kräftig ↓ Allgemeinwirkungen (Einbeziehung der Gesamtwärmeregulation)
Lokale Gefäßreaktionen bestehen in: Kältevasokonstriktion (bei lokaler Kälteeinwirkung) oder Wärmevasodilatation (bei lokaler Wärmeeinwirkung)	Konsensuelle Reaktionen sind: Reflektorische Fernwirkungen (d.h. Blutverschiebungen) für den Fall, dass die lokalen Gefäßreaktionen für den Temperaturausgleich nicht ausreichen

- Thermoregulation und Kreislaufwirkungen: Die Hautdurchblutung ist gemeinsamer Angriffspunkt sowohl des Wärmehaushalts als auch der Kreislauf- und Blutdruckregulation

Thermische Störeinflüsse auf die Haut ↓ Sekundäre Kreislaufregulationen: Änderung von Blutdruck und Förderleistung des Herzens	Orthostatische Kreislaufregulationen mit Blutdruckänderungen ↓ Thermoregulatorische Sekundäreffekte: Durchblutungsänderungen in der Haut und anderen Geweben
Heißreiz (heißes Vollbad) bewirkt Wärmevasodilatation (vermindert durch den hydrostatischen Druck; er wirkt gegensinnig) mit vermehrter Durchblutung der Körperdecke ↓ Kreislaufeffekte (vermehrtes Auswurfvolumen) Herzminutenvolumen ↑ Tachykardie (HF ↑) Blutdruckerniedrigung später: Schlagvolumen ↑	Orthostatische Kreislaufreaktionen mit Blutdrucksenkung bewirken Vasodilatation ↓ Anstieg der Hauttemperatur und Abnahme der Kerntemperatur mit Antagonismus zwischen: Haut- und Muskeldurchblutung, Haut- und Eingeweidedurchblutung (Verschiebung des Blutvolumens in die Körperdecke)
Kaltreiz (kaltes Tauchbad) bewirkt Kältevasokonstriktion (verstärkt durch den hydrostatischen Druck; er wirkt gleichsinnig) mit verminderter Durchblutung der Körperdecke ↓ Kreislaufeffekte (vermindertes Auswurfvolumen): Herzminutenvolumen ↓ Kältebradykardie (HF ↓) Blutdrucksteigerung (besonders Zunahme der RR-Amplitude)	Orthostatische Kreislaufreaktionen mit Blutdrucksteigerung bewirken Vasokonstriktion ↓ Abnahme der Hauttemperatur und Zunahme der Kerntemperatur mit Antagonismus zwischen: Haut- und Muskeldurchblutung Haut- und Eingeweidedurchblutung (Verschiebung des Blutvolumens ins Kompensationsgebiet)

7.3 Besonderheiten der Kaltreize nach Kneipp

In der Regel sind die Anwendungen *kalt* und *kurzfristig*. Sind sie in der Fläche nicht sehr ausgedehnt, ändern sie die Wärmebilanz des Körpers kaum. Nach kurzen Kaltanwendungen kann es jedoch – offenbar als Gegenregulation – zu einem *vorübergehenden Anstieg der Rektaltemperatur* kommen. Therapeutisch ausschlaggebend ist die Frage, ob eine lokale Wärmewirkung oder eine Beeinflussung des Gesamtwärmehaushalts erwünscht ist. Der kurze Kaltreiz eignet sich zum Gefäßtraining bei Krankheitssymptomen und zur Abhärtung beim Gesunden.

Die verschiedenen Kneipp-Anwendungen entfalten ganz unterschiedliche Effekte, so dass sich *sehr differenzierte Anwendungsmöglichkeiten* ergeben.

Vergleich zwischen kaltem Armguss und Tauchbad. Bei gleicher Temperatur und gleicher Ausdehnung kommt es beim Guss zum stärkeren Wärmeentzug. Ursache ist die erzwungene Wärmemitführung, die mit dem ständigen Fließen des Wassermantels zusammenhängt.

Vergleich zwischen kaltem Wickel und Teilbad. Beim Wadenwickel ist der thermische Eingriff gegenüber dem Teilguss oder Teilbad derselben Ausdehnung wesentlich milder; der Wärmeentzug beim kalten Wickel ist nach 10 min ebenso groß wie beim kalten Tauchbad nach 1 min Dauer (gleiche Temperatur und gleiche Fläche), aber der Wärmeentzug erfolgt langsam und schonend für Wärmehaushalt und Kreislauf.

Vergleich zwischen Wadenwickel und Ganzpackung. Die kalte Ganzpackung zeigt – abhängig von der Temperatur – einen intensiveren initialen Kältestoß. Dem Körper wird zunächst für 10–20 min Wärme entzogen, danach kommt es wegen der reaktiven Hyperämie zur Erwärmung des Wickels und wegen der wärmeschützenden Bedeckung nach etwa 45–60 min zum Wärmestau mit Anstieg der Hauttemperatur, d.h. die Wärmebilanz gleicht sich aus. Danach folgt die Wärmespeicherung mit einem Anstieg der Kerntemperatur, erkennbar am Schweißausbruch. Man kann demnach nicht nur mit heißen, sondern auch mit kalten Anwendungen (Waschungen, Wickel, Packungen) Schwitzen hervorrufen und bei Ausschaltung der physiologischen Regulation die Körpertemperatur steigern.

Vergleich zwischen kalter Teilanwendung und temperaturindifferentem Vollbad. Auch bei der hydrostatisch unwirksamen Kaltanwendung (Knieguss, Schenkelguss, Unterguss) kommt es zur Blutvolumenverschiebung in den Brustraum, und zwar durch die vasokonstriktorische Wirkung des Kaltreizes auf Arteriolen und Venen; ganz im Gegensatz zur druckpassiven Entleerung der venösen Blutdepots der Haut im indifferenten Vollbad.

Alter Kneipp-Grundsatz. *Kaltreize dürfen nur auf eine genügend vorgewärmte Extremität gegeben werden.* Die reaktive Hyperämie setzt eine gute Durchblutung mit hoher Hauttemperatur voraus; dann sind Einschwing- und Regulationsvorgänge gut ausgeprägt. Bei niedriger Hauttemperatur und schlechter Durchblutung fehlt eine überschießende Gegenreaktion – sowohl am gebadeten Arm selbst wie auch konsensuell. Der Kaltreiz verschiebt hierbei die Wärmeversorgung weiter ins Defizit, während bei guter Durchblutung die anfänglichen Temperaturwerte sogar überschritten werden.

Bedeutung des Schwitzens. Der natürliche Schwitzvorgang ist *wärmeregulatorischer* Art. Versagen diese regulatorischen Mechanismen (heißes Vollbad, wärmestauende Bedeckung, extreme klimatische Bedingungen), drohen *Hitzeschäden*:
- Anstieg der Körpertemperatur,
- Kreislaufkollaps,
- Bewusstlosigkeit.

Massive Heißanwendungen können zwar sehr kreislaufbelastend sein; für Herzgesunde und Patienten mit gering ausgeprägten Krankheitssymptomen sind Schwitzprozeduren jedoch vorteilhaft, da die natürlichen Abwehrreaktionen gefördert werden.

Prinzip der Kaltnachbehandlung. Der abschließende Kaltreiz nach wärmezuführenden Maßnahmen dient der Vermeidung eines nachfolgenden unkontrollierten Wärmeverlustes (Schweißbildung) mit Unterkühlungsgefahr, der Tonisierung der peripheren Gefäßregulation und – nach Serienanwendung – der verbesserten Kälteadaptation.

Daher *verbietet sich nach wärmezuführenden Maßnahmen auch jede weitere durchblutungssteigernde Therapie*, da kein weiterer Effekt zu erwarten ist, sondern eher die Nachteile einer fehlenden Schlussabkühlung (Unterkühlung, Kreislaufdepression).

Adaptationsprozesse durch wiederholte Kaltwasseranwendungen. Eine *verbesserte Anpassungsfähigkeit des Organismus an Umwelteinflüsse*, ausgelöst durch serielle Kaltreize, ist mehrfach nachgewiesen worden:
- Am Ende einer Kneippkur fanden sich eine *deutliche Latenzzeitverkürzung der reaktiven Hyperämie auf ein Kaltbad* und (in anderen Untersuchungen) eine Dämpfung sowohl der Intensität als auch im zeitlichen Ablauf bei der konsensuellen Durchblutungsreaktion.
- Wiederholte Kaltreize führten zu einer *geringeren reaktiven Vasokonstriktion* und zur *Abnahme des Kältezitterns*, d. h. zur verstärkten Wärmebildung und Erhöhung des Energieumsatzes.
- Wiederholte kurze Seebäder führten zur *Verminderung der Herzfrequenz* (Kältebradykardie). Sie war in Ruhe vorhanden und bei ergometrischer Belastung anhaltend.
- Nach wiederholten kurzen Kaltreizen kam es zur *verbesserten Ausdauerleistungsfähigkeit*. Die Hautdurchblutung war vermindert, die Durchblutung der Muskulatur verbessert und der Energieumsatz in der Arbeitsmuskulatur erhöht.
- Durch systematisches körperliches Training konnte die *Hautdurchblutung verbessert* und die *kälteinduzierte Vasokonstriktion abgeschwächt* werden.

Die beiden letztgenannten Beispiele sprechen für die gegenseitige Verknüpfung und gemeinsame Beeinflussbarkeit von Wärmehaushalt, Kreislaufregulation und Stoffwechselvorgängen (sog. Kreuzadaptation). Mangelnde Reaktionsbereitschaft bei lokaler Vasokonstriktion der Haut kann durch zusätzliche mechanische Reize oder Heißanwendungen (evtl. kombiniert mit mechanischen Reizen) durchbrochen werden. Grundlage dieser Adaptationsvorgänge ist eine autonome Anpassungsfähigkeit des Organismus mit dem Ziel, phylogenetisch determinierte normale Reaktionsabläufe zu erreichen.

Zunahme der Muskelaktivität. Kurze Kaltreize führen zu einer sprunghaften *Vermehrung von Muskelaktionspotentialen* in distalen Muskelgruppen, bei fortdauernder Kältebelastung auch in proximalen und Stammbezirken. Sie dienen der chemischen Wärmebildung.

Die zitterfreie chemische Thermogenese in der Muskulatur und im sog. braunen Fettgewebe ist nur durch länger dauernde und drastische Kälteexposition zu erreichen.

Einfluss auf die Atmung. Der kalte Ober- bzw. Brustguss führt zur *Vergrößerung ventilatorischer Parameter*:
- die Atemfrequenz steigt kurzfristig erheblich an,
- das Atemminutenvolumen verdreifacht sich und
- der O_2-Verbrauch steigt um 10%.

Kalte Duschbäder und kalte Ganzkörperbäder bewirken dasselbe; offensichtlich als Reflexantwort auf die Stimulation von Hautrezeptoren. Ein vorhergehendes Saunabad verringert diese ventilatorische Antwort, desgleichen auch vorangegangene Gewöhnung bzw. Adaptation. Knie- und Armguss erbrachten keine eindeutige Antwortreaktion. Die Anwendungsstelle spielt offenbar keine entscheidende Rolle. Allerdings ist eine ausreichende Größe der gekühlten Anwendungsstelle erforderlich, d. h. es besteht eine Abhängigkeit von der Flächenausdehnung des Gusses.

Einfluss der Kneipp-Hydrotherapie

Die Wirkungsweise der Kneipp-Hydrotherapie beruht auf dem Reiz-Reaktions-Verhalten, der ein mehrphasiger Verlauf zugrunde liegt:
1. Primäre lokale Vasokonstriktion,
2. reaktive Hyperämie,
3. konsensuelle Reaktion.

Primäre lokale Vasokonstriktion
- *Grundlegender Zusammenhang.* Der lokale Kaltreiz führt zur Reizung der Kaltrezeptoren und zur Vasokonstriktion (Arterien, Arteriolen, arteriovenöse Anastomosen).
- *Unmittelbare Folgen.* Momentane Hautblässe, ggf. Gänsehaut, kurzes Fröstelgefühl.
- *Zustandekommen.* Direkte Kälteeinwirkung auf die Gefäße, segmental-sympathische Innervation der glatten Gefäßwandmuskulatur.
- *Voraussetzung.* Gut reagierendes Gefäßsystem (keine arterielle Angioorganopathie, keine entzündliche Gefäßbeteiligung, etwa bei chronischer Polyarthritis!).

- *Wesentliche Begleitfaktoren.* Die Wirkung des Kaltreizes ist umso intensiver und anhaltender, je besser der Körper vorgewärmt ist.
- *Mögliche Fehlreaktionen.* Anhaltende Hautblässe, bläulich-livide bzw. marmorierte Haut oder zunehmendes Fröstelgefühl zwingen zum sofortigen Abbruch der Anwendung.
- *Dosierung.* Je schroffer der Reiz, umso ausgeprägter die Regulationen.
- *Weitere Folgeerscheinungen.* Absinken der Gewebstemperatur und Stoffwechselverlangsamung.

Reaktive Hyperämie

- *Grundlegender Zusammenhang.* Die Wärmeabgabe über die Haut wird verringert, vermittelt durch die Drosselung der Hautdurchblutung und den Temperaturabfall in der Haut. Dies führt zum besseren Isolationseffekt der Körperschale, und der Wärmewiderstand steigt.
- *Voraussetzung.* Hinreichend schroffer Reiz (dadurch auch Ansprechen der Differentialfühler).
- *Angestrebtes Ziel.* Reaktive hellrote Hautverfärbung.
- *Ursachen der hellroten Hautfarbe.* Einesteils kommt es durch die Stoffwechselsenkung in der Haut zum verringerten Sauerstoffverbrauch. Weiterhin ist die O_2-Bindung an das Hb-Molekül temperaturabhängig und bei Kälte intensiver. Insgesamt resultiert eine höhere O_2-Sättigung des abströmenden venösen Bluts.
- *Unmittelbare Folgen.* Als wärmeregulatorische Ausgleichsmaßnahme wird die zusätzliche Wärmeproduktion durch den Stoffwechsel in Gang gesetzt.
- *Wesentliche Begleitfaktoren.* Infolge verringerter Wärmeabgabe an die Umgebung kommt es zur reduzierten Wärmekonvektion vom Körperkern zur Schale. Dadurch resultiert ein reaktiver Wärmerückstau, besonders bei intensivem Primärreiz.
- *Weitere Folgeerscheinungen.* Ausgeprägte arterielle Dilatation, um eine vermehrte Wärmeabgabe durch die Haut zu gewährleisten mit Herabsetzung des peripheren Gefäßwiderstands, u. U. mit Kreislaufreaktionen.
- *Indirekte Folgen der reaktiven Hyperämie.* Mehrdurchblutung auch in der Muskulatur, Tonussenkung durch verminderte α- und γ-Motoneuronenaktivität, indirekt dadurch auch Schmerzlinderung.

- *Klinische Konsequenz.* Mehrfache reaktive Wiederholungen dieser Zyklen sind denkbar und werden klinisch auch angestrebt.

Konsensuelle Reaktion

- *Grundlegender Zusammenhang.* Thermoregulatorische Fernreaktion als Ausgleichs- bzw. Kompensationsmaßnahme im Rahmen der Homöothermie.
- *Zustandekommen.* Zentral-regulatorische Gegenmaßnahmen für den Fall, dass die lokalen Gefäßreaktionen allein nicht ausreichend sind. Sie setzen mit einer gewissen zeitlichen Verzögerung ein und sind auch schwächer ausgeprägt als die lokale Reaktion.
- *Voraussetzung.* Hinreichend starker, ausgedehnter und schroffer Temperaturreiz, d. h. ausgeprägtes Reiz-Reaktions-Verhalten.
- *Unmittelbare Folge.* Gleich lautende Gefäßreaktion auf der kontralateralen Seite (an der gleichnamigen Extremität) bzw. auf der gleichen Seite, jedoch an der anderen (nicht gleichnamigen) Extremität. Besonders ausgeprägt an den Extremitätenenden mit relativ großer Oberfläche (günstig für Wärmeübergang).
- *Wesentliche Begleitfaktoren.* Je nach Reizort bzw. Reizausdehnung zusätzlich Blutdruckerhöhung (sog. „cold-pressure-test") und Kältebradykardie.
- *Weitere Folgeerscheinungen.* Bei wiederholter Reizeinwirkung (Reizserien) kommt es (je nach Intervall bzw. Reizpause) zur Habituation bzw. Adaptation.
- *Angestrebtes Ziel.* Verbesserte Reagibilität bzw. veränderte Reaktionsbereitschaft gegenüber ungewohnten Reizen, insgesamt Stabilisierung der Antwortreaktion im Dienst der Gesunderhaltung.

7.4 Klinische Anwendung der Hydrotherapie

7.4.1 Dosierung

Wirkung und Erfolg einer hydrotherapeutischen Anwendung hängen von der *Reizstärke* und der *Reaktion des Organismus* ab. Als Reiz dient die Zufuhr thermischer Energie; diese führt zu Reaktionen, die der Kompensation der Auslösemechanismen dienen. Dazwischen geschaltet ist die veränderliche Reaktionsfähigkeit des Organismus als aktive Leistung.

> **Wichtig!**
>
> Allgemein gilt: Die *Reizintensität ist umso größer*
> — je kälter, heißer oder schroffer die Temperatur ist,
> — je differenter und häufiger der Wechsel zwischen warm und kalt erfolgt,
> — je großflächiger und wasserreicher (bei Wickeln) die Anwendung gestaltet wird,
> — je länger die Einwirkungsdauer ist,
> — je größer der hydrostatische Druck ist bzw. je stärker die anderen zusätzlichen Reizfaktoren und je geringer die Reaktionsfähigkeit des Patienten ist.

Intensität des Reizes

Die Reizintensität hängt von folgenden Faktoren ab:

- Von der *Größe der behandelten Flächen*, z.B. Teil-, Halb-, Vollbad. Bei bilateraler Reizapplikation besteht eine niedrigere Reizschwelle bzw. eine stärkere Reaktion gegenüber einer einseitigen Anwendung.
- Von der *Einwirkungsart* bzw. der *Lokalisation der Reizeinwirkung*. Der kalte Unterguss bringt einen stärkeren Anstieg des systolischen Blutdrucks als der Oberguss. Dagegen führt der kalte Oberguss zu einem stärkeren Rückgang der Herzfrequenz als der Unterguss.
- Von der *Temperaturführung*. Indifferente Temperatur bedeutet Ausschaltung jedes thermischen Reizes. Schroffe Temperaturen sind durch den Abstand vom Indifferenzpunkt gekennzeichnet:
  - Kaltreize liegen bei 12–14 °C,
  - Warmreize (nach Kneipp) bei 38–39 °C.

  Die Temperatur darf nur unter Beachtung der Empfindungen des Patienten gewählt werden. Bei thermisch desadaptierten Patienten sollte deshalb eine einschleichende (an- und absteigende) Temperaturführung bevorzugt werden, womit eine anfangs schwache Dosis allmählich gesteigert werden kann. Einen Überblick über die thermischen Reizstufen gibt **Tabelle 7.5**.
- Von der *Dauer der Einwirkung*. Sie kann je nach der speziellen Anwendung zwischen wenigen Minuten und einer Stunde betragen.
- Vom *Intervall zwischen den Anwendungen*. Zwei im gleichen Sinne wirkende, ohne Intervall hintereinander gegebene Reize entsprechen einer verstärkten Reizintensität. Das Intervall ist von der Reizstärke abhängig, weil dadurch die zeitlichen Abläufe sowohl der Gegenregulation selbst als auch der erzielten Änderungen der Reaktionslage mitbestimmt werden.
- Bei Reizwechsel von den *Einzelparametern der angewandten Reize* und von der *Häufigkeit ihres Wechsels*. Mit Wechselkniegüssen lassen sich raschere Wiedererwärmung und intensivere Durchblutungssteigerungen erzielen, die durch körperliche Bewegung weiter unterstützt werden, z.B. beim Wassertreten.

Tabelle 7.5 Thermische Reizstufen: Indifferenzpunkt 36 °C

Reizstufen nach	Kalt	Warm
— Klein (Stufe 1–2)	36–24 °C	36–40 °C
— Mittel (Stufe 3–4)	24–12 °C	40–44 °C
— Groß (Stufe 5–6)	12–0 °C	44–48 °C

> **Wichtig!**
>
> *Kurze Intervalle* (3–5 Stunden) sind angebracht bei hydrotherapeutischen Teilmaßnahmen, Massage und leichter bis mäßiger Bewegungstherapie. *Längere Intervalle* (12–24 Stunden) finden sich bei großen hydrotherapeutischen Anwendungen (Überwärmungsbad), Sauna und erschöpfender Muskelarbeit.

- Von den *zusätzlichen mechanischen und chemischen Faktoren*. Mechanische Reize (Abreibungen, Bürstungen, Blitzgüsse) mildern die subjektive Temperaturempfindung (bei Kaltreizen), intensivieren jedoch den Temperatureffekt (was bei Heißreizen zu Verbrennungen führen kann). Die originalen Kneipp-Anwendungen erfolgen stets rein thermisch und ohne jeden zusätzlichen mechanischen Effekt (drucklose Güsse, Waschungen ohne Abreibung, kein Abtrocknen der Haut usw.).
  Zusätzliche chemische Faktoren sind Inhaltsstoffe des Badewassers, die durch die Haut resorbiert werden (nachgewiesen für H_2S, CO_2 und ätherische Öle; in geringem Maße auch für Jod, Salizylsäure, Natrium- und Chloridionen gültig). Ob danach pharmakologische Induktions- bzw. chemische Stoffwechseleffekte ausgelöst werden können, gilt bisher als unsicher.

- Von den *thermophysikalischen Eigenschaften des verwendeten Wärmemediums*. Im Wesentlichen Wärmeleitvermögen (am geringsten für Luft und CO_2, zunehmend über Paraffin, Moor, Sole bis zu Wasser) und Wärmebindungsvermögen (am geringsten für Luft und CO_2, zunehmend über Wasser, Sole, Moor bis zum Paraffin).

Reaktionsverhalten des Patienten

Außer von der Reizintensität hängt das individuelle Antwortverhalten des Patienten von bestimmten Reaktionsparametern des Organismus ab. Die wichtigsten sind:
- Alter des Patienten,
- Geschlecht,
- Konstitution,
- tages- und jahreszeitliche Einflüsse,
- vegetative Reaktionen,
- Grad der Schädigung.

Alter des Patienten. Alle Kreislaufreaktionen (sowohl bei thermischen als auch bei andersartigen körperlichen Belastungen) nehmen wegen der verringerten Elastizität der Gefäße im Alter ab. Anders ausgedrückt: Wegen der zunehmenden Regulationsstarre der Gefäße bzw. einer allgemeinen Regulationsstarre laufen alle Regulationen gedämpft ab.

Auf die Hydrotherapie bezogen bedeutet dies: Nach einem Kaltreiz ist die Vasokonstriktion schwächer ausgeprägt. Es kommt zur vermehrten Wärmeabgabe, damit zum verstärkten konvektiven Wärmetransport vom Körperkern zur Schale und zur vermehrten Kreislaufbelastung mit erhöhter Herzfrequenz.

Kleinkinder reagieren empfindlicher auf thermische Reize als Erwachsene. Sie vertragen Wärme deshalb schlechter, weil bei ihnen das Verhältnis von Körperkern zu Körperschale zugunsten des Kerns verschoben ist; zudem ist die Fähigkeit zur chemischen Wärmebildung ausgeprägt.

Geschlecht. Die mittlere akrale Hauttemperatur liegt bei *Frauen* im geschlechtsreifen Alter niedriger als bei gleichaltrigen *Männern*. Bei niedriger Ausgangstemperatur ist die Reaktionsfähigkeit auf thermische Reize stärker ausgeprägt (das entspräche der makrokinetischen Reaktionsweise); postklimakterisch verschwinden diese Unterschiede. Bei einer hydrotherapeutischen Verordnung ist außerdem der *Menstruationszyklus* zu beachten: Die akrale Wiedererwärmungszeit ist postmenstruell länger (die Basaltemperatur vor dem Follikelsprung ist tiefer) und die Kaltempfindlichkeit damit größer.

Prämenstruell sind die Verhältnisse umgekehrt (die Basaltemperatur ist in der zweiten Zyklushälfte höher).

> **Tipp** Eine hydrotherapeutische Verordnung sollte nach der Menstruation einsetzen, beginnend mit Warmreizen (niedrigere Basaltemperatur). Nach der Zyklusmitte (Follikelsprung) wird dann auf Kaltreiz übergegangen (erhöhte Basaltemperatur).

Konstitution. Äußeres Erscheinungsbild und womögliche Temperamente haben keinen Einfluss auf die Güte der Regulationsvorgänge. Erwiesen ist, dass die Reaktionsfähigkeit auf thermische Reize mit zunehmender Fettschichtdicke abnimmt: *Magere Menschen* reagieren auf einen Kaltreiz mit peripherer Vasodilatation, d. h. mit raschem Anstieg der Hauttemperatur und vermehrtem konduktiven Wärmetransport vom Körperkern zur Körperschale (entspricht der makrokinetischen Reaktionsweise). *Fettleibige* reagieren auf einen Kaltreiz dagegen mit peripherer Vasokonstriktion, d. h. mit besserer Isolationsfähigkeit der Schale und geringeren Wärmeverlusten. Dadurch werden die Bildung von Stoffwechselwärme wie auch die Kreislaufreaktionen weniger beansprucht (mikrokinetische Reaktionsweise).

Außerdem ist beim Pykniker die Relation von Körperkern zu Körperschale zugunsten des Körperkerns verschoben. Dadurch verträgt er Kälte besser als Wärme.

Tages- und jahreszeitliche Einflüsse. Der bekannte Tagesrhythmus mit einer *Aufheizphase* zwischen 3.00 und 15.00 Uhr (gegen 9.00 Uhr besteht die längste Wiedererwärmungszeit auf einen Kaltreiz) und einer *Entwärmungsphase* zwischen 15.00 und 3.00 Uhr (gegen 21.00 Uhr besteht die kürzeste Wiedererwärmungszeit auf einen Kaltreiz) führt zu folgenden thermischen Schlussfolgerungen:

> **Tipp**
> - Vormittags sind Kaltreize und nachmittags Warmreize gegenläufig und stellen damit den stärkeren Reiz dar.
> - Beim thermisch untrainierten Patienten sollte mit dem gleichsinnigen Reiz (vormittags bevorzugt warm,

nachmittags bevorzugt kalt) begonnen werden. Der gegenläufige Reiz wirkt stärker und soll erst später Anwendung finden.

Dem *jahreszeitlichen Klimawechsel* und den Anpassungen an *verschiedene Klimazonen* liegen langfristige Rhythmen bzw. Reaktionsveränderungen zugrunde, die der vergleichsweise häufigen Frequenz eines hydrotherapeutischen Reizes nicht entsprechen. Für die Praxis ist aber die Beobachtung wichtig, dass im *Frühjahr* eine erhöhte Empfindlichkeit auf klimatische, aber auch auf hydrotherapeutische Reize vorhanden ist.

Vegetative Reaktionen. Die vegetative Ausgangslage wird durch das Wilder-Ausgangswertgesetz beschrieben: Je größer der Erregungszustand des Sympathikus bzw. Parasympathikus (Vagus) ist, desto größer ist seine Ansprechbarkeit für hemmende, und desto geringer ist seine Reaktionsbereitschaft für fördernde Reize.

Die *vegetative Reaktionslage ist die veränderte Tonuslage nach dem Reiz*, d. h. die Situation unter Berücksichtigung der reaktiven Veränderungen, die durch die Behandlung herbeigeführt worden sind.

Kurzfristige Gewöhnung (Habituation) und langfristige Anpassung (Adaptation) bestimmen den zeitlichen und individuellen Reaktionsablauf auf wiederholte Reize. Sie führen nach allgemeiner Ansicht zu qualitativ besseren Funktionsabläufen, trophischen Veränderungen und Trainingseffekten in den Organen, insgesamt zur Verbesserung körpereigener Anpassungs- und Abwehrvorgänge gegenüber Krankheitseinflüssen. Das wird allgemein mit verbesserter Gesundheitslage gleichgestellt, lässt sich aber begrifflich nicht schärfer fassen.

Grad der Schädigung (Akuität einer Entzündung). Bei akuten Krankheitsphasen besteht allgemein eine höhere Empfindlichkeit auf physiotherapeutische Reize, was durch niedrigere Einzeldosen und kleine Intervalle ausgeglichen werden kann.

Tipp
- *Akute Entzündungen* reagieren generell ungünstig auf Wärmezufuhr, sind jedoch für Kaltanwendungen (Kryotherapie) gut geeignet.
- Bei *chronischen Leiden* ist Wärmezufuhr für die Herz-Kreislauf-Funktion am belastendsten.

7.4.2 Grundregeln für die praktische Durchführung

1. Bei *Kaltanwendungen* muss der Körper gut vorgewärmt sein. Deshalb dürfen beim unterkühlten Patienten oder an kalten Extremitäten keine Kaltreize gesetzt werden. Der Wärmehaushalt muss ausgeglichen sein, ansonsten würde sich ein bestehendes Wärmedefizit nur noch verschlechtern.
2. Die *Wiedererwärmungsfähigkeit des Patienten* muss sichergestellt sein, d. h. nicht zu viele Kaltanwendungen hintereinander durchführen, nicht mit zu großen Kaltanwendungen beginnen und einen ungewollten Wärmeverlust während der Wiedererwärmung durch eine lockere Bedeckung verhindern, ggf. auch durch aktive Bewegung nach der Anwendung.
3. *Fröstelnde Patienten* oder *kalte Gliedmaßen* nicht unmittelbar extremen Heißreizen aussetzen (wegen der Gefahr der paradoxen Gefäßreaktion). Stattdessen temperaturansteigende Maßnahmen bis zum Ausgleich des Wärmedefizits durchführen.
4. *Nach Kaltanwendungen* soll es zur *reaktiven Hyperämie* kommen, verbunden mit Hautrötung und angenehmem Wärmegefühl. Blasse, zyanotische oder marmorierte Haut zeigt eine ungenügende Reaktionsfähigkeit an oder die Anwendung war dem Reaktionsvermögen des Patienten nicht adäquat. Seine Reaktion muss unter Beachtung der aktuellen Kondition des Patienten (durch körperliche Arbeit erschöpft, schlecht durchschlafene Nacht, durch andere Vorkrankheiten geschwächt; bei Frauen Beginn der Menstruation) gut beobachtet, ggf. ausgetestet werden.
5. Beim *thermisch desadaptierten Patienten* sollte man die Hydrotherapie mit kleinen Reizstufen, u. U. entfernt vom Krankheitsort unter Ausnutzung der konsensuellen Reaktion, beginnen, z. B. erst mit warmen, danach mit kalten, dann mit wechselwarmen Reizen (nach der Regel „warm lang – kalt kurz").
6. Eine *Kaltanwendung* (nach einem Wickel eine kalte Waschung, nach einem temperaturansteigenden Teilbad ein kalter Flachguss, nach der Sauna das kalte Tauchbad; wechselwarme Anwendungen enden ohnehin mit kalt), bildet im Allgemeinen den *Abschluss der Behandlung*, um eine Auskühlung des Organismus zu vermeiden.

7. Im *Tagesverlauf der Kerntemperatur* ist der gleichlaufende Temperaturreiz der schwächere, der gegenläufige der stärkere Reiz; d. h. in der Aufwärmungsphase vormittags ist der gleichlaufende Warmreiz von geringerer Intensität als der gegenläufige Kaltreiz, in der Entwärmungsphase nachmittags umgekehrt. Anders ausgedrückt: *Von empfindlichen Patienten wird am Vormittag Kälte, am Nachmittag Wärme schlechter vertragen.*
Je nach Tageszeit und Reaktionsvermögen des Patienten sollte der schwächere oder stärkere Reiz eingesetzt werden.
8. Vor allen hydrotherapeutischen Maßnahmen sollte der Patient seine *Blase entleeren*, vor größeren Anwendungen auch seinen *Darm*. Kurz nach einer großen Mahlzeit sollte keine Behandlung erfolgen. Nach der Anwendung folgt eine Nachruhe, die ebenso lange dauern soll wie die Anwendung selbst. Lediglich nach kleineren Maßnahmen darf sich sofort eine aktive Bewegungstherapie anschließen.

7.4.3 Hydrotherapeutische Techniken

Teil- und Vollbäder

Sie können als *kalte, heiße, wechselwarme und temperaturansteigende bzw. -absteigende Anwendungen* erfolgen, wodurch sich Reizstärke bzw. Belastungsgrad differenzieren lassen. Der Wasserstand reicht beim *Halbbad* bis zum Nabel, beim *Dreiviertelbad* bis zum Schwertfortsatz bzw. den Mamillen (Brustwarzen), beim *Vollbad* bis zum Jugulum bzw. über die Schulter.

Man unterscheidet
- temperaturansteigendes Armbad,
- temperaturansteigendes Fuß- und Unterschenkelbad,
- temperaturansteigendes Sitz- oder Halbbad,
- Wechselbäder,
- kaltes Tauchbad der Arme und Füße.

Temperaturansteigendes Armbad
(nach Schweninger und Hauffe, Hauffe 1908, 1924)

Durchführung. Beginn temperaturindifferent (34–36 °C), durch allmähliches Zulaufenlassen heißen Wassers (wenn der Patient das Wasser nicht mehr als warm empfindet, wird zugegossen, bis zur Empfindung „wärmer geworden") kommt es innerhalb von 10–15–20 min zum langsamen Temperaturanstieg auf 39–40–42 °C. Entscheidend ist jedoch nicht der Endtemperaturwert, sondern das *erste Auftreten von Schweißperlen auf der Stirn* (sog. leichtes Dünsten, nicht jedoch profuses Schwitzen).

Die Durchführung erfolgt in speziellen Armbadewannen, ein- oder beidseitig, und ist auch beim Bettlägerigen anwendbar. Der Patient wird locker eingehüllt, damit es nicht zu unkontrollierten Wärmeverlusten kommen kann. Den *Abschluss* bildet
- eine Kaltwaschung,
- ein kalter Armguss oder
- ein Tauchbad.

Indikationen
- Angina-pectoris-Beschwerden, auch 2–3 Wochen nach akutem Myokardinfarkt,
- funktionelle Durchblutungsstörungen der Arme,
- Sudeck-Syndrom Stadium II,
- periphere arteriosklerotische Durchblutungsstörungen der Beine (unter Ausnutzung der konsensuellen Reaktion),
- Bluthochdruck,
- chronisch-unspezifische bronchopulmonale Erkrankungen (Asthma bronchiale, Emphysem, Cor pulmonale).

Kontraindikationen
- Instabile Angina pectoris,
- Herzrhythmusstörungen,
- Herzdekompensation.

Temperaturansteigendes Fuß- und Unterschenkelbad
Durchführung. Der Temperaturverlauf entspricht dem beim ansteigenden Armbad, jedoch in speziellen Unterschenkelwannen (bei der häuslichen Anwendung im längsovalen Eimer oder in der Waschschüssel). Der Patient erhält eine lockere wärmeschützende Umhüllung. Als *Abschluss* erfolgt
- eine Kaltwaschung,
- ein Tauchbad oder
- ein Kneippguss.

Indikationen
- Zur Aufwärmung unterkühlter Patienten vor einer größeren hydrotherapeutischen Anwendung.
- Zur Kupierung eines Erkältungsinfekts.
- Bei rheumatischen Gelenkbeschwerden.
- Bei peripheren arteriosklerotischen Durchblutungsstörungen (von der kontralateralen bzw. besseren Extremität aus).
- Bei Endangitis, Sudeck-Dystrophie Stadium II bzw. anderen funktionellen Durchblutungsstörungen der Arme.

Temperaturansteigendes Sitz- oder Halbbad
Durchführung. Der Temperaturverlauf entspricht dem beim Armbad, jedoch in einer speziellen Sitzbadewanne bzw. in der normalen Badewanne. Die Dauer des Bads beträgt 20–30 min.

Indikationen. Das *Sitzbad* wird angewendet bei:
- Dysmenorrhoe,
- chronisch-entzündlichen Affektionen der Genitalorgane (Prostatitis, Adnexitis) und der ableitenden Harnwege (Uretersteine),
- Analfissuren, u. a. proktologische Erkrankungen.

Das *Halbbad* bei chronisch-rheumatischen Erkrankungen der unteren Extremitäten.

Wechselbäder (Fuß-, Arm-, seltener Sitzbad)
Durchführung. Die Behandlung ist an das Vorhandensein zweier Teilbadewannen gebunden und beginnt mit dem Warmreiz (36–41 °C), danach erfolgt der Kaltreiz 12–18 °C (d. h. im Allgemeinen 15–20 °C tiefer in der Temperatur).

Der *Warmreiz* wird 3–5–10 min, der *Kaltreiz* 10–20–30 s bzw. bis zum Kälteschmerz gesetzt. Im Allgemeinen erfolgt der Warmreiz 10-mal so lange wie der Kaltreiz, anfangs 3-mal, später auch 5-mal im Wechsel. Danach sollte der Patient Bettruhe einhalten oder aktive Bewegungen ausführen.

Indikationen. Als *peripheres Gefäßtraining* bei:
- chronisch kalten Händen oder kalten Füßen,
- funktionellen Durchblutungsstörungen,
- nervöser Übererregbarkeit.

Das *Wechselsitzbad* wird bei funktionellen Darmerkrankungen (Meteorismus, Verstopfung) eingesetzt.

Kontraindikationen
- Chronisch-entzündliche Prozesse,
- periphere arteriosklerotische Durchblutungsstörungen.

Kaltes Tauchbad der Arme und Füße
Durchführung. Die Temperatur liegt bei 15 °C, die Behandlung dauert 15 s bis 1 min. Im Kurort existieren spezielle Tauchbecken; für die häusliche Anwendung genügt ein großes Waschbecken bzw. ein Waschzuber.

Indikationen. Das *Armtauchbad* wird bei Tachykardien jeder Genese und zur Erfrischung in der heißen Jahreszeit eingesetzt, das *Fußtauchbad* zur Tonisierung der Venenwand bei Varikosis und chronisch-venöser Insuffizienz.

Wickel und Packungen
Beim *Wickel* bzw. bei der *Packung* wird ein Körperteil oder auch der ganze Körper mit einem feuchten Tuch allseits umwickelt. Die Packung unterscheidet sich vom Wickel nur durch die Größe: Es werden mehr als zwei Drittel des Körpers umwickelt (Dreiviertel- oder Ganzpackung). Durch einen primären Wärmeentzug kommt es zur reaktiven Aufheizung durch die Körperwärme.

Auflagen werden von einer Seite her auf den Körper aufgelegt; für *Kompressen* gilt dasselbe, es sind kleinere Auflagen (Tücher mehrfach zusammengefaltet).

Wickeltechnik. Der Wickel besteht aus 3 Lagen:
- *Inneres nasses Wickeltuch* besteht aus porösem, saugfähigem Material (grobes Leinen, Baumwolle) und wird feucht auf den Körper aufgelegt.
- *Mittleres trockenes Wickeltuch* besteht aus einfachem, dünnem Material (Nessel, Molton oder Leinen). Es dient als Schutz vor Verunreinigung für die äußere, schwer zu reinigende Bedeckung.
- *Äußere abschließende Hülle* besteht aus einem dicken Flanelltuch oder einer Wolldecke und dient als Schutz vor Auskühlung (**Abb. 7.2**).

Der *Umschlag nach Prießnitz* hat denselben Aufbau. Er enthält als mittleres Wickeltuch jedoch eine kleine was-

Abb. 7.2 Brustwickel (dreilagig)

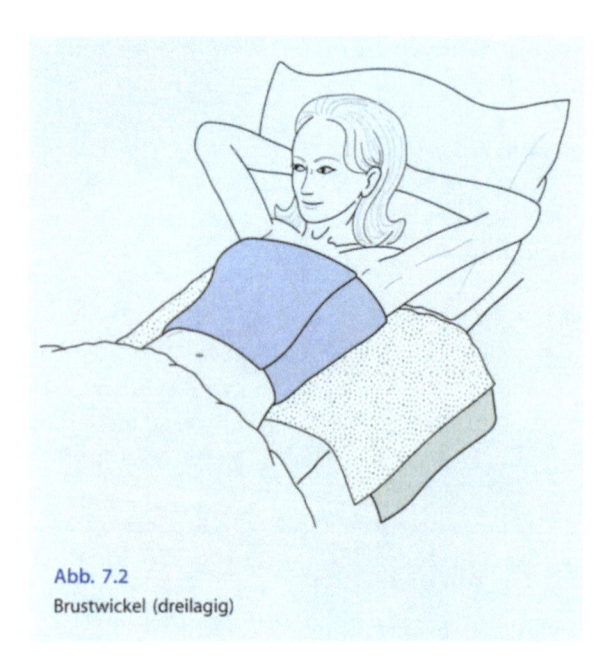

Tabelle 7.6 Wickelmaße	
— Brustwickel	80×180 cm
— Lendenwickel	80×180 cm
— Rumpfwickel	80×190 cm
— Ganzpackung	190×230 cm
— Fuß- oder Wadenwickel	80×80–100 cm
— Armwickel	60×90 cm

serundurchlässige Zwischenlage, z. B. Gummi. Dadurch wird die Abdunstung behindert, es bildet sich eine feuchtwarme Kammer, die bei langer Liegedauer des Umschlags zur Mazeration der Haut führen kann. Deshalb sollte man auf wasserundurchlässige Zwischentücher besser verzichten. Nach einem Wickel ist die Haut dagegen frisch gerötet und gut durchblutet.

Die wichtigsten Wickelmaße finden sich in **Tabelle 7.6**.

Wirkungsweise. Man unterscheidet je nach Wassergehalt und Liegedauer:
- *Wärmeentziehende kalte Wickel.* Das Wickeltuch wird nicht ausgewrungen, sondern nur leicht ausgedrückt („je nasser, umso krasser"). Bei Fieber wird dadurch dem Körper Wärme entzogen, und sobald der Wickel Körpertemperatur angenommen hat, wird er abgenommen und erneuert (im Allgemeinen nach spätestens 10–15–20 min).

Durch mehrfaches Anlegen kann die Körpertemperatur um 1–2 °C gesenkt werden. Eine Dunstwirkung ist nicht beabsichtigt, daher soll das Zwischentuch entfallen. Wenn auf eine äußere Umhüllung des Körpers nicht verzichtet wird, sollte sie sehr locker erfolgen.

> **Wichtig !**
>
> Entscheidend: *Wickel triefnass, kurze Liegedauer.*

- *Wärmestauende kalte Wickel.* Das innere Wickeltuch wird stark ausgewrungen, es darf sich eben noch feucht anfühlen, den Körper aber nicht mehr nass machen. Der Kaltreiz wirkt dadurch nur kurz auf den Körper ein, durch die reaktive Hyperämie nimmt der Wickel bald Körpertemperatur an und die Wärme wird zurückgestaut. Durch den Wickel darf kein Wärmeverlust eintreten (faltenfrei anlegen). Die Liegedauer beträgt 45–60 min bzw. bis zur beginnenden Schweißbildung.

> **Wichtig !**
>
> — Entscheidend: *Starkes Auswringen des inneren Wickeltuches, Abnehmen des Wickels beim leichten „Dünsten" (Beginn des Schwitzens).*

- *Schweißtreibende kalte Wickel.* Er gleicht völlig dem wärmestauenden Wickel, nur die Liegedauer ist länger, sie beträgt 1 1/2–2 Stunden, d.h. bis zur starken Schweißbildung. Sie tritt bei Fieber früher ein und kann durch heiße Getränke (schweißtreibenden Tee wie Lindenblütentee) beschleunigt werden. Dieser Wickel wird bei der Behandlung von Erkältungs- und Infektionskrankheiten gebraucht.

Durchführung und Anlegen des Wickels. Ein kalter Wickel darf nicht angelegt werden, wenn der Patient fröstelt, in diesem Fall ist ein warmes Fußbad oder Vorwärmen im Bett (ggf. Wärmflasche) notwendig. Blase und Mastdarm müssen vorher entleert werden. Wickel können zu jeder Tageszeit angelegt werden, *bei kurmäßiger Anwendung im Allgemeinen morgens* wegen der noch vorhandenen

Bettwärme. Kleinere Wickel können auch abends angelegt werden (Wadenwickel) oder über Nacht liegen bleiben (Brustwickel, Leibwickel).

> **Wichtig !**
>
> Bei schwer kranken Patienten oder ausgedehnten Packungen muss eine Hilfsperson ständig in der Nähe sein.

Manche Patienten schlafen im Wickel ein. Hat sich der Patient nach längstens 30 min noch nicht erwärmt, muss die Aufwärmung durch heiße Getränke und/oder Wärmflasche herbeigeführt werden. Tritt die Erwärmung trotzdem nicht ein, so ist der Wickel unverzüglich abzunehmen.

Das *Anlegen des Wickels* erfolgt im *Zug-Gegenzug-Verfahren* (**Abb. 7.3**): Die eine Hand zieht auf der Behandlungsseite das herabhängende Wickeltuch straff an, die andere Hand modelliert den von der Gegenseite um den Körper geschlagenen Wickel gut an und steckt die freie Außenkante des Wickeltuches auf dem straff gezogenen Ende unter den Körper. Der Wickel muss faltenfrei und fest angelegt sein, darf jedoch nicht beengen. Wenn Falten entstanden sind, kommt es hier zur unkontrollierten Verdunstung, und der Patient gerät ins Frieren (es „zieht im Wickel"). Mit der gleichen Technik werden auch das trockene Zwischentuch und die Wolldecke angelegt.

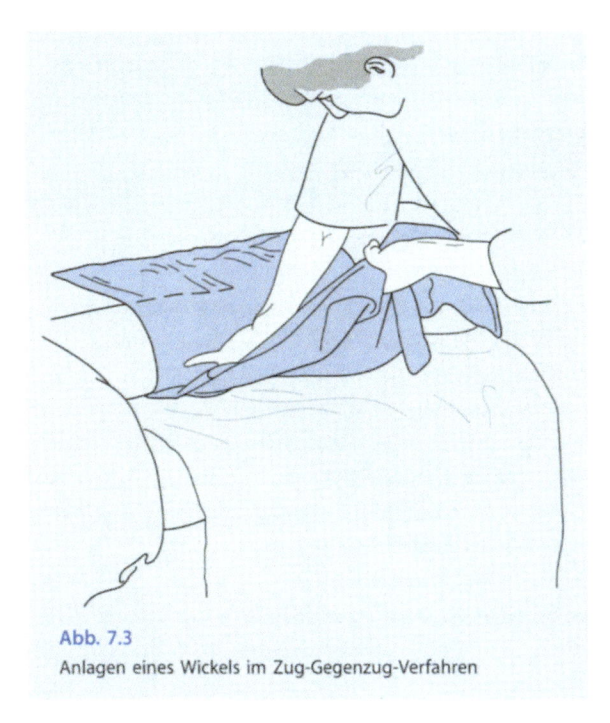

▬ **Tipp** Einpacken und Abnehmen des Wickels müssen rasch erfolgen.

Bei stärkerer Schweißbildung folgt nach dem Wickel eine gliedweise kalte Ganzwaschung, anschließend wird der Patient zum Nachdünsten locker bedeckt und hält Nachruhe ein.

Indikationen
- *Kalte Wickel*. Bei fieberhaften Allgemeinerkrankungen (als Waden-, Lenden- oder Brustwickel), örtlichen Entzündungsprozessen, Zellgewebsentzündungen und Eiterungen; bei Gelenkentzündungen und Gelenkergüssen, posttraumatischen Zuständen (Verstauchung, Verrenkung, Prellung, Bluterguss).
- *Wärmestauende Wickel*. Bei Hypertonie, Schlaflosigkeit und nervöser Erregbarkeit zur allgemeinen Umstimmung.
- *Schweißtreibende Wickel*. Zur Behandlung von Erkältungs- und Infektionskrankheiten; zur Aktivierung und zum Training der allgemeinen Kreislaufreaktionen.
- *Temperierte Wickel*. Zu Beginn bei geschwächten Patienten, bei sehr hohem Fieber, bei Kindern, bei sehr heftigen Entzündungsreaktionen oder starken Schmerzen; solange, bis kalte Wickel verträglich sind.
- *Heiße Wickel* (so heiß, wie gerade noch verträglich und ohne Verbrennung). Bei chronischem Gelenkrheumatismus, Gelenkversteifungen; Koliken und Spasmen im Bereich des Darms, des Leber- und Gallensystems, der Niere und ableitenden Harnwege und der weiblichen Unterleibsorgane.

Gebräuchliche Wickel, eingeteilt nach der Lokalisation

Halswickel
Hinsichtlich der Wickeltechnik gibt es zwei Varianten:
- *Krawattenform*. Die beiden Wickeltücher werden streifenförmig zusammengelegt, das trockene Tuch bleibt etwas breiter. Zunächst wird das innere feuchte Wickeltuch von hinten nach vorne so um den Hals gelegt, dass die beiden vorderen Enden schräg übereinander zu liegen kommen, danach folgt das äußere

Abb. 7.3
Anlagen eines Wickels im Zug-Gegenzug-Verfahren

Tuch in gleicher Weise. Den Abschluss bildet ein Wolltuch oder ein leichter Wollschal.
- *Wickel in Kreistouren*. Ein Handtuch wird der Länge nach zu einem etwa 10 cm breiten Streifen zusammengelegt; er soll wenigstens zweimal um den Hals herumreichen.

Der Halswickel wird im Allgemeinen als wärmestauender Wickel gut ausgewrungen angelegt. Zur Fiebersenkung kann er auch als nasser Wickel mit häufigerem Wechsel verwendet werden.

Indikationen
- Entzündliche Erkrankungen des Hals-Nasen-Rachenraums,
- Tonsillitis,
- im Rahmen eines Erkältungsinfekts.

Brustwickel
Er reicht von den Achselhöhlen bis zum unteren Rippenbogen (oberhalb des Nabels).

Durchführung. Der Patient wird im Bett aufgerichtet, und die drei Wickeltücher werden so zurechtgelegt, dass sie sich beim Hinlegen des Patienten an der richtigen Stelle befinden. Dann werden die drei Wickeltücher nacheinander mit *raschen Handgriffen im Zug-Gegenzug-Verfahren* straff und faltenlos um den Brustkorb angelegt. Einer unerwünschten Auskühlung wird vorgebeugt, indem man jede Faltenbildung in den beiden inneren Wickeltüchern vermeidet, und außerdem dadurch, dass das Zwischentuch die Ränder des feuchten Innentuches um etwa 2–3 cm überragt. Das äußere Wolltuch ist aus hygienischen Gründen wieder etwas schmaler als das Zwischentuch. Ein *fester Sitz des Wickels ohne Behinderung der Atemexkursionen* wird erreicht, indem man in mittlerer Inspirationsstellung einwickelt.

Der *Senfwickel* ist eine Sonderform des Brustwickels, bei der das innere Wickeltuch in eine Senfmehllösung getaucht wird (etwa 5 gehäufte Eßlöffel Senfmehl auf 5 l heißes Wasser von etwa 40–50 °C oder 1–1 1/2 Eßlöffel auf 1 l heißes Wasser) bzw. bei der das innere Tuch mit einem Senfmehlbrei (etwa 1/2 kg Senfmehl werden mit der entsprechenden Menge heißen Wassers angerührt) bestrichen und anschließend angelegt wird. Die Liegezeit ist kurz, etwa 10–20 min bzw. bis zum Auftreten eines Hautbrennens. Nach der Abnahme des Wickels ist die Haut stark gerötet, und es muss eine warme Waschung erfolgen. Auch der Behandler muss sich gut waschen und darf das Senfmehl nicht in die Augen bringen.

Indikationen
- Der *Brustwickel* wird bei akuten und subakuten Erkrankungen der Bronchien, Lunge und Pleura (Bronchitis, Pneumonie, Pleuritis) als wärmestauender kalter Wickel benutzt.
- Im Rahmen eines Erkältungsinfekts als *kalter Wickel*.
- Bei hoch fieberhaften Erkrankungen kann er auch als *wärmeentziehender Wickel* gebraucht werden.
- Als *heißer Wickel* findet er bei chronisch-obstruktiven bronchopulmonalen Erkrankungen der Luftwege (chronische Bronchitis, Asthma bronchiale, Reizhusten) Anwendung.
- Als *Senfwickel* bei schlecht lösender Pneumonie, rezidivierender Pleuritis, hartnäckiger Bronchitis.

Leib-, Lenden- und Rumpfwickel
Der *Leibwickel* reicht vom Schwertfortsatz (bzw. Rippenbogen) bis zur Leistenbeuge. Ähnlich ist die Leibauflage, die am bewegungsbehinderten Patienten, oder wenn die Umlagerung schwierig ist, angewendet wird.

Durchführung. Das innere Wickeltuch – kalt oder heiß – wird mehrfach zusammengefaltet, gut ausgewrungen und von vorne auf den Leib gelegt. Das trockene Zwischentuch und die äußere Wolldecke sind bereits vorher unter dem liegenden Patienten hindurchgeschoben worden und werden in üblicher Weise *zirkulär* um den Leib gewickelt.

Der *Lendenwickel* reicht vom Schwertfortsatz (bzw. Rippenbogen) bis zur Mitte der Oberschenkel.

Der *Rumpfwickel* (Kurzwickel) reicht von den Achselhöhlen bis zur Mitte der Oberschenkel.

Beim Stammaufschlag wird – analog der Leibauflage beim fest bettlägerigen Patienten – das feuchte innere Tuch mehrfach zusammengefaltet und von vorne und seitlich auf den Rumpf aufgelegt. Zwischentuch und Wolldecke werden wie üblich zirkulär angelegt.

Wirkungsweise. Die *Wirkung* von Leib- und Lendenwickel ist prinzipiell die gleiche, sie haben auch dieselben Indikationen; beim Rumpfwickel kommt die Wirkung des Brustwickels hinzu.

Die *Reizintensität* unterscheidet sich je nach der Ausdehnung des Wickels: Der Leibwickel ist kleiner als der Lendenwickel, der Stammaufschlag ist kleiner als der Rumpfwickel usw.

Die obere Begrenzung für Leib- und Lendenwickel wird mit Schwertfortsatz oder Rippenbogen angegeben, was zwar nicht ganz identisch ist, es wird aber naturgemäß etwas variieren; denn die Ausdehnung hängt vom Verhältnis von Wickelmaß und Körpergröße ab.

Indikationen

- *Kalte, wärmestauende Wickel* werden bei akuten oder chronischen, vorwiegend funktionellen Leibbeschwerden angewendet (Magen, Darm, Leber, Gallenwege).
- Koliken, Meteorismus und Darmtenesmen, Menstruationsbeschwerden und Pelviopathia spastica erfordern *heiße Wickel*. Auch die Leibauflage bzw. der Stammaufschlag können kalt oder heiß angewendet werden.
- Bei *Heißanwendungen* kommt es zur Abnahme bzw. zum Verschwinden der Peristaltik, das erklärt die relaxierende Wirkung bei Krämpfen.
- *Kaltapplikation* (Eisbeutel, Kryopacks) führt demgegenüber zum Anstieg der Peristaltik im Magen, Dünndarm und Kolon (als Effekt auf die glatte Muskulatur). Kaltanwendungen führen außerdem zum Anstieg des Blutflusses in der Schleimhaut des Magen-Darm-Kanals und zum Anstieg der Säureproduktion im Magen. Dies ist bei peptischem Ulkus unerwünscht und erklärt außerdem die Zunahme von Magenkrämpfen und anderen gastrointestinalen Beschwerden nach Kaltapplikation.

Dreiviertel- und Ganzpackungen

Durchführung. Die *Dreiviertelpackung* reicht von den Achselhöhlen bis zu den Füßen. Da die Arme frei bleiben, wird diese Form vom Patienten als weniger einengend empfunden als die Ganzpackung.

Bei der *Ganzpackung* wird der ganze Körper – mit Ausnahme des Kopfes – eingepackt. Die Tücher legt man etwas höher hinauf bis zum Hinterkopf, auch Schultern und Arme werden eingepackt. Es ist dazu eine besondere Wickel- und Einschlagtechnik erforderlich, die gelernt sein muss. Überall soll die Haut vom feuchten Wickeltuch bedeckt sein, auch an den Extremitäten, und der Abschluss am Hals muss dicht anliegend sein.

Wirkungsweise. Dreiviertel- und Ganzpackung können mit der üblichen Wickeltechnik *wärmeentziehend* (bei der großen Ausdehnung ist ein mehrfacher Wechsel allerdings unhandlich), *wärmestauend* oder auch *schweißtreibend* angewandt werden. Letzteres ist infolge der größeren Ausdehnung der Packung viel leichter möglich als bei kleineren Wickeln.

Bei wärmestauenden oder schweißtreibenden Ganzpackungen wird mit einer kalten, nassen Stirnkompresse überschüssige Wärme abgeleitet und der Schweiß vom Gesicht abgewischt. Die lang aufliegende Ganzpackung gilt als kreislaufbelastend.

Dreiviertel- oder Ganzpackungen können auch als *trockene Dunstpackungen* angewendet werden, sie bestehen dann nur aus einem trockenen Nessel- oder Leinenlaken und einer Wolldecke. Verordnet wird die Dunstpackung nach ansteigenden Bädern oder anderen Anwendungen zur Nachruhe bzw. zum Nachdünsten; nach der Abnahme erfolgt eine abschließende Kaltwaschung.

Indikationen

- Umstimmung bei beginnenden Erkältungs- und Infektionskrankheiten zur Förderung des Schweißausbruches.
- Zur Steigerung der Kerntemperatur als Einzelanwendung.
- Als wiederholte Anwendungen bei weichteilrheumatischen oder chronisch-entzündlichen rheumatischen Erkrankungen der Wirbelsäule und der großen Gelenke.

Wadenwickel

Durchführung. Er reicht von der Kniekehle bis zu den Fußknöcheln und ist der Prototyp des wärmeentziehenden, fiebersenkenden Wickels. Er wird nur einfach und nicht in der üblichen Dreifachschichtung angelegt. Das wenig ausgewrungene innere Wickeltuch kommt auf die Haut; wenn eine Bedeckung verwendet wird, dann locker und einlagig; sie ist aber eigentlich nicht erforderlich, da die Verdunstung nicht behindert werden soll. Eine wasserdichte Unterlage ist zum Schutz des Bettes erforderlich, denn der Wickel soll triefnass und kalt sein.

> **Tipp** Bei *hoch fieberhaften Temperaturen* kann der Wickel zur Abmilderung des extremen Kaltreizes temperiert sein, und bei *Schüttelfrost* sollte der Wickel warm sein.

Handwickel
Er reicht von der Hand bis zur Mitte des Unterarms. Es werden dreieckig zurechtgelegte Wickeltücher benötigt. Um den Handwickel anzulegen, ist eine spezielle Wickeltechnik erforderlich.

Fußwickel
Er reicht vom Fuß bis oberhalb des Sprunggelenks. Wie der Handwickel erfordert auch der Fußwickel dreieckig zurechtgelegte Wickeltücher und eine spezielle Wickeltechnik.

Armwickel
Er ist die Weiterführung des Handwickels unter Einbeziehung der Schultern. Die Wickeltücher werden so in Falten gelegt, dass ein glattes Anmodellieren möglich wird. Außerdem ist auf einen gut anliegenden (zug- und faltenfreien) proximalen Abschluss zu achten.

Beinwickel
Er ist eine Kombination von Fuß- und Wadenwickel mit Ausdehnung bis zur Hüfte. Die Wickeltechnik ist der beim Armwickel vergleichbar.

Gelenkwickel
Mit diesem Wickel werden einzelne Extremitätengelenke eingewickelt.

Indikationen der Extremitätenwickel
- Bei lokalen chronisch-rheumatischen oder weichteilrheumatischen Erkrankungen ist ein *kalter, wärmestauender Wickel* erforderlich.
- Zur Fiebersenkung und bei Thrombophlebitis wird ein *kalter, wärmeentziehender Wickel* eingesetzt (durch häufigen Wechsel einen Wärmestau vermeiden, da u. U. eine lokale Entzündung verstärkt würde).
- *Warme Armwickel* werden bei Angina pectoris angewandt, denn Kaltreize wirken anfallauslösend.

Flachgüsse nach Kneipp
Man kannte bereits im Altertum Übergießungen mit kaltem oder warmem Wasser; in ihrer heutigen Form wurden die Flachgüsse von Kneipp entwickelt.

Der *Kneipp-Guss* ist ein gebundener (nicht spritzender), fast druckloser Wasserstrahl, bei dem das Wasser den Körper in Form eines möglichst gleichmäßigen „Wassermantels" umfließt. Kneipp benutzte dazu die Gießkanne; handlicher ist ein Schlauch von 18–20 mm Innendurchmesser und ausreichender Länge. Der richtige Wasserdruck ist dann eingestellt, wenn das Wasser aus dem senkrecht gehaltenen Schlauch eben handbreit (bzw. 4–5 Querfinger breit) hervorsprudelt. Dagegen schießt bei den sog. Blitzgüssen (Druckstrahlgüssen) das Wasser mit ungefähr 1,5–3,0 atü aus der Düse heraus.

Temperatur. Der Flachguss kann kalt, temperiert, heiß oder wechselwarm verabreicht werden. *Kalte Güsse* sollen möglichst kalt sein, 9–10–12 °C entspricht brunnenkalt (Sebastian Kneipp: „Der Körper soll warm, das Wasser soll kalt sein"). *Heiße Güsse* haben 42–44–48 °C. Temperierte Güsse werden mit 18–20 °C verabreicht; *Wechselgüsse warm* mit 38 °C, *kalt* mit 12–16 °C. Im Einzelfall kann davon abgewichen und variiert werden.

Die Dauer beträgt bei einem kleinen Guss ungefähr 30 s, größere Güsse dauern 1–2 min.

Reizdosis. Kneipp-Güsse lösen vor allem thermische und kaum mechanische Reize aus. Sie sind von der Dosis her betrachtet relativ schwache Reize, die jedoch gut abstuf- und regulierbar sind. Je größer die begossene Körperoberfläche, desto größer der Reiz. Gewöhnlich dosiert man ansteigend: man beginnt mit einem kleinen Guss und vergrößert allmählich die begossene Körperoberfläche.

Der Guss kann auch geschwächten Patienten oder thermisch labilen Personen mit ungenügender Reaktionsfähigkeit von Wärmehaushalt und Kreislauf zugemutet werden. Für abgehärtete und durchtrainierte Menschen ist der Reiz dagegen zu schwach.

Reaktion. Erwünscht ist eine *helle Hautrötung* und ein *subjektives Wärmegefühl* des Patienten. Zur Beurteilung ist Tageslicht oder eine gute Beleuchtung erforderlich. Der Kaltreiz bewirkt eine kurzfristige Vasokonstriktion, danach eine Gefäßerweiterung und Hautrötung; dies dauert etwa 1–2 min und entspricht der Dauer des Gusses. Diese lokalen Reaktionen sind relativ intensiv, aber kurz; sie klingen nach einigen Minuten wieder ab. Konsensuelle Reaktionen größeren Ausmaßes sind kaum zu erwarten.

Die Reaktion ist an den Händen kürzer und intensiver als an den Füßen; die Wiedererwärmung dauert an den Füßen etwas länger. Ein während des Gusses auftretender Kälteschmerz hat keine negative Bedeutung; er gilt als Hinweis auf die Reaktionsbereitschaft des Körpers, und man beendet den Guss.

> **Wichtig !**
> Die Reaktion auf einen Guss ist etwas intensiver als bei Bädern gleicher Ausdehnung und gleicher Temperatur.

Dies wird häufig auf den taktilen Reiz beim Guss zurückgeführt, der aber gar nicht so erheblich sein kann, da der Wasserstrahl fast drucklos auf die Körperoberfläche auftrifft. Viel wahrscheinlicher ist die Intensivierung des Temperaturreizes durch die sog. erzwungene Wärmemitführung; auf die Körperoberfläche trifft stets frisches, kalt temperiertes Wasser, dadurch ist der Kühlungseffekt intensiver und der Reiz stärker.

Bei *ausbleibender Gefäßreaktion* (livide Hautverfärbung bei vorgeschädigten oder kälteempfindlichen Personen) versucht man mittels heißer oder wechselwarmer Güsse allmählich die Reaktionsbereitschaft zu wecken, danach geht man auf temperierte bzw. kalte Güsse über, deren Ausdehnung zuerst gering ist und allmählich größer wird. Die Wirkung hängt von der Ausdehnung des Gusses und von der Anzahl der Wiederholungen ab; je nach Verträglichkeit kann man zunehmend steigern.

Wirkungsweise. Durch den Wechsel zwischen Gefäßverengung und -erweiterung kommt es zum Training der peripheren Gefäßregulation mit Anregung der Blutzirkulation, Mehrdurchblutung der Körperoberfläche, zu unterschiedlich großen Wirkungen auf den Gesamtkreislauf (je nach Ausdehnung des Gusses) und zur allgemeinen Abhärtung. Heiße Güsse entsprechen in ihrer Wirkung den kalten, sind jedoch nicht so intensiv wirksam wie die kalten.

Durchführung. Der *Flachguss* beginnt an den Enden der Gliedmaßen (herzfern) und wird dann langsam und gleichmäßig nach zentral und wieder zur Peripherie zurückgeführt. Der Schlauch wird wie ein Federhalter gehalten, Ausflussöffnung nach unten gerichtet, der Abstand zur Körperoberfläche beträgt 5–10 cm.

▬▬ Tipp *Große Güsse* werden in der Regel am Vormittag verabreicht, *kleinere Güsse* auch nachmittags.

Die Selbstbehandlung ist bei Extremitätengüssen (Knie-, Schenkel-, Armguss) gut möglich und für die häusliche Anwendung geeignet. Nach dem Guss wird das Wasser nur mit der Hand abgestreift (nicht abfrottiert). Anschließend soll sich der Patient sofort warm anziehen (Wollkleidung, keine Kunstfaser) und sich Bewegung durch rasches Gehen verschaffen, um die Gefäßreaktion anzuregen. Er darf auf keinen Fall lange herumstehen, weder vor noch nach dem Guss. Geschwächte Patienten werden nach dem Guss ins Bett gebracht und mit einer Wolldecke eingehüllt.

Vorsichtsmaßnahmen. Der Patient soll bei kleinen Güssen nur so weit entkleidet sein, wie es die Ausführung erfordert. Der Raum soll warm (Raumtemperatur 20–22 °C) und zugfrei sein. Güsse werden weder auf nüchternen noch auf vollen Magen (Abstand zu großen Mahlzeiten: 2 Stunden) verabreicht.

Zu vermeiden sind Güsse auf einen fröstelnden (bes. bei kalten Füßen) oder nicht genügend vorgewärmten Körper und Güsse bei anderweitig eingeschränkter Reaktionsbereitschaft (Übermüdung oder körperliche Überanstrengung) oder bei fehlender Bewegungsmöglichkeit nach dem Guss.

Indikationen. *Kneipp-Güsse* sind bei funktionellen Regulationsstörungen des Gefäßsystems angezeigt; *kalte oder temperierte* (nicht heiße oder wechselwarme!) *Güsse* auch bei peripherer arterieller Verschlusskrankheit im Stadium II (wenn noch eine ausreichende Regulationsfähigkeit vorhanden ist). Eine beruhigende Wirkung besteht bei erregten, ein erfrischender Effekt bei erschöpften Patienten und bei venösen Stauungen.

Kontraindikationen. *Kälteallergie (mit Urtikaria und Ödem)* ist eine Kontraindikation.

> **Cave**
>
> Vorsicht ist bei Kindern geboten, sie reagieren empfindlicher auf Kälte.

Ihre Körperoberfläche, bezogen auf den Körperkern, ist relativ groß (sie kühlen dadurch schneller aus), außerdem ist ihr Unterhautfettgewebe schwach entwickelt (gleichbedeutend mit schlechter Isolation).

Gebräuchliche Güsse, eingeteilt nach der Lokalisation
Knieguss
Durchführung. Die Schlauchführung beginnt immer rechts. Zuerst wird die Rückseite, dann die Vorderseite des Unterschenkels bis handbreit über Kniekehle behandelt.

Das Gießen beginnt am rechten lateralen Fußrand, an der Außenseite hoch bis zur Kniekehle, dort verweilt man für ungefähr 5 s (2–3 Umkreisungen), damit der Wassermantel ausreichend über den Unterschenkel herabfließen kann. An der Innenseite fährt man mit dem Schlauch wieder herunter. Danach folgt der linke Unterschenkel in analoger Weise, dabei wird während des Verweilens in der linken Kniekehle kurz zur rechten Kniekehle herübergeschwenkt.

Anschließend wird die Vorderseite in gleicher Weise begossen. Man beginnt wie üblich am rechten vorderen Fußrand und verweilt (mit 2–3 Umkreisungen) an der rechten Kniescheibe. Danach erfolgt die Behandlung des linken Beins mit kurzem Herüberschwenken nach rechts (**Abb. 7.4**).

Zuletzt dreht sich der Patient nochmals um, und es werden beide Fußsohlen begossen.

Schenkelguss
Durchführung. Er stellt eine Erweiterung des Kniegusses dar und erfolgt an der Rückseite bis zum Gesäß, an der Vorderseite bis zur Leistenbeuge. Die Schlauchführung entspricht der beim Knieguss. Im Interesse eines gleichmäßig herabfließenden Wassermantels verweilt man jeweils am höchsten Punkt für 5 s (2–3 Umkreisungen).

Der kurze Wechsel, der stets am höchsten Punkt von links nach rechts durchgeführt wird, erfolgt hinten unterhalb des Gesäßes, vorne im oberen Oberschenkeldrittel (**Abb. 7.5**).

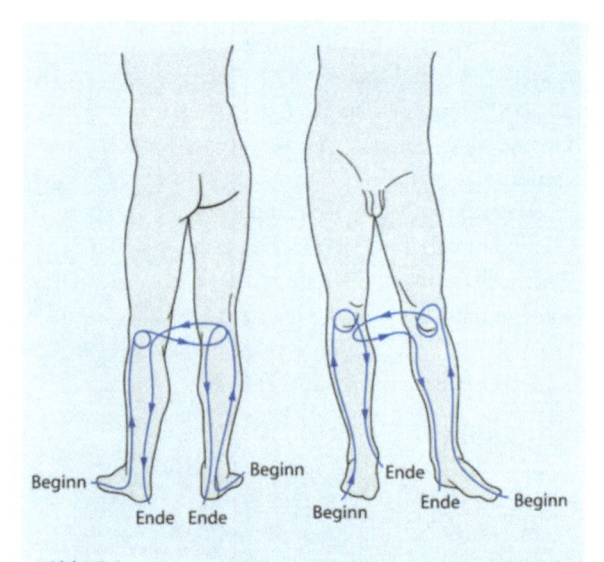

Abb. 7.4 Gussführung beim Knieguss

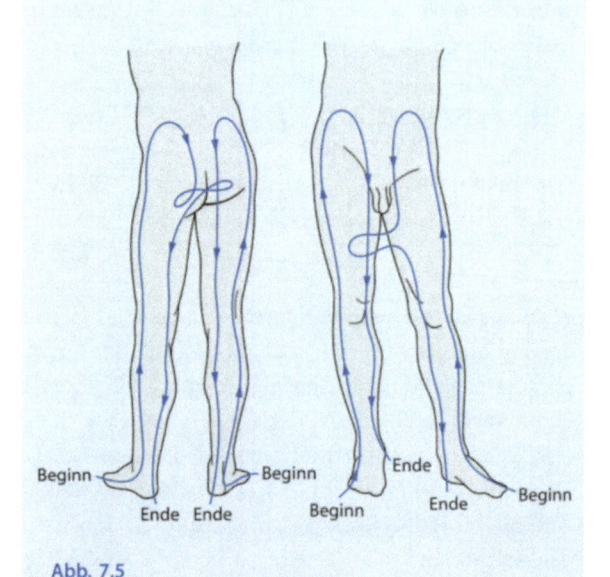

Abb. 7.5 Gussführung beim Schenkelguss

Indikationen. Knie- und Schenkelguss werden angewendet bei:
- Krampfadern,
- Ischiasbeschwerden.

Unterguss
Durchführung. Er ist die Erweiterung des Schenkelgusses über das Becken bis zur unteren Thoraxapertur (vorne etwa handbreit über den unteren Rippenrand, hinten bis zum unteren Schulterblattwinkel). Damit der Wassermantel gut herabfließen kann, verweilt man wie immer am höchsten Punkt für ungefähr 5 s. Wie beim Schenkelguss erfolgt ein kurzer Wechsel von links nach rechts.

Indikationen
- Blähungen,
- Verstopfung und
- andere funktionelle Bauchbeschwerden.

Armguss
Durchführung. Die Wasserführung erfolgt wie gewohnt erst rechts, dann links; beginnend an der rechten Hand, weiter zur Außenseite des Arms und hoch bis zur Schulter. An der Innenseite des Arms wird der Schlauch dann zurückgeführt (**Abb. 7.6**).

Damit der Wassermantel voll über den Arm herabfließen kann, verweilt man 5 s über dem Deltoideus. Der Patient sitzt dabei auf einem Schemel (einseitiger Guss) bzw. bückt sich über ein Gießgestell (beidseitige Ausführung).

Indikationen
- Bei funktionellen Durchblutungsstörungen der Arme und Beine,
- bei Hypertonie und
- als *heißer Guss* bei Stenokardien.

Oberguss
Durchführung. Der rechte Arm des stehenden Patienten wird – wie beim Armguss beschrieben – begossen, dann an der Innenseite des linken Arms hinauf bis zum Thorax. Man verweilt über der Brust und führt 3 Querstriche mit dem Schlauch über den beiden Schlüsselbeinen bzw. 3 Kreise (bei Frauen liegende Achterform um die Mammae herum) über der Brust aus. Danach wird der Schlauch zum Rücken geführt, während sich der Patient über das Gießgestell bückt. Damit sich der Wassermantel flächig über dem Rücken verteilen kann, lässt man den Schlauch erst auf der einen, dann auf der anderen Thoraxhälfte (etwa in der Gegend der Schulterblätter) verweilen, und führt einen 3-maligen Seitenwechsel durch.

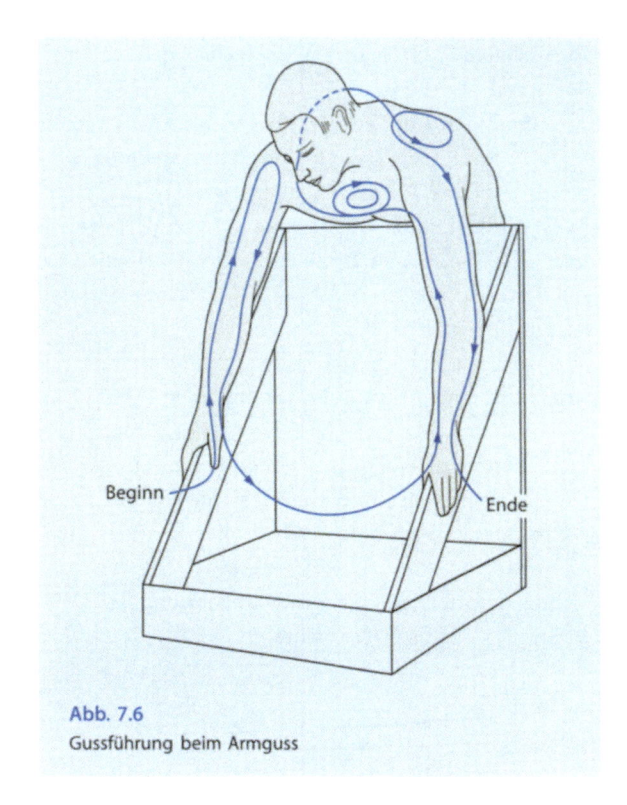

Abb. 7.6
Gussführung beim Armguss

Indikationen. Der Oberguss weist eine beträchtliche Reizwirkung auf. Er dient:
- als Atemanreiz und
- zur Abhärtung.

Er wird auch bei chronisch unspezifischen bronchopulmonalen Erkrankungen (Bronchialasthma, chronische Bronchitis) angewandt.

Vollguss
Durchführung. Der ganze Körper wird begossen, nur der Kopf bleibt frei. Man beginnt wie beim Beinguss von hinten am rechten Fuß, dann das rechte Bein. Anschließend wird der Schlauch zuerst zum linken Bein geführt und danach wie beim Rückenguss über den rechten Arm hoch bis zu den Schulterblättern. Dort sollte etwa 1/3 der Wassermenge nach vorne, und 2/3 über den Rücken abfließen.

Anschließend führt man den Schlauch noch über den linken Arm.

Danach wird die Vorderseite des Körpers begossen, man beginnt jedoch nicht am Bein, sondern sofort mit dem rechten Arm. Der Schlauch wird bis zur Schulter hoch geführt. Diesmal lässt man 1/3 der Wassermenge über den Rücken und 2/3 über die Brust abfließen. Anschließend erfolgt ein Seitenwechsel über die Oberschenkel zur linken Hand, von dort wird der Schlauch in gleicher Weise bis zur Schulter geführt, zuletzt über die linke Brustseite und zurück über das linke Bein (**Abb. 7.7**).

Indikationen. Der Vollguss ist ein kräftiger Reiz, der nicht bei labilen Personen und nur nach vorbereitenden kleineren Güssen verabfolgt werden sollte. Er dient zur
- Abhärtung,
- Tonisierung der Haltemuskulatur und
- Erfrischung nach der Sauna.

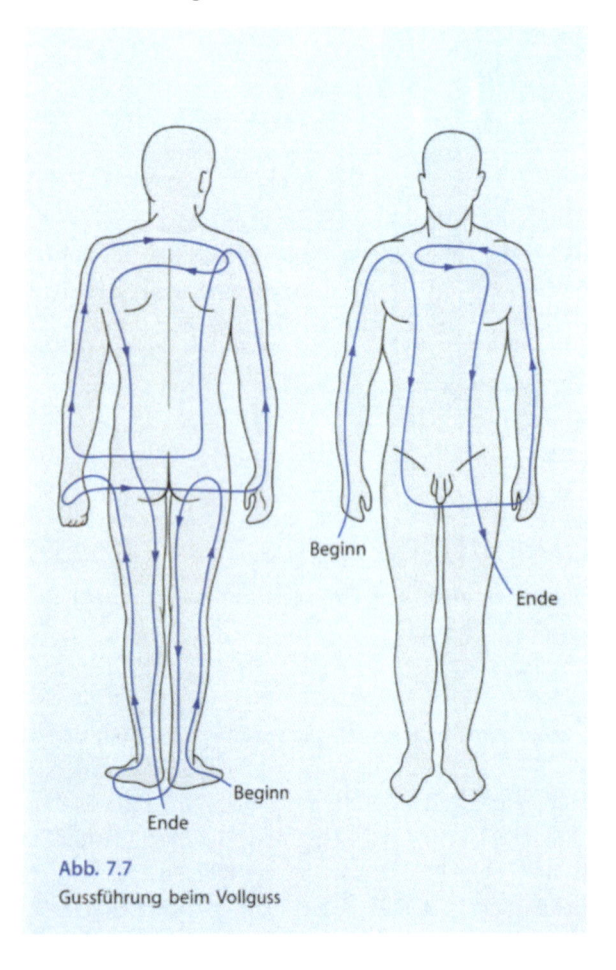

Abb. 7.7 Gussführung beim Vollguss

Druckstrahlgüsse (Blitzgüsse)
Durchführung. Aus einem Schlauch mit Mundstück wird der Wasserstrahl mit einem Druck von 1,5–3,0 atü abgegeben und trifft mit einem Abstand von etwa 4 m auf den Patienten; zusätzlich zum *thermischen Reiz* kommt der *mechanische Reiz* (Wassermassage). Durch Druckregulierung (der Zeigefinger des Behandlers drückt dicht vor der Düse auf den austretenden Wasserstrahl) kann der Druckstrahl als „Regen", als abgeschwächter Strahl (Fächern) oder unbehindert als voller Strahl (Peitschen) auftreffen. Druckstrahlergüsse werden je nach der Temperatur des Wassers als kalter, heißer oder Wechselblitz ausgeführt; je nach der Ausdehnung als Knieblitz, Schenkelblitz, Rückenblitz oder Vollblitz. Letzterer ist eine große Anwendung, dauert insgesamt ungefähr 5 min und erfordert eine ausgedehnte Nachruhe.

Die Gießfolge regelt sich nach detaillierten Vorschriften; über den Rücken wird im Prinzip in einer Zick-Zack-Linie (nach medial ansteigend, nach Art eines Tannenbaums) über jede Rückenhälfte vorgegangen, außerdem Längsstriche über dem M. erector trunci auf jeder Seite (**Abb. 7.8**).

Indikationen. *Knie- und Schenkelblitz* werden eingesetzt bei:
- degenerativen Gelenkbeschwerden,
- weichteilrheumatischen Erkrankungen oder
- Überlastungszustand der Beine und
- Restbeschwerden nach akuter Ischialgie.

Heißer Rückenblitz (nach Fey) oder *Vollblitz* bei weichteilrheumatischen Erkrankungen (Myalgien) im Bereich der Wirbelsäule und des Rückens.

Kontraindikationen
- Varizen und Thrombophlebitis (für den Knie- bzw. Schenkelblitz),
- fieberhafte Zustände und
- Herzkreislaufinsuffizienz (für den Rücken- bzw. Vollblitz).

Waschungen
Sie sind die einfachste Form der Kneipp-Wasseranwendungen, die auch im Krankenzimmer anwendbar sind, als Einzel- oder Serienanwendung auch bei Patienten mit geringer Reaktionsfähigkeit (besonders Kinder und alte Menschen).

Abb. 7.8 Gussführung beim Blitzguss

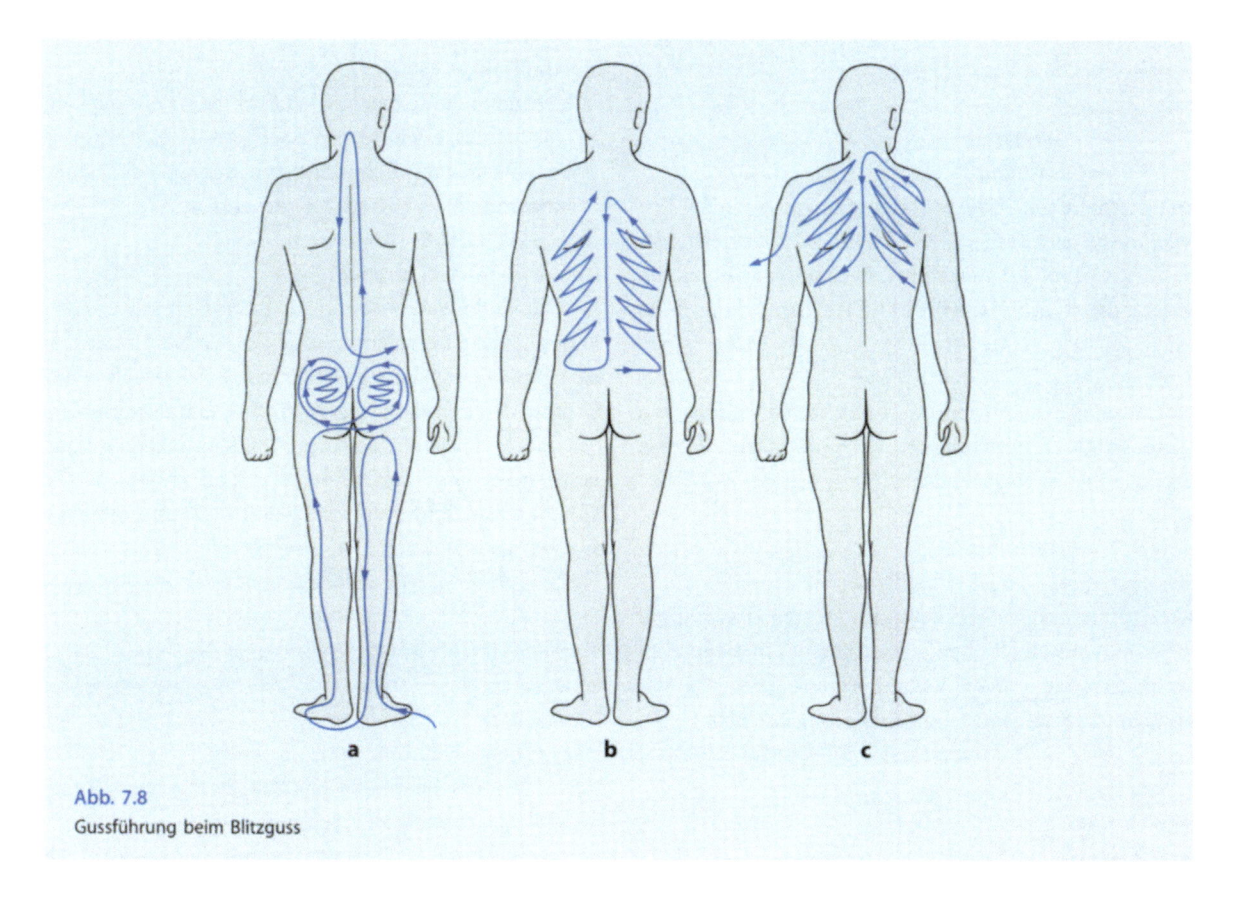

Voraussetzungen. Erforderlich sind ein vorgewärmter Körper (gewöhnlich morgens oder nach Bettruhe) und eine Raumtemperatur von 20–24 °C. Die Fenster sollten geschlossen bleiben.

Durchführung. Die *Ausführung* erfolgt mit einem zusammengelegten Leinenhandtuch (nicht Schwamm oder Waschlappen), das in kaltes Wasser (Temperatur 12–16 °C, bei empfindlichen Patienten auf 20–22 °C temperiert) eingetaucht und kurz ausgedrückt wird, bis es nicht mehr tropft. Wie alle Kaltanwendungen werden auch die Waschungen kurz und mit raschen Handgriffen ausgeführt, damit der Patient nicht auskühlt.

Bei schwer kranken Patienten wird die Waschung im Bett vorgenommen; sofern der Patient stehen kann, im Stehen. Anschließend legt er sich, ohne abzutrocknen, bis zur Wiedererwärmung ins Bett zurück oder er zieht sich an und führt aktive Bewegungen aus.

Wenn Waschungen als *Serienanwendung* bei hohem Fieber alle 30 min ausgeführt werden, kommt es nach 3–5 Waschungen zum Schweißausbruch. Danach lässt man den Patienten im Bett nachschwitzen.

Als *Einzelanwendung* dient die Waschung als Abschluss nach der Schwitzpackung, danach soll der Patient, locker zugedeckt, nachdünsten.

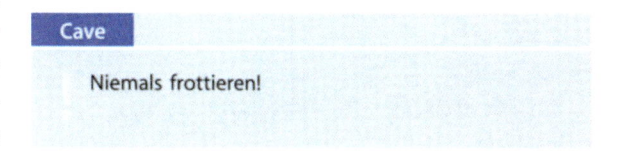

> **Cave**
>
> Niemals frottieren!

Indikationen
- Anregung der Hautdurchblutung bei Schweißneigung.
- Verbesserung der peripheren Kreislaufregulation (bei Infekten, besonders der Luftwege).
- Symptomatisch bei Fieber (besonders bei akutem rheumatischem Fieber).
- Dämpfend bei sog. vegetativer Dystonie und nervöser Übererregbarkeit (besonders abends zum Einschlafen).

Waschungen nicht bei Schüttelfrost anwenden (dort allenfalls als heiße Waschung).

Durchführungsvarianten

Oberkörperwaschung
Wenn möglich, wird sie am sitzenden Patienten mit festgelegter systematischer Strichführung und in gleich bleibender Reihenfolge ausgeführt: Rechter Arm außen und innen, Brustkorb von vorne, linker Arm, danach der Rücken.

Indikationen. Oberkörperwaschung ist bei akuten und chronischen Erkrankungen der Bronchien, Lungen und der Pleura angezeigt.

Unterkörperwaschung
Sie wird vorwiegend bei bettlägerigen Patienten eingesetzt und erfolgt ebenfalls mit einer bestimmten Strichführung und Reihenfolge: Rechtes Bein bis zum Beckenkamm, dann linkes Bein, danach in Seitlage Gesäß und Kreuzbeingegend, abschließend in Rückenlage den Unterkörper.

Indikationen
- Zur Kreislaufanregung und
- abends zur Beruhigung.

Ganzwaschung
Es werden Ober- und Unterkörperwaschung kombiniert ausgeführt; bei Bettlägerigen als gliedweise Ganzwaschung, wobei nur der eben gewaschene Körperteil aufgedeckt wird.

Indikationen
- Zur Förderung des Schweißausbruches und
- nach der Schwitzpackung.

Abreibung
Sie ähnelt im Prinzip der Waschung, stammt jedoch nicht von Kneipp – es fehlen prinzipiell mechanische Reize innerhalb seiner Hydrotherapie.

Durchführungsvarianten

Teilabreibung
Die betreffende Körperpartie (Arm, Bein, Rücken) wird in ein feuchtes, mit kaltem Wasser getränktes Tuch eingeschlagen und vom Behandler mit den flachen Händen warmgerieben und anschließend abfrottiert.

Ganzkörper-Lakenabreibung
Der stehende Patient wird in ein doppeltbreites, feuchtkaltes Laken eingeschlagen und von 2 Behandlern warmgerieben. Durch den zusätzlichen mechanischen Reiz kommt es zur intensiven Mehrdurchblutung der Haut und zum subjektiven Wärmegefühl. Die Lakenabreibung ist beendet, wenn der Patient angibt, angenehme Wärme zu spüren. Anschließend wird er mit einem Frotteetuch trocken gerieben. Für den Patienten folgt anschließend Nachruhe zur Wiedererwärmung oder aktive Bewegung.

Indikationen. Sie entsprechen denen der Waschung.

Bürstenbad
Der Patient befindet sich im indifferenten Halbbad (36–37 °C), der Behandler benötigt zwei weiche Bürsten mit Naturborsten. Die Extremitäten werden von peripher nach zentral im Strich-Gegenstrich-Verfahren gebürstet; dann über den Hüft- und Schultergelenken und über dem Abdomen (entlang dem Dickdarmverlauf) kreisförmig, danach entlang den Rippen und über der Brust wieder kreisförmig um die Mamillen. Während des Bürstens kann die Wassertemperatur um 5 °C (bis 10 °C) abgesenkt werden. Das Bürstenbad dauert etwa 8–10 min, es folgt eine Nachruhe in der Dunstpackung. Die *Wirkung* ähnelt der des CO_2-Bads:
- Kräftige Hautrötung,
- Senkung des peripheren Gefäßwiderstands (durch Kapillarerweiterung),
- leichte Mehrarbeit des Herzens unter günstigen Voraussetzungen.

Indikationen
- Labile Hypertonie,
- Rehabilitation nach Herz-Kreislauf-Insuffizienz.

Kontraindikationen
- Manifeste Herz-Kreislauf-Insuffizienz,
- Hautkrankheiten.

Schöpfbad

Dieses Bad stellt eine *mildere Variante des Bürstenbads* dar. Mit einem Schöpfgefäß wird laufend Wasser aus der Wanne geschöpft und der Rumpf damit übergossen. Der Behandler kann mit der anderen, flach aufgelegten Hand die Körperoberfläche zusätzlich leicht reiben.

Indikationen. Sie entsprechen denen des Bürstenbads.

Trockenbürsten

Diese Bürstung gehört eigentlich nicht zur Hydrotherapie. Die Technik des Trockenbürstens entspricht der beim Bürstenbad, nur trocken und außerhalb der Wanne. Der anregende Effekt und die verbesserte Hautdurchblutung ist dem Bürstenbad vergleichbar.

Indikationen und Kontraindikationen. Sie entsprechen denen des Bürstenbads.

Fazit für die Praxis

Einteilung der hydrotherapeutischen Möglichkeiten nach der Reizstärke:
- *Schwache hydrotherapeutische Reize* (sog. kleine Hydrotherapie):
  - Waschung (gliedweise kalte Teilwaschung oder Ganzwaschung).
  - Abreibung (thermischer und mechanischer Reiz, führt zu besonders guter Hautrötung).
  - Trockenbürsten (Intensität, Dauer, Größe der behandelten Fläche), besonders morgens angewendet, führt zu Hautrötung.
  - Temperaturansteigende Teilbäder (Unterarm- oder Fußbad).
  - Wechselwarme Teilbäder bedeuten Reizsteigerung! (Unterarme, Füße):
    - warm (37–39 °C, 3–5 min),
    - kalt (20 °C, 10–15–20 s).

    Warm 10-mal länger als kalt; kalt 20 °C tiefer als warm, 3- bis 5-mal wechseln, zuletzt Kaltreiz.
  - Kneipp-Güsse (Flachgüsse) anfangs bis Knie bzw. Unterarm: Kalt, indifferent oder wechselweise mittels Gummischlauch; später ausgedehnter.
  - Wassertreten (im Spezialbecken oder auf taunasser Wiese).
  - Wickel (Brust- oder Wadenwickel), es stehen zwei Möglichkeiten zur Verfügung:
    - Relativ nass mit häufigem Wechsel, dies führt zum Wärmeentzug bei Fieber.
    - Lange Liegedauer mit Wolldecke außen, dies führt zu einem Wärmestau mit leichtem Dünsten (profuses Schwitzen ist keine milde Hydrotherapie).
- *Mittelstarke hydrotherapeutische Reize*:
  - Temperaturansteigende Sitz- oder Halbbäder.
  - Bürstenbad, Schöpfbad.
  - Rumpfwickel oder Dreiviertelpackung.
  - Sauna.
- *Stark wirkende Reize (sog. große Hydrotherapie)*:
  - Blitzguss.
  - Überwärmungsbad.
  - Irisch-römisch-russisches Dampfbad.
  - Lang liegende Ganzpackung.

7.5 Literatur

Brüggemann W (1986) Kneipp-Therapie, 2. Aufl. Springer, Berlin Heidelberg New York

Cordes JC (1972) Die thermische Hautreaktion in der Hydrotherapie für die Praxis. Z Physiother 24:241–262

Curry M (1946) Die Steuerung des gesunden und kranken Organismus durch die Atmosphäre. Bioklimatik, Riederau/Ammersee

Fey Chr (1950) Hydrotherapie, dargestellt mit besonderer Berücksichtigung des Kneippschen Heilverfahrens. Haug, Stuttgart

Gillert O, Rulffs W (1988) Hydrotherapie und Balneotherapie, 10. Aufl. Pflaum, München

Hauffe G (1908) Beiträge zur Kenntnis der Anwendung und Wirkung heißer Bäder – insbesondere heißer Teilbäder. Urban & Schwarzenberg, Berlin Wien

Hauffe G (1924) Physiologische Grundlagen der Hydrotherapie. Fischers Medizinische Buchhandlung H. Kornfeld, Berlin

Heidelmann G (1956) Hautgefäßreaktionen im Dienste der funktionellen Konstitutionsdiagnostik. Abhandl Geb Phys Ther 3:55–65

Hildebrandt G (1962) Biologische Rhythmen und ihre Bedeutung. In: Amelung W, Evers A (Hrsg) Handbuch der Bäder- und Klimaheilkunde. Schattauer, Stuttgart

Hoff F (1954) Klinische Physiologie und Pathologie, 4. Aufl. Thieme, Stuttgart

Klüken N (1959) Zitiert nach Cordes (1972)

Krauss H (1981) Hydrotherapie, 4. Aufl. Volk und Gesundheit, Berlin

Kunze HM (1959) Die einfache hämodynamische Regulationsdiagnostik. De Gruyter, Berlin

Lampert H (1955) Physikalische Therapie, 3. Aufl. Theodor Steinkopff Verlag, Dresden

Lampert H (1962) Die Reaktionstypenlehre und ihre Bedeutung für Balneologie und Klimatologie. Arch Phys Ther (Leipzig) 14:3–10

Pirlet K (1969) Die Wirkungsprinzipien der Physikalischen Medizin aus pathophysiologischer und therapeutischer Sicht. Arch Phys Ther (Leipzig) 21:267–271

Saller K (1960) Konstitutionstherapie in neuer Sicht. Enke, Stuttgart

Warmbt W (1959) Zitiert nach Cordes (1972)

Sachverzeichnis

A

Abreibung 374
Absorption, Ultraschall 153
Abstimmungsschaltung 122
Acetylcholin 316
Acetylcholin-Iontophorese 66, 68
Achillessehnenreflex 315
achsengerechte Bewegung 284
Acidum salicylicum 65
„acupuncture-like" TENS 80
Adaptate 6
Adaption 9–12, 361
– Rezeptoren 235, 340
Adaptionssyndrom, allgemeines 6
Adiadochokinese 258
Adnexitis 147
Adrenalin 316, 350
– Adrenalin-Iontophorese 321
Affenhand 44–45
Afferenzen 259
– Muskelspindelafferenzen (s. dort) 146, 179
– nozizeptive 172
Agnosie 301
Agonist 261, 265–266, 269
agonistische Umkehr 281, 283
Akkommodation 29–30, 35
Akkommodationsfähigkeit 88–89
Akkommodationsquotient 30–31, 33
Aktin 189
– Aktin-Myosin-Mechanismus 193
Aktionspotential 17–21, 23, 27, 35, 93
Akupunkturpunkte 81
akustische Strömung 154
Akuteffekte 6
Alles-oder-Nichts-Gesetz 20

Amnesie 301
amphotere Substanzen 64
Amplitudenmodulation, *Jasnogorodski*- 99–101
Amputationsschmerz 82, 105
Analgesie
– Hyperstimulationsanalgesie 317, 331
– Reizstrom, analgetischer 68
Anasarka 226
Anästhesie, Hemianästhesie 304
Anelektrotonus 21–22, 56, 74
Anfangskraft 269
Anfangsträgheit 255
Angina pectoris 362
Angioneuropathie 244
Angioorganopathie 244
Anhakstriche 210, 212
– nach *Dicke* 210
– nach *Teirich-Leube* 210
Anionen 64
Ankoppelungssubstanzen, Ultraschall 161–162
Ankylose 264, 266
Anochin 259
Anodenöffnungszuckung 23, 57
Anodenschließungszuckung 22, 25, 26
Anschraubgriff 215
Anstiegssteilheit Impuls 27
Anstiegszeit 91
Antagonist 261, 265–266, 269
antagonistische Umkehr 281, 283
Antikoagulantientherapie 50
Anti-Schwerkraft-Muskeln 253
Anulospiralrezeptor 179, 180–181, 184, 314
Aphasie 301
Armbäder, temperatursteigende 352

Armguss 356–357, 369, 371
Armpendel 272, 275–277
– Unterarm 276
Armschwung 275
Armwickel 368
Arndt-Schulz-Regel 13
A. femoralis 154
Arteriolendilatationstyp nach *Heidelmann* 351
Arteriolenkonstriktionstyp nach *Heidelmann* 351
Arthralgie 82
Arthritis
– akut-rheumatische Entzündung 321, 327, 329, 331
– chronisch-rheumatische Polyarthritis 145, 147, 150, 156, 158, 164, 245, 248, 268, 321, 326
Arthrose/Arthropathia (s. auch Rheuma) 66, 72, 82, 105, 150, 158, 242, 245–246, 322–323
– aktivierte 105, 145, 322, 329, 331
– Koxarthrose 86
– Periarthropathia humeroscapularis 158, 166, 243–244, 322, 330
– Retropatellararthrose 68, 116
Asdonk 223
Astheniker 341, 344–345
Asthma bronchiale 362
Ataxie 258
Atemtherapie 208, 212, 239, 247, 263
Atlantookzipitalgelenk 257
atomare Polarisation 123, 125
ATP-Mangel
– muskulärer 190, 193
– Trigger-Points 193

A-Typ
- nach *Lampert* 345–347
- nach *Pirlet* 354–355
Aufheizphase, Körpertemperatur 343–344, 360
Ausgangsstellung, reflexhemmende 305
Ausgangswertgesetz nach *Wilder* 13, 361
Ausholbewegung 270
Auswascheffekt, Stoffwechselendprodukte 270
Ausweichmuster 263
autogene Hemmung 184
autogenes Training 220
auxotonische Muskelkontraktion 261
Axillarislähmung 39
Azetylsalizylsäure 230

B

Bäder 343, 353, 356
- Armbad, temperaturansteigendes 352, 362
- Bürstenbad 374
- Duschbäder 357
- Ganzkörperbäder 357
- Halbbad 363
- heiße 343, 353
- kalte 343, 353, 356, 363
- Schöpfbad 375
- Sitzbad, temperaturansteigendes 363
- Tauchbad, kaltes 363
- Teilbad, temperaturansteigendes 361–362
- Überwärmungsbad 359
- Wechselbäder 363
Bandscheibendegeneration 188
Barczewski, Reflexmassage 221
Bariumtitanat 151
Bauchdeckenspannung 242
Bauchmuskeltraining 86–88
Bechterew-Erkrankung 158
Beckenbodengymnastik 263
Befunderhebung, Massage 240
Behandlungsdauer, Massage 233
Behandlungsfläche, Massage 233
Behandlungsliegen 142
Beinwickel 368
Bekömmlichkeitstest 236, 347
Bergonié-Maske 57, 61
Bernard-Strom, diadynamischer 105, 164

Bewegung
- achsengerechte 284
- aktive 269, 296
- Ausholbewegung 270
- Komplexbewegung 261, 283–285
- Massenbewegung (*Brunnstrom*) 303
- passiv-aktive 295
- passive 265–266, 269, 295
- unwillkürliche 266
Bewegungsablauf 254, 273
Bewegungsantizipation 259
Bewegungsantrieb 280
Bewegungsausmaß 261, 263, 265, 267, 273
Bewegungseinleitung 281
Bewegungseinschränkung 282
Bewegungsempfinden 269–270, 272
Bewegungsgedächtnis 301
Bewegungsgefühl 303, 307
Bewegungsgenauigkeit 273
Bewegungsharmonie 269, 273
Bewegungsimpuls 269–270
Bewegungsmuster 305, 307
- reflexhemmende 305
Bewegungsprogramm 259
Bewegungsrhythmus 254, 265, 269–271
Bewegungsrichtung 261
Bewegungsspielraum 282–283
Bewegungstempo 255, 261
Bewegungstherapie 253–310, 278, 324
Bewegungstiming 280
Bewegungsübertragung 269, 271–272
Bewegungsübungen 239
Bewegungsumfang 254, 273
Bewegungsvorstellung 259–260, 270
Bewegungswahrnehmung 259
Bindegewebsmassage 212–214, 227, 237–238, 240, 245
Bindegewebszonen 194–199, 214
biphasischer Impuls 84, 102
Bleizirkonat 151
Blitzgüsse (Druckstrahlgüsse) 350, 359, 372
Blockierung, Wirbelgelenke 243
Blockwirbel 188
Blütenrispenendigungen 146, 180, 184, 314
- sekundäre 179
Bluthochdruck/Hypertonie 353, 362, 371
Blutrückstrom 270
Blutung 148
Boas-Druckpunkt 175
Bobath 296–297, 301–304, 308, 310

Brachialgia paraesthetica nocturna 44
Bradykinin 230, 350
Breitspurgang (Seemannsgang) 274, 277
Bronchiektasen 208
Brownsche Molekularbewegung 124–125
Brunkow, R. 278
- Stemmführung nach 296–301
Brunnstrom 278
- Massenbewegung 303
Brustguss 357
Brustwickel 364, 366
B-Typ
- nach *Lampert* 345–347
- nach *Pirlet* 354–355
Bursitis 157, 326
Bürstenbad 374
„bursts" 80

C

C8-Syndrom 47
Chloräthylspray 317, 320, 326, 328, 331–332
Chronaxie 29, 32–33, 35
Claudicatio intermittens (s. auch Durchblutungsstörungen, periphere arterielle) 78, 244
„cold-pressure-test" 10, 347, 358
„contract-relax" 268, 282–283
Cor pulmonale 362
Cordes 347
Cornelius, Nervenpunktmassage 221
„counter irritation" (Gegenreizung) 81, 206, 222, 317
„courtes périodes" 74–75
Cyriax 204–206, 223, 240, 243–244, 246, 248
- „deep friction" 204
- zirkuläre Friktionen 223

D

Dalicho 214
Dampfbad 336
Dampfdruckgefälle 336
Dastre-Morat-Regel 348
Daumenextension 42
Daumenopposition 42
„deep friction" 202
- nach *Cyriax* 204

défense musculaire 175, 220, 242
dehnende
- Handgriffe 209–212
- Hautverschiebungen (s. dort) 209–210
- Streichung nach Hamann 210, 212
Dehnungsreflex 179, 181
- phasischer 179, 184
- tonischer 181, 202
Dehnungsreiz 284
Dekubitalulzera 157
Denervation 106
denervierter Muskel 36, 88–89, 92, 106, 229, 232, 246, 264
dentitio difficuilis 147
Depolarisierung, lokale 20, 35
derbe
- Eindellung 196
- Schwellung 196
Dermatom 173–178, 187, 214
Dermographia
- alba 223
- elevata 223
- rubra 223
deszendierende Schmerzhemmung 79, 81, 106, 205, 222–223, 317
Dezimeterwelle 118, 133, 137
diabetische Mikroangiopathie 244
diadynamische Ströme 106, 115
- nach Bernard 164
diagnostischer Strich 197
Dickdarmperistaltik 231
Dicke 210, 212
- Anhakstriche 210
Dielektrikum 119, 121, 123, 126
Dielektrizitätskonstante 119, 125–126
Differentialfühler 338, 344, 358
- Proportional-Differentialfühler 183, 186
Diffusion 64
„diphasé fixe" 74–75
Diplode 131–132, 140, 142, 150
Dipol 134
Dipolmoleküle 124
Directio 3–4
Distanzstrahler 134
Distorsion (Verstauchung) 244
Diuretika 226
Djourno, Dissoziation der Schwellenwerte 96, 102
Dosierungsrichtlinien, Ultraschall 162

Dosisstufen Kurzwelle nach Schliephake 143, 145, 149
Drehmoment 256, 258, 262
Dreieckimpulse 27, 88–89–91
Dreieckimpulskurve 32
Dreiviertelpackung 367
Drucklähmungen 45
Druckpunkt
- Boas- 175
- McBurney- 175
Druckrezeptoren 172
Druck-Stauch-Impulse 299
Druckstrahlgüsse (Blitzgüsse) 350, 359, 372
Druckultrafiltration 224
Dunstpackungen 367
Dupuytren-Kontraktur 67, 156, 164
Durchblutungsantagonismus 348, 354
Durchblutungsstörungen
- funktionelle 61–62, 244, 247, 371
- periphere arterielle 58, 61, 63, 78–79, 145, 148, 157–158, 164, 265, 332, 352, 362
Duschbäder 357
Dysregulation 13
- psychovegetative 246
- vegetative 238

E

Efferenzkopie 259
„effleurage" (s. Streichung; s. auch Massage) 199–201, 203, 224
Eindellung, derbe 196
Eingeweideschmerz (viszeraler Schmerz) 172–173
Einschleicheffekt 30
Eisabtupfung 324
Eisblase 352, 367
Eischips 324–325, 328
Eismassage/Eiswürfelmassage 315, 324, 328–329
Eismilch 352
Eisteilbad 325–326, 328
Elektrodenfehler 128
Elektroden-Haut-Abstand (EHA) 128–129
Elektrodentechnik
- bipolare 24, 26, 29, 32, 37
- monopolare 26, 29, 32
Elektrodenunterpolsterung 56
Elektrolyt 123

elektrolytische Hautläsionen 55, 61, 64
elektromagnetische Induktion 120–121
Elektromyographie 27, 35, 38, 50–51
elektrostatisches Feld 131
Elektrotonus 21–22, 24
Emphysem 362
Endangitis obliterans 244
Endoprothese 61, 148, 150
Endoprothesenlockerung 106
Endorphinausschüttung 81
Entartungsreaktion 24, 26
Enteritis regionalis 175
Enterotom 173, 175
Entesopathie 147, 156, 243, 246
Entmüdung 202
Entödematisierung 225–226
Entschlackung 202
Entspannungstechniken 280
Entwärmungsphase, Körpertemperatur 343–344, 360
Entzündungen
- akut-exsudative 144–145, 361
- chronisch-proliferative 144–146
Entzündungshemmung 329
Entzündungsmediatoren 56, 316, 322–323
Epicondylitis
- humeri 66, 68, 74, 105, 156, 158, 166, 326
- radialis 109, 111, 114
- ulnaris 109, 111, 114
Epiphyse 159
Equinovarusstellung Fuß 51
Ergotherapie 52–167, 253
Erhaltungsreiz 11
Erregbarkeit 17
Erregbarkeitsprüfung
- faradische 25, 27
- galvanische 25
- indirekte 25
Erregungsauslösung 22
Erregungsfortleitung, Strömchentheorie 21
Erregungsleitung, saltatorische 21
Erschütterungen (s. Vibrationen) 207–209, 211–212, 215, 217
Ersteffekt 72
Erysipel 226
Erythem, galvanisches 56
Esmarch 223
Exclusio 3
Expektoration 208

Exponentialstromtherapie 45, 52, 68, 88, 92, 265
Exponentialimpulse 27, 89
Extension 254
Extremitätenknospen 174
exzentrische Muskelkontraktion 261

F

Fallhand 41-43
faradisch
- Erregbarkeitsprüfung, faradische 25
- galvanisch-faradischer Test 26, 38
faradischer Strom 84
Fasern
- γ_1-Fasern 179
- γ_2-Fasern 179, 181
- rote 84
- weiße 84
Faßbender 190
„fast-twitch-fibers" 102, 185
Fasziendehngriff nach *Hamann* 210
Faustklopfung 206
Fazialislähmung 57, 61-62, 91
Fazilitation, propriozeptive neuromuskuläre (PNF) 277, 283, 297-298, 315, 329
Fazilitationstechniken 278, 280, 296
Feldlinienverlauf 126-127, 130, 140
Feldstärken 118
Femoralispunktion 50
Fetterwärmung, Kurzwelle 136
Fey, heißer Rückenblitz 372
Fibromyalgie 317, 331
Fibroselockerung 224
Fibrositis 192
Fieber 339, 373
Filtration 224-225
- Druckultrafiltration 224
Filzplatten 139
Fingerknöchelklopfung 206
Fingerkuppenklopfung 206
Flachguss 361, 368
Flachhandstreichung 201
Flachspule (Helix) 140
Flaschenzeichen 44-45
Flexion 254
Flexionskontraktur, Hüftgelenk 275-276
Flexiplode 131
Fraktur 39-45, 244

- Humerusfraktur 39
- Gelenkfraktur 264
- Kompressionsfraktur 301
- Oberarmkopffraktur 42
- Oberarmschaftfraktur 42, 45
Fremdkörper, metallische 61
Frequenz 27-28
„friction" (s. Reibung) 203-206, 211
Friktionen 205-206, 211, 215, 219, 229, 233-234, 243, 246, 265
- hautverschiebende 219
- zirkuläre 223
Fromentsches Zeichen 47, 49
Frontalebene 254, 283
Frottiertuchmethode 328
Führungswiderstand 267, 278, 281, 284-285
Fußlängsachse 274
- anatomische 274
- funktionelle 274
Fußwickel 368

G

Galvanisation (Gleichstromtherapie) 55, 67
- Längsgalvanisation (s. dort) 59-61
galvanische Erregbarkeitsprüfung 25
galvanisches Erythem 56
galvanisch-faradischer Test 24-27, 38
Gangbild 276
Gangfehler 277
gangliotrope Behandlung 76-77
Gangtempo 276-277
Ganzkörperbäder 357
Ganzpackung 367
- kalte 356
Ganzwaschung 374
„gate-control"
- Theorie 68-69, 80, 205, 317
Gefahren Kurzwelle 147
gefäßaktive/vasoaktive Substanzen 56, 167, 230, 350
Gefäßnervengeflechte, sympathische 154
Gefäßreaktion, paradoxe 361
Gefrierpunktdepression 324
Gegenreizung („counter irritation") 81, 206, 222
Gegentaktschaltung 121
Gelenkdistraktion 266, 279
Gelenkersatz 157

Gelenkfehlstellung 242
Gelenkfraktur 264
Gelenkkompression 266, 279, 304
Gelenkkontraktur 146, 155, 164, 245, 264, 266, 329, 331
Gelenkrezeptoren, Bau und Funktion 185-187
Gelenkschutz 256
Gelenkwickel 368
Gelotripsie, *Lange*- 203, 206
Genu recurvatum 49, 274
Gerätetestung, Ultraschall 159
gerinnungshemmende Medikamente 238
Gesamtwärmebilanz 319
Gesetz
- der polaren Erregung 22-24, 93, 98
- der reziproken Reizstärke (*Kowarschik*) 13
Gesichtselektrode 57
Gesichtsneuralgie 61, 82
Gewebsdruck 225
Gewebselastizität 195
Gewebslipolyse 228, 231
Gewebstastbefund 232
Gewebsturgor 195
Gewebsverhaftungen 196
Gewohnheitslähmung 88
Gewöhnung 10, 12
Gichtanfall 326
Gildemeister-Effekt 92, 96, 98
Gindler, E. 260
Girlandenform 27, 34
Gläser 214
Glasschalenelektroden 141
Gleichgewicht 254
- *Starlingsches* 225
Gleichgewichtsreaktion 301-302, 305, 309
Gleichstromtherapie (Galvanisation) 55
Gleitmittel 240
Glykosaminglykane 194, 199
Golgi-Organe 146, 183, 314
Grenzflächeneffekt, Ultraschall 153, 163
Grundfunktionen 12
Gruppenrhythmus 272
Güsse 350, 356-357, 361, 368-372

H

Habituation 10, 12, 361
Hacking 206–207
Hahnentritt 50–51
Halbbad 363
Halbseitenverlust („neglect") 309
Halbwertstiefe, Ultraschall 153, 160
Halswickel 365–366
Haltearbeit, statische 270
Haltungsreaktionen 305
Hamann
– Fasziendehngriff 210
– Streichung, dehnende 210, 212
Hämatom 148, 206
Hämatomreduktion 318
Hämophilie 50, 148, 159
hämorrhagische Diathese 159
Hamstring 258
Hand
– Affenhand 44–45
– Fallhand 41–43
– Krallenhand 46
– Schwurhand 44–45
Hand-über-Hand-Streichung 200
Handwickel 368
Hansen 178
Hauffe 362
Hauptnutzzeit 28, 95
Haut
– Oberflächensensibilität 171
– Tiefensensibilität 171
– Unterhautbindegewebe
– – Verhaftung 213
– – Verschieblichkeit 195, 197, 212
– Unterhautfaszienstrich nach *Hoffa* 211
Hautdurchblutung 341
Hautläsionen
– elektrolytische 55, 61, 64, 106
Hautschichtdicke 346
Hautsensibilität 144
Hautulzera 157
Hautverschiebungen 209–210
– kreisende 209
– parallele 209–210
– rollende 209
Hautwiderstand 101
„Head"-Zonen 174, 178, 194
Hebel
– einarmiger 255–256
– zweiarmiger 255
Heidelmann 345
– Arteriolendilatationstyp 351
– Arteriolenkonstriktionstyp 351
Heilgymnastik 253
Heilung
– künstliche 3
– natürliche 3–4
heiße
– Rolle 239, 352
– Wickel 365
heißer Rückenblitz nach *Fey* 372
heißes Vollbad 353
Heißluft mit Massage 239
Helix (Flachspule) 140
Hemianästhesie 304
Hemianopsie 301, 304
Hemiparese, spastische 315, 329
Hemiplegie 309
Hemmung, autogene 184
Herzkrankheit, chronisch ischämische 223, 353
Herzrhythmusstörungen 362
Herzschrittmacher 61, 83, 106, 143–144, 148, 150
Heusack 352
Hildebrandt 9–10
Histamin 230, 316, 350
Histamin-Iontophorese 66, 68
Hochfrequenzchirurgie 122
Hochfrequenzströme 116, 118
Hochvolt-(HV)-Strom 27, 164
Hoffa, Unterhautfaszienstrich 211
Hohlleiterstrahler 134, 136
„hold-relax" 268, 282–283
Homöothermie 318, 335
Hörgeräte 143–144, 148, 150
Horizontalebene 283
Horner-Symptomenkomplex 76
„hot spots" 135–138, 141, 160
H-Reflex 314–315
H-Substanz 321
Hüftabduktoren 111
Hüftadduktoren 111
Hüfte/Hüftgelenk
– Extensionsmuster 288
– Flexionskontraktur 275–276
– Flexionsmuster 288
– Hyperextension 275
Humerusfraktur 39

„hunting response" (*Lewis*-Reaktion) 319–321, 348–349
Hydrotherapie 239, 335–376
– große 239, 375
– kleine 375
Hyperämie
– lokale 230, 232
– reaktive 319, 350, 357, 358, 361
Hyperbelgesetz 97
Hyperextension Hüftgelenk 275
Hyperhidrosis manum et pedum 67
Hyperpolarisationsblock 56
Hyperstimulations-Analgesie 317
Hyperstimulations-TENS 80, 82
Hypertonie/Bluthochdruck 353, 362, 371
Hypnoid 214
hypoproteinämisches Ödem 231
Hypothermie 313, 322, 330
Hypoxie
– muskuläre 190
– Trigger-Points 193

I

I/t-Kurve 26–31, 33–35, 38, 89–90, 98
– normale 29–30, 33, 35
– pathologische 30–31, 33, 35, 89–90
ideomotorische Reaktion 270
Immediateffekte 6
Impuls
– Anstiegssteilheit Impuls 27
– biphasischer 84, 102
– Dreieckimpulse (s. dort) 27, 32, 89–91
– Exponentialimpulse 27, 89
– Mittelfrequenz-Impuls 36
– Rechteckimpulse (s. dort) 27, 32, 89–90
– sinusförmig 27
– Trapezimpuls 27, 89
Impulsform 27–28
Impulsperiodendauer 27–28
Impulsstromtherapie (Reizstromtherapie) 55
Impulsultraschall 155, 161–162
Inaktivitätsatrophie 86–87
Indifferenztemperatur 339
Indifferenzzone, thermische 338–339
Induktion, elektromagnetische 120–121
Induktionskabel 140
Influenz 120, 123

Infrarot-Strahlen (Wärmestrahlen) 117, 125
Inkontinenz 304
Innervation
– reziproke 265, 269
– – nach *Sherrington* 283
– segmentale 177–179
– vegetative 175–177
Inscriptiones tendineae 174
Insertionstendopathien/Tendomyose 205, 241–243
Interferenz
– rhythmische 100
– Ultraschall 153
Interferenzfrequenz 100
Interferenzstrom 101, 112
– *Nemec*-Interferenzstromverfahren 99
Interkostalmuskulatur 174
Interkostalneuralgie 59, 61, 63, 115
Intermediärfasern 185
Interneurone, hemmende 68
Iontophorese 64–66, 116
– Acetylcholin 66, 68
– Histamin 66, 68
– Leitungswasser 67
– Medikamentenlösung 65
Ischialgie 58, 76
Isolator 123
isometrische Muskelkontraktion 260, 278, 282–283
Isothermie 335, 340–344
isotonische Muskelkontraktion 261, 278, 282

J

Jasnogorodski-Amplitudenmodulation 99–101
„jump sign" 193

K

Kabat 279–280, 283, 297
Kaliumdiffusionspotential 23
Kaliumleckstrom 18, 20
kalte
– Bäder 343, 353, 356
– – kaltes Tauchbad 353, 356, 361
– Ganzpackung 356
– Waschung 361

– Wickel, wärmeentziehende 364–365
– Wickel, wärmestauende 364–365, 367
– Wickel, schweißtreibende 364–365
Kälteadaption 342
Kältebradykardie 358
Kältegegenregulation 337
Kältehämagglutination 332
Kältehämolysine 332
Kältekammer 313, 317, 331
Kältemedien 324
Kälteschwelle 340
Kältespray 317, 326, 328, 331–332
Kälteunverträglichkeit 332
Kälteurtikaria 332, 369
Kältevasodilatation 349
Kältevasokonstriktion 349
Kältezittern 336
Kaltluft 326–328
Kaltmoorkneten 327
Kaltmoorpackung 327–328
Kaltnachbehandlung 356
Kaltreize nach *Kneipp* 359, 361
Kaltrezeptoren 172, 337–338
kapazitiver Widerstand 126
Kapillardruck 224–225
kardiales Ödem 227, 248
Karpaltunnelsyndrom 44–45, 158, 248
Kataraktbildung 143
Katelektrotonus 22, 56, 74
Kathodenöffnungszuckung 23
Kathodenschließungszuckung 22, 25–26, 57
Kationen 64
Kausalgie 82
Kavitation 154
Kernkettenfaser 179–180
Kettentendomyose 192, 243
Kibler-Falte 196–197
Kiefergelenk, Dysfunktion 158
Kieferklemme 141, 147, 150
kinästhetische Sensorik 259
Kinesitherapie (s. *auch* Bewegungstherapie) 253
Klatschung 206–207
Kleinfeldstrahler 141, 143
Klonus 314–315, 318, 329
Klopfen/Klopfung („tapotement") 206–207, 211, 234
– Faustklopfung 206
– Fingerknöchelklopfung 206
– Fingerkuppenklopfung 206

Kneipp-Güsse 350, 368–369
– Kaltreize nach *Kneipp* 359, 361
Kneipp-Heusack 352
Knetung („petrissage") 201–202, 207, 211, 228, 231, 233, 240
– Parallelknetung 202
– Wechselknetung 202
– Zweihandknetung 202
Kniebinnenschäden 68
Knieblitz 372
Kniegelenk
– Valgusstellung 275
– Varusstellung 275
Knieguss 356–357, 369–370
Knöchelstreichung 200, 203
knorpelzerstörende Fermente 322
Knott 303
Knotz, Seitenregel nach 175
Koagulationsnekrose 55
Kohlrausch 215, 223
Kokontraktion 261
– α-γ-Kokontraktion 181–182, 185, 189
Kollagenfasern 155
Kollagenmoleküle 194
Kolliquationsnekrose 55
kolloidosmotischer Sog 224–225
– Gewebe 225
– Plasma 224–225
Kombinationsbehandlung Ultraschall/Reizstrom 147
Komplexbewegung 261, 283–295
– agonistisches Muster 286, 291
– antagonistisches Muster 286, 291
– Armmuster 291–295
– – bilaterales 293–295
– – spastisches Beugemuster, Arm 305, 308
– Beinmuster 286–290
– – bilaterales 288–290
– – spastisches Beugemuster, Bein 305, 308
– 1. Diagonale 286, 291, 295
– 2. Diagonale 286, 291
– Extensionsmuster Hüfte 288
– Flexionsmuster Hüfte 288
– Rumpfmuster 288–290, 293–295
– – oberes 293–294
– – unteres 288–290, 295
Kompressionsfraktur 301
Kondensator 119, 121
Kondensatorfeld 119, 126, 128–129, 136–139, 141, 149–150

Kondensatorplatten 138, 140
Konduktion (s. Wärmeleitung) 125, 335–336
konsensuelle Reaktion 318, 351–352,
   357–358, 361–362
Konstitution 345
Konstitutionstyp 234
Kontaktlinsen 147
Kontaktstrahler 134
kontinuierliche TENS 80
Kontusion (Prellung) 244
Konvektion (s. Wärmetransport) 335–337,
   340–341, 349, 358, 360
konventionelle TENS 82
konzentrische Muskelkontraktion 261
Koordination, motorische 258–259, 263, 268,
   302, 317
Koordinationsstörungen 258
Kopfschmerz
– nach Schädeltrauma 245
– Spannungskopfschmerz 221, 223, 245
– vertebragener 228
Körpergefühl 259
Körperhöhlenstrahler 134
Körperkern, homöothermer 340
Körperkerntemperatur 319, 322, 340,
   342–344, 352, 362
Körperschale, poikilotherme 340, 342
Körperschema, symmetrisches 301
Körperstellreflex 285, 301, 303, 305, 309
– Labyrinthstellreflex 303
– optischer 303
Körpertastarbeit 297
Körpertemperatur 335, 343–344
– Aufheizphase 343–344, 360
– Entwärmungsphase 360
– Tagesrhythmik 343
Kostovertebralgelenke 188
Kowarschik (Gesetz der reziproken Reizstärke)
   13
Koxarthrose 86, 158
Kraftarm 255–257
Kraftentfaltung 262
Kraftmuskel 262
Krallenhand 46
Krankengymnastik 253, 263
Krauss-Periostbehandlung 221
Kreislaufregulation 337, 348, 357, 373
Kreuzschritt 277
Krückenlähmung 42
Kryochirurgie 313

Kryoglobulinämie 332
Kryopack 325, 328, 367
Kryotherapie 313–332, 361
Kühlkompresse 325
Kühlspray 317, 326, 328, 331
Kurkrise 13
Kurzwelle/Kurzwellentherapie 116, 118
– Dosisstufen nach *Schliephake* 143, 145, 149
– Fett- und Muskelerwärmung 136
– Gefahren 147
– Patientenrisiken 144, 149
– Ultrakurzwellen (Radar) 117, 133
Kurzwickel (Rumpfwickel) 366
kutiviszerale Reflexe 214
Kyphose 243
– Totalkyphose 188

L

Labyrinthstellreflex 303
Ladungsverschiebung 123
Lähmung/Parese
– Axillarislähmung 39
– Drucklähmungen 45
– Fazialislähmung 57, 61–62, 91
– Gewohnheitslähmung 88
– Krückenlähmung 42
– Medianuslähmung 44–45, 49
– Plexusparese, obere 39–40
– Radialislähmung/-parese (s. dort) 41–43,
   49
– Restlähmung 88
– Schlafdrucklähmung 39
– schlaffe 308
– Ulnarislähmung 46–47, 49
– zentrale 51
Lakenabreibung 374
Laminektomie 159–160
Lampert
– A-Typ nach 345–347
– B-Typ nach 345–347
Lange 191–192, 203–204
– Gelotripsie 203, 206
– Myogelose 191–192
Langfeldstrahler 134–136, 138, 140–141, 150
Längsgalvanisation 59–61
– Arm 59–61
– Bein 59–61, 72
Langwellendiathermie 116

Langzeiteffekte 6
Laryngitis 141, 147, 150
Lastarm 255–257
Lehmann 154
Leibauflage 366
Leibwickel 366
Leiter 123, 126
Leitungselektroden 123
Leitungsstrom 125–126
Leitungswasser-Iontophorese 67
Lendenwickel 366
Lewis 321
Lewis-Reaktion („hunting response")
   319–321, 348–349
Lichtgeschwindigkeit 116
Ligament/Ligamentum (Lig.)
– Lig. carpi transversum 44
Ling 212
Lipödem 227
Lokalbefund, Massage 236
Longitudinalwellen 151
„longues périodes" 74–75
Lullies-Verdeckungseffekt 69–70, 80, 205
Lumbago, akute 73, 76, 105
Lumbalsyndrom 71–72, 108–109, 113–115
Luschka (N. sinuvertebralis) 187–188
Luxation (Verrenkung) 244
– Schultergelenkluxation 39
Lymphabstrom 200, 270
Lymphangiom 224–226
Lymphangitis 61, 106, 226
Lymphdrainage, manuelle 223–228, 245, 247
Lymphgefäße 224–225, 231–232
Lymphödem 61, 224, 226, 228, 231, 247
– primäres 226
– sekundäres 226
lymphpflichtige Last 225
Lymphvasomotorik 224–225, 232

M

Mackenzie-Maximalpunkte 175, 192
Magnetfeld 130–131
Magnetron 134
Magnus (Schaltungsregel) 304
Manualtherapie 166, 220, 243
manuelle Lymphdrainage 223–228, 245, 247
Manupack 327
Massage 171–248

- Allgemeinreaktionen 236
- Befunderhebung 240
- Behandlungsdauer 233
- Behandlungsfläche 233
- Eismassage/Eiswürfelmassage 315, 324, 328–329
- Ganzmassage 238
- grundlegende Massagehandgriffe 199–212
- - dehnende Handgriffe 209–212
- - Klopfen/Klopfung („tapotement") 206–207, 211
- - Knetung („petrissage") 201–202, 207, 211, 229, 231, 233, 240
- - Reibung („friction") 203–206, 211
- - Streichung („effleurage") 199–201, 203, 211–212, 224
- - Vibrationen (Erschütterungen) 207–209, 211–212, 215, 217
- Heißluft mit Massage 239
- klassische 212, 224, 227
- Lokalbefund 236
- Mikromassageeffekt 152, 163
- Narbenmassage 205, 228, 232, 247
- Nervenpunktmassage nach *Cornelius* 221
- Pausenmassage 232
- Reflexmassage nach *Barczewski* 221
- Reizdosis 232–233, 235
- Rückenmassage 238
- Spezialmassagen 212–228
- - Bindegewebsmassage 212–214, 227, 237–238, 240, 245
- - manuelle Lymphdrainage 223–228, 245, 247
- - Periostbehandlung 221–223
- - Segmentmassage 214–221, 223, 227, 237, 240, 245, 247
- Sportmassage 246
- Tastmassage nach *Ruhmann* 221
- Teilmassage 238
Massenbewegung (*Brunnstrom*) 303
Mastektomie 226
Matratzenphänomen 198
Maximalpunkte 165–166, 191–192, 195, 214, 220, 222–223, 235, 237, 245
- *Mackenzie-* 175, 192
McBurney-Druckpunkt 175
Mechanorezeptoren 185–186
Medianuslähmung/-parese 44–45, 49
Medikamentenlösung-Iontophorese 65
Melzack-Theorie 68

Membranhyperpolarisation 21
Membranpotential 19–20
- kritisches 20, 35
Membranruhepotential 17–19, 23
Meniskusläsion 85
Mennel 201, 228
Menstruationszyklus 360
Metallimplantate 159
metallische Fremdkörper 61
Metallteile im Strahlenfeld/metallische Fremdkörper 143, 148
Methylmetacrylat 157
Migräne 57, 223, 245
Mikroangiopathie, diabetische 244
Mikrofarad 119
Mikromassageeffekt 152, 163
Mikrotraumatisierung 241
Mikrowelle/Mikrowellentherapie 116, 118, 135, 137
- Schutzbrille 143, 147–148
Mindestreizschwelle 7
Mindeststromstärke 95
Mindeststromflusszeit 95
Minimalzuckung 31–32
Minode der Kurzwelle 140
Mittelfrequenz
- Chronaxie 96
- Diagnostiktest 35, 37–38
- Dreieckimpuls 97
- Hüllkurve 103
- I/t-Kurven 96–98
- Impuls 36
- Impulsreizung 100
- Muskelstimulation 103, 105
- Rheobase 96
- Ströme 83, 92–99
Modulationsfrequenz 100
Modulationstiefe 100
Molekularbewegung, *Brownsche* 124–125
Monode (Wirbelstromelektrode) 131–132, 140
„monophasé fixe" 74–75
Morbus (s. Syndrom/Morbus)
α-Motoneurone 179, 181–186, 210–211, 315
α_1-Motoneurone 180
γ-Motoneurone 179, 181–182, 314
Motorik/motorisch 258, 262
- Einheiten, motorische 262
- ideomotorische Reaktion 270

- Koordination, motorische 258–259, 263, 268, 302, 317
- Lymphvasomotorik 224
- Radikulärsyndrom, motorisches 61
- Reizpunkte, motorische 81, 165
- Vasomotorik 105, 195, 222
Muldenapplikator 138, 140, 150
multiple Sklerose 106, 330
Muskel/Musculus (M.)
- Anti-Schwerkraft-Muskeln 253
- ATP-Mangel, muskulärer 190, 193
- chronisch-ischämische 155
- défense musculaire 175, 220, 242
- denervierte 36, 88–89, 92, 106, 229, 232, 246, 264
- eingelenkiger 264
- Interkostalmuskulatur 174
- Kraftmuskel 262
- M. abductor 42, 44–48
- - digiti V 46–48
- - pollicis 46
- - pollicis brevis 44–45
- - pollicis longus 42
- M. biceps 40, 211
- - brachii 86, 257–258, 261
- M. brachialis 40
- M. brachii 40
- M. brachioradialis 41–42, 257
- M. coracobrachialis 40
- M. deltoideus 28, 39, 86, 211
- M. erector trunci 150, 166, 211, 257
- Mm. extensor
- - - carpi radialis 41–42
- - - carpi ulnaris 41–42
- - digitorum
- - - brevis 50
- - - communis 41, 42
- - - longus 50–51
- - hallucis
- - - brevis 50–51
- - - longus 50–51
- - indicis 41–42
- - pollicis 42
- - - pollicis longus 42
- - - pollicis longus et brevis 42
- M. fibularis 50–52
- - brevis 50
- - longus 50–51
- Mm. flexor 44–47
- - carpi 44–47

– – – carpi radialis   44–45
– – – carpi ulnaris   46–47
– – digiti V   46–47
– – digitorum   44–47
– – – digitorum profundus   44–45
– – – digitorum superficialis   44–45
– – pollicis   44–46
– – – pollicis brevis   44–45
– – – – radialer Teil   44–45
– – – – ulnarer Teil   47
– – – pollicis longus   44–45
– M. iliacus   49, 219
– M. iliopsoas   49
– Mm. interossei   46–47
– – volares et dorsales   46
– M. latissimus dorsi   175
– Mm. lumbricales   44–47
– M. opponens   44–47
– – digiti V   46–47
– – pollicis   44–45
– M. palmaris longus   44–45
– M. pectineus   49
– Mm. pectoralis   175
– – major   175
– – minor   175
– M. pronator teres   44
– M. quadriceps femoris   49, 85, 112–113, 211
– M. rectus abdominis   174
– M. satorius   49
– M. seratus lateralis   175
– M. soleus   51
– M. subscapularis   219
– M. supinator   40–42
– M. teres minor   38
– M. tibialis   50–52
– – anterior   50–52
– – posterior   51
– M. triceps
– – brachii   40, 42–43, 86, 211
– – surae   299
– M. vastus medialis   85
– phasische   102
– Präzisionsmuskel   262
– Segmentkennmuskeln   174–175
– tonische   103
– visceromuskuläre Reflexe   178
– zweigelenkiger   264
Muskelatrophie   102, 105, 264, 266
Muskelbinnendruck   189
Muskeldehnung   279

Muskelermüdung   229
Muskelerwärmung, Kurzwelle   136
Muskelfasern   179, 181, 185
– Bau und Funktion   185
– extrafusale   179, 181
– intrafusale   179, 181
Muskelhartspann   241
Muskelhypertonus   73, 191–192, 194, 215, 220, 241, 243
Muskelhypoxie   190
Muskelkontraktion   260–261, 264
– auxotonische   261
– exzentrische   261
– isotonische   261, 278, 282
– isometrische   260, 278, 282–283
– konzentrische   261
Muskelkraft   317
Muskelnekrose   264
Muskelreizpunkt   24, 36–38
Muskelspindelafferenzen   146, 179
– primäre   179
– sekundäre   146, 179
Muskelspindeln   179, 183, 202, 207, 242, 313–314
Muskelstimulation, elektrische   68, 105
Muskeltemperatur   317
Muskeltetanus   25
Muskeltonussenkung   314, 316, 323, 329, 331
Muskelverletzungen   229
Myalgie   189, 191
Myofilamente   190
Myogelose   160, 166, 191–192, 194, 203, 215, 233, 241, 245
– *Lange*   192
myogener Schmerz   83, 105, 115
Myopathie   106
Myosin   189
– Aktin-Myosin-Mechanismus   193
Myositis ossificans   248
Myotom   173–178

N

Nachstellschritt   276
Nackenreflexe   271–272, 301–303
– asymmetrische   272, 302–303
– einseitige   272
– symmetrische   302–303
– tonische   271–272, 301–303

Na-Durchlässigkeit   94
Nanofarad   119
Narbenmassage   205, 228, 232, 247
Nasenstüberbewegung   47
Natriumdiffusionspotential   18
Natriumeinstrom   18
Natrium-Kalium-Pumpe   19, 23
Natriumüberträgersystem   20
Natronlauge   55
Negativierung, lokale   94
„neglect" (Halbseitenverlust)   309
Nekrose
– Koagulationsnekrose   55
– Kolliquationsnekrose   55
– Muskelnekrose   264
Nemec-Interferenzstromverfahren   99
neofaradischer Strom   84, 164
nephrogenes Ödem   248
Nerven/Nervus (N.)
– N. axillaris   38–39
– N. facialis   58
– N. femoralis   49–50
– N. fibularis
– – communis   50–52
– – profundus   50
– – superficialis   50–51
– N. ischiadicus   76, 108, 115
– N. medianus   44–46
– N. musculocutaneus   40
– N. peronaeus   50–52
– N. radialis   40–43
– N. sinuvertebralis (*Luschka*)   187–188
– N. spinalis   173, 187–188
– N. ulnaris   46–49
Nervenimpulsaktivität   262
Nervenleitgeschwindigkeit   45, 316
Nervenpunktmassage nach *Cornelius*   221
Nervenreizpunkt   25–26, 106
Nervenstimulation, transkutane elektrische (s. TENS)   80–83
Nervenverletzungen   34
Neuralgie   82, 145
– Gesichtsneuralgie   61, 82
– Interkostalneuralgie   59, 61, 63, 115
– postherpetische   82, 157
– Trigeminusneuralgie   57, 61–62
neurogener Schmerz   83, 105–106, 115
Neuropraxie   86
Neurotom   174
neurotropher Faktor   88

Niederfrequenzbereich 55
Noelle 328
Noradrenalin 316
- Noradrenalin-Iontophorese 321
nozizeptive
- Afferenzen 172
- Rezeptoren 186
Nucleus-pulposus-Prolaps 78

O

Oberarmkopffraktur 42
Oberarmschaftfraktur 42, 45
Oberguss 357, 359, 371
Oberkörperwaschung 374
Ödembildung 225
Ödeme 145, 329
- Abschwellung 318, 329-330
- Entödematisierung 225-226
- entzündliches 227
- hypoproteinämisches 231
- kardiales 227, 248
- Lipödem 227
- Lymphödem (s. dort) 61, 224, 226, 228, 231
- nephrogenes 248
- orthostatisches 227
- postoperatives 330
- posttraumatisches 319
- Schwangerschaftsödem 227
- Stauungsödem 231
Ohmscher Widerstand 126-127
optischer Stellreflex 303
Orangenschalenphänomen 198
Orientierungspolarisation 124-125
orthostatisches Ödem 227
Osteochondrose 242
Osteomyelitis 248
Osteoporose 223, 248
Osteosynthese 285
- belastungsstabile 285
- teilbelastungsfähige 285
- übungsstabile 285
Osteosynthesematerial 61
„overflow" 278, 285

P

Packungen 356, 363
„pain-pattern"-Theorie 69
Pannikulose 198-199, 241
Parallelknetung 202
Parametritis 147
Parasympathikus/parasympathisch 172
- Allgemeinreaktion 347
- Spätreaktionen 213, 238
Parese (s. Lähmung)
Parkinson-Syndrom 106
Parulis 147
Patellasehnenreflex 49
Patientenrisiken Kurzwelle 144, 149
„pattern" 307
Pausenmassage 232
Peloide 327
Pelviopathia spastica 147
Periarteriitis nodosa 244
Periarthropathia
- coxae 111, 114-115, 166
- humeroscapularis 66, 68, 74, 105, 109-110, 114, 115, 158, 166, 243-244, 322, 330
Periostbehandlung 215-223, 227, 237, 246
- *Krauss* 221
- *Vogler* 221
Periostpunkte 81, 165-166, 221-223, 227, 247
Periostschmerz 159-160, 325, 332
Peristaltik Dickdarm 231
Perspiratio insensibilis 228, 336
„petrissage" (s. Knetung; s. *auch* Massage) 201-202, 207, 211, 228, 231, 233, 240
Pflüger-Zuckungsgesetz 23, 98
Phantomschmerz 82, 105, 157
Pharyngitis 147
phasische Muskeln 102
Phlebödem 226
piezoelektrischer Effekt 151-152
Piezomodul 159
Pikofarad 119
Pirlet 346
- A-Typ nach 354-355
- B-Typ nach 354-355
Plethora 232
Plexusparese, obere 39-40
PNF (proprioceptive neuromuskuläre Fazilitation) 277, 283, 297-298, 315, 329
poikilotherme Körperschale 340, 342

Polarisation
- atomare 123
- Membranhyperpolarisation 21
- Orientierungspolarisation 124-125
- Verschiebungspolarisation 123-125
Polyarthritis, chronisch-rheumatische 145, 147, 150, 156, 158, 164, 245, 248, 268, 321, 326
Polyäthylen 157
Polyneuropathie 26, 51, 59, 61, 144, 223
posttraumatische Zustände 146-147, 247, 248
Präzisionsmuskel 262
Prellung (Kontusion) 244
Prießnitz-Umschlag 363
Primärkreis 121-122
Primitivreflexe 301, 310
Proportional-Differentialfühler 183, 186, 338, 344
propriozeptive neuromuskuläre Fazilitation (PNF) 277, 283, 297-298, 315, 329
Prostaglandine 230, 316
Prostaglandinsynthesehemmer 64, 67-68
Prostatitis 147
Pseudoradikulärsyndrom 82, 115, 157, 223, 243
psychogener Schmerz 83
psychovegetative Dysregulation 246
pulsierender Ultraschall 155
Punktelektrode 22, 25-26
Pykniker 341, 344-345, 360

Q

Quaddelbildung (s. Dermographia) 213-214
Quarzkristall 151, 153
quasioptische Eigenschaften Ultraschall 152

R

Radar (Ultrakurzwellen) 117, 133
Radialislähmung/-parese 41-43
- mittlere 42
- obere 42
- untere 43
Radikulärsyndrom 51, 58, 61, 86, 105, 108, 113, 157, 329
- motorisches 61
- lumbales 114-115

– Pseudoradikulärsyndrom 82, 157, 223, 243
– sensibles 61–62, 72, 78
Ramus (R.)
– R. communicans 187
– R. lateralis 187
– R. medialis 187
– R. posterior 187
– R. recurrens 187
Ranvier-Schnürrringe 21
Ratschow 342
Raumorientierung 271
Raynaud-Phänomen 157, 164, 244, 332, 351
Reabsorption 225–226
Reaktionen 5, 12
– assoziierte 302
Reaktionstypologie 345
Reaktionsvermögen des Organismus 232, 234
Rechteckimpulse 27, 89–90
– biphasische 27
Rechteckimpulskurve 32
„referred pain" 104–105, 157, 192–193
Reflexausweitung, intersegmentale 177
Reflexdystrophie, sympathische 82
reflexhemmende
– Ausgangsstellung 305
– Bewegungsmuster 306
Reflexion, Ultraschall 152
Reflexmassage nach *Barczewski* 221
Refraktärzeit 20–21
Refraktion, Ultraschall 153
Regelgrenzen 13
Regelgüte 13
Regulationsaufwand 5
Reibung („friction") 203–206, 211
– „deep friction" 203
Reibungswiderstand 255
Reinnervation 34, 229
Reiz 5, 12
– Erhaltungsreiz 11
– Mindestreizschwelle 7
– Trainingsreiz 11
Reizapplikation, bilaterale 340, 358
Reizdauer 7
Reizdosis 7
– Massage 232–233, 235
Reize, wechselwarme 347, 350, 361
Reizfläche 7
Reizintensität 7
Reizintervall 8

Reizpunkte, motorische 81, 165
Reizqualität 7
Reiz-Reaktions-Therapie 3–4, 6, 8, 12
Reizstärke 7
Reizstrom
– analgetischer 68
– Kombinationsbehandlung Ultraschall/Reizstrom 147
Reizstromtherapie (Impulsstromtherapie) 55
– *Träbert*-Reizstrom 70, 79, 105–106
Reizumfang 7
Reizung
– „counter irritation" (Gegenreizung) 81
– selektive 92
Reizzeit-Reizintensitäts-Kurve 27
Rektalstrahler 134
Relaxation, postisometrische 296–301
Restlähmung 88
Retropatellararthrose 68, 116
reziproke
– Innervation 265, 269, 284
– – nach *Sherrington* 284
– Reizstärke (*Kowarschik*), Gesetz der 13
Rheobase 28–29, 32, 35
Rheuma (s. auch Arthrose/Arthropathia)
– akut-rheumatische Entzündung 321, 327, 329, 331
– Polyarthritis, chronisch-rheumatische 145, 147, 150, 156, 158, 164, 245, 248, 268, 326
– weichteilrheumatische Läsionen 104–106, 147, 166, 243, 246, 329
Rollgriff 215
Rollung 202
Röntgenbestrahlung 149
Röntgenstrahlen 117–118
Rood 278, 297, 304, 329
Rotation 254
rote Fasern 84
Rückenblitz, heißer 372
Rückenguss 343
Rückenmassage 238
Rückkopplungsschaltung 121
Ruhepotential 17–18
Ruhmann, Tastmassage 221
Rumpfstabilisierung 306
Rumpfwickel (Kurzwickel) 366
Rundfeldstrahler 134–136, 138, 140–141, 150

S

Sägegriff 210, 215–216
Sagittalebene 254, 283
Salicylsäureabkömmlinge 68
Saller 345
saltatorische Erregungsleitung 21
Salzsäure 55
Sarkomer 190
Sauna 239, 336, 359, 361, 372
Schalenelektroden 74
Schalldruck 152, 154
Schallgeschwindigkeit 151
Schallkopfgröße 160
Schaltungsregel (*Magnus*) 304
Schenkelblitz 372
Schenkelguss 356, 369–370
Scheuermann-Erkrankung 188
Schiefhals 105, 107
Schlafdrucklähmung 39
Schlafstörungen 245
Schliack 178
Schliephake, Dosisstufen Kurzwelle 143, 145, 149
Schlingentisch 267
Schmerz
– Amputationsschmerz 82, 105
– Eingeweideschmerz (viszeraler Schmerz) 172–173
– Einteilung 172–173
– Kopfschmerz 228, 245
– – Spannungskopfschmerz 221, 223, 245
– – vertebragener 228
– myogener 83, 105, 115
– neurogener 83, 105–106, 115
– Periostschmerz 159–160, 325, 332
– Phantomschmerz 82, 105, 157
– postherpetischer 157
– postoperativer 82
– psychogener 83
– „referred pain" 192–193
– Stumpfschmerz 82
– Thalamus-Schmerz 83
schmerzauslösende Substanzen 230, 316
Schmerzfasern 317
schmerzhaftes Stromgefühl 57
Schmerzhemmung, deszendierende 79, 81, 106, 205, 222–223, 317
Schmerzhinken 263
Schmerzmodulation 68

Schmerzpunkte (see Trigger-Points) 81, 104–105, 115, 147, 156–157, 160, 164–166, 173, 190–194, 237, 241, 317, 329, 331
Schmerzrezeptoren 172, 323, 316
schmerzstillender Effekt, Ultraschall 154
Schneidgefühl 195, 212–213
Schonung 9–10
Schöpfbad 375
Schrittanbahnung 280
Schrittautomatismus 274
Schrittlänge 276–277
Schrittzyklus 272
Schubgriff 215–216
Schulter-Arm-Syndrom 107
Schulterblattumrandung 215–216, 221
Schultergelenkluxation 39
Schutzbrille, Mikrowelle 143, 147–148
schwangerer Uterus 157
Schwangerschaftsödem 227
Schwebungsferenz 100
Schweißbildung 336
schweißtreibende kalte Wickel 364–365
Schwellenwerte, Dissoziation (*Djourno*) 96, 102
Schwellfrequenz 103
Schwellimpulsfolge 85
Schwellstrombehandlung 68, 83–88
Schwellung
- derbe 195–196
- weiche 195–196
Schweninger 362
Schwerkraft 253–254, 267
Schwingkreis 120–121
Schwitzpackungen 373–374
Schwitzschwelle 340
Schwungbein 276
Schwurhand 44–45
Seemannsgang (Breitspurgang) 274, 277
Segment 173, 220
Segmentmassage 214–221, 223, 227, 237, 240, 245, 247
Segmentkennmuskeln 174–175
Sehnenspindeln 146, 183–184, 202, 210, 313–314
Seitenregel nach *Knotz* 175
Sekretabsaugung 208
Sekretmobilisation 208, 212
Sekundärkreis 121–122
Senfwickel 366
Sensibilität der Haut 171

Sensorik, kinästhetische 259
Serotonin 230, 316, 323
Serum-Plasma-Menge 200
Selye 6
Sherrington, reziproke Innervation 284
Sichelzellanämie 332
sinusförmige Impulse 27
Sinusitis 141, 147, 150
Sitzbad, temperaturansteigendes 363
Sklerodermie 66–68, 156, 164, 244
- zirkumskripte 66–67
Sklerotom 174
Skoliose 243
„slow-twitch-fibers" 102, 173, 185
Spannungskopfschmerz 221, 223
Spastik/spastisch 296, 299, 302, 304–305, 308–310, 314–315, 318, 329–331
- Beugemuster, spastisches, Arm 305, 308
- Charakterisierung 304–305
- Hemiparese, spastische 315, 329
- Pelviopathia spastica 147
- Streckmuster, spastisches, Bein 305, 308
Spatium
- interosseum I 48
- interosseum III 48
Spielbein 275
spinale Reflexe 302
Spitzfuß 264, 297
Spitzgriff 44
Splanchnikusdurchblutung 352
Spondylarthrose 242
Spondylitis ankylopoetica 156, 158, 164
spondylogene Randwülste 188
Sportverletzungen 66–67, 320, 330–331
Spulenfeld 129–131, 135, 137, 149–150
Spulenkabel 131–133
Stabilisierung, rhythmische 281, 283
Stammaufschlag 366
Standbein 275, 276
Starlingsches Gleichgewicht 225
statische Haltearbeit 270
statisch-tonische Reflexe 302, 309
Stauungsödem 231
Stellreflex (s. Körperstellreflex) 285, 301, 303
Stemmführung nach *Brunkow* 296–301
- Dosierung 300
Sternokardie, atypische 223, 228
Stickstoff, flüssiger 326, 328, 332
Stimulation 3
Stirnkompresse 367

Stoffwechselendprodukte, Auswascheffekt 270
Stoffwechselgymnastik 255, 263
Strahlenfeld 133, 135, 150
- Metallteile im Strahlenfeld/metallische Fremdkörper 143, 148
Streichung („effleurage"; s. auch Massage) 199–201, 203, 211–212, 224
- Anhakstriche (s. dort) 210, 212
- dehnende Streichung nach *Hamann* 210, 212
- Flachhandstreichung 201
- Hand-über-Hand-Streichung 200
- Knöchelstreichung 200, 203
- zirkuläre „effleurage" 203
Steppergang 50–51
„stretching" 205, 267, 279, 282, 285
Stretchreflex 279
Strömchentheorie der Erregungsfortleitung 21
Stromdichte 27
Stromgefühl, schmerzhaftes 57
Strömung, akustische 154
Stromverdichtungen 56
Stumpfschmerz 82
Stützreaktionen 302, 307
Substanz P 316
Substanzen
- amphotere 64
- Ankoppelungssubstanzen 161–162
- gefäßaktive/vasoaktive 56, 167, 230, 350
- schmerzauslösende 230
Substitutio 3–4
Sudeck-Syndrom 66–67, 79, 82, 105, 157, 164, 222, 226, 244, 322, 331–332, 362
Sulcus nervi radialis 40
Superposition 99
- additive 99
- subtraktive 99
Superpositionseffekte 99
Supinatorlogensyndrom 43
Supraspinatussehne 156
Sympathikus 172, 175, 188, 220, 350
sympathische
- Allgemeinreaktion 347
- γ-Efferenzen 323
- Gefäßnervengeflechte 154
- Reflexdystrophie 32
Syndrom/Morbus
- *Bechterew* 158

– *Parkinson* 106
– *Raynaud* 157, 164, 244, 332, 351
– *Scheuermann* 188
– *Sudeck-* 66–76, 79, 82, 105, 157, 164, 222, 226, 244, 322, 331–332, 362
Synergist 261
Synovialitis 145

T

Tagesrhythmik, Körpertemperatur 343
Talkumpuder 240
„tapotement" (Klopfen) 206–207, 211, 234
„tapping" 106
Tarsaltunnelsyndrom 158
Tastmassage nach *Ruhmann* 221
Tauchbad, kaltes 353, 356, 361, 363
Teilabreibung 374
Teilbad, temperaturansteigendes 361–362
Teilmassage 238
Teirich-Leube, Anhakstriche 210
Temperatur
– Armbäder, temperaturansteigende 352
– Indifferenztemperatur 339
– Körperkerntemperatur 319, 322, 340, 342–344, 352
– Muskeltemperatur 317
temperaturansteigendes
– Armbad 352, 362
– Sitzbad 363
– Teilbad 361–362
Temperaturempfinden 339
Temperaturregelung 336, 348
Temperaturzentrum 339
temperierte Wickel 365
Temple-Fay 278
Tendomyose/Insertionstendopathien 205, 241–243, 246
– Kettentendomyose 192, 243
Tendosynovitis 204
Tendovaginitis 243, 248
TENS (transkutane elektrische Nervenstimulation) 80–83, 103–104, 164
– acupuncture-like 80
– Hyperstimulations-TENS 80, 82
– kontinuierliche 80
– konventionelle 80, 82
TENS-Versagen 81, 83, 105–106
Tetanus, Muskeltetanus 25

Thalamus-Schmerz 83
Thenaratrophie 44–45
„therapeutic exercise" 253
thermische
– Effekte, Ultraschall 154
– Indifferenzzone 338–339
Thermorezeptoren 337, 339, 344, 353
Thermotherapie 313
Thorakalsyndrom 71–72, 107–108, 112, 114–115
Thoraxvibrationen 212
Thrombophlebitis 61, 106, 148, 248, 368, 372
Thrombose 148
– Venenthrombose 265
Thromboseprophylaxe 87, 263
Tibialis anterior-Syndrom 51
tonische Muskeln 103
Tonusverlust 308
Totalkyphose 188
Träbert-Reizstrom 70, 79, 105–106
Tractus iliotibialis 111
Trägerfrequenz 96, 100, 103
Trainingseffekte 13
Trainingsreiz 11
transkutane elektrische Nervenstimulation (s. TENS) 80–83, 103–104, 164
Trapezimpuls 27, 89
Trauma, posttraumatische Zustände 146–147, 247–248
Travell u. *Simons*, Initialphase der Trigger-Points 193, 237
Tremor 258
Trendelenburg-Phänomen 86, 275, 277
Trigeminusneuralgie 57, 61–62
Trigger-Points (Schmerzpunkte) 81, 104–105, 115, 147, 156–157, 160, 164–166, 173, 190–194, 237, 241, 317, 329, 331
– ATP-Mangel 193
– Hypoxie 193
– Initialphase (*Travell* u. *Simons*) 193, 237
– Satelliten-Trigger-Points 193
Triplode 131
Trnavsky 319
Trockenbürsten 375
Tubenkatarrhe 147
Tumorwachstum 149, 159

U

Überforderungsreaktionen 9
Übergangskurve 33, 35
Überlastungsschäden 241
Überwärmungsbad 359
Übungseffekte 13
Übungstherapie 253, 263
Ulcus cruris 226
Ulnarislähmung 46–47, 49
Ultrahochfrequenz (UHF) 133
Ultrakurzwellen (Radar) 117, 133
Ultraschall
– Absorption 153
– Ankoppelungssubstanzen 161–162
– Anwendung 159–164
– Dosierungsrichtlinien 162
– Gerätetestung 159
– Grenzflächeneffekt 153, 163
– Halbwertstiefe 153, 160
– Impulsultraschall 155, 161–162
– Interferenz 153
– Kombinationsbehandlung Ultraschall/Reizstrom 147
– kontinuierlicher 155
– Mehrfelderapplikation 160
– nichtthermische Effekte 154, 161
– quasioptische Eigenschaften 152
– pulsierender 155
– Reflexion 152
– Refraktion 153
– Schallkopfgröße 160
– schmerzstillender Effekt 154
– semistationäre Technik 160, 166
– streichende Applikation 160
– thermische Effekte 154
Ultraschalldruckfeld 163
Ultraschallintensität 162
Umkehr
– agonistische 281, 283
– antagonistische 281, 283
Unterarmpendel 276
Unterguss 356, 359, 371
Unterhautbindegewebe, Verhaftung 213
Unterhautfaszienstrich nach *Hoffa* 211
Unterkörperwaschung 374
Unterstützungsfläche 254
Urticaria factitia 206
Uterus, schwangerer 157

Uterusspirale 61, 144, 150
UV-Strahlen 117–118

V

Vaginalstrahler 134, 143
Valgusstellung, Kniegelenk 275
Valleix-Druckpunkte 76–78, 105, 108–109, 115
Varizen 245, 248
Varusstellung, Kniegelenk 275
vasoaktive/gefäßaktive Substanzen 56, 167, 230, 350
Vasodilatation 56, 230, 321, 336, 348, 360
Vasodilatationstyp 345, 352
Vasokonstriktion 318–319, 321–323, 336, 338, 341, 348, 353–354, 360
– kälteinduzierte 357
– paradoxe 340
– primäre 352–353, 357, 360
– reaktive 357
Vasokonstriktionstonus 348, 350
Vasokonstriktionstyp 345, 352
Vasomotorik 105, 195, 222
– Lymphvasomotorik 224
Vastus medialis 85
vegetative
– Begleiterkrankungen 213–214
– Dysregulation 238, 246
– Innervation 175–177
– Labilität 196, 373
Venendruck, zentraler 232
Venenthrombose 265
Ventilationsstörungen, chronisch-obstruktive 208
Verbrennungen 156, 226, 264, 320
Verbrennungsnarben 164
Verdeckungseffekt nach *Lullies* 69–70, 80, 205
Verletzungen
– frische 144
– Muskelverletzungen 229
– Nervenverletzungen 34
– Sportverletzungen 66–67, 320, 330–331
Verletzungsfolgen 106
Verrenkung (Luxation) 244
Verschieblichkeit, Unterhautbindegewebe 195, 197, 212
Verschiebungspolarisation 123–125

Verschiebungsstrom 125–126
Verstauchung (Distorsion) 244
vertebragener Kopfschmerz 228
Verzerrung, molekulare 123, 125
Vibrationen (Erschütterungen) 207–209, 211–212, 215, 217, 240
– apparative Vibrationsmassage 208
– Thoraxvibrationen 212
Vibrationsgeräte 240
viszeraler Schmerz (Eingeweideschmerz) 172–173
viszerokutane Reflexe 178
viszeromuskuläre Reflexe 178, 242
viszerosomatische Reflexe 193
viszeroviszerale Reflexe 178, 220, 242
Vodder 223
– Lymphabstrom 200
Vogler-Periostbehandlung 221
Vojta 298
Vollbad 353
– heißes 353
– indifferentes 353
Vollblitz, heißer 372
Vollguss 371
Voss 303

W

Wachreaktion 206
Wadenwickel 339, 343, 356, 367–368
Walking 202
Waller-Degeneration 25–26
Wall-Theorie 68
Warmbt 345
Wärmeaustausch 341–342
Wärmebildung, chemische 357
wärmeentziehende kalte Wickel 364–365
Wärmegegenregulation 337
Wärmekapazität 342
Wärmeleitung (Konduktion) 125, 335–336
Wärmeleitvermögen 360
Wärmeleitzahl 342
Wärmeregulation 357
wärmestauende kalte Wickel 364–365, 367
Wärmestrahlen (Infrarot-Strahlen)/Wärmestrahlung 117, 125, 335–336
Wärmestrom 335
– äußerer 335
– innerer 335

Wärmetransport (Konvektion) 335–337, 340–341, 349, 358, 360
– erzwungene 337, 340, 356
– natürliche 337
Wärmeübergangsbedingungen 342
Wärmevasodilatation 350
Wärmeverbindungsvermögen 360
Wärmewiderstand 358
Warmrezeptoren 172, 337–338
Warzen 157
Waschung 361, 372–374
– kalte 361
Wasser-Eis-Gemisch 324
Wasserverdunstung 335–336
Wechselbäder 363
Wechselknetung 202
Wechselstromreizung 35
wechselwarme Reize 347, 350, 361
Wedenski-Hemmung 94, 106
Weichgummielektroden 139
weichteilrheumatische Läsionen 104–106, 147, 166, 243, 246, 329
weiße Fasern 84
Wernicke-Mann 304, 308
Wickel 361–365
– Armwickel 368
– Beinwickel 368
– Brustwickel 364, 366
– Fußwickel 368
– Gelenkwickel 368
– Halswickel 365–366
– Handwickel 368
– heiße 365
– Leibwickel 366
– Lendenwickel 366
– Rumpfwickel (Kurzwickel) 366
– schweißtreibende kalte Wickel 364–365
– Senfwickel 366
– temperierte Wickel 365
– Wadenwickel 339, 343, 356, 367–368
– wärmeentziehende kalte Wickel 364–365
– wärmestauende kalte Wickel 364–365, 367
– Zug-Gegenzug-Verfahren 365
Wickelmaße 364
Widerstand
– Hautwiderstand 101
– kapazitiver 125
– *Ohmscher* 126–127
– Wirkwiderstand 126

Widerstandsübungen 268, 269
Wiedererwärmungsfähigkeit 361
Wilder, Ausgangswertgesetz 13, 361
Willkürkontraktion, aktive 85
Winiwarter 223
Wirbelgegenblockierung 188, 243
Wirbelsäulensyndrom 147, 323, 327, 329
Wirbelströme 129–130, 149
Wirbelstromelektrode (Monode) 131–132, 140
Wirkwiderstand 126
Wochenbettgymnastik 263
Wunden 144, 146
Wyss 96

Z

Zahninlays 143
zentraler Venendruck 232
Zervikalsyndrom 71–72, 107, 112–113, 115
Zirkelung 203, 205–206, 211, 215, 240, 243
zirkumskripte Sklerodermie 66–67
Zirkuplode 131, 150
Zitterschwelle 340
Zuckung
– Anodenöffnungszuckung 23, 57
– Anodenschließungszuckung 22, 25, 26
– Kathodenöffnungszuckung 23
– Kathodenschließungszuckung 22, 25–26, 57
– Minimalzuckung 31–32
– *Pflüger*-Zuckungsgesetz 23, 98
Zuckungscharakter 24, 88
Zuckungsformel 24
Zuckungsgesetz, *Pflüger*- 23
Zug-Gegenzug-Verfahren, Wickel 365
Zuggriff 215–216
Zweihandknetung 202
Zwischendornfortsatzgriff 216